Martin (Hrsg.)
Labordiagnostik für die Naturheilpraxis

Michael Martin (Hrsg.)

LABOR-
DIAGNOSTIK
FÜR DIE NATURHEILPRAXIS

Unter Mitarbeit von
W. Bayer, G. Beckmann, J. Dumrese, W. M. Ebert,
R. Hauss, U. Müller, F. Reglin und A. Rüffer

Mit 81, zum Teil farbigen Abbildungen

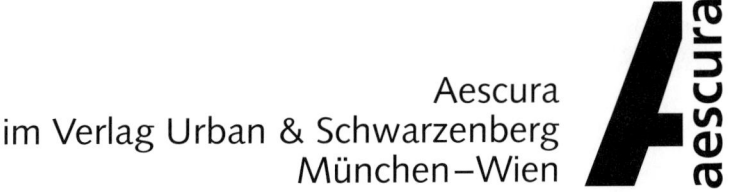
Aescura
im Verlag Urban & Schwarzenberg
München–Wien

Anschrift des Herausgebers:

Michael Martin
Schöne Aussicht 14
65232 Taunusstein

Deutsche Bibliothek – CIP-Einheitsaufnahme

Labordiagnostik für die Naturheilpraxis /
Michael Martin. Unter Mitarb. von W.
Bayer ... München ; Wien : Aescura im
Verl. Urban und Schwarzenberg, 1998
ISBN 3-541-50371-8

Programmplanung: Ursula Illig, München
Lektorat: Ulrike Kriegel, München
Herstellung: Petra Laurer, München
Zeichnungen: Esther Schenk-Panic, München
Umschlaggestaltung: Parzhuber & Partner, München

Satz und Reproduktion: Typodata, München
Druck: Appl, Wemding
Bindung: Großbuchbinderei Monheim
Printed in Germany

© Aescura im Verlag Urban & Schwarzenberg 1998

ISBN 3-541-50371-8

Geleitwort

In einer komplexen, nicht-linearen Welt über-
raschen Zufälle, Konstellationen, Potentiali-
täten schicksalhaft und konfrontieren uns mit
einer nicht erwarteten Wirklichkeit.

In dieser existentiellen Unsicherheit verbrin-
gen wir Menschen ein Leben zwischen Hof-
fen und Erfahren, Virtualität und Realität,
Kontinuität und dem Bruch mit dem Ge-
wohnten, mit den Phasensprüngen, die in
aller Seinshaftigkeit verborgen sind.

Quantenwelt – Welt der Quantensprünge?

Der Helfende und Heilende sucht als ah-
nender Empiriker Orientierung in komplexen, nicht-linearen, zur Zukunft hin immer
offeneren, hoch vernetzten anatomisch-
histologischen, physiologisch-pathophysio-
logischen, biochemisch-pathobiochemischen
Regelkreisen, nur unsicher zu prognostizie-
renden Phasen lebender Systeme.

Was ist Sicherheit? Was ist Wissen? Was ist
Realität?

Der praktizierende Therapeut braucht diesen
Halt, um nicht emotional in einem sowohl
thermodynamischen als auch determini-
stischen Chaos von Attraktoren („strange
attractors") hin und her „gerissen" zu werden
und in einer existentiellen Krise unterzuge-
hen.

In dem vorliegenden Werk „Labordiagnostik
für die Naturheilpraxis", ein Buch verfaßt
von neun Autoren, mit 590 Seiten und 81 Abbildungen haben sich namhafte Wissenschaftler, Naturheilkundler und Kollegen zu-
sammengefunden zu einer didaktisch guten
und inhaltlich gelungenen Darstellung.

Sie haben in dankenswerter Weise die
schwere Aufgabe gemeistert, dem kreativen
Empiriker und dem empirisch Kreativen für
die komplexe Ganzheitsmedizin eine naturwissenschaftliche Basis und Analytik gegeben zu haben, um so dem relativ schweren
Praxisalltag des naturheilkundlich tätigen
Therapeuten eine sichere differentialdiagnostische Stütze und wissenschaftlich analytische Begründung in verständlicher Form an
die Hand zu geben.

Die Autoren haben mit ihrem Buch ein sach-
liches und kompetentes Standardwerk geschaffen, das im medizinisch-praktischen ·
Alltag als Hilfestellung und Orientierung für
Diagnose und Therapie unverzichtbar ist.

Dazu möchte ich den Autoren dieses Buches,
die ich alle seit Jahren durch viele Veröffent-
lichungen, Kongresse, Veranstaltungen und
vor allem durch persönliche Kontakte kenne
und schätze, von ganzem Herzen viel Erfolg
wünschen.

Ihr Freund in besonderer Wertschätzung für
Sie alle.

Gerhard Ohlenschläger
Königstein/Taunus, im Februar 1998

Vorwort

Der naturheilkundlich orientierte Therapeut bedient sich vorwiegend traditioneller Untersuchungstechniken. Dabei stellen das anamnestische Gespräch sowie eine exakte körperliche Untersuchung die primären Grundpfeiler der Diagnostik. So wird auch heute noch ein nicht unerheblicher Anteil der Diagnosen nur durch den Gebrauch der Sinne sowie durch ausreichende Berufserfahrung gestellt werden können. Und daran soll und wird sich auch in Zukunft nichts ändern.

Wir kennen alle eine große Anzahl von Krankheitsbildern, die sich sogar ausschließlich auf diesem Wege diagnostizieren lassen. Denken Sie an endogene Depressionen, an die vielen Hauterkrankungen oder an wirbelsäulenbedingte Störungen. Hier existieren keinerlei Untersuchungsparameter, die zu einer korrekten Diagnose führen könnten. Auch begegnen uns tagtäglich Krankheitserscheinungen oder auch nur Störungen des Wohlbefindens, die keinerlei brauchbare äußerlichen Anzeichen, keine Veränderungen der anatomischen Strukturen (somit kein sinnvoller Einsatz bildgebender Diagnostik) und keine anamnestischen Hinweise bieten, um zu einer sicheren Diagnose zu kommen.

In diesen Fällen ist der Therapeut darauf angewiesen, mit Hilfe von zuverlässigen und standardisierten Laboruntersuchungen diagnostische Antworten zu finden. Diesbezüglich sind nicht nur pathologische Werte wegweisend, es können auch unauffällige Untersuchungsergebnisse im Sinne einer Ausschlußdiagnose hilfreich sein.

Die rasante Entwicklung der modernen Laboratoriumsmedizin macht es dem Praktiker allerdings nicht leicht, sich schnell und fundiert über die heute zur Verfügung stehenden Möglichkeiten zu orientieren. Und gerade die modernen Erkrankungen – denken Sie an immunologische Veränderungen oder Schadstoffbelastungen – erfordern den Zugriff auf neueste Erkenntnisse in der klinisch-chemischen Diagnostik.

Anliegen dieses Buches ist es, die notwendigen Kenntnisse, Möglichkeiten und Auswahlkriterien zu vermitteln, um in der Praxis mittels verschiedenster Laboruntersuchungen zu einer fundierten und abgesicherten Diagnose zu kommen.

Die Autoren haben sehr viel Wert darauf gelegt, auch den Problemen der heutigen Zeit gerecht zu werden. So werden neben der Darstellung der Routineparameter u.a. auch die Themen Mikronährstoffdefizite, Immunstörungen, mikrobiologische Veränderungen des Intestinums sowie umwelttoxikologische Kriterien ausführlich abgehandelt.

Michael Martin
Taunusstein, im Frühjahr 1998

Inhaltsverzeichnis

Autorenverzeichnis

Dr. Wolfgang Bayer
Laboratorium für spektralanalytische
und biologische Untersuchungen
Dr. Bayer GmbH
Bopserwaldstr. 26
70184 Stuttgart

Dr. Gero Beckmann
Labor L + S AG
Mangelsfeld 4
97708 Bad Bocklet-Großenbrach

Dr. Jost Dumrese
Laboratorium für spektralanalytische
und biologische Untersuchungen
Dr. Bayer GmbH
Bopserwaldstr. 26
70184 Stuttgart

Wolfgang M. Ebert
Dahlsener Str. 31
58644 Iserlohn

Dr. Reinhard Hauss
Kieler Str. 71
24340 Eckernförde

Michael Martin
Schöne Aussicht 14
65232 Taunusstein

Dr. Ulrich Müller
Laboratorium für spektralanalytische
und biologische Untersuchungen
Dr. Bayer GmbH
Bopserwaldstr. 26
70184 Stuttgart

Felicitas Reglin
Gustav-Radbruch-Str. 13
50996 Köln

Dr. Andreas Rüffer
Labor L + S AG
Mangelsfeld 4
97708 Bad Bocklet-Großenbrach

LABORDIAGNOSTIK IN DER NATURHEILPRAXIS – STELLENWERT UND GRUNDLAGEN

MICHAEL MARTIN

1.1 Einleitung

Seit Jahren werden in der Naturheilkunde in steigendem Maße alternative Diagnoseverfahren angeboten, die unsere „diagnostischen Sinne" ergänzen oder ersetzen sollen. In der sog. Schulmedizin finden diese „Außenseiterverfahren" allerdings keine Anerkennung und werden als subjektiv und nicht reproduzierbar eingestuft. Tatsächlich hält der überwiegende Teil dieser unterschiedlichsten Verfahren einer kritischen Prüfung unter **wissenschaftlichen** Gesichtspunkten nicht stand. Die offizielle Haltung – und damit ist nicht zuletzt auch die juristische Einschätzung gemeint– hält die alternativen Diagnoseverfahren für subjektiv und somit ungeeignet, medizinische Diagnosen abzusichern.

> Krankheiten zu erkennen, zu differenzieren und diagnostisch zu sichern gehört zur Basis einer jeglichen thera-

peutischen Intervention. Laboruntersuchungen gehören somit zum unverzichtbaren Bestandteil der Diagnostik – gerade auch in der naturheilkundlichen Praxis.

Auch die bedeutende Möglichkeit der **Verlaufskontrolle** ist hervorzuheben. Therapien und Heilungsprozesse lassen sich ebenso überwachen, wie Tendenzen oder tieferliegende Störungen aufgedeckt werden können. Es ist daher zu fordern, daß subjektive bzw. alternative Diagnostikverfahren ausschließlich zur Ergänzung wissenschaftlicher Untersuchungsmethoden herangezogen werden sollen. Nur so ist gewährleistet, daß Patienten und Therapeuten gleichermaßen vor u.U. folgenschweren Irrtümern geschützt sind.

Die rasante Entwicklung der Methoden und Möglichkeiten der Laboratoriumsmedizin ist heute allerdings schwer zu überblicken. Während einige Parameter längst zum eingeführten Standard gehören, werden andere Möglichkeiten weniger oder gar nicht genutzt, da vielen Praktikern der diagnostische Stellenwert nicht geläufig ist. Bei vielen Kolleginnen und Kollegen hat sich aus diesem Grund eine eher zurückhaltende Inanspruchnahme der Labordiagnostik eingestellt. Es existiert eine große Lücke zwischen heute „Machbarem" und der konsequenten praktischen Anwendung dieser Möglichkeiten. Die Haltung, daß Labordiagnostik „Schulmedizin" sei und der nun in der naturheilkundlichen Praxis hilfesuchende Patient diese schon vergeblich in Anspruch genommen hat, trägt ihr übriges dazu bei. Tatsache ist, daß auch die Kassenmedizin als primärer Vertreter der Schulmedizin die ausgezeichneten Möglichkeiten der modernen Labordiagnostik immer weniger ausschöpfen kann. So begegnen uns in der täglichen Praxis zunehmend Patienten, denen trotz lange währender Symptome lediglich eine insuffiziente **„Minimaldiagnostik"** zuteil wurde, die in sehr vielen Fällen nicht geeignet ist, ein chronisches Beschwerdebild abzuklären.

> Wichtige, der heutigen Zeit entsprechende Fragestellungen wie Mikronährstoffdefizite, toxikologische Belastungen, intestinale Provokationsfaktoren im Sinne einer Hefe- und/oder Schimmelpilzbelastung oder maskierte Allergien werden zu oft übersehen.

Falsche Rückschlüsse, falsche Therapien oder der vollständige Verzicht auf therapeutische Bemühungen sind die Folge.

Die Diagnosefindung fällt um so leichter, je ausführlicher und umfangreicher die Diagnostik angelegt wird. Das Know-how besteht allerdings darin, ein vernünftiges Maß an Untersuchungen zusammenzustellen, damit einer sinnlosen Ausuferung ebenso entgegengewirkt wird, wie einer nutzlosen Minimaldiagnostik.

Viele Laborparameter ergänzen sich gegenseitig in ihrer Aussagekraft, so daß Irrtümer oder falsche Rückschlüsse bei ausreichend umfangreichen Profilen minimiert werden können. Dies gilt auch besonders für Ergebnisse, die knapp außerhalb oder gerade noch in der Norm liegen.

Andererseits werden Unklarheiten oder Widersprüche offensichtlicher, so daß eine weitergehende, abklärende Diagnostik eingeleitet werden kann. So können z.B. immunologische Veränderungen sicherer interpretiert werden, wenn auch Zink-, Selen- und Kupferwerte vorliegen. Ebenso wäre von Bedeutung, ob aufgrund dysbiotischer Veränderung des Darms das mukosaassoziierte Immunsystem in seiner Funktion beeinträchtigt ist, was sich am sIgA erkennen läßt.

Nicht nachvollziehbar sind Warnungen vor umfangreichen **Screenings,** die häufig Befunde zu Tage brächten, die zu unnötiger Beunruhigung des Patienten führen. Solche Argumente bestätigen doch viel eher die Problematik der Kassenmedizin, rechtzeitig pathologische Tendenzen erkennen zu wollen, die es gilt, zu korrigieren. So erleben wir es in der naturheilkundlichen Praxis immer wieder, daß leicht über oder unter die Norm veränderte Werte als „eigentlich normal" eingestuft werden oder die notwendige Erweiterung der Diagnostik unterbleibt. Der Hintergrund ist meist darin zu suchen, daß dem Kassenarzt zunehmend die (unter anderem zeitliche) Möglichkeit fehlt, durch Aufklärung, Patientenführung, Hinweise zur Umstellung der Lebens- und Ernährungsgewohnheiten solche Tendenzen abzufangen und vorbeugend tätig zu werden.

Vorsicht ist allerdings geboten bei der **Interpretation** erhöhter Werte, insbesondere bei der Bewertung von erhöhten Tumormarkern. Hier kann in der Tat schnell eine unerträgliche Angst bei den Patienten geschürt werden. So kann es z.B. bei Verlaufskontrollen zur postoperativen Überwachung eines entfernten Malignoms zu panikähnlichen Ängsten vor den in regelmäßigen Abständen erhobenen Markern kommen. Und hier stellt sich nicht selten das Problem, daß erhöhte Werte vorliegen können, ohne daß ein Rezidiv objektivierbar ist. So können schon die Tage vor der Probenentnahme von Angst geprägt sein, ganz zu schweigen von der Zeit, bis endlich das Ergebnis vorliegt. In diesen Fällen muß der Wert einer Verlaufsdiagnostik sehr kritisch abgewogen werden.

Bezüglich des Problems Minimaldiagnostik sei noch bemerkt, daß es Fachärzten bestimmter Disziplinen so gut wie unmöglich ist, aufgrund eines zu geringen Laborbudgets notwendige Maßnahmen zu veranlassen. Das hat z.B. zur Folge, daß die in der Dermatologie so wichtige intrazelluläre Bestimmung von Zink nicht möglich ist. Ein unerkanntes Zinkdefizit wird aber jede therapeutische Intervention beispielsweise bei Ekzempatienten zum Scheitern bringen. Bezüglich der Mikronährstoffversorgung innerhalb der Bevölkerung wird fälschlicherweise immer wieder die überholte Lehrmeinung aufgeführt, daß es in unseren Breiten diesbezüglich keine Unterversorgung gäbe. Die Zahl der Patienten, die aufgrund ihrer nur marginalen Versorgung mit z.B. Magnesium, Zink, Selen oder Vitaminen – nicht selten aufgrund einer Langzeiteinnahme allopathischer Präparate – an erheblichen Symptomen oder Störungen leiden, hat insbesondere in den jüngeren Generationen – von der Kassenmedizin weitgehend unbemerkt – gravierend zugenommen.

Was bedeutet innerhalb oder außerhalb der Norm? Zunächst sei bemerkt, daß statistisch normale Laborbefunde nicht gleichzusetzen sind mit Wohlbefinden und völliger Gesundheit. Wie bereits dargestellt, gibt es viele Krankheitserscheinungen, die sich nicht laborchemisch erfassen lassen. Andererseits können pathologische Befunde vorliegen, ohne daß der Patient über irgendwelche Beschwerden klagt.

Für Laborwerte existieren obere und untere Grenzwerte oder Negativ-/Positiv-Aussagen (z.B. Antikörper). Während letztere sich relativ klar definieren lassen, ist die Festlegung von oberen und unteren Grenzwerten erheblich schwieriger. Die Grundlage für solche Entscheidungen können nur statistische Mittelwerte liefern: welche Werte sind bei 95% der gesunden Menschen zu finden? Nur: wer ist gesund und wer legt Gesundheit gerade in der heutigen Zeit fest? Wie können Patienten und Therapeuten vor Irrtümern geschützt werden?

1.2 Sensitivität und Spezifität

Laborparameter werden nach Sensitivität und Spezifität beurteilt.

Die **Sensitivität** gibt darüber Auskunft, mit welcher Wahrscheinlichkeit ein Labortest die richtige Diagnose einer Erkrankung ermöglicht. Liegt die Sensitivität bei 100%, ist ein anormaler Befund beweisend für die Erkrankung. Liegt die Sensitivität bei nur 60 oder 70%, weisen lediglich 60–70% aller Erkrankten einen erhöhten Laborwert auf. Damit wäre ein normaler Befund eines solchen Wertes niemals beweisend für den Ausschluß der Erkrankung. So dürfen Laborparameter, die eine 100%ige Aussage nicht zulassen, niemals als alleiniges diagnostisches Kriterium herangezogen werden. Oftmals sind also mehrere sich ergänzende Parameter für eine zuverlässige Interpretation zu erheben.

Die **Spezifität** von Laborparametern sagt aus, tatsächlich eine Erkrankung ausschließen zu können, also wirklich Gesunde als solche zu erfassen. 100%ige Spezifität heißt, daß jede Person mit einem normalen Wert tatsächlich gesund ist.

Der menschliche Organismus verfügt über ein hoch vernetztes biokybernetisches Regulationssystem, mittels dessen er beständig innerhalb eines Stabilitätsbereichs mit Hilfe von Rückkopplungen einen stabilen Gleichgewichtszustand anstrebt. Durch diese kybernetischen Regelkreise werden die Funktionen aller Systeme auf allgemeine Eigenschaften wie Steuerung, Selbstorganisation und -reproduktion, Informationsverarbeitung und -speicherung etc. gewährleistet.

> Die üblichen Laborparameter sind Momentaufnahmen, die den Zustand des Organismus gerade in der Phase widerspiegeln, in der die Blutprobe entnommen wurde. Somit kann der erstellte Laborwert nur eine Momentaufnahme sein, die nichts über die Zeit „davor oder danach" aussagen kann (z.B. Hormone, Blutzucker; s. Tab. 1-1).

In vielen Fällen wären also bei verdächtigen Werten Kontrolluntersuchungen oder aber

dynamische Untersuchungen notwendig. **Profile,** die zu unterschiedlichen Tageszeiten entnommen werden (z.B. Blutzuckertagesprofil) oder **Belastungsversuche,** bei denen ein System durch eine exakt definierte Irritation zu Regulationen oder Gegenregulationen gezwungen wird (z.B. oraler Glukosetoleranztest), ermöglichen dem Therapeuten einen Einblick in die Regulationsfähigkeit des Organismus und können so pathologische Momentaufnahmen in ihrer Aussagefähigkeit relativieren oder bestätigen.

So möchten die Autoren an dieser Stelle vor der Überbewertung von Laborergebnissen warnen. Auch die Laborparameter stellen nur ein Hilfsmittel im Repertoire eines jeden Therapeuten dar, der es verstehen muß, alle Daten, Eindrücke und Befunde, die er von seinem Patienten zusammenträgt, wie ein großes Puzzle zu einem klaren Diagnosebild aneinanderzufügen.

1.3 Präanalytik

Der Begriff Präanalytik beschreibt alle Prozesse, die vor der eigentlichen Laboranalyse ablaufen. Die Bedingungen, unter denen das Prüfmaterial gewonnen wird, haben außerordentlichen Einfluß auf die Laborergebnisse.

Durch Unkenntnis oder Unachtsamkeit können die Laborwerte so weit verfälscht werden, daß sie unbrauchbar sind. Eine besondere Gefahr besteht darin, daß aus unkorrekten Ergebnissen falsche Rückschlüsse gezogen werden. Dies kann z.B. fatale Auswirkungen auf die Therapie haben. Das Labor kann nicht immer erkennen, ob die Ergebnisse durch Störeinflüsse in der präanalytischen Phase verändert wurden.

Es obliegt in den meisten Fällen dem Therapeuten, unplausible Untersuchungsergebnisse zu erkennen und zu hinterfragen.

Das Wissen um mögliche Störeinflüsse in der präanalytischen Phase ist somit von größter Bedeutung für alle, die sich der Labordiagnostik bedienen wollen.

Die Zuverlässigkeit von Laborbefunden ist zunächst abhängig von den Umständen vor der eigentlichen Laborarbeit. In der zweiten Phase entscheidet das Qualitätsniveau des Labors über die Ergebnisse.

1.3.1 Einflußfaktoren und Störgrößen

Die Ursachen falscher Befunde treten also nicht erst im Labor auf. Die richtige Probenentnahme, der Zustand des Patienten, die Tageszeit sowie der Wochentag und letztlich auch die Transportmedien und -kriterien bestimmen schon in der Praxis über den Erfolg und die Brauchbarkeit einer Laboruntersuchung.

Selbst so nebensächlich erscheinende Faktoren wie die Körperlage des Patienten üben einen Einfluß auf die Ergebnisse aus. Bei einer Veränderung der Körperposition vom Stehen zum Liegen kommt es zu einer Erhöhung des Plasmavolumens und dadurch zu einer Erniedrigung nicht diffusionsfähiger Substanzen. Ein weiteres Beispiel ist die Erhöhung der Serumkaliumkonzentration aufgrund erhöhter Freigabe durch die Zellen, z.B. nach dem Lösen des Stauschlauches [6].

1.3.1.1 Patientenbezogene Einflußfaktoren/Störgrößen [10]

- Tageszeit
- Nahrung
- Einfluß von Therapien (z.B. Medikamente)
- Rauchen
- Körperlage
- körperliche Belastung
- seelische Belastung
- Geschlecht
- Lebensalter.

In Tabelle 1-1 sind **tagesrhythmische Schwankungen** verschiedener Parameter zusammen-

Tabelle 1-1 Tagesrhythmische Schwankungen bei ausgewählten Meßgrößen in Blut/ Serum (nach [9]).		
Maximum	**Parameter**	**max. Abweichung im Tagesverlauf in %**
Morgens	Adrenocorticotropin (ACTH)	200
	Renin	140
	Noradrenalin	120
	Prolaktin	100
	Aldosteron	80
	Androstendion	60
	Kortisol	50
	Testosteron	50
	Adrenalin	20
	Hämoglobin	20
	Hämatokrit	20
	Leukozyten	20
	Protein	20
	Thyroxin (T_4)	20
	Bilirubin	20
	Kreatinin-Clearance	15
	Kalzium	10
Mittags	Eisen	100
	eosinophile Granulozyten	30
	Kalium	15
Abends	Somatotropin (STH, GH, hGH)	400
	Kreatinin	100
	Myoglobin	70
	Harnstoff	50
	Thyreotropin (TSH)	50
	saure Phosphatase	20
	Phosphat	10

gefaßt. Hier wird deutlich, wie durch körpereigene Regulationen die Werte ganz erheblichen Schwankungen unterworfen sind. Es ist somit keinesfalls gleichgültig, zu welcher Tageszeit Blut für eine bestimmte Untersuchung entnommen wird. Die Tagesrhythmik ist gekennzeichnet durch die Adaptionsvorgänge des Organismus an die sich im Laufe des Tages periodisch verändernden Umwelteinflüsse. Wir können zwischen endogenen (oder biologischen) Rhythmen und exogenen Rhythmen (z.B. ernährungsbedingt) unterscheiden.

Aufgrund dieser erheblichen Schwankungen ist es notwendig, daß für die meisten Laborwerte die Blutentnahme morgens zwischen 7 und 9 Uhr am nüchternen Patienten vorgenommen werden soll. Entsprechend sind auch die Referenzwerte erhoben worden. In der nachfolgenden Tabelle 1-2 wird der **Einfluß der Nahrung** bzw. bestimmter Diäten auf die Meßergebnisse dargestellt.

> Pathologisch veränderte Werte dürfen niemals unabhängig von der klinischen Situation des Patienten beurteilt werden.

Tabelle 1-2   Einfluß der Ernährung auf ausgewählte Parameter (modifiziert nach [2]).

Ernährung/Diät	Parameter	Prüfmaterial	Bemerkungen
Kochsalzarme Kost	Natrium	Serum	↓
	Harnstoff	Serum	↑
Eiweißarme Kost	Albumin	Serum	↓
	β-Globuline	Serum	↓
	Harnstoff	Serum	↓
	Somatotropin	Serum	↑
Eiweißreiche Kost	Harnstoff	Serum	↑
Kohlenhydrat-arme Kost	Cholesterol	Serum	↓
	Glukosetoleranztest, oral	Blut/Serum	pathologisch
Kohlenhydrat-reiche Kost	Phosphat, anorgan. (P)	Serum	↑
	Glukosetoleranztest, oral	Blut/Serum	↑
	Triglyzeride	Serum	↑ (sehr ausgeprägt)
Fettreiche Kost	alkalische Phosphatase(AP)	Serum	↑
	Cholesterol	Serum	↑
	Fettsäuren	Faeces	↑
	HDL-Cholesterin	Serum	↑
	Laktatdehydrogenase (LDH)	Serum	↑
	Triglyzeride	Serum	↑
Milchfreie Kost	Kalzium	Urin	↑
Alkohol	Natrium	Serum	↑
	alkalische Phosphatase	Serum	↑
	Kreatinkinase (CK)	Serum	↑
	Eisen	Serum	↑
	γ-Globuline	Serum	↑
	Glutamat-Dehydrogenase (GLDH)	Serum	↑
	γ- Glutamyltransferase (GGT)	Serum	↑
	Harnsäure	Serum	↑
	mittleres korpuskuläres Erythrozytenvolumen (MCV)	Blut	↑ (in 60% der Fälle bei chron. Alkoholismus)
	Triglyzeride	Serum	↑ (teilweise massiv)
	Hämoglobin	Blut	↓
	Cholinesterase	Serum	↓
	Chlorid	Serum	↓
	Magnesium	Serum	↓

Wie in Tabelle 1-3 aufgeführt, kann eine Vielzahl von Parametern durch eine **allopathische Medikation** stark verändert werden. So sind unplausible Laborergebnisse, die nicht mit der Situation des Patienten korrelieren, oftmals Hinweise auf Störeinflüsse von Medikamenten. Um die Gefahr von Fehlinterpretationen zu minimieren, empfiehlt es sich, nach Möglichkeit alle als störend bekannten Medikamente einige Tage vor der Blutentnahme abzusetzen, bzw. bis zur Beendigung einer etwaigen Therapie zu warten. Es versteht sich von selbst, daß lebenswichtige Medikamente hiervon ausgeschlossen sind. Oftmals ist es schon ausreichend, wenn die morgendliche Einnahme der Präparate nach der Probengewinnung geschieht.

Tabelle 1-3   Arzneimitteleinnahme als Einflußgröße auf Parameter (nach [2]).

Parameter	Abkürzung	Arzneimittel	Einfluß
Natrium Chlorid	Na Cl	Thiazide (Triampur® comp., Disalunil®), Furosemid (Furanthril®), Carbamazepin (Finlepsin®), Etacrynsäure (Uregyt®), Antibiotika	natriuretische Diuretika führen zu einem Absinken von Na und Cl. Ebenso wirken Carbamazepin und gewisse Antibiotika, z.B. Aminoglykoside
		anabole Steroide, Androgene, Kortison	wirken erhöhend auf die Serumkonzentration der beiden Elektrolyte
Kalium	K	Thiazide (Triampur® comp., Disalunil®), Furosemid (Furanthril®), Carbamazepin (Finlepsin®), Etacrynsäure (Uregyt®), Laxanzien, Insulin, Spironolacton, Triamteren (Triampur® comp).	Die genannten Diuretika, Carbamazepin und Laxanzien bewirken eine Hypokaliämie. Beim hyperglykämischen Koma kommt es unter Insulintherapie zum starken Abfall des Serumkaliums. Aldosteronantagonisten bewirken eine unerwartete Hyperkaliämie bei latenter Niereninsuffizienz
		anabole Steroide, Kortison, Spironolacton, Propanolol,	wirken erhöhend auf die Kaliumkonzentration
Kalzium	CA	Phenobarbital, Phenytoin, Furosemid (Furanthril®), Etacrynsäure (Uregyt®), Thiazide (Triampur® comp., Disalunil®), Chlortalidon, Mefrusid, Lithium, Vitamin-D-Präparate	führen zu einer Hypokalziämie Diuretika der Sulfonamidgruppe bewirken eine Hyperkalziämie, ebenfalls die anderen genannten Pharmaka
Kreatinin Harnstoff	CREA HST	Aminoglykosid-Antibiotika (Neomycin, Streptomycin, Kanamycin, Gentamicin), Clofibrat (Regadrin®, Lipopharm, Cedur®)	können eine Erhöhung durch Wirkung auf die Nierenfunktion (Aminoglykoside) oder durch Angriff am Muskel (Clofibrat) verursachen

Tabelle 1-3 (Fortsetzung).

Parameter	Abkürzung	Arzneimittel	Einfluß
Harnsäure	HRS	Furosemid (Furanthril®), Etacrynsäure (Uregyt®), Triamteren (Triampur® comp.), Diethylstilbestrol, Zytostatika, Clofibrat (Regadrin®, Cedur®)	bewirken einen Anstieg der Serumharnsäure, starke Anstiege können bei der Zytostatikabehandlung von Leukämikern und anderen Tumorkranken auftreten, führen zu einer Senkung der Harnsäurekonzentration
		Allopurinol, Urikosurika (Burmadon, Milurit®, Colchysat®, Ketazon®, Blemaren®)	
Cholesterol Triglyzeride	CHOL TG	Kortison, Levodopa (Dopaflex®, isicom®), Cholestyramin, nichtresorbierbare Aminoglykosid-Antibiotika (Neomycin, Streptomycin, Kanamycin, Gentamicin)	bewirken eine Senkung der Serumkonzentration von CHOL und TG
		Kontrazeptiva, hormonelle	bewirken Erhöhung von CHOL und HDLC
Glukose	GLUC	anabole Steroide	haben einen blutzuckersenkenden Effekt (nur Diabetiker)
		Azetazolamid (Diuramid, Ederen)	kann bei Prädiabetes oder manifestem Diabetes mellitus zu einem stärkeren Blutzuckeranstieg führen, auch wenn die Anwendung am Auge erfolgt
Eisen, Kupfer	FE, CU	Östrogen-Gestagen-Therapie, Kontrazeptiva, hormonelle	es erfolgt eine Zunahme der Serumkonzentration beider Metalle und ihrer Trägerproteine Transferrin und Coeruloplasmin
Lactat	LAC	Biguanide	Laktazidose
α-Amylase	AMYL	orale Kontrazeptiva, Analgetika (z.B. Morphin), Narkotika	Pankreasschädigung
Kreatinkinase	CK	Lithium, Clofibrat (Regadrin®, Lipopharm, Cedur®)	Erhöhung der CK durch längerzeitige Behandlung
γ-Glutamyltransferase, Aminotransferasen, Laktatdehydrogenasen, alkal. Phosphatase, Cholinesterase	GGT ASAT/ALAT LDH AP CHE	Östrogene, orale Kontrazeptiva, Phenothiazine, Streptokinase (Awelysin), anabole Steroide, Testosteron, Cyclophosphamide, Carbaminsäurederivate	Leberenzyme können erhöht sein aufgrund einer medikamentös bedingten Cholestase und/oder Parenchymschädigung. Die Sekretenzyme, z.B. Cholinesterase, können vermindert sein. AP wird hepatogen erhöht durch Isoniazid und Furosemid

Tabelle 1-3 (Fortsetzung).

Parameter	Abkürzung	Arzneimittel	Einfluß
Thyroxin, Trijod-thyronin, Thyroxin-bindendes Globulin, Thyreo-tropin	T_4 T_3 TBG TSH	Östrogene und hormonelle Kontrazeptiva, jodhaltige Medikamente, Mixtura solvens cum Kaliumjodid, Barium jodatum D, Iodum D, Kalium jodatum D, Kalium jodatum Anthroposan, Arsenicum jodatum Anthroposan, Vistarin, Radiojod, Thyreostatika, (Thyronorman, Methimazol®, MTU-Tabletten), Lithiumsalze, Thyroxin, Trijod-thyronin (Thyreotom®)	steigern die TBG-Bildung, dadurch sind T_4 und T_3 erhöht, das TSH ist normal
Retikulo-zyten	RETI	Chloramphenicol (Berlicetin®)	Verminderung
		Methyldopa, Phenacetin, Penicillin	Anstieg infolge medikamentös bedingter hämolytischer Anämien
Hämo-globin	HB	Chloramphenicol (Berlicetin®)	Verminderung
Leuko-zyten	LKCS	Aminophenazon, Phenylbutazon	Verminderung
Eosino-phile	EOS	Penicillin, Gold	Anstieg als Vorbote allergischer Reaktionen
Thrombo-zyten	TRCS	Aminophenazon, Phenylbutazon, Chinin, Antibiotika, Zytostatika, Prednisolon	Verminderung Aggregation Anstieg bei Langzeittherapie
Erythro-zyten-senkungs-geschwin-digkeit	BSG	Dextran (Infukoll®)	falsch erhöht
Partielle Thrombo-plastinzeit, Thrombo-plastinzeit-wert	PTT TZW	Heparin, Acetylsalicylsäure	Verlängerte Zeiten, diese Interferenz dient der Beurteilung der Heparinisierung (Gefahr der falschen Dosierung i.d. Therapie)

Ebenso wie die Ernährung des Patienten kann auch **Rauchen** auf bestimmte Parameter einen nicht unerheblichen Einfluß ausüben (Tab. 1-4).

Starke **körperliche Aktivität** beispielsweise führt zu Veränderungen des effektiven Filtra-tionsdrucks in den Kapillaren und zu einer Verschiebung der Flüssigkeit von intravasal in den Zwischenzellraum. Eine Konzentra-tion des Blutes mit resultierender Erhöhung der festen Blutbestandteile ist die Folge (Hä-mokonzentration).

Tabelle 1-4 Einfluß des Rauchens auf ausgewählte Parameter (nach [2]).

Parameter	Prüfmaterial	Bemerkungen
Alkal. Phosphatase	Serum	↑
α-Amylase	Serum	↑
Antigen, karzinoembryonales	Serum	↑
C-reaktives Protein	Serum	↑
Cholesterol	Serum	↑
Enzymaktivitäten	Serum	↑
Erythrozyten	Blut	↑
Glukose	Blut	↑
Hämoglobin	Blut	↑
Leukozyten	Blut	↑
Lipase	Serum	↑
Thrombozytenaggregation	Blut	↓
Bilirubin	Serum	↓
Harnsäure	Serum	↓
Triglyzeride	Serum	↓
Vitamin B$_{12}$	Serum	↓
Vitamin C	Serum	↓

Verstärkend kann vermehrtes Schwitzen bei körperlichen Anstrengungen auf dieses Phänomen wirken. Ist die betreffende Person untrainiert, können die Hämatokrit-, Hämoglobin- und Erythrozytenkonzentrationen um bis zu 30% ansteigen. Auch die muskulären Enzyme (z.B. CK und LDH) steigen an, ebenso Kalium, Harnstoff, Kreatinin und die Harnsäure. Ein u.U. massiver Anstieg der Leukozyten kann ebenfalls auftreten.

Aus einer **körperlichen Inaktivität** (z.B. Bettruhe) resultiert andererseits eine massive Abnahme des Blutvolumens. Parallel dazu steigt die Ausscheidung von Kalzium-, Ammonium-, Phosphat-, Natrium- und Chloridionen [4].

Seelische Belastungen gehören zu weit verbreiteten Stressoren in unserer Gesellschaft. Veränderungen der hypothalamischen Regulationen bewirken eine vermehrte Freisetzung von Streßhormonen. ACTH, vermehrt freigesetzt durch Corticoliberin der Hypophyse, fördert die Kortisolausschüttung aus der Nebenniere. Ebenso können durch den Einfluß von Streß die Blutspiegel der Schilddrüsenhormone und/oder des Hormons Prolactin erhöht nachweisbar sein [4].

1.3.1.2 Probenentnahme

Letztlich können durch Fehler während der Probengewinnung unbrauchbare Laborergebnisse entstehen. Wird beispielsweise die Blutprobe bei liegender Kanüle nach einer Injektion oder Infusion entnommen, kann es durch Verdünnungs- oder Konzentrationseffekte (z.B. bezüglich der Elektrolyte) zu drastischen Verschiebungen der Werte kommen. Im einzelnen müssen folgende Faktoren berücksichtigt werden:

- Probenart (Serum, Vollblut, Plasma?)
- Antikoagulanzien
- Verunreinigungen
- Infusionen
- Hämolyse/Lipämie/Hyperbilirubinämie

1.3.1.3 Aufbewahrung/Transport

> Eine Qualitätssicherung in der Laboranalytik kann vom Labor nur teilweise gesichert werden. Fehler bei der Probengewinnung oder beim Transport können die Laborergebnisse nicht nur unbrauchbar machen, sondern den Patienten auch in Gefahr bringen (z.B. Verwechslungen durch falsche oder unzureichende Beschriftung).

Folgende Faktoren können eine **Verfälschung** der Ergebnisse verursachen:
- Glykolyse
- Gewinnung
- Abtrennen (Zentrifugieren) des Serums vom Blut
- Vorbehandlung des Materials (Einfrieren, Zusätze)
- Beschriftung

Darüber hinaus können Proben auch dadurch verfälscht werden, daß **Abbau- und Stoffwechselprozesse nach der Probenentnahme** innerhalb der Transportmedien ablaufen. So können beispielsweise hypoglykämische bzw. bei einem Diabetiker normale Blutzuckerwerte durch eine unzureichende Stabilisierung bzw. zu lange Transportzeit der Probe verursacht werden, da die Blutzellen auch nach der Probenentnahme Glukose verbrauchen. Andererseits kann Glukose aus den Erythrozyten austreten und somit ebenfalls die Serumwerte beeinflussen.

Hinweis: Die Besonderheiten bei Stuhl-/Urinuntersuchungen werden in den entsprechenden Kapiteln beschrieben.

1.4 Die richtige Blutentnahme [3]

Die richtige Blutentnahmetechnik gehört zu den Grundvoraussetzungen, um korrekte Laborergebnisse erheben zu können. Bei dieser Routineaktion gibt es viele Fehlerquellen, die häufig übersehen werden.

In den meisten Fällen wird das Blut **venös** entnommen. Eine **kapillare** Blutentnahme (Fingerbeere oder Ohrläppchen) kommt nur für wenige Parameter in Betracht und erfordert eine unmittelbare Untersuchung der Probe: Glukosebestimmung, Hb, Hk und Erythrozytenbestimmung, pH-Wert, Laktat, Ammoniak und einige wenige mehr. Kapillarblut stammt aus Arteriolen, Venolen, Kapillaren und der Intrazellulärflüssigkeit. Das erklärt im wesentlichen den Unterschied der Meßwerte zwischen Kapillar- und Venenblut. Die **arterielle** Blutentnahme ist zur Bestimmung der Blutgase bedeutsam und in aller Regel dem klinischen Bereich vorbehalten.

1.4.1 Standardbedingungen

- Zeitlich zwischen 7 und 9 Uhr
- in der Regel nüchtern (Nahrungskarenz 12–14 Stunden, Alkoholkarenz 24 Stunden)
- keine erschöpfenden körperlichen Aktivitäten in den letzten 3 Tagen
- vor Blutentnahme mindestens 5 min ruhen
- keine kürzlichen Alkohol-Exzesse
- Öffnen und Schließen der Faust vermeiden
- zum Einstechen der Kanüle max. 30 s stauen, nach der Punktion Stauung lösen und Blut entnehmen

Grundsätzlich können alle oberflächlichen Venen der Ellenbeuge, des Unterarms oder des Handrückens punktiert werden. Die Staubinde soll ca. eine Handbreit oberhalb der Einstichstelle angelegt werden. Die Staubinde nur so straffziehen, daß der Puls noch fühlbar ist.

1.4.2 Fehlerquellen

- Pumpen mit der Faust führt zu beträchtlichem Kaliumanstieg.
- Zu lange Stauung verursacht Hämokonzentrationen, die bei folgenden Parametern falsch-hohe Werte ergeben:
  - Proteine
  - Zellzahlen (Erythrozyten und Leukozyten)
  - Lipide
  - Enzyme
  - Bilirubin
  - Eisen
  - Kalzium und andere an Proteine gebundene Substanzen.

1.4.2.1 Hämolyse

Ein häufiges Problem ist die Hämolyse, der **Zerfall der festen Blutbestandteile (Zellen).** Da dadurch deren Inhaltsstoffe frei werden, werden einige Meßgrößen stark beeinflußt, z.B.:
- rotes und weißes Blutbild
- alkalische Phosphatase
- Bilirubin
- Chlorid
- Kreatininkinase (CK)
- Gamma-GT
- Glukose
- GOT
- Kalium
- Kreatinin
- LDH
- Magnesium
- saure Phosphatase.

Im Plasma ist die Konzentration von freiem Hämoglobin niedrig. Sie beträgt beim Gesunden niemals mehr als 50 mg/l. Läßt das Plasma eine rötliche Färbung erkennen, liegen die Konzentrationen schon über 500 mg/l und machen die Probe unbrauchbar [4].
Ursachen für eine Hämolyse sind [4]:
- Die Retraktion (Schrumpfung) des Blutkuchens bei der Gerinnung bewirkt stets eine meßbare Steigerung des freien Hämoglobins im Serum.
- Bei der Blutentnahme führt zu starke Aspiration und zu heftiges Ausdrücken der Spritze zur Zerstörung von Erythrozyten.
- Befinden sich in den Aufnahmegefäßen Detergenzien (z.B. Reste von Desinfektionsmitteln) oder Wasser, so werden Erythrozytenmembranen aufgelöst.
- Wird eine Blutprobe stark abgekühlt oder erwärmt, so kommt es ebenfalls zur Hämolyse.
- Beim Stehen des Serums über dem Blutkuchen werden Inhaltsstoffe der Blutzellen ständig freigesetzt und gelangen ins Serum/Plasma.
- Sind die Zentrifugalkräfte zu hoch, so werden viele Zellen zerstört, und es kommt zum Austritt von Zellinhaltsstoffen in das Serum/Plasma.
- Durch Hämolyse freigesetzte Zellinhaltsstoffe oder durch den Zellmetabolismus bewirkte Umsetzungen können im Serum/Plasma falsche Konzentrationen vortäuschen. Die Zellinhaltsstoffe, besonders Hämoglobin, können aber auch als Interferenzen den folgenden analytischen Prozeß stören.

Zur **Vermeidung** einer Hämolyse sollten folgende Faktoren beachtet werden:
- angemessene Stauung
- scharfe Kanüle verwenden
- sanftes Aufziehen (zu starkes Vakuum zerstört Zellen), Sog gleichmäßig und ohne Unterbrechung
- starkes Schütteln der Probe vermeiden.

1.5 Transportmedien

Die einzelnen Laborparameter erfordern die unterschiedlichsten Transportmedien und Reagenzien.

Die üblicherweise vom Labor zur Verfügung gestellten Blutröhrchen sind mit den notwendigen Reagenzien präpariert.

Es ist keineswegs gleichgültig, in welcher Reihenfolge die Röhrchen zur Blutentnahme genutzt werden. So sollten Gerinnungsröhrchen niemals als erstes Röhrchen benutzt werden, weil das erste Blut zwangsläufig mit Gewebssaft kontaminiert ist und somit ein unerwünschter Einfluß auf die Gerinnungsfaktoren entstehen kann. Röhrchen mit Additiven kommen nach Röhrchen ohne Zusätze, damit Kontaminationen vermieden werden. Folgende **Reihenfolge** gibt am meisten Sicherheit:

1. Blutkulturen
2. Nativblut
3. Citratblut (s.S. 16)
4. EDTA-Blut (s.S. 15)
5. Fluoridblut (s.S. 15).

Auch bei der Befüllung der Transportmedien mit Venenblut sind wichtige Kriterien zu beachten. Am schonendsten kann Blut frei aus der Kanüle in das Transportröhrchen tropfen **(Abtropfverfahren)**. Gerade die zellulären Bestandteile werden dabei maximal geschont. Allerdings ist der Zeitaufwand bei größerem Blutbedarf zu groß. Oftmals kommt es dann zu Gerinnungsprozessen, die ein Verstopfen der Kanüle zur Folge haben. Üblicherweise wird das Blut mit einer Plastikspritze – mit oder ohne Additiva – aspiriert **(Aspirationsverfahren)**. In diesem Fall ist dringend darauf zu achten, daß das Vakuum in der Spritze nicht zu stark ist, also nur vorsichtig aber auch kontinuierlich am Spritzenstempel gezogen wird. Es darf sich kein Schaum in der Spritze bilden. Die Kanüle muß ausreichend fest sitzen, damit zwischen Konus der Spritze und der aufgesetzten Kanüle keine Luft angesaugt wird. Da aber häufig die Spritze bei liegender Kanüle gewechselt wird, darf die Verbindung auch nicht zu fest sein, da man sonst die Spritze nur noch sehr schwer von der Kanüle lösen kann. Bei liegender Nadel kann es dann leicht zur Perforation der Vene kommen.

Ein **Umfüllen** der Blutprobe vom Entnahmesystem in ein anderes Transportmedium soll-te vermieden werden. Wenn es nicht zu umgehen ist, muß das Blut äußerst vorsichtig mit wenig Druck umgefüllt werden. Das Probenmaterial sollte am Rand des schräg gehaltenen Transportröhrchens nach unten fließen. Diese Methode ist für Untersuchungen, bei denen z.B. die festen Blutbestandteile untersucht werden sollen, ungeeignet. Weniger dramatisch ist es, wenn ohnehin eine sog. Vollblutanalyse durchgeführt wird, bei der Bestandteile des Zellinneren sowie des Plasmas untersucht werden.

In den letzten Jahren haben sich die Vacutainersysteme zunehmend durchgesetzt **(Vakuumtechnik)**. Die Röhrchen enthalten nicht nur ihr spezifisches Reagens, sondern auch ein bestimmtes Vakuum. Mittels eines speziellen Nadelsystems kann auf einfache und hygienisch äußerst sichere Weise Blut entnommen werden. Dabei können beliebig viele Röhrchen hintereinander befüllt werden, ohne daß beim Wechseln der Röhrchen Blut aus der Kanüle austreten kann. Wird Serum benötigt, kann man auf Vacutainer mit sog. Separatoren zurückgreifen. Ein in den Röhrchen enthaltenes Gel trennt dabei während dem Zentrifugieren Zellen und Plasma voneinander (s.u.).

1.6 Die verschiedenen Blutaufbereitungen

Für die meisten Analysen wird **venöses Blut** genutzt.
Arterielles Blut wird für Blutgasanalysen benötigt, die im Rahmen der naturheilkundlichen Praxis nicht durchgeführt werden.
Kapillarblut wird verwendet, wenn häufige Laborkontrollen erforderlich sind (z.B. Blutzuckerkontrollen bei Diabetikern, Thromboplastinzeitbestimmungen bei Marcumar-Patienten). Auch das kleine Blutbild (Erythrozyten, Hämoglobin und Hämatokrit) kann aus Kapillarblut bestimmt werden.
Für die verschiedenen Untersuchungsverfahren venösen Blutes werden unterschiedliche Probenaufbereitungen benötigt. Es werden zunächst **Vollblutproben** von **Serum** und **Plasmaproben** unterschieden. Des weiteren

ermöglichen diverse Zusätze wie EDTA, Heparin, Natriumfluorid und Natriumcitrat spezifische Untersuchungen. Wir sprechen dann von EDTA-Blut, Heparinblut usw.

Üblicherweise wird jedes Labor die benötigten Reagenzien in farblich gekennzeichneten Spezialröhrchen zur Verfügung stellen und entsprechende Hinweise zur Blutaufbereitung und Materialvolumen geben, je nachdem, welche Analysen angefordert werden.

Blutserum erhält man, wenn feste Blutbestandteile sowie die Gerinnungsfaktoren entfernt wurden (erythrozytenfreies Serum). Aus Serum lassen sich alle serologischen Befunde erheben (z.B. Antikörperbestimmungen, RAST-Test, Immunglobuline), aber auch die allgemein üblichen Routineparameter wie Leberenzyme, Cholesterin, Pankreas- oder Nierenwerte usw.

Einige Werte werden bei zu langer Lagerzeit des Vollblutes durch die bereits erwähnten fortschreitenden Stoffwechselprozesse kontinuierlich verändert, so daß rechtzeitig der **Blutkuchen** abgetrennt werden sollte. Dies geschieht mittels der Zentrifugation. Nachdem das Blut im Entnahmeröhrchen geronnen ist (nach ca. 30– 45 min), trennt die Zentrifuge die festen Blutbestandteile vom Serum. Für diesen Prozeß muß das Blut mindestens 5–15 min bei 1000–2000 G zentrifugiert werden.

Die modernen Vacutainersysteme enthalten ein inertes, halbfestes Polymer (meist auf Silikonbasis), das sich am Boden des Röhrchens befindet. Während des Zentrifugiervorgangs wandert das Silikongel zwischen den nach unten gedrückten Blutkuchen und dem darüber befindlichen Blutserum bzw. -plasma. Das Polymer setzt sich an der Wand des Röhrchens fest und bildet eine undurchlässige Barriere (Diffusionsbarriere) zwischen Überstand (= Serum) und Sediment (= Blutkuchen). Die Innenwand der Serumröhrchen ist ebenfalls behandelt (z.B. silikonisiert), was eine Anhäufung von Erythrozyten an der Glaswand ausschließt. Somit ist das Serum

erythrozytenfrei. Diese Trennung stabilisiert die Probe für bis zu 48 Stunden.

Wird das Blut nach der Entnahme zu früh zentrifugiert, könnten die Gerinnungsprozesse noch nicht abgeschlossen sein, was somit nach dem Trennungsvorgang passiert. In diesem Fall haben wir lediglich **Blutplasma** erhalten. Blutplasma enthält man also nach dem Abtrennen der Blutzellen, bevor die Gerinnung stattgefunden hat. Es enthält im Gegensatz zu Serum somit noch Gerinnungsfaktoren. Um ein Verklumpen des Plasmas zu verhindern, müssen Gerinnungshemmer zugesetzt werden. Plasma ist eine klare, leicht gelbliche Flüssigkeit mit ca. 7–8% Eiweiß (ca. 55% des Gesamtblutes, im Mittel 40–53 ml/kg Körpergewicht).

Die Verwendung von Plasma anstelle von Serum hat einige **Vorteile**, z.B. ist die Gefahr der Hämolyse geringer und die Probe kann sofort (bei Zusatz eines Gerinnungshemmers) zentrifugiert werden. Dadurch wird dem Übertritt von Inhaltsstoffen aus den Blutzellen in das Plasma vorgebeugt [5]. Plasma repräsentiert den **In-vivo-Zustand** exakter als das durch Gerinnungsreaktionen, Thrombozytolyse und Mikrohämolyse künstlich veränderte Serum. Für Kalium, LDH, saure Phosphatase, GOT, anorganisches Phosphat, Gesamteiweiß, Glukose, Ammoniak, Laktat und freies Hb liefert Plasma die richtigeren Werte [7].

Trotzdem hat sich die Serumbestimmung überwiegend durchgesetzt. So werden in der Literatur die Referenzwerte auch üblicherweise als Serumwerte angegeben. In den einzelnen Kapiteln wird auf die Notwendigkeit bestimmter Blutaufbereitungen hingewiesen.

Was kann man aus Verfärbungen des Plasmas schließen (Tab. 1-5)?

Läßt man z.B. Citratblut in der Westergreen-Pipette (Blutsenkung) länger als die für das BSG-Ergebnis notwendigen 2 Stunden stehen, erhält man einige Aussagen über Beschaffenheit und Zustand des Blutes [10].

Tabelle 1-5   Interpretation farblicher Veränderungen des Plasmas im Rahmen der Blutsenkungsgeschwindigkeit.

Aussehen des Plasmas	Hinweise
auffallend hell, blaß, farblos	Eisenmangel
strohgelb	perniziöse Anämie (Vitamin-B_{12}-Mangel)
hellrosa	Hämolyse; freies Hb > 0,2 g/l (freies Hb tritt durch Hämolyse auf)
rosa	freies Hb > 1,0 g/l
dunkelrot	freies Hb > 10,0 g/l
hellrot	MCHC erniedrigt (mittlere korpuskuläre Hämoglobinkonzentration: entspricht der Viskosität des Blutes [Fließeigenschaft])
kirschrot	Kohlenmonoxidhämoglobin
hellbraun	Methämoglobin (nach Hämolyse)
grünlich	Coeruloplasmin erhöht (bei Entzündungen)
durchsichtig, klar	schwere Thrombozytopenie
stark trüb	Lipämie, Thrombozytose
unscharfe Grenze (Schleiersenkung)	Retikulozyten erhöht, ausgeprägte Aniso-Poikilozytose, Paraproteinämie, antierythrozytäre Antikörper
Leukozytenschicht (setzt sich weiß über der roten Blutsäule ab)	ein Teilstrich der Pipette der leukozytären Schicht entspricht ca. 10000 Leukozyten/μl

1.6.1 Die verschiedenen Additiva

1.6.1.1 Ethylendiamintetraessigsäure (EDTA)

EDTA wirkt aufgrund einer Kalzium-Komplexbindung gerinnungshemmend. EDTA-Blut eignet sich besonders gut für Blutausstriche und wird daher routinemäßig zur Erstellung eines **Blutbildes** genutzt.
Zur Bestimmung verschiedener Enzyme oder Kalzium ist EDTA-Blut ungeeignet.

1.6.1.2 Heparin

Heparin ist ein natürlicher Gerinnungshemmer, der physiologischerweise im Blut nachweisbar ist. Zur Stabilisierung von Blutproben wird Heparin als Natrium-, Kalium-, Lithium- oder Ammoniumsalz genutzt. Je nachdem,

welche Untersuchungsparameter erstellt werden sollen, wird man zwischen den verschiedenen Eigenschaften der einzelnen Salze dasjenige auswählen, das keinen Einfluß auf die benötigten Parameter hat. So wird Natrium- bzw. Kaliumheparinat die Natrium- oder Kaliumkonzentration im Serum verändern, so wie Lithiumheparinat eine Kontrolluntersuchung der oralen Lithiumtherapie unmöglich macht.

1.6.1.3 Jodacetat

Jodacetat wird als Glykolysehemmer eingesetzt und stabilisiert die Blutprobe zur Glukosebestimmung bis zu 72 Stunden.

1.6.1.4 Natriumfluorid

Natriumfluorid ist ein Antikoagulans, wird aber hauptsächlich aufgrund seiner Glykolysehemmung zur Blutzuckerbestimmung genutzt. Es verhindert somit den physiologischen BZ-Abbau innerhalb der Probe durch die Blutzellen. Fluorid ist für andere Analysenarten ein Störfaktor, da durch die Stoffwechselblockierung zahlreiche intrazelluläre Bestandteile der Erythrozyten austreten, die somit diverse Meßgrößen verändern.

1.6.1.5 Citrat

Gepufferte Citrat-Lösung wird allgemein als **Antikoagulans** für **Gerinnungsuntersuchungen** verwendet. In der Regel wird zur Stabilisierung von Blutproben für Gerinnungsanalysen ein Gemisch verschiedener Reagenzien eingesetzt [2]:
- Gepufferte Citrat-Lösung → kalziumbindend und somit gerinnungshemmend
- Adenosin → wirkt als Thrombozytenaggregationshemmer
- Dipyridamol → hemmt die Thrombozytenaggregation und die Bildung von Plättchenthromben.

Diese Mischung ermöglicht auch Gerinnungsuntersuchungen bei Patienten, die unter einer Antikoagulanzien-Therapie stehen.

Bei den heute sehr exakten und deshalb äußerst empfindlichen Untersuchungstechniken sind die geringsten Artefakte groß genug, um die Werte zu verändern. Je genauer und empfindlicher eine Meßmethode ist, desto sensibler reagiert sie auf Störeinflüsse. So kann schon die bloße Kontamination mit Raumluft zu Veränderungen mancher Ergebnisse führen. Deshalb ist in der Labormedizin die Präanalytik unabdingbar mit der Zuverlässigkeit der Laboranalysen verbunden und trägt in hohem Maße zur Qualitätssicherung bei.

1.7 Qualitätssicherung im medizinischen Laboratorium [8]

Moderne Laboratorien bedienen sich aufwendiger Qualitätssicherungsstandards. Aber auch wenn allgemein eine objektive Diagnostik gefordert wird, kann, wie bereits aufgeführt, eine hundertprozentige Gewähr für die Richtigkeit der Laborergebnisse nicht erfüllt werden. So muß mit bis zu 10% falscher Werte der angeforderten Untersuchungen gerechnet werden. Es ist daher grundsätzlich darauf zu achten, daß die Laborergebnisse immer im Zusammenhang mit dem klinischen Bild gesehen werden. Bei pathologischen Befunden kann es ebenso wie bei fraglich normalen Ergebnissen zur korrekten Diagnosestellung notwendig werden, die Untersuchung zu wiederholen oder zu ergänzen.

Zur Gewährleistung von zuverlässigen Analysenergebnissen ist die perfekte Funktionsfähigkeit der notwendigen Meßgeräte sowie der benutzten Reagenzien absolute Voraussetzung. Gesetzliche Bestimmungen schreiben deshalb seit 1. November 1988 im Rahmen der Richtlinien der Bundesärztekammer Maßnahmen zur kontinuierlichen Qualitätsprüfung unabdingbar vor. Um diese Forderung zu erfüllen, wurden komplexe Kontrollsysteme entwickelt, mit denen sich jedes Labor einer Selbstprüfung zu unterziehen hat **(laborinterne Qualitätskontrolle)**, darüber hinaus aber auch an externen Qualitätskontrollen **(Ringversuche)** teilzunehmen hat. Die Ergebnisse werden dokumentiert und den Landeseichämtern zur Überprüfung vorgelegt. Während sich die Laborinstitute mindestens zweimal pro Jahr an Ringversuchen beteiligen müssen, handelt es sich bei der laborinternen Qualitätskontrolle um Maßnahmen, die sehr viel häufiger durchgeführt werden müssen. Ziel der Überwachung ist [9]:
- Überwachung der Richtigkeit der Analysen
- Kontrolle der Reagenzienqualität und Überprüfung der Funktion der für die Analytik verwendeten Reagenzien und Geräte
- Erkennung von Störreaktionen und Störeinflüssen auf die Analyse

Im wesentlichen werden zur Überprüfung der Meßergebnisse industriell genormte Kontrollproben verwendet, die einen spezifischen Zielwert vorgeben. Anstelle einer Patientenprobe werden nun die genormten Testproben untersucht. Entspricht das Ergebnis exakt dem deklarierten Zielwert, ist die Genauigkeit der Laborleistung nachgewiesen. Je stärker das Ergebnis von der Vorgabe abweicht, desto größer ein versteckter Fehler. Dies kann durch das Laborpersonal, Reagenzien, mangelhafte oder defekte Hilfsgeräte und letztlich durch das Analysengerät selbst bedingt sein.

Tabelle 1-6 Basisgrößen des Systems International d'Unités.		
Basisgröße	**Basiseinheit**	**Symbol**
Länge	Meter	m
Masse	Kilogramm	kg
Zeit	Sekunden	s
elektr. Stromstärke	Ampére	A
Temperatur	Kelvin	K
Lichtintensität	Candela	cd
Stoffmenge (Substanzmenge)	Mol	mol

1.8 Messen und Maße

Labormedizinische Analysen sind unabdingbar an verschiedene meßtechnische Begriffe und Maßeinheiten gebunden. Um Laborergebnisse interpretieren zu können, müssen diese in Zahlen ausgedrückt werden. In der Vergangenheit war man mit der Tatsache konfrontiert, daß aufgrund der unterschiedlichen Entwicklungen in den einzelnen Ländern auch unterschiedliche, länderspezifische Maßeinheiten genutzt wurden. Letztlich führt das verständlicherweise zu Schwierigkeiten bezüglich der Vergleichbarkeit und Austauschbarkeit von Untersuchungsergebnissen.

Aus diesem Grund wurden international geeignete Maßeinheiten eingeführt, um eine Analyse durchführen und letztlich international verwerten zu können. Dazu ist in Zusammenarbeit verschiedener Institutionen – unter Federführung der International Organization for Standardization (ISO) – ein global akzeptiertes Meßsystem festgelegt worden: die **SI-Einheit** (Systém International d'Unités). Allmählich finden diese weltweiten Eingang in Wissenschaft und Technik. Teilweise ist die Anwendung von SI-Einheiten schon gesetzlich vorgeschrieben.

Für die **Stoffmengenkonzentration** ist dies beispielsweise **mol/l, mmol/l** oder **nmol/l**. Da die Stoffmengenkonzentration allerdings bei Analysen biologischer Stoffe Probleme machen kann oder nicht bekannt ist, wird statt der SI-Einheiten die Verwendung willkürlicher Einheiten genutzt (z.B. Internationale Einheiten = IE).

In der SI-Terminologie werden **sieben Basisgrößen** genutzt (Tab. 1-6). Aus diesen Basisgrößen lassen sich alle anderen physikalischen und chemischen Meßgrößen mittels entsprechender Gleichungen ableiten.

Um die extrem kleinen Werte, die in der Chemie üblich sind, möglichst einfach ausdrücken zu können, nutzt man die sog. **SI-konformen Präfixe** (Tab. 1-7).

Die Anwendung der **SI-Nomenklatur** sieht vor, daß die Substanzmenge bei allen Substanzen, deren Molekülmasse bekannt ist, in **mol** beziffert wird. Das Mol bzw. die Bruchteile eines Mols (also **m**mol, **μ**mol usw.) sollen die Masseneinheiten wie g, mg usw. ersetzen. Nur wenn die relative Molekülmasse nicht bekannt ist, wird in kg, g, mg oder μg etc. beziffert.

Definitionen (aus [1]):

Mol: Stoffmenge, die aus ebenso vielen Elementarteilchen (Atomen, Molekülen, Ionen, Radikalen, Elektronen) besteht wie Atome in 0,0120 kg des Nuklids ^{12}C enthalten sind (1 mol = $6{,}022169 \times 10^{23}$ Elementarteilchen).

Tabelle 1-7	SI-konforme Präfixe.		
Faktor	**Präfix**	**Symbol**	**Zahl**
10^6	Mega	M	millionenfach
10^3	Kilo	k	tausendfach
10^{-3}	Milli	m	0,001 Tausendstel
10^{-6}	Mikro	µ	0,000 001 Millionstel
10^{-9}	Nano	n	0,000 000 001 Milliardstel
10^{-12}	Piko	p	0,000 000 000 001 Billionstel
10^{-15}	Femto	f	0,000 000 000 000 001 Trillionstel

mg/100 g: mg des gelösten Stoffes in 100 g Gesamtlösung. Bei Angabe für Organe oder Gewebe wird das Frischgewicht oder Trockengewicht des Organs mit dem Gewicht der Gesamtlösung gleichgesetzt.

g/l   g des gelösten Stoffes in einem Liter Gesamtlösung (z.B. Blut, Plasma, Serum, Urin). Als SI-Einheit zu verwenden, wenn das Mol-Gewicht des gelösten Stoffes nicht bekannt ist.

Obwohl sich die SI-Einheiten immer stärker durchsetzen, werden wir immer wieder mit Laborergebnissen konfrontiert, die mittels konventioneller Maßeinheiten definiert sind. Viele Labors bieten dem Einsender auch die freie Wahl zwischen beiden Formen.

Erfahrungsgemäß ist es langwierig und anstrengend, sich von alten Gewohnheiten zu trennen. Dies gilt insbesondere für die in der Labormedizin benutzten konservativen Maßeinheiten, mit denen viele Kollegen seit ihrem Ausbildungsbeginn umgehen. Aus diesem Grunde sind in dem vorliegenden Buch bei einigen Parametern die SI-Werte den konservativen Werten gegenübergestellt. Darüber hinaus dienen die Tabellen 1-7 und 1-8 der Orientierung bzw. Umrechnung.

Tabelle 1-8	Häufige gebrauchte Maßeinheiten.	
fl = femtoliter	10^{-15} Liter	1 Trillionstel Liter
µm³ = Mikrometer³	10^{-9} Kubikmillimeter	1 Milliardstel Kubikmillimeter
mmol = Millimol	10^{-3} Mol	1 Tausendstel Mol
Fmol = Femtomol	10^{-15} Mol	1 Trillionstel Mol
pg = Picogramm	10^{-12} g	1 Billionstel Gramm

Glossar

Analyt	zu untersuchender Gegenstand (Parameter)
Deprothrombinisierung	Entfernen des Prothrombins aus dem Blutplasma für Diagnosezwecke
deproteinisiert	Entfernen des Eiweißes aus dem Blutplasma für Diagnosezwecke
Erythrozytenwasser	wäßriger Inhalt der Erythrozyten; das Volumen des Erythrozytenwassers entscheidet beispielsweise über die Größe bzw. die Form des Erythrozyten (z.B. Stechapfelform bei Verlust von intrazellulärem Wasser)
Erythrozytenwäsche	weitgehende Abtrennung der Erythrozyten vom Plasmaeiweiß; erfolgt durch Zentrifugieren des ungerinnbar gemachten Blutes, Abpipettieren des Plasmas einschließlich der Thrombo- und Leukozyten. Suspendieren des ERy-Sediments in physiologischer Kochsalzlösung, erneutes Zentrifugieren und Abpipettieren der NaCl-Lösung. Der Vorgang ist mehrfach zu wiederholen
Hämolysat	Produkt der Hämolyse
Hämolyse	die Auflösung (Zerstörung) der roten Blutkörperchen
in vivo	im „Leben", im lebenden Organismus
in vitro	im Reagenzglas, außerhalb des Organismus
Kapillarblut, Kapillarplasma	Kapillarblut stammt aus Arteriolen, Venolen, Kapillaren und der Intrazellulärflüssigkeit. Die spez. Zusammensetzung des Kapillarblutes unterscheidet sich somit von z.B. Venenblut. Werden die zellulären Bestandteile vom ungerinnbar gemachten Kapillarblut entfernt, handelt es sich um Kapillarplasma
lyophilisiert/Lyophilisat	Gefriertrocknung/gefriergetrocknetes Material
Matrix (Probenmatrix)	Probenmaterial
natives Blut oder Plasma	natürliches, unverändertes, nicht denaturiertes Blut oder Plasma
Plasma	der flüssige, nach Entfernen der Blutkörperchen (durch Zentrifugieren) verbleibende Anteil des ungerinnbar gemachten Blutes. Eine klare, leicht gelbliche Flüssigkeit mit ca. 7–8% Eiweiß (einschl. der Gerinnungsfaktoren, im Gegensatz zu Blutserum)

Plasmawasser	wäßriger Bestandteil des Blutplasmas nach Entfernung sämtlicher Inhaltsstoffe (auch Eiweiße, Elektrolyte, Enzyme etc.)
Serum	der flüssige, nach erfolgter Blutgerinnung verbleibende Teil des Blutes, im Gegensatz zum Blutplasma ohne Fibrinogen
Spezimen	Probe (z.B. Serumprobe)
Vollblut	alle nativen (natürlichen) Bestandteile enthaltendes Blut (im Gegensatz zu Serum, Plasma, Erythro-, Thrombozytenkonzentrat)

Literatur

[1] Buddecke, E.: Grundriß der Biochemie. 9. Aufl. de Gruyter, Berlin 1994.

[2] Ebel, S., Roth, H.J.: Lexikon der Pharmazie. Thieme, Stuttgart 1987.

[3] Einer, G., Zawta, B.: Präanalytikfibel. Kooperation von Arzt und Labor. 2. Aufl. Barth, Leipzig 1991.

[4] Keller, H.: Klinisch-chemische Labordiagnostik für die Praxis. Thieme, Stuttgart 1991.

[5] Merck, E.: Klinisches Labor. Eigenverlag, Darmstadt.

[6] MSD-Manual: Labormedizin. Urban & Schwarzenberg, München 1994.

[7] Plasma-Serum-Vergleich und Lagerungsstabilität klinisch-chemischer Meßgrößen bei Verwendung von Vacutainer® Plasma Separator Tubes – Vorteile und Nachteile von Plasma gegenüber Serum. Information Becton Dickinson Vacutainer® Systems, Becton Dickinson GmbH Heidelberg.

[8] Qualitätskontrolle im medizinischen Laboratorium von A bis Z. Behringwerke AG, Marburg 1995.

[9] Richtlinien der Bundesärztekammer zur Qualitätssicherung in der Immunhämatologie. Dt. Ärzteblatt 7, 492 (1989).

[10] Walser, M.: Grundlagen der Präanalytik. Becton Dickinson, Heidelberg 1994.

HÄMATOLOGIE

MICHAEL MARTIN

2.1 Einleitung

Die Hämatologie setzt sich mit der Physio- und Pathologie des Blutes sowie mit der Erkennung und Behandlung der Blutkrankheiten auseinander. In diesem Kapitel wird die Hämatologie auf die in der naturheilkundlichen Praxis relevanten Themen beschränkt.

Die im Blutplasma zirkulierenden geformten Elemente werden als Blutzellen bezeichnet. Das Blutplasma wiederum besteht aus **Blutserum** und dem löslichen Eiweißkörper **Fibrinogen**.

Die dünnflüssige Lösung Blutserum besteht zu 90% aus Wasser. Darüber hinaus enthält

Blutplasma Eiweißkörper wie Albumine und Globuline, Nährstoffe, Farbstoffe (Lipochrom, Bilirubin), Enzyme, Stoffwechselprodukte, Spurenelemente, Mineralien und Vitamine. Letztlich kann dieses Gemisch als flüssiges, mesenchymales Organsystem bezeichnet werden, dessen Parenchym sich in einer stark vermehrten extrazellulären Flüssigkeit in Form der Blutkörperchen bewegt.

Zur Diagnostik werden folgende **Parameter** herangezogen:

- Erythrozyten
- Retikulozyten
- Hämoglobin
- Hämatokrit
- Erythrozytenindizes

- Leukozyten (inkl. Differenzierung der einzelnen Zellarten)
- Thrombozyten
- Gerinnungsfaktoren.

2.2 Blutbildung

Als **Hämatopoese** wird der in den blutbildenden Organen ablaufende zelluläre Teilungs- und Reifungsprozeß bezeichnet, der letztlich die unterschiedlichen Blutzellen hervorbringt. Ab dem Embryonalstadium werden in den Mesenchymzellen der Leber und Milz (hepatoliale Blutbildung) und ab dem 6. Monat auch im Mesenchym des Knochenmarks die Blutzellen hervorgebracht. Nach der Embryonalphase ist ausschließlich das Knochenmark zur Blutbildung befähigt (myelopoetische Blutbildung). Die lymphatischen Organe sind sekundär an der Blutbildung beteiligt, in dem sie die aus dem Knochenmark stammenden Vorläuferzellen weiter differenzieren (Lymphozytenbildung).

> Die Entwicklung der Blutzellen im Knochenmark beginnt mit der Ausbildung sog. pluripotenter Stammzellen, aus denen sich die zahlreichen Generationen der Erythropoese, Leukopoese und Thrombopoese entwickeln.

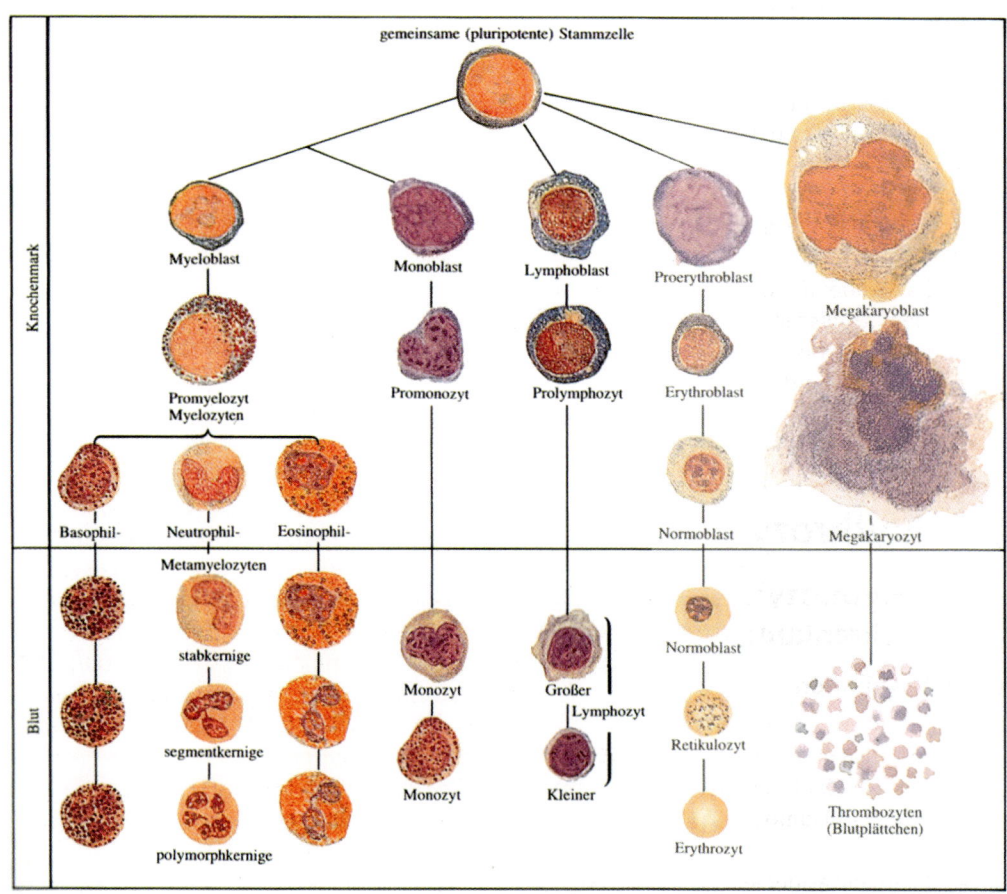

Abb. 2-1 Stammreihe der Blutzellen.

Durch Milieufaktoren (z.B. Zellkontakt) und humorale Einflüsse werden die Zellen zur Differenzierung angeregt und die Blutbildung reguliert. Humorale Einflüsse werden mittels kleiner Peptide, die als parakrine Hormone u.a. aus den Makrophagen des Knochenmarks freigesetzt und vor Ort wirksam werden, ausgeübt. Darüber hinaus sind an der Blutbildung eine Reihe anderer Hormone, unter anderem die Katecholamine, Steroidhormone, Schilddrüsenhormone und das Wachstumshormon beteiligt [18].

Letztlich entwickeln sich aus den **pluripotenten Stammzellen:**
- Proerythroblasten, aus denen die Erythrozyten hervorgehen
- Megakaryozyten, den Knochenmarkriesenzellen, aus denen letztlich die Thrombozyten hervorgehen
- Lymphoblasten, aus denen die unterschiedlichen Lymphozyten hervorgehen
- Monoblasten, aus denen Monozyten (Makrophagen) hervorgehen
- Myeloblasten, aus denen sich basophile, neutrophile und eosinophile Granulozyten entwickeln

Modellhaft findet die Blutbildung in drei verschiedenen „**Pools**" statt:
- Proliferationspool
- Reifungspool, beide im Knochenmark und
- Funktionspool im Sinne des Wirkortes Blut.

2.3 Erythrozyten

2.3.1 Erythrozytäre Erkrankungen

2.3.1.1 Anämien

> Eine Anämie ist dadurch gekennzeichnet, daß die Zahl der Erythrozyten und der Gehalt an Hämoglobin erniedrigt ist.

Dabei kann entweder die Erythrozytenzahl und/oder der Hämoglobingehalt stärker vermindert sein. Anämien verursachen eine Störung des O_2-Transports und führen somit zu einer Beeinträchtigung aller O_2-abhängigen Funktionen. Ausgeprägte Anämien sind durch Symptome wie Blässe, Schwindel, Ohrensausen, Augenflimmern, Erschöpfung, Reizbarkeit, erhöhtes Schlafbedürfnis usw., geprägt. Wir sprechen von einer Anämie, wenn die Erythrozytenzahl unter 3,1 Mill. liegt, bzw. das Hämoglobin unter 12 g/dl bei der Frau und unter 13 g/dl beim Mann (ca. 70% des Hb) fällt. Die Blutarmut ist oft begleitet von einem erhöhten **Bilirubinanfall** und einer sekundären **Eisenüberladung** (Hämochromatose).

> Anämien können akut oder chronisch als primäres oder sekundäres (= symptomatisches) Symptom verschiedener Erkrankungen auftreten und sind somit keinesfalls eigenständige Diagnosen.

Im wesentlichen lassen sich drei Störungen benennen, die eine Anämie zur Folge haben:
- Eine relative Verminderung der Erythrozyten-Vorstufen im Knochenmark (Erythroblasten) bzw. der Vorstufen im Blut (Retikulozyten)
- Unzureichende Erythropoese infolge einer gestörten Zellneubildung oder Hämoglobinbildung
- Gesteigerter Verbrauch von Erythrozyten im Blut durch Hämolyse oder Blutung.

Für die Einteilung der durch Neubildungsstörungen verursachten Anämien (Prozeß findet im Knochenmark statt) ist nicht nur die Erythrozytenzellmasse von Bedeutung, sondern auch deren Größe und Form. So lassen sich von den normalgroßen und -geformten Erythrozyten entsprechend zu große, zu kleine oder mißgestaltete rote Blutkörperchen unterscheiden. Anämien, bei denen ein normaler Knochenmarkstoffwechsel mit ungestörter Erythropoese vorliegt, lassen sich durch ein vermehrtes Auftreten von Retikulozyten (Retikulozytose) erkennen.

Kurzeinteilung der verschiedenen **Anämie-formen:**

- Hyperchrome Anämien
- Hypochrome Anämien
- Normochrome Anämien:
  - akute Blutungsanämien
  - aplastische Anämien
  - hämolytische Anämien
  - serogene hämolytische Anämien (Auto-antikörper-Anämie)
  - toxische hämolytische Anämien.

Umweltgifte können bei akuten oder chronischen Intoxikationen zu Anämien führen (Tab. 2-1).

Tabelle 2-1　Überblick über die wichtigsten Anämieformen, Zellveränderungen und deren Ursachen (modifiziert nach [5, 14, 15, 17, 18, 20]).		
Begriff	**Bedeutung**	**Ursache/Hintergründe**
alimentäre Anämien	durch Nährstoffdefizite hervorgerufene Anämien. Es kommt zu Störungen der DNS-Synthese. Mit der Folge einer Reifungsstörung aller Zellreihen des Knochenmarks. Erythrozyten megaloblastisch (s.d.)	Defizite von Vitamin B_6, B_{12}, C, Folsäure, Kupfer, Eiweiß
Anisozytose	ungleiche Größe und ungleiches Färbeverhalten der Erythrozyten mit normaler äußerer Form, einige Erythrozyten sind blasser als andere	insbesondere bei Hämoglobinbildungsstörungen, aber auch praktisch bei jeder stark ausgeprägten Anämie
aplastisch	völliges Fehlen der erythropoetischen Vorstufen	es kommt im Ablauf verschiedener Virusinfektionen zu einem kurzfristigen Verschwinden der erythropoetischen Vorstufen im Knochenmark
autoimmunhämolytische Anämien	Anämien durch Antikörperbildung	z.B. bei Bildung von Wärmeantikörpern
hyperchrom, Hyperchromasie	gesteigertes Anfärbeverhalten der Erythrozyten, wenn diese einen erhöhten Farbstoffgehalt aufweisen (Hämoglobinüberschuß = mittleres korpuskuläres Hämoglobin [MCH] erhöht), somit handelt es sich um eine Störung der Blutkörperchenneubildung, bei normaler oder geringer gestörter Hämoglobin-Synthese	typisch bei Vitamin B_{12}- oder Folsäuremangel

Tabelle 2-1   (Fortsetzung).

Begriff	Bedeutung	Ursache/Hintergründe
hypochrom, Hypochromasie	herabgesetztes Anfärbeverhalten der Erythrozyten, wenn diese einen verminderten Farbstoffgehalt (= Hämoglobinmangel) aufweisen, somit handelt es sich um eine Störung des Hämoglobin-Aufbaus	typisch bei Eisenmangel
hypoplastisch	verminderte Knochenmarkmasse	gestörte Erythropoese (Blutbildung): Erythrozyten normochrom und normozytär. In über 50% der Fälle ohne erkennbare Ursache (idiopathisch). In den anderen Fällen Intoxikationen ursächlich (z.B. Benzol, Arsen, seltener Medikamente wie Antibiotika, Antiphlogistika, Antikonvulsiva)
hypoproliferativ	mangelnde Erythrozyten-Zellbildung durch Knochenmarkversagen	Anämien durch Erythropoietinmangel* mit der Folge einer mangelhaften Knochenmarkstimulation; Blutwerte sind erniedrigt bei Hungeranämie, Infektionen, rheumatischen Erkrankungen, chronischen Nephropathien und Neoplasmen, erhöht bei Blutungs-, hämolytischer, hypo- und aregeneratorischer Anämie, chron. Hypoxie sowie während der Schwangerschaft, auch bei Nierenerkrankungen wie Hypernephrom, Zystenniere, Nierenarterienstenose
Kugelzellen (Kugelzellanämie)	kleine Erythrozyten mit größerer Dicke und Verlust der charakteristischen Eindellung	erblicher Defekt: es kommt zu einer Hämolyse mit der Folge einer gesteigerten Blutbildung im Knochenmark (Synonym: hereditäre Sphärozytose)
Makrozyten, makrozytär	junge Erythrozyten, die größer als Normal sind, mit normaler äußerer Form	bei Lebererkrankungen, Intoxikationen, Hämolyse, Vitamin-B_{12}- und Folsäuremangel. Durch die Grunderkrankungen bzw. Vitamindefizite kommt es zu einer gestörten Erythrozytenzellreifung. Da die Hämoglobinsynthese davon nicht betroffen ist, zeigen sich die Erythrozyten hyperchrom = makrozytäre, hyperchrome Anämie. Zeigt sich somit im Labor in Form von erhöhtem mittlerem korpuskulärem Hämoglobin (MCH) und erhöhtem mittlerem korpuskulärem Volumen (MCV)

Tabelle 2-1	(Fortsetzung).	
Begriff	**Bedeutung**	**Ursache/Hintergründe**
megaloblastisch	abnorme, besonders große, aus dem Promegaloblasten hervorgehende, bereits Blutfarbstoff enthaltende Vorstufe des Megalozyten (ebenfalls abnormer Erythrozyt). Eine Störung des Knochenmarks bedingt diese Reifungsstörung aller Zellreihen und führt damit zu den o.g. atypischen Zellen	typisch für Vitamin-B_{12}- und Folsäuremangel oder Einwirkung zytostatischer Medikamente; charakteristisch für alle megaloblastischen Anämien
Megalozyten	große und sehr große leicht ovale Erythrozyten, bei denen das mittlere korpuskuläre Hämoglobin (MCH) und das mittlere korpuskuläre Volumen (MCV) erhöht ist = hyperchrome Zellen	gehäuft bei Vitamin-B_{12}- und Folsäuremangel-Anämien
Mikrozyten, mikrozytär	Erythrozyten kleiner als normal mit normaler äußerer Form	bei chronischen Blutungen und Eisenmangel. Da in diesen Fällen die Ery´s schneller ersetzt werden können als das Hämoglobin, kann es zu hypochromen, mikrozytären Anämien kommen. Zeigt sich somit im Labor in Form von erniedrigtem mittlerem korpuskulärem Hämoglobin (MCH) und erniedrigtem mittlerem korpuskulärem Volumen (MCV)
myelodysplastisch	bedingt durch Aplasie des Knochenmarks	kongenital oder toxisch bedingt
myelopathisch	Erkrankungen des Knochenmarks	bei Thymusneoplasma auftretende aregenerative Erythrozytopenie (Anämie, hämolytische Krisen) mit Hämosiderose, Hämochromatose, Agammaglobulinämie; evtl. auch Myasthenia gravis
Normozyten, normozytär	Erythrozyten normal groß und normal geformt	akute Blutungen
Perniziosa, perniziöse Anämie	bösartige Anämie. Hyperchrome, makrozytäre Erythrozyten	wird ausgelöst durch eine verminderte Vitamin-B_{12}-Resorption, die verschiedene Ursachen haben kann: Magenerkrankungen, nach operativer Magenentfernung, Fehlen der Resorptionsstellen im Ileum, regionale Enteritis. Auch alimentär (z.B. bei Vegetariern) bedingt

Tabelle 2-1	**(Fortsetzung).**	
Begriff	**Bedeutung**	**Ursache/Hintergründe**
Schistozyten	abnorm und bizarr geformter Erythrozyt infolge mechanischer Schädigung	bei mechanischer Hämolyse (bei künstlicher Herzklappe oder der sog. Marschhämoglobinurie)
Sichelzellen	Erythrozyten, die das Hämoglobin HbS enthalten, kurzlebig sind (< 42 Tage) und sich unter Sauerstoffentzug (z.B. nach minutenlanger venöser Stauung) sichelförmig umformen („Sichelung")	erbliche Hämoglobinopathie, insbesondere in der farbigen Bevölkerung, tritt auf als Sichelzellenanämie
Siderozyten, Siderozytose	Erythrozyten mit freiem Eisen durch Eisenverwertungsstörung (auch Eiseneinbaustörung)	Vermehrung der Siderozyten bei Häm-Aufbaustörung, v.a. bei sideroachrestischer Anämie (= Siderozytenanämie), Bleivergiftung oder nach Entfernung der Milz
Targetzellen (Schießscheibenzellen)	Erythrozyt mit abnormer Farbstoffverteilung (Hämoglobin im Zentrum und ringförmig am Rand verdichtet) und erhöhter osmotischer Resistenz	Vorkommen v.a. bei Thalassämie (erbliche Störung der Hämoglobinbildung), aber auch bei toxisch-hämolytischen Anämien, Hämoglobinopathien (Sammelbegriff für erblich bedingte Hämoglobinstörungen), schwerer Eisenmangelanämie

* in der Niere gebildeter Wirkstoff (bei Sauerstoffmangel vermehrt), der auf dem Blutweg die Erythropoese anregt: Zelldifferenzierung, schnelle Vermehrung der Retikulo- und Erythrozytenzahl im peripheren Blut, Steigerung der Purin- und Häm-Synthese, des Eisenstoffwechsels und des Sauerstoffverbrauchs

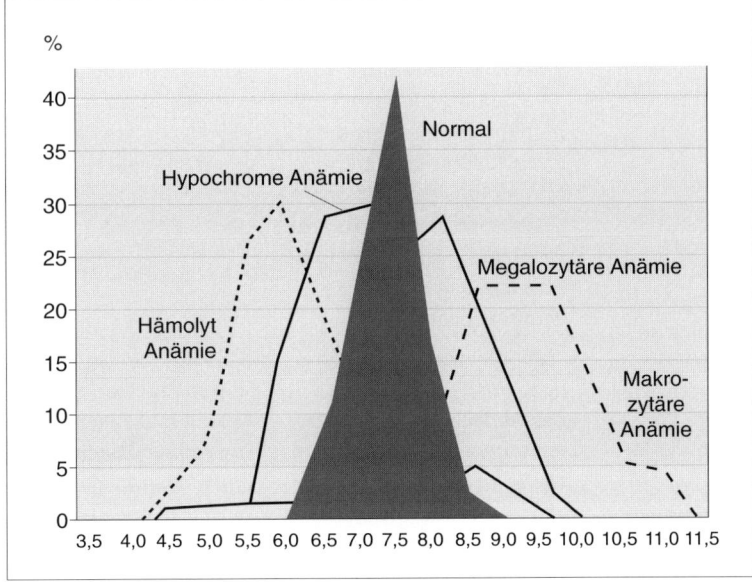

Abb. 2-2
Price-Jones-Kurve.

Wenn wir uns mit den verschiedenen Anämieformen auseinandersetzen, werden wir mit einer Vielzahl von Begriffen konfrontiert, die in Tabelle 2-1 zusammengefaßt sind.

Zusammenfassung diagnostischer Parameter zur Abklärung von Anämien

Zur Ursachenfindung anämischer Krankheitsbilder ist eine gründliche Diagnostik notwendig (Tab. 2-2).

Tabelle 2-2	Überblick über die wichtigsten Parameter zur Anämie-Diagnostik.		
Parameter	**Bedeutung**	**Besondere Hinweise**	**Normalbereich**
großes Blutbild	s.u. Erythrozyten, Retikulozyten, Erythrozytenindizes, Hämoglobin, Hämatokrit		
Eisen	Hämoglobinbildung	ein Eisenmangel muß von einer Eisen-Verteilungsstörung unterschieden werden. Bestimmung von Eisen alleine nicht aussagefähig. Speichereisen (Ferritin) und Transporteisen (Transferrin) müssen ebenfalls bestimmt werden (s.a. S. 357 ff.)	22–158 µg/dl im Serum
Coombs-Test	Nachweis inkompletter (blockierender), gegen Erythrozyten des Menschen gerichteter Antikörper (AK)	bei Verdacht auf immunhämolytische Anämien; die Antikörper führen zur Auflösung (Hämolyse) der Erythrozyten	Norm im Vollblut: keine AK nachweisbar
Bilirubin	Abbauprodukt des Hämoglobins. Wird zu etwa 90% als albumingebundenes primäres Bilirubin bei dem im retikulohistiozytären System (v.a. der Milz und Leber) erfolgenden oxidativen Abbau des Hämoglobins über seine Vorstufe Biliverdin gebildet	Bilirubin ist erhöht bei einem vermehrten Abbau von Erythrozyten; z.B. infolge RES-Hyperaktivität (Milzerkrankungen)	Gesamt: 0,2–1,1 mg/dl indirekt: < 0,7 mg/dl direkt: 0,05–0,3 mg/dl
Ferritin	Eisenspeicherprotein. Vorkommen in Milz, Leber, Darmschleimhaut, Knochenmark und RES; in geringem Maße im Blutserum	erniedrigt bei manifestem Eisenmangel, erhöht bei Anämien, die nicht durch Eisenmangel bedingt sind, sowie Eisenüberladung. Ferritin reagiert empfindlicher und früher als Eisen	Männer: 30–400 µg/l Frauen: 30–150 µg/l Kinder haben niedrigere Werte

Tabelle 2-2   (Fortsetzung).

Parameter	Bedeutung	Besondere Hinweise	Normalbereich
Transferrin	In der Leber gebildetes Plasmaprotein, das als Transporteiweiß für Eisen im Blut fungiert, das das resorbierte Nahrungs-Fe in den Mukosazellen des Dünndarms nach Oxidation durch Ferrioxidase I (= Coeruloplasmin) bindet und es entweder auf „Funktionseisen" (70–90 %) an Hb-aufbauende Erythrozyten, Retikulozyten, Enzyme/Coenzyme oder nach Vitamin-C-katalysierter Reduktion zu Fe2+ an RES-Speicherzellen weitergibt	dient der Diagnostik und Therapiekontrolle bei manifestem Eisenmangel oder einer Eisenüberladung. Erhöht bei Eisenmangel, Schwangerschaft, Frühphase der Hepatitis. Erniedrigt bei akuten und chronischen Entzündungen, renalen Eiweißverlusten, Leberzirrhose, Störungen der Hb-Synthese (z.B. Thalassämie)	200–400 mg/dl (s.a. S. 360)
Eisenbindungskapazität	die Gesamtkapazität des Transferrins, Eisen zu binden	dient der Beurteilung eines manifesten Eisenmangels oder einer Eisenüberladung. Die EBK ist erhöht bei Hämochromatosen, chronischen Entzündungen, Leberschäden. Erniedrigt bei Eisenmangel, Infekten, Tumoren, Transferrinmangel und in der Schwangerschaft bzw. Einnahme von Kontrazeptiva und Östrogenen. Wird zunehmend durch die Transferrin- und Ferritinbestimmung ersetzt	268–436 µg/dl im Serum (s.a. S. 360)
Price-Jones-Kurve	Benannt nach dem englischen Pathologen P. Jones, 1863–1943. Verteilungskurve (Koordinatensystem) der im Blutausstrich bestimmten Erythrozytendurchmesser. Zeigt u.a. Tendenzen zu Makro- oder Mikrozytose auf und ist bei Anisozytose (z.B. Anämien) in typ. Form verbreitert		Siehe auch Abb. 2-2 (S. 27)

Tabelle 2-2 (Fortsetzung).

Parameter	Bedeutung	Besondere Hinweise	Normalbereich
Coerulo-plasmin	kupferhaltiges Enzym (Plasmaprotein) des Blutplasmas von Säugetier und Mensch. Wirkt als Kupferspeicher- und Transportprotein	bedeutsam zur Beurteilung eines Kupfermangels und einer dadurch ausgelösten Anämie. Erhöhte Serumwerte werden bei schweren Infektionskrankheiten („Akute-Phase-Protein") und in der Schwangerschaft gefunden. Erniedrigte Werte bei Wilson-Krankheit	15–60 mg/dl im Serum (s. a. S. 365)
Vitamin B_6, B_{12}, C und Folsäure	Mikronährstoffe, die zur Blutbildung unabdingbar sind	zur Differentialdiagnostik megaloblastischer und alimentärer Anämien	(s. S. 317 ff. [Vit. C], 325 ff. [Vit. B_6], 327 ff. [Vit. B_{12}], 331 ff. [Folsäure])
Umwelttoxine [15]			
Benzol, Kadmium, PCP, Quecksilber	Umwelttoxine, die bei chronischen Intoxikationen zu Anämien führen können	Bestimmung sinnvoll zur Abklärung unklarer Anämien oder bei anamnestischen Hinweisen	kann im Serum/ Vollblut oder im Urin bestimmt werden (s. S. 149 ff.)
Arsen, chlorierte Kohlenwasserstoffe, PCB	Umwelttoxine, die zu aplastischen Anämien führen können	dto.	dto.
Arsen	eine toxische Belastung kann auch zur hypo- und hyperchromen Anämie führen	dto.	dto.
Blei	eine akute und chron. Bleiintoxikation kann zu hypochromen Anämien mit basophilen Einschlüssen führen	dto.	dto. DMPS-Mobilisationstest sinnvoll
Aluminium	eine chron. Intoxikation führt zu mikrozytären Anämien	dto.	dto.

2.3.1.2 Polyglobulien (Polyzythämien)

Polyglobulien (Polyzythämien) sind durch eine Vermehrung der Erythrozytenzahl bei gleichzeitig erhöhten Hämatokrit- und Hämoglobinwerten im peripheren Blut charakterisiert (Tab. 2-3).

Im wesentlichen werden primäre, sekundäre und reaktive Polyglobulien unterschieden.

Der **primären** Polyglobulie (Polycythaemia vera = PV) liegt eine chronische myeloproliferative Störung unbekannter Ursache zugrunde, hat ihren Ursprung also im Knochenmark. Nicht nur die Erythrozyten, sondern auch Leukozyten und Thrombozyten werden vermehrt gebildet.

Tabelle 2-3 Charakteristische Befunde bei verschiedenen Formen von Polyzythämie [14].

	Hämatokrit	Erythrozyten-volumen	Plasma-volumen	Erythropoietin-bildung	Milz
Polyzythaemia vera	↑	↑	normal	↓	vergrößert
sekundäre Poly-zythämie (Anoxie)	↑	↑	normal	↑	normal
Streß-Polyzythämie	↑	normal	↓	normal	normal

Das Vorkommen der PV beträgt ungefähr 5 pro 1 Mill. Menschen. Zum Zeitpunkt der Diagnose beträgt das mittlere Alter 60 Jahre, wobei das individuelle Erkrankungsalter zwischen 15 und 90 Jahren liegt. Nur 5 % der Patienten sind bei Krankheitsbeginn jünger als 40 Jahre. In der Kindheit ist die PV sehr selten.

Die **Symptomatik** zeigt sich in Form von Schwäche, Kopfschmerzen, Vergeßlichkeit, Sehstörungen, Müdigkeit oder Atemnot und ist durch das vermehrte Blutvolumen und die Hyperviskosität des Blutes bedingt. Häufig besteht auch eine Blutungsneigung. Viele Patienten klagen über einen Juckreiz an der Haut, besonders nach einem warmen Bad. Das Gesicht kann gerötet sein. Komplikationen treten neben einer erhöhten Blutungsneigung auch in Form von Thrombosen auf. Letzteres entsteht durch eine Stase im Bereich der kleineren Gefäße und daraus resultierender Aggregation der Erythrozyten und Thrombenbildung. Selten kann es zu leukämischen Erkrankungen oder zu aplastischen Anämien kommen.

Diagnostisch fällt vor allem die stark erhöhte Blutzellmasse ins Auge. Darüber hinaus zeigt sich im Sternalpunktat eine charakteristische Veränderung des Knochenmarks.

Die **sekundären** Polyglobulien imponieren als Symptom der verschiedensten Sauerstoffmangelerscheinungen und werden durch eine verstärkte Stimulation der Erythropoese hervorgerufen. Der in der Niere gebildete Wirkstoff Erythropoetin stimuliert das Knochenmark. Die erhöhte Erythrozytenbildung dient der Kompensation und soll das Sauerstoffangebot im Gewebe erhöhen. So finden sich Polyglobulien bei pulmonaler und kardialer Insuffizienz oder bei Aufenthalt in großen Höhen. Nierenzysten und Tumoren können mit einer Erythrozytose einhergehen.

Bei der **streßbedingten** Polyzythämie ist der Hämatokrit konstant auf Werte zwischen 55–60 % erhöht. Auch durch die sekundäre Erythrozytose kommt es aufgrund der erhöhten Blutviskosität zu einer verlangsamten Mikrozirkulation und den o.g. Folgeerscheinungen.

Reaktive Polyglobulien entstehen durch verminderte Sauerstoffabgabe an das Gewebe, z.B. bei Hämoglobin-Varianten mit erhöhter O_2-Affinität und einer dadurch bedingten Verzögerung der Sauerstoffabgabe. Vermehrtes Zigarettenrauchen sowie die Inhalation von Zigarren- und Pfeifenrauch kann zu reversiblen Polyzythämiewerten führen.

2.3.2 Meßgrößen

2.3.2.1 Erythrozyten

Die roten Blutzellen, die eine Lebensdauer von ca. 120 Tagen aufweisen, besitzen weder Zellkern, noch Ribosomen oder Mitochondrien. Der erythrozytäre Stoffwechsel und Zellschutz wird durch **Enzyme der Glykolyse** sowie des **Glutathion-Redoxsystems** gewährleistet. Da somit kein Proteinstoffwechsel möglich ist, wird die Alterung der

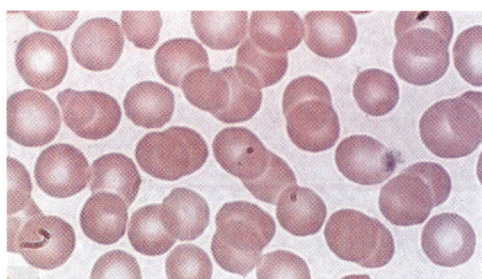

Abb. 2-3 Erythrozyten (Blutausstrich).

Erythrozyten durch die Inaktivierung der Stoffwechselenzyme bedingt. Der Abbau der gealterten Zellen findet im Knochenmark sowie in der Milz statt. Aus den eisenfreien Hämoglobinanteilen entstehen Gallenfarbstoffe, das Eisen wird wieder der Erythropoese zugeführt. Das Phänomen des fehlenden Zellkerns bestimmt die hohe Verformbarkeit der Erythrozyten – eine Grundvoraussetzung zur passiven Anpassung an die Strömung des Plasmas und die Fähigkeit, engste Kapillaren zu durchströmen.

Während sich die Zellmembran nicht wesentlich von der anderer Zellen unterscheidet (Phospholipid-Doppelschicht), besteht das Zellinnere zu 90% aus **Hämoglobin,** dem eisenhaltigen roten Blutfarbstoff, der den Gastransport ermöglicht. Die Erythrozyten sind von einem Film (Mukopolysaccharide) überzogen, der die Blutgruppe bestimmt und gegen Fremdblut Agglutinine enthalten kann.

Gesunde Erythrozyten zeigen bei mikroskopischer Betrachtung eine spezifische Kontur: als runde, blaßrote (Abb. 2-3) und doppeltkonturierte Scheiben mit einer charakteristischen Napfbildung auf beiden Seiten sind sie unverwechselbar. Abweichungen von dieser Form können mikroskopisch begutachtet und interpretiert werden (s.S. 24 ff.). Damit können Rückschlüsse auf pathologische Prozesse gezogen werden [9, 11]. Die Erythrozytenzählung erfolgt heute überwiegend mit Hilfe elektronischer Zählgeräte. Diese Methode zeichnet sich durch eine hohe Präzision und Schnelligkeit aus. Bei dem klassischen, manuellen Verfahren werden die Zellen mikroskopisch in speziellen Zählkammern gezählt.

Die **Bestimmung der Erythrozytenzahl** erfolgt entweder nach dem Zählkammerverfahren mikroskopisch oder mechanisiert durch Messung der Widerstandsänderung der Zellen beim Durchtritt durch ein elektrisches Feld oder mittels der sog. Streulichtmessung (optisches Dunkelfeldprinzip) [5].

Steckbrief Erythrozyten

Präanalytik

- Keine besondere Patientenvorbereitung
- Venöses EDTA-Vollblut
- Probe nach Entnahme ausreichend schwenken (nicht schütteln), um eine gute Durchmischung mit EDTA zu erreichen
- Hämolyse durch zu starke Aspiration, zu lange Transportzeit in das Labor (max. 12 h nach Entnahme verarbeiten), starke Temperaturschwankungen, zu starkes Schütteln und durch Erschütterungen vermeiden
- Hämokonzentration durch zu lange Stauung vermeiden

Normalbereich [5]

Lebensalter		Referenzbereich (Mill./µl)
Erwachsene	Männer	4,5–5,9
	Frauen	4,0–5,2
Kinder	0,5–2 Jahre	3,7–5,3
	2–6 Jahre	3,9–5,3
	6–12 Jahre	4,0–5,2
	12–18 Jahre, männlich	4,5–5,3
	12–18 Jahre, weiblich	4,1–5,1

Beeinflussungen/Verfälschungen von Meßergebnissen

Fehler bei der Blutentnahme bzw. durch Nichtbeachtung der unter Präanalytik aufgeführten Punkte kann zu falsch-niedrigen Erythrozytenzahlen führen. Ungenauigkeiten entstehen im Labor durch Gerätefehler oder ungenaue Zählverfahren. Übermäßiges Zigarettenrauchen (> 30 Zigaretten/die) sowie die Inhalation von Zigarren- und Pfeifenrauch kann zu reversiblen Polyzythämiewerten mit erhöhten Erythrozyten- und Hämoglobinwerten führen. Ursächlich wird die Bildung von Kohlenmonoxidhämoglobin mit der Folge blockierter Sauerstoffbindungsstellen verantwortlich gemacht.

Medizinische Beurteilung

Es werden Abweichungen der Erythrozytenzahlen nach unten als **Anämie** gedeutet, Abweichungen nach oben als **Polyglobulie**. In keinem Fall handelt es sich um eine Diagnose, sondern lediglich um ein Symptom, dessen Ursache abgeklärt werden muß. Erythrozytenzahlen unter 3,1 Mill. werden als Anämie gedeutet.

Polychlorierte Biphenyle (PCB) können zu einem Absinken der Erythrozytenzellmasse führen.

Konsequenzen bei erniedrigten Werten. Eine Blutungsursache muß ausgeschlossen werden. Es gilt zu überprüfen, ob entsprechende Mikronährstoffdefizite vorliegen. Ist dies der Fall, muß abgeklärt werden, wie es zu den Mangelerscheinungen gekommen ist. Bei relativ leichten Anämien bzw. Nährstoffdefiziten kann zunächst substituiert und durch Kontrolluntersuchungen in ca. zwei- bis vierwöchigen Abständen der Verlauf beobachtet werden. Weiterführende Anämiediagnostik wie in Tabelle 2-2 aufgeführt.

Konsequenzen bei erhöhten Werten. Primäre oder sekundäre Polyglobulie? Splenomegalie? Ausschluß verantwortlicher Grunderkrankungen; großes Blutbild inkl. Differentialblutbild: bei Männern ist ein Hk > 54% und bei Frauen > 49% ein deutlicher Hinweis auf eine Polyglobulie; sind alle drei Hämatopoesereihen erhöht? Ist das Plasmavolumen erniedrigt oder normal: eine Abnahme des Plasmavolumens führt zu einer Erhöhung der Zellmasse; Knochenmark-Zytologie; Tumordiagnostik; Serum-Vitamin-B_{12}-Spiegel; Sauerstoffsättigung im Blut.

2.3.2.2 Hämoglobin

Als Hämoglobin (Hb) wird der rote Blutfarbstoff bezeichnet. Es handelt sich um das normale, in den roten Blutkörperchen enthaltene HbA_1 (bis 98% des Gesamt-Hb), HbA_2 (< 3%) und das fetale Hb (HbF). Hämoglobin besteht aus dem Eiweißanteil Globin und dem Eisen(II)-haltigen Häm. Es dient dem Transport molekularen Sauerstoffs (O_2) durch umkehrbare Bildung von Oxy-Hb und dem Transport von Kohlendioxid (CO_2).

Nach der bei Abbau und Zerfall der roten Blutkörperchen erfolgenden Freisetzung des Hb erfolgt dessen Abbau zu Gallenfarbstoffen, Eisen und Globin.

Steckbrief Hämoglobin

Präanalytik
- Auf mindestens 12stündige Alkohol- und Nikotinkarenz achten, sonst keine besondere Patientenvorbereitung
- Venöses EDTA-Vollblut
- Probe nach Entnahme ausreichend schwenken (nicht schütteln), um eine gute Durchmischung mit EDTA zu erreichen
- Probe muß innerhalb 48–72 h verarbeitet werden

Normalbereich [10]

	SI-Einheit (mmol/l)	Konventionelle Einheit (g/dl)
Männer	8,72– 1,20	14–18
Frauen	7,48– 9,97	12–16
Kinder bis 12 Jahre	6,23– 9,35	10–15
Säuglinge	9,35–15,58	15–25

Beeinflussungen/Verfälschungen von Meßergebnissen [4]
Die Hb-Konzentration unterliegt leichten tageszeitlichen Schwankungen (morgens ca. 1 g/dl höher als um Mitternacht). Im Liegen werden ca. 0,5–1 g/dl geringere Werte gemessen als im Stehen. Die Werte können sich erhöhen durch: Rauchen, körperliche Belastung oder intensive Sonnenbestrahlung vor der Blutentnahme. Pharmaka wie Chloramphenicol, Acetylsalicylsäure, Chinin, Erythromycin, Methyldopa und Phenobarbital vermindern die Hb-Werte. Carbamazepin und Furosemid können die Werte erhöhen [20]. Übermäßiges Zigarettenrauchen (> 30 Zigaretten/die) sowie die Inhalation von Zigarren- und Pfeifenrauch kann zu reversiblen Polyzythämiewerten mit erhöhten Erythrozyten- und Hämoglobinwerten führen. Ursächlich wird die Bildung von Kohlenmonoxidhämoglobin mit der Folge blockierter Sauerstoffbindungsstellen verantwortlich gemacht. Eine chronische PCB-Belastung kann zu einem Abfall der Hb-Werte führen.

Medizinische Beurteilung
Die Hämoglobinbestimmung dient der Beurteilung des Gesamtblutgehalts und der Differentialdiagnostik bei Anämien, Polyglobulien, Verdacht auf Dehydration bzw. Hyperhydration. Erniedrigte Werte finden sich bei Anämien und Hyperhydration, erhöhte Werte zeigen sich bei Polyglobulien und Dehydration (z.B. bei massivem Flüssigkeitsverlust infolge Diarrhöen und/oder Erbrechen). Eine Anämie liegt vor, wenn der Hb-Wert unter 10,5 g/dl fällt.

Konsequenzen bei erniedrigten Werten. Eine Blutungsursache muß ausgeschlossen werden. Es gilt zu überprüfen, ob entsprechende Mikronährstoffdefizite vorliegen. Ist dies der Fall, muß abgeklärt werden, wie es zu den Mangelerscheinungen gekommen ist. Bei relativ leichten Anämien bzw. Nährstoffdefiziten kann zunächst substituiert und durch Kontrolluntersuchungen in ca. zwei- bis vierwöchigen Abständen der Verlauf beobachtet werden. Weiterführende Anämiediagnostik wie in Tabelle 2-2 aufgeführt.

Konsequenzen bei erhöhten Werten. Primäre oder sekundäre Polyglobulie? Splenomegalie? Ausschluß verantwortlicher Grunderkrankungen; großes Blutbild inkl. Differentialblutbild: bei Männern ist ein Hk > 54% und bei Frauen > 49% ein deutlicher Hinweis auf eine Polyglobulie; sind alle drei Hämatopoesereihen erhöht? Ist das Plasmavolumen erniedrigt oder normal: eine Abnahme des Plasmavolumens führt zu einer Erhöhung der Zellmasse; Knochenmarkzytologie; Tumordiagnostik; Serum-Vitamin-B_{12}-Spiegel; Sauerstoffsättigung im Blut.

2.3.2.3 Hämatokrit

Als Hämatokrit (Hk) wird der Anteil des Volumens aller festen Blutbestandteile am Gesamtblut bezeichnet (Erythrozyten, Leukozyten, Thrombozyten). In erster Linie ist er jedoch vom Gesamterythrozytenvolumen abhängig. Durch die Bemessung der Erythrozytensäule nach vollständiger Trennung der Blutkörperchen vom Plasma durch schnelle Zentrifugation des ungerinnbar gemachten Vollblutes läßt sich der Hk-Wert bestimmen (Zentrifugationsmethode). Der Wert ermöglicht die Berechnung des Gesamtblutvolumens und des Volumens des Einzelerythrozyten und dessen Hämoglobinkonzentration.

Im Rahmen einer automatischen Zellzählung mit elektronischen Zählgeräten ist die Hk-Bestimmung aus dem mittleren Zellvolumen (MCV) und der Anzahl der Erythrozyten möglich (mechanisiertes Verfahren).

Steckbrief Hämatokrit

Präanalytik
– Keine besondere Patientenvorbereitung
– Venöses EDTA-Vollblut
– Probe nach Entnahme ausreichend schwenken (nicht schütteln), um eine gute Durchmischung mit EDTA zu erreichen
– Probe muß innerhalb 24 h verarbeitet werden

Normalbereich

Lebensalter	SI-Einheit	Konventionelle Einheit (%)
Männer	0,41–0,53	41–53
Frauen	0,36–0,46	36–46
Kinder 6 bis 12 Jahre	0,35–0,45	35–45
Säuglinge	0,28–0,42	28–42

Beeinflussungen/Verfälschungen von Meßergebnissen

Bei mechanisierten Bestimmungsverfahren (s.o.) gehen auch die Leukozyten mit in die Analyse ein, so daß bei einer ausgeprägten Leukozytose (z.B. bei Leukämie) falsch-hohe Hämatokritwerte entstehen. Die Waldenström-Krankheit (Gerinnungsstörung, die mit Hautblutungen einhergeht) kann falsch-hohe Werte hervorrufen. Der Hämatokrit des venösen Blutes ist aufgrund eines leicht erhöhten Erythrozytenvolumens im venösen Blut durch CO_2-Aufnahme etwas höher als der des kapillären oder arteriellen Blutes. Hyperlipidämie und Makroglobulinämie können die Hk-Werte ebenfalls verändern.

Medizinische Beurteilung

Die Hk-Bestimmung gehört wie die Bestimmung des Hämoglobins und der Erythrozyten zum sog. roten Blutbild und dient der Diagnostik und Verlaufsbeobachtung erythrozytärer Erkrankungen, akuten Blutverlusten und Dehydrationszuständen (z.B. bei massivem Flüssigkeitsverlust bei Diarrhöen und/oder Erbrechen). Da das Hämatokrit die Plasmaviskosität beeinflußt, führt die Verminderung des Hämatokrits (durch vermehrte intravasale Flüssigkeitszufuhr oder Aderlässen in Verbindung mit Infusionen) zu einem verminderten Fließwiderstand bei chronisch arteriellen Durchblutungsstörungen.

Niedrige Hk-Werte weisen auf eine absolute oder relative Verminderung der Erythrozyten hin (Anämie, Hydration [„Überwässerung"]).

Erhöhte Hk-Werte weisen demgegenüber auf eine Zunahme der Blutzellen bzw. Bluteindickung hin (Polyglobulie).

Konsequenzen bei erniedrigten Werten. Eine Blutungsursache muß ausgeschlossen werden. Es gilt zu überprüfen, ob entsprechende Mikronährstoffdefizite vorliegen. Ist dies der Fall, muß abgeklärt werden, wie es zu den Mangelerscheinungen gekommen ist. Bei relativ leichten Anämien bzw. Nährstoffdefiziten kann zunächst substituiert und durch Kontrolluntersuchungen in ca. zwei- bis vierwöchigen Abständen der Verlauf beobachtet werden. Weiterführende Anämiediagnostik wie in Tabelle 2-2 aufgeführt.

Konsequenzen bei erhöhten Werten. Primäre oder sekundäre Polyglobulie? Splenomegalie? Ausschluß verantwortlicher Grunderkrankungen; großes Blutbild inkl. Differentialblutbild: bei Männern ist ein Hk > 54% und bei Frauen > 49% ein deutlicher Hinweis auf eine Polyglobulie; sind alle drei Hämatopoesereihen erhöht? Ist das Plasmavolumen erniedrigt oder normal: eine Abnahme des Plasmavolumens führt zu einer Erhöhung der Zellmasse; Knochenmarkzytologie; Tumordiagnostik; Serum-Vitamin-B_{12}-Spiegel; Sauerstoffsättigung im Blut.

2.3.2.4 Erythrozytenindizes (MCV, MCH, MCHC)

Indizes (= Plural von Index), hier als statistischer Meßwert bezüglich einer morphologischen (die Form betreffende) Klassifizierung der Erythrozyten und zur Berechnung/Beurteilung der Hämoglobinkonzentration.

Zur Ermittlung der Erythrozytenindizes ist die Bestimmung von Hb, Hk und der Erythrozyten notwendig. Die Ergebnisse dienen der Berechnung der Erythrozytenindizes und ermöglichen die Klassifizierung verschiedener Anämieformen (s.d.). Das MCV kann auch direkt gemessen werden. Folgende **Parameter** werden berechnet [3]:

- Mittleres korpuskuläres Volumen (MCV): es stellt einen Verhältniswert zwischen Hämatokrit und Erythrozyten dar und zeigt auf, wieviel wäßrige Bestandteile der Erythrozyt in sich trägt.

- Mittleres korpuskuläres Hämoglobin (MCH): es setzt sich zusammen aus dem Verhältnis von Hämoglobin und der Erythrozytenzahl. Es vermittelt eine Aussage über die Blutfließeigenschaft.
- Mittlere korpuskuläre Hämoglobinkonzentration (MCHC): sie setzt sich aus der Relation von Hämoglobin zum Hämatokrit zusammen. Sie entspricht der Viskosität des Blutes.

Steckbrief MCV, MCH, MCHC

Präanalytik
- Keine besonderen Patientenvorbereitungen notwendig
- Venöses EDTA-Vollblut
- Probe nach Entnahme ausreichend schwenken (nicht schütteln), um eine gute Durchmischung mit EDTA zu erreichen

Normalbereich [5]

Meßgröße	Lebensalter	SI-Einheit fl	Konventionelle Einheit µm³
MCV	Erwachsene	Zahlenwerte wie bei	80– 94
	Kleinkinder bis 2 Jahre	konventioneller Einheit	70– 86
	Kinder 6–12 Jahre		77– 95
	Kinder 12–18 Jahre		78–100
		fmol	*pg*
MCH	Erwachsene	0,40–0,53	31–37
	Kleinkinder bis 2 Jahre	0,35–0,48	23–31
	Kinder 2–6 Jahre	0,37–0,47	24–30
	Kinder 6–12 Jahre	0,39–0,51	25–33
	Kinder 12–18 Jahre	0,39–0,54	25–35
		mmol Hb/l Ery	*g Hb/dl Ery*
MCHC	Erwachsene	4,81–5,74	31–37
	3 Monate bis 2 Jahre	4,65–5,58	30–36
	Kinder 2–18 Jahre	4,81–5,74	31–37

Beeinflussungen/Verfälschungen von Meßergebnissen
Grundlage korrekter Ergebnisse ist die exakte Bestimmung von Hb, Hk und der Erythrozyten.

Medizinische Beurteilung

Die Erythrozytenindizes MCHC und MCH ermöglichen neben einer Anämiediagnostik, die Fließfähigkeit und Viskosität (Zähigkeit) des Blutes zu beurteilen:
– Je höher die MCHC, um so höher die Viskosität
– Je höher der MCH, desto träger fließt das Blut
Das MCV läßt Rückschlüsse auf die Größe der Erythrozyten zu:
– Ein **erhöhtes MCV** liegt vor, wenn sich überwiegend makrozytäre = junge Erythrozyten, die größer sind als normal im Blut befinden, z.B. bei makrozytären Anämien (s.d.). Chronischer Alkoholkonsum führt zu einem MCV-Anstieg
– Ein **erniedrigtes MCV** liegt vor, wenn sich überwiegend mikrozytäre Erythrozyten, die kleiner sind als normal, im Blut befinden, z.B. bei mikrozytären Anämien (s.d.) durch chronischen Blutverlust oder Eisenmangel

Tabelle 2-4   Klinisch-chemische Klassifizierung der Anämie mit Hilfe der Erythrozytenindizes [5].

Anämieform*	MCH	MCHC	MCV	Beispiele klin. Manifestation
normochrome	normal	normal	normal	akute Blutung, aplastische Anämie
hypochrome	↓	normal bis ↓	normal bis ↓	Eisenmangel, chronische Blutung
hyperchrome	↑	normal	↑	Vitamin-B_{12}-/Folsäuremangel

* siehe auch S. 24

2.3.2.5 Retikulozyten

Retikulozyten (Synonym: Proerythrozyt) sind jugendliche Erythrozyten, die im Rahmen des Erythrozyten-Reifungsprozesses (Erythropoese) bereits keinen intakten Zellkern mehr aufweisen (s. Abb. 2-1). Die im Zuge der Reifung degenerierenden und verklumpenden Zellkerne lassen sich im Retikulozyten mittels spezifischer Farbstoffe anfärben und mikroskopisch darstellen und werden somit einer Differenzierung zugänglich (Abb. 2-4). Aus dem sog. Reifungsspeicher des Knochenmarks treten die Retikulozyten ins periphere Blut über. Dort ist er bis zur abgeschlossenen Ausreifung zum Erythrozyten noch einen Tag nachweisbar.

Die Anzahl der Proerythrozyten im Blut gibt einen zuverlässigen Hinweis auf die **Neubildungsrate** der roten Blutzellen im Knochenmark. Als Retikulozytose wird die Zunahme der Retikulozyten im peripheren Blut auf-

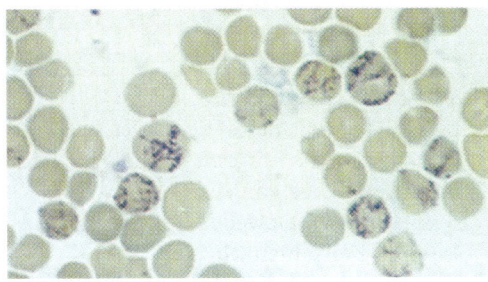

Abb. 2-4   Retikulozyten (Histologie).

grund gesteigerter Bildung roter Blutkörperchen bezeichnet. Als Retikulozytenkrise wird eine Retikulozytose bezeichnet, die als ein Regenerationszeichen der Blutbildung (Erythropoese) nach akuter Hämolyse, nach Blutungen und nach einer Substitution von Eisen, Vitamin B_{12} oder Folsäure interpretiert wird.

Steckbrief Retikulozyten

Präanalytik
– Patient darf vor der Probenentnahme kein Eisen, Vitamin B_{12} und keine Folsäure substituiert haben. Sonst keine besondere Patientenvorbereitung notwendig
– Venöses EDTA-Vollblut
– Probe muß innerhalb 24 h verarbeitet werden, da Zellen sonst zugrunde gehen
– Probe nach Entnahme ausreichend schwenken (nicht schütteln), um eine gute Durchmischung mit EDTA zu erreichen

Normalbereich
Die Angaben bezüglich der Normwerte sind in der Literatur uneinheitlich. Bei Frauen werden im allgemeinen 15% geringere Werte angegeben.

Lebensalter/Geschlecht	SI-Einheit (n/n Ery)	Konventionelle Einheit (%)
Erwachsene:		
Männer	0,008–0,025[1]	0,8–2,5[1]
Frauen	0,008–0,041[1]	0,8–4,1[1]
Erwachsene		0,7–1,5[2]

[1] aus [5]
[2] aus [10]

Beeinflussungen/Verfälschungen von Meßergebnissen
Die Untersuchungstechnik an sich wird als problematisch mit relativ hoher Fehlerbreite beschrieben [5]. Antianämische Mikronährstoffe führen zu einem **Anstieg** der Proerythrozyten (Retikulozytenkrise). Ebenso kommt es durch Sauerstoffmangel zu einem Anstieg (hypoxische Zustände, auch durch Aufenthalt in großen Höhen).
Pharmaka wie Methyldopa, Phenacetin und Penicillin **erhöhen** die Zellzahl.
Chloramphenicol **vermindert** die Zellzahl.

Medizinische Beurteilung
Eine Erhöhung der Retikulozyten wird immer dann nachweisbar sein, wenn vermehrt Erythrozyten benötigt werden oder eine vermehrte Retikulozytenbildung im Knochenmark stattfindet. Dies kann durch Blutverlust bedingt sein, aber auch bei chronischem Sauerstoffmangel im Gewebe auftreten.
Erhöhte Zellzahlen (Retikulozytose) finden sich bei akutem Blutverlust, akuter Hämolyse, hämolytischer Anämie, Hypoxie.

Erniedrigte Zellzahlen (Retikulozytopenie) finden sich bei megaloblastischen und sidero-blastischen Anämien, Thalassämie, aplastischer Anämie, nach Bestrahlungen (Radiatio), bei Therapien mit Zytostatika.

Konsequenzen bei erniedrigten Werten. Zunächst gilt zu überprüfen, ob eine Anämie durch entsprechende Mikronährstoffdefizite vorliegt. Ist dies der Fall, muß abgeklärt werden, wie es zu den Mangelerscheinungen gekommen ist. Bei relativ leichten Anämien bzw. Nähr-stoffdefiziten kann zunächst substituiert und durch Kontrolluntersuchungen in ca. zwei- bis vierwöchigen Abständen der Verlauf beobachtet werden. Weiterführende Anämiediagno-stik wie in Tabelle 2-2 aufgeführt.

Konsequenzen bei erhöhten Werten. Blutungsursachen und Hämolysen müssen ausge-schlossen werden. Aufschluß bei hämolytischen Anämien gibt die osmotische Erythro-zytenresistenz. Diese wird mittels verschieden konzentrierter NaCl-Lösungen im Labor er-mittelt (EDTA-Blut erforderlich).

2.4 Die weißen Blut-zellen

Bei einem ca. 20jährigen 70 kg schweren Menschen verfügt das Immunsystem über etwa 1000 Milliarden (10^{12}) Immunzellen. Davon befinden sich lediglich ca. 20% im pe-ripheren Blut und werden so der Diagnostik zugänglich. Das Immunsystem mit seinen ca. 10^{12} Rezeptorstellen gehört zu den stoffwech-selaktivsten und umfassendst organisierten Organen des menschlichen Organismus.

Die globale Vernetzung umwelttoxikologi-scher Einflüsse birgt die Gefahr zunehmen-der Immunstörungen. Somit werden Verän-derungen im Bereich der immunkompeten-ten Zellen – insbesondere im Kindesalter – nicht nur durch die Einwirkung von Mikro-organismen hervorgerufen. Die zunehmende Tragweite zivilisatorischer Einflüsse führt zu einer nachweisbaren Störung des körpereige-nen Abwehrsystems, so daß die Beobachtung bzw. Beurteilung des weißen Blutbildes in der heutigen Zeit einen besonders hohen Stellen-wert erfährt.

2.4.1 Leukozytäre Erkrankungen

2.4.1.1 Leukämien (Leukosen [18])

> Leukämie ist der Sammelbegriff für bös-artige Veränderungen und Reifungs-störungen weißer Blutzellen. Charakte-ristisch ist das Auftreten unreifer, von der normalen Zellform unterscheidbarer Zelltypen.

Dieser Prozeß spielt sich primär im Blut und den Organen der Blutbildung ab, wobei die Krankheitserscheinungen allmählich durch Verdrängung normaler Blutzellen und eine Infiltration atypischer Zellen in Organe ent-stehen: Anämie (das rote blutbildende Kno-chenmark wird verdrängt), Blutungen (v. a. infolge Thrombozytopenie), Infektionen (durch Abwehrschwäche) sowie Reizerschei-nungen, Vergrößerung und Funktionsminde-rung befallener Organe können im Verlauf der Leukämie auftreten. Die durch Thrombo-zytopenien auftretenden Blutungen können tödlich verlaufen (z.B. bei zerebralen Blutungen). Durch die Wucherung des blutbildenden Gewebes können maximale Zellzahlen bis zu 600 000 Leukozyten/µl nachweisbar sein. Das Differentialblutbild zeigt eine massive Linksverschiebung (s.d.).

In vitro zeigt abgestandenes Blut (z.B. im Glasröhrchen der Blutsenkung) einen deutlichen weißen Belag oder Schleier über der roten Blutsäule. Bei den sog. aleukämischen Verlaufsformen kann die Anzahl der Leukozyten unauffällig bleiben. Hier zeigt die abnorme Zellmorphe den pathologischen Prozeß an.

Die verschiedenen Leukämieformen lassen sich entsprechend den morphologischen (die Zellform betreffend), zytochemischen (die Anfärbbarkeit betreffend) und immunchemischen Kriterien der weißen Blutzellen einteilen (FAB-Klassifikation). Ferner ist eine Unterscheidung zwischen sub- oder aleukämischen und leukämischen Verlaufsformen üblich (sub-/aleukämisch: normale oder erniedrigte Leukozytenzahlen im Blutbild – häufig bei akuter Leukämie; leukämisch: erhöhte Leukozyten – meist bei chronischen Leukämien). Eine grobe Unterteilung erfolgt in akut oder chronisch, myeloisch oder lymphatisch.

Die **Ursachen** für die Entstehung einer Leukämie sind nicht vollständig geklärt. Mögliche Faktoren sind v.a. ionisierende Strahlung (z.B. Atombombenexplosionen, Kernkraftdiskussion, Strahlentherapie), einige Chemikalien (v.a. Benzol, insbes. aus Kfz-Abgasen, Pestizide sowie Zytostatika), Viren sowie genetische Faktoren. Aktuelle Studien lassen eine erhöhte Leukämiehäufigkeit durch Elektrosmog vermuten.

Klassifizierung der Leukämien:
- **Akute** Leukämien (AL) sind bösartige, ohne intensive Therapie innerhalb kurzer Zeit letal verlaufende Leukosen. Die akuten Leukämien werden unterschieden in:
  - Akute **lymphatische** Leukämie (ALL): Es handelt sich um die häufigste Leukämie im Kindesalter. Die ALL wird nach morphologischen Kriterien in L1, L2 und L3 oder in eine lymphoblastäre und eine undifferenzierte Form unterschieden. Im Blutausstrich finden sich reichlich Lymphoblasten (Vorstufen der Lymphozyten).
  - Akute **myeloische** Leukämie (AML): Es handelt sich um die zweithäufigste Leukämie im Kindesalter. Die Untersuchung des Knochenmarkausstrichs (Sternalpunktion) zeigt alle Vorstufen der Granulozyten im Knochenmark pathologisch vermehrt. Diese Vorstufen werden in das periphere Blut ausgeschwemmt. Auch die AML wird nach morphologischen Kriterien unterschieden in myeloblastäre, promyelozytäre und myelomonozytäre Leukämien. Darüber hinaus werden mit Hilfe zytochemischer Methoden folgende Sonderformen unterteilt: M1 = myeloblastische Leukämie ohne Reifezeichen, M2 = myeloblastische Leukämie mit Reifezeichen, M3 = Promyelozyten-Leukämie (Zellen stark granuliert), M4 = myelomonozytäre Leukämie, M5 = Monozyten-Leukämie, M6 = Erythroleukämie. Im Blut zeigt sich eine massive Rechtsverschiebung. Je jünger die Granulozyten im Blut sind, desto ernster ist die Prognose. Die Blutsenkung zeigt einen deutlichen weißen Belag oder Schleier über der roten Blutsäule.
  - **Akute Erythroleukämie** (AEL): Eine akute Leukämie mit Beteiligung des erythropoetischen Systems (Auftreten atypischer Myelo- und abnormer Erythroblasten), die in akute und chronische Verlaufsformen unterteilt wird. Laut FAB-Klassifikation (s.o.) eine Untergruppe der akuten myeloischen Leukämie.
- **Chronische** Leukämien werden unterteilt in:
  - Chronische **lymphatische** Leukämie (CLL): Chronisch lymphatische Leuk-

ämien weisen einen niedrigeren Malignitätsgrad auf. CLL werden zu den Non-Hodgkin-Lymphomen gerechnet. Diese zeigen eine auffällige Häufung im Alter zwischen 60 und 70 Jahren und stellen nicht selten einen Zufallsbefund dar. Neben den allgemeinen Symptomen der Leukämie finden sich v.a. Lymphknotenschwellungen, Milz- und Lebervergrößerung (Hepatosplenomegalie). Im Blutausstrich finden sich fast nur Lymphozyten und/oder unreife Lymphoblasten. Die absoluten Werte der Granulozyten sind dabei meist stark vermindert.

– Chronische **myeloische** Leukämie (CML; Abb. 2–5): Die chronischen myeloischen Leukämien zeigen eine Häufung im mittleren Lebensalter (83% zwischen 20 und 60 Jahren). In den meisten Fällen ist das – erworbene – Philadelphia-Chromosom nachweisbar. Die CML zeigt einen schleichenden Beginn. Als Variante wird die seltene Eosinophilenleukämie und die (umstrittene) Basophilenleukämie beschrieben. Die Leukozyten sind meist bis auf 100 000 und seltener bis auf über 500 000 Zellen/µl Blut erhöht. Die BSG zeigt einen dicken weißen Belag oder Schleier über der roten Blutsäule.

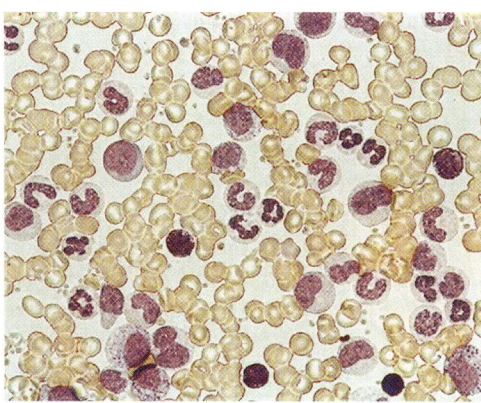

Abb. 2-5 Hohe Leukozytose mit Linksverschiebung; hier chronische myeloische Leukämie.

2.4.1.2 Agranulozytosen [18]

Bei der Agranulozytose liegt eine **hochgradig verminderte Bildung der Granulozyten** im Knochenmark vor.

Dem massiven Abfall der granulierten Leukozyten im Blut wird eine allergische Überempfindlichkeitsreaktion auf verschiedene Arzneimittel zugrunde gelegt, die letztlich zu einer Störung der Granulozytopoese führt. Darüber hinaus wurden aber auch entzündliche Prozesse, Paraproteine oder toxische Einwirkungen (Umweltgifte, Medikamente) als Ursache identifiziert.

Im **Differentialblutbild** zeigt sich neben einer relativen Lympho- und Monozytose (prognostisch günstig) ein unter Umständen vollständiger Abfall der Granulozyten.

Folgende Medikamentengruppen können eine Agranulozytose auslösen:

– Analgetika
– Antirheumatika, Goldsalze
– Antibiotika, Tuberkulostatika
– Malariamittel
– Schlafmittel, Sedativa
– Psychopharmaka, Antihistaminika
– Thyreostatika
– Antidiabetika, Sulfonamide
– Diuretika
– Beta-Blocker.

2.4.2 Meßgrößen

2.4.2.1 Leukozyten

Leukozyten (leukos = weiß; kytos = die Zelle) sind die **nicht-hämoglobinhaltigen** Blutzellen, die von drei unterschiedlichen Zelltypen repräsentiert werden. Aufgrund des fehlenden roten Blutfarbstoffes erscheinen sie weiß-durchsichtig und werden deshalb weiße Blutkörperchen genannt. Der Zelleib der verschiedenen Leukozyten ist unterschiedlich geformt. Ihre Lebensdauer im peripheren Blut beträgt nur wenige Tage (Lymphozyten leben bis zu 500 Tagen).

Leukozyten sind größer als Erythrozyten und enthalten im Gegensatz zu diesen einen Zellkern.

Da dieser Zellkern je nach Zelltyp andersartig geformt ist und sich auch bezüglich der labortechnischen Anfärbbarkeit verschieden darstellt, kann eine klare **Differenzierung** der Leukozyten erfolgen:

- Granulozyten (sie enthalten ein körnchenhaltiges Protoplasma [Granula]) werden unterteilt in
  - stabkernige neutrophile Granulozyten (= jugendliche, noch unreife Zellform)
  - segmentkernige neutrophile Granulozyten (= ausgereifte Zellform)
  - eosinophile Granulozyten
  - basophile Granulozyten
- Lymphozyten
- Monozyten
- Makrophagen
- Histiozyten.

Unterscheidungskriterien zur labortechnischen Differenzierung der Blutzellen sind zunächst Zellgröße und -form. Anschließend wird die Chromatinstruktur des Zellkerns beurteilt. Die Kernform kann rund, oval, nierenförmig, stabförmig oder aufgegliedert (segmentiert) sein. Prinzipiell gilt, daß sich unreife Zellen sehr feinnetzig (retikulär) darstellen, während sich mit zunehmender Alterung das Chromatin mehr und mehr verdichtet.

Während die Granulozyten ausschließlich im Knochenmark gebildet werden, finden die Lymphozyten ihren Geburtsort im lymphatischen Gewebe (Lymphknoten, Tonsillen, Milz, Darm, Thymus). Die Monozyten entwickeln sich im Knochenmark und im retikuloendothelialen System (RES).

Die Leukozyten siedeln sich in fast allen Körpergeweben an und nehmen dort im Sinne der **unspezifischen, zellulären Immunabwehr** ihre Aufgabe war. An ihren „Einsatzort" gelangen sie über das periphere Blut, wo sie einer direkten Zählung zugänglich sind. Im zirkulierenden Blut sind die Leukozyten in zwei Pools aufgeteilt: dem zirkulierenden und dem an den Gefäßwänden befindlichen Pool (Ruhestellung der Leukozyten). Bei der Leukozytenzählung wird nur der zirkulierende Pool erfaßt.

Die wesentlichen Funktionen der Leukozyten bestehen im „Erkennen" (Lymphozyten, Monozyten) und „Eliminieren" (phagozytieren → Phagozyten: Granulozyten und Makrophagen) körperfremden Materials.

Um diesen Aufgaben gerecht zu werden, besitzen die Leukozyten faszinierende **Fähigkeiten,** die sie deutlich von anderen Zellsystemen unterscheiden. Es handelt sich im einzelnen um die Fähigkeit:

- zur Kommunikation untereinander mittels chemischer Botenstoffe, um die Zusammenarbeit der verschiedenen Immunzellen zu koordinieren
- auf chemotaktische Reize (Chemotaxis oder exakt Leukotaxis) zu reagieren und sich in Richtung auf den Reiz hin zu bewegen
- zur Diapedese, um mittels gezielter Eigenbewegung sogar durch die Gefäßwand zu dringen
- zur Enzymbildung, durch die proteolytische (Eiweiß-verdauende) und autolytische (Selbstverdauung) Prozesse möglich sind
- und letztlich die Fähigkeit zur Phagozytose, die aktive Aufnahme unbelebter oder belebter Partikel zur Eliminierung körperfremder Substanzen.

Die **Bestimmung der Leukozytenzahl** erfolgt entweder nach dem Zählkammerverfahren mikroskopisch oder mechanisiert durch Messung der Widerstandsänderung der Zellen beim Durchtritt durch ein elektrisches Feld oder mittels der sog. Streulichtmessung (optisches Dunkelfeldprinzip [5]).

Steckbrief Leukozyten

Präanalytik

– Tageszeitliche Schwankungen der Meßergebnisse bis zu 20% möglich. Zur Routinediagnostik deshalb prinzipiell morgendliche Blutentnahme sinnvoll. Bezüglich Nahrungskarenz finden sich unterschiedliche Angaben in der aktuellen Literatur. In der Präanalytik-Fachliteratur wird 12stündiges Fasten über Nacht empfohlen mit der Begründung, daß eiweiß- und fettreiche Mahlzeiten zu einer postprandialen Leukozytose führen [4].
– Venöses EDTA-Vollblut oder Kapillarblut
– EDTA-Blutprobe muß innerhalb 24 h verarbeitet werden. Ein Blutausstrich innerhalb 3 h, da es sonst zu einer Degeneration der Leukozyten kommt
– Probe nach Entnahme ausreichend schwenken (nicht schütteln), um eine gute Durchmischung mit EDTA zu erreichen

Normalbereich [5]

Lebensalter	Konzentration ($10^3/\mu l$)
Erwachsene	4,3–10,0
1–3 Jahre	6,0–17,5
4 –7 Jahre	5,5–15,5
8–13 Jahre	4,5–13,5

Bei Verwendung der SI-Einheit ($10^9/l$) sind die Zahlenwerte identisch

Beeinflussungen/Verfälschungen von Meßergebnissen

Bei mechanisierten Leukozytenzählungen können Fehler durch **Schmutz/Staubpartikel** sowie durch eventuell in der Probe vorhandene **kernhaltige Erythrozytenvorstufen** auftreten, da bei diesen Meßverfahren nicht die spezifischen Zelltypen unterschieden, sondern allgemein Partikel bestimmter Größenordnung erfaßt werden. Bei unplausiblen Ergebnissen ist deshalb eine mikroskopische Beurteilung/Zählung der Leukozyten notwendig.
Tageszeitliche Schwankungen bis zu 20% müssen berücksichtigt werden. Körperliche Belastung sowie psychischer Streß führen zu einer Leukozytose.

Erhöhte Leukozytenzahlen durch	Erniedrigte Leukozytenzahlen durch
Medikamente: Antibiotika der Erythromycingruppe, orale Kontrazeptiva	Medikamente: Acetylsalicylsäure, Aminophenazon, Zytostatika, Glukokortikoide, Methyldopa, Penicillin, Phenylbutazon
Rauchen	überalterte Blutprobe
größere Operationen	ionisierende Strahlen
postprandial (Angaben i.d. Literatur widersprüchlich)	zu lange Venenstauung
körperliche Anstrengung vor der Blutentnahme	
Sympathikotonie (z.B. auch durch Streß) [3]	Vagotonie (Erschöpfung) [3]

Modifiziert aus [4]

Medizinische Beurteilung

Die Bestimmung der Leukozyten ist eine Routineuntersuchung und darf bei keiner Laboranalyse fehlen. Auch vor dem Auftreten klinischer Symptome können Leukozytenzahlen pathologisch verändert sein.

Die alleinige Bestimmung der Gesamtleukozytenzahl ist wenig sinnvoll bzw. aufschlußreich und sollte daher immer durch ein Differentialblutbild ergänzt werden.

Zur Bestimmung der Leukozyten gelten folgende **Indikationen:**
- Verdacht auf/oder manifeste Entzündungen
- Verdacht auf/oder manifeste Infektionen
- Verdacht auf/oder manifeste Erkrankungen mit Gewebsuntergang (z.B. Herzinfarkt, Tumoren, nekrotisierende Prozesse)
- Verdacht auf/oder manifeste Intoxikationen
- Verdacht auf/oder manifester Psycho- und physischer Streß
- Verdacht auf/oder manifeste Erkrankungen des Knochenmarks
- Verdacht auf/oder manifeste Erkrankungen des lymphatischen Systems
- Antibiotika- bzw. Zytostatikatherapie.

Eine **Erhöhung** der Leukozyten im Blut kann durch eine vermehrte Neubildung im Knochenmark oder durch eine Verschiebung der ruhenden Leukozyten aus dem Bereich der Gefäßwand in das zirkulierende Blut zustande kommen.

Eine Leukozytose mit Linksverschiebung (s. Differentialblutbild) und Abfall der Eosinophilen findet man bei Fieber, Azidosen und Sympathikotonie. Umgekehrt gehen Alkalose und Vagotonie mit einer Leukopenie bei Eosinophilie einher. Auch ohne Infekt führt eine Verschiebung des Säure-Basen-Gleichgewichts nach der sauren Seite hin zu einem Leukozytenanstieg mit Linksverschiebung. Werte zwischen 15 und 20/nl weisen i.d.R. auf bakterielle Infekte oder Entzündungen hin. Im Extremfall (z.B. Sepsis, rheumatisches Fieber) können die Zahlen bis auf 50/nl steigen. Dies ist auch bei schweren Verletzungen möglich. Leukämien zeigen nicht in allen Fällen erhöhte Zellzahlen.

Eine **Leukozytose** (Anstieg der Leukozyten) ist zu beobachten bei [1]:
- bakteriellen Infektionen (generalisiert und lokal)
- Entzündungen
- Erregungzuständen (z.B. bei Angst oder Panik [Kinder, die panische Angst vor der Blutentnahme haben, können Leukozytosen aufweisen], Zorn usw.)
- körperliche Belastungen (bei Hochleistungssportlern wurden Werte von 12 000–23 000/m³ gefunden
- Schwangerschaft (die Werte nehmen vor allem im letzten Trimenon zu)
- aseptischen Nekrosen (z.B. nach Myokardinfarkt)
- malignen Tumoren
- akutem Blutverlust
- Vergiftungen (endogen z.B. infolge diabetischer Ketoazidose, Urämie, Gicht; exogen z.B. durch Insektizidvergiftungen)
- endokrinen Erkrankungen bzw. überdosierter Hormontherapie (Hyperkortisolismus, Hyperthyreose, Hyperparathyreoidismus)
- ZNS-Erkrankungen

- Immunreaktionen z.B. durch Impfungen
- Schwangerschaft
- Leukosen (Leukämien)
- Myelofibrose (fortschreitende bindegewebige Verödung des Knochenmarks)
- Polycythaemia vera (eine myeloproliferative Erkrankung mit deutlicher Vermehrung der Erythrozyten im Blut, aber auch – im Gegensatz zu anderen Polyzythämien und Polyglobulien – meist mit Vermehrung der Leuko- und Thrombozyten)
- bei chronischen PCP- und PCB-Belastungen.

Eine **Leukopenie** (Abfall der Leukozyten) ist zu beobachten bei (modifiziert nach [1]):
- manchen bakteriellen Infektionen (z.B. Typhus, Parathyphus)
- bakteriellen Infektionen mit septischen Verlauf (aufgrund toxischer Knochenmarkschädigung)
- Virusinfektionen
- Knochenmarkinsuffizienz (z.B. durch Strahlung, Zytostatika, Umweltgifte [Toxine wie Benzol, Schwermetalle wie Quecksilber, s. S. 149 ff.])
- Kollagenosen (Oberbegriff für systematisierte Bindegewebsveränderungen, die z.T. durch generalisierte Autoimmunprozesse verschiedener Ursache entstehen)
- Hypersplenie-Syndrom (gesteigerte Milzfunktion auf ein Vielfaches der Norm, was zu Zellverarmung des peripheren Blutes führt)
- diversen Mikronährstoffdefiziten (Vitamine, Spurenelemente, Mineralstoffe, Aminosäuren, Fettsäuren, s.S. 301 ff.)
- Beeinträchtigung der Leukozytopoese im Knochenmark durch maligne Knochenmarkveränderungen
- Lymphogranulomatose (Wucherungen im Bereich des retikuloendothelialen Systems)
- Benzolbelastungen.

Ein massiver Abfall der granulierten Leukozyten wird als sog. **Agranulozytose** bezeichnet (s. S. 42).

Konsequenzen bei erniedrigten Werten. Prinzipiell sollte immer ein Differentialblutbild erhoben werden. Maßgebend für weitere diagnostische Konsequenzen ist letztlich die Leukozytenzahl. Bei leichten Erniedrigungen kann zunächst nach einigen Tagen eine Laborkontrolle erfolgen.

Darüber hinaus ist die Anamnese bedeutsam: Gibt es Hinweise auf Immunschwächen? Welche Medikamente werden eingenommen? Kommt ein Giftkontakt in Frage? Weiterführende Untersuchungen s. S. 513 ff.?

Konsequenzen bei erhöhten Werten. Prinzipiell sollte immer ein Differentialblutbild vorliegen. Maßgebend für weitere diagnostische Konsequenzen ist letztlich die Leukozytenzahl. Bei leichten Erhöhungen kann zunächst nach einigen Tagen eine Laborkontrolle erfolgen.

Darüber hinaus ist die Anamnese bedeutsam: liegt ein Infekt vor (akut oder chronisch)? Leukosen werden mittels der Knochenmarkzytologie ausgeschlossen.

2.4.3 Differentialblutbild

Da sich die immunkompetenten Blutzellen (Gesamtleukozyten) aus unterschiedlichen Zelltypen zusammensetzen, müssen sie zur klinischen Beurteilung differenziert beurteilt werden. Dazu wird im speziell gefärbten Blutausstrich (Differentialausstrich) die prozentuale Verteilung der kernhaltigen Zellen, d.h. der Leukozyten und ggf. auch kernhaltiger Erythrozyten und pathologischer Zellformen, ermittelt.

Um diese mikroskopische Untersuchung durchführen zu können, wird ein **luftgetrockneter Blutausstrich** auf einem Objektträger angefertigt, der zur Darstellung der Zelltypen mit Farbstoffen behandelt wird (anfärben). Dazu wird ein Tropfen Blut so auf einem fettfreien Objektträger ausgestrichen, daß am Ende eine Fahne entsteht. Die richtige Technik muß geübt werden, da zur Beurteilung der Blutzellen der Ausstrich weder zu dünn noch zu dick sein darf und die Zellen nicht zerstört werden dürfen. Aufgrund der unterschiedlichen Anfärbbarkeit der einzelnen Zellen können sie klassifiziert werden. Die in wäßriger Lösung farbaktiven Anteile der Farbstoffe gehen pH-abhängig stabile Verbindungen mit intrazellulären Makromolekülen (Zellkern) ein. Reagieren diese Strukturen sauer, binden sich basische Farbstoffe: **basophile** Zellen. Reagieren die Zellstrukturen mehr basisch und binden saure Farbstoffe, werden sie als **eosinophile** Zellen bezeichnet (führt zu einer Rotfärbung der Strukturen; eos = morgenröte; philus = liebend). Lassen sich die Zellen durch neutrale Farbstoffe anfärben, werden sie als **neutrophile** Zellen bezeichnet. Die Anfärbung der weißen Blutzellen ermöglicht darüber hinaus die Formdifferenzierung der **Zellplasmakörnchen** (Granula: Granulozyten, s.o.). Auf diesem Weg lassen sich

– neutrophile Granulozyten (stab- und segmentförmige)
– eosinophile Granulozyten
– basophile Granulozyten

– sowie Lymphozyten, Monozyten, Thrombozyten und die Erythrozyten unterscheiden.

Bei höheren Probenaufkommen (z.B. in Laboratorien) werden zunehmend Geräte für eine **automatisierte Erstellung** des differentiellen Blutbildes verwendet. Durch technisch bedingte Grenzen können aber atypisch veränderte Zellen nicht identifiziert werden. Beispielsweise werden kernhaltige Erythrozytenvorstufen als Leukozyten gezählt und verschieben so bei vermehrtem Auftreten die Leukozytenzahlen. Daher sollte ein maschinell erstelltes Blutbild immer mit Hilfe des Mikroskops von einem erfahrenen Untersucher nachkontrolliert werden.

Üblicherweise werden zur Ermittlung des Differentialblutbildes stichprobenartig 100 Leukozyten differenziert und der ermittelte Prozentsatz der jeweiligen Leukozytenart auf die Gesamtleukozyten umgerechnet.

Veränderungen im Differentialblutbild können die Gestalt (Morphologie) der Zellen betreffen oder in Form einer Verschiebung der einzelnen Zellarten a) bei einer normalen Gesamtleukozytenzahl oder b) in Kombination mit einer veränderten absoluten Zellzahl (im Sinne eines Zuviel oder Zuwenig) sein.

Die **Ursache** für Veränderungen kann im Rahmen einer physiologischen Regulation zu finden sein (z.B. bei Infektionen), oder Ausdruck eines pathologischen Prozesses sein (z.B. bei Leukämien oder Aplasien). Analog zu den Begriffen „Leukozytose" (↑) und „Leukopenie" (↓) werden die Begriffe „Lymphozytose" (↑) bzw. „Lymphopenie" (↓) sowie „Granulozytose" (↑) und „Granulopenie" (↓) gebraucht. Da die Granulozyten wieder unterteilt werden, wird der Begriff „Eosinophilie" (↑), „Eosinopenie" (↓) und „Basophilie" (↑) gebraucht.

2.4.3.1 Monozyten/Makrophagen/ Histiozyten [12]

Monozyten. Monozyten sind die größten weißen Blutzellen mit ebenso großem, meist

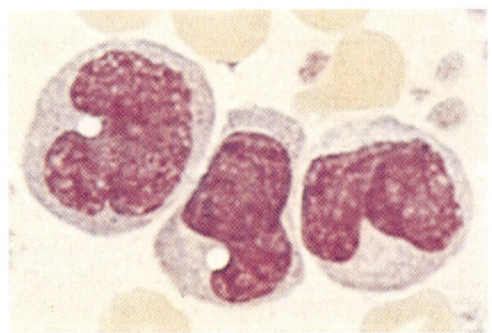

Abb. 2-6a Monozyt mit großem, etwas einge-delltem, bohnenförmigem Kern.

chenmark. Monozyten sind reich an Enzymen und zur Migration (Wanderung durch die Gefäßwand) und Phagozytose befähigt. Ihre Blutverweildauer beträgt 32 Stunden bis 5 Tage. Dann verlassen sie das zirkulierende Blut, um sich als Makrophagen zu transformieren und angepaßt an das umgebende Gewebe spezielle Funktionen wahrzunehmen.

Makrophagen (Abb. 2-6b). Die langlebigen Makrophagen gehen also aus den Blutmonozyten hervor und gehören somit dem monozytären System an (Gewebsform der Blutmonozyten). Im Blutbild werden Makrophagen nicht differenziert. Zusammen mit spezialisierten ortsständigen Makrophagen (Gewebsmakrophagen = Histiozyten) bilden sie das retikulohistiozytäre System (RHS = retikuloendotheliales System [RES[1]]).

gelapptem und unregelmäßig geformtem Kern (Abb. 2-6a) und entstammen dem Kno-

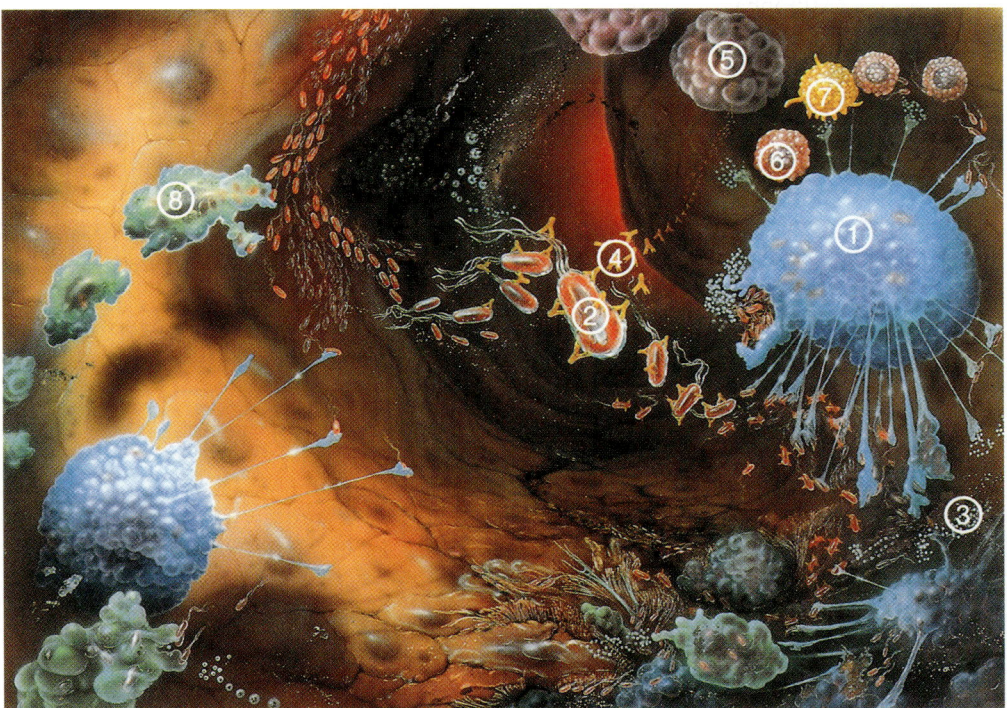

Abb. 2-6b Zusammenspiel humoraler und zellulärer Abwehrreaktion gegen eingedrungene Bakterien und Viren. 1 = Makrophage; 2 = Bakterium; 3 = Viren; 4 = Antikörper; 5 = B-Lymphozyt (Plasmazelle); 6 = T-Helferzelle; 7 = Killerzelle; 8 = neutrophiler Granulozyt; (aus: Esberitox N®. Der Immunmodulator. Wissenschaftliche Dokumentation. Schaper & Brümmer, Salzgitter 1994.)

Makrophagen werden aktiv, wenn es um das „radikale Abräumen" von körperfremden Substanzen und um immunologische Vielseitigkeit geht. Als Histiozyten verrichten sie ihren Dienst in den verschiedenen Geweben. Wie der Name schon vermuten läßt, haben wir es bei den Makrophagen mit ausgesprochen großen Freßzellen zu tun. In vielen wichtigen Geweben finden wir spezialisierte Makrophagen (Tonsillen, Lymphknoten, Bauchfell, Lunge, Leber). Im Knochengewebe sind die Makrophagen als Osteoklasten tätig. Sie bewerkstelligen den Abbau von Knochenzellen.

Auch die Makrophagen setzen sich in Bewegung, wenn sie aus entzündlich veränderten Geweben die entsprechende Botschaft erhalten. Bereits durch Antikörper (Immunglobuline) gebundene Antigene werden besonders leicht erkannt und verspeist. Hier heben sich allerdings die Makrophagen von anderen Immunzellen ab. Sie haben die Fähigkeit mit anderen Zellen (Lymphozyten) zusammenzuarbeiten und bewerkstelligen dabei phantastische, hochkomplizierte Abläufe und Funktionen.

Haben die Makrophagen ein Antigen gefressen, so wird dieses nicht einfach zerstört, sondern mittels Enzymen in seine Bausteine zerlegt. Dabei werden die Strukturen erhalten, die spezifisch für den Fremdkörper waren. Dieser Steckbrief des Eindringlings wird nun eingesetzt, um weitere, hochspezialisierte Abwehrzellen entstehen zu lassen. Dies geschieht folgendermaßen:

- 1. Signal: Der Steckbrief wird an die äußere Zellmembran der Makrophage transportiert und hier den „helfenden Lymphozyten" (T-Helferzellen) präsentiert. T-Lymphozyten erkennen diese Botschaft.
- 2. Signal: Sobald ein erkennender T-Lymphozyt nun diese Botschaft wahrnimmt, dockt er an den aktiven Makrophagen an. Dieser „fühlt sich verstanden" und setzt nun eine ganze Reihe von Substanzen frei (Lymphokine und Interleukin-1).
- 3. Signal: Diese Zytokine und Interleukine wiederum regen im Gegenzug den ange-

dockten T-Lymphozyt an, ebenfalls Substanzen freizusetzen (Interleukin-2), was zur Folge hat, daß nun das Immunsystem in der Form aktiviert wird, daß passende Abwehrzellen geklont werden (in gleicher Form und Funktion nachgebaut werden).

Aber die Makrophagen sind darüber hinaus noch in der Lage viele weitere Substanzen – bis hin zu tumorwachstumshemmenden Faktoren – zu bilden und einzusetzen.

Medizinische Beurteilung

Erhöhte Zellzahlen (Monozytosen) finden sich bei:

- akuten Infektionen im Sinne der monozytären Überwindungsphase im Anschluß an die neutrophile Kampfphase
- bakteriellen, viralen und Protozoen-Infektionen (Tbc, Endocarditis lenta, Lues, Brucellose, Malaria, Hepatitis, Typhus, Parotitis epidemica)
- chronischer Monozytenleukämie
- chronischer myeloischer Leukämie
- myeloproliferativen Erkrankungen
- akuter Monozytenanämie
- Morbus Hodgkin
- Non-Hodgkin-Lymphom
- Karzinomen.

Verminderte Zellzahlen spielen nur eine untergeordnete Rolle und werden in der Literatur kaum beschrieben. Knochenmarkzerstörende Toxine oder Krankheitsprozesse verursachen eine Monozytopenie.

Konsequenzen bei erhöhten Werten. Ausschluß der oben aufgeführten Ursachenmöglichkeiten.

2.4.3.2 Granulozyten

Eosinophile und neutrophile Granulozyten reifen parallel im Knochenmark. Granulozyten werden sie deshalb genannt, weil sie in ihrem Zellinneren Granula (granuliertes Zytoplasma) enthalten. Der Kern der unreifen Granulozyten wandelt sich mit zunehmender Reife von einer runden oder ovalen Form zu einem immer dichter werdenden, stabförmigen Gebilde, zum **jugendlichen, stabförmigen** Granulozyten, den wir bereits im zirkulierenden Blut finden. Der weitere Reifungsprozeß bringt einen stark gelappten, in verschiedene Teile (= Segmente) zerfallenden Zellkern hervor. Daher werden die reifen Granulozyten **segmentkernige** Granulozyten genannt. Die Zahl der Segmente ist um so größer, je älter die Zelle ist. Im strömenden Blut kommen normalerweise nur die Zellen von stabkernigen Zellen abwärts vor.

Die Zellen können sich frei bewegen und haben die Fähigkeit zur Phagozytose (Freßzellen; aufgrund ihrer vergleichbar geringen Größe bezeichnet man sie auch als **Mikrophagen**). Da die Eigenbewegung und Phagozytosefunktion bei unreifen Granulozyten nur eingeschränkt möglich ist, wird bei einer entzündungsbedingten **Linksverschiebung** (s.u.) eine leichte Störung der Granulozytenfunktion im Blut nachweisbar. Dies kann zu einer leicht eingeschränkten Immunkompetenz des Organismus führen. Ebenso läßt sich eine Einschränkung der Funktion bei Urämie, Diabetes mellitus und chronischer Polyarthritis nachweisen.

Während die Neutrophilen den größten Anteil der gesamten Leukozyten ausmachen (60–70%), stellen die Eosinophilen mit nur 2–4% den geringeren Anteil.

Eine **Granulozytopenie** entsteht
- durch verminderte Produktion im Knochenmark (z.B. durch Medikamente bedingt)
- durch gesteigerten peripheren Verbrauch (z.B. bei schweren Infektionen oder Autoimmunprozessen)
- bei einer Verschiebung in das marginale Kompartiment (z.B. bei Virusinfektionen) [5].

Neutrophile Granulozyten (Abb. 2-7a) tauchen bei allen entzündlichen Prozessen auf, indem sie aus der Blutbahn in das erkrankte Gewebe einwandern. Faszinierend dabei ist die Fähigkeit dieser Abwehrzellen, sich aufgrund spezifischer Informationen aus dem erkrankten Gewebe selbständig und frei in die entsprechende Richtung zu bewegen, die

Blutbahn zu verlassen und zuverlässig in das Entzündungsgebiet einzudringen (Chemotaxis). Hier können sie körperfremdes Material aufnehmen und verdauen. Durch die Abgabe bestimmter Enzyme aus den Neutrophilen kommt es zu einer Einschmelzung von Bindegewebszellen und Kollagen, wodurch das entzündete Gewebe eliminiert werden soll.

> Neutrophile Granulozyten sind prozentual am häufigsten im normalen Blutbild vertreten. Insbesondere in der ersten Phase von bakteriellen Infektionen steigen die Zellzahlen stark und schnell an (s.S. 56).

> Eine Neutrophilie entspricht einer Leukozytose.

Normalbereich siehe S. 54.

Die **eosinophilen** Granulozyten (Abb. 2-7b) sind im Blut weit weniger stark vertreten als die neutrophilen. Sie sind außerordentlich schnell beweglich, so daß sie rasch von der Blutbahn in das betroffene Gewebe eindringen können. Sie besitzen nur eine eingeschränkte Fähigkeit zur Phagozytose und weisen eine geringere bakterienabtötende Wirkung auf. Dabei sind sie auf Antigen-Antikörperkomplexe spezialisiert (s. S. 139). Die Eosinophilen können ihr Granula in das Gewebe abgeben und damit vielseitige Reaktionen hervorrufen.

Unter anderem enthalten sie das Gewebshormon **Histamin.** So kommt es unter anderem zu einer toxischen Auswirkung auf DNS, Zellen und Geweben oder zu einer Aktivierung anderer Entzündungszellen. Diese toxischen Auswirkungen sollen sich natürlich in erster Linie gegen körperfremdes Material oder veränderte Zellen richten. Darüber hinaus werden größere Mikorganismen wie Parasiten durch Freisetzung lysosomaler Enzyme und Phagozytose abgetötet.

Bemerkenswert ist eine **duale immunmodulatorische Funktion,** die neben der oben er-

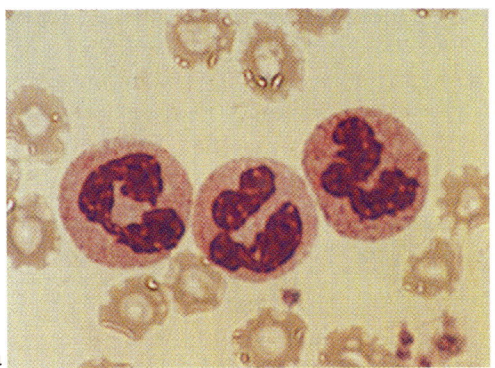

a

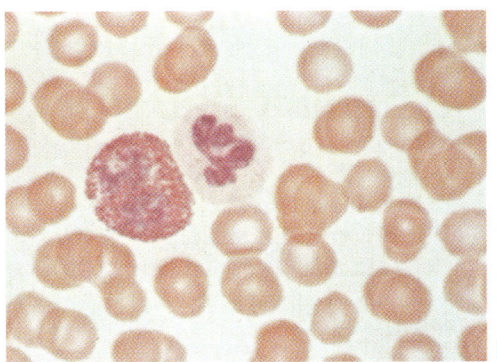

b

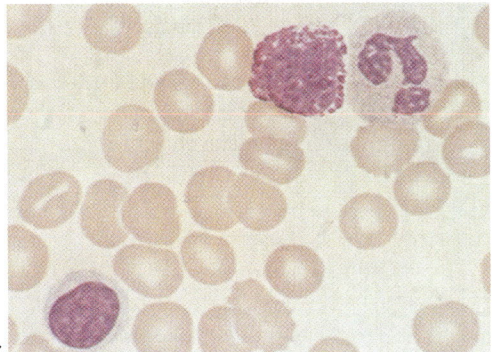

c

Abb. 2-7   Granulozyten.
a) Drei neutrophile segmentkernige Granulozyten.
b) Eosinophiler Granulozyt (links) mit deutlicher Granularzeichnung des Zytoplasmas.
c) Basophiler Granulozyt (rechts oben), daneben neutrophiler Granulozyt, Lymphozyt (unten).

wähnten Entzündungsbeschleunigung auch zur Begrenzung von entzündlichen Prozessen beitragen kann. Dieser Effekt ist allerdings nur beschränkt wirksam und reicht bei massiven allergischen Entzündungsvorgängen nicht aus, den Prozeß zu stoppen.

> Ein Anstieg der Eosinophilen im Blut ist charakteristisch für die Auseinandersetzung mit Allergenen oder Parasiten.

So gehört die **Eosinophilie** zu den klassischen diagnostischen Merkmalen einer allergischen Erkrankung (Heuschnupfen, Neurodermitis, Asthma bronchiale). Bei allen entzündlichen Vorgängen im Gewebe spielen die Eosinophilen eine primäre Rolle. Während einer akuten bakteriellen Entzündung – neutrophile Kampfphase – verschwinden die Eosinophilen im Blutbild, während sie in der lymphozytären Heilphase wieder ansteigen.

Histamin stimuliert die Bildung eosinophiler Zellen, so daß im Umkehrschluß eine histaminunterdrückende Kortikoidtherapie zu einer Eosinopenie führt.

Normalbereich siehe Differentialblutbild.

Erhöhte Zellzahlen [5, 22] treten auf:
- bei allergischen Reaktionen (so auch bei Asthma bronchiale, Neurodermitis, Colitis ulcerosa, Pollinosen, akuten Nahrungsmittelallergien usw.)
- bei Befall mit Trichinen und Würmern
- bei bestimmten Infektionskrankheiten wie z.B. Scharlach, Masern, Erythema infectiosum, Gonorrhö, Ruhr, Amöbiasis. Bei den meisten Infektionskrankheiten tritt in der akuten Phase eine Eosinopenie auf, die in der Heilphase in einen Wiederanstieg der Eosinophilen mündet.
- in der Heilphase nach Infektionen, als Hinweis auf baldige Genesung (postinfektiöse Eosinophilie)

- nach Stichen oder Bissen giftiger Tiere
- bei verschiedenen Leukosen (myeloische Leukämie)
- bei Karzinomen
- Kollagenosen (z.B. Periarteriitis nodosa)
- Hautkrankheiten (Neurodermitis, Psoriasis, Pemphigus, Prurigo)
- bei endokrinen Erkrankungen (Hypophyseninsuffizienz, Nebenniereninsuffizienz, Myxödem, eventuell auch bei einer Thyreotoxikose)
- nach Röntgenbestrahlungen (Röntgeneosinophilie)
- bei vagotonen Zuständen (neurogene Eosinophilie)
- körperlicher Streß
- nach Einnahme bestimmter Medikamente (z.B. Actylsalicylsäure, Ampicillin, Lithium, Penicillin, Streptokinase)
- rheumatoide Arthritis
- bei chronischer PCP-Belastung.

Erniedrigte Zellzahlen [5, 22] treten auf bei
- emotionalem Streß
- in der Akutphase von Infektionen
- posttraumatisch (Unfall, Operation)
- Behandlung mit Hormonen
- endokrinen Erkrankungen (Hyperkortizismus, Cushing-Syndrom, basophiles Hypophysenadenom)
- Ephedrinbehandlung.

Konsequenzen bei erhöhten oder erniedrigten Werten: Ausschluß der oben aufgeführten Ursachenmöglichkeiten. Darüber hinaus siehe S. 513 ff.

Die **basophilen** Granulozyten (Abb. 2-7c) enthalten neben Heparin auch 50mal soviel Histamin wie andere Blutzellen. Die Kenntnisse über die genaue Funktion der Basophilen sind auch heute noch gering. Neben ihrer – geringer ausgeprägten – Phagozytosefähigkeit agieren sie gemeinsam mit den Eosinophilen bei allergischen Prozessen, wobei der Anstieg der basophilen Granulozyten dem der Eosinophilen immer vorausgeht. Nach dem Anstieg der Eosinophilen fällt der Blutspiegel der basophilen Granulozyten

wieder ab. Bezüglich der Zelldifferenzierung im Knochenmark erscheint bemerkenswert, daß Lymphokinine aus T-Lymphozyten einen regulierenden Einfluß auszuüben scheinen [5].
Normalbereich siehe S. 54 ff.

> Basophile Granulozyten reagieren ähnlich wie die Eosinophilen bei allergischen Prozessen. Die Basophilie geht der Eosinophilie voraus.

Darüber hinaus zeigen sich **erhöhte Zellzahlen** [22] bei:
- postinfektiöser Rekonvaleszenz und in der Heilphase nach einer Lobärpneumonie
- chronischen Entzündungen
- Sinusitis
- Windpocken
- Hypothyreose
- Polycythaemia vera
- Leberzirrhose
- Zustand nach Strahlenbelastung
- Östrogeneinnahme.

Erniedrigte Zellzahlen [22] treten auf bei:
- akuten Stadien allergischer Reaktionen
- akuten Stadien einer Lobärpneumonie
- Hyperthyreose
- Kortikoidtherapien
- ACTH-Therapien.

Konsequenzen bei erhöhten oder erniedrigten Werten. Ausschluß der oben aufgeführten Ursachenmöglichkeiten. Darüber hinaus siehe S. 513.

2.4.3.3 Lymphozyten

Lymphozyten haben einen charakteristischen Zellkern (rund, chromatinreich mit schmalem, stark basophilem Zytoplasmasaum). Im zirkulierenden Blut halten sich nur ca. 1–2% aller Lymphozyten auf. Sie verweilen weniger als eine Stunde im Blut, was dazu führt, daß pro Tag etwa 500×10^9 Lymphozyten die Blutbahn verlassen und wieder ins Blut zurückkehren. Dieses Phänomen macht die Interpretation von Momentaufnahmen der Lymphozyten im Blut äußerst problematisch, da vielerlei Einflüsse, biologische Regulationen, die Tageszeit und auch die Technik der Blutentnahme einen Einfluß auf die Laborergebnisse haben [23]. Die Zellentwicklung nimmt im Knochenmark ihren Lauf, wobei die eigentliche Entwicklung in der Milz, der Lymphknotenrinde und lymphoepithelialen Organen erfolgt.

Eine besondere Stellung für die Lymphozyten nimmt das **mukosaassoziierte Lymphsytem (MALT)** des Intestinums ein. Hier werden Lymphozyten an spezifischen Stellen des MALT stimuliert und aktiviert, wandern via Lymphbahnen über die mesenterialen Lymphknoten zum Ductus thoracicus, um schließlich über den Blutstrom im Bereich der verschiedenen Schleimhäute aktiv zu werden. Dabei spielt die Symbiontenflora des Darms eine wichtige Rolle [13] (s. S. 407).

Als „immunkompetente Zellen" dienen Lymphozyten der **spezifischen Immunität:** Sie besitzen die Fähigkeit zur spezifischen Reaktion auf ein Antigen, wobei verschiedenartige Lymphozyten sowie Makrophagen zusammenwirken. Im Laufe der lymphozytären Entwicklung erfolgt eine Differenzierung in B- und T-Lymphozyten und deren Subpopulationen. Durch ihre äußere Gestalt lassen sich die verschiedenen Lymphozyten **nicht** differenzieren (keine **morphologische** Unterscheidung möglich). Eine besondere Oberflächenstruktur läßt eine Unterscheidung mittels monoklonaler Antikörper zu (Lymphozytentypisierung). Während die B-Lymphozyten humorale Antikörper bilden, sind die T-Lymphozyten Träger der zellulären Immunität (s.S. 66 und 71). Die Lymphozyten des Blutes sind etwa zu 70% T- und zu 20–25% B-Lymphozyten.

Umwelttoxine sowie **Schwermetalle** z.B. aus Dentalwerkstoffen führen zu einer Veränderung in der Zusammensetzung der Lymphozytensubpopulationen [12].

Im Differentialblutbild (s.u.) wird somit der geringste Teil der Lymphozyten erfaßt. Dar-über hinaus wird bei dieser Untersuchung keine Typisierung der verschiedenen Zellen vorgenommen.

Erhöhte Zellzahlen treten auf:
- bei akuten, überwiegend viralen Infektionen (typisch auch bei viralen Kinderkrankheiten wie Keuchhusten, Masern, Röteln, grippalen Infekten; bei Windpocken tritt eine Lymphozytose erst in späteren Stadien auf)
- als lymphozytäre Heilphase nach verschiedenen Infektionen
- bei chronische Infektionen (Lues, Brucellose, Tbc)
- akuten und chronischen lymphatischen Leukämien
- rheumatischen Erkrankungen
- Karzinomen
- Wucherungen des lymphatischen Rachenringes
- Hypophysenvorderlappeninsuffizienz
- Nebennereninsuffizienz
- neurovegetativen Störungen.

Erniedrigte Zellzahlen treten auf:
- bei Mikronährstoffdefiziten (besonders beachtenswert Zink, Vitamine B_6 und E, Selen, Biotin, Magnesium)
- während und kurz nach Streßsituationen (durch sekundäre Hypophysen- und Nebennierenreaktion)
- in der akuten Kampfphase bei Infektionen
- nach körperlichen Belastungen
- postoperativ
- nach Traumata und Verbrennungen
- in der Schwangerschaft
- bei starken Bauchschmerzen
- bei schweren akuten und chronischen myeloischen Leukämien
- bei Urämie
- bei Zytostatikatherapie
- sehr hohen Röntgenbelastungen.

Konsequenzen bei erhöhten oder erniedrigten Werten: Ausschluß der oben aufgeführten Ursachenmöglichkeiten.

Steckbrief Differentialblutbild

Präanalytik

– Tageszeitliche Schwankungen der Meßergebnisse bis zu 20% möglich. Zur Routine-diagnostik deshalb prinzipiell morgendliche Blutentnahme sinnvoll. Bezüglich **Nahrungs-karenz** finden sich unterschiedliche Angaben in der Literatur. In der Präanalytik-Literatur wird 12stündiges Fasten über Nacht empfohlen. Ungewohnte körperliche Leistung bzw. Hochleistungssport sowie starke Aufregung (psychischer Streß) sind zu vermeiden
– Venöses EDTA-Vollblut oder Kapillarblut
– Probe nach Entnahme ausreichend schwenken (nicht schütteln), um eine gute Durch-mischung mit EDTA zu erreichen
– EDTA-Blutprobe muß innerhalb 24 h verarbeitet werden. Ein Blutausstrich innerhalb 3 h, da es sonst zu einer Degeneration der Leukozyten kommt

Normalbereich

Leukozytenart	SI-Einheit		Konventionelle Einheit (%)	
	Erwachsene	Kinder	Erwachsene	Kinder
stabkernige neutrophile Granulozyten	0,03–0,05	0,03–0,06	3–5	3–6
segmentkernige neutrophile Granulozyten	0,50–0,70	0,25–0,60	50–70	25–60
Lymphozyten	0,25–0,40	0,25–0,50	25–40	25–50
Monozyten	0,02–0,08	0,01–0,06	2–8	1–6
eosinophile Granulozyten	0,02–0,04	0,01–0,05	2–4	1–5
basophile Granulozyten	0–0,01	0–0,01	0–1	0–1

(Modifiziert aus [7])

Verfälschungen/Beeinflussungen von Meßergebnissen

Im wesentlichen gilt das gleiche wie unter 2.4.2.1 (s.S. 42 ff.). Besonders beachtenswert ist die **zeitabhängige Verschiebung** der prozentualen Verhältnisse der Zelltypen bezogen auf die Gesamtleukozytenzahl. Schon nach 3 h findet sich im EDTA-Blutausstrich eine signifi-kante Zunahme der Stabkernigen. Ebenso werden nach dieser kurzen Zeit Veränderungen der Leukozytengestalt beobachtet. Bei allen Zellen verändern sich im Laufe der Zeit die Kernsegmente. Thrombozyten sind nach 3 h so stark aufgetrieben, daß ihr Durchmesser den der Erythrozyten überschreiten kann. Darüber hinaus spielt die Umgebungs- bzw. Lage-rungstemperatur eine bedeutsame Rolle. Zimmertemperatur hat den geringsten Einfluß. Je mehr Zeit zwischen Blutentnahme und Untersuchung vergeht, um so mehr Zellen sind ei-nem Abbauprozeß bzw. einer Zerstörung unterworfen. Deutlich pathologische Befunde sollten zwingend mittels eines frischen Kapillarblutausstriches kontrolliert werden. Im Ge-gensatz zur Zelldifferenzierung können Veränderungen der Zellform (Zellmorphe) nur sehr bedingt aus EDTA-Blut beurteilt werden.
Fazit: Ist die Zellmorphe für die Diagnose bedeutsam (z.B. bei infektiöser Mononukleose, megaloblastischer Anämie, hämatologischen Systemerkrankungen), muß ein frischer Ka-pillarblutausstrich zur Absicherung der Diagnose herangezogen werden [6].

Medizinische Beurteilung

Die einzelnen Leukozyten nehmen spezifische immunologische Aufgaben wahr. Je nach Art und Zeitpunkt einer Störung oder Erkrankung, wird die eine Zellgruppe aktiver sein als die andere. Da der Mechanismus bzw. die Hintergründe für einen Anstieg/Abfall der einzelnen Zellen teilweise bekannt ist, läßt sich durch eine prozentuale Differenzierung der Zellen erkennen, welcher Art, bzw. in welchem Stadium ein Krankheitsprozeß ist (Abb. 2-8a).

Bei Infektionen mit bisher für das Immunsystem unbekannten Erregern wird zunächst das **unspezifische, zelluläre** Immunsystem aktiv. Spezifische Antikörper (gebildet durch die Lymphozyten) können erst nach mehreren Tagen gebildet werden. Die unspezifische Immunleistung verläuft in verschiedenen Phasen, die zunächst als sog. **Linksverschiebung** imponiert. Da in dieser Phase kurzfristig Immunzellen benötigt werden, die auch durch die Mobilisation der Leukozyten aus dem Ruhepool im Bereich der Gefäßwand nicht ausreichend zur Verfügung gestellt werden können, werden die Knochenmarkspeicher entleert. Das hat zwangsläufig zur Folge, daß junge, unreife Zellen im zirkulierenden Blut auftauchen. Die solchermaßen entstehende **Kernverschiebung** läßt sich im Differentialblutbild anhand der stabkernigen Granulozyten erkennen, die jetzt prozentual deutlich vermehrt in Erscheinung treten. Diesem Phänomen begegnen wir bei den meisten Infektionskrankheiten, Entzündungen oder Eiterungen.

Der Rückgang der Linksverschiebung gilt als prognostisch günstiges Zeichen und wird als Überwindungsphase und im weiteren Verlauf als Heilphase bezeichnet. Der gesamte Prozeß dauert bis zur vollständigen Normalisierung des Blutbildes ca. 3–4 Wochen (Abb. 2-8b).

Sog. **reaktive Linksverschiebungen** treten auf bei:

- Neugeborenen
- schwerer körperlicher Belastung
- nach Operationen
- nach Herzinfarkt
- nach hämolytischen Krisen
- akuten bakteriellen Infektionen
- manchen Virusinfektionen
- Azidosen
- Schwermetall-Intoxikationen.

Extreme, pathologische Linksverschiebungen treten auf bei:

- Chronischer myeloischer Leukämie
- Knochenmetastasen.

Bei einer **Rechtsverschiebung** des weißen Blutbildes finden sich vermehrt reife Zell- und Kernformen im Differentialblutbild.

Rechtsverschiebungen treten auf bei:

- Kernanomalien neutrophiler Granulozyten mit Ausbildung von > 4–5 Segmenten, bedingt durch Vitamin-B_{12}- und Folsäuremangel, oder erblich bedingt
- manchen Lebererkrankungen
- Zustand nach Röntgenbestrahlung
- Hungerzuständen
- Erkrankungen des Nervensystems
- sporadisch bei Magenkarzinom.

Das Immunsystem ist eng mit vegetativen und hormonellen Regelkreisen verflochten und reagiert somit empfindlich auf Störungen im Bereich dieser Systeme. Letztlich führen also auch psychophysische Streßfaktoren zu einer Veränderung oder Irritation des immunologischen Systems. Dies kann sich im Sinne einer Sympathikotonie in Form einer Leukozytose in Verbindung mit einer Eosinophilie und Lymphopenie im Differentialblutbild zeigen. Eine Vagotonie wird durch einen Leukozytenabfall begleitet.

a

neutrophile Kampfphase
monozytäre Überwindungsphase
lymphozytäre Heilphase und postinfektiöse Eosinophilie
Kv bzw. Eosinophile bzw. Monozyten (%)
Lymphozyten (%)
45
40
35
30
25
20
15
10
5
0
40
30
20
10
0
Kernverschiebung (Kv)
Lymphozyten
Eosinophile
Monozyten
1 2 3 4 5 6 7 8 9 10 11 12 13 14 15
Krankheitstage
Temperatur
°C 41
39
37

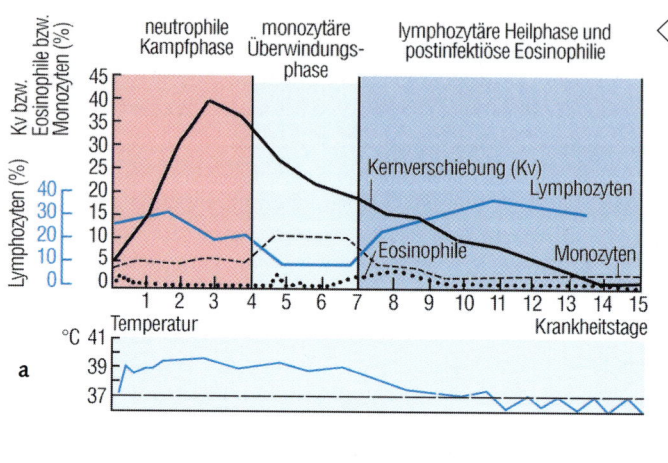

◁ **Abb. 2-8a** Biologische Leukozytenverteilungskurve am Beispiel eines bakteriellen Infekts.
Abb. 2-8b Darstellung der Zellmorphe und der Leukozytenverteilungskurve bei verschiedenen Erkrankungen (Kurven 2–4).

b

-------- Hiatus leucaemicus
1 —— Normal
2 —— Mäßige Linksverschiebung (Infektion)
3 —— Rechtsverschiebung (Perniziöse Anämie)
4 —— Extreme Linksverschiebung (Leukämisch)
Klassifikation
Unreife Neutrophile
Reife Neutrophile
I Nicht segmentiert
II 2 Segm.
III 3 Segm.
IV 4 Segm.
V 5+mehr Segm.
1. Myelozyten
2. Jugendliche
3. Stabkernige
4. Segmentierte
Normale Verteilungskurven
50%
40%
30%
20%
10%
4
2
1
3
Leukozyten-Typ
Myeloblast
Promyelozyt
Myelozyt
Metamyelozyt
Unsegm. Neutrophiler
2. Segm.
3. Segm
4. Segm
5. Segm
Makropolyzyt (übersegmentiert)
Segmentierte Neutrophile

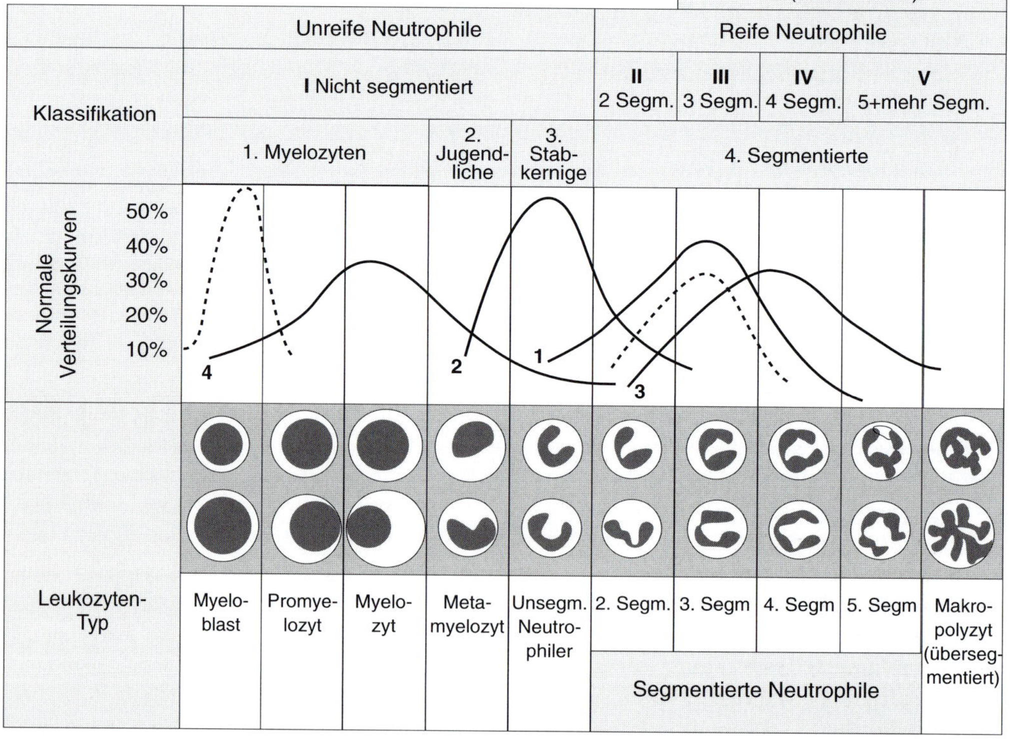

Prozeß	Phase	Gesamt-leuko-zyten	Stabkernige Granulo-zyten	Seg-ment-kernige Granu-lozyten	Eosino-phile Granulo-zyten	Monozyten	Lympho-zyten
Tabelle 2-5 Biologisches Leukozytenverhalten bei infektiösen Prozessen.							
Beginn/ Verlauf einer akuten Infektion	**neutrophile Kampf-phase =** neutrophile Leuko-zytose	kurzfristi-ge Leuko-penie, an-schließend Leuko-zytose	↑ Linksver-schiebung: die unreifen Stabkerni-gen treten vermehrt auf. Zunah-me der ju-gendlichen Zellen	↓ prozen-tualer Ab-fall ent-sprechend der Links-verschie-bung; kein qua-litativer Abfall	↓ reaktive Eosino-penie (Aneosi-nophilie)		↓ reaktive Lympho-penie
Höhepunkt der Infek-tion (Krisis) od. Über-windung der Infektion	**monozytäre Abwehr- oder Über-windungs-phase**	↑	↓ Linksver-schiebung geht zurück	↑ entspre-chend der jetzt ein-setzenden Alterung der Stab-kernigen kommt es zu einem An-stieg der Segment-kernigen	↓	↑ Mono-zytose als Zeichen der Aktivierung des RES mit beginnen-der Immu-nisierung; zeigt Wen-dung zur Heilung an	↓
Ausheilung	lympho-zytär-eosi-nophile Heilphase	Normali-sierung	weitere Kernver-schiebung zur Norm	Abfall zur Norm	↑ Eosino-philie		↑ Lympho-zytose

Jede dieser Phasen kann je nach Reaktionslage als Dauerzustand bestehen bleiben.

2.5 Blutgerinnung

Die Blutgerinnung ist ein natürlicher Selbst-schutz des Organismus. Störungen dieses hochvernetzten Systems können zur tödli-chen Blutungsgefahr führen oder aufgrund unphysiologischer Gerinnungstendenzen ebenso gefährliche Gefäßveränderungen oder Thrombenbildungen verursachen.

Grundlage der Blutgerinnung ist die Bildung von **Fibrin,** das sich im gelösten Zustand als **Fibrinogen** im Blutplasma befindet (Fibrino-gen = Eiweißkörper der Globulinreihe). Wenn Blut längere Zeit in einem Glasgefäß steht, fällt Fibrin von alleine als fädiges Maschenwerk aus, das die zellulären Blutbestandteile umgibt und zu einem gelartigen Blutkuchen umwandelt. Das gleiche passiert durch die Aktivierung von Gerinnungprozessen, z.B. bei Blutungen. Auch hier bildet sich ein Blutkuchen.

Die Blutgerinnung setzt das Zusammenspiel einer Vielzahl von Faktoren und Wirkstoffen sowie der Blutplättchen voraus, das in mehreren Stufen abläuft. Als Katalysatoren dienen **zwölf Gerinnungsfaktoren,** die in spezifischer Reihenfolge wirksam werden und sich in einer Art Kettenreaktion gegenseitig aktivieren (Faktor I–XII; die aktivierte Form erhält den Zusatz „a", also z.B. XIIa).

Die **Thrombozytenfaktoren** werden mit arabischen Ziffern gekennzeichnet und greifen mit einem inneren und einem – schneller wirksamen – äußeren System in die Gerinnung ein (Intrinsic- und Extrinsic-System). Insgesamt sind ca. 30 Faktoren am Gerinnungsprozeß beteiligt, die sich also entweder als Gerinnungsfaktoren oder als unwirksame Vorstufe teils in den Blutplättchen, teils im Plasma und teils im Gewebe befinden. Um überschießende Reaktionen zu verhindern, stehen sich gerinnungsfördernde und gerinnungshemmende Faktoren gegenüber.

Die wesentlichsten **Gerinnungsfaktoren** sind:
- Fbrinogen (Faktor I)
- Prothrombin (Faktor II)
- Thrombokinase (oder Thromboplastin = Faktor III)
- Kalzium (Faktor IV).

Prothrombin wird in Verbindung mit Vitamin K in der Leber gebildet. Eine Hemmung der Gerinnung durch Störung der einzelnen Phasen, durch Einflußnahme auf die Produktion oder den Abbau von Gerinnungsfaktoren ist die Grundlage der Gerinnungsstörungen. Prinzipiell läßt sich der Eingriff in dieses System auch therapeutisch nutzen, indem sog. Antikoagulanzien eingesetzt werden. Bedeutung hat die künstliche Gerinnungshemmung auch in der Labormedizin, um Blutproben vor Koagelbildung zu schützen.

2.5.1 Thrombozyten [2, 18]

Thrombozyten sind 2–4 µm große, scheibenförmige, kernlose Körperchen mit unregelmäßig gezackten Rändern oder spießartigen Fortsätzen (Abb. 2-10). Sie entstehen ebenfalls im Knochenmark. Die Mutterzellen (Knochenmarkriesenzellen = Megakaryozyt) weisen einen großen gelappten Kern und ein ausgedehntes Zytoplasma auf (Abb. 2-9a; s. a. Abb. 2-1).

Durch Teilung oder Abschnürung von diesem Zytoplasma trennen sich die Thrombozyten ab. Die mittlere Überlebenszeit beträgt 8 bis 12 Tage. Der Abbau erfolgt in der Milz. Thrombozyten sind zwar keine echten Zellen, doch enthält ihr Körper strukturbildende Elemente wie Mikrotubuli, Mitochondrien, endoplasmatisches Retikulum, Golgi-Apparat, Granula, Lysosomen und zahlreiche Enzyme. Thrombozyten fließen im Randstrom des Blutes. Die äußerst empfindlichen Zellen reagieren auf die verschiedensten Reize wie Nikotin, Kälte oder Mediatorfreisetzung durch Immunzellen bei Entzündungen. Aktivierte Mastzellen, alle Granulozyten, Monozyten und Makrophagen können über den sog. Thromobzyten-aktivierenden Faktor die Thrombozyten beeinflussen. Somit spielen die Blutplättchen eine wichtige Rolle im immunologischen Geschehen, namentlich bei immunologisch induzierten Entzündungen.

Bemerkenswert ist die ausgeprägte **Phagozytosefähigkeit** der Thrombozyten. Durch die Entdeckung von speziellen IgE-Rezeptoren auf der Thromobzytenoberfläche, sind sie als aktive Partner allergischer Prozesse einzustufen.

Aber auch ein Überangebot an mehrfach ungesättigten Fettsäuren aus der Nahrung irritiert die Thrombozytenmembran. Omega-6-Fettsäuren werden in die Thrombozytemembran eingelagert und wirken so destabilisierend mit der Folge einer Freisetzung biochemischer Stoffe der Arachidonsäurekaskade (Thromboxane). Bei Schäden der Gefäßintima werden die Blutplättchen im Bereich der

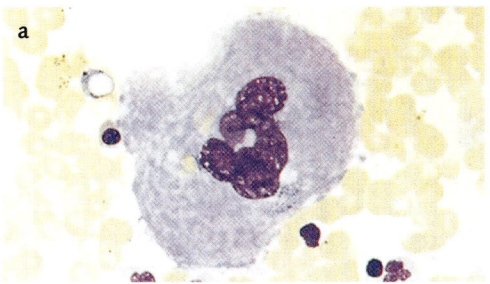

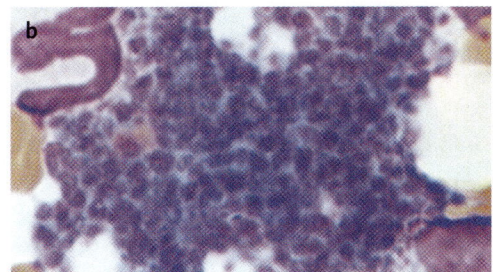

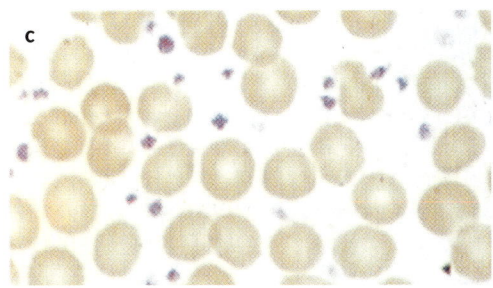

Abb. 2-9 Thrombozyten.
a) Megakaryozyt.
b) Thrombozytenaggregat im zusatzfreien Blutausstrich.
c) Thrombozyten im Ausstrich von EDTA-Blut.

Tabelle 2-6 Nomenklatur der Thrombozytenfaktoren (aus [18]).		
Thrombozyten-faktor = PF	**Synonyma**	**Wirkung**
1		ähnelt der des Plasmafaktors V
2	fibrinoplastischer Faktor	beschleunigt die Umwandlung von Fibrinogen in Fibrin
3	partielles Thrombo-plastin, Phospho-lipide	aus der Thrombozytenmembran stammende Phospholipide, die Bestandteil aktiver Komplexe der plasmatischen Gerinnung sind
4	Antiheparinfaktor	hemmt die Heparinwirkung
5	Thrombozyten-fibrinogen	entspricht plasmatischem Fibrinogen
6	Thrombozyten-Cothromboplastin	die Wirkung entspricht der des Plasmafaktors X
7	Thrombosthenin, Retraktozym	bewirkt die Gerinnselretraktion in Anwesenheit von Calcium- und Magnesium-Ionen
9	fibrinstabilisierender Faktor	entspricht dem Plasmafaktor XIII und bewirkt die Quervernetzung des löslichen Fibrinpolymers zu unlöslichem Fibrin
ferner (ohne Nummer): v. WILLEBRAND* Faktor, Fibronectin, Thrombozyten-Wachstumsfaktor (= platelet derived growth factor = PDGF)		

geschädigten Zellen durch freiwerdendes Kollagen aktiv: die Thrombozyten bilden Pseudopodien aus, werden klebrig und quellen auf. Dadurch kommt es unter Aufopferung der eigenen Struktur zur Adhäsion der Zellen am lädierten Gefäßendothel, um dieses abzudichten und die weitere Blutgerinnung einzuleiten. Darüber hinaus wirken thrombozyteneigene Mediatoren vasokonstriktiv, mit dem Ziel die Blutung zu vermindern. So kommt es zur sog. **Thrombozytenaggregation,** eine in zwei Phasen ablaufende Zusammenballung von Thrombozyten (Abb. 2-9b).

Darüber hinaus ist dieser Prozeß aber auch an der pathologischen Entstehung eines Thrombus beteiligt. Neben Kollagenfibrillen führen auch Immunkomplexe zur **Thrombozytenadhäsion.** Es bilden sich Klumpen, die jedoch noch zerfallen können (reversible Phase). Im weiteren Verlauf kommt es nun in den Thrombozyten zur Aktivierung der Prostaglandinsynthese, bei der gefäßaktive Substanzen (v.a. Serotonin, Adrenalin, Noradrenalin, Thromboxan) und Phospholipide (Einleitung der Blutgerinnung) wirksam werden. Thrombozytenfaktoren werden freigesetzt, wodurch es zur Bildung irreversibler Klumpen mit der Folge einer Thrombenbildung kommt.

Die **Bestimmung der Thrombozytenzahl** kann im gefärbten Blutausstrich (Abb. 2-9c), in der Zählkammer oder in automatischen Zählgeräten erfolgen.

Steckbrief Thrombozyten

Präanalytik
- Keine besondere Patientenvorbereitung erforderlich
- Venöses EDTA-Vollblut oder Kapillarblut
- Zu starkes und zu langes Stauen unbedingt vermeiden
- Blutprobe innerhalb 12 h verarbeiten, da sonst die Thrombozytenzahl abnimmt

Normalbereich
140–400 Tsd/µl

Beeinflussungen/Verfälschungen von Meßergebnissen
Durch Schmutzpartikel, Zelltrümmer oder Bakterien in der Probe kann es zu falschen Zählungen kommen. Darüber hinaus kann es auch in vitro zu einer Thrombozytenaggregation kommen. Ausgeprägte Thrombopenien sollten durch mikroskopische Kontrolle im Ausstrich überprüft werden.

Erhöhte Zellzahlen sind bei einer Prednisolon-Therapie möglich. Ca. 15 min nach körperlicher Anstrengung ist mit einem Anstieg der Zellen zu rechnen, der nach weiteren 30 min wieder auf den Ausgangswert abfällt [10].

Erniedrigte Zellzahlen können auftreten bei Einnahme von Aminophenazon, Antibiotika, Carbamazepin, Chinin, Zytostatika, Heparin, Methyldopa, Phenylbutazon, Valproinsäure sowie chronischen Intoxikationen mit Arsen, Benzol oder Gold.

Medizinische Beurteilung

Die Bestimmung der Thrombozyten dient primär dem Ausschluß von Blutungsneigungen und der Diagnostik bei unklaren Blutungen. Darüber hinaus dient der Thrombozytenstatus der Verlaufskontrolle bei Bestrahlungen oder der Zytostatika-Therapie. Bei Verdacht auf reaktive Vermehrung oder Verbrauch der Thrombozyten oder bei Verdacht auf Knochenmarkerkrankungen. Bei schweren Krankheitszuständen kann es zu einem erhöhten Einschwemmen von Aktivatoren des Gerinnungssystems in den Blutkreislauf kommen oder die Thrombozyten-Haftfähigkeit an beschädigten Gefäßwänden verändert sich pathologisch. Auf diese Weise kommt es zu einem starken Verbrauch von Thrombozyten [19]. Pathologische Werte sollten fachärztlich abgeklärt werden.

Im Zusammenhang mit Allergien kann es zu Thrombozytopenien kommen.

Eine **Thrombozytopenie** liegt definitionsgemäß vor, wenn die Zellzahlen im peripheren Blut auf unter 150 000 µl absinken. Eine Therapie ist jedoch im allgemeinen nur bei Werten unter 50 000 Thrombozyten/µl Blut – meist bei 20 000–30 000 – angezeigt, da es erst bei diesen Zahlen zu gefährlichen Blutungen kommen kann [8].

Erhöhte Werte (Thrombozytose) [5] finden sich bei:

- chronischen Knochenmarkerkrankungen (primäre und sekundäre Thrombozythämie, s.a. unter Polycythaemia vera/Polyglobulien)
- chronischer myeloischer Leukämie
- Myelofibrose (Knochenmarkverödung)
- nach operativen Eingriffen (nach ca. 2 Wochen)
- Splenektomie
- malignen Erkrankungen wie M. Hodgkin oder Pleuramesotheliom
- Infektionskrankheiten wie z.B. Tbc
- schwerem Eisenmangel
- hämolytischen Anämien
- und nach Adrenalingabe.

Erniedrigte Werte finden sich bei:

- gestörter Plättchenbildung
- immunologischen Prozessen.

2.5.2 Blutungszeit

Als Blutungszeit wird die von der Thrombozytenfunktion, von Gefäßkomponenten und letztlich der Blutgerinnung abhängige Dauer einer künstlich gesetzten Blutung bezeichnet [18]. Die Bestimmung der Blutungszeit ist ein wichtiger Suchtest zur **Erkennung hämorrhagischer Diathesen** (Vorfelddiagnostik), da diese bei Störungen des Gerinnungssystems verlängert ist. Es wird die Zeit bestimmt, die vergeht, bis die Blutung aus einer Hautwunde zum Stillstand kommt.

Steckbrief Blutungszeit

Präanalytik

– Vor der Untersuchung für einige Tage gerinnungshemmende Pharmaka (z.B. auch ASS) absetzen
– Als Untersuchungsmaterial wird Vollblut durch eine Stichverletzung z.B. im Bereich der Fingerbeere oder des Ohrläppchens benötigt
– Durchführung: Größe und Tiefe der Stichverletzung sollte standardisiert sein. Dazu dienen die sog. Blutlanzetten. Bei der Methode nach Ivy/Mielke werden am Oberarm mittels RR-Manschette eine Stauung mit 40 mmHg eingestellt und dann am Unterarm zwei bis drei Wunden gestochen. Ohne die Wunde zu berühren, wird das Blut alle 30 s mit einem Tupfer aufgenommen (nicht abgerieben). Die Zeit vom Beginn bis zum Ende der Blutung wird mittels Stoppuhr gemessen [5]

Normalbereich

Referenzbereich: 4–6 min

Beeinflussungen/Verfälschungen von Meßergebnissen

Zwar ist die Bestimmung der Blutungszeit ein wichtiger Parameter, doch unterliegt er einer hohen Fehlerquote: häufig werden zu lange Zeiten gemessen.

Medizinische Beurteilung

Die Bestimmung der Blutungszeit dient der Diagnostik bei unklaren Blutungen (häufig auftretendes Nasenbluten oder Hämatome) zum Ausschluß einer Blutungsneigung. Darüber hinaus kann sie zur Therapiekontrolle bei Strahlen- und Zytostatika-Therapien bestimmt werden (Thrombopenien).
Die Blutungszeit **verlängert** sich bei Störungen der Hämostase (Blutstillung) bedingt durch Knochenmarkerkrankungen verschiedenster Genese, schwerem Eisenmangel, hämolytischen Anämien, nach Adrenalingabe. Eine **verkürzte** Blutungszeit findet sich bei Thrombozytopathien.

Konsequenzen bei verlängerter Blutungszeit. Großes Blutbild inkl. Differentialblutbild + Thrombozyten sowie die Erhebung eines Gerinnungsstatus.

Konsequenzen bei verkürzter Blutungszeit. Großes Blutbild inkl. Differentialblutbild + Thrombozyten sowie die Erhebung eines Gerinnungsstatus.

2.5.3 Partielle Thrombo-plastinzeit (PTT)

Die Bestimmung der PTT dient zur Überprüfung der Gerinnungsfunktionen der Faktoren I, II, V, VIII–XII. Gemessen wird die Zeit in Sekunden bis zur Gerinnung von Citratplasma (1 : 9) nach Zugabe von Kaolin und „partiellem Thromboplastin" (= proteinfreier Lipidextrakt) sowie von Kalziumionen [18].

Steckbrief Thromboplastinzeit (TPZ)/Quick-Wert

Der Quick-Test dient der Beurteilung der Gerinnungsfunktion unter besonderer Berücksichtigung der Faktoren VII, X, V und II sowie von Fibrinogen. Die Angaben werden in Prozent der Norm ausgedrückt.

Präanalytik
– Keine besondere Patientenvorbereitung notwendig
– Venöses Citratblut (grüne Spezialröhrchen werden vom Labor gestellt)
– Zu starkes und zu langes Stauen vermeiden, großkalibrige Kanüle benutzen. Postversand ungünstig

Normalbereich
> 70%
Unter einer Marcumar-Therapie liegt der angestrebte Wert zwischen 15 und 25%.

Beeinflussungen/Verfälschungen von Meßergebnissen
Die Methode weist methodenbedingt eine hohe Fehlerbreite auf. Da unterschiedliche Reagenzien in den Labors verwendet werden, können die Ergebnisse differieren.

Medizinische Beurteilung
Die Thromboplastinzeit wird als Standarduntersuchung vor operativen Eingriffen empfohlen (rechtzeitiges erkennen von Gerinnungsstörungen, um Komplikationsgefahren durch Nachblutung und mangelnde Blutstillung zu vermeiden). Eine Verlängerung der TPZ entsteht bei Lebererkrankungen und Vitamin-K-Mangel (gravierende Dysbiose), dient der Therapiekontrolle bei Antikoagulanzien-Einnahme (Cumarin, Heparin) und zeigt plasmatische Gerinnungsstörungen an.

Steckbrief PTT

Präanalytik
– Keine besondere Patientenvorbereitung notwendig
– Venöses Plasma aus Citratvollblut (grüne Röhrchen vom Labor)
– Zu starkes und zu langes Stauen vermeiden

Normalbereich
Circa 40 s

Beeinflussungen/Verfälschungen von Meßergebnissen
Die Ergebnisse sind von einer korrekten Blutentnahme stark abhängig. In seltenen Fällen führt eine Penicillin- oder Cephalosporin-Therapie zu einer verlängerten PTT. Heparin, Marcumar und ASS verlängern die PTT.

Medizinische Beurteilung

Die PTT wird zu den wichtigen präoperativen Untersuchungen und gemeinsam mit dem Quick-Test für den wichtigsten Suchtest bei Verdacht auf Blutungsübel gezählt. Die Bestimmung der PTT gilt darüber hinaus als Methode der Wahl bei der Hämophiliediagnostik. Da die meisten der erfaßten Gerinnungsfaktoren in der Leber produziert werden, ist die Reaktionsszeit bei Lebererkrankungen, Vitamin-K-Mangel und Cumarin-Therapie verlängert. Der Wert ist weniger zur Therapiekontrolle bei einer Antikoagulanzien-Therapie geeignet.

Konsequenzen bei leicht verlängerten Werten. Liegt das Ergebnis zwischen 42–50 s, ist der Quick-Wert zu bestimmen. Ein normaler Quick-Wert deutet in diesem Fall auf eine milde Hämophilie. Ist der Quick-Wert ebenfalls verändert, können eine Marcumar-Therapie, eine massive Leberzellschädigung, eine Verbrauchskoagulopathie (z.B. nach starken Blutungen → Op) oder Antikörper gegen Gerinnungsfaktoren vorliegen.

Konsequenzen bei deutlich verlängerten Werten. Hinweis auf eine erhebliche Gerinnungsstörung. Der komplette Gerinnungsstatus muß erhoben werden. Bei normalem Quick Hinweis auf Hämophilie. Auch Antikörper gegen Gerinnungsfaktoren führen zu solchen Veränderungen.

Bei erniedrigtem Quick liegt der Hinweis auf eine Verbrauchskoagulopathie oder Marcumar-Überdosierung vor. Bei gleichzeitig verlängerter Thrombinzeit könnte eine Heparin-Überdosierung, ein Mangel an Fibrinogen oder ebenfalls eine Verbrauchskoagulopathie vorliegen.

Konsequenzen bei verkürzten Werten. Liegt das Ergebnis unter 40 s, deutet das auf eine gesteigerte Gerinnungsaktivität. Dieses Phänomen ist z.B. nach Operationen, bei Thrombosen, bei Entzündungen, nach einem Herzinfarkt oder der Einnahme von hormonellen Kontrazeptiva zu beobachten.

2.5.4 Fibrinogen

Das in der Leber gebildete Fibrinogen, ein löslicher Eiweißkörper, ist der Faktor I der Blutgerinnung. Es kommt hauptsächlich im Plasma und zu etwa 20% im Zwischenzellraum sowie in Exsudaten vor.

Steckbrief Fibrinogen

Präanalytik
- Keine besonderen Patientenvorbereitungen notwendig
- Plasma aus venösem Citratvollblut (grüne Röhrchen vom Labor benutzen)
- Zu langes und starkes Stauen vermeiden

Normalbereich
Referenzbereich: 2,0–4,0 g/l
Zu therapeutischen Zwecken wird ein Wert von ca. 0,7 g/dl angestrebt (zur Verbesserung der Blutfließeigenschaft bei Durchblutungsstörungen, z.B. mittels Arwin®)

Verfälschungen/Beeinflussungen von Meßergebnissen
Orale Kontrazeptiva, Steroide, Androgene, Streptokinase, Valproinsäure, Heparin-Therapie haben einen Einfluß auf den Fibrinogenspiegel. Darüber hinaus führen Entzündungen (Akute-Phase-Reaktionen), Schwangerschaft und Rauchen zu einem Anstieg der Werte.

Medizinische Beurteilung
Die Fibrinogenbestimmung dient dem Nachweis und zur Verlaufskontrolle einer Verbrauchskoagulopathie, bei Verdacht auf intravasale Gerinnungsprozesse und zur Kontrolle fibrinolytischer Therapien. Selbst ein deutlicher Mangel (über 1,0 g/dl) geht mit nur mäßiger Blutungsneigung einher.
Erhöhte Werte finden sich bei akuten und chronischen Entzündungen, bei Nephrosen und öfter bei Diabetikern. Auch Karzinome der Bauchspeicheldrüse und der Lunge können einen Anstieg von Fibrinogen nach sich ziehen. Erhöhte Fibrinogenspiegel führen zu einer Beeinträchtigung der Blutfließeigenschaften, da das Blut dickflüssiger wird (Werte > 5 g/dl). Darüber hinaus kommt es schneller zu Gerinnungsprozessen.
Erniedrigte Werte finden sich bei angeborenem und erworbenem Fibrinogenmangel (erworben: z.B. bei ausgedehnten Thrombosen, starken Blutungen), Leberparenchymschäden und Verbrauchskoagulopathien.

Glossar

Chromatin	spezifisch anfärbbares Material des Zellkerns. Eine fädige Struktur, bestehend aus DNS und Histonen (basisches Chromosomenprotein), die gemeinsam Nucleosomen bilden, sowie aus DNS, ferner aus kleineren Mengen RNS [18]
eosinophil	(griech. eos = die Morgenröte; griech. philus = liebend) bezieht sich auf das Phänomen, daß die Protoplasmakörnchen der eosinophilen Granulozyten rote Farbe anziehen
granulum (lat.)	das Körnchen
humorale Immunität	durch in Körperflüssigkeiten gelöste Stoffe, d.h. durch die im Plasma vorhandenen Immunglobuline, die nach Kontakt mit einem – als körperfremd erkannten – Antigen von Plasmazellen (umgewandelte B-Lymphozyten) als Antikörper produziert oder durch passive Immunisierung zugeführt werden, sich an das Antigen binden und dieses v.a. mit Hilfe des Komplementsystems auflösen oder inaktivieren und/oder der Phagozytose zuführen

monos (griech.)   einzeln

Myeloblasten   myelos (griech.): das Mark (Knochen); blaste (griech.): der Sproß

nucleus (lat.)   der Kern

Pseudopodien   sich verändernde Fortsätze („Scheinfüßchen") des Protoplasmaleibs bei z.B. Leukozyten und Thrombozyten zur amöboiden Fortbewegung und Nahrungsaufnahme

RES   Funktionseinheit aus Zellen, die zu Phagozytose und Speicherung von Stoffen/Partikeln befähigt sind. Besteht aus Retikulumzellen des retikulären Bindegewebes, aus Blut- und Lymphgefäßendothelien und den die Blut- und Lymphsinus endothelartig auskleidenden Zellen (= Retikuloendothel), aus Fibrozyten (gewöhnliche Bindegewebszellen) und aus eigenständigen Histiozyten (wie die Makrophagen aus Monozyten hervorgehend); dient wesentlich der Beseitigung von Abfall- und Fremdstoffen einschließlich eingedrungener Mikroorganismen [18].

Die Funktion der Freßzellen ist abhängig von einer optimalen Versorgung mit Mikronährstoffen. Die heute weit verbreitete marginale Versorgung der Bevölkerung mit Vitaminen (bes. B_6 und C) sowie Spurenelementen und Mineralien (Magnesium, Selen, Zink und Kupfer) führt zu immunologischen Schwächen [12]

RHS   retikulohistiozytäres System, s. RES

Segment   segmentum (lat.): der Abschnitt

zelluläre Immunität   durch T-Lymphozyten, die – nach Präsentation eines körperfremden Antigens durch Makrophagen – aktiviert werden und dann Lymphokine freisetzen, die als Mediatorsubstanzen auf Granulozyten, Makrophagen und Lymphozyten wirken; ferner als Effekt der natürlichen Killerzellen (NK) und der Killerzellen, die das Antigen direkt angreifen; s.a. Immunreaktion (Tab.), -system (Schema), Interleukin, Lymphozyten, Transplantatabstoßung, Transplantat-Wirt-Reaktion, Allergie (verzögerter Typ) [18]

Literatur

[1] Becker, D.: Vademecum Labordiagnostik. VEB-Verlag Volk und Gesundheit, Berlin 1987.

[2] Christophers, E., Sterry, W., Bräzer, H.: Elementa Allergologica. Medic. Service, München 1990.

[3] Ebert, W., Heyers, D.: Labordiagnostik in der naturheilkundlichen Praxis. Sonntag, Stuttgart 1994.

[4] Einer, G., Zawta, B.: Präanalytikfibel. Barth, Leipzig–Heidelberg 1991.

[5] Greiling, H., Gressner, M.: Lehrbuch der Klinischen Chemie und Pathobiochemie. 3. Aufl. Schattauer, Stuttgart 1995.

[6] Hauswaldt, C., Schröder, U.: Differentialblutbilder im EDTA-Blut. Dtsch. med. Wschr. 98, 2391–2397 (1973).

[7] Heil, W., Schuckließ, F., Zawta, B.: Referenzbereiche für Kinder und Erwachsene. Boehringer GmbH, Mannheim 1996.

[8] Holzbach, G.: Pseudo-Thrombozytopenie: eine Ursache für Fehldiagnosen. Labor-aktuell, Bioscienta-Institut für Laboruntersuchungen, Ingelheim 1993.

[9] Kahle, W., Leonhardt, H., Platzer, W.: Taschenatlas der Anatomie. Bd. 2, Thieme, Stuttgart 1976.

[10] Krapf, F. E., Bieger, W. P., Tiller, F. W.: Labordatenbuch. Urban & Schwarzenberg, München 1995.

[11] Lexikon der Biochemie und Molekularbiologie. Bd. 1, Herder, Freiburg 1991.

[12] Martin, M.: Umweltmedizin für Heilpraktiker. Aescura im Verlag Urban & Schwarzenberg, München–Wien 1996.

[13] Martin, M.: Leitfaden der Mikrobiologischen Therapie. Reglin, Köln 1996.

[14] MSD-Manual. 5. Aufl. Urban & Schwarzenberg, München–Wien–Baltimore 1994.

[15] Müller, F, Seifert, O.: Taschenbuch der medizinisch-klinischen Diagnostik. 71. Aufl. Bergmann, München 1985.

[16] Neuburger, N.: Kompendium Umweltmedizin. Medi-Verlagsgesellschaft, Hamburg 1996.

[17] Pschyrembel Klinisches Wörterbuch. 255. Aufl. de Gruyter, Berlin 1986.

[18] Roche Lexikon Medizin. Urban & Schwarzenberg, München–Wien–Baltimore 1995.

[19] Schmidt, K., Bayer, W., Dumrese, J., Neumeyer, G.: Immunologie in der Praxis. Hippokrates, Stuttgart 1993.

[20] Toohey, M.: Innere Medizin für Krankenschwestern und Krankenpfleger. 4. Aufl. Thieme, Stuttgart 1974.

[21] Walser, M.: Grundlagen der Präanalytik – Teil 1. Becton-Dickinson, Heidelberg 1994.

[22] Weiss, G.: Diagnostische Bewertung von Laborbefunden. Lehmanns, München 1976.

[23] Westermann, J., Papst, R.: Lymphocyte subsets in the blood: a diagnostic window on the lymphoid-system? Immunol. Today 11, 406–410 (1990).

3.1 Einleitung

Eine der wichtigsten und landläufig meist bekannten Aufgaben des Immunsystems besteht darin, eingedrungene **Krankheitserreger** und **körperfremde Stoffe** aufzuspüren, sie unschädlich zu machen und schließlich zu eliminieren. Darüber hinaus versteht man unter dem Begriff der Immunität das Phänomen der **Langzeitprotektion,** die gewährleistet, daß die meisten Infekte nur einmal, oft während der Kindheit, durchgemacht werden müssen.

Therapeutischen Nutzen aus der Lernfähigkeit des Immunsystems zieht man schon seit langem durch Impfungen, die nach Applikation eines z.B. abgetöteten Erregers das Abwehrsystem in die Lage versetzen, den pathogenen Keim, wenn es denn zu einer Infektion kommen sollte, bereits vor der Krankheitsentwicklung auszuschalten.

Zunehmend große Bedeutung wird dem Immunsystem auch in der Bekämpfung von verändertem Eigengewebe, insbesondere Tumorzellen, zugeschrieben. Dieses alles bewerkstelligen spezialisierte Zellen im Konzert mit löslichen, sogenannten humoralen Faktoren, die meist selbst wieder ein Produkt eben dieser Abwehrzellen sind. Die auch enge funktionelle Verzahnung der zellulären und humoralen Immunität läßt die Zweiteilung des Systems zwar zum Teil als künstlich erscheinen, dennoch behält sie nicht nur wegen der diagnostischen Erfassung in verschiedenen Analyten, sondern auch wegen des unterschiedlichen Stellenwerts der zellulären und humoralen Reaktion gegen verschiedene Fremdsubstanzen ihre Berechtigung bei.

Die diagnostische Erfassung von immunologischen Parametern kann zum einen der Abklärung des Zustands des Immunsystems, d.h. der Prüfung seiner Funktionstüchtigkeit, Stabilität oder einer pathologischen Veränderung, zum anderen jedoch auch zur Fahndung nach bestehenden oder zurückliegenden Infektionskrankheiten, Herden und Störfaktoren dienen.

3.2 Untersuchungen zur erworbenen (spezifischen) Immunkompetenz

Der immunologische Schutz des Organismus wird von zwei Sytemen, dem **angeborenen unspezifischen** und dem **erworbenenen spezifischen** Immunsystem getragen (bezüglich unspezifischer Abwehr s.S. 43).

Die angeborene Immunität ist ein phylogenetisch altes System und besteht von Geburt an.

Es stellt die erste Abwehrfront gegenüber Fremdstoffen, z.B. Erregern der Umwelt, dar und macht uns quasi „unempfänglich" gegenüber einer Vielzahl von Pathogenen. Seine Eigenschaft ist ein schnelles, jedoch auch stereotypes Reagieren auf von außen eindringende äußere oder innerlich anfallende (z.B. aus einer Darmfehlbesiedelung entstammenden) Schadstoffe.

> Die Gleichartigkeit der Reaktion und eine nur geringe endogene Kontrolle des Systems macht das unspezifische Abwehrsystem allerdings auch anfällig für Fehlaktionen, d.h. seine Aktivierung kann dem Wirt unter Umständen auch Schaden zufügen.

3.2.1 Die Zellen der erworbenen Immunität und ihre Hauptaufgaben

Das Charakteristikum des erworbenen Immunsystems ist seine **Merkfähigkeit,** mit der es nach einer Erstkonfrontation, z.B. mit einem Erreger, dessen strukturelles Muster dadurch „im Gedächtnis" behält, indem es solche Zellen, deren Rezeptoren ein erregertypisches Antigen binden können (Schlüssel-Schloß-Prinzip), vermehrt und in ihrer Aktivierbarkeit steigert.

Begegnen Zellen des erworbenen Immunsystems, die generell der Kategorie der Lymphozyten angehören, dem Aggressor ein weiteres Mal, wird er eliminiert, bevor er überhaupt Schaden anrichten kann. Dabei werden die agierenden Zellen oder Effektoren von regulativen Zellen gezielt gesteuert, so daß nach Eliminierung der Noxe die Immunreaktion wieder abgeschaltet wird. Die eingekehrte Ruhe ist jedoch eher mit einem Bereitschaftsdienst oder einer Wartestellung vergleichbar.

Den **humoralen Schenkel** bilden im erworbenen Immunsystem **Antikörper,** die sich als

Proteine gezielt an bestimmte Oberflächenstrukturen des Erregers anheften und diesen
oft bereits damit neutralisieren oder über die
Koaktivierung von Komplementsystem und
mit Hilfe von Phagozyten (Granulozyten und
Makrophagen) aus dem Körper schaffen.

Die Produzenten dieser Antikörper sind Plasmazellen, diese sind wiederum eine Enddiffe-
renzierungform von **B-Lymphozyten.** Ihre
Bezeichnung als B-Lymphozyten stammt von
Bursa-Äquivalent, da in der Bursa Fabricii,
einer Darmanhangsdrüse der Vögel, der Rei-
fungs- und Differenzierungsort dieser Zellen
entdeckt und beim Menschen ein entsprechendes Organ vermutet wurde. Tatsächlich
dürfte embryonal ein Teil der Primärdifferen-
zierung in isolierten Gewebebezirken des Intestinaltrakts stattfinden, bereits pränatal findet jedoch die Differenzierung am Bildungsort selbst, dem Knochenmark, statt. Heutzutage wird daher die Abkürzung B-Lymphozyt
gedanklich mit dem englischen Wort „bone
marrow" assoziiert.

Ihre hauptsächliche Bedeutung liegt in der
Abwehr von Bakterien, sie spielen jedoch
auch eine maßgebliche Rolle beim **Schutz vor
einer Reinfektion** mit Viren. Das große Spektrum der Antikörperspezifitäten, die zunächst
membranständig als Rezeptoren ausgebildet
sind, wird überwiegend mittels somatischer
Genrekombination erreicht. Einzigartig ist
jedoch das Umschalten („switch") auf andere
Immunglobulinklassen beim Zweitkontakt
mit einem Antigen, was diagnostisch zur
Unterscheidung einer Primärinfektion (IgM)
von einer Zweitinfektion oder einer chronischen Infektion (vorwiegend IgG) genutzt
werden kann.

Die im engeren Sinne **zelluläre Immunantwort** wird von den T-Lymphozyten ausgeübt,
die wiederum in verschiedene Subpopulationen unterteilt werden. Zu ihren wesentlichen
Funktionen zählt das Ingangsetzen und die
Regulation einer spezifischen Immunantwort,
aber auch ein Koordinieren der verfügbaren
Abwehrstrategien sowie das Unterdrücken
potentiell autoreaktiver Immunzellen.

Als Untergrupppen der T-Zellen bewerkstelligen die **T-Helfer-** und **T-Suppressor-Zellen**
diese Leistungen durch die Freisetzung von
Zytokinen. Zielobjekte dieser Zytokine sind
benachbarte Lymphozyten aller Subklassen,
bei einer Infektabwehrantwort jedoch insbesondere die B-Lymphozyten. Einige T-Lymphozyten können jedoch auch direkt über
eine zytotoxische Wirkung oder nachdem sie
mit Hilfe ihres Rezeptors an antikörperbela-
dene Zellen angedockt haben, über eine
antikörperabhängige zelluläre Zytotoxizität
(ADCC) auf das Zielobjekt einwirken.

Die Effektoren werden ungeachtet ihrer An-
griffsart **zytotoxische T-Lymphozyten** (früher:
T-Killer-Zellen) genannt. Der Aufgabenbe-
reich der T-Lymphozyten ist damit hinsichtlich der Abwehr allumfassend, unabdingbar
sind sie jedoch für das Ausschalten von entarteten oder geschädigten eigenen Zellen,
von virusinfizierten Zellen, aber auch von
intrazellulär mit Bakterien (z.B. Mykobakterien) befallenen Geweben. Auch am Kampf
gegen Pilzinfektionen und Tumoren sind sie
maßgeblich mitbeteiligt. Ihr Bildungsort ist
im Knochenmark, wovon sie jedoch frühzeitig zum Thymus auswandern, um darin selbst
zu reifen.

Diese **Reifung** umfaßt eine harte Schulung,
wobei nur solche Zellen weiter heranreifen,
die nicht zu potentiellen Autoaggressoren
werden können. Ziel der Schulung ist es, gegenüber eigenem Gewebe eine Toleranz zu
entwickeln, andererseits über die Erkennung von individualspezifischen Geweben-
merkmalen (Kontrolle auf Selbst durch Produkte des Haupt-Histokompatibilitätskom-
plexes, MHC) auch eine genügend starke
Sensitivität gegenüber einer Veränderung
solcher Zelloberflächenstrukturen zu entwickeln.

Die Grundlage dafür, daß T-Lymphozyten
über ein ungeheuer großes Repertoire der Antigenerkennung verfügen, wird durch die
Vielzahl von Zellen, die mittels Genumlage-
rung (Rearrangement, ähnlich wie bei den B-
Lymphozyten) eine Diversifikation des T-

Zell-Rezeptors herbeiführen, geschaffen, ihre Toleranz durch klonale Deletion erreicht und ihre Effizienz und Gedächtnisbildung durch die klonale Expansion der individuellen Zelle im Rahmen einer Immunantwort erzielt.

Beide Typen, T- und B-Zellen, verfügen über die Fähigkeit, ein **immunologisches Gedächtnis** zu erwerben, mit der Folge, daß bei einer erneuten Konfrontation mit einem Erreger oder einer Fremdsubstanz die daraufhin folgende Abwehrreaktion schneller und wirksamer abläuft und zwar so effizient, daß es in der Regel gar nicht erst zu Krankheitssymptomen kommt. In Erinnerung zu rufen ist allerdings auch, daß die „spezifische Reaktion" dieser Zellen, abgesehen von präsensibilisierten direkt zytotoxischen T-Zellen, nur die sensible (erkennende) Phase umfaßt, während letztendlich für die Eliminierung von Erregern und aberranten Zellen die Phagozyten der angeborenen Abwehr unabdingbar sind.

Die **natürlichen Killer(NK-)-Zellen** gehören zwar streng genommen zur angeborenen unspezifischen Immunität, sollten jedoch auch hier erwähnt werden, zumal sie sich aus lymphozytären Vorläufer-Zellen ableiten und mit anderen Mechanismen als die Granulozyten und Monozyten ins Abwehrgeschehen eingreifen. Im Gegensatz zu den Phagozyten öffnen sich die NK-Zellen den Zugang zu den mit intrazellulären Keimen befallenen Zielzellen mit Hilfe von Perforinen, setzen zelltoxische Faktoren und Enzyme frei und können hierdurch sowie durch die Sezernierung anderer Mediatoren bei diesen Zielzellen den programmierten Zelltod (Apoptose) auslösen. Hinzu kommt ihre Fähigkeit, das Zytokin γ-Interferon und andere Lymphotoxine, z.B. den Tumornekrosefaktor α, freizusetzen, worüber sie eine Hemmung der virusgenomgesteuerten Proteinsynthese auslösen und schlußendlich die Virusreplikation unterbinden können. Abgesehen von dieser wichtigen Funktion hat ihre Beteiligung an der antitumoralen Immunüberwachung („Immunosurveillance") in letzter Zeit immer mehr das Interesse von Klinikern geweckt, insbesondere auch, um sie für die Behandlung von Tumorpatienten nutzbar zu machen.

3.2.2 Zweck einer Diagnostik des Immunsystems

Das Erkennen einer Abwehrschwäche, das durch die Erfassung verschiedener Parameter des Immunsystems auf eine oder mehrere Schwachstellen eingeengt werden kann (Tab. 3-1), ermöglicht es zum einen, die notwendigen Vorkehrungen durch Expositionsvermeidung oder Herdsanierung zu treffen, um die zu erwartenden Krankheiten zu verhindern, zum anderen jedoch auch in zunehmendem Umfang therapeutische Maßnahmen zu treffen, um die Immunitätslage zu verbessern.

Zu nennen wären hier Naturstoffe wie Extrakte aus Echinacea, Paraimmunisierungen mit Bakterienlysaten, aber auch die Nutzung der regenerativen und modulierenden Wirkung von Thymuspeptiden. Letztere sind als zytokinähnliche „biological response modifiers" (BRM) zu verstehen, die jedoch anders als das seit geraumer Zeit klinisch eingesetzte Interferon und das Interleukin-2 eher langfristig wirksam werden, jedoch auch weitaus geringere unerwünschte Nebenwirkungen zeigen.

Seitdem es möglich ist, den koloniestimulierenden Wachstumsfaktor der Granulozyten und Monozyten (GM-CSF) gentechnisch herzustellen, findet er Einzug in die Begleittherapie von zytostatisch behandelten Tumorpatienten. Durch die hiermit erzielbare Verbesserung der Neubildung von weißen Blutzellen wird der unausweichliche Abfall der Leukozyten abgeschwächt, was oft den Einsatz höherer Dosen der Chemotherapeutika zur Zerstörung postoperativ übriggebliebener Tumorzellen ermöglicht.

Noch mehr werden Naturheilverfahren in

Tabelle 3-1   Auswahl diagnostisch relevanter immunologischer Parameter.
Zelluläre Elemente und zellassoziierte Faktoren
• Leukozytenzahl
• weißes Blutbild
• Lymphozyten-Subpopulationen: T-Lymphozyten B-Lymphozyten aktivierte T-Lymphozyten T-Helfer-Zellen Suppressor-/zytotoxische T-Lymphozyten natürliche Killerzellen MHC-ungebundene zytotoxische T-Lymphozyten Helferzell-Untergruppen
• Neopterin
• Granulozytenfunktion: Chemotaxis Phagozytose
• Lymphozytenfunktion
Humorale Elemente
• Blutkörperchensenkungsgeschwindigkeit (BKS)
• Immunglobuline: IgG IgM IgA IgE
• zirkulierende Immunkomplexe (CIC)
• Complement-Komponenten
• Akute-Phase-Proteine

Immundiagnostische Daten bieten dabei essentielle Eckpunkte für die Notwendigkeit und Wahl solcher Therapieansätze, dienen der Kontrolle des Erfolgs oder machen auf eine unerwünschte Entwicklung, die ein Absetzen der Medikation nahe legt, aufmerksam.

Umgekehrt wird sich der gewissenhafte Naturheilkundler und Arzt bei Patienten mit chronischen Entzündungen nicht selten fragen, ob eine Behandlung mit Kortikosteroiden oder anderen Immunsuppressiva unabdingbar oder überhaupt indiziert ist, was er ohne die Kenntnis der Immunitätslage kaum entscheiden kann. Voraussetzung für eine richtige Entscheidung ist allerdings auch, daß er die immunologischen Zusammenhänge kennt, aber auch auf die oft individuell unterschiedliche Krankheitsentwicklung und die nicht immer gleichartige Wirkung einer bestimmten Therapieform vorbereitet ist. Allerdings darf trotz der Tatsache, daß oft unsinniger Weise über einen längeren Zeitraum immunsuppressiv behandelt wird, nicht die in Akutphasen oft sehr hilfreiche Wirkung von steroidalen Wirkstoffen verkannt werden.

Die Objektivierung und Definition der Entzündungsaktivität anhand von Laborparametern ist besonders wichtig, weil ihre Abschätzung anhand von äußeren Symptomen oft fehlschlägt und von den Patienten eine bei gleicher Krankheitsschwere oft sehr unterschiedliche Beschreibung über das Ausmaß von Schmerzen abgegeben wird.

ihrer gesamten Bandbreite heute mit wachsendem Anteil und Erfolg dazu eingesetzt, das Abwehr- oder Immunsystem zu stärken. Lithium in einer Dosierung, die das Zentralnervensystem noch nicht beeinflußt, bewirkt eine Steigerung der endogen vorhandenen koloniestimulierenden Faktoren und kann ebenfalls zur Behandlung ausgeprägter oder persistierender Leukopenien eingesetzt werden. Mistellektine werden erfolgreich zur Stützung der körpereigenen Abwehr bei Tumorpatienten verwendet.

Auch unter laufender immunsuppressiver Therapie sind immunologische Daten nicht unerheblich, kann sich doch ein Immunsuppressivum bei gleicher Dosierung und gleichen Medikamentenblutspiegeln interindividuell verschieden auf das Immunsystem auswirken. Das Stichwort hierzu lautet insbesondere **„Übersupprimierung"**. Hinzu kommt, daß Laborparameter zum Teil auch über ätiopathogenetische Faktoren Auskunft geben und beispielsweise die Frage lösen, ob es sich um eine „sterile" oder um eine infekt-reaktive bzw. parainfektiöse Entzündung handelt, was zu durchaus verschiedenen Behandlungskonzepten führen kann.

3.2.3 Indikationen zur Immun-diagnostik

Der Stellenwert einer rechtzeitigen Immun-diagnostik kann bei **rezivierenden Infektionen** außerordentlich bedeutsam werden, da diese nicht selten eine Folge von idiopathischen oder erworbenen Störungen des Immunsystems sind. Neben endogenen oder krankheitsassoziierten Faktoren sind auch exogene Faktoren, beispielsweise Belastungen mit **Umweltschadstoffen,** in den zunehmend begründeten Verdacht geraten, hierfür verantwortlich zu sein.

Bekannt ist auch, daß das Aufwachsen der Kinder im sterilen („hygienischen") Umgebungsmilieu der westlichen Industrieländer den Aufbau einer adäquaten Immunreaktanz beeinträchtigt und nicht nur später eine erhöhte Infektanfälligkeit nach sich zieht, sondern auch die Disposition zu **Allergien** steigert und wahrscheinlich mehr als die veränderten Ernährungsbedingungen und die wachsende Schadstoffbelastung die kontinuierliche und teils erschreckend steile Zunahme der Allergiefallzahlen erklärt. Auch durch die ins Irrationale gehende Überversorgung mit Antibiotika kommt es zum Verlust hoch-fieberhafter Infektionserkrankungen mit sekundären Störungen der Abwehrlage. (s. S. 82). Auch die Impfpraxis muß diesbezüglich eher kritisch betrachtet werden.

Hinsichtlich der Aufklärung etwaiger Immundefizite stehen folgende Fälle im Vordergrund:
- häufige (mehr als zwei pro Jahr) Infekte oder chronisch-rezidivierende Infektionskrankheiten
- persistierende Mykosen
- Tumorpatienten
- Verdacht auf erblich bedingte Defekte (insbesondere bei Kindern)
- HIV-Infizierte
- Vergiftungen
- Patienten mit polyvalenter Allergie
- Risikopatienten (auch Drogenabhängige und Personen unter „Manager-Streß")

> Im Bereich der entzündlichen Erkrankungen dominiert die Frage, ob und inwieweit es bereits zu einer Systemisierung der Entzündung gekommen ist, gleichzeitig hat jedoch auch die Auskunft darüber, welche Art von Immunzelle in den Entzündungsprozeß vorherrschend involviert ist, eine prognostisch wichtige Bedeutung.

Weiterhin erhofft man sich durch solche Analysen, eine Differenzierung zwischen infekt-reaktivem Prozeß und einer sterilen Autoaggressionskrankheit zu erreichen. Da in beiden Fällen durchaus verschiedene Behandlungsstrategien indiziert sein können, ist auch die abschätzende Diagnose hinsichtlich der Beteiligung beider Ursachen, die sich zudem gegenseitig nicht ausschließen, wertvoll. Bestimmte Konstellationen der Immunzellen, aber auch Normabweichungen bei humoralen Faktoren (z.B. im Komplementsystem, Auftreten von zirkulierenden Immunkomplexen oder CRP-Anstiege) können darüber hinaus auch bei bekannter Autoimmunkrankheit, wie etwa beim systemischen Lupus erythematodes (SLE), eine prognostisch relevante Information liefern. Ähnliches gilt für Krankheiten des rheumatischen Formenkreises, die sowohl hinsichtlich eines primären Immundefekts als auch hinsichtlich eines von vornherein krankhaft hyperreaktiven Immunsystems zu prüfen sind. Als Stellvertreter sind folgende Krankheiten angeführt:
- chronisch-entzündliche Darmentzündungen wie Colitis ulcerosa und Morbus Crohn
- rheumatoide Arthritis, Morbus Bechterew
- Polymyalgia rheumatica
- SLE
- Sarkoidose.

3.2.4 Das Monitoring zellulärer Parameter und seine Bedeutung in der Praxis

3.2.4.1 Leukozytenzahl und weißes Blutbild

Siehe Kapitel Hämatologie, S. 40 ff.

3.2.4.2 Typisierung und Quantitierung der Lymphozyten-Subpopulationen

Wesentlich differenziertere und meist auch weitergehende Aussagen als die Betrachtung eines Differentialblutbilds zuläßt, sind mit der Analyse von Lymphozytenklassen und Subklassen möglich, da diese dazu imstande ist, Überschüsse und Mangelsituationen von funktionell unterschiedlichen immunkompetenten Zellen, die auch verschiedene Aufgaben in der spezifischen Abwehr wahrnehmen, anzuzeigen.

Solche spezifischen, d.h. gegenüber definierten Fremdsubstanzen und alterierten körpereigenen Strukturen (die z.B. bei malignen Tumoren zutage treten) wirksamen Immunantworten bestimmen sehr stark unsere Resistenz gegenüber bakteriellen und viralen Infektionen und können essentiell für die Eliminierung von Krebszellen sein.

3.2.4.3 Methodische Voraussetzungen

Zwei technische Fortschritte in den vergangenen Jahren legten die Grundlage für den heute mögliche differenzierten Einblick in das Immunsystem. Zum einen die Entwicklung des **Durchflußzytometers** als spezielles Zell- oder Partikelzählgerät und zum anderen die Identifizierung und Isolierung von Oberflächenmarkern auf Blutzellen und die Erforschung der Funktionsverknüpfung dieser Zellantigene. Dabei hat es sich als hilfreich erwiesen, die von vielen Laboratorien entdeckten und unterschiedlich benannten Zellantigene zu katalogisieren. Ist das Antigen bisher nicht bekannt und kann es reproduzierbar nachgewiesen werden, wird es in eine bereits bestehende Liste, der „**Cluster of Differentiation" (CD)**, aufgenommen. Dieser auf der CD-Nomenklatur basierende Katalog ist die Normungstabelle des Immunologen. Seit längerem ist es dagegen möglich, nach der von KÖHLER und MILSTEIN etablierten Methode gegen Antigene monoklonale Antikörper (mAk) in großem Maßstab herzustellen. Diese mAk werden dann zum Zwecke ihrer Wiederauffindbarkeit im durchflußzytometrischen Verfahren mit Fluoreszenzfarbstoffen konjugiert (verbunden).

Wesentliche **Bestandteile** eines Durchflußzytometers sind eine Laserlichtquelle, eine Durchflußzelle und ein opto-elektronisches Detektionssystem (Meßsystem zum Erfassen schwacher Signale). Nachdem eine Zellsuspension mit fluorochrommarkierten Antikörpern versetzt worden ist und sich diese Test-Antikörper während einer gewissen Inkubationszeit an die Oberflächenantigene der zu untersuchenden Zellen gebunden haben, wird sie unter konstantem Druck und unter Umspülung mit Flüssigkeit in die Analysenküvette geleitet. Dabei wird durch die strömungsmechanische Anordnung des Durchflußsystems erreicht, daß die Zellen perlschnurartig hintereinander aufgereiht einen Laserstrahl passieren. In dem Moment, wo der Strahl auf eine Zelle trifft, wird ein Impuls ausgelöst und die Streuung des Laserlichts, aber auch das vom fluorochrommarkierten Antikörper reflektierte Lichtsignal (das eine andere Wellenlänge als das anregende Laserlicht hat) gemessen. Das Detektionssystem besteht aus Filtern und Spiegeln, die die Zuleitung der Lichtsignale zu den verschiedenen Photomultipliern gewährleisten.

Im Gegensatz zu mikroskopischen Techniken erlaubt die Methode die minutenschnelle Analyse zigtausender Zellen und erreicht damit eine ungeheure Meßgenauigkeit. Die subjektiven Einflüsse auf das Ergebnis, die beim Blutausstrich eine nicht unwesentliche Rolle spielen, sind nahezu gänzlich ausgeschaltet.

Mit Hilfe von Vorwärts- und Seitwärtsstreulicht und dem Einsatz des Panleukozytenmarkers Anti-CD 45 sowie des Monozytenmarkers Anti-CD14 läßt sich auch eine sehr genaues Differentialblutbild (Granulozyten, Monozyten, Lymphozyten) erstellen (Abb. 3-1).

Abb. 3-1 Die Darstellung der Leukozyten im ▷
zytometrischen Bild.
a) Verteilung der Zellen als Punkte im Vorwärtsstreulicht FSC (Parameter des Zelldurchmessers) aufgetragen gegen das Seitwärtsstreulichtsignal SSC (Parameter der Zellgranularität).
b) Die Detektion der Markierung mit dem Antikörper gegen CD 45 (Panleukozytenmarker), der mit Fluorescein (FITC) konjugiert ist, und dem Antikörper gegen CD 14 (Monozyten-Antigen), der mit Phycoerythrin (PE) konjugiert ist, in den entsprechenden Fluoreszenzkanälen FL 1 (für FITC) und FL 2 (für PE) des Zytometers. Die Verteilung ist mit FL 1 als Abszisse und mit FL 2 als Ordinate dargestellt.
c) Für jede Zelle werden die 4 Signale (FSC, SSC, FL 1 und FL 2) simultan aufgezeichnet. Graphisch dargestellt ist die 3-Parameter-Verteilung unter Vernachlässigung von FL 2.
Die Auswertung liefert zum einen ein Differentialblutbild, dient zum anderen jedoch auch der „Isolierung" der Lymphozyten mittels eines Fensters („Gate") in der FSC/SSC-Darstellung (a: rot) für deren folgende Phänotypisierung. Im FL-2-Kanal (b) kann die obere Punktewolke (CD45+/CD14+, Monozyten) gut isoliert werden. Färbt man Sie durch Setzen eines Gates computertechnisch grün an, wird die Lokalisation dieser Punktewolke auch in der FSC/SSC-Aufzeichnug (a) erkennbar. Die Trennung von Granulozyten von den übrigen Zellen geschieht am leichtesten in der FSC/SSC/FL1-Darstellung (c). Sie werden blau „angefärbt". Die Isolierung der Lymphozyten erfolgt im SSC/FL1- oder im FSC/SSC/FL1-Modus (c): sie exprimieren CD45 am stärksten, zeigen keine PE-Fluoreszenz (CD14), und weisen die kleinste Zellgröße auf. Sie werden rot „eingefärbt". Die schwarz verbliebene Punktewolke, sichtbar unten links in c) entspricht Zelltrümmern. Sie werden von der Analyse ausgeschlossen (keine Fluoreszenzmarkierung, viel kleiner als Lymphozyten).

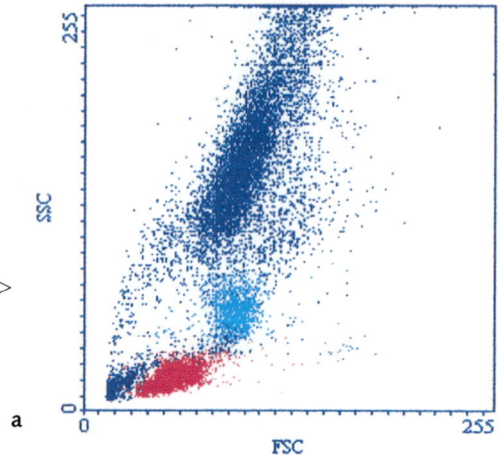

a

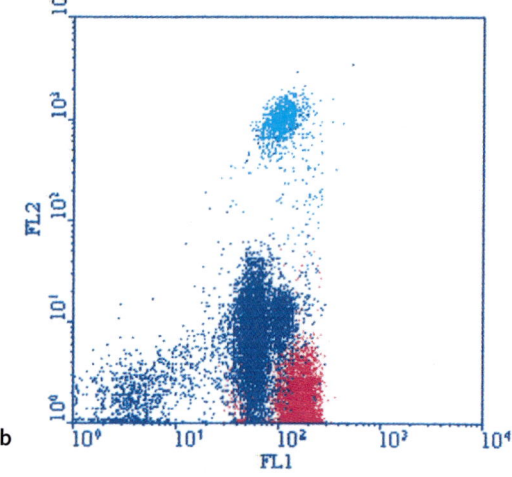

b

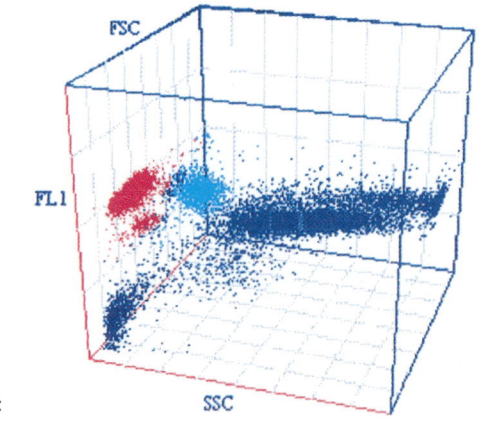

c

Das **zytometrische Bild,** das quasi online auf dem Computerbildschirm entworfen wird, gibt dem erfahrenen Untersucher auch bereits vor der Lymphozyten-Typisierung die Möglichkeit, atypische Verteilungen zu erkennen, die z.B. auf eine hämatologische Grundkrankheit hinweisen. Auch Artefakte, stammen sie aus einer falschen Probenbehandlung oder sind sie durch den Probentransport entstanden, lassen sich meist erkennen.

Außerdem hat sich im Vergleich zum Ausstrich gezeigt, daß die klassischen Verfahren insbesondere die Monozytenzahl unterschätzen, wahrscheinlich weil diese beim Ausstreichen auf dem Objektträger in die Randbereiche verlagert werden (dennoch sollte bei hämatologischen Fragestellungen oder Verdachtsmeldungen immer auch noch der Blutausstrich erfolgen, besonders weil sich daran die standardisierten zytochemischen Färbungen anschließen lassen).

3.2.4.4 Indikationen zur Erhebung eines zellulären Immunprofils

In der Primärdiagnostik in der Klinik spielt die Differenzierung der weißen Blutzellen und ihre Phänotypisierung hauptsächlich eine Rolle bei:
– Leukämien
– malignen Lymphomen
– Prüfung der Stammzellen-Reserve.

Weiter kann das Verfahren auch zum HLA-B27-Screening eingesetzt werden, das bei unklarer klinischer Situation die Differentialdiagnose des M. Bechterew unterstützt.

Zunehmend in den Vordergrund tritt jedoch die Fahndung nach **Immundefekten,** seien sie primärer Art und durch die bestehenden Symptome anzunehmen oder anhand der Krankengeschichte zu befürchten (Tab. 3-2).

Tabelle 3-2 Anwendungsbereiche zelluläres Immunprofil.		
Klinischer Verdacht/Befund	**Fragestellung**	**Haupt-Zielgrößen**
A. Angeborene Immundefekte		
severe combined immunodeficiency syndrome (SCID)	Abklärung/Charakterisierung	alle Leukozyten und Lympho-Subsets
common variable immunodeficiency syndrome (CVID)	Abklärung/Charakterisierung	alle Leukozyten und Lympho-Subsets
frühkindliche Thymusdysplasie bzw. Atrophie	Abklärung/Charakterisierung	alle Leukozyten und Lympho-Subsets
Down-Syndrom	Abklärung/Charakterisierung	B-Lymphozyten, Helfer-Subsets
Turner-Syndrom	Prüfung auf evtl. Immundefizit	alle Leukozyten und Lympho-Subsets
Verdacht auf primäre (graduelle) Immuninsuffizienz aufgrund sehr häufiger und langwieriger Infekte	Abklärung	alle Leukozyten und Lympho-Subsets
Verdacht auf systemische Mykose Di-George-Syndrom (selten), Wiskott-Aldrich-Syndrom anhaltende unklare absolute Lymphozytopenien	Prüfung auf evtl. Immundefizit Abschätzung des Ausmaßes des Immundefekts Prüfung auf Selektivdefizit/ Ausschluß von sek. Defizit durch Umverteilung	Granuloz., T-Zell-System vorwiegend T-Zellen Lymphozyten-Absolutzahl, aktivierte T-Zellen, Gesamt T/B/NK

Tabelle 3-2 (Fortsetzung).

Klinischer Verdacht/Befund	Fragestellung	Haupt-Zielgrößen
B. Erworbene Immuninsuffizienz		
Virusinfektionen		
a) z.B. bei akuten Masern, Röteln	Verlauf	H/S-Ratio, NK, CTL
b) chronische Virushepatitis, v. a. chron. EBV-Infektion	immunolog. Überlastung? Anhalt für Transformation?	akt. T, CTL, B-Lymphozyten
c) häufige Herpes-Rezidive; chronisches Müdigkeitssyndrom	graduelle T-Zell-Insuffizienz? Immunolog. Reaktionspotential	Granulozyten, T-Lymphozyten, NK, CTL
d) HIV	Staging, Verlaufsbeobachtg., Entscheidung zur Prophylaxe wg. Risiko für opport. Infektionen	T-Helfer, Granulozyten, aktivierte T-Lymphozyten
Tuberkulose-Anamnese	Ausschluß/Bestätigung eines Immundefizits	T-Zellen, T-Helfer, Memory-Helfer, akt. T
Polytrauma, Narkose, Sepsis aktuell oder in Anamnese)	Abklärung, Immunmod. Intervention?	WBB, Monozyten, IL-2R auf Helfer, HLA-DR auf Monozyten
chron. Distreß-Syndrom	Ausschluß/Bestätigung eines Immundefizits	WBB, B-Lymphozyten, T-Subsets, NK
extreme Mangel- oder Fehlernährung; Personen mit beruflicher Chemikalienexposition (z.B. Tankwarte, Lackierer, Zahnärzte, Arbeiter i.d. chem. Industrie)	Ausschluß einer Schädigung des Abwehrsystems	WBB, evtl. auch Lymphozyten-Subsets
länger anhaltende iatrogene Immunsuppression (z.B. bei Patienten mit rheumatoider Arthritis, SLE, Wegener-Granulomatose usw.)	Ausschluß einer Schädigung des Abwehrsystems	Lymphozyten + Subsets, insbes. Helfer-Subsets
Personen nach Splenektomie	Bestimmung des Ausmaßes der immunolog. Einschr.	WBB, B-Lymphozyten
Neoplasien		
tumorassoziierte (sekundäre) Immuninsuffizienz	Abklärung der immunolog. Belastung	alle Leukozyten und Lymphozyten-Subsets
Verlauf unter immunbiologischer Begleitbehandlung	Prüfung auf Erfolg, Verhinderung von Überstimulation	alle Leukozyten und Lymphozyten-Subsets + Helfer-Untergruppen
Zustände unter/nach Chemotherapie und/oder Radiatio	Abschätzung des Ausmaßes der zwangsweisen Immuninsuffizienz, bzw. der Restitution, Entscheidung für od. gegen immunbiol. Begleitbehandlung	WBB, T-Lymphozyten, H/S-Ratio, aktiv. T-Zellen, naive Helferzellen, B-Lymphozyten, NK, CTL

Tabelle 3-2   (Fortsetzung).

Klinischer Verdacht/Befund	Fragestellung	Haupt-Zielgrößen
hämatologische Neoplasien (Leukämien inkl. maligne Lymphome, Plasmozytom)	bei Generalisierung: Verlauf; sonst: Abklärung von Sekundärdefekten (insb. bei Lymphom)	zytometrisches Bild, alle Leukozyten und Lymphozyten-Subsets, insbes. auch NK-Zellen

C. Überempfindlichkeitsreaktionen

Klinischer Verdacht/Befund	Fragestellung	Haupt-Zielgrößen
Heuschnupfen u.a. Typ-I-Allergien	unterstützt durch H/S-Disproportion?	H/S-Ratio; B, akt. T., Helfer-Subsets, Eosinophile
Neurodermitis	Anhalt für graduelle, primär/sekundäre Immuninsuffizienz? Anhalt für akute Antigenbelastung?	H/S-Ratio (oft niedrig!), B-Lymphozyten, akt. T
Asthma bronchiale/Pseudoallergie	Ausschluß einer primär bakteriell/medikamentös ausgelösten Störung	H/S-Ratio, Memory-Helfer, naive Helfer
Kontaktekzeme	Ausmaß der immunzellulären Aktivierung	H/S-Ratio, Helfer-Subsets, insbes. IL-2R u. HLA-DR auf Helfer
Nahrungsmittelallergien	konstitutionelle allerg. Diathese?	H/S-Ratio, NK-Zellen

D. Inflammatorische Prozesse

Klinischer Verdacht/Befund	Fragestellung	Haupt-Zielgrößen
multiples Organversagen bei Intoxikation, DIC, metabolische Entgleisung, Urämie	Abschätzung des Einflusses auf Abwehrsystem	WBB, T + T-Subsets (verminderte akt. T?), B-Zellen (bei Urämie)
Verdacht auf bzw. nachgewiesene Autoimmunerkrankung	Erhärtung des Verdachts, Verlaufsbeurteilung, eventl. Indikation zur Gabe von Immunsuppressiva bzw. von Immunmodulatoren	alle Leukozyten und Lymphozyten-Subsets, insbesondere aktivierte T, B, H/S-Ratio und IL-2R (CD25) auf T und T-Helfer
unklare Thrombozytopenien	Abklärung einer Immunthrombozytopenie	akt. T., B
chron. entzündliche Darmerkrankung	Verlauf; Immunmodulation	WBB, H/S-Ratio, akt. T, IL2-R auf Helfer
Beobachtung einer evtl. ablaufenden Abstoßungsreaktion nach Transplantation	Notwendigkeit zur medikamentösen Immunsuppression	WBB, H/S-Ratio, CTL, Memory-Helfer, IL2-R auf Helfer
unklare Erytheme	Abgrenzung von allerg. Reaktionen, z.B. bei Rosacea	H/S-Ratio, Monozyten, akt. T, evtl. Helfer-Subsets
anhaltende symptomatische Entzündung nach Infektion (z.B. nach Zeckenbiß)	antigene Belastung, Ausmaß der Entzündung, Anhalt für primäre Immuninsuffizienz?	WBB, H/S-Ratio, B-Zellen, NK, CTL
Thyreoiditis	Autoimmunprozeß?	B-Lymphozyten, CTL

3.2.4.5 Die einzelnen Lymphozyten-Subpopulationen und die Bedeutung von Abweichungen der Zellzahl in der Diagnose

T-Lymphozyten

Die T-Lymphozyten machen den Hauptbestandteil der in der Blutbahn zirkulierenden Lymphozyten (Bereich: 60–75%, absolut: 700–2200 Zellen/µl) aus. Das charakteristische Oberflächenantigen der reifen T-Zelle ist das **CD3-Molekül,** das räumlich eng benachbart zum T-Zell-Rezeptor, dem eigentlichen der Antigenerkennung dienendem Protein, ist. Ein ausreichender T-Zell-Anteil sowie ihre Funktion entscheiden über die Fähigkeit des Organismus, zielgerecht eine optimale Abwehrreaktion einzuleiten.

Bedeutung und Ursachen verminderter T-Lymphozyten. Eine Reduktion der T-Zell-Konzentration bzw. ein deutlicher Abfall des Relativanteils spiegelt fast immer eine Einschränkung der Immunkompetenz wider. Die zugrundeliegenden Ursachen reichen von einer erblich bedingten Abweichung (z.B. Thymushypoplasie oder das seltene Di-George-Syndrom) über die reversible T-Zell-Verminderung im Zuge von Behandlungen mit immunsuppressiv wirkenden Medikamenten bis zur Depletion durch Zytostatika. Viele konsumierende Krankheiten wie maligne Tumoren und Lymphome gehen ebenfalls in hohem Umfang mit einem sekundären T-Zell-Insuffizienzsyndrom einher, fast immer begleitet von verminderten peripheren T-Zell-Konzentrationen. Daneben gibt es eine Vielzahl von Fällen, bei denen der manifesten hohen Infektanfälligkeit eine nur graduelle Störung im T-Zell-Bereich zugrunde liegt.

Bevor jedoch als Diagnose ein T-Zell-Defizienzsyndrom überhaupt zu proklamieren ist, sollte die Konstellation bei den T-Zell-Untergruppen berücksichtigt werden.

Ähnliches gilt bei Verdacht auf die primäre und in ihren Folgen meist nicht so schwerwiegende Common Variable Immunodeficiency (CVID). Diese Krankheit, die klinisch durch eine hohe Infekthäufigkeit imponiert, wird diagnostisch oft allein durch mangelnde Immunglobuline (s.S. 105 ff.) auffällig und läßt damit einen Antikörperbildungsdefekt vermuten. Wie sich jedoch inzwischen gezeigt hat, sind dafür oft weniger insuffiziente B-Lymphozyten (die eigentlichen Produzenten der Antikörper) verantwortlich, dagegen findet man sehr häufig T-Zell-Veränderungen, was deren Rolle auch hinsichtlich einer ausreichenden humoralen Antwort unterstreicht. Dabei muß allerdings nicht notwendigerweise ein Mangel in der Gesamtzahl der T-Zellen vorliegen, vielmehr kann die Hyporesponsivität (= mangelnde Antwortbereitschaft) auf einer abnormen Verteilung in den T-Zell-Subsets beruhen. In diesem Zusammenhang muß auch erwähnt werden, daß HIV-Infizierte, selbst im weit fortgeschrittenen AIDS-Stadium, nicht an einer verminderten Gesamt-T-Zell-Zahl und schon gar nicht an einem verminderten Relativanteil erkennbar werden.

Auf der anderen Seite scheinen bei nicht wenigen Krankheiten mit immunologischer Komponente, T-Zell-Defizite im peripheren Blut durch eine verstärkte Auswanderung der T-Lymphozyten ins Gewebe und/oder in die Lymphknoten (lymphonodale Umverteilung) zustande zu kommen (s. S. 82 f.). Dennoch sollte z.B. im Hinblick auf eine eventuell geplante Impfung mit Lebendimpfstoffen als Vorsichtsmaßregel gelten, daß bei einer Gesamt-T-Zell-Zahl von unter 500 Zellen/µl diese aufzuschieben ist.

Bedeutung und Ursachen erhöhter T-Lymphozyten. Überschüsse in der T-Zell-Konzentration weisen auf momentane oder kurz zurückliegende Immunaktivierungen hin, wie sie etwa als Folge von Infekten mit viralen und bestimmten (insbesondere fakultativ oder obligat intrazellulären) bakteriellen Keimen eintreten können. Oder sie deuten auf krankhafte Störungen des Immunsystems hin, die dann zu anderweitigen Organstörungen führen können. Solche sind jedoch nur dann in Erwägung zu ziehen, wenn auch die Absolutzahl der T-Lymphozyten sehr hoch ausfällt. Sehr hohe T-Zell-Konzentrationen beobachtet man regelmäßig bei T-Zell-Neoplasien des Erwachsenen (z.B. HTLV-assoziiert), nicht jedoch in jedem Fall bei der akuten T-Zell-Leukämie der Kinder, bei denen zum einen oft nur eine geringe Zahl der Blasten aus dem Knochenmark in die Peripherie gelangt, und zum anderen die neoplastische Transformation auf einer sehr frühen Differenzierungsstufe stattfinden kann, so daß sie einer Identifizierung mittels Anti-CD3-Antikörpern entgehen.

Bei allein erhöhten prozentualen Anteilen, muß dagegen immer geprüft werden, ob sich dieses nicht ausreichend auf der Grundlage von Defiziten bei anderen Lymphozyten-Typen (B-Lymphozyten, NK-Zellen) erklärt. Da die Summe der prozentualen Anteile von T-, B- und NK-Zellen (fast) immer annähernd 100% ergibt, führen Defizite bei einer oder bei zwei der o.g. Zelltypen immer zu einem hohen Prozentsatz des dritten Zelltyps, was man dann als (diagnostisch irrelevantes) „Epiphänomen" bezeichnet.

Aktivierte T-Lymphozyten

Über die Ausmaß einer bestehenden Belastung mit immunreaktiven Antigenen gibt der Anteil aktivierter T-Zellen Auskunft. So korreliert die Höhe des Aktivierungsgrades des T-Zell-Systems, erkennbar an der Koexpression des **HLA-DR-Markers** auf **CD3+-T-Zellen,** mit der Zahl von zurückliegenden Sensibilisierungen, wie sie insbesondere aus Reaktionen mit bereits dem Immunsystem bekannten Antigenen/Erregern hervorgehen. In solchen Fällen wird der **Normalbereich** von **5–10%** überschritten, wobei das Ausmaß des Überschusses mehr die Dauer der Antigenbelastung auszudrücken scheint als die tatsächlich vorliegende aktuelle Reaktionsstärke der T-Zellen.

Bedeutung und Ursachen von Normabweichungen. Akute Entzündungen in der Initialphase sowie allergische Symptomenkomplexe werden dagegen selten durch erhöhte aktivierte (HLA-DR-positive) T-Lymphozyten auffällig. Ausnahme von dieser Regel sind die extrem hohen oder zunehmend wachsenden Anteile aktivierter T-Zellen im Rahmen maligner Prozesse. Hier reflektieren sie bei einer meist abnorm niedrigen Lymphozytenzahl tumorassoziierte Reizzustände, die jedoch insbesondere unreife Vorstufen aktivieren und so eine effiziente antitumorale Antwort nicht in Gang setzen können. Werden solche Merkmale bei Tumorpatienten beobachtet, sind sie meist als vergebliche („frustrane") Aktivierungsversuche zu deuten, die gleichzeitig eine Überlastung der spezifischen Kapazität des Immunsystems andeuten.

Einen eher geringgradigen und meist nur vorübergehenden Anstieg von aktivierten T-Zellen sieht man bei bakteriellen Infektionen. Viel ausgrägter wird der Überschuß dagegen bei Virusinfektionen, besonders wenn die Viren nicht nur Gewebszellen befallen, sondern sich auch in den Immunzellen selbst aufhalten (sog. lymphotrope Viren). Ähnliches gilt – trotz verschiedener Mechanismen – auch für die vom Human Immunodeficiency Virus (HIV) ausgelöste Immunschwäche, wobei hier mit zunehmender Virusbelastung und Immundefizienz ein Ansteigen der langzeitaktivierten T-Zellen zu beobachten ist. Verantwortlich für dieses Ansteigen sind in beiden Fällen meist ausschließlich die CD8+-T-Lymphozyten, wobei funktionell die innewohnende Unterdrückerrolle solcher Zellen zu überwiegen scheint. Verständlicherweise sind solche Konstellationen mit einer ungünstigen Prognose verknüpft. Hinzu kommt, daß extrem hohe Werte für aktivierte T-Zellen nicht nur eine Überstimulation ankündigen, sondern oft auch bereits einer etablierten **refraktären Phase** (sekundären Anergie) Ausdruck verleihen. Im Vollbild von AIDS, insbesondere in den Spätstadien, kommt es dann auch dementsprechend wieder zu einem leichten Abfallen der aktivierten T-Zellen.

Regulatorische T-Zell-Untergruppen

Weitläufig bekannt sind die diagnostischen Implikationen, die sich aus der Analyse der **T-Helfer-** und **Suppressor-/zytotoxischen T-Zellen** ergeben (Tab. 3-3). Beide Fraktionen sind Subpopulationen der T-Zellen und bestimmen in einzigartiger Weise die Reaktion des spezifischen Immunsystems auf Antigene.

T-Helfer-Lymphozyten

T-Helferzellen sind durch das **CD4-Oberflächenmerkmal** charakterisiert, das sie zusammen mit dem T-Zell-Rezeptor und dem CD3 exprimieren. Ausdifferenzierte Formen sind im Gegensatz zu Thymozyten (fast) immer CD8-negativ.

Ihre Konzentration im peripheren Blut liegt bei normaler Immunkompetenz im Bereich von 400–1500 Zellen, entsprechend einem Anteil an den Gesamtlymphozyten von 40–50%. Im Zusammenhang mit humanbiologischen Fragestellungen steht ihre Rolle bei der Immunregulation meist im Vordergrund.

Überschuß an Helferzellen. Ein Überschuß an T-Helfer-Zellen ist als Hinweis auf eine die Antwortbereitschaft aller Effektoren verstärkende Immunität (Hochregulation) verstanden. Solche Immunitätslagen kennzeichnen z.B. floride Autoimmunerkrankungen und die Mehrzahl allergischer Syndrome.

Mangel an T-Helfer-Zellen. Relative und absolute Defizite von T-Helferzellen machen dagegen auf eine Immuninsuffizienz oder eine krankheitsbedingte bzw. medikamenteninduzierte Immunsuppression/Immunschwäche aufmerksam. Die kritische Grenze im Hinblick auf das Risiko, an einer opportunistischen Infektion zu erkranken, liegt bei 400 Zellen/µl. Bei HIV-Infizierten hat sich jedoch unter der verbesserten Therapie eine weitere Absenkung erreichen lassen, worun-

Tabelle 3-3 Verschiebungen bei den T-Helfer-(CD4-) und Suppressor-(CD8-)Zellen.
Akuter Anstieg der CD4-Zellen
Multiple Sklerose in der aktiven Phase
Allergien, atopische Dermatitis (vereinzelt)
chronische Polyarthritis
hämolytische Anämie
Toxikosen und bakterielle/mykotische Infekte
einige Formen des SLE
Sjögren-Syndrom
M. Crohn
Akute oder subakute Abnahme der CD4-Zellen
Non-Hodgkin-Lymphome
AIDS im Vollbild
progrediente Malignome
nach Bestrahlung, Chemotherapie und bei immunsuppressiver Therapie
akute Sarkoidose
Permanent geringer Anteil an CD4-Zellen
Tuberkulose-Anamnese
juvenile rheumatoide Arthritis
graduelles Immuninsuffizienzsyndrom
Antikörper gegen CD4
Akuter Anstieg der CD8-Zellen
Virusinfektion (z.B. infektiöse Mononukleose, Zytomegalie-Virusinfektionen)
Permanent hoher CD8-Zell-Anteil
Antikörpermangelsyndrom
chron. Graft-versus-Host-Erkrankung
Hodgkin-Lymphome und Non-Hodgkin-Lymphome
Verringerte CD8-Zell-Konzentrationen
Lupus mit Autoantikörper gegen T-Zellen
Sklerodermie
Polymyalgia rheumatica
Alopezia areata

ter eine Immunschwäche erst bei ca. 200 Zellen/µl klinisch unabdingbar manifest wird und prophylaktische Maßnahmen zu ergreifen sind.

Vorsicht bei der Bewertung von niedrigen T-Helfer-Zellen ist jedoch dann geboten, wenn das weiße Blutbild oder andere Parameter Veränderungen (z.B. B-Lymphozytose) aufweisen, die in Richtung Entzündung verweisen, sowie wenn klinisch-diagnostisch eine Sarkoidose oder eine allergische Alveolitis gesichert ist oder vermutet wird.

Bei beiden Krankheiten kommt es gerade in akuten Phasen zur selektiven Umverteilung der T-Helfer-Zellen ins Lungengewebe, was im peripheren Blut dann ein zumindest vorübergehendes Defizit – teilweise jedoch in bemerkenswertem Ausmaß – hinterläßt. Anders ist die Situation beim systemischen Lupus erythematodes, einer klassischen Autoimmun- und Immunkomplexkrankheit. Hier imponieren zwar meist stark erhöhte Helfer-Zell-Werte, in Einzelfällen kann die Krankheit jedoch auch mit niedrigen oder verminderten T-Helfer-Zellen einhergehen. Interessanterweise sind solche Konstellationen mit einer ungünstigen Prognose hinsichtlich des Auftretens der gefürchteten Nierenkomplikation behaftet, wobei die Vermutung besteht, daß die niedrigen und teilweise auch funktionell stummen Helferzellen der Eliminierung der gewebsdestruierenden zirkulierenden Immunkomplexe entgegenstehen.

Suppressor-/zytotoxische T-Lymphozyten

Die oft abgekürzt als T-Suppressor-Zellen bezeichneten Lymphozyten tragen einheitlich das **CD8-Antigen** zusammen mit CD3. Sie liegen in der Regel im Blut in einer niedrigeren Konzentration als Helferzellen, nämlich im Bereich von 290–1100 Zellen/µl, vor und machen 27–37% der Lymphozyten aus. Beruht eine Imbalanz im Bereich dieser regulatorischen Zellpopulationen allein auf einem abnormen Anstieg dieser Suppressor-Zellen, so muß zusätzlich an die sehr unterschiedliche Einbindung dieser Zellen in die Immunantwort (suppressorisch versus zytotoxisch) gedacht werden, um eine Fehlinterpretation der Resultate zu vermeiden.

Aus diesen Gründen ist die Bewertung von Normabweichungen bei diesem Zelltyp oft schwierig. Die Ursache hierfür liegt darin, daß sich anhand des CD8-Phänotyps die suppressorische Funktion der Zelle nicht von einer zytotoxischen Funktion unterscheiden läßt. Wird nur der CD8-Marker allein (ohne CD3) eingesetzt, wird auch ein Teil der NK-Zellen (s.d.) miterfaßt. Dieses Verfahren wird dennoch oft eingesetzt, um so durch die Antikörperkombination Anti-CD4 und Anti-CD8 die Fraktion doppelt markierender (CD4+/CD8+)Zellen darstellen zu können. Hinzu kommt, daß die NK-Zell-Kontamination rechnerisch ermittelt und eliminiert werden kann. Neuerdings wird versucht, die Differenzierung durch den Nachweis einer CD28-Koexpression zu verbessern. Es hat sich jedoch gezeigt, daß die Methode nur bedingt tauglich ist, da in der Population von CD8+CD3+CD28+-Zellen, die zwar überwiegend zytotoxisch aktiv ist, auch ein Teil von suppressorischen T-Lymphozyten enthalten ist. Umgekehrt erfaßt die Messung der sogenannten MHC-ungebundenen zytotoxischen Zellen (s.u.) nicht alle tatsächlichen zytotoxischen T-Effektor-Zellen.

Erhöhte Suppressor-/zytotoxische T-Lymphozyten. Hohe Werte von Suppressor-/zytotoxischen T-Zellen findet man in der Praxis nicht nur bei AIDS, sondern – ohne gleichzeitige Verminderung der T-Helfer-Zellen – bei vielen Virusinfektionen, insbesondere EBV- und CMV-Infektionen, aber auch z.T. bei Masern und der Hepatitis B. In all diesen Fällen kann es jedoch bei chronischer Virusbelastung auch zur Aktivierung der Suppressorzellen kommen, was wahrscheinlich auch die erhebliche Disposition solcher Infizierter zu bakteriellen Superinfektionen erklärt. Noch ungeklärt ist, warum bei einem Großteil von Patienten mit malignen Lymphomen ein Übergewicht von CD8+-Suppressorzellen vorliegt. Die Tatsache an sich wird als sekundäre T-Zell-Insuffizienz bezeichnet, wobei jedoch bisher nicht ausgeschlossen werden konnte, daß bereits vorher bestehende Veränderungen der Immunregulation der Entstehung des malignen Prozesses Vorschub geleistet haben könnten. Keine Erklärung hat man auch dafür, daß Drogenabhänige ohne HIV-Infektion einen Relativüberschuß an CD8+Suppressor-Zellen aufweisen. Es könnte sich die Vermutung aufdrängen, daß es weniger der Drogenkonsum an sich, sondern mehr die in diesem Personenkreis generell anzutreffende „ungesunde" Lebensweise ist, die solche Umverteilungen hervorruft.

Verminderte Suppressor-/zytotoxische T-Zellen. Verminderte Anteile von Suppressor-Zellen müssen unter der Berücksichtigung der Gesamt-T-Zell-Situation und der klinisch-anamnestischen Ausgangslage des Patienten bewertet werden. Sie können einer mangelhaften Rückregulation Ausdruck verleihen, auch ohne daß die Helfer-Zell-Absolutzahl merklich höher als normal ausfallen muß. Tatsächlich sind bei Patienten mit Überempfindlichkeitsreaktionen (interessanterweise vom Soforttyp) gehäuft Defizite im Bereich der Suppressor-Zellen festzustellen. Unter dem Krankheitsbild der Multiplen Sklerose findet man vor einer Schubphase ebenfalls oft weniger ein Ansteigen der Helfer-Zellen als vielmehr einen Abfall der Suppressor-Zellen vor. Allerdings scheint auch bei den Helfer-Zellen eine Veränderung einzutreten, was sich anhand einer Helfer-Zell-Subklassifizierung nachweisen läßt (s.S. 82).
Zu selektiven Defiziten von Suppressor-Zellen kann es jedoch auch bei zytostatisch behandelten Personen (vorwiegend Tumorpatienten) ohne primäre Allergie oder Autoimmunerkrankung kommen. Hier scheint die Wirkstoffkombination in der Chemotherapie mitzuentscheiden, welcher Zelltyp am meisten depletiert wird oder in seiner Restitution verzögert wird. Cyclophosphamid ist eine jener Substanzen, bei denen nach Applikation oft die Suppressor-Zell-Defizite dominieren.

Das Helfer : Suppressor-Verhältnis

Aus den Zahlenwerten für Helferzellen und Suppressorzellen wird üblicherweise ein Quotient gebildet, der die Balance oder Dysbalance des T-Zell-abhängigen Immunregulationssystem zusammenfassend beschreibt. Diese auch **Helfer : Suppressor-Ratio** genannte Zahl liegt beim Gesunden zwischen **1,1 und 1,7,** wenn eine CD4/CD8-Markierung ohne CD3 vorgenommen wird.
Wird dieser Bereich unterschritten, spricht man von einer **„Hypoergie"** oder „Hypergie", d.h. von einer zur Dämpfung neigenden Immunregulation, überschreitet er dagegen die obere Grenze, liegt eine **„Hyperergie",** d.h. eine Hochregulation oder ein zu stark, also hypersensitiv reagierendes T-Zell-System, vor. Leichte Abweichungen nach oben oder unten sind jedoch wenig bedeutsam, wenn die Absolutzahlen in den Normalbereichen liegen. Beide Begriffe, sowohl „Hypoergie" als auch „Hyperergie" sollten auf der alleinigen Grundlage einer abweichenden Ratio sehr behutsam eingesetzt werden, da beispielsweise ein niedriges Helfer:Suppressor-Verhältnis vorübergehend bei Virusinfektionen eintritt und dabei in der Regel nur die physiologisch intakte Aktivierung von CD8+-Lymphozyten mit zytotoxischer Funktion widerspiegelt. Umgekehrt kann eine „Hyperergie" auch nur durch einen medikamentenbedingten Abfall von CD8+-Lymphozyten simuliert werden.
Bevor diese Begriffe tatsächlich als valide einzustufen sind, ist immer eine **Verlaufsbeobachtung** notwendig. Außerdem muß die Gesamtkonfiguration berücksichtigt werden, besonders auch im Hinblick auf die aktivierten T-Lymphozyten. Dennoch haben die beiden Begriffe in der Praxis eine gewisse Berechtigung, sieht man doch bei einer Vielzahl von multiplen Allergikern stark erhöhte Quotienten, während bei Infektanfälligen und Tumorpatienten (hier jedoch sehr von der Karzinomart abhängig und indivuell verschieden) meist die Suppressor-Zellen das

Übergewicht haben. Im letzteren Fall spricht man dann neutral von einer Invertierung der Helfer:Suppressor-Ratio.

Zytotoxische T-Lymphozyten (MHC-unrestringiert)

Die zytotoxischen T-Zellen bilden die zum Angriff auf infizierte Gewebezellen taugliche Armee innerhalb des T-Zell-Systems. Man faßt sie dementsprechend unter dem Begriff von Effektor-T-Lymphozyten zusammen, da sie weniger für die Regulation einer Immunantwort wichtig sind, sondern vielmehr die eigentliche Attacke auf die von ihnen erkannten Zielzellen ausüben.

Zwar sind die meisten solcher Effektorzellen in ihrer Aktion davon abhängig, daß ihnen das Fremdantigen in Verbindung mit Klasse-I-Produkten des Haupthistokompatibilitätskomplexes (Major Histocompatibility Complex, MHC) dargeboten bekommen, jedoch hält der Organismus auch eine Zahl von T-Effektor-Zellen bereit, die eine solche Abhängigkeit nicht aufweisen. Diese Untergruppe erhielt die Zusatzbezeichnung **MHC-unrestringiert**. Zytotoxische T-Zellen, die ausschließlich bereits durch Antikörper beladene Ziele angreifen, sind in der Regel MHC-unrestringierte T-Zellen (früher auch als T-Killer-Zellen bezeichnet). Ihr phänotypisches Merkmal ist die **Koexpression** von CD3 und CD56 oder CD16. Im Blut sind sie normalerweise eher niedrig vertreten, ihr Normbereich liegt bei 2–8% und absolut bei 20–180 Zellen/µl. Ihre Abwehraufgaben im Organismus scheinen vielfältig zu sein.

Neben der Eliminierung von virusinfizierten Zellen wird diesem Lymphozytentyp jedoch auch insbesondere die **Fähigkeit zur spezifischen Zerstörung von Tumorzellen** zugeschrieben. Auf der anderen Seite weiß man, daß sie bei entzündlichen Vorgängen vermehrt im Gewebe auftreten, die Entzündung unterhalten oder sogar auslösen können. Es gibt auch viele Hinweise darauf, daß sie als Autoaggressoren Schaden zufügen können.

Erhöhte zytotoxische T-Lymphozyten. Hohe Anteile und teilweise dramatische Anstiege der Absolutzahlen sieht man bei Virusinfektionen, aber auch bei lokalen Entzündungen (z.B. der Haut oder der Schleimhäute bei chronischer Sinusitis) ohne bzw. mit fraglicher Virusbeteiligung. Malignome, teils jedoch auch anders begründete Entzündungen im Beckenbereich, sind ebenfalls häufig mit einer Vermehrung dieser Untergruppe der zytotoxischen T-Lymphozyten (CTL) verknüpft. Bei bekannter vorausgegangener Virusinfektion lassen langanhaltende Erhöhungen der CTL an persistierende Virusinfektionen (z.B. chronische Hepatitis C) denken, worunter sich gehäuft fehlgesteuerte Aktivierungen entwickeln, die einer ausgedehnten Gewebezerstörung Vorschub leisten. Auch im Rahmen von Autoimmunkrankheiten wie der primären biliären Zirrhose sind häufig Überschüsse der CTL zu beobachten. Teilweise sind auch andere Entzündungen, die nicht als autoimmun verstanden werden, oft jedoch eine autoaggressive Komponente enthalten, mit hohen CTL vergesellschaftet. Zunehmend Bedeutung in der Therapie erhalten sie für die Entwicklung antitumoraler Behandlungskonzepte unter Zuhilfenahme bispezifischer Antikörper, die einerseits gegen ein Tumorzell-Antigen gerichtet sind und andererseits durch die zweite Antikörperspezifität das Andocken der CTL an die Tumorzelle begünstigt

Verminderte zytotoxische T-Lymphozyten. Eine ambivalente Bewertung lassen dagegen Defizite von CTL zu. Diese verringern sich offensichtlich bei einigen entzündlichen Krankheiten, wie zum Beispiel bei der rheumatoiden Arthritis nur im peripheren Blut und sind dabei wahrscheinlich Ausdruck einer verstärkten Zellauswanderung vom Blut ins Gewebe (Emigrationsdefizit). Bei anderen Patienten scheint dagegen ein niedriger Wert für CTL eine begrenzte Induktion durch zurückliegende Virusinfekte zu signalisieren. Bei nachgewiesener Virusinfektion kommt dem Ausbleiben eines Anstiegs dieser Zellen in der Anfangsphase des Infekts einer Immunschwäche gleich.

B-Lymphozyten

Die B-Lymphozyten stellen nach den T-Zellen die zweite Hauptpopulation spezifischer immunkompetenter Zellen dar. Obwohl sie in vielen interaktiven Prozessen zwischen immunkompetenten Zellen eine Rolle spielen, leitet sich ihre wichtigste Bedeutung im Abwehrgeschehen von der Tatsache ab, daß sie sich nach einer Aktivierung in Plasmazellen verwandeln, die dann zu einer immensen Produktion von Antikörpern befähigt sind.

B-Lymphozyten exprimieren bereits als frühe Vorläuferzellen das **CD19-Antigen,** das sie bis zur Plasmazelltransformation beibehalten. Entsprechend ihrer Abstammung von einer eigenen Zelllinie besitzen sie weder den T-Zell-Rezeptor noch das CD3-Molekül. Plasmazellen sind in der Zirkulation in der Regel nicht anzutreffen, so daß das theoretisch mögliche Entgehen dieser Zellen (beim Einsatz von Anti-CD19-Suchantikörpern) meist kein Rolle spielt. B-Lymphozyten sind bei gesunden Individuen in ihrer Blutkonzentration sehr stabil und machen ca. 10% (7–14%) aller Lymphozyten aus. Der Referenzbereich für die Absolutkonzentrationen liegt bei 80–450 Zellen/µl.

Verminderte B-Lymphozyten. Leichtgradige Verminderungen entdeckt man bei einem chronischen psychischen Dißstreß-Syndrom im Zuge ausgeprägter länger anhaltender Schmerzen und nach extremer körperlicher Anstrengung (Erschöpfung).

Starke Dezimierungen können hochgradige Immundefizite auf dem humoralen Niveau anzeigen, was allerdings selten bei untherapierten Patienten oder nicht anderweitig erklärbaren sekundären Veränderungen zu beobachten ist.

Infekte haben je nach Erreger und erzielter Erregereliminierung verschiedene Effekte auf die periphere B-Zell-Konzentration. Meist sieht man bi- oder triphasische Veränderungen (Abb. 3-2). Zum Teil hochgradige Defizite, die über mehrere Monate anhalten, sich jedoch über die Zeit zunehmend nivellieren, sieht man bei Patienten nach Chemotherapie, und noch ausgeprägter nach einer Strahlentherapie. Dieses unterstreicht die hohe chemisch-physikalische Empfindlichkeit der B-Zelle. Sie hat jedoch, im Gegensatz zum T-Lymphozyten, ein gutes Regenerationsvermögen, so daß ein solches B-Zell-Defizit in der Regel (wenn nur mittelfristig vorhanden) auch nicht mit maßgeblichen Symptomen einhergeht. Anders ist die Situation bei Patienten mit schwerer Niereninsuffizienz, bei denen unter Urämie mit einer langfristigen B-Zell-Suppression zu rechnen ist. Ein kontinuierliches Abfallen von B-Lymphozyten über einen längeren Zeitraum ist, falls entsprechende Erklärungen hierfür nicht vorliegen, ernst zu nehmen. So kann sich hierunter z.B. ein Plasmozytom oder ein malignes Lymphom verbergen. Beim Plasmozytom sind es die von den entarteten Plasmazellen gebildeten (physiologisch wertlosen) Immunglobuline und nachfolgend auftretenden Immunkomplexe, die rückwirkend die Bildung intakter B-Zellen hemmen.

Bei bestimmten primär nicht generalisierten Lymphomen scheint dagegen mehr eine Verdrängung und eine Störung der Lymphfollikel für die B-Lymphozytopenie verantwortlich zu sein. Recht selten beruht ein Antikörpermangelsyndrom ausschließlich oder überhaupt auf B-Zell-Defekten. Ausschlaggebend für diese Störung ist in der Mehrzahl der Fälle ihre mangelnde Stimulierbarkeit, meist auf der Grundlage einer Hypoergie im T-Zell-Regulationsbereich.

Erhöhte B-Lymphozyten. Chronische oder in die Gewebetiefe reichende Infektionen, wie Furunkulosen, imponieren vorwiegend durch (z.T. massive) Anstiege der B-Lymphozyten (Abb. 3-2), wobei unter Umständen Absolutzahlen von über 2000 Zellen/µl erreicht werden, das heißt ein Wert, bei dem man

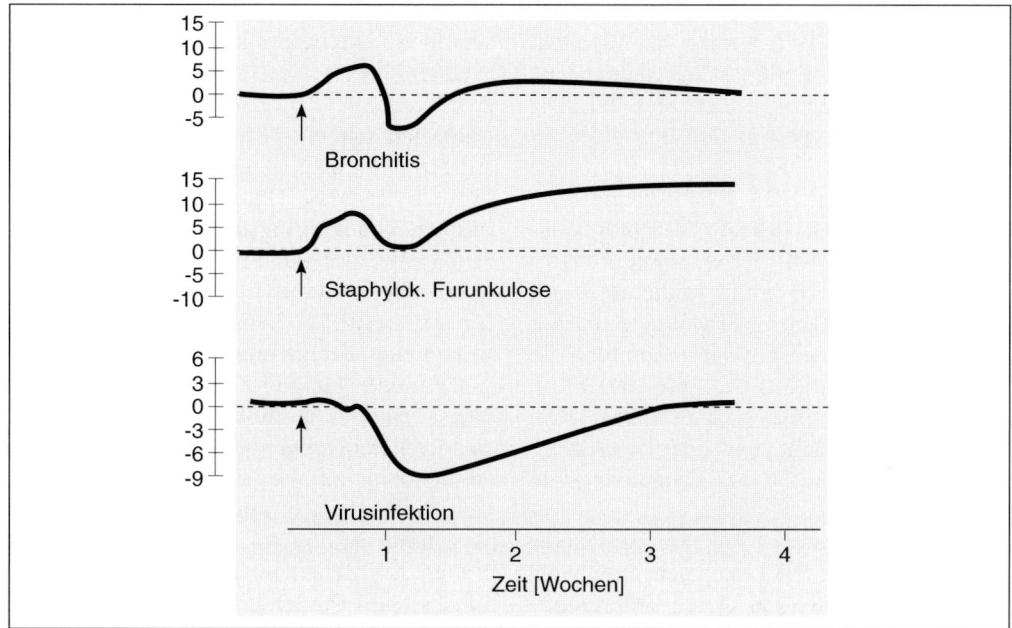

Abb. 3-2 Die Reaktion des B-Lymphozyten-Anteils im Blut bei unterschiedlichen Infekten. Bei tief sitzenden floriden Herden zeigen die B-Lymphozyten eine starke und lange andauernde Vermehrung (Mitte). Bei schwerer Virusinfektion mit EBV kommt es dagegen oft zu einer deutlichen Verminderung (unten). Banalere Infekte, etwa eine akute Bronchitis, sind langfristig nur durch einen minimalen Anstieg der B-Lymphozyten gekennzeichnet, am Beginn des symptomatischen Infekts wird ein kurzes Ansteigen innerhalb von wenigen Tagen von einem „Unterschießen" gefolgt (als Folge einer verstärkten Ansammlung von B-Lymphozyten im RES und in den Lymphknoten) (oben).

grundsätzlich auch an eine lymphoproliferative Erkrankung (z.B. chronische lymphatische B-Zell-Leukämie im Anfangsstadium) denken muß. In solchen Fällen sollte eine weitergehende Untersuchung angeschlossen werden, wobei anhand einer Analyse der membranständigen Antikörper entschieden werden kann, ob es sich um eine reaktive (polyklonale) Form der B-Lymphozytose oder um eine aus einer Zelle hervorgegangene Nachkommenschaft (eine solche monoklonale Zellvermehrung weist auf Neoplasie der B-Lymphozyten hin) handelt. Moderat erhöhte Werte im Bereich von 22–30% sieht man auch bei chronisch sterilen Entzündungen des rheumatischen Formenkreises, insbesondere bei der rheumatoiden Arthritis (unabhängig vom Rheumafaktor), weniger regelmäßig und geringer ausgeprägt dagegen beim M. Bechterew. Darüber hinaus sind B-Lymphozytosen ein frequentes Merkmal bei M. Crohn, ein recht seltenes dagegen bei der Colitis ulcerosa.

Natürliche Killer-Zellen

Hauptverantwortliche Komponente für die zelluläre Immunüberwachung des Organismus im Hinblick auf die frühzeitige Eliminierung von virusbelasteten und malignen Zellen sind die Natürlichen-Killer-(NK-)Zellen. Die **Oberflächenmarker,** die sie definieren, sind **CD16** (FcγRIII, Rezeptor für den Fc-Teil des γ-Globulins) und **CD56** (Neural Adhesion Molecule, NCAM) in Verbund mit nicht nachweisbarem CD3 [CD3-/CD16+ und/oder CD56+]. Ungefähr 45–65% der NK-Zellen koexprimiert CD8, 80% CR1 (Komplementrezeptor CR1) und 80–90% CD7 (FcμR). Im peripheren Blut liegt ihr Anteil normalerweise bei 9–21% (absolut: 100–640 Zellen/μl). Die CD8-Koexpression der NK-Zellen ist deshalb beachtenswert, weil sie die Fraktion der Suppressor-/zytotoxischen T-Zellen dann „kontaminieren", wenn für die letztere Bestimmung nur Anti-CD8-Antikörper anstatt der Kombination von Anti-CD8 und Anti-CD3 eingesetzt wird. Die tatsächlichen CD8+-T-Lymphozyten sind dann mit guter Richtigkeit über % Gesamt-T-Zellen abzüglich % CD4+-Lymphozyten zu berechnen.

Morphologisch sind NK-Zellen großzellig und ein Teil läßt mikroskopisch reichhaltig Granula erkennen, was dieser Untergruppe auch den Namen Large Granular Lymphocytes (LGL) gab. Ihren letztendlicher Angriff auf transformierte, oder virusinfizierte Zellen führen sie unspezifisch auf, wodurch sie sich gerade als Überwachungsinstanz gegenüber neoplastischen Gewebsveränderungen eignen. Man nimmt heute an, daß sie diese entarteten Zellen durch das Fehlen bestimmter Oberflächenmerkmale herausfischen, gesunde Zellen dagegen hierüber die NK-Zell-Aktivität unterdrücken, so daß man die NK-Zelle mit einem „kontrollierbaren Amokläufer" vergleichen könnte.

Die hohe Streubreite in der Blutkonzentration erklärt sich nicht ausschließlich durch die bekannte altersabhängige Zunahme, wenngleich gesunde Kinder und Jugendliche durchschnittlich signifikant niedrigere NK-Zell-Anteile aufweisen als Senioren. Die funktionell meßbare Effizienz der NK-Zellen, d.h. die Lyse von Tumorzellen, wird von ihrer verfügbaren Präsenz (= Konzentration) entscheidend mitbestimmt. Außerdem ist ihre Aktivität von der Freisetzung unterstützender Lymphokine (insbesondere Interleukin-2) aus T-Helferzellen abhängig, die sie zu ihrem Angriff auf transformierte Zellen quasi kondi-

tionieren. In Kultur wird ihre Funktion als lymphokine-activated-killer cell (LAK) Aktivität meßbar.

Auftreten von Veränderungen in der peripheren NK-Zell-Konzentration. Wahrscheinlich als Ausdruck einer zurückliegenden reaktiven Veränderung oder einer endogenen Anpassung sieht man tatsächlich bei einigen Tumorpatienten (noch) nach Entfernung des Tumors hohe NK-Zellzahlen im Blut. Lang anhaltende Tumorbelastungen führen dagegen zu niedrigen NK-Zell-Blutwerten. In der Phase einer Tumorausdehnung und insbesondere bei progredient metastasierenden Malignomen kann es zu extremen Anstiegen der Konzentration kommen, was dann im Gegensatz zu den o.g. langfristig aber stabil hohen NK-Zellen einen eher prognostisch ungünstigen Stellenwert zu haben scheint. Inwieweit bei Tumorpatienten, die bisher noch nicht behandelt worden sind, die meist vorgefundenen NK-Zell-Defizite auf Verbrauchsprozesse zurückzuführen sind oder mehr eine tumorassoziierte Hemmung ihrer Bildung und Differenzierung widerspiegeln, ist offen. Zirkulierende oder lokal akkumulierte Immunkomplexe geraten zunehmend in Verdacht, hierbei als blockierende Faktoren eine Schlüsselrolle zu spielen und damit indirekt den immunologischen Escape zu begünstigen.

Außer bei Malignompatienten oder bei Personen, die frisch mit einem Virus infiziert wurden, werden auch bei Nahrungsmittelallergikern nicht selten starke Umverteilungen der Lymphozyten-Subsets zugunsten der NK-Zellen beobachtet. Umgekehrt sind Defizite bei Patienten mit benignen Erkrankungen gehäuft dann anzutreffen, wenn der Therapeut den Verdacht einer Fokaltoxikose äußert. In vitro sind Schwermetalle wie Quecksilber ein NK-Zell-Gift. Warum es auch unter starken körperlichen und psychischen Belastungen, z.B. unter einem Schlafentzug zu NK-Zell-Defiziten kommt, ist bisher nicht bekannt.

Steckbrief zelluläres Immunprofil

Präanalytik

– Patientenvorbereitung: Patient soll ausgeruht sein, kurz vorher weder massivem Streß noch körperlicher Belastung ausgesetzt sein. Nahrungsaufnahmekarenz von mind. 2 h wünschenswert, jedoch nicht obligatorisch. Vor der Blutabnahme soll der Patient länger als 3 min in derselben Position sein (entweder liegend oder sitzend). Möglichst gleiche Tageszeiten der Blutabnahmen bei Kontrolluntersuchungen (zirkadiane Rhythmik)
– Regelgerechte (venöse) Blutentnahme (ohne zu lang anhaltende Venenstauung)
– Untersuchungsmaterial EDTA-Blut. Entweder Nativblut unverzüglich in EDTA-beschichtetes Röhrchen umfüllen oder mittels kommerziell erhältlichem Entnahmebesteck mit EDTA-Gefäß (z.B. Monovette) direkt Blut abnehmen. Probe im EDTA-Gefäß durch Hin-und Herschwenken (1 min) sorgfältig verteilen
– Röhrchen beschriften (Name, Vorname, Geburtsdatum)
– Schnellst möglicher Versand; zwischenzeitlich jedoch keine Lagerung im Kühlschrank, allerdings auch die Proben nicht auf der Heizung abstellen. Im Winter und Sommer bei Postversand Röhrchen in Styroporbehältnis oder in Thermosflasche stecken zur Isolierung gegenüber extremen Temperaturen
– Stabilität der Probe: gut bis 24 h, meist ausreichend bis 48 h (abhängig von Umgebungstemperatur)

Normalbereich

Leukozytenzahl und weißes Blutbild (s.S. 40 ff.)

Lymphozyten-Typ	Relativ (%)[1]	Absolut (Zellen/µl)[1]
T-Lymphozyten (gesamt)	60–75	700–2200
B-Lymphozyten	7–15	80– 450
NK-Zellen	9–21	100– 640
Aktivierte T-Lymphozyten	5–10	50– 270
Zytotoxische T-Lymphozyten	2– 8	20– 180
T-Helferzellen	40–50	400–1500
T-Suppressor-Zellen	27–37[2]	290–1100
Helfer:Suppressor-Verhältnis	1,1–1,7[2]	

[1] Werte können je nach eingesetztem Analyseverfahren von den angegebenen Referenzwerten abweichen. Summe aus % Gesamt T- + % B- + % NK-Zellen ist ungefähr 100.
[2] Messungen auf kombinierte CD8- und CD3-Expression liefern als Resultat niedrigere T-Suppressor-Zellen und ein höheres Helfer:Suppressor-Verhältnis (Quotient bei 1,4–2,1)

Beeinflussungen/Verfälschungen von Meßergebnissen

Immunologische Parameter sind generall hochempfindliche Meßgrößen. Streß und körperliche Belastung verursachen eine Leukozytenvermehrung, langfristig auch eine Immunsuppression und Lymphozytopenie über verstärkt sezernierte (endogene) Kortikosteroide. Kennzeichnend hierfür ist oft eine (leichtgradige) selektive Abnahme von B-Lymphozyten. Banale Infekte der oberen Luftwege (Schnupfen) können mit transitorischer Leukopenie, hervorgerufen durch eine Verbrauchssranulozytopenie, einhergehen. Viele Medikamente, auch dann wenn sie nicht zur Immunsuppression verwendet werden, rufen Veränderungen des zellulären Immunstatus hervor. Angaben hierzu sind daher unabdingbar (siehe Tab. 3-8). Verfälschungen der Meßwerte kommen insbesondere durch Hitze- oder Kälteeinwirkungen auf die Blutprobe (während des Transports) zustande. Eine Zunahme von Zelltrümmern und eine Abnahme der Granulierung von Granulozyten, oft in Verbindung mit einer abgefallenen Granulozytenzahl, weisen bei Inspektion des zytometrischen Bildes auf solche Einflüsse bzw. auf eine fortgeschrittene Probenalterung hin. Thrombozytenaggregate können eine höhere Leukozytenzahl in automatischen Zählgeräten vortäuschen, werden als solche in der durchflußzytometrischen Analyse erkannt, und ziehen die Empfehlung seitens des Labors nach sich, anhand einer Leukozytenzählung in der Zählkammer den Meßwert zu kontrollieren.

Weitere Fehlerquellen: unzureichende Antikoagulation der Probe (Mikrogerinnsel), Einsatz eines nicht geeigneten Gerinnungshemmers (z.B. Heparinate) mit der Folge partieller leukozytärer Zelldestruktion, insbesondere falsch niedrige Monozyten und Granulozyten.

Beurteilung

Siehe dazu die Abhandlung zu den einzelnen Leukozytenklassen und Lymphozytenuntergruppen. Der zelluläre Immunstatus ist nie nach Einzelwerten, sondern immer in seiner Gesamtheit („Profil") zu bewerten. Dieses gilt auch für das immunologische Staging bei HIV-Infektion.

Es ist in der Regel anzuraten, sich die Ergebnisse seitens des Labors interpretieren zu lassen.

3.2.5 Helferzell-Untergruppen

In nicht wenigen Fällen kann sich auf der Grundlage der Immunphänotypisierung die Frage stellen, ob zum Beispiel ein hohes Helfer:Suppressor-Verhältnis auch tatsächlich mit einer funktionellen Aktivierung von Helferzellen einhergeht oder ob Kennzeichen einer übermäßig starken Präsensibilisierung vorliegen.

3.2.5.1 Prüfung auf Helferzell-Aktivierung

Findet man hohe aktivierte T-Lymphozyten, so liegt es keinesfalls auf der Hand, daß dieses Befundmerkmal einer Helfer-Zell-Aktivierung Ausdruck verleiht. Im Gegenteil, der HLA-DR-Langzeitaktivierungsmarker wird vorwiegend von CD8+-Suppressor-/zytotoxischen T-Lymphozyten koexprimiert. Dabei liegt die Verteilung des HLA-DR-Merkmals auf CD8+- und CD4+-T-Lymphozyten normalerweise bei 3:1. Da man jedoch im Einzelfall bei hohen aktivierten T-Lymphozyten tatsächlich nicht weiß, ob es sich hierbei um eine bevorzugte Aktivierung von Suppressor- oder Helferzellen handelt, wird im Hinblick auf eine eventuell zugrunde liegende Helferzell-Aktivierung nur eine noch subtilere Differenzierung der CD4 positiven Helferzellen weiter helfen. Dabei stehen mit **HLA-DR** der bereits bekannte Langzeitaktivierungsparameter und seit neuerem mit **CD25** (Interleukin-2-Rezeptor, Epitop der α-Kette) ein weiterer Aktivierungsparameter zur Verfügung.

Dieser Interleukin-2-Rezeptor (= CD25) wird auf Helferzellen sowohl durch das monozytäre Interleukin-1 als auch durch die nachfolgende Freisetzung von Interleukin-2 aus der T-Zelle selbst im Sinne einer autokrinen (= auf sich selber zurück gerichteten) Wirkung hochreguliert. Diese Hochregulation erfolgt innerhalb von 24 Stunden quasi am Beginn einer T-Helfer-Zell-Antwort und dient deshalb als **Kurzzeitaktivierungsparameter.** Im Gegensatz zu einer verstärkten HLA-DR-Koexpression, die bei deutlicher Steigerung über die Norm auch eine bereits erfolgte Überstimulation ausdrücken kann, ist eine vermehrte Koexpression von CD25 ein zumindest indirekter Beweis für eine aktuell ablaufende funktionelle Helferzell-Stimulierung.

3.2.5.2 Prüfung auf das immunologische Gedächtnis von Helferzellen

Die Charakterisierung von CD45-Isotypen auf Helferzellen vermittelt einen zusätzlichen Einblick in die Helferzell-Differenzierung. Das CD45-Molekül, auch „human common leukocyte antigen" genannt, verändert sich, wenn die Immunzelle durch ein Antigen aktiviert werden konnte, wobei diese Aktivierung u.U. lange Zeit zurückliegen kann. Eine solche Zel-

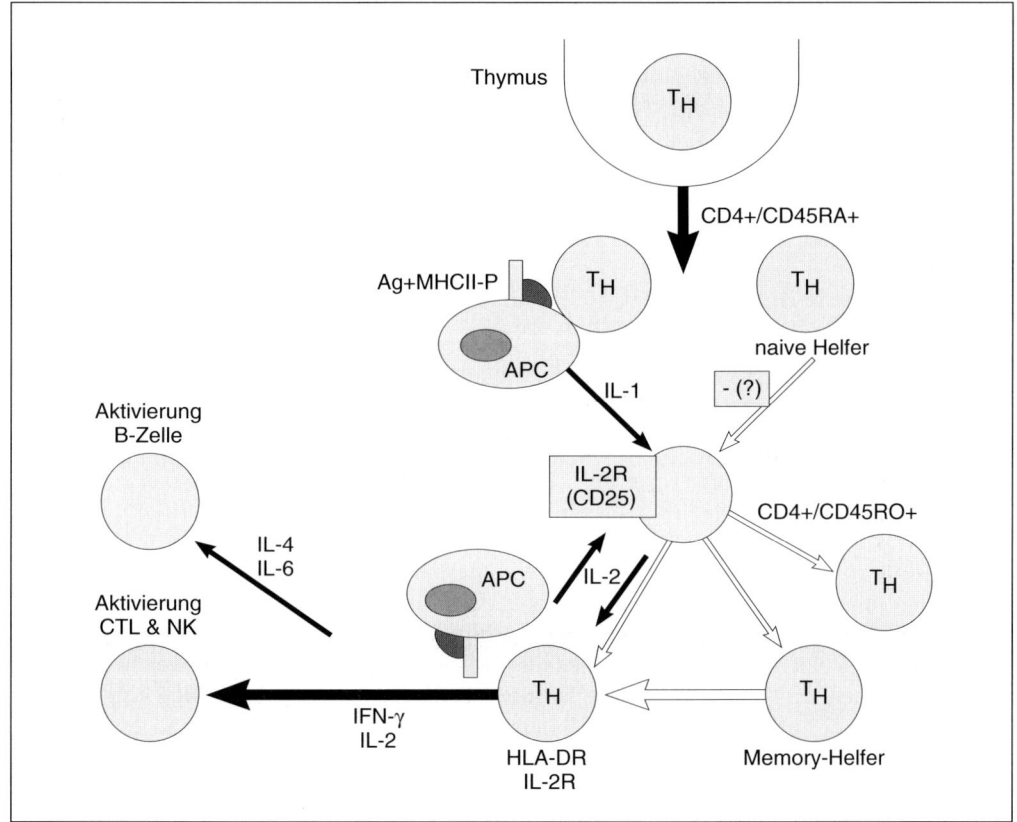

Abb. 3-3   Entwicklung, Reifung und Interaktion der T-Helfer-Zellen.
Ag = Antigen; APC = antigenpräsentierende Zelle (z.B. Makrophage); CD = internationale Kennungsnumerierung von Antigenen auf hämatopoetischen Zellen (Cluster of Differentiation); CTL = zytotoxischer T-Lymphozyt; HLA-DR = später Aktivierungsmarker auf T-Lymphozyten (human leukocyte antigen, Histokompatibilitätsantigen der Genregion D); IFN-γ = γ-Interferon; IL = Interleukin (1–18); IL-2R = membranständiger Rezeptor für Interleukin-2; MHCII-P = Produkt des MHC-II-Genkomplexes; NK = natürliche Killerzelle; T_H = T-Helferzelle; T_V = Vorläufer-T-Lymphozyt (Thymozyt).

le bleibt jedoch gegenüber dem betreffenden Antigen sensibel, reagiert sogar stärker als die anderen Zellen und hat damit offensichtlich ein „immunologisches Gedächtnis" aufgeprägt bekommen. Definitionsgemäß sind **CD45RA+**-Lymphozyten **naive** oder jungfräuliche („virgin")-**Zellen,** die sich nach antigeninduzierter Aktivierung zu **CD45RO+-Memory-Zellen** umwandeln können. Diese Memory- oder Gedächtniszellen bleiben als solche erhalten, können jedoch nach Teilung auch wieder in den Proliferationspool zurückkehren und dann zur Vermehrung von naiven

Zellen beitragen. Die Prozesse, die nach bisherigem Kenntnisstand der T-Zell-Reifung und Memory-Zell-Bildung zugrunde liegen, sind in Abbildung 3-3 schematisiert. Erwartungsgemäß wird man nach einer überstandenen Infektion, eine wenigstens nicht gravierend gestörte Immunität vorausgesetzt, eine Umverteilung zugunsten der Memory-Zellen antreffen. Einige Wochen oder 1 bis 2 Monate darauf wird jedoch die Ausgangskonstellation wieder weitgehend erreicht, wobei allenfalls für beide Untergruppen höhere Absolutzahlen als vor der der Infektion zu sehen sind.

Steckbrief Helferzell-Untergruppen

Präanalytik
Siehe zelluläres Immunprofil, S. 89

Normalbereich
Helferzell-Untergruppen für 20- bis 55jährige:

Langzeitaktivierte Helferzellen (HLA-DR+/CD4+)	3–6%*
Kurzzeitaktivierte Helferzellen (CD25+/CD4+)	2–5%*
Memory-Helferzellen (CD45RO+/CD4+)	38–61%**
Naive Helferzellen (CD45RA+/CD4+)	37–56%**
Verhältnis Memory:Naive	0,7–1,6

* bezogen auf Gesamt-Lymphozyten, Werte sind abhängig vom eingesetzten Test-Antikörper und der Bestimmungsmethode
** bezogen auf Gesamt-Helferzellen, Werte sind altersabhängig, absolut jeweils mindestens 220 Zellen/µl

Die Referenzwerte für die genannten Untergruppen sind nicht nur vom analytischen Verfahren, sondern insbesondere vom Patientenalter abhängig. Letzteres überrascht wenig, wenn man bedenkt, daß das Immunsystem im hohem Alter seines Trägers mit einer kumulativ angewachsenen Zahl von verschiedenen bakteriellen und viralen Antigenen in Kontakt gekommen ist. Der Zuwachs von Memory-Zellen akzentuiert sich durch eine gleichzeitige Abnahme von naiven (neugebildeten) Zellen. Dieses wiederum hat seine Basis einerseits in der mit dem Alter fortschreitenden Verkümmerung der Thymusdrüse (Thymusinvolution) und andererseits in der Verlängerung des Generationszyklus bei der Zellteilung, die sich in Mauserungsgeweben besonders deutlich zeigt.

Diese Veränderungen erklären, daß Senioren einerseits in der Regel gegen die typischen einheimischen Kinderinfektionskrankheiten gefeit sind, andererseits jedoch ein immunologisches Handicap haben, wenn sie mit bisher dem Immunsystem unbekannten Erregern konfrontiert werden.

So können die naiven Helferzellen als „immunologische Reserve für Erstreaktionen" bezeichnet werden, während die Memory-Helferzellen am treffendsten als präsensibilierte hochreaktive Spezialisten zu charakterisieren sind. In Anbetracht der heutigen Reiselust der Rentner in ferne Länder sollten solche Grundlagen nicht außer acht gelassen werden.

Beurteilung von Normabweichungen

Eine isolierte Bewertung der Daten aus der Helferzell-Subdifferenzierung sollte grundsätzlich nie vorgenommen werden. Unabdingbar ist es in jedem Fall, die Meßwerte aller T-Zell-Parameter mitzuberücksichtigen (Tab. 3-4).

Primäre diagnostische Rückschlüsse

Einen hohen diagnostischen Stellenwert haben Helferzell-Untergruppen-Verschiebungen bei **entzündlichen Erkrankungen,** die eine autoimmune Komponente enthalten oder als Autoaggressionskrankheiten definiert sind. In solchen Fällen kann ein starkes Anwachsen des Memory:Naiven-Verhältnisses, insbesondere wenn parallel hierzu ein Anstieg der kurzzeitaktivierten Helferzellen (bei meist schon vorher hohen langzeitaktivierten Helferzellen) erfolgt, einen Entzündungsschub ankündigen.

Bei der **Multiplen Sklerose** (Encephalomyelitis disseminata) fällt bei der schubförmig-remittierenden Verlaufsform ein Abfall der naiven Helferzellen während oder kurz vor einer Schubphase auf. Beruhend auf solchen Beobachtungen und anhand einiger In-vitro-Untersuchungen ist man zu der Annahme gekommen, daß naive Helferzellen neben ihrer Rolle als potentiell rekrutierbare Unterstützer einer Immunantwort auch ein funktionelle Bedeutung in der Repression einer Immunantwort als sogenannte Suppressor-Inducer-Zellen besitzen. Sichere Beweise hierfür liegen jedoch bis heute nicht vor, wenngleich die Existenz eines solchen Mechanismus in der Fachwelt kaum umstritten ist.

Nachrangige diagnostische Rückschlüsse

Die zweitwichtigste Fragestellung, die anhand einer Subklassifizierung angegangen werden kann, betrifft **multimorbide Patienten** mit auffallend vielfältiger Anamnese. Hierzu zählen Personen, die aufgrund einer Candidose an Darmstörungen leiden, chronisch müde sind, oft noch einen allergischen Symptomenkomplex aufweisen und in der Anamnese rezivierende oder chronische Sinusitiden aufweisen. Nicht selten sind zusätzlich umweltmedizisch relevante Faktoren, z.B. Belastungen mit Holzschutzmitteln oder Pesti- und Herbiziden (z.B. im bäuerlichen Bereich) bekannt.

Bei der Basisphänotypisierung sieht man in solchen Fällen, abgesehen von einem meist hohen Helfer:Suppressor-Verhältnis, wenig. Zunächst wird man dann an die Allergie des Patienten erinnert, steht jedoch im Zweifel, ob sich hierin nicht eventuell eine physiologisch wünschenswerte protektive Hochregulation im T-Zell-System widerspiegeln könnte.

Die Subtypisierung macht dann jedoch oft klar, daß der Überschuß der Helferzellen nur durch hohe naive Helferzellen bedingt ist. Außerdem zeigen sich niedrige oder sogar verminderte Werte hinsichtlich der kurzzeitaktivierten Interleukin-2-Rezeptor positiven Helferzellen. Aus immunbiologischer Sicht weist diese Konstellation auf einen dauerhaften Antrieb auf die Neubildung von Helferzellen hin, ohne daß es zu deren (meßbarer) funktioneller Aktivierung kommt. Ein solches Bild ist für einen Allergiker, der sich nicht gerade aktuell in einer akuten Phase befindet, typisch. Allerdings liegt dieselbe Konfiguration auch überraschend häufig dann vor, wenn Schadstoffbelastungen vermutet werden oder bewiesen sind, jedoch eine Allergie (noch) nicht besteht. Obwohl wir anhand einer Auswertung von Daten zum Themenkomplex „intestinale Candidose" eine erhebliche Häufung von Zusatzangaben wie „Schadstoffbelastung mit .." und „Allergie gegen..." beobachteten, sind wir bisher nicht sicher, ob die oben genannten immunologischen Veränderungen auf die Mykose oder auf die Schadstoffbelastung zurückzuführen sind. Es drängt sich allerdings zunehmend der Verdacht auf, daß beide Faktoren hierzu beitragen, wobei eine durch Toxine hervorgerufene Induktion naiver Helferzellen auch das Risiko für Überempfindlichkeitsreaktionen steigern könnte. Verblüffende Ähnlichkeiten zeigen sich diesbezüglich mit dem zellulären Immunprofil von gesunden Kindern, allerdings ohne Berücksichtigung der dort meist niedrigen Helfer:Suppressor-Ratio.

Eine „kindliche" Konstellation der Helfer-Subsets beim Erwachsenen kann umgekehrt ein Hinweis dafür sein, daß die „normalen" Infektionskrankheiten in Kindheit und früher Jugend nicht durchgemacht worden sind oder das Immunsystem nicht zur Gedächtnisbildung anregen konnten. Solche Überlegungen schließen wiederum den Kreis zu epidemiologischen Studien, die zeigen, daß ein allergisches Asthma des Jugendlichen und Erwachsenen um so häufiger auftritt je geringer die Zahl der vorher durchgemachten Infektionskrankheiten ist. Lassen sich solche Zusammenhänge schlüssig beweisen, wird das Aufziehen von Kindern in möglichst steriler Umgebung und der Usus, bei den banalsten Infekten ein Antibiotikum zu verabreichen, mehr denn je zu hinterfragen sein.

Veränderungen der Helfer-Subsets bei Tumorpatienten

Eine in ihrer Häufigkeit ebenfalls dominierende Alteration bei den Helfer-Subtypen ist ein hohes Memory:Naiven-Verhältnis auf der Grundlage defizitärer naiver Helferzellen (absolut oft weit unter 200 Zellen/µl). Sie findet sich häufig bei Tumorpatienten mit niedriger oder mangelhafter Gesamt-T-Zell-Präsenz bei meist hohem Prozentsatz aktivierter Gesamt-T-Zellen.

Ob sich hierunter eine sekundäre „Proliferationsblockade" nach Überstimulation verbirgt, oder ob die oft vor der Analyse vorgenomme Zytostase das Neubildungspotential der Helferzellen nachhaltig beeinträchtigt, bleibt offen. Das relative Überwiegen der Memory-Helferzellen ist jedoch bei solchen Patienten fast nie mit hohen, sondern meist mit niedrigen IL-2-Rezeptor positiven (CD25+) Helferzellen vergesellschaftet, ein Indiz dafür, daß keine verstärkte funktionelle Unterstützung von den überwiegenden Memory-Zellen ausgeht. Vielmehr dürfte der Mangel an naiven Helferzellen allein der Restriktion der **immunologischen Reserve** Ausdruck verleihen.

Veränderungen bei den Helfer-Subsets bei rezidivierenden Infekten

In die gleiche Richtung, allerdings ohne manifesten Mangel an naiven Helferzellen, weisen die hohen Memory:Naiven-Quotienten bei Patienten mit häufigen Infekten. Hier bildet jedoch die Konfiguration nur gerade diese Tatsache ab, ist jedoch keinesfalls im Sinne einer primären zellulären Störung in der Gedächtnisbildung von Helferzellen zu verstehen. In solchen Fällen besteht jedoch oft eine hypoergische Imbalanz in der Verteilung von Helfer- und Suppressorzellen. Eine normale Ratio bei altersbezogen erhöhtem Memory:Naiven-Verhältnis und gleichzeitig leichtgradig erhöhten CD25+-Helferzellen ist dagegen meist Ausdruck einer immunologisch regelgerecht beantworteten (wenngleich noch nicht vollständig überwundenen) Infektion.

Tabelle 3-4   Zusammengestellte Bewertungen von Meßwerten der Helfer-Zell-Subtypisierung in Verknüpfung mit anderen T-Zell-Parametern.

Aktivierte Gesamt-T = Prozent der aktivierten (HLA-DR+) T-Lymphozyten, H:S-Ratio = Helfer:Suppressor-Quotient, Helfer(absolut) = Blutkonzentration der T-Helferzellen, %IL-2R = Helferzell-Anteil mit Interleukin-2-Rezeptor (in % der Lymphozyten), dto. für HLA-DR+ (langzeitaktivierte Helferzellen), % Memory = Anteil der Memory-Helferzellen (CD45RO+/CD4+) an den Gesamt-Helferzellen, dto. für naive Helferzellen (CD45RA+CD4+), M:N-Quotient = Quotient aus Anteil Memory-Helferzellen zum Anteil naiver Helferzellen.

∅ = im Normalbereich, (↓) leicht vermindert, (↑) = leicht erhöht, ↓ / ↑ = vermindert bzw. erhöht, ↓↓ / ↑↑ = stark vermindert bzw. stark erhöht.

Helfer-Subsets								
Vorbedingungen		Konstellationen						Bewertung
Aktiv. Gesamt-T	H:S-Ratio	Helfer (absolut)	% IL-2R+	% HLA-DR+	% Memory	% Naive	M:N-Quotient	
∅/(↑)/(↓)	∅/(↑)/(↓)	∅	∅	∅	∅	∅	∅	o.B.
∅/(↑)/(↓)	∅/(↑)/(↓)	∅	∅	∅	∅	∅/(↑)	(↓)	o.B. insbes. bei jüngeren (< 40 J.) Patienten
∅/(↑)/(↓)	∅/(↑)/(↓)	∅	↓	∅	∅	∅	∅	niedrige aktuelle IL-2-Freisetzung
∅/(↑)/(↓)	∅/(↑)/(↓)	∅	↓	↓	∅	∅	∅	verminderte Stimulierbarkeit im T-Zell-System (funktionelles Immundefizit?)
↑	∅/(↑)/(↓)	∅	↓	∅/(↓)	∅	∅	∅	bevorzugt Aktivierung bei Suppressor-Zellen; dies relativiert z.B. hohe H:S-Ratio
∅/↑	↑	∅	∅/(↑)	∅	∅	↓	↑	reaktive Entzündungsreaktion bei chron. bakt. Infektion; Autoimmunerkrankung; bevorstehende Schubphase
↑↑	∅/↑	∅	↑	∅/(↑)	∅	↓	↑↑	evtl. aberrante Helferzell-Stimulation (etablierte chron. Autoimmunerkrankung)
↑↑	∅/(↑)/(↓)	↓	↑↑	↑	↑	↓↓	↑–↑↑	beginnende Überstimulation residueller Helferzellen (Zytostase?); mangelhafte Neubildung omnipotenter naiver Helfer-Zellen
↑	∅/(↑)/(↓)	∅	↓	∅/(↓)	↓	∅	↓	Erschöpfung d. Helfer-Zytokinsekr. bei chron. mikrob./tox. Herd oder funkt. Immundefektsyndrom mit mangelh. Ind. eines immunol. Gedächtnisses
∅/(↓)	↑	∅	∅/(↓)	∅/(↓)	∅/(↓)	↑↑	↓	Veränderung im Zytokinmuster: Allergiker? (zu niedriges Memory)
∅	↓	∅/(↓)	∅	↑	↓↓	∅/(↑)	↓↓	konstitut. Helferzellschwäche mit sekundärer Langzeitaktiv. z.B. bei Virusinfekten und Patienten im Z. n. Ca.
∅	∅/↑	∅	∅	∅/(↑)	↓	↑	↓	primäre Verstärkung der Neubildung von Helferzellen; niedriges immunologisches Gedächtnis

3.2.6 Voraussetzungen für die valide Bewertung eines zellulären Immunprofils

Aus den vorangegangenen Abschnitten geht hervor, daß eine zellulärer Immunstatus die Abwehrlage wie eine Momentaufnahme abbildet, bei der eventuell unterschiedliche endogene und exogene Faktoren sich komplex überlagern können, wobei auch insbesondere eine bereits vorgenommene Einnahme von Medikamenten bei der Datenauswertung Berücksichtigung finden muß.

Das Ziehen treffender Schlußfolgerungen durch den Experten hängt damit maßgeblich von der vom Therapeuten zur Verfügung gestellten Information über Krankheiten, Medikamente und Anamnese ab. Auch zum Teil unwesentlich erscheinende Gewohnheiten (z.B. Raucher/Nichtraucher) oder Angaben zum Ausmaß von Schmerzen des Patienten oder sonstigen psychovegetativen Auffällig-

keiten, wie etwas das heutzutage weit verbreitete „Disstreß-Syndrom" oder das nicht weniger häufige unklare chronische Müdigkeitssyndrom sind Faktoren, die in die Befundinterpretation mit einfließen sollten. Unabdingbare Angaben sind das Alter und das Geschlecht des Patienten, eine etwaige Behandlung mit Immunsuppressiva oder Zytostatika oder eine bereits vorgenommene Immuntherapie. In Tabelle 3-5 sind die wesentlichen Punkte aufgeführt, die vom Einsender, der den Auftrag zur Erstellung eines zellulären Immunprofils an das Labor erteilt, beachtet werden sollten.

3.2.7 Vorgehensweise bei der Interpretation von zellulären Immunprofilen

In aller Regel betrachtet man die Zahlenwerte zunächst für sich und prüft auf Verände-

Tabelle 3-5   Notwendige Angaben im Einsendeschein für die valide Bewertung der Analysenergebnisse zum zellulären Immunprofil.
Personendaten
Name, Vorname, ggf. Adresse
Geburtsdatum
Geschlecht
Zustand und Krankheit des Patienten, ggf. Verdachtsdiagnose
Vorliegen einer Schwangerschaft
BSG
Erhöhte Infektanfälligkeit?
Diabetes?
Lymphknotenschwellungen?
Aktueller Schnupfen oder grippaler Infekt?
Auffällige Labordaten?
Alkohol- und/oder Nikotinabusus?
bei Tumorpatienten: Bezeichnung und Sitz sowie histol. Staging des Tumors Rezidiv, Zweitkarzinom laufende Therapie

Tabelle 3-5 (Fortsetzung).
Anamnese
untypische Kinderkrankheiten
Karzinom-Krankengeschichte: Zeitpunkt der Diagnose, der Operation, ggf. der Zytostase
Trans- oder Implantat-Träger?
Sind in letzter Zeit Impfungen vorgenommen worden?
Sind in letzter Zeit wg. einer anderen Grunderkrankung Immunsuppressiva verabreicht worden?
Medikamente/Behandlungen
möglichst alle verschriebenen Medikamente, auch die der Selbstmedikation, insbesondere jedoch: Kortikosteroide und andere Immunsuppressiva Zytostatika/Radiatio Antiphlogistika Antibiotika/Antimykotika/Virustatika

rungen des weißen Blutbildes und auf Normabweichungen hinsichtlich der Absolutzahlen von Lymphozyten-Subpopulationen.

Fallbeispiel 1. Findet man wie im Beispiel der Abbildung 3-4 (Fall eines Nierentransplantatempfängers unter Ciclosporin-A- und Kortikosteroid-Therapie) eine lymphozytopenische Verschiebung des weißen Blutbilds und ein substantielles B-Zell-Defizit, wird man zunächst an die wahrscheinlichen Auswirkungen der verabreichten Immunsuppressiva denken, zumal auch mit 0,4 eine maßgeblich invertierte Helfer:Suppressor-Ratio vorliegt. Auch der Anteil aktivierter (HLA-DR+)-T-Lymphozyten erhöht sich unter Steroiden bei bereits vorliegender Präaktivierung. Hinsichtlich der hohen zytotoxischen T-Zellen (CTL) sind zwei Interpretationsmöglichkeiten offen: entweder ist oder war die medikamentös herbeigeführte Immunsuppression so stark, daß sich ein Virusinfekt (z.B. eine CMV-Infektion) entwickelt hat oder es ist im Zusammenhang mit einer verspäteten Abstoßungsreaktion zur proliferativen Aktivierung potentiell gewebsschädigenden Immunzellen gekommen. Das Memory:Naiven-Verhältnis bei den Helferzellen ist jedoch hoch, was man unter Steroiden nicht erwartet. Hinzu kommt ein angestiegener Wert von langzeitaktivierten Helferzellen bei nicht niedrigen (aber auch nicht erhöhten) CD25+/CD4+-Lymphozyten.

Die **Schlußfolgerung** lautet damit hier: „Erhebliche Immundefizienz bei starker Voraktivierung des gesamten T-Zell-Systems, T-Helferzell-Absolutzahl-Defizit bei nahezu vollständiger Unterdrückung der B-Lymphozyten. Wegen der manifesten überhöhten Gesamt-T-Zellaktivierung, die hinsichtlich der IL-2-Rezeptor-Koexpression auf Helferzellen wahrscheinlich nur deshalb nicht erkennbar ist, weil die verabreichten Immunsuppressiva diese Zellen erwartungsgemäß funktionell unterdrücken – aber auch wegen der diskreten Vermehrung von CTL – ist eventuell eine Dosisreduktion, keinesfalls jedoch ein Absetzen der immunsuppressiven Behandlung angezeigt. Hinsichtlich der eventuell doch auf eine Virusinfektion zurückführbaren CTL-Erhöhung, könnte allerdings ein Erregernachweis oder Ausschluß, insbesondere im Hinblick auf CMV, anzuraten sein."

LABORATORIUM FÜR SPEKTRALANALYTISCHE
UND BIOLOGISCHE UNTERSUCHUNGEN

Dr. Bayer GmbH & Co.

Bopserwaldstraße 26 · D 70184 Stuttgart · Telefon 0711/164180 · Fax 1641818

ZELLULÄRES IMMUNPROFIL PANEL 2

Anal.Nr.   : 415497   Datum: 2.10.95

Einsender   : ■■■■■■■■■■■■■■■■■■

Patient   : ■■■■■■■■■■■■■■■■■■■■■■■■■■■

Geb.-Datum : 05.07.1941

Diagnose   : Z. n. allogener Nierentransplantation; CyA: 2 x 150 mg/die, Imurek 50 mg/die

---

	Ergebnis	Normalbereich	
Thrombozyten		200000 - 300000	**205000**

Weißes Blutbild

	% der Leukozyten		Zellen/µl	
Leukozyten			4000 - 10000	**4800**
Lymphozyten	**18**	20-35	1000 - 3600	**860**
Monozyten	**8**	4 - 9	80 - 690	**380**
Granulozyten	**74**	58-72	2300 - 6900	**3550**

Typisierung Lymphozyten

	% der Lymphozyten			
T-Lymphozyten	**87**	60 - 75	700 - 2200	**750**
B-Lymphozyten .	**1**	7 - 15	80 - 450	**10**
Aktivierte T-Zellen	**19**	5 - 10	50 - 270	**160**
T-Helfer-Zellen	**24**	40 - 50	400 - 1500	**210**
T-Suppressor-Zellen	**66**	27 - 37	290 - 1100	**570**
Nat. Killer (NK)-Zellen	**7**	9 - 21	100 - 640	**60**
Zytotoxische T-Zellen	**13**	2 - 8	20 - 180	**110**
Verhältnis Helfer / Suppressor:	**0,4**	(1,1 - 1,7)		

Subtypisierung Helferzellen

	% der Lymphozyten		% der Helfer (CD4+)-Zellen	
Akt. (HLA-DR+) Helfer	**4**	3 - 6		
Akt. (IL-2R +) Helfer	**10**	2 - 5		
Memory (CD4+/CD45RO+)	**14**		38 - 61	**56**
Naive (CD4+/CD45RA+)	**7**		37 - 56	**29**
Verhältnis Memory / Naive			0,7 - 1,6	**1,92**

Abb. 3-4   Fallbeispiel 1: Nach allogener Nierentransplantation.

**LABORATORIUM FÜR SPEKTRALANALYTISCHE
UND BIOLOGISCHE UNTERSUCHUNGEN**

Dr. Bayer GmbH & Co.

Bopserwaldstraße 26 · D 70184 Stuttgart · Telefon 0711/164180 · Fax 1641818

ZELLULÄRES IMMUNPROFIL

Anal.Nr.	: 415718	Datum: 5.10.95
Einsender	: ■■■■■■■■■■■■■■■■■■	
Patient	: ■■■■■■■■■■■■■■■■■■■■■■■■■■■	
Geb.-Datum	: 14.04.36	
Diagnose	: Chronische Polyarthritis, Otitis, HWS-Syndrom, Roehmheld	

Präparationsmethode: VOLLBLUT

	Ergebnis	Normalbereiche		Absolutzahlen
	% der Leukozyten	%	Zellen/µl	Zellen/µl
Thrombozyten	→		200000 - 300000	**257.000**
Leukozyten	→		4000 - 10000	**12.600**
Lymphozyten	**47**	20 - 35	1000 - 3600	**5920**
Monozyten	**3**	4 - 9	80 - 690	**380**
Granulozyten	**51**	58 -72	2300 - 6900	**6430**

	% der Lymphozyten			
T-Lymphozyten	**30**	60 - 75	700 - 2200	**1780**
B-Lymphozyten	**58**	7 - 15	80 - 450	**3430**
Aktivierte T-Zellen	**2**	5 - 10	50 - 270	**120**
T-Helfer-Zellen	**23**	40 - 50	400 - 1500	**1360**
T-Suppressor-Zellen	**17**	27 - 37	290 - 1100	**1010**
Nat. Killer (NK)-Zellen	**9**	9 - 21	100 - 640	**530**
Zytotoxische T-Zellen	**2**	2 - 8	20 - 180	**2**

Helfer / Suppressor-Verhältnis: 1,4   (1,1 - 1,7)

Leitung:

**PROF. DR. DR.MED. K. SCHMIDT
DR.MED. KURT WILLY BRÜCKEL
DR.RER.NAT. WOLFGANG BAYER**

Abb. 3-5   Fallbeispiel 2: Chronische Polyarthritis.

Fallbeispiel 2. Im zweiten Beispiel (Abb. 3-5, chronische Polyarthritis) imponiert eine Leukozytose und eine absolute Lymphozytose bei einem markanten Überschuß von B-Lymphozyten. Die relativen Defizite bei allen T-Zell-Subsets sind irrelevante Epiphänomene (= unbedeutsame rechnerische Folgen) der B-Zell-Vermehrung. Ein Veränderung in der T-Zell-abhängigen Immunregulation ist ebenso wenig sichtbar wie Anhaltspunkte für eine übermäßige T-Zell-Aktivierung. Die NK-Zellen sind unauffällig.

Die **Schlußfolgerung** lautet: „Die Leukozytose bei relativer Lymphozytose verweist auf einen postakuten entzündlichen Prozeß, wahrscheinlich auf der Grundlage von bereits längerfristig ablaufenden Aktivierungsvorgängen im gesamten Abwehrsystem. Eine Vermehrung wird hier jedoch ausschließlich und selektiv bei den B-Lymphozyten beobachtet. Dies ist zwar einerseits ein typisches assoziiertes Befundmerkmal bei pcP, andererseits werden in der überwiegenden Mehrzahl der Fälle auch T-Zell-Normabweichungen (insbesondere erhöhte aktivierte T-Zellen) erkennbar. Das Ausbleiben einer solchen Veränderung kann den partiellen Erfolg einer inzwischen eingeleiteten Therapie widerspiegeln oder auf eine immunologisch nicht vollständig typische Form der pcP hinweisen. Normale T-Zell-Konstellationen haben im Hinblick auf die oft fortschreitenden Gelenksdestruktionen eine bessere Prognose als solche Fälle, die mit starken T-Zell-Aktivierungen und/oder einer Verschiebung der Immunregulation einhergehen. Jedoch wird bei einer Leukozytose eine antiphlogistische Therapie (NSAID) unabdingbar sein, eventuell jedoch auch der Einsatz niedrig dosierter Kortikosteroide zu erwägen sein. Letzteres wird sich auch nach der klinischen Situation richten müsssen. Wir empfehlen außerdem den Einsatz von proteolytischen Enzymen, hier insbsesondere um die proinflammatorische Wirkung von Rheumafaktoren und anderen zirkulierenden Immunkomplexen auszuschalten bzw. abzuschwächen."

Fallbeispiel 3 (Candida-Mykose). Die Daten der Abb. 3-6 lassen zunächst eine Leukopenie mit leichtgradiger absoluter Granulozytopenie erkennen. Die Konstellation im Verteilungsmuster der Lymphozyten ist im wesentlichen unauffällig. Zwar liegt damit kein Selektivdefizit vor (die Lymphozyten-Absolutzahl fällt allerdings auch grenzwertig niedrig aus), jedoch sollte nicht ganz vernachlässigt werden, daß die Gesamtzahl der T-Lymphozyten defizitär ist und auch eher niedrige Werte für Helfer- und Suppressor-Zellen vorliegen.

Bei der Subtypisierung der Helferzellen fällt ein altersbezogen deutlich vermindertes Memory: Naiven-Verhältnis auf. Die Langzeitaktivierung im Helferzell-System ist unbeträchtlich höher als die Kurzzeitaktivierung. Dennoch ist davon auszugehen, daß bei den Helferzellen das immunologische Gedächtnis unzureichend entwickelt ist. Niedrige T-Zellen und mangelnde Präsensibilisierung der Helferzellen können u.U. auch einer Leukopenie den Boden bereiten oder sie sogar verursachen.

„In erster Linie ist aktuell das Hauptaugenmerk auf die Granulozyten zu richten, da Defizite bei diesen Zellen langfristig, obgleich im Ausmaß nicht gravierend, immer eine eingeschränkte endogene Kontrolle des Wachstums von Pilzen auf Schleimhäuten nach sich ziehen. Zur Therapie wird aktuell der Einsatz eines Antimykotikums (Nystatin oder Sempera empfohlen), da sich Leukopenien oft nicht schnell genug durch immunbiologische Begleitbehandlungen beheben lassen. Fortfahrend würden wir jedoch auch eine Behandlung mit Leukominerase beginnen, um eine verbesserte Granulozytopoese zu erreichen. Bei insgesamt niedrigem Aktivierungsgrad im T-Zell-System kommt als Begleitmedikation ein Phytotherapeutikum vom Typ Echinacea in Betracht. Bleibt dennoch langfristig ein T-Zell-Absolutzahl-Defizit, wird an den Einsatz von BRM wie Thymuspeptiden zu denken sein."

LABORATORIUM FÜR SPEKTRALANALYTISCHE
UND BIOLOGISCHE UNTERSUCHUNGEN

Dr. Bayer GmbH & Co.

Bopserwaldstraße 26 · D 70184 Stuttgart · Telefon 0711/164180 · Fax 1641818

ZELLULÄRES IMMUNPROFIL PANEL 2

Anal.Nr.	:	417766

Datum: 24.10.95

Einsender : ■■■■■■■■■■■■■

Patient : ■■■■■■■■■■■■■■■■

Geb.-Datum : 11.04.43

Diagnose : Candida-Mykose und Schimmelpilz

	Ergebnis	Normalbereich	
Thrombozyten		200000 - 300000	**163000**

Weißes Blutbild

	% der Leukozyten		Zellen/µl	
Leukozyten			4000 - 10000	**3000**
Lymphozyten	34	20-35	1000 - 3600	**1020**
Monozyten	6	4 - 9	80 - 690	**180**
Granulozyten	61	58-72	2300 - 6900	**1830**

Typisierung Lymphozyten

	% der Lymphozyten			
T-Lymphozyten	63	60 - 75	700 - 2200	**640**
B-Lymphozyten	11	7 - 15	80 - 450	**110**
Aktivierte T-Zellen	4	5 - 10	50 - 270	**40**
T-Helfer-Zellen	46	40 - 50	400 - 1500	**470**
T-Suppressor-Zellen	29	27 - 37	290 - 1100	**300**
Nat. Killer (NK)-Zellen	19	9 - 21	100 - 640	**190**
Zytotoxische T-Zellen	3	2 - 8	20 - 180	**30**
Verhältnis Helfer / Suppressor:	**1,6**	(1,1 - 1,7)		

Subtypisierung Helferzellen

	% der Lymphozyten		% der Helfer (CD4+)-Zellen	
Akt. (HLA-DR+) Helfer	5	3 - 6		
Akt. (IL-2R +) Helfer	4	2 - 5		
Memory (CD4+/CD45RO+)	36		38 - 61	**40**
Naive (CD4+/CD45RA+)	65		37 - 56	**68**
Verhältnis Memory / Naive			0,7 - 1,6	**0,55**

Abb. 3-6   Fallbeispiel 3: Candida-Mykose, Schimmelpilzbelastung.

3.2.8 Funktionelle Parameter der Granulozyten

3.2.8.1 Chemotaxis, Phagozytose, Bakterizidie

Wenngleich auch in den vorherigen Abschnitten stark auf die Bedeutung der Lymphozyten in der Immunreaktion abgehoben wurde, sollte nicht verkannt werden, daß Granulozyten wichtige Eliminatoren von Erregern sind, ohne die es zur Persistenz einer Vielzahl von Erregern kommen würde. Eine wichtige Voraussetzung für die Granulozyten, eine Attacke auf Pathogene überhaupt durchführen zu können, ist, daß sie an den Ort des Geschehens, d.h. an den Erregerherd gelangen. Dieses bewerkstelligen sie im aktiven Vorgang der **Chemotaxis** auch unter Überwindung von Gewebebarrieren (Diapedese).

Eine erworbene oder angeborene Schwäche der Granulozyten eine gerichtete Chemokinese, d.h. eine Chemotaxis auszuüben, läßt sich mittels einer die natürliche Situation simulierenden Versuchsanordnung in vitro messen.

Die **Phagozytose**, d.h., die Einverleibung von Erregern in ein granulozytäres Phagosom, ist ein zweiter unabdingbarer, allerdings von der Chemotaxis weitgehend unabhängiger Schritt am Beginn einer Erregereliminierung. Ihr folgt die Verschmelzung mit Lysosomen, die in ein sekundäres Phagosom mündet. Man kann dieses im Laborversuch auch durch komplementbeladene Kohlepartikel nachahmen, neuere und quantitativ besser auswertbare Methoden bedienen sich der Durchflußzytometrie. Für isolierte Phagozytose-Defekte sind bisher keine definierten Krankheitsentitäten beschrieben, doch weist die Praxis darauf hin, daß solche zumindest graduellen Störungen der Phagozytose durchaus vorliegen, wobei als assoziierte Krankheit hier z.B. eine Candidose zu nennen wäre.

Der **oxidative oder respiratorische Burst,** meßbar sowohl durch die Veränderung im NADP+/NADPH/Oxidase-System als auch durch die Aufnahme eines Chemilumineszenzsignals als Ausdruck des wirksamen Prinzips der Sauerstoffradikalenbildung und der Bildung von toxischem HOCl, dient dem letztendlichen Abtöten des Keims, ohne die die Verdauung durch lysosomale Enzyme nicht stattfinden kann.

Eine sehr bedeutsame, wenn auch nicht allzu häufig anzutreffende Erkrankung, die dieses System betrifft, ist die chronische oder septische Granulomatose. Grundlage der Krankheit ist ein genetischer Defekt. Es ist vorwiegend das Verbleiben (die Persistenz) des Keimes, bei intakter Chemotaxis der Granulozyten, der hier schnell und bei an sich banalsten Infekten zu Granulomen führt. Im Labortest kann man die Fähigkeit der Granulozyten, zell- und erregerschädliche Sauerstoffradikale zu generieren, mit Hilfe eines Chemiluminometers messen. Supranormal verstärkte respiratorische Bursts sieht man bei Rauchern und bei entzündlichen Krankheiten, insbesondere in der Schubphase (z.B. rheumatoide Arthritis). Oft reduzierte Antworten sieht man bei Patienten mit gravierender intestinaler Mykose, aber auch bei solchen mit rezidivierender Otitis.

3.2.9 Funktionsprüfung von Lymphozyten

Mit dem erst seit kurzem verfügbaren Antikörper gegen das CD69-Antigen kann die Aktivierbarkeit von Lymphozyten durch Mitogene, aber auch durch natürlich vorkommender Antigene (z.B. etwa Bakterien- und Virusantigene) oder Allergene getestet werden. Gegenüber dem klassischen Lymphozytentransformationstest (LTT) hat diese Methode mehrere Vorteile. Da das CD69-Oberflächenantigen bereits nach 4 Stunden Stimulierung auf Lymphozyten als Ausdruck einer Kurzzeitaktivierung exprimiert wird, führt die Methode sehr viel früher zu Ergebnissen als der LTT, der mindestens eine 72stündige Stimulation voraussetzt.

Zweitens kann auf den Einsatz von radioaktivem ^{3}H-Thymidin verzichtet werden. Der größte Vorteil gegenüber dem LTT liegt allerdings darin, daß nach Stimulationsende mit Hilfe einer Dreifarben-Fluoreszenz am Durchflußzytometer nachgewiesen werden kann, welcher Zelltyp – bzw. welcher der Zelltypen am meisten – durch den Test-Stimulus aktiviert wurde. Mittels dieses Tests kann man damit sowohl die **Aktivierbarkeit** von T-Zellen und T-Zell-Untergruppen als auch von B-Lymphozyten und NK-Zellen messen.

Das **diagnostische Feld** dieser Untersuchungsmethode umfaßt in erster Linie Patienten mit Immundefekten, bei denen geprüft werden soll, ob z.B. mit Immunstimulanzien noch eine gewisse oder sogar zufriedenstellende Aktivierung der Abwehr erreicht werden kann. Andere Untersuchungen zeigten, daß z.B. AIDS-Patienten eine um so bessere Prognose haben, je höher der Anteil von Helferzellen ist, der noch auf ein Superantigen reagiert, d.h. CD69 auf der Zelloberfläche ausdrücken kann. Auch andere diagnostische Einsatzgebiete werden zunehmend offenkundig. So weisen erste Daten darauf hin, daß mit dieser Methode verläßlich herausgefunden werden kann, ob und inwieweit eine Allergisierung mit einem Fremd- oder Schadstoff stattgefunden hat.

> Das hauptsächliche Ziel dieses Testverfahrens liegt jedoch in der Beantwortung der Frage, wie hoch bei einem vorab immunkompromittierten Patienten die noch verbliebene Reaktionsfähigkeit von Immunzellen ist.

3.3 Laborparameter der Entzündung

3.3.1 Neopterin

Das Neopterin wird zwar methodisch als humorale Substanz bestimmt, ist jedoch aufgrund seiner Abstammung aus aktivierten Monozyten ein Laborparameter, das ausschließlich den zellulären Aktivierungszustand widerspiegelt. Neopterin wird als Zellstoffwechselprodukt, synthetisiert aus Guanosintriphosphat (GTP), von Makrophagen nach Stimulation mit γ-Interferon gebildet und freigesetzt.

> Ein Ansteigen der Neopterinkonzentration im Blut spiegelt unspezifisch eine aufkommende oder zunehmende zelluläre Abwehr- und Entzündungsreaktion wider und tritt mit oder teilweise vor dem Beginn von klinisch faßbaren Symptomen ein.

Die **Bestimmung** von Neopterin kann außer im Serum auch im Urin stattfinden. Verfolgt man bei einem Kranken, der an einer schubweise verlaufenden Entzündung mit autoimmuner Komponente leidet, die Neopterinspiegel und vergleicht sie mit der klinischen Einstufung der Entzündungsaktivität (anhand sogenannter „Scores"), so überrascht weniger die gute Übereinstimmung, sondern vielmehr das zeitliche Vorauslaufen von Konzentrationsveränderungen im Neopterin vor der manifesten Änderung der klinischen Situation.

Der sinnvolle **Einsatz** einer Neopterinbestimmung wird vorwiegend auf die Verlaufskontrolle einer bereits feststehenden Erkrankung beschränkt bleiben. Eine bedingt differenzierende Aussagekraft hat der Neopterinwert bei Infektionen, wenn Ungewißheit über die Natur des Erregers herrscht. So gehen Virusinfekte (fast) immer, bakterielle Infektionen dagegen selten (Ausnahme: schwerer septikämischer Zustand) mit erhöhten Neopterinkonzentrationen einher.

Steckbrief Neopterin

Präanalytik

– Keine besondere Patientenvorbereitung
– 24-h-Sammelurin oder Mittelstrahlurin bei Bestimmung im Harn
– Serum bei Bestimmung im Blut
– Die Stabilität des Analyten beträgt 3 Tage, wenn die Probe im Dunkeln aufbewahrt wird
– Bis zum Transport die Probe im Kühlschrank aufbewahren, Röhrchen mit Alufolie umwickeln, da Neopterin lichtempfindlich ist.

Normalbereich

Harn:

Männer: 130–600 µg/l oder 58–178 µmol/mol Kreatinin*

Frauen: 135–660 µg/l oder 60–196 µmol/mol Kreatinin*

* Bei Messungen in einer Urinprobe (und nicht im 24-h-Sammelurin) ist es sinnvoll, die Konzentration in Relation zum Kreatinin zu setzen.

Serum:

Kleiner als 10 nmol/l

Beeinflussungen/Verfälschungen von Meßergebnissen

Obgleich im klinischen Bereich Neopterinbestimmungen eine etablierten Stellenwert bei der **Überwachung von Transplantatempfängern** haben, kann es gerade dort zu wesentlichen Problemen in der Bewertung kommen. Primäres Ziel einer Neopterinbestimmung ist dort, eine mögliche Abstoßungsreaktion gegen das empfangene Organ (z.B. eine gespendete Niere) frühzeitig genug zu erkennen, um ggf. mit einer höheren Dosis eines Immunsuppressivums darauf reagieren zu können.

Andererseits könnte es bereits zu einer CMV-Infektion gekommen sein, die bei solchen Personen (gerade wegen der Immunsuppression) recht häufig auftritt und zudem den Transplantationserfolg zunichte machen kann. Da jedoch sowohl die Virusinfektion als auch eine beginnende Abstoßung zu erhöhten Neopterinwerten führt, sind prekäre Fehlinterpretationen vorprogrammiert. Hinzu kommt eine (zumindest graduelle) Verfälschung des Meßwerts durch jede Art von eingeschränkter Nierenfunktion, die trotz der Mitbestimmung von Kreatinin nicht ausgeklammert werden kann. Allgemein wird eine Beeinflussung des gemessenen Neopterinwertes durch Medikamente und eine veränderte Stoffwechsellage (Alkalose) für möglich gehalten. Andere Pteridine als das Neopterin scheinen dagegen die Analyse nicht zu stören.

Beurteilung

Bisher werden ausschließlich **erhöhte** Neopterinspiegel diagnostisch herangezogen. Man findet erhöhte Werte insbesondere bei Virusinfektionen, aber auch bei vielen chronisch-entzündlichen und konsumierenden Primärerkrankungen. Dazu zählen Krankheitsbilder wie die rheumatoide Arthritis (insbesondere in Schubphasen), systemische Autoimmunkrankheiten wie der systemische Lupus erythematodes, die akute Transplantatabstoßungsreaktion und eine Reihe von malignen Erkrankungen. Der Vollständigkeit halber sollte auch noch die systemische Bakterienintoxikation (bakterielle Septikämie) genannt werden.

Bei **Karzinompatienten** prognostiziert ein vor Therapiebeginn stark erhöhter Neopterinwert eine Verschlechterung des klinischen Zustands. Auch werden oft bereits Monate vor
der klinischen Diagnose eines Rezidivs oder einer Metastasierung signifikant erhöhte
Neopterinwerte beobachtet.
Meist sehr deutliche Anstiege kennzeichnen Virusinfektionen, da diese in erster Linie eine
T-Zell-Aktivierung und eine nachfolgende Makrophagenaktivierung hervorrufen. Besonders gilt dies für Patienten mit einer **HIV-Infektion,** die sowohl initial nach der Infektion als
auch beim Übergang in das AIDS-Stadium, stark erhöhte Neopterinkonzentrationen aufweisen.
Therapeutisch muß je nach zugrundeliegender Krankheit unterschiedlich reagiert werden.
Oft wird die Behandlung mit Antiphlogistika oder Immunsuppressiva intensiviert werden
müssen, jedoch nur ausnahmsweise bei Virusinfektionen, wenn z.B. die Immunaktivierung
so stark ausfällt, daß mit einer immunologisch hervorgerufenen Organzerstörung gerechnet
werden muß. Dagegen ist in den meisten Fällen der Einsatz von Virustatika oder eine In-
terferon-Behandlung zu erwägen. Beim Tumorpatienten wird die klinische Revision im Vordergrund stehen, jedoch kann als Begleitbehandlung auch der Einsatz von antiinflamma-
torischen Substanzen oder von Immunmodulatoren angezeigt sein, besonders wenn sich
bereits eine Kachexie anzubahnen droht.

3.3.2 Immunoglobuline

Die Ermittlung der Zellzahl oder des Anteils
an B-Lymphozyten am Gesamtlymphozyten-
pool kann die Frage nach einer genügenden
oder veränderten Präsenz von Immunglobulinen im Serum des zu untersuchenden Patienten nicht definitiv beantworten.
Die Basis dieses Hindernisses ist vorwiegend in dem Umstand zu sehen, daß sich B-
Lymphozyten nach ihrer Transformation zu
Plasmazellen vorwiegend in den sekundären
lymphatischen Organen ansiedeln und damit
einem Nachweis im peripheren Blut entgehen. Eine quantitative Bestimmung der Immunglobuline wird daher für eine aktuelle
Bestandsaufnahme des humoralen lmmun-
systems unabdingbar. Die Klassifizierung vorhandener Antikörper erlaubt Aussagen z.B.
über spezifische Defizite an Immunglobulinen (z.B. isolierter IgA- oder IgG-Defekt)
oder darüber, ob sich im Fall von aktuellen
Infektionen der Patient in einer humoral-
reaktiven Anfangs- oder Überwindungsphase
befindet.

Eine Immunglobulinbestimmung dient damit
gleichermaßen einer Aufklärung unbekannter Immunmangelsyndrome, d.h. von übermäßig häufigen Infekten, als auch der Abklärung von Entzündungsphasen. Letzteres
insbesondere im Hinblick auf den Verdacht
einer durch Infektion hervorgerufenen Entzündung. Dabei kann man diagnostisch die
Tatsache nutzen, daß die B-Lymphozyten in
Abhängigkeit von der Infektionsphase und
vom Ort der Infektion unterschiedliche Anti-
körperklassen bilden (Tab. 3-6).
Andere immunologische Zusammenhänge gelten für das IgE, dessen Quantifizierung überwiegend zur Abklärung von eventuell erhöhten Spiegeln eingesetzt wird, wie sie vorzugsweise bei atopischen Allergikern eintreten.
IgD, das noch nicht aktivierte B-Lymphozyten zusammen mit IgM auf der Zellmembran als Antigenrezeptoren tragen, spielt diagnostisch, abgesehen von einigen wenigen
Fällen mit monoklonaler IgD-Gammopathie
(multiples Myelom) keine Rolle, zumal auch
über die Funktion dieser Immunglobulinklasse bisher wenig bekannt ist.

Tabelle 3-6　Immunglobulinklassen: Funktion und verantwortliche Auslöser für einen Konzentrationsanstieg.	
IgA-Antikörper	„Schleimhautbarriere". Zuständig für die Schleimhautdesinfektion. Eine Erhöhung (besonders des sog. sekretorischen IgA) zeigt Entzündungen im Bereich eines Schleimhautorgans an (z.B. Nasennebenhöhlen, Darm)
IgG-Antikörper	dienen vornehmlich dem inneren Systemschutz (Körperinneren) als „Dauerwaffe". Eine Erhöhung ist mehrdeutig. Sie kann in Verbindung mit anderen Hinweisen (z.B. gleichzeitige Erhöhung von IgG und IgM) eine aktuelle Auseinandersetzung mit einem Erreger anzeigen, oder aber nach einer erfolgreichen Therapie bzw. einem spontanen Überwinden der Infektion ein „Restschutztiter" sein (wie nach einer Impfung)
IgM-Antikörper	ist ein sog. Frühantikörper. Reagiert als erster bei Erstkontakt mit einem Erreger und auch bei wiederholten Infektionen (Rezidiven = Rückfällen). Reagiert schnell und zuverlässig, ganz gleich ob sich die Auseinandersetzung auf der Haut, Schleimhaut oder in anderen Organabschnitten (inkl. Blut) abspielt
IgE-Antikörper	haben als ursprüngliche Aufgabe die Abwehr von Parasiten. Sie lagern sich an anderen Immunzellen an (besonders an Mastzellen und basophile Granulozyten) und lösen dadurch die Freisetzung von Enzymen und Gewebshormonen aus. Die dadurch eingeleitete Entzündung dient der Vernichtung des Eindringlings. IgE spielt heute aber diagnostisch die Hauptrolle zur Erkennung akuter allergischer Reaktionen

Steckbrief Immunglobuline

Präanalytik
– Keine besondere Probenvorbereitung
– Venöse Blutentnahme
– Untersuchungsmaterial Serum oder Plasma
– Stabilität der Probe: 5 bis 6 Tage bei Kühlschrankaufbewahrung

Normalbereich
Für über 14jährige (basierend auf Standard IFCC 1993) in g/l:

IgG:	6,8–15,3
IgM:	0,40–1,88
IgA:	0,75–3,74
IgE:	$< 0,24 \times 10^{-3}$
IgD:	0,02–0,04

Beeinflussungen/Limitierung der Aussagekraft/Verfälschungen von Meßergebnissen

Zu hohe Werte bei zu langer Venenstauung: Prozoneneffekt bei sehr hohen Konzentrationen, in hierfür verdächtigen Fällen Wiederholung der Messung mit verdünntem Serum. Monoklonale Gammopathien werden zuverlässiger mit der Serumelektrophorese (z.B. als M-Gradient) erkannt als mittels der üblichen Verfahren zur Immunglobulinklassen-Bestimmung (s.S. 109).

Umgekehrt können die zugrundeliegenden Neoplasien zu einem auffällig niedrigen IgG-Meßwert führen, wenn die entarteten Zellen nur Fragmente von Immunglobulinen synthetisieren, zumal diese selbst wiederum hemmend und verdrängend auf die Synthese normaler Immunglobuline wirken.

Beurteilung

Ausgeprägte **Vermehrungen einzelner Immunglobulinklassen** sollten generell an eine eventuell zugrundeliegende Schwerkettenkrankheit oder an eine lymphoproliferative Erkrankung (lymphoplasmozytoides Immunozytom, chronisch-lymphatische Leukämie) denken lassen. Umkehrt kann ein „Blutkrebs" auch (z.T bis zu 40%) mit einem sekundären Antikörpermangel einhergehen, bevorzugt beim IgA und IgM.

Erhöhte Werte

IgG und IgM: Im Vordergrund steht im Praxisalltag die Verlaufsbeobachtung von IgM und IgG bei initial graduell erhöhten Werten, wobei eine Abnahme von IgM von einem Spitzenwert allerdings nur dann eine sich abschwächende Entzündung oder ein Infektüberwindung ankündigt, wenn nachfolgend auch beim IgG eine absinkende Tendenz zu erkennen ist. Den Erfolg einer Therapie oder die „spontane" Abheilung einer Infektion läßt sich am besten am Abfall von (vorher erhöhtem) IgM ablesen, jedoch ist ein gegensätzlich ansteigendes oder stabil deutlich erhöhtes IgG immer ein Warnzeichen für eine Chronifizierung, zum Teil sogar für das Ausbilden einer nun aseptischen (infekt-reaktiven) Entzündung. (Hinweis: In solchen Phasen, bei denen sich in Organen wie den Gelenken bereits starke entzündliche Symptome entwickelt haben, ist der Versuch eines mikrobiologischen Erregernachweises ebenso nutzlos wie in der Regel das Ansinnen, die Krankheit mittels eines Antibiotikums zu beheben.)

IgA: Bei Schleimhautinfektionen, insbesondere des Darms, ist IgA die oft zuverlässigere Meßgröße als IgM. IgA-Konzentrationsanstiege bleiben allerdings generell über eine weitaus längere Zeit, bezogen auf den Infektbeginn, sichtbar als beim IgM. Erheblich und in der Regel langfistig vermehrtes IgA, teils mit gleichzeitig hohem IgG und IgM findet man außerdem bei Leberprozessen, wobei die Ig-Vermehrung um so höher ausfällt je größer das Ausmaß der eingetretenen Nekrose ist. Bei einer Leberzirrhose, insbesondere jener, die auf einem Alkoholmißbrauch beruht, imponiert erhöhtes IgA oft allein.

IgG, IgM und IgA: Bei einem Patienten (z.B. einem Tumorpatienten), bei dem an sich kein direkter Hinweis auf eine Infektionskrankheit vorliegt und mehr eine routinemäßige Immunglobulinbestimmung durchgeführt wird (z.B. wegen stark beschleunigter Blutsenkungsgeschwindigkeit), sollte man bei erhöhten Werten, gleich welcher Immunglobulinklasse, immer auch an die vorangegangene Krankheit und insbesondere an ihre Behandlung denken: Sind beispielsweise Kortikosteroide eingesetzt oder eine Radiatio durchgeführt worden, kommt es oft, aber mit unterschiedlichen Verzögerungen (teilweise dann über mehr als zwei Monate andauernd) zu einem „Rebound-Phänomen", d.h., die anfängliche (möglicherweise diagnostisch nicht erfaßte) Minderung der Antikörperbildung schlägt um in eine verstärkte. Die Ursachen hierfür sind nicht bekannt, jedoch findet man auf der zellulären Seite das gleiche Verhalten, das dort als „postzytostatisches B-Zell-Hyperregenerationsphänomen" bezeichnet wird. In solchen Fällen ist zumindest in den ersten sechs Monaten nach Abschluß der erwähnten Therapien selbst ein erhöhtes IgM – im Hinblick auf seine Infektionsaussage – sehr zurückhaltend zu werten.

Alle drei Immunglobulinklassen können auch unter chronisch-entzündlichen Primärerkrankungen ohne oder ohne gesicherte Erregerbeteiligung erhöht ausfallen. Die Normalbereiche werden dabei allerdings meist eher mäßig überschritten. Ansteigende Tendenzen verweisen auf eine wachsende Organschädigung, die besonders deutlich wird, wenn die Leber das betroffene Organ ist (s.a. IgA). Besonders starke Vermehrungen (meist) aller Immunglobuline beobachtet man bei einem Großteil von Autoimmunkranken in der aktiven Krankheitsphase, wenngleich im Einzelfall vor der Krankheitsentwicklung ein Bildungsdefekt (z.B. beim IgA) auffällig werden kann.

Verminderte Werte. In bezug auf ein primäres, das heißt angeborenes (= erblich bedingtes) **Antikörpermangelsyndrom (AMS)** stellt der selektive IgA-Mangel mit einem Auftreten (= Inzidenz) von einem Fall auf 700 Neugeborene die häufigste Ursache dar. Bei ausgeprägten Defiziten von IgG und IgA, jedoch weniger von IgM, besteht der Verdacht auf ein sogenanntes variables, nicht klassifizierbares AMS (CVID). Der größte Teil dieser Patienten hat eine Störung des T-Zell-Systems, der mit zunehmendem Alter in den Vordergrund tritt. Immunzellanalysen sind daher in diesen Fällen zur Abklärung wichtig, zumal sich bei ca. 20% der betroffenen Personen später Autoimmunerkrankungen entwickeln.
Weniger häufig, aber auch nicht ganz selten sind Konstellationen, bei denen IgG und IgA vermindert sind und IgM stark erhöht. Dann kann es sich um das sog. **Hyper-IgM-Syndrom** handeln, das sich darin begründet, daß B-Lymphozyten nicht mehr von einer IgM-Produktion auf andere Klassen umschalten können.
Ein sekundärer, also „erworbener" Antikörpermangel ist weitaus häufiger anzutreffen. Grundsätzlich kann jede schwere Erkrankung von einer humoralen Immunschwäche begleitet sein, wenngleich inzwischen bekannt ist, daß dafür fast immer Schwächungen des zellulären Schenkels des Immunsystems verantwortlich sind.
Die **ursächlichen Faktoren** für die Ausbildung solcher Immunglobulinmangelsyndrome, geordnet nach der Häufigkeit, mit der sie in der Laborpraxis vorkommen, sind (in Klammern angegeben ist die hauptsächlich defizitäre Immunglobulinklasse):
- zytostatische Behandlung, insbesondere während (und bis zu zwei Monaten nach) einer Strahlentherapie (IgA, IgG, IgE)
- chronisches Disstreß-Syndrom (IgG, IgA)
- Immunsuppressiva, vorwiegend Kortikosteroide (alle)
- Stoffwechselerkrankungen, oft Diabetes, insbesondere bei gleichzeitig eingeschränkter Nierenfunktion (IgG)
- Rauchen (IgG)
- Allergien (IgA, IgG)
- kurz zurückliegende Traumata, insbesondere Operationen (IgA)

- Virusinfektionen, vorwiegend chronische (variabel)
- Tumoren, besonders fortgeschrittene und knochenmetastasierende (variabel)
- Milzentfernung (alle)
- Leukämien (IgG)
- Proteinurie, bei nephrotischem Syndrom (IgG).

Bei einigen der erwähnten Faktoren ist es nicht ganz klar, ob sie den Immunglobulinmangel verursachen oder die Folge hiervon beziehungsweise eine Begleiterscheinung sind (Virusinfekte, Allergien). Hervorzuheben ist die offensichtliche Verknüpfung von metabolischer Entgleisung bzw. einer Schadstoffbelastung und einem Immunglobulinmangel, da es die außerordentliche Empfindlichkeit humoraler Immunfunktionen gegenüber Veränderungen des „inneren Milieus" unterstreicht und sich daraus auch therapeutische Ansatzpunkte ableiten können.

Die Auswirkungen von Immunglobulinmangelzuständen sind insbesondere hartnäckige Infektionen der oberen Luftwege, Mittelohrentzündungen und bei zusätzlichem IgA-Mangel auch tiefe bronchopulmonale Infektionen, Darminfektionen und erregerbedingte Entzündungen des Auges. Gravierender IgA-Mangel erleichtert immer das Eindringen der Keime über die Schleimhäute, Personen mit weniger ausgeprägtem Mangel können jedoch unter Umständen auch symptomlos (inapparent) sein.

Anschlußuntersuchungen

Eine extrem beschleunigte Blutsenkungsgeschwindigkeit (BSG) oder ein entdeckter M-Gradient in der Serumelektrophorese, aber auch ein unerklärlich hohes oder vermindertes Immunglobulin sollte u.a. zum Ausschluß eines Plasmozytoms, multiplen Myeloms oder einer anderen malignen Immunproteinvermehrung weiter abgeklärt werden.

Die Methode der Wahl zum Aufspüren von monoklonalen Gammopathien und Paraproteinämien, insbesondere von Bence-Jones-Proteinen (Bence-Jones-Proteine sind monoklonal produzierte freie Leichtketten, also Teile von Immunglobulinen, ihr Auftreten ist beweisend für ein multiples Myelom) ist die **Immunfixation.** Immundefekte oder graduelle humorale Immuninsuffizienzen bei nicht hämatologisch Kranken können andererseits nur in einem Mangel einer IgG-Subklasse begründet sein. Solche Fälle zeigen meist ein niedriges, jedoch noch nicht signifikant vermindertes Gesamt-IgG. Zur Abklärung ist es möglich, die **IgG-Subklassen** (IgG_1, IgG_2, IgG_3, IgG_4) zu **quantifizieren.**

Bei extremem IgA-Mangel (< 50 mg/l) sollte eine **Speichelprobe** zur Untersuchung von sekretorischem IgA (sIgA) genommen werden, da Patienten mit nicht nachweisbarem sIgA wegen der Gefahr der Gegenimmunreaktion kein Immunglobulinpräparat erhalten dürfen.

3.3.3 Zirkulierende Immunkomplexe

Ein Überschuß sezernierter Immunglobuline kann aus der unkontrollierten und damit pathologischen Antwort des Immunsystems bei einer permanenten Belastung mit Antigenen resultieren.

Solche Überproduktionen führen zusammen mit anderen Faktoren zu großmolekularen Immunglobulinaggregaten, die zunächst im Blutkreislauf zirkulieren und entsprechend als zirkulierende Immunkomplexe (CIC) bezeichnet werden, aber die ungünstige Neigung besitzen, sich vorwiegend in engkalibrigen Gefäßen abzusetzen und diese teilweise zu durchdringen. Ungünstig insbesondere deshalb, weil sie die **Komplementkaskade** in Gang setzen, Granulozyten zu sich heranziehen und dadurch eine das Gewebe schädigende Entzündung auslösen.

Da solche CIC nicht nur bei Vaskulitiden und Autoimmunkrankheiten wie dem systemischen Lupus erythematodes eine pathogenetische Rolle spielen,

sondern bei verschiedenen Infektionen und insbesondere im Zusammenhang mit Malignomen eine Blocklade der zellulären Immunität auslösen können, ist ihre Bestimmung auch im Hinblick auf nicht primär immunologische Krankheiten und auch hinsichtlich alternativer Behandlungen (z.B. Verabreichung von proteolytischen Enzymen) wichtig.

Steckbrief zirkulierende Immunkomplexe

Präanalytik
– Keine besondere Patientenvorbereitung
– Venenpuntion zur Blutabnahme
– Untersuchungsmaterial: Serum (obligat, kein Plasma)
– Stabilität des Analyten: 3 Tage (Aufbewahrung im Kühlschrank kurz möglich)

Normalbereich
Die Normalbereiche sind methodenabhängig. Bei vorgeschalteter Präzipitation und Differenzierung der Immunkomplexe gelten folgende Bereiche:
CIC-IgG: $< 120 \times 10^{-3}$ g/l
CIC-IgM: $< 61 \times 10^{-3}$ g/l

Beeinflussungen/Aussagekraft von Meßergebnissen
Falsch-niedrige Konzentrationen bei zu langer Lagerung der Proben. Die Präsenz von Kryoglobulinen führt immer zu erhöhten Meßwerten. Sehr hohe Antikörpertiter bei schweren Infektionen können u.U. Immunkomplexe vortäuschen. Immunkomplexe von kleiner oder mittlerer Größe werden nur teilweise erfaßt.

Beurteilung
Bewertet werden nur **erhöhte** Konzentrationen an zirkulierenden Immunkomplexen.
Die Folgen einer Belastung mit Immunkomplexen sind häufig **intensive Schädigungen** solcher Organabschnitte, in denen sich Immunkomplexe abgesetzt haben, da sie zytolytische und phagozytierende Zellen stimulieren, die sie dann samt den ihnen zugrundeliegenden Organstrukturen zerstören. Tabelle 3-7 faßt Erkrankungen, die häufig mit der Bildung von zirkulierenden Immunkomplexen einhergehen, zusammen.

Tabelle 3-7   Auftreten von zirkulierenden Immunkomplexen bei Krankheiten verschiedener Genese.

Erkrankungen des rheumatischen Formenkreises	
rheumatoide Arthritis	Periarteriitis nodosa
systemischer Lupus erythematodes	Felty-Syndrom
Sjögren-Syndrom	M. Bechterew
mixed connective tissue disease	M. Reiter
Infektionen	
Virale Infektionen:	Hepatitis B Zytomegalie Mononukleose subakute sklerosierende Panenzephalitis AIDS
Bakerielle Infektionen:	infektiöse Endokarditis Meningokokken disseminierende Gonorrhö Streptokokken Syphilis
Parasitosen:	Malaria Schistosomiasis Toxoplasmose Trypanosomiasis
Glomerulonephritis	
Neoplastische Erkrankungen	
Sonstige	thrombotische thrombozytopenische Purpura
M. Crohn	Behçet-Syndrom
Colitis ulcerosa	Churg-Strauss-Syndrom
idiopathische interstitielle Pneumonie	chronische Lebererkrankungen
zystische Fibrose	Multiple Sklerose

3.3.4 Die Komplementfaktoren

Das Komplementsystem besteht aus einer Reihe von **Proteinen,** die im Serum überwiegend in **inaktiver** Form vorliegen. Die Komplementkomponenten lagern sich an Antigen-Antikörperkomplexe, Rheumafaktoren und anderen Immunkomplexen sowie an Strukturen einer Bakterienwand an, werden dann nacheinander („kaskadengleich") aktiviert und führen dadurch zu biologischen Reaktionen, insbesondere zur Anlockung von Granulozyten, aber auch zur Aktivierung der Thrombozyten.

Da ihr Andocken an Bakterien – das besonders intensiv stattfindet, wenn bereits Antikörper und/oder Proteine wie das CRP das Bakterium beladen haben – den Granulozyten quasi das Angriffsziel vorstellt und diese dann gleichzeitig ihre Freßbegierde steigern, wird dieser Vorgang als **Opsonisierung,** was so viel heißt wie „würzen" oder „schmackhaft machen", bezeichnet.
Sie erleichtern allerdings nicht nur die Inkorporation eines Fremdstoffes durch eine Freßzelle, sondern wirken über ihren „terminalen lytischen Komplex" selbst direkt (vor-)schädigend auf das von ihnen besetzte Bakterium/Partikel ein.

Das Komplementsystem ist damit essentiell an der unspezifischen Eliminierung sowohl von Bakterien als auch von zirkulierenden Immunkomplexen beteiligt. Findet man weder Hinweise auf eine Schwäche im zellulären Immunsystem noch eine Verminderung von Immunglobulinen, muß daran gedacht werden, daß eine Abwehrschwäche auf einer Störung oder auf einem Defekt im Komplementsystem beruhen könnte.

Zu sekundären Defiziten bei einzelnen oder mehreren Faktoren des Komplementsystems kommt es durch Verbrauchsprozesse im Rahmen von entzündlichen Erkrankungen mit Bildung von zirkulierenden Immunkomplexen. Ein Konzentrationsabfall der nativen Komponente geht dann (fast immer) mit einem Ansteigen der Serumkonzentration des entsprechenden Komplementspaltprodukts einher.

Steckbrief Komplementfaktoren

Präanalytik
- Keine besondere Patientenvorbereitung
- Punktion der Armvene und Blutentnahme
- Untersuchungsmaterial EDTA-Plasma oder Serum (für C3,C3c, C4, C1q und C1-INH)

Normalbereich
C1:	300– 400 mg/l
C1q:	100– 250 mg/l
C4:	200– 500 mg/l
C3c:	550–1200 mg/l

Approximative Konzentrationen:
C2:	25 mg/l
C5:	90 mg/l
C6:	75 mg/l
C7:	55 mg/l
C8:	80 mg/l
C9:	80 mg/l

Kontrollproteine/Faktoren:
C1INH:	180 mg/l
Faktor B:	200 mg/l

Bewertung
Weil Komplementtiter stark schwanken können, ist allgemein die Bestimmung mehrerer Einzelkomponenten angezeigt. Ferner können auch dann noch niedrige Werte vorherrschen, etwa aufgrund passagerer Synthesestörungen (gestörte Leberfunktion) oder durch Verbrauch bei Immunreaktionen. Bei niedrigen Konzentrationen sollte zunächst auf Verbrauch durch Aktivierung gefahndet werden.

Darüber hinaus dienen Komplementbestimmungen dazu, festzustellen, in welcher Phase der Aktivität sich eine Erkrankung befindet und können so zur Verlaufskontrolle und Abschätzung des Therapieerfolgs eingesetzt werden.

Vor allem bei der **Unterscheidung zwischen toxischen und allergischen Prozessen** auf der einen Seite und **Autoimmungeschehen** auf der anderen Seite sind Komplementbestimmungen von besonderem Wert. Angeborener Mangel an C1-Esterase-Inhibitor, einem Kontrollprotein, das die Komplementaktivierung zügelt, ist mit dem angioneurotischen Ödem vergesellschaftet.

Erhöhte Meßwerte als Einzelbefund sind diagnostisch meist wenig wegweisend, da sowohl im Zuge einer leichten bakteriellen Infektion als auch bei vielen Formen von „sterilen" Entzündungsvorgängen ohne Autoimmunität mit einer Vermehrung sowohl der nativen Komponenten als auch von Spaltprodukten gerechnet werden muß. In Tabelle 3-8 sind die gesicherten klinischen Zusammenhänge von Krankheiten und Komplementdefekten zusammengestellt.

Tabelle 3-8	Klinische Befunde bei Komplement-Defekten.
Komponente	**Befund**
Cl q	SLE, Vaskulitis, kombinierter Immundefekt, Nephritis
C1 r	SLE, Nephritis
C4	SLE
C2	SLE, Nephritis, Dermatomyositis
C3	bakterielle Infektionen, Septikämie
C5	SLE, Nephritis, Herpes zoster, Enterokokkenmeningitis, Gonokokkämie
C6	Raynaud, Gonokokkeninfektionen, Meningokokkenmeningitis
C7	Raynaud, Harnwegsinfektionen, Gonokokken- und Meningokokkeninfektionen
C8	Staphylokokkensepsis, SLE, Gonokokkeninfektionen
C9	intermittierendes Fieber

3.3.5 C-reaktives Protein

Exogene und endogene Noxen werden vom Organismus in der Mehrzahl der Fälle mit einer Entzündungsreaktion beantwortet. Sie geht von aktivierten Leukozyten aus, die ins Gewebe einwandern, Zytokine wie IL-1 und TNF-alpha freisetzen und über deren Wirkung auf Adhäsionsmoleküle des Gefäßendothels die Durchlässigkeit des Gefäßes erhöhen. Die Folge davon ist ein Ausstrom von Plasmaproteinen, worauf eine zweite Welle der Zytokinfreisetzung erfolgt und auch andere Entzündungsmediatoren (Enzyme, Leukotriene, Prostaglandine, reaktive Sauerstoffmetabolite) freigesetzt werden. Je stärker und ausgedehnter diese Reaktion stattfindet, desto größere Mengen an Zytokinen werden freigesetzt. Über die Blutbahn gelangen Zytokine zur Leber, wo dann insbesondere das Interleukin-6 eine erhöhte Syntheseleistung von bestimmten Proteinen der Leber hervorruft. Diese Proteine werden als Akute-Phase-Proteine bezeichnet, da ihr Konzentrationsanstieg einer verstärkten Immunglobulinproduktion vorausläuft. Es gibt eine Reihe solcher Proteine, die sich nicht nur in ihrer Struktur, sondern – für diagnostische Zwecke nutzbar – auch in ihren Halbwerts- und Reaktionszeiten unterscheiden. Kurzzeitig auftretende Konzentrationsveränderungen im Serum lassen bei Akute-Phase-Proteinen mit niedriger Reaktions- und Halbwertszeit immer den Schluß einer **aktuell** aufkommenden oder sich aggravierenden Enzündung zu. Andere Akute-Phase-Proteine (Tab. 3-9) mit längerer Halbwertszeit können dagegen zur **Feststellung chronisch-entzündlicher Prozesse** genutzt werden.

Tabelle 3-9	Unterschiedliches Verhalten der Akute-Phase-Proteine.		
Protein	Reaktionszeit (h)	Halbwertszeit (Tage)	Anstieg (x Normwert)
CRP	6–10	< 1	10–1000
Serum-Amyloid A	6–10	?	10–1000
α_1-Antichymotrypsin	10	?	10
saures α_1-Glykoprotein	24–48	2–3	2–3
α_1-Proteinase-Inhibitor	24–48	4	2–3
Fibrinogen	24–48	4–6	2–3
Coeruloplasmin	48–72	2–5	< 2

Steckbrief C-reaktives Protein

Präanalytik
– Keine besondere Patientenvorbereitung
– Venöse Blutabnahme
– Serum oder Plasma
– Stabilität der Probe: nicht evaluiert (weitaus höher als in vivo)

Normalbereich
Bis 5 mg/l
Graubereich: > 5 bis < 10 mg/l
erhöht Stufe 1 (10–50 mg)
erhöht Stufe 2 (> 50 mg/l)

Verfälschungen/Störungen/Einschränkungen
Lipämie (lipämische Seren/Plasmen müssen vorbehandelt werden). Diskutiert wird als endogene Störgröße die Niereninsuffizienz, gesichert führt eine tubuläre Proteinurie zur Meßwertverfälschung. Auch für die Differentialdiagnose chronischer Lebererkrankungen

verschiedener Ätiologie ist CRP ebensowenig geeignet wie für die Differenzierung von Lebermalignomen.

Bewertung

Das C-reaktive Protein (CRP) gilt als das diagnostisch aussagekräftigste der Akute-Phase-Proteine. Es ist der dominierende Marker für bakterielle Infekte (komplementär zu Neopterin als Indikator für Virusinfekte) und Nekrosen. Es dient darüber hinaus zur postoperativen Verlaufskontrolle. Seine Serumkonzentration ist normalerweise extrem niedrig (< 5 mg/l), sie steigt aber während akuter Entzündungsreaktionen, besonders bakterieller Genese, äußerst rasch an. Schon nach 24 h können Werte bis zu 500 mg/l erreicht werden. Wegen seiner kurzen Halbwertszeit von nur 8–12 h fällt es nach Ende des Entzündungsreizes ebenfalls schnell wieder ab.

Durch diese Eigenschaften und seine schnelle Bestimmbarkeit wird CRP zum besten Laborparameter für die Therapiekontrolle bei bakteriellen Infektionen, der derzeit in der Routinepraxis zur Verfügung steht.

So erlaubt CRP einerseits die frühzeitige Erkennung z.B. einer Sepsis, wenn BSG und Serumeiweißelektrophorese noch unauffällig sind, andererseits auch die Beurteilung der Wirksamkeit einer antibiotischen Therapie bereits nach weniger als 24 h. Insgesamt korreliert der CRP-Wert gut mit Schweregrad und Ausmaß der Entzündungsreaktion. Wichtig ist, daß CRP kaum auf Virusinfekte reagiert und z.B. pcP-Patienten in stabiler Situation (mäßig-aktive Entzündung) meist nur leicht erhöhte CRP-Spiegel aufweisen. Erkranken solche Patienten zusätzlich an einer bakteriellen Infektion, wird diese dann regelmäßig durch einen deutlichen Anstieg im CRP erkennbar.

Nicht unbeträchtlich ist auch der Stellenwert von CRP als Unterscheidungshilfe zwischen Colitis ulcerosa (CRP meist nur leicht erhöht) und M. Crohn (CRP im Schub meist > 50 mg/l). Sehr erfolgreich können mit CRP-Bestimmungen auch Fragestellungen im rheumatischen Formenkreis angegangen werden, wenn sich z.B. die Frage nach zugrundeliegenden degenerativen oder entzündlichen Prozessen erhebt.

Hinweis: Therapieführend ist eine Kontrolle des CRP dann, wenn alle Umstände auf eine Infektion hinweisen, diese behandlungsbedürftig erscheint und sich die Frage stellt, ob die Verabreichung eines Antibiotkums Erfolg verspricht. Da CRP stark auf bakterielle Infektionen, jedoch nicht oder kaum auf virale (und damit genau umgekehrt wie Neopterin) reagiert, wird man die antibiotische Maßnahme nur bei erhöhtem CRP durchführen.

Glossar

ätiopatho-genetisch	an der Krankheitsursache und -entwicklung beteiligter oder einzeln verantwortlicher Umstand
Deletion	von „auslöschen, vernichten"; in der Immunologie Bezeichnung für ausgelösten Zelltod (z.B. von intoleranten Zellen)
Depletion	Verlust, Verminderung, z.B. starke Reduktion von Zellen durch Zellgifte; teils als Ziel, teils als Nebenwirkung von zur Chemotherapie verwendeten Substanzen oder durch ionisierende Strahlen
Epi-phänomen	Bezeichnung für vom Normalbereich abweichende Werte, die sich allein aus dem Umstand von Veränderungen eines anderen Werts ergeben und ohne diagnostische Aussagekraft sind
Genre-kombination	nach dem Zufallsprinzip vonstatten gehende Umlagerung von Genen, bei Immunzellen oft innerhalb mehrerer definierten Regionen von Genen
Haupt-Histo-kompatibili-tätskomplex	Synonyme: MHC (Major Histocompatibility Complex), HLA (humane Lymphozytenantigene), Transplantationsantigene Genregion auf dem kurzen Arm von Chromosom 6, dessen einzelne Genorte vielfältige Proteine (Polymorphismus) erzeugen, die die gewebliche Individualität des einzelnen bestimmen. Die von diesen Genen kodierten Membranproteine (Antigene) nehmen maßgeblichen Einfluß auf die Immunantwort
Klon, klonale, meist im Sinne von monoklonal	Gemeinschaft von gleichen Zellen oder Organismen mit genetisch identischeren Vorfahren, von einer Zellinie abstammend
M-Gradient	starker Anstieg der densitometrisch erzeugten Kurve nach der Elektrophorese von Serum, entsteht im Bereich der Gammaglobuline, wobei der Buchstabe „M" den Verdacht auf monoklonalen Ursprung dieser Gammaglobuline ausdrücken soll (s. „Klon, klonal")
MHC-I	Klasse oder Region I (eins) des MHC, dessen Genprodukte die HLA-Determinanten -A, -B und -C

ausmachen, finden sich auf allen nukleären Zellen. Proteine, die sich von eingedrungenen Viren ableiten und sich im Cytosol einer Wirtszelle befinden, verbinden sich mit einem MHC-I-Protein und werden an die Oberfläche der Wirtszelle transportiert, wo sie von MHC-restringierten zytotoxischen T-Zellen erkannt werden können

MHC-II

Klasse oder Region II (zwei), früher auch als Ia (sprich „i" „a", für „immune response associated") des MHC, dessen Genprodukte für die HLA-Determinanten -DR, -DP und -DQ verantwortlich sind; vor allen Dingen auf dendritischen Zellen, Monozyten und B-Lymphozyten, in nachweisbaren Mengen bei T-Lymphozyten und anderen Immunzellen nur nach Aktivierung; von Makrophagen verdaute Proteine aus Bakterien gelangen mit den MHC-Klasse-II-Proteinen zur Antigenpräsentation an die Oberfläche; unabdingbare Voraussetzung für Helfer-Zell-Aktivierung

**MHC-
Restriktion**

unabdingbares Vorhandensein eines bestimmten MHC-Produktes (MHC-I oder MHC-II-Produkt), ohne das die Reaktion einer T-Zelle auf ein ihr präsentiertes Antigen nicht erfolgen könnte. Das Antigen selbst liegt in einer Falte des MHC-Proteins und ist der eigentliche Reaktionspartner des T-Zell-Rezeptors; das MHC-Protein beeinflußt jedoch die Stärke der Immunantwort

monoklonal

s.u. „Klon, klonale"

polyklonal

von (genetisch) verschiedenen Eltern (Vorläuferzellen) abstammende Zellen oder Zellprodukte

Prozoneneffekt

Hemmungsphänomen bei der Messung einer Antigenkonzentration mittels eines zugehörigen (Test-)Antikörpers oder umgekehrt, wenn einer der Reaktionspartner im Überschuß vorliegt (Heidelberger Kurve)

Rearrangement

ähnlich wie Genrekombination, Bildung eines neuen funktionalen Gens durch Ausschneiden und Zusammensetzen bestimmter Abschnitte der DNA, was bei den T-Lymphozyten für die Variabilität des T-Zell-Rezeptors sorgt

Systemisierung, systemisch

Auswirkung auf oder Beeinflussung des Gesamtorganismus, z.B. im Gegensatz zu einem auf ein Einzelorgan beschränktes Leiden

Titer	in der Serologie: relative Menge eines Antigens oder Antikörpers, sein Wert gibt die größte Verdünnungsstufe einer Verdünnungsreihe wieder, bei der mit Hilfe eines Reaktionspartners noch ein deutliches Meßsignal erzielt wird. Beispiel: ein Titer von 1 : 256 ist höher als einer von 1 : 16 (d.h. spiegelt eine höhere Konzentration wider), da er noch in höherer Verdünnung nachweisbar ist
Toleranz	Duldung, Erkennen eines Antigens als eigen und damit Verschonung seines Trägers von einem Angriff
zytopathischer Effekt	virologisches Nachweisverfahren, bei dem ein auf lebende Zellen überimpftes Virus eine charakteristische Zellschädigung hervorruft
Zytotoxizität	„Zellvergiftung", immunologisch meist im Sinne einer Attacke von Stoffen oder Zellen, die eine veränderte oder infizierte Zielzelle zerstört oder unschädlich macht

Literatur

[1] Bach, H. J.: Mögliche Korrelationen immunologischer Parameter zum klinischen Verlauf bei Patienten mit soliden Tumoren. Klin. Lab. 38, 295–296 (1992).

[2] Baenkler, H.-W.: Diagnostik bei Immunkrankheiten. Diagnose und Labor 40, 89–94 (1990).

[3] Balch, M. C., Riley, L. B., Bae, Y. J., Salmeron, M. A., Paltsoucas, C. D., v. Eschenbach, A., Itoh, K.: Patterns of human tumor-infiltrating lymphocytes in 120 human cancers. Arch. Surg. 125, 200–205 (1990).

[4] Berengo, M. G., Lisa, F., Meregalli, M., De Mattheis, A., Zima, G.: The prognostic value of T-lymphocyte levels in malignant melanoma. Cancer 52, 1841–1848 (1983).

[5] Beun, G. D. M., Van de Velde, C. J. H., Fleuren, G. J.: T-cell based cancer immunotherapy: Direct oder redirected tumor-cell recognition? Immunol. Today 15, 15–18 (1994).

[6] Beyersdorff, D.: Biologische Wege zur Krebsabwehr. 3. Aufl. Verlag für Medizin Dr. Ewald Fischer, Heidelberg 1985.

[7] Bieger, W. P.: NK-Zellen: Eine aktuelle Übersicht. Immun. Infekt 1/97, 12–23 (1997).

[8] Burmester, G. R., Manger, B., Kalden, J. R.: Immunpathogenese entzündlich-rheumatischer Erkrankungen. Dt. Ärzteblatt 92, 1010–1018 (1995).

[9] Dean, J. H., Luster, M. I., Munson, A. E., Amos, H. (Hrsg.): Immunotoxicology and Immunopharmacology. Raven, New York 1985.

[10] Dostal, V., Bayer, W., Schleicher, P., Schmidt, K. H.: Immunmonitoring und additive Immuntherapie. Hippokrates, Stuttgart 1990.

[11] Foon, K. A.: Biological response modifiers: the new immunotherapy. Cancer Res. 49, 1621–1639 (1989).

[12] Foon, K. A., Todd, R. F.: Immunologic classification of leukemia and lymphoma. Blood 68, 1–31 (1986).

[13] Gaisbauer, M.: Immunomodulation von T4-Helfer-Lymphozyten durch Naturstoffe. Natura med. 5, 176–190 (1990).

[14] Gleichmann, E., Kimber, I., Purchase, F. H.: Immunotoxicology: suppressive and stimulatory effects of drugs and environmental chemicals on the immune system. Arch. Toxicol. 63, 257–273 (1989).

[15] Gross, P. J., Schölmerich, P., Gerok, W. (Hrsg.): Die Innere Medizin. 7. Aufl. Schattauer, Stuttgart 1994.

[16] Hager, F. D.: Thymusfaktoren, Thymuspräparate. Fischer, Stuttgart–New York 1987.

[17] Hager, F. D.: Konzept einer biologischen Krebstherapie. Krebsforum, 97–100 (1991).

[18] Hänsch, G. M.: Immunerkrankungen: Zelluläre Parameter. Die gelben Hefte 27, 40–47, Marburg 1987.

[19] Harboe, M., Natvig, J. B.: Medizinische Immunologie. Enke, Stuttgart 1981.

[20] Heberman, R. B. (Hrsg.): Basic and Clinical Tumour Immunology. Academic Press, New York–London 1983.

[21] Hersh, E. M., Mansell, P. W. A., Reuben, J. M., Rios, A., Newell, G. R., Goldstein, A. L., Lynch, K.: Leukocyte subset analysis and related immunological findings in acquired immunodeficiency disease syndrome (AIDS) and malignancies. Diagnostic Immunology 1, 168–173 (1983).

[22] Holborow, E. J., Reeves, W. G. (Hrsg.): Immunology in Medicine. 2. Aufl. Grune and Stratton, London 1983.

[23] Irwin, M., McClintick, J., Costlow, C., Fortner, M., White, J., Gillin, J. C.: Partial night sleep deprivation reduces natural killer and cellular immune responses in humans. FASEB J. 10, 643–653 (1996).

[24] Janeway, C. A., Travers, P.: Immunology. Spektrum Akad. Verlag, Heidelberg–Berlin–Oxford 1995.

[25] Kleine, T. O., Hackler, R., Ehlenz, K., Zöfel, P., Albrecht, J.: Circadiane Beziehungen zwischen Hormonspiegeln und Lymphozytensubpopulationen im peripheren menschlichen Blut. Abstr. Heidelberger Zytometrie Symposium 1993, S. 173.

[26] Klippel, K. F., Harzmann, R. (Hrsg.): Welche Chancen bietet uns die Tumorimmunologie heute? SMV Verlagsges., Planegg 1987.

[27] Krapf, F., Kalden, J. R.: Immunkomplexe und ihre klinische Zuordnung. Laboratoriumsblätter 33, 40–47 (1983).

[28] Lang, H.: Neopterin, ein Marker der zellulären Immunantwort. Lab. med. 10, 13–18 (1986).

[29] Leskovar, P.: A noval approach in cancer treatment, based on the downregulation of pathologically increased CD8/HLA-DR-positive lymphocytes. Abstr. p. 42, VI. Arbeitstagung Anwendung der Durchflußzytometrie, Regensburg 1994.

[30] Leskovar, P., Zanon, R., Nachbar, F., Meschik, M.: Zirkulierende Immunkomplexe: immunsuppressive Wirkung auf Monozyten und NK-Zellen und deren Aufhebung durch hydrolytische Enzyme. Dtsch. Zschr. Onkol. 25, 12–18 (1993).

[31] Lotzová, E., Herberman, R. B. (Hrsg.): Immunobiology of Natural Killer Cells. Vol. II, CRC Press, Boca Raton (Florida) 1986.

[32] Müller, M. M., Curius, H.-C., Herold, M., Huber, C. H.: Neopterin in clinical practice. Clin. Chim. Acta 201, 1–16 (1991).

[33] Müller, U., Leippold, S., Bayer, W., Schmid, K.: Mammakarzinom-Veränderungen im zellulären Immunsystem. Z. Allg. Med. 70, 480–488 (1994).

[34] Nydegger, U.: Das Komplementsystem. GIT Labor-Medizin 17, 553–564 (1989).

[35] Oethinger, M. (Hrsg.): Mikrobiologie und Immunologie. 8. Aufl. Jungjohann, Neckarsulm–Lübeck–Ulm 1994.

[36] Ohlenschläger, G., Berger, I.: Betrachtungen zu den Immunmodulatoren. Biologische Medizin 4, 408–496 (1989).

[37] Petrini, B., Wasserman, J., Blomgren, H., Baral, E.: Blood lymphocyte subpopulations in breast cancer patients following radiotherapy. Clin. exp. Immunol. 29, 36–42 (1977).

[38] Pichler, W. J., Emmendörffer, A., Peter, H. H., Deicher, H. R. G., Fontana, A., De Weck, A. L.: Analyse der T-Zell-Subpopulationen. Pathologisches Konzept und Bedeutung für die Klinik. Schweiz. med. Wschr. 115, 534–550 (1985).

[39] Ritzmann, S. E., Daniels, J. C.: Immune complexes: Characteristics, clinical correlations, and interpretive approaches in the clinical laboratory. Clin. Chem. 28, 1259–1271 (1982).

[40] Roitt, I. M., Brostoff, J., Male, D. K. (Hrsg.): Kurzes Lehrbuch der Immunologie. 3. Aufl. Thieme, Stuttgart–New York 1993.

[41] Rother, K.: Der Immunstatus: humorale und zelluläre Parameter. Diagnose und Labor. Suppl. I, 15–24 (1988).

[42] Schleicher, P., Bannasch, L.: Stellenwert der Immundiagnostik und der Immuntherapie in der Onkologie. Notabene medici 7, 336–343 (1992).

[43] Schmidt, G. H., Radunz, A., Groeschel-Stewart, U.: Immunologie und ihre Anwendung in der Biologie. Thieme, Stuttgart 1993.

[44] Schmidt, K., Bayer, W., Dumrese, J., Neumeyer, G.: Immunologie in der Praxis. Hippokrates, Stuttgart 1993.

[45] Schmidt, R. F.: NK-Zellen – Neues zur Funktion und klinischen Bedeutung. Klin. Lab. 40, 1085 (1994).

[46] Scott, P.: Selective differentiation of CD4+ T helper cell subsets. Curr. Opin. Immunol. 5, 391–397 (1993).

[47] Thomas, L.: Labor und Diagnose. 4. Aufl. Medizinische Verlagsges., Marburg 1992.

[48] Wachter, H., Fuchs, D., Hausen, A., Reibnegger, G., Werner, E. R.: Neopterin as marker of cellular immunity: Immunologic basis and clinical application. Adv. Clin. Chem. 27, 81–141 (1989).

[49] Wrba, H., Pechler, O.: Wirkstoffe der Zukunft. Mit der Enzymtherapie das Immunsystem stärken. Verlag Orac im Verlag Kremayr & Scheriau, Wien 1993.

4 TUMORMARKER

Ulrich Müller

4.1 Definition und Einteilung

> Tumormarker sind vom Tumor produzierte oder induzierte **Antigene, Hormone** oder **Enzyme,** deren Auftreten oder deren Konzentrationsänderung in Beziehung zum Wachstum von malignen Tumoren steht.

Werden diese Substanzen in einer Körperflüssigkeit, z.B. im Serum nachgewiesen, werden sie als **humorale Tumormarker** bezeichnet (Tab. 4-1). Im weiteren Sinne können Tumormarker als all jene Substanzen definiert werden, deren qualitativer oder quantitativer Nachweis eine Aussage über das Vorliegen, den Verlauf oder die Prognose einer Tumorerkrankung zuläßt. In diesen erweiterten Kreis von Markern gehören auch die **Akute-Phase-Proteine.**

4.2 Verwendbarkeit von Tumormarkern

Für die diagnostische Wertigkeit eines humoralen Tumormarkers spielen neben der Frage,

Tabelle 4-1	Humorale Tumormarker.
Einteilung	**Beispiele**
Gruppe 1: Vom Tumor produzierte Marker	
– tumorassoziierte Antigene	CEA, CA 19-9, MCA, CA 15-3, CA 125
– Hormone (orthotop, ektop)	Gastrin, Calcitonin, Insulin, HCG
– Enzyme	NSE, PSA, PAP, LDH
– Serumproteine	Paraproteine, BJ-Protein
Gruppe 2: Vom Tumor induzierte Marker	
– Akute-Phase-Proteine	Ferritin, Haptoglobin, Beta-2-Mikroglobulin
– Substanzen der Immunantwort	Neopterin, Anti-p53
– Substanzen aus „Zielorganen"	AP, γ-GT, LDH, GOT, GPT, CK
Gruppe 3: Vom Tumor unabhängige Marker	
– konstitutionelle Faktoren	Hormone

ob er überhaupt im Serum genügend sicher nachweisbar ist, insbesondere seine Spezifität und Sensitivität sowie die Korrelation mit dem Krankheitsverlauf eine zentrale Rolle. Die **Sensitivität** gibt an, wie sicher ein Test das Vorliegen eines Malignoms erkennt (hohe Sensitivität = geringer Prozentsatz falsch-negativer Befunde), während die **Spezifität** um so größer ist, je weniger nicht-maligne Erkrankungen (oder überhaupt keine Erkrankung) zu einem falsch-positiven Ausfall des Tests führen.

Alle bisher bekannten Tumormarker sind weder genügend spezifisch noch ausreichend sensitiv, um für ein Tumor-Screening geeignet zu sein. Auch eine Tumorvorsorge oder Tumorfrüherkennung ist in der Regel mit Hilfe der Tumormarker nicht möglich. Ausnahmen sind die Bence-Jones-Proteine bei Plasmozytom und HCG + Beta-HCG bei Hodentumoren. Auch Bestimmungen von AFP und PSA können bei Anfangsverdacht oder in Risikogruppen die Erstdiagnose unterstützen.

Das hauptsächliche Einsatzgebiet der Tumormarker liegt jedoch in der Verlaufs- und Therapiekontrolle einer be-

reits diagnostizierten Tumorerkrankung sowie in der Tumornachsorge, da Anstiege der Tumormarker z.B. beim Auftreten von Rezidiven bereits Wochen bis Monate vor dem Nachweis eines Rezidivs durch bildgebende Verfahren auftreten können.

4.3 Strategie der Tumorüberwachung

Die Beurteilung eines Einzelwertes ist immer schwierig, so daß regelmäßige Kontrollen der Tumormarker für die Früherkennung von Rezidiven bzw. Metastasen erforderlich sind. Grundlage der posttherapeutischen Tumorüberwachung ist mindestens ein Ausgangswert (vor Therapie), besser **mehrere zeitlich versetzte Werte**.

Nach Therapie sollte der Marker im Durchschnitt monatlich, grundsätzlich innerhalb der ersten zwei Jahre wenigstens vierteljährlich und danach alle sechs Monate bestimmt werden.

Wird ein Anstieg eines Tumormarkers beobachtet, sollte durch engmaschigere Kontrollen (etwa 14tägiger Abstand) geprüft werden, ob es sich um einen Ausreißerwert (Laborfehler, kurze Erhöhung im Zuge eines entzündlichen Vorgangs) oder um einen bleibenden Anstieg handelt. Letzteres stellt eine Indikation zur Second-look-Operation dar.

Bei Patienten, die einen Primärtumor oder Residualtumor nach Operation haben und dann einer zytostatischen Behandlung unterzogen werden, sollte das Bestimmungsintervall auch nicht zu kurz (nicht kleiner als eine Woche) gewählt werden, da einerseits die Halbwertszeit eines Markers über 4 Tage betragen kann und andererseits durch die Zytostase ein Tumorzellverfall verursacht wird, der dann einen zur Tumorgröße überproportionalen Anstieg des Tumormarkers nach sich zieht.

4.4 Auswahl der Tumormarker bei Tumoren verschiedener Organe

Die Natur der Tumormarker bringt es mit sich, daß nur bei einem Teil eine gewisse Gewebsspezifität oder Gewebsbevorzugung gegeben ist. Tumorassoziierte Antigene der Untergruppe der onkofetalen Antigene können in einer Vielzahl von Organen exprimiert sein. Da jedoch z.B. beim CEA die Antigendichte auf der entarteten kolorektalen Schleimhaut sehr hoch ist und in anderen Geweben eher niedrig, reagiert dieser Marker besonders sensibel auf Kolon-Rektum-Karzinome.

Solche Faktoren beeinflussen wiederum die Bewertung von Tumormarker-Meßgrößen bei der Überwachung von Tumoren in solchen Organen, bei denen an sich die Expression des Markers schwach ist, der Tumormarker also mithin wenig geeignet erscheint: hier können relativ geringfügige Konzentrationsanstiege auf einen erheblichen Tumorprogreß verweisen. Nicht nur deshalb kann die Verwendung eines zweiten Tumormarkers angezeigt sein, um die diagnostische Aussagekraft zu erhöhen. Zu bedenken ist auch eine individuell unterschiedliche „Neigung" des Tumorgewebes, ein bestimmtes Antigen überhaupt zu bilden oder freizusetzen, wobei im Extremfall ein Tumormarker ein blutgruppenassoziiertes Merkmal ist und dann bei entsprechender genetischer Konstellation überhaupt nicht zu diagnostischen Zwecken genutzt werden kann (Beispiel: kein CA 19-9 bei Lewis-negativen Personen).

Markerkombinationen sind jedoch auch nicht willkürlich zu wählen. Es ist beispielsweise nicht sinnvoll, bei der Nachsorge eines Mamma-Ca parallel zwei oder mehrere solcher Tumormarker einzusetzen, die allesamt der Milchfettkügelchen-Membran-Antigenfamilie (Mucin-Antigene wie CA 15-3, CA 549, MCA, BCM) zugehörig sind. Tabelle 4-2 (S. 124) gibt einen Überblick über die gebräuchlichsten Tumormarker bei den einzelnen Malignomen. Der Erst-Tumormarker wird jeweils an erster Stelle erwähnt, danach folgen die sekundären oder Ersatz-Tumormarker. Ein fast ubiquitär nutzbarer Zusatz-Tumormarker ist TPA (Tissue Polypeptid Antigen), da es als Proliferationsantigen weitgehend unabhängig von der Primärtumorlokalisation ist.

4.5 Die wichtigsten Tumormarker im einzelnen

4.5.1 CEA (karzinoembryonales Antigen)

4.5.1.1 Charakterisierung

Unter CEA faßt man eine Gruppe eng verwandter Glykoproteine zusammen. Seine Erstcharakterisierung erfolgte an einer Ko-

Tabelle 4-2 Auswahl von Markern in Abhängigkeit von der Tumorlokalisation.	
Primärtumor	Tumormarker
Bronchialkarzinome	
– kleinzellige	NSE, TPA, CEA
– Plattenepithel	SSC, CEA
– Adeno/andere	CEA
Mammakarzinome	CA 15-3, MCA, TPA, CEA
gastrointestinale Karzinome	
– Kolon-Rektum-Karzinom	CEA, TPA
– Hepatom	AFP, TPA, CEA
– Magenkarzinom	CA 72-4, CEA, CA 19-9
– Ösophaguskarzinom	TPA, CEA
– Pankreaskarzinom	CA 19-9, TPA, CEA
gynäkologische Karzinome	
– Ovarialkarzinome	CA 125, CA 19-9, CA 72-4
– Uteruskarzinom	SCC, CEA
– Chorionepitheliom	HCG, TPA
Urogenitalkarzinome	
– Harnblasenkarzinom	TPA
– Prostatakarzinom	PSA, PAP, TPA
– Hodenkarzinome:	
– seminomatös	SCC, TPA, HCG
– nicht seminomatös	HCG, AFP, TPA
HNO-Tumoren	SCC, TPA, CEA
Schilddrüsenkarzinome	
– follikulär, papillär	hTG, TPA, CEA
– medullär, C-Zell	Calcitonin, TPA, NSE
maligne Lymphome	β2-M, TK, Ferritin
– Plasmozytom	Paraproteine/BJP, β2-M
Leukämie	Ferritin

lonkarzinomzelle. Darüber hinaus exististieren eine Reihe ähnlicher Antigene, die in keinem verwertbaren Zusammenhang zu einem malignen Prozeß stehen. Zum Teil wurden diese früher im Labortest mit erfaßt, was nicht selten zu falsch-positiven Werten geführt hat. Heute stehen in den verfügbaren Testsystemen hoch spezifische monoklonale Antikörper für CEA zur Verfügung.

Wie der Name bereits andeutet, wird CEA regelmäßig embryonal gebildet und findet sich insbesondere in beträchtlichem Umfang in Darm, Leber und Pankreas, jedoch nimmt die CEA-Expression bereits vor der Geburt markant ab. Bei einer neoplastischen Transformation, nimmt die CEA-Produktion häufig wieder zu. Es gibt einzelne Hinweise darauf, daß CEA eine immunsuppressive Wirkung ausüben kann, was klinisch eine immer wieder beschriebene schlechte Prognose von Tumorpatienten mit hohen CEA-Werten erklären könnte.

4.5.1.2 Klinische Bedeutung

Maligne epitheliale Tumoren zeigen die höchste Häufigkeit erhöhter Spiegel, sowie auch die stärksten Konzentrationsanstiege, insbesondere beim Vorliegen einer Metastasierung.

In Tabelle 4-3 ist die Häufigkeit erhöhter CEA-Werte (Grenzwert: > 5 µg/l) bei verschiedenen Tumorerkrankungen aufgelistet.

Tabelle 4-3   Häufigkeit erhöhter CEA-Werte (Grenzwert: > µg/l) bei verschiedenen Tumorerkrankungen.

Tumorerkrankungen	Häufigkeit
Colon-Ca.	bis 80%
Pankreas-Ca.	bis 60%
Mamma-Ca.	bis 55%
Bronchial-Ca.	bis 50%
Gallenwegs-Ca.	bis 50%
Magen-Ca.	bis 45%
Ösophagus-Ca.	bis 35%
Ovarial-Ca.	bis 20%

Steckbrief CEA

Präanalytik
– Keine besonderen Vorkehrungen
– Venöse Blutabnahme, Serumgewinnung, Einsendung 1 ml Serum, alternativ Plasma möglich

Normalbereich
Bis 5,0 µg/l (z.T. niedrigere Grenzwerte bei bestimmten Methoden)

Beeinflussungen/Verfälschungen von Meßergebnissen
Zum Teil erhöhte Werte bei Rauchern; tendenzielle Zunahme der Konzentration mit dem Patientenalter (meist noch innerhalb des Referenzbereichs). Hoch bedeutsam sind auch zu hohe Werte bei nicht-malignen Erkrankungen, so bei Leberzirrhose (30%), Hepatitis (15%), Hämodialyse (30%), Darmpolypen (15%), Pankreatitis (10%) und anderen Entzündungen des Gastrointestinaltraktes, jedoch nur vereinzelt über das 4fache des Grenzwertes.

Bewertung
Marker der ersten Wahl bei **kolorektalen Tumoren,** einsetzbar jedoch auch als **Zweitmarker** bei anderen Tumoren (s. Tab. 4-2)
In der Verlaufskontrolle bei Tumorpatienten zeigen fallende Werte im allgemeinen eine Remission, steigende eine Progression an. Der CEA-Anstieg tritt dabei häufig Wochen bis Monate vor klinisch faßbaren Veränderungen auf. Hohe prätherapeutische Werte korrelieren im allgemeinen mit einer ungünstigen Prognose. Der prädiktive Wert stabiler (auch stabil erhöhter) posttherapeutischer CEA-Konzentrationen ist dagegen gering.

4.5.2 CA (Cancer-Antigen) 125

4.5.2.1 Charakterisierung

Das Cancer Antigen 125 (CA 125 oder CA 12-5) wurde im Jahre 1981 erstmal über einen monoklonalen Antikörper auf der Zelloberfläche eines humanen epithelialen Ovarialtumors nachgewiesen. CA 125 wird vor allem von den Epithelien von Ovar, Tube, Endometrium und Endozervix produziert, in geringeren Mengen aber auch von anderen Epithelien. Immunhistologisch läßt es sich regelmäßig auch an gesunden Schleimhautzellen weiblicher Genitalorgane nachweisen, eine Bestimmung von CA 125 in Sekreten ist daher nicht sinnvoll.

4.5.2.2 Klinische Bedeutung

CA 125 ist der Tumormarker der ersten Wahl zur Verlaufskontrolle und Prognose des **primären Ovarialkarzinoms**. Er besitzt eine Sensitivität von 82–96% und spielt inzwischen sogar eine adjuvante Rolle in der frühen Diagnostik.

Erhöhte Werte bei deutlich niedrigerer Sensitivität werden auch bei anderen gynäkologischen Karzinomen, sowie beim Pankreaskarzinom, Hepatom, Lebermetastasen, Bronchialkarzinom und Hypernephrom gefunden, in noch geringerem Umfang auch bei Magen- und kolorektalen Karzinomen.

Beim Ovarialkarzinom können postoperative persistierend pathologische Werte auf eine inkomplette Tumorreduktion hinweisen, während bei kompletten Tumorresektionen meist schon 14 Tage postoperativ normale Werte erwartet werden können. Ein postoperativer kontinuierlicher Anstieg signalisiert mit hoher Wahrscheinlichkeit eine Rezidivgefährdung bzw. eine Metastasierungstendenz.

In **Verlaufsbestimmungen** zeichnet sich der Marker durch eine ausgesprochen enge Verknüpfung zum klinischen Status aus und zwar oft mit einer Vorlaufzeit von 1 bis 17 Monaten. Nach postoperativ normalisiertem CA 125 wird dennoch nicht auf die übliche Revisionslaparotomie verzichtet, da in bis zu 50% solcher Fälle noch ein kleiner Resttumor (Durchmesser < 1 cm) angetroffen wurde.

Steckbrief CA 125

Präanalytik
– Keine besonderen Vorkehrungen
– Venöse Blutentnahme, Serumgewinnung, Probenvolumen: 0,2 ml Serum, optional Plasma
– Stabilität: 3 Tage bei 20 °C, bei längerer Lagerung einfrieren bei –20 °C

Normalbereich
Bis 35 U/ml (bei Patienten mit benignen Erkrankungen bis 65 U/ml)

Beeinflussungen/Verfälschungen von Meßergebnissen
Eine ganze Reihe von **benignen Erkrankungen** geht ebenfalls mit erhöhten CA-125-Werten einher. So werden bei Patienten mit Leberzirrhose in ca. 64% der Fälle erhöhte CA-125-Spiegel nachgewiesen, wobei in Einzelfällen ausgespochen deutliche Konzentrationsanstiege (> 65 U/ml) beobachtet werden. Auch Peritonitis, Pankreatitis und Cholezystitis zeigen in abfallender Häufigkeit erhöhte CA-125-Spiegel. Bei Adenomen des Ovars manifestieren sich mit ca. 25% und bei Endometriose mit ca. 55% angestiegene CA-125-Werte. Zu erhöhten Konzentrationen kann es auch bei Schwangeren und stillenden Frauen kommen. Nicht-Schwangere haben während der Menstruation gelegentlich ein leicht erhöhtes CA 125.

Bewertung

Bei mehrfach bestimmten erhöhten Werten und ohne klinische Evidenz für eine der oben genannten entzündlichen Krankheiten, kann CA 125, obgleich weder tumor- noch organspezifisch, ein Indikator für eine aufzunehmende gynäkologische Untersuchung, insbesondere der Eierstöcke, sein.

Die diagnostische Sensitivität für die Frühstadien des Ovarial-Ca FIGO I-II liegt bei 44 bzw. 60% (cutoff 65 U/ml).

Wie alle Tumormarker ist auch CA 125 vorwiegend zur Krankheitsverlaufskontrolle und zur postoperativen und/oder postchemotherapeutischen Nachsorge geeignet. Wiederanstiege über den Grenzwert oder bleibend hohe Werte nach Operation weisen auf einen Resttumor (> 1 cm) hin. In solchen Fällen wird u.U. die Zweitoperation zugunsten einer Chemotherapie unterbleiben. CA 125 ist eine **kritischer Prognosewert** im Hinblick auf die zu erwartende therapeutische Antwort nach Chemotherapie-Erstbehandlung. Pathologisch hohe Werte lassen Verdacht auf Rezidiv oder auf klinische Progression entstehen. Zum Tumor-Screening ist CA 125 nicht geeignet.

4.5.3 CA 19-9

4.5.3.1 Charakterisierung

CA 19-9 oder GICA (Gastrointestinal Cancer Antigen) ist ein Oligosaccharid, das sowohl an Lipide (Monosialoganglioside), als auch an Proteine (Glykoproteine) gebunden vorliegt. Die Bindung an sekretorische Proteine findet dabei vermehrt in Tumorzellen statt. CA 19-9 ist ein Teil der menschlichen Lewis-a-Blutgruppendeterminante, so daß Personen mit dem Blutgruppenmerkmal „Lewis a/b-negativ" (ca. 7% der Bevölkerung) genetisch nicht in der Lage sind, CA 19-9 zu synthetisieren, auch nicht bei Vorliegen einer Tumorerkrankung. Der Marker kann bei dieser Personengruppe nicht eingesetzt werden. Biosynthetisch ist es verwandt mit CA 50 (als Vorstufe von CA 19-9). Moleküle, die das CA-19-9-Epitop tragen, finden sich auch in normalen Zellen des Pankreas, des Magens, der Leber und der Gallenblase sowie in anderen epithelialen Organen. Extrem hohe Werte von CA 19-9 sind in Sekreten physiologisch.

4.5.3.2 Klinische Bedeutung

Aufgrund seiner hohen Sensitivität und gegenüber benignen Erkrankungen sehr guten Spezifität ist CA 19-9 ein Marker der ersten Wahl bei Pankreaskarzinomen, Gallengangskarzinomen und Magenkarzinomen. Aber auch bei anderen Tumorlokalisationen werden mit den in Tabelle 4- 4 aufgeführten Häufigkeiten erhöhte CA-19-9-Werte gefunden. CEA, obgleich mit niedrigerer Sensitivität und Spezifität behaftet, ist der empfohlene Ergänzungstumormarker für Magenkarzinome.

Tabelle 4-4 Häufigkeit erhöhter CA-19-9-Werte bei verschiedenen Tumorerkrankungen.	
Tumorerkrankungen	**Häufigkeit**
Pankreas-Ca.	bis 95%
Gallenwegs-Ca.	bis 65%
Magen-Ca.	bis 60%
Dickdarm-Ca.	bis 50%
Leberzell-Ca.	bis 40%
Ovarial-Ca.	bis 30%
Ösophagus-Ca.	bis 25%
Bronchial-Ca.	bis 10%
Mamma-Ca.	bis 10%

Steckbrief CA 19-9

Präanalytik

– Keine besonderen Vorkehrungen
– Venöse Blutentnahme, rasche Trennung des Serums vom Blutkuchen, Probenvolumen 0,5 ml Serum
– Stabilität: bisher nicht definiert, Aufbewahrung der Probe bei 4 °C im Kühlschrank empfohlen

Normalbereich

Bis 37 U/ml

Beeinflussungen/Verfälschungen von Meßergebnissen

CA 19-9 wird **biliär** ausgeschieden, so daß Cholestasen z.T. deutlich erhöhte CA-19-9-Konzentrationen hervorrufen können. Bei entsprechendem Verdacht auf Cholestase ist eine Bestimmung von Gamma-GT anzuempfehlen. Seltene Verfälschung (falsch positiv) durch Immunstimulanzien sowie bei Patienten unter Frischzellentherapie. Störungen auch durch verabreichte monoklonale Antikörper aus diagnostischen oder therapeutischen Gründen. Im übrigen können folgende benigne Krankheiten mit erhöhten CA-19-9-Werten einhergehen: Cholezystitis (ca. 50%), Pankreatitis (ca. 30%), Hepatitis (25%) und Leberzirrhose (20%).

Bewertung

Im Gegensatz zu benignen Krankheiten, die meist nur mit vorübergehend und mäßig erhöhten CA-19-9-Konzentrationen (meist unter 100 U/ml, maximal 200 U/ml) einhergehen, imponieren beim Pankreaskarzinom, besonders dem exkretorischen duktalen, nicht selten extrem hohe Werte bis über 100 000 U/ml. Höhe und Inzidenz pathologischer CA-19-9-Werte stehen im Zusammenhang mit der **Tumorlokalisation** (höher bei Pankreaskopf, niedriger bei Korpus und Schwanz) und korrelieren mit der Tumorausdehnung, zur Resezierbarkeit und Metastasierung, nicht aber zur histologischen Differenzierung. Ähnliches gilt auf niedrigerem Niveau auch für das Magenkarzinom. Gallengangsobstruktionen lassen sich besser mit einem Grenzwert von 200 U/ml als mit 37 U/ml hinsichtlich benigner und maligner Natur unterscheiden.

Bei (anzuempfehlenden) **Verlaufsbestimmungen** im Rahmen einer primären Therapie des **Pankreas-** und **Gallengangskarzinoms** spiegelt die Veränderung der CA-19-9-Konzentration in 90% der Fälle die klinische Entwicklung besser und schneller wider als bildgebende Verfahren. Nach erfolgreicher Operation (alle o.g. Karzinome) fällt der Marker innerhalb von 2–4 Wochen unter den Grenzwert.

In der **Nachsorge** erreichen CA-19-9-Veränderungen eine Vorwarnzeit von bis zu 7 Monaten. Der Test ist allerdings nicht anwendbar für Personen mit „Lewis 0" (s.o).

4.5.4   CA 15-3

4.5.4.1 Charakterisierung

Bei dem tumorassoziierten Antigen CA 15-3 handelt es sich um ein hochmolekulares Kohlenhydrat-Antigen der Milchfettglobulin-Muzin-Familie. Zum Nachweis dienen zwei verschiedene monoklonale Antikörper, von denen sich einer gegen Antigene der menschlichen Milchfettkügelchen-Antigene richtet, der andere gegen eine Membranfraktion menschlichen Brustkarzinomgewebes. Die beiden Antikörper binden an unterschiedliche Strukturen des Glykoproteins, so daß nur diejenigen Moleküle als CA 15-3 erkannt werden, die beide Epitope tragen.

4.5.4.2 Klinische Bedeutung

CA 15-3 ist ein guter Parameter für die Verlaufskontrolle des **(metastasierenden) Mam-** **makarzinoms.** Bei ca. 80% der Mammakarzinome werden erhöhte Werte für CA 15-3 nachgewiesen. Positive Reaktionen ergeben sich auch bei Bronchialkarzinomen (ca. 65%), Ovarialkarzinomen (ca. 60%), Pankreas- und Gallengangskarzinomen (ca. 40%) sowie in geringerer Häufigkeit bei Dickdarm- und Magenkarzinomen. Als ergänzender Tumormarker ist z.B. eine Bestimmung von CEA sinnvoll, nicht jedoch von anderen Tumormarkern der Muzin-Gruppe.

Steckbrief CA 15-3

Präanalytik
- Keine besonderen Vorkehrungen
- Venöse Blutentnahme, Gewinnung von Serum, Probenvolumen: 0,2 ml Serum, alternativ: Plasma, Liquor, Pleura- oder Aszitesflüssigkeit
- Stabilität: bisher nicht vollständig definiert, Aufbewahrung der Probe bei 4 °C im Kühlschrank bis zu einer Woche möglich

Normalbereich
Bis 30 U/ml (einige Labors, abhängig z.T. auch vom Testverfahren und eingesetzten Kit: bis 40 und bis 50 U/ml)

Beeinflussungen/Verfälschungen von Meßergebnissen
Wegen der Komplexität der Bestimmung und nicht identisch reagierender Testkits sollte bei Verlaufsbestimmungen immer der gleiche Test verwendet werden.

Erhöhte Werte für CA 15-3 werden mit einer Häufigkeit von 25% bei Leberzirrhose und Hepatitis gefunden. Bei benignen Mamma-Erkrankungen (Mastopathie) werden in weniger als 20% der Fälle erhöhte Werte nachgewiesen. Eine dialysepflichtige Niereninsuffizienz führt ebenfalls bei knapp 20% zu erhöhten Markerkonzentrationen. Schwangere weisen zu 8% dezent erhöhte Werte auf, Stillende zeigen zu 4–7% grenzwertig hohe Konzentrationen.

Bewertung
Beim Auftreten von **Rezidiven** ist ein Anstieg von CA 15-3 oftmals mehrere Monate vor der bildgebenden Diagnostik nachweisbar. Postoperativ sich normalisierende Werte sind prognostisch günstig, persistierende Konzentrationserhöhungen weisen auf eine unvollständige Tumorresektion bzw. auf Metastasen hin.
Wegen mangelnder Spezifität und Sensitivität ist CA 15-3 zum **Screening** bzw. **zur Früherkennung nicht verwendbar.** Abgesehen von der Mamma-Ca-Nachsorge und -Verlaufsbeobachtung, signalisiert ein Markeranstieg auch Rezidiv und Fortschreiten bei anderen epithelialen Tumoren, hervorzuheben insbesondere das Bronchial- und Ovarial-Ca.

4.5.5 TPA (tissue polypeptide antigen)

4.5.5.1 Charakterisierung

TPA ist ein Polypeptid, das in der Elektrophorese im Bereich der Alpha-2- bzw. der Beta-Globulinfraktion wandert. Strukturell handelt es sich um eine Komponente des Intermediärfilamentes Zytokeratin. Die Zytokeratine sind charakteristisch für das die inneren Organe auskleidende Epithel. Es ist somit in nahezu allen Organen vorhanden.

Seine Expression steigt mit der Zellproliferationsrate an **(Proliferationsantigen)**.

4.5.5.2 Klinische Bedeutung

TPA besitzt eine hohe Sensitivität bei zahlreichen Tumorerkrankungen, wie in nachfolgender Tabelle 4-5 dargestellt ist. Seine besondere Eignung hat es in der **Langzeitüberwachung** der Aktivität eines nach Art und Sitz bekannten Tumors. Hinsichtlich des **Harnblasen-Karzinoms** ist TPA derzeit noch der einzig brauchbare Tumormarker.

Tabelle 4-5 Erkrankungen, die gehäuft zu erhöhten TPA-Werten führen (Grenzwert 120 U/l).				
„Benigne" Erkrankungen	Häufigkeit	Tumorerkrankungen	Häufigkeit
Niereninsuffizienz	bis 90%	Dickdarm-Ca.	bis 50%
Lungenerkrankungen		Pankreas-Ca.	bis 80%
– Pneumonie	bis 70%	Mamma-Ca.	bis 70%
– Fibrose	bis 50%	Magen-Ca.	bis 70%
Lebererkrankungen		Blasen-Ca.	bis 70%
– Hepatitis	bis 70%	Ovarial-Ca.	bis 70%
– Leberzirrhose	bis 70%	Schilddrüsen-Ca.	bis 70%
Sonstige		Bronchial-Ca.	bis 60%
– akute Entzündungen	bis 70%	Melanom-Ca.	bis 60%
– Adenome des Ovars	bis 15%	Prostata-Ca.	bis 40%

Steckbrief TPA

Präanalytik
- Keine besonderen Vorkehrungen
- Venöse Blutentnahme, Gewinnung von Serum, Probenvolumen: 0,2 ml Serum,
- Alternativ: EDTA-Plasma (weniger günstig)
- Stabilität: begrenzt und kritisch; schnellstmöglicher Versand angesagt; bei Verarbeitung innerhalb von weniger als 2 Tagen: Aufbewahrung der Probe bei 4 °C im Kühlschrank; nur für länger geplante Aufbewahrungszeiten (max. 60 Tage) Probe unter –20 °C einfrieren

Normalbereich
- Bis 60 U/l bei Gesunden ohne Tumoranamnese
- Bis 95 U/l bei Tumorpatienten ohne Tumoraktivität

Beeinflussungen/Verfälschungen von Meßergebnissen

Da auch bei einer ganzen Reihe von benignen, insbesondere entzündlichen Erkrankungen erhöhte Werte gefunden werden, sollten Einzelwerte generell zurückhaltend beurteilt werden. Persistierende Erhöhungen oder insbesondere auch kontinuierlich ansteigende TPA-Werte sind jedoch als ungünstig zu beurteilen.

Wie aus Tabelle 4-5 zu entnehmen ist, werden bei einer Vielzahl von benignen Erkrankungen erhöhte TPA-Werte gefunden, da die TPA-Spiegel mit der Proliferationskinetik epithelialer Zellen korrelieren. Der Einfluß des Rauchens auf TPA ist vernachlässigbar gering.

Bewertung

Da die TPA-Bestimmung insbesondere der **Früherkennung** von Metastasen oder eines Rezidivs dient, sind bei Patienten mit bekannter Tumoranamnese Anstiege von TPA als Alarmzeichen zu werten. In der Therapieüberwachung ist TPA besonders sensitiv für antiproliferative Maßnahmen. Das Abfallen oder Stetigbleiben der TPA-Konzentration zeigt somit die Effizienz bzw. Ineffizienz einer solchen (Chemo-)Therapie an.

TPA hat eine weite **Vorhersagekompetenz:** TPA-Anstiege werden bis zu 12 Monate vor der klinischen Manifestation eines Karzinomrezidivs beobachtet.

Eine weitere Domäne von TPA ist die Unterstützung bei der **Prognoseabschätzung.** TPA-Werte > 200 U/l zeichnen sich in einer signifikant niedrigeren Überlebensrate aus als solche < 200 U/l. TPA ist ein Allrounder mit relativ hoher Sensitivität bei Tumoren verschiedener Organe. Seine Spezifität ist jedoch gering, so daß auch bei zahlreichen nichtmalignen, insbesondere entzündlichen Erkrankungen erhöhte Werte gefunden werden. Im Gegensatz zur Situation bei aktiven Malignomen sind sie dann allerdings in der Regel vorübergehender Natur. Die Entscheidung, ob bei mehrfach bestimmten erhöhten TPA-Werten (z.B. bei Karzinom-Anfangsverdacht) zunächst eine Ausschlußdiagnostik hinsichtlich einer eventuell zugrundeliegenden benignen entzündlichen Erkrankung betrieben werden soll oder ob vielmehr eine Tumordiagnostik zu intensivieren ist, bleibt dem einzelnen Therapeuten anheim gestellt.

4.5.6 PSA (prostata-spezifisches Antigen)

4.5.6.1 Charakterisierung

PSA ist ein Glykoprotein, das vom Prostataepithel als physiologisches Sekretionsprodukt freigesetzt wird. Es handelt sich damit um einen **organspezifischen Parameter,** jedoch ist er nicht zugleich tumorspezifisch.

4.5.6.2 Klinische Bedeutung

Die Bestimmung von PSA ist von besonderer Bedeutung für **Prognostik** und **Verlaufskontrolle von Prostatakarzinomen.** Nach vollständiger Tumorresektion lassen sich postoperativ in den Normalbereich zurückgehende Werte feststellen, während ein Persistieren einer erhöhten PSA-Konzentration als ungünstig zu bewerten ist. Metastasierende Prostatakarzinome zeigen häufig exzessiv erhöhte Serumwerte von PSA, die in einen Bereich von 100–10 000 µg/l ansteigen können. Im Vergleich zur prostataspezifischen sauren Phosphatase (PAP) besitzt PSA beim Prostatakarzinom eine höhere Sensitivität.

Steckbrief PSA

Präanalytik
- Die Blutentnahme sollte vor oder frühestens 1 Woche nach einer Palpation der Prostata erfolgen, um eine Verfälschung der Ergebnisse durch artifiziell freigesetztes PSA zu vermeiden
- Serumgewinnung; benötigtes Probenvolumen: 0,2 ml Serum
- Stabilität: 24 h bei Raumtemperatur, bei 4 °C (Kühlschrank) bis zu 14 Tagen

Normalbereich
Bis 2,7 µg/l.

Beeinflussungen/Verfälschungen von Meßergebnissen
Vorangegangene palpierende Prostatauntersuchungen führen zu erhöhten Werten (s. Präanalytik). Veränderungen bei gutartigen Erkrankungen: Erhöhte PSA-Werte werden auch bei akuter Prostatitis sowie bei benigner Prostatahyperplasie, insbesondere bei Vorliegen einer akuten Harnverhaltung, festgestellt.

Bewertung
In 90% aller Fälle von Prostatakarzinomen werden PSA-Werte über 2,7 µg/l gefunden, in 70–80% der Fälle Werte über 10 µg/l. Mithin liegen Werte zwischen 2,5 und 10 µg/l im „Graubereich" (insbesondere im Hinblick auf eine benigne Prostatahyperplasie).
Bei guter Prognose sollte eine operative Entfernung der Prostata von einem anhaltenden Abfall von PSA unter die Nachweisgrenze (bei ca. 0,4 µg/l) begleitet sein. PSA bleibt jedoch auch unter Einschluß der benignen Prostatahyperplasie als Screening-Methode ungeeignet, da bei kleinen Karzinomen nicht selten (ca. 10% der Fälle) normale oder nur geringgradig erhöhte Werte gefunden werden.

4.5.7 AFP (Alpha-Fetoprotein)

4.5.7.1 Charakterisierung

AFP ist ein **saures Glykoprotein** mit Strukturverwandtschaft zum Albumin und besitzt eine alpha1-elektrophoretische Beweglichkeit. Das Protein wird während der fetalen Entwicklungsperiode der Leibesfrucht im Verdauungstrakt, in der Leber und zusätzlich im Dottersack gebildet. Es hat wahrscheinlich eine Schutzfunktion vor den mütterlichen Östrogenen oder vor einer immunologischen Abstoßung.

Über die fetale Urinausscheidung gelangt AFP ins Fruchtwasser und von dort aus ins mütterliche Blut. Dies erklärt, warum nicht nur Säuglinge bis zum ersten Lebensjahr, sondern auch Schwangere (Maximum zwischen 28. und 32. Schwangerschaftswoche) physiologischerweise erhöhte AFP-Spiegel aufweisen.

4.5.7.2 Klinische Bedeutung

Auf die Bedeutung der AFP-Bestimmung in der pränatalen Diagnostik bei Verdacht auf fetale Fehlbildungen soll hier nicht im einzelnen eingegangen werden.

In der Tumordiagnostik finden sich erhöhte AFP-Konzentrationen vor allem beim **Leberzellkarzinom** sowie bei **Keimzelltumoren** (Hoden, Ovar, extragonadal). Zu beachten ist jedoch, daß Seminom, Dysgerminom und differenziertes Teratom AFP-negativ sind.

AFP-Messungen dienen nicht nur der Nachsorge und der Verlaufsbeobachtung, sondern unterstützen auch die Aufdeckung von primären Leberzellkarzinomen und Keimzelltumoren bei verdächtigen Risikogruppen (Leberzirrhose, Hodenschwellung). Eine relative Indikation für die AFP-Messung besteht für Leberzirrhosepatienten zur Kontrolle auf ein eventuell entstehendes primäres Leberzellkarzinom.

Steckbrief AFP

Präanalytik
- Keine besonderen Vorkehrungen
- Serumgewinnung; benötigtes Probenvolumen: 0,2 ml Serum
- Stabilität: 2–3 Tage bei Raumtemperatur., bei 4 °C (Kühlschrank) bis zu 7 Tagen

Normalbereich
Bis 10 µg/l (entspricht ca. 7 IU/ml), bei einigen Labors: bis 15 µg/l

Beeinflussungen/Verfälschungen von Meßergebnissen
Nach einer Frischzelltherapie kann es über induzierte Antikörper zu Kreuzreaktionen und zu falsch-positiven Ergebnissen kommen. Gutartige Hepatitiden (inkl. akute Virushepatitis) sind relativ oft mit moderat und nur vorübergehend erhöhten AFP-Werten verknüpft. Erhöhte Werte weisen auch (gesunde) Schwangere und Neugeborene bis zum 10. Lebensmonat auf.

Bewertung
Bei Tumorverdacht und erhöhtem AFP-Wert sollte bei Frauen zunächst eine Schwangerschaft ausgeschlossen werden. Bei Verdacht auf **Leberzellkarzinom** liefert ein erhöhter AFP-Wert ein weiteres Verdachtsmoment, wobei 95 % der Patienten mit Leberzell-Ca ein erhöhtes AFP aufweisen. Die Höhe der AFP-Konzentration ist mit zu berücksichtigen, da Werte über 1000 µg/l nahezu ausschließlich bei Vorliegen eines Malignoms (hepatozellulärer oder Keimzelltumor) beobachtet werden. Hierdurch wesentliche Unterstützung der Erstdiagnose bei entsprechendem Tumorverdacht. Auch stetig ansteigende (nicht fluktuierende) AFP-Werte begründen einen Tumorverdacht.

Auch bei **Keimzelltumoren** hat AFP neben Beta-HCG (s.d.) eine herausragende Bedeutung. Bei Patienten in klinischer Vollremission kann ein Wiederanstieg des initial normalisierten Markers bereits frühzeitig eine Rezidivgefährdung anzeigen. Rezidive können jedoch auch ohne erneuten Anstieg serologischer Parameter auftreten. Da bei Keimzelltumoren Mischformen relativ häufig sind und z.B. unter Chemotherapie ein histologischer Typenwandel auftreten kann, sollten generell AFP und HCG gemeinsam bestimmt werden.

4.5.8 HCG (humanes Chorion-gonadotropin)

4.5.8.1 Charakterisierung

HCG ist eine Glykoprotein-Hormon, das aus zwei Untereinheiten, der α- und β-Kette besteht.

Die α-Untereinheit weist große Ähnlichkeit mit den entsprechenden Untereinheiten von LH, FSH und TSH auf. Die β-Kette bestimmt die immunologische und biologische Spezifität von HCG. Es stimuliert die Hormonproduktion des Corpus luteum und trägt damit wesentlich zur Aufrechterhaltung einer Schwangerschaft bei. Für den Einsatz als Tumormarker sollte vom Testsystem sowohl natives HCG als auch die β-Kette von HCG erfaßt werden.

4.5.8.2 Klinische Bedeutung

Auf die Rolle einer HCG-Bestimmung in der Frühdiagnose einer Schwangerschaft wird hier nicht eingegangen. Im Bereich der Tumordiagnostik besteht eine absolute Indikation zur HCG-Bestimmung bei **Verdacht auf Keimzelltumor** (Hoden, Plazenta, Ovar und extragonadal). Eine relative Indikation besteht innerhalb der **Kontrolle von Risikopatienten,** z.B bei Männern mit verspätetem oder ausgebliebenem Hodendeszensus oder von Zwillingen, von denen einer an einem Hodentumor erkrankt ist.

Eine **ausreichende Sensitivität** besteht nur bei nicht-seminomatösen Keimzelltumoren vom Typ des undifferenzierten Teratoms (MTU) und bei solchen vom Intermediärtyp (MTI, Teratokarzinom). Beim Chorionkarzinom korreliert die Höhe des HCG-Wertes mit dem Tumorstadium. Wertvoll ist HCG auch für die Überwachung von plazentaren Trophoblastentumoren (Schwangere ein Monat nach Empfängnis und Zeichen der Gestose mit vergrößertem Uterus und eventuell Blutungen und nach Aborten). Gutartige Blasenmolen werden miterfaßt, jedoch gehen ca. 50% der malignen Chorionepitheliome aus einer Blasenmole hervor.

Steckbrief HCG

Präanalytik
- Keine besonderen Vorkehrungen
- Serumgewinnung; benötigtes Probenvolumen: 0,2 ml Serum
- Stabilität: 3–4 Tage bei Raumtemperatur., bei 4 °C (Kühlschrank) bis zu 7 Tagen

Normalbereich
- Männer und prämenopausale Frauen: bis 5 IU/l
- Postmenopausale Frauen: bis 10 IU/l

Beeinflussungen/Verfälschungen von Meßergebnissen
Maßgebliche Störfaktoren sind nicht bekannt. Vereinzelt ist für bestimmte Tests eine Verfälschung (falsch-positives Ergebnis) bei verminderten Serumproteinkonzentrationen unter einem nephrotischen Syndrom beschrieben. Bei schwangeren Frauen ist die Bestimmung von HCG als Tumormarker im Hinblick auf den Grenzwert und im ersten Trimenon nur bedingt verwertbar. Ähnliches gilt nach Niederkunft oder Fehlgeburt.

Bewertung
Da Hodentumoren zu 60% Nicht-Seminome sind, ist ein deutlich erhöhter oder im Zeit-verlauf ansteigender HCG-Spiegel bei entsprechenden klinischen Verdachtmomenten oder bei Risikopersonen ein wichtiges **Zusatzindiz für einen malignen Hodentumor.**
HCG eignet sich jedoch, auch in Kombination mit AFP, nicht zum Screening. Sein Wert in der therapeutischen Verlaufskontrolle ist umstritten.
Unter Chemotherapie kann es zu kurzfristigen Anstiegen im HCG kommen. Hauptdomäne von HCG ist die Überwachung auf Rezidiv. Nach Orchiektomie persistierend hohe HCG- und AFP-Werte deuten darauf hin, daß der Tumor nicht auf den Hoden beschränkt war. Engmaschige Kontrollen sind angezeigt, allerdings sollten wenigstens zwei Werte vor Orchi-ektomie vorliegen. Metastasen bilden den Marker oft schwächer aus als der Primärtumor.

4.5.9 NSE (neuronen-spezifische Enolase)

4.5.9.1 Charakterisierung

Enolasen sind Enzyme des Glukosestoff-wechsels, die die Umwandlung von 2-Phos-phoglycerat in Phosphoenolpyruvat kataly-sieren. Bestimmte Isoenzyme werden fast ausschließlich in neuronalen und neuro-endokrinen (APUD-)Zellen gebildet und werden unter dem Begriff der neuronen-spezifischen Enolase zusammengefaßt. Eine vermehrte Bildung von NSE erfolgt in ma-lignen Tumoren neuroektodermalen Ur-sprungs.

4.5.9.2 Klinische Bedeutung

Die Bestimmung dieses Markers hat beson-dere Bedeutung beim **kleinzelligen Bron-chialkarzinomen** und beim **Neuroblastom** er-langt. Beim kleinzelligen Bronchialkarzinom werden in etwa 90% der Fälle erhöhte NSE-Konzentrationen nachgewiesen, beim Neu-roblastom mit einer Häufigkeit von 95%. Das nicht kleinzellige Bronchialkarzinom zeigt einen positiven Test in etwa 20% der Fälle. Andere Tumorerkrankungen, bei denen die NSE-Konzentration erhöht ist, sind Semi-nom (73%), Apudom (34%) und Prostatakar-zinom (30%). Bei Kindern findet man auch beim Wilms-Tumor erhöhte NSE-Werte.
Die NSE-Bestimmung ist jedoch allen Karzi-nomen, auch beim kleinzelligen Bronchial-karzinom und beim Neuroblastom, **nicht zur Primärdiagnose geeignet.**

Steckbrief NSE

Präanalytik
– Keine besonderen Vorkehrungen
– Venöse Blutabnahme
– Serumgewinnung mittels vorsichtiger Zentrifugation (10 min bei 80–1000 g); benötigtes Probenvolumen: 0,2 ml Serum
– Stabilität: 3 Tage bei 2–8 °C (Kühlschrank), längere Aufbewahrung bei mindestens –18 °C

Normalbereich
Bis 12,5 µg/l

Beeinflussungen/Verfälschungen von Meßergebnissen
Bei hämolytischen Seren sind falsch-positive Werte möglich.
Veränderungen bei nichtmalignen Erkrankungen: Erhöhte Werte werden bei verschiedenen Lungenerkrankungen gefunden, so bei Bronchopneumonien (35%) und Lungenfibrose (10%).

Bewertung
Zur Verlaufs- und Rezidivkontrolle beim kleinzelligen Bronchialkarzinom und beim Neuroblastom ist NSE der Marker erster Wahl. Bei ansteigenden NSE-Konzentrationen besteht eine gute Korrelation des erreichten Wertes zum klinischen Stadium, d.h. dem Ausmaß der Erkrankung. Bei Hochsetzen des Grenzwertes auf 25 µg/l ist die Spezifität für das kleinzellige Bronchial-Ca. gegenüber benignen Lungenkrankheiten sehr hoch. Eine Verknüpfung zum Metastasenort bzw. zu Hirnmetastasen besteht jedoch nicht. Im Verlauf einer Chemotherapie kommt es bei Ansprechen nach dem ersten Therapiestoß zu einem temporären Anstieg von NSE als Ausdruck eines Tumorlysesyndroms. Nach spätestens einer Woche ist bei erfolgreicher Therapie ein Abfallen des Wertes unter die Normalbereichsgrenze zu erwarten, allerdings auch bei nur partieller Remission (Herausfinden der Therapieversager). In der Nachsorge finden sich in der Remission unterschwellige NSE-Werte, Rezidive werden gut durch einen Wiederanstieg angezeigt, teils mit einer Vorzeitigkeit von 4 Monaten. Beim Neuroblastom bestehen ähnliche Korrelationen zwischen Stadium und Meßwerthöhe. Kinder in der krankheitsfreien Überlebenszeit weisen deutlich niedrigere Werte auf als solche, bei denen die Krankheit schnell fortschreitet.

Literatur

[1] Ammon, A.: Humorale Tumormarker. Editiones Roche, Grenzach Wyhlen: 1990.

[2] Bader, J. P.: Screenig of colorectal cancer. Dig. Dis. Sci. 31, Suppl., 43S–56S (1986).

[3] Bastert, G. Nagel, G. A., Rauschecker; H., Sauer, R., Schauer, A.: Basisempfehlungen zur Diagnose, Therapie und Nachsorge beim Mammakarzinom. Dtsch. Ärztebl. 82, 2258–2264 (1985).

[4] Dahlmann, N.: Tumormarker. GIT-Labor-Medizin 12, 228–230 (1989).

[5] Dienst, C., Uhlenbruck, G., Hanisch, F. G.: Gastrointestinale Tumoren: Erkennung und Verlaufskontrolle durch Kombination der Bestimmung mehrerer Tumormarker. Diagnose und Labor 36, 70–74 (1986).

[6] Fateh-Moghadam, A., Stieber, P.: Tumormarker und ihr sinnvoller Einsatz. J. Hartmann, Marloffstein-Rathsberg 1991.

[7] Hakomori, S.: Glykosphingolipide. Spektrum der Wissenschaft, Heft Juli 1996, S. 90–100.

[8] Heptner, G., Domschke, S., Schneider, M. U., Siegfried, W., Domschke, W.: Vergleich der Tumormarker CA 50 und CA 19-9 bei benignen und malignen Erkrankungen des Gastrointestinaltraktes. Dsch. Med. Wschr. 111, 374–378 (1986).

[9] Karg, T.: Tumornachsorge beim Hausarzt. Welche Tumormarker sollten Sie bestimmen? Der Allgemeinarzt 10, 410–416 (1988).

[10] Koch, O. M., Uhlenbruck, G.: Plasmaproteine und Akute-Phase-Reaktanden als Tumormarker bei Malignomkranken. Laboratoriumblätter 33, 30–38 (1983).

[11] Kreienberg, R.: Die Bedeutung von Tumormarkern in der gynäkologischen Onkologie und beim Mammakarzinom. Thieme, Stuttgart 1984.

[12] Lamerz, R., Dat, F., Feller, A. C., Schnorr, G.: Tumordiagnostik. Tumormarker bei malignen Erkrankungen. Behringwerke, Marburg–Frankfurt 1988.

[13] Reibnegger, G., Weiss, G., Wachter, H.: Neopterin in malignant diseases. Tumor Marker Update 4, 101–103 (1992).

5

ALLERGIEDIAGNOSTIK

MICHAEL MARTIN

5.1 Einleitung

Der allergische Formenkreis zeigt wie kaum eine andere Erkrankungsform explosionsartige Zuwachsraten in den zivilisierten Ländern (Tab. 5-1). Darüber hinaus erkranken Heuschnupfenpatienten und Nahrungsmittelallergiker zunehmend nach einigen Jahren an allergischem Asthma bronchiale, woran in Deutschland ca. 5000 bis 6000 Menschen jährlich sterben.

Auf dem Gebiet der Allergiediagnostik bieten sich dem Therapeuten verschiedene Laboruntersuchungsverfahren an. Neben der Bestimmung des Gesamt-IgE sowie der eosinophilen Granulozyten im Differentialblutbild als „Basischeck" können mittels des sog. RAST-Tests, des IgG-Tests sowie des Lymphozytentransformationstests spezifische Allergiereaktionen nachgewiesen werden. Die In-vitro-Allergiediagnostik kann im Sinne von Suchtests, Screenings, als Ergänzung von Hauttests oder als Verlaufskontrolle nach antiallergischer Therapie eingesetzt werden.

Tabelle 5-1 Häufigkeitsentwicklung von Allergien (aus [2]).

1969–1982	70%ige Zunahme im Kindesalter
1968–1981	30%ige Zunahme im Kleinkindesalter 12%ige Zunahme im Jugendalter
1973–1988	100%ige Zunahme an Asthma 150%ige Zunahme an Ekzemen 70%ige Zunahme an Heuschnupfen
1926–1986	1200%ige Zunahme an Heuschnupfen (das entspricht einer Steigerung von 0,82 auf 9,9%)

5.1.1 Definition Allergie

> Eine Allergie ist eine unangemessene und überschießende Reaktion des Immunsystems auf einen an sich unschädlichen Reiz.

Dieser Fehlregulation geht stets die Phase der **Sensibilisierung** voraus: bei erstmaligem Kontakt mit einer Substanz (Allergen oder Antigen) wird eine spezifische Zustandsänderung des immunologischen Systems herbeigeführt. Bei diesem Prozeß werden Immunzellen (Plasmazellen) aktiviert, die **hochspezifische Antikörper** bilden. Die Plasmazellen zeichnen sich u.a. durch ihr Gedächtnis aus. Ist diese Phase abgeschlossen, kann jeder erneute Kontakt mit dem gleichen Fremdstoff eine unterschiedlich heftige und unangemessene Immunantwort auslösen. Dabei werden immunologische Kettenreaktionen ausgelöst, die entzündliche und gewebeschädigende Auswirkungen nach sich ziehen. Hierdurch entstehen Symptome wie tränende Augen, Schnupfen, Hautausschlag etc. Die klassische Allergologie teilt die überschießenden Immunantworten in **vier Hauptgruppen** ein:

- **Typ-I-Allergie (Soforttyp-Allergie):** Ausgelöst durch einen hohen Spiegel von im Blut zirkulierenden Antikörpern (humorale Allergie). Die allergieauslösende Substanz führt meist innerhalb weniger Sekunden bis ca. 30 min zu Reaktionen: Ausschlag, Kreislaufstörungen, Schleimhautschwellungen, Atemnot, Durchfall, Augentränen usw.
  Gestörte B-Zell-Funktion/Antikörperbildung (IgE-Bildung).
- **Typ-II-Allergie:** IgG-/IgM-vermittelte Allergie gegen körpereigene Strukturen. Körpergewebe wird fälschlicherweise als „fremd" identifiziert. Durch Aktivierung des Komplementsystems werden Zellen abgetötet. Der Mechanismus tritt bei disponierten Patienten dann in Kraft, wenn sich z.B. Medikamente an Zellen binden und

diese somit enfremdet werden, im Sinne einer Blutgruppen- bzw. Rhesusfaktor-Unverträglichkeit oder bei Abstoßungsreaktionen transplantierter Organe.
Typische Konsequenzen: hämolytische Anämie, Gerinnungsstörungen, Agranulozytose.
- **Typ-III-Allergie (Arthus-Reaktion, zytotoxischer Typ):** Humorale, IgG- und IgM- sowie komplementvermittelte Immunreaktion, die Stunden nach Antigenkontakt zu einer schweren, evtl. nekrotisierenden Entzündungsreaktion am Kontaktort (z.B. Haut oder Schleimhaut) führt. Die Reaktion tritt bei bestehender, aktiv oder passiv erfolgter Sensibilisierung (Allergie), d.h., bei einem übermäßigen Vorliegen präzipitierender humoraler Antikörper gegen z.B. Nahrungsmittel, Medikamente oder Serum auf. Dieser Allergietyp findet sich gehäuft bei Patienten, die in hohem Maße immer wieder mit demselben Antigen in Kontakt kommen und daher hohe Antikörperspiegel entwickeln. Bei mengenmäßigem Überwiegen des Antigens (oder des Antikörpers) entstehen kleine Immunkomplexe, die mit dem Blutkreislauf im Körper verteilt werden, in Gefäßwände und Gewebe eindringen, wo sie vielfältige Schädigungsmechanismen in Gang setzen können: das Komplementsystem wird aktiviert, die Entzündung eingeleitet und das Blutgerinnungssystem wird beeinflußt; ferner können Immunkomplexe zu verstärkter Thrombozyten- und Erythrozytenaggregation führen.
- **Typ-IV-Allergie (Spättyp, verzögerter Typ):** T-Zell-vermittelte Allergie der verzögerten Art, bei der Reaktionen erst bis zu 72 h nach Antigenkontakt erfolgen. Üblicherweise als Kontaktallergie bekannt, bei der die Bildung eines entzündlichen Infiltrats am Kontaktort entsteht (z.B. Modeschmuckallergie, Infekt- oder Arzneimittel-Allergie). Erst seit jünster Zeit bekannt sind systemische Typ-IV-Reaktionen (z.B. auf Nahrungsmittel, Dentalwerkstoffe oder

Xenobiotika), die sich in Form von Müdigkeit, Ekzemen, Migräne, entzündlichen Darmveränderungen etc. äußern. Durch tiefgreifende Immunreaktionen können letztlich Autoimmunerkrankungen ausgelöst werden. Im Gegensatz zu den anderen Allergieformen ist eine Toleranzbildung nicht möglich, da eine genetisch fixierte Unverträglichkeit vorzuliegen scheint. Eine Typ-IV-Allergie wird häufig durch Dentalwerkstoffe (Quecksilber/Palladium) oder durch eine gestörte Darm-Immunbarriere ausgelöst.

Da in der Naturheilpraxis im wesentlichen neben den sog. Pseudoallergien die **Soforttyp-Allergie** (IgE-vermittelt) und die **verzögerte Allergieform** (IgG-vermittelt) eine Rolle spielen, beschränken sich die folgenden Darstellungen auf diese beiden Formen.

5.1.2 Mechanismus der allergischen Reaktion

Das primäre Geschehen der Allergie spielt sich in den immunologisch aktiven Zellsystemen und deren Umgebung ab. Wie weitreichend die Umgebung definiert ist, hängt von der Art der Allergie ab. Sie variiert zwischen einer generalisierten Form (Ganzkörperreaktion, z.B. anaphylaktischer Schock) und einer lokalisierten Form (Haut, Bronchien, Gefäße etc.). Ein übergeordnetes Steuerungsorgan im Gehirn, der **Hypothalamus,** fungiert als Kontrollorgan und greift regulierend in das immunologische Geschehen ein.

Bei allergischen Prozessen kommt es zu Kettenreaktionen von im Blut zirkulierenden Zellen, ebenso wie von solchen, die im Gewebe positioniert sind. Makrophagen, eosinophile Granulozyten, Bindegewebsmastzellen und andere aktivierende Zellen des Immunsystems spielen die Hauptrolle. Die sog. Suppressorzellen dienen dem Abfangen einer überschießenden Reaktion sowie dem „Herunterregulieren" zuvor aktivierter Abwehrzellen. Diejenigen Organsysteme, die reichlich mit stationären Immunzellen ausgestattet sind, reagieren am stärksten und verursachen einen Teil der Symptome.

Eine allergische Reaktion mit dramatischen Folgen ist der anaphylaktische Schock. Ein lebensbedrohlicher Zustand, der sofortige notfallmedizinische Konsequenzen erfordert (sofortiger venöser Zugang, Adrenalin, Kortikoide, Antihistaminika).

5.1.2.1 Das allergische Geschehen als Ausdruck immunologischer Kettenreaktionen am Beispiel der Akuttyp-Allergie

Bei der chronischen Allergie entsteht ein fortlaufender Prozeß immunologischer Reaktionen, der sich nach kurzer Zeit verselbständigen und darüber hinaus dauerhaft aufrechterhalten werden kann. Diese Reaktionskaskade kann nur mit Hilfe einer IgE- Übermittlung stattfinden. Die Markierung mittels IgE auf den Mastzellen ist eine Voraussetzung für die erste Phase (Frühphase) der allergischen Reaktion. Dadurch werden aggressive Gewebshormone freigesetzt (z.B. Histamin), die zu den typischen Veränderungen im Gewebe führen. So kommt es zunächst als Ausdruck einer **histaminbedingten Entzündung** zu Rötung und Schwellung.

Sechs bis 24 h nach Auftreten der Frühphase, die in Sekunden bis höchstens 60 min nach Allergenkontakt abläuft, kommt die Spätphase in Gang, die weitere entzündliche Vorgänge im Gewebe induziert: die Granulozyten (s.S. 49) werden an den Ort des Geschehens gelockt. Zwar verfügen eosinophile Granulozyten (s.S. 50) auch über Entzündungshemmstoffe, doch reicht die Kapazität dieser Substanzen nicht aus, um die Reaktionskaskade zum Stillstand zu bringen. Vielmehr dienen solche Hemmstoffe dem Eigenschutz der eosinophilen Zellen. Somit können die abgegebenen Mastzellmediatoren ihre entzündungsfördernde Aktivität ungebremst ausüben.

Wie beschrieben, besitzen die Immunzellen hochaggressive Enzyme, die unter normalen Umständen gegen Fremdmaterial aktiv werden sollen. Doch bei den chronischen Prozessen der Allergie richten sich diese auch gegen das körpereigene, mittlerweile entzündete Gewebe. Auf diesem Wege entwickeln sich am Ort des Geschehens (z.B. Haut oder Bronchialschleimhaut) Entzündungsprozesse, die dazu führen, daß weitere Freßzellen (Mikro- und Makrophagen, s.S. 48) in das irritierte Gewebe einströmen. Diese Freßzellen finden einen üppig gedeckten Tisch in Form von Bindegewebseiweiß und Zellmaterial vor, was dazu führt, daß sie sich regelrecht überfressen. Die dadurch ausgelöste **Degranulation** dieser Zellen setzt ebenfalls wieder Botenstoffe frei, die durch eine weitere Immunaktivierung den entzündlichen Prozeß abermals aufheizen. Ein Teufelskreis entsteht, der durch die dabei entstehenden **Leukotriene** eine erhöhte Empfindlichkeit der sensiblen Nervenfasern nach sich zieht, und somit z.B. bei der Neurodermitis den unerträglichen Juckreiz entstehen läßt. Grobe mechanische Einflüsse (z.B. kratzen) beschleunigen diesen Ablauf nochmals. Diese Zusammenhänge erklären das Phänomen, das selbst dann, wenn der Kontakt mit einem Allergen über 24 h zurückliegt, noch immer heftige Symptome vorherrschen können.

In der **Frühphase** der Soforttyp-Allergie setzen Mastzellen Histamin frei. Dieses reagiert mit den sog. H_1-Rezeptoren im Gewebe. Die Folge: erhöhte Kapillarpermeabilität, Ödembildung und Reizung sensibler Nervenfasern (Schmerz, Juckreiz).

In der **Spätphase** der Soforttyp-Allergie strömen Entzündungszellen wie eosinophile Granulozyten in das irritierte Gewebe ein und setzen weitere entzündungs- und zellschädigende Mediatoren frei. Dadurch wird der Prozeß weiter angeheizt.

5.2 Diagnostische Verfahren

5.2.1 Unspezifische Laboruntersuchungen

Neben einer gründlichen Eigen- und Familienanamnese, die sich auch auf eventuelle Schadstoffexpositionen im beruflichen sowie im privaten Bereich ausdehnen muß, gehört die Untersuchung diverser Blutparameter, eventuell ebenfalls ein Schadstoff-Screening und ein Schwermetall-Mobilisationstest.

Die Bestimmung des **sIgA** (sekretorisches Immunglobulin A) in Stuhl und/oder Speichel kann bei erniedrigten Werten auf Atopien hinweisen. Auch der Ausschluß von Provokationsfaktoren wie eine intestinale Candidose oder eine generelle Dysbiose sowie von Mikronährstoffdefiziten (bes. Zink, Selen, Vitamin C) gehören zur Diagnostik allergischer Erkrankungen. Einzelheiten dazu sind den jeweiligen Kapiteln zu entnehmen.

5.2.2 Spezifische Laboruntersuchungen

Die wichtigsten immunologischen Laborparameter sind das Immunglobulin E (IgE), die eosinophilen Leukozyten (Differentialblutbild) sowie die T-Helfer- und Suppressor-Zellen (Lymphozytendifferenzierung). Die einzelnen Parameter verändern sich bei Typ-I-Allergien spezifisch:

- Erhöhung eosinophiler Leukozyten (s.S. 51)
- Erhöhung der aktivierenden T-Helfer-Zellen (s.S. 80)
- Senkung der Suppressor-Zellen (s.S. 83)
- Erhöhung des IgE (s.S. 141)

Erhöhte **Histaminspiegel** (s. S. 147) finden sich bei bestimmten Formen allergischer Reaktionen (z.B. allergische Urtikaria). Als hochspezifisch gilt der sog. spezifische IgE-Test (Typ-I-vermittelte Reaktionen) und der IgG4-Antikörper-Test für die verzögerten Typ-III-Reaktionen. Mit diesen Methoden können **einzelne Substanzen** hinsichtlich ihrer Allergenität exakt beurteilt werden.

5.2.2.1 Immunglobulin E (IgE)

Eine primäre Stellung für das **allergische Typ-I-Geschehen** nimmt das Immunglobulin E ein. Es wird unter Einfluß der T-Helfer-Zellen von den Plasmazellen – überwiegend in den Schleimhäuten – gebildet. IgE weist unter normalen Umständen die geringste Serumkonzentration (0,01–0,03 mg/100 ml) innerhalb der Immunglobuline auf. Bei atopischen Erkrankungen kann es zu einem erheblichen Anstieg der IgE-Konzentration kommen. Allerdings können auch diverse parasitäre Infektionen eine Erhöhung nach sich ziehen.

Auch das IgE hat die Aufgabe – wie alle anderen Antikörpergruppen auch – Fremdstoffe in ihren Eigenarten kennenzulernen, diese Informationen zu speichern und bei einem Zweitkontakt das Antigen zu binden. Haben mindestens zwei auf der Mastzellmembran nebeneinanderliegende IgE-Moleküle Antigenkontakt, wird die Aktivierung von Mastzellen (oder auch basophilen Granulozyten) ausgelöst. Erst eine relativ hohe IgE-Konzentration ermöglicht die Doppelbindung zwischen zwei IgE-Molekülen und dem zugehörigen Antigen. Dieses „bridging" genannte Phänomen dient der Sicherheit und verhindert, daß bei einer geringen Sensibilisierung eine Mastzell- oder Basophilenaktivierung erfolgt. Den „Haupttäterkreis", mit dem wir uns bei der allergischen Reaktion beschäftigen, stellen unbelebte, von ihrer Struktur „große" Fremdstoffe dar (Pollen, Staub, Giftstoffe wie Bienengift usw. – die Beziehung zu Darmparasiten soll hier nicht näher ausgeführt werden). Unter normalen Umständen läuft dieser Prozeß gemäßigt ab, so daß der Betroffene gar nichts oder nur sehr wenig davon spürt. Anders sieht das bei der allergischen Reaktion aus. Hier finden wir eine stark übertriebene IgE-Bildung, die entsprechend heftige Reaktionen nach sich zieht.

Da die Immunglobuline im Blut zirkulieren, sind sie der Labordiagnostik leicht zugänglich. Innerhalb der IgE-Gruppe wird zwischen einem **Gesamt-IgE** und einem **spezifischen IgE** unterschieden.

Die Höhe des Gesamt-IgE gibt Auskunft über die Intensität einer Allergie und faßt, wie die Bezeichnung schon zum Ausdruck bringt, sämtliche spezifischen IgE-Werte zusammen. Die Bestimmung dient dem ersten Schritt in der Allergiediagnostik. Ein hohes Gesamt-IgE entspricht einer hochallergischen Reaktion.

Bei ca. 10–12% aller Neugeborenen lassen sich bereits erhöhte Nabelschnur-IgE-Werte finden. Die Bedeutung eines erhöhten Wertes wird heute kontrovers diskutiert. Prognosen über die spätere Entwicklung von Allergien zeigten sich als unzuverlässig.

> Die Voraussetzung für allergische Reaktionen ist die Sensibilisierung nach einem Zweitkontakt zwischen Immunglobulin E und dem entsprechenden Antigen. Mastzellen und eosinophile Granulozyten sind in der Lage IgE zu binden und werden im Anschluß daran durch Brückenbildung zwischen IgE und Antigen aktiviert. Die dadurch freigesetzten Mediatoren lösen lokale Gewebsreaktionen aus, die wiederum zur Entstehung weiterer Entzündungsmediatoren führen.

Steckbrief IgE

Präanalytik
- Keine besondere Patientenvorbereitung notwendig
- Venöse Blutentnahme. Serum oder Plasma

– Auf kurzfristige Stauung achten
– Haltbarkeit bei Kühlschranktemperatur mindestens 1 Woche. Bei längerer Lagerung Probe einfrieren

Normalbereich

	IgE-Wert	Aussage
Erwachsene	< 25 U/ml	Atopie unwahrscheinlich
	> 100 U/l	Atopie wahrscheinlich
Kinder 1. Lebensjahr	> 10 U/ml	Atopie möglich
	> 50 U/ml	Atopie wahrscheinlich
Kinder 2.–10. Lebensjahr	< 20 U/ml	Atopie möglich
	> 50 U/ml	Atopie wahrscheinlich

Beeinflussungen/Verfälschungen von Meßergebnissen

Die Konzentration der Immunglobuline im Plasma wird von der Körperlage sowie von der Dauer der Stauung beeinflußt. Bei liegenden Patienten werden ca. 10% niedrigere Werte gefunden als beim stehenden Patienten. Eine ununterbrochene Stauung während der Blutentnahme kann zu 5–10% höheren Werte führen, im Extremfall bis zu 30%!
Eine starke Lipämie macht die Probe unbrauchbar. Sonst kaum Störfaktoren.

Medizinische Beurteilung

Während niedrige IgE-Spiegel keine Aussagekraft besitzen, zeigen erhöhte Werte in der Regel atopische Prozesse an. Dies trifft insbesondere auf Inhalationsallergien zu. Wie der Normwerttabelle zu entnehmen ist, schließt allerdings ein niedriger IgE-Wert eine Allergie nicht aus. Trotz normaler Gesamt-IgE-Werte können bei einigen Patienten spezifische IgE-Werte (s. S. 143 f.) bis zu einer Reaktionsstärke der Klasse 3 und 4 nachgewiesen werden. Sehr häufig finden sich bei Ekzempatienten erhöhte IgE-Werte. Eine Verlaufskontrolle bezüglich des Erfolges einer Hyposensibilisierung bzw. einer antiallergischen Therapie ist mittels der IgE-Bestimmung möglich.
Neben allergischen Reaktionen führen Parasitosen zu einem Anstieg der IgE-Spiegel. Hier wäre insbesondere an einen Befall mit Askariden, Schistosomen, Ankylostomen, Leishmanien und Trichinen zu denken.
Bei Patienten mit ausgedehnten Verbrennungen, Tumor-Rezidiven im HNO-Bereich, seltener bei rheumatischer Arthritis und M. Pfeiffer können erhöhte IgE-Spiegel nachweisbar sein.

Weitere Konsequenzen bei erhöhten Werten:
– Ausschluß einer Parasitose
– anamnestisches Einkreisen möglicher Allergene
– RAST-Test
– Hauttests
– Schadstoffexposition ausschließen, ggf. entsprechende Diagnostik inkl. Wohnraum/Arbeitsplatz/Schulbegehung
– differenzierte Stuhlanalyse (Permeabilitätsstörung?): sIgA, Entzündungsmarker, mykotische Provokationsfaktoren? (s.S. 403 ff. und 451 ff.)
– Lymphozyten-Typisierung (s.S. 72).

5.2.2.2 Spezifischer IgE-Test (RAST = Radio-Allergen-Sorbent-Test)

Labortechnisch läßt sich das Immunglobulin E entsprechend seiner hochspezifischen Antigenzugehörigkeit differenzieren, da für jedes Allergen ein eigenes Immunglobulin im Organismus entsteht. Die Intensität einer Reaktion auf ein Antigen wird durch verschiedene RAST-Klassen und nach Konzentrationen festgelegt.

Inzwischen steht ein riesiger Pool aus vielen hundert Allergenen zur Verfügung, aus denen der Diagnostiker auswählen kann. Seit kurzer Zeit wird die Bestimmung der allergenspezifischen IgE-Antikörper mit dem sog. CAP-System® durchgeführt. Dieses neuartige System weist eine höhere Sensitivität als das bisherige Verfahren auf. Darüber hinaus lassen sich falsch-positive Befunde bei sehr hohen Gesamt-IgE-Konzentrationen vermeiden.

Steckbrief RAST-Test

Präanalytik
- Blutentnahme möglichst nach Verzehr verdächtiger Nahrungsmittel
- Venöse Blutentnahme. Serum oder Plasma
- Auf kurzfristige Stauung achten
- Haltbarkeit bei Kühlschranktemperatur mindestens 1 Woche. Bei längerer Lagerung Probe einfrieren

Normalbereich
Es erfolgt eine quantitative Angabe der Meßergebnisse und eine Unterteilung des Meßbereichs in sechs Klassen.

Norm quantitativ: < als 0,25 kU/l pro getestetes Allergen

Norm nach Klasseneinteilung:

CAP-RAST Klasse 0	< 0,35	keine spezifischen Antikörper nachweisbar
CAP-RAST Klasse 1	0,35–0,70	schwach-positiv, sehr niedrige Konzentrationen spezifischer IgE-Antikörper nachweisbar
CAP-RAST Klasse 2	0,71–3,50	positiv, spez. IgE-AK eindeutig nachweisbar
CAP-RAST Klasse 3	3,51–17,5	stark-positiv, hohe Konzentration spez. IgE-AK nachweisbar
CAP-RAST Klasse 4	17,6–50	sehr stark-positiv, sehr hohe Konzentrationen spezifischer IgE-AK nachweisbar
CAP-RAST Klasse 5	50–100	extrem hohe Konzentration spez. IgE-AK nachweisbar
CAP-RAST Klasse 6	> 100	extrem hohe Konzentrationen spez. IgE-AK nachweisbar

Beeinflussungen/Verfälschungen von Meßergebnissen
Eine Blutentnahme nach einer Testmahlzeit mit verdächtigen Nahrungsmitteln scheint falsch-negative Ergebnisse zu reduzieren. Optimal scheint dabei die Wiederholung der Testmahlzeit mit erneuter Blutentnahme zu sein. IONESCU konnte schon 15 h nach einer wiederholten Testmahlzeit eine deutlich höhere Zahl von positiven Ergebnissen registrieren [4].

Medizinische Beurteilung
Die Beurteilung ergibt sich aus dem Laborergebnis und der Klinik des Patienten.
Weiteres Vorgehen bei erhöhten Werten: Wenn möglich Allergenvermeidung. Sonst siehe bei Gesamt-IgE.
Bezüglich der spezifischen **IgE-Antikörper** haben sich Screening-Gruppen bewährt, die von den ausführenden Laboratorien in sehr ähnlicher Zusammenstellung angeboten werden. So lassen sich im Sinne einer groben Rasterfahndung beispielsweise die wichtigsten luftgetragenen Allergene wie z.B. Pollen in einer Gruppe untersuchen, wodurch sich zunächst die teuren Einzeluntersuchungen erübrigen. Jedes Labor steht dem Einsender beratend zur Seite, so daß unsinnige und unwirtschaftliche Screenings vermieden werden.
Auch zum Ausschluß einer Nahrungsmittelallergie können Screenings genutzt werden. Bei positiven Ergebnissen eines Panels, das mehrere Nahrungsmittel zusammenfaßt, müssen die einzelnen Nahrungsmittel nachgetestet werden, damit eine Identifikation und damit eine Eliminierung der betreffenden Substanz möglich ist.

5.3 Nahrungsmittel- allergien

Nahrungsmittelallergien haben in den letzten Jahren besonders in Deutschland zu heftigen Kontroversen geführt. Einerseits besteht ein deutlicher Kenntnismangel bezüglich Symptomatik und Häufigkeit besonders seitens der praktischen Medizin. Andererseits werden im Bereich mancher alternativen Diagnostikverfahren absurde Ausweitungen von angeblich allergieauslösenden Nahrungsmitteln „diagnostiziert".
Durch Untersuchungen in der Schweiz versuchte man die Häufigkeit von Nahrungsmittelallergien zu objektivieren (Tab. 5-2).

Tabelle 5-2 Manifestationen der Nahrungsmittelallergien (nach [1]).	
Altersgruppe in Jahren	Häufigkeit in%
0–10	6,7
11–20	22,4
21–30	26,6
31–40	21,1
41–50	9,5
> 50	5,7

Die Ergebnisse lassen zunächst eine Häufigkeit von ca. 0,5–3% Nahrungsmittelallergiker in der Gesamtbevölkerung erkennen. Auffallend ist die Erkenntnis, daß Frauen zwei- bis dreimal häufiger erkranken als Männer und daß die 20- bis 30jährigen am häufigsten betroffen sind. Allerdings muß bei der Bewertung dieser Ergebnisse bedacht werden, daß bei der Untersuchung nur IgE-vermittelte Reaktionen im Sinne der Typ-I-Allergie berücksichtigt wurden. Verzögerte Reaktionen, z.B. IgG-vermittelte Nahrungsmittelallergien blieben unberücksichtigt. Mit einer weitaus größeren Gruppe Nahrungsmittelallergiker als in der Untersuchung angegeben, muß also gerechnet werden.

5.3.1 IgG4-Antikörper

Eine relativ neue diagnostische Labormethode ist der sog. IgG4-Allergietest. Da in vielen Fällen trotz vorliegender Sensibilisierung keine IgE-vermittelte Allergie vorliegt (Typ-I-Allergie), sollte die Diagnostik auf die Bestimmung spezifischer IgG-Antikörper ausgedehnt werden. Wenn der Organismus IgG-Antikörper gebildet hat, dominieren diese und behindern die Bestimmung gleichzeitig vorhandener IgE-Antikörper mit gleicher Spezifität. Insbesondere die Nahrungsmittelallergien sind auch häufig Allergien vom

Spättyp und IgG-vermittelt. Diese Antikörper reagieren träger und sind darüber hinaus auch von der Menge eines Antigens abhängig. Das Immunglobulin G wird in ein Gesamt-IgG sowie in vier verschiedene Subklassen eingeteilt. IgG4 ist allergiespezifisch. IgG4-Antikörper haben eine kürzere Halbwertszeit, so daß nach ca. dreiwöchigem Expositionsstopp gegenüber dem Antigen keine Reaktionen mehr auftreten. Erst nach mehrmaligem Kontakt mit dem Antigen kommt es wieder zu Reaktionen. Ein IgG-Allergietest ist erst ab ca. dem fünften Lebensjahr sinnvoll, da in jüngeren Lebensaltern nicht-IgE-vermittelte Reaktionen sehr selten sind.

Der Test hat sich insbesondere bei Nahrungsmittelallergien als sinnvoll erwiesen. Folgendes Screening hat sich bewährt:

- **Nahrungsmittel:** Eiklar, Eigelb, Kuhmilchprotein, Weizenmehl, Maismehl, Tomate, Schweinefleisch, Rindfleisch, Karotte, Kartoffel, Guarkernmehl.
- **Gewürze:** Anis, Curry, Kümmel, Knoblauch, Muskat, Paprika, Pfeffer, Senf.
- **Schimmelpilze:** Penicillium notatum, Cladosporium herbarum, Alternaria tenius, Botrytis cinerea, Penicillium brevicompactum, Bier- und Backhefe, Aspergillus oryzae, Candida albicans.

Steckbrief IgG4-Antikörper

Präanalytik

- Blutentnahme möglichst nach Verzehr von verdächtigen Nahrungsmitteln
- Venöse Blutentnahme. 0,5 ml Serum pro Allergen
- Die Probe ist 3 Tage haltbar
- Allergene, mit denen der Patient mehrere Wochen keinen Kontakt mehr hatte, reagieren im Test meist nicht mehr positiv
- Reaktionen bei Kindern unter 5 Jahren selten

Normalbereich

Erwachsene	1–291 mg/dl
Kinder bis 5 Monate	1– 14 mg/dl
Kinder bis 2 Jahre	1– 65 mg/dl
Kinder bis 4 Jahre	1–116 mg/dl
Kinder bis 6 Jahre	1–121 mg/dl
Kinder bis 8 Jahre	1– 84 mg/dl
Kinder bis 12 Jahre	1–168 mg/dl
Kinder bis 14 Jahre	1– 83 mg/dl

Beeinflussungen/Verfälschungen von Meßergebnissen

Keine Angaben.

Medizinische Beurteilung

Erhöhte IgG4-Werte finden sich bei Atopikern, insbesondere bei Allergien des verzögerten Typs und bei Patienten mit normalen IgE-Werten. Die Methode eignet sich insbesondere zur Erfassung von Nahrungsmittelallergien.

Konsequenzen bei erhöhten Werten: Gleiches Vorgehen wie bei erhöhten IgE-Werten. Wenn möglich Allergenvermeidung.

Bezüglich der spezifischen IgG4-Antikörper haben sich die gleichen Screening-Gruppen wie für den RAST (IgE) bewährt.

5.3.2 Der Lymphozytentrans- formationstest (LTT)

Das übliche Nachweisverfahren für Typ-IV-Allergien ist neben dem IgG-Test der Epikutantest, dessen unzureichende Empfindlichkeit häufig zu falschen Ergebnissen führt. Beim Lymphozytentransformationstest (auch Lymphozytenstimulationstest [LST] genannt) handelt es sich um einen immunologischen Funktionstest, bei dem die Lymphozyten aus dem Patientenblut isoliert und kultiviert werden, um sie anschließend mit den verdächti-

gen Allergenen zu inkubieren. Liegt eine spezifische Sensibilisierung vor, kommt es zu einer Proliferation der Lymphozyten, deren Ausmaß über den Einbau radioaktiven Thymidins in die Lymphozyten-DNA gemessen werden kann. Da jede Proliferation mit einer Steigerung der DNA-Synthese einhergeht, läßt sich ein vermehrter Einbau von Thymidin in den Zellkern nachweisen. Je stärker die Stimulierung stattfindet, um so intensiver wird das markierte Thymidin in den Zellen nachweisbar sein. Dieser Vorgang läßt sich meßtechnisch erfassen (s. auch S. 180).

Steckbrief LTT

Präanalytik
– Keine besondere Patientenvorbereitung
– Venöse Blutentnahme. 10 ml Heparinblut
– Die Probe darf keinesfalls kühl gelagert werden und muß binnen 24 h im Labor sein

Normalbereich
Neben einzelnen Nahrungsmitteln bzw. deren Bestandteile oder Zutaten haben sich unterschiedliche Nahrungsmittel-Screenings bewährt, die in der Regel von den ausführenden Labors angeboten werden. z.B.:

Screening I: Eiweiß, Eigelb, Schwein, Rind, Huhn, Kuhmilch, Fisch, Kartoffel, Bäckerhefe, Weizenmehl, Roggenmehl, Soja, Kaffee

Screening II: Eiweiß, Schwein, Kuhmilch, Fisch, Soja

Screening III: Weizenmehl, Roggenmehl, Kuhmilch, Schokolade, Kakao, Orangen, Weintrauben, Eiweiß, Eigelb, Soja

SI-Einheiten < 3

Beeinflussungen/Verfälschungen von Meßergebnissen
Beachte Präanalytik. Bei zu langen Transportwegen ist eine Anzüchtung der Lymphozyten nicht mehr möglich. Falsch-negative Ergebnisse sind möglich unter antiphlogistischer Therapie (z.B. Kortikosteroide).

Beurteilung
0–2: Sensibilisierung nicht nachgewiesen
2–3: Sensibilisierung möglich
> 3: Sensibilisierung nachgewiesen

5.4 Pseudoallergien

Die klassische Allergie ist charakterisiert durch spezifische Vorgänge, die an das Immunsystem gebunden sind. So laufen bei sog. Typ-I-Reaktionen gesetzmäßig die bereits beschriebenen Immunreaktionen ab. Nun gibt es Reaktionen, bei denen bestimmte Substanzen Allergiesymptome hervorrufen, jedoch unter Umgehung der immunologischen Abläufe. In diesen Fällen spricht man von Pseudoallergien. Es handelt sich dabei um das Phänomen, daß bestimmte Nahrungsmittel in der Lage sind, direkt mit den Mastzellen der Schleimhäute zu reagieren, die dadurch das Gewebshormon **Histamin** freisetzen. Die Histaminreaktion verursacht somit die entstehenden Symptome. Diese Reaktionen sind nicht an die Schleimhäute gebunden, sondern können auch dann an anderen Organsystemen stattfinden, wenn Makromoleküle der unverträglichen Substanzen die Darmschleimhaut penetrieren.

Es kann wenige Minuten bis mehrere Stunden dauern bis Symptome auftreten. Neben Kreislaufbeschwerden und Herzrasen kann es zu Durchfall, Erbrechen, Spasmen und Hautreaktionen kommen. Ein typisches Symptom der Pseudoallergie ist die **Urtikaria** (Nesselsucht), die häufig auch in sehr milder Form an den Handinnenflächen auftreten kann. Bei ausgeprägten Reaktionen ist die Nesselbildung in der Handinnenfläche oder den Fußsohlen schmerzhaft im Gegensatz zu einem ausgeprägtem Juckreiz z.B. im Gesicht. Auch die kindliche Hyperaktivität kann auf pseudoallergischen Reaktionen beruhen. Das Zielorgan der auslösenden Substrate ist dann das Gehirn.

Da keine Sensibilisierungsvorgänge ablaufen, zeigt die übliche Allergiediagnostik keine auffälligen Ergebnisse. Allerdings kann häufig ein erhöhter Histaminspiegel im Plasma nachgewiesen werden.

5.4.1 Histamin

Histamin ist ein Gewebshormon, das in den Granula der Mastzellen und der basophilen Leukozyten gebildet und mittels Zink an Heparin gebunden wird. Histamin wurde auch im Hypothalamus nachgewiesen. Die Lunge, die Haut und der Gastrointestinaltrakt weisen die höchsten Histaminkonzentrationen im Gewebe auf. Histamin wird durch das Enzym **Histidin-Decarboxylase** aus der Aminosäure Histidin in den entsprechenden Zellen gebildet. Dieser Prozeß wird gehemmt durch **α-Methylhistidin,** das die Entstehung von Histamin verlangsamt.

Durch die körpereigene **Histaminase** wird Histamin abgebaut (Histaminantidot). Ein Mangel an Histaminase führt somit zu erhöhten Histaminspiegeln. Auch andere Enzyme (Monoaminoxidase, Diaminoxidase und N-Methyltransferase) sorgen unter physiologischen Bedingungen für einen regulativen Abbau freigesetzter Amine. Alkoholkonsum und Zigarettenrauch kann dem enzymatischen Abbau von Histaminen entgegenwirken [5].

5.4.1.1 Ursachen erhöhter Histamin-freisetzung

Eine erhöhte Histaminfreisetzung beobachten wir bei Typ-I-Allergien sowie bei den oben dargestellten pseudoallergischen Reaktionen. Dabei spielen Farbstoffe wie z.B. Tartazin (Gummibärchen), Tyramin in Käse (Camembert, Parmesan), Wein, Hefe, Schokolade und Zitrusfrüchten eine besondere Rolle.

In Tierversuchen konnte mit Organopestiziden wie DDT, Dieldrin, Heptachlor und Heptachlorepoxid eine Histaminfreisetzung provoziert werden. Dies konnte auch an menschlichen Granulozyten beobachtet werden, die mit einer Histaminfreisetzung nach Kontakt mit den Pestiziden reagierten. Formaldehyd konnte ebenfalls als Noxe für eine Mediatorfreisetzung aus tierischen Mastzellen identifiziert werden.

Chronische Formen von Disstreß können zu einer Membraninstabilität von Mastzellen führen, wodurch ebenfalls vermehrt Histamin freigesetzt wird. Vermutlich liegt hier ein Zusammenhang zwischen Disstreß und einer Disposition zu Nahrungsmittelunverträglichkeiten.

Steckbrief Histamin

Präanalytik
– Blutentnahme möglichst im zeitlichen Zusammenhang mit Symptomen
– Venöse Blutentnahme. 10 ml Heparinblut
– 20 ml Urin aus 24-h-Sammelurin. Gesamturinmenge angeben
– Vor der Probennahme müssen Nahrungsmittel mit hohem Histamingehalt gemieden werden

Normalbereich
Serum: 20–100 µg/l
Urin: < 60 µg/l

Beeinflussungen/Verfälschungen von Meßergebnissen
Beachte Präanalytik.

Medizinische Beurteilung
Die Histaminbestimmung dient als Suchtest bei pseudoallergischen Reaktionen oder auch Typ-I-Allergien. So finden sich erhöhte Werte bei Dermatitis, Pollinose und Urtikaria. Einige endokrine Tumoren bilden große Mengen Histamin. Auch bei der Polycythaemia vera werden erhöhte Werte gefunden.

Konsequenzen bei erhöhten Werten. Weiterführende Allergiediagnostik, Ernährungsanamnese (Pseudoallergien). Erhöhte Histaminwerte stellen eine unzweifelhafte Indikation für Antihistaminika als Notfallmaßnahme bzw. vorübergehende Therapiemaßnahme dar, bis andere Maßnahmen wirksam sind.

Literatur

[1] Bieger, P. W., Baehr, v. R: Nahrungsmittel-Allergien. Naturheilpraxis 3, 313–326 (1996).

[2] Böse, S., Krüger, H.: Kind und Umwelt II. Mabuse, Frankfurt/M. 1993.

[3] Debelic, M.: In-vitro-Tests, Radio-Immuno-Assay, Enzym-Immuno-Assay, Fuchs/Schulz, Manuale Allergologicum, IV 9, 6–7 (1993).

[4] Guzek, B., Guzek, G., Runow, K.-D. (Hrsg.): Kongreßbericht über das VII. Internationale Symposon für Umweltmedizin, 25.–27. 9. 1992, Bad Emstal. Allergologie, 41–43 (1992).

[5] Ionescu, G.: Grundlagen der Nahrungsmittelintoleranzen bei Neurodermitis. Forschungsabteilung der Spezialklinik Neukirchen (noch nicht veröffentlicht, Originalarbeit beim Verfasser).

[6] Kamsteeg, A.: Biogene Amine in der Nahrung. ORTHOMolekular 2, 19–23 (1988).

[7] Keller, H.: Klinisch-chemische Labordiagnostik für die Praxis. Thieme, Stuttgart 1991.

[8] Krapf, F. E.: Labordatenbuch. Urban & Schwarzenberg, München–Wien–Baltimore 1995.

[9] Marinkovich, V. A.: Coexisting IgG and IgE. Mast Immunosystems, California/USA 1987.

[10] Martin, M.: Umweltmedizin für Heilpraktiker. Aescura im Verlag Urban & Schwarzenberg, München–Wien 1996.

[11] Runow, K.-D.: Klinische Ökologie. Hippokrates, Stuttgart 1994.

UMWELTDIAGNOSTIK

Michael Martin

6.1 Einleitung

In den ca. 3 Milliarden Jahren, in denen irdisches Leben existiert, hat die Natur ca. 1,5 bis 2 Millionen chemisch definierbare Substanzen hervorgebracht. Substanzen, an die sich die Lebewesen im Laufe der Evolution anpassen mußten und konnten. In der ultrakurzen Zeit des Industriezeitalters sind jedoch mehr als 10 Millionen künstliche Verbindungen geschaffen worden. Weltweit entstehen zur Zeit täglich ungefähr 1000 neue chemische Substanzen. Völlig unbekannte Verbindungen, die durch Interaktionen dieser Vielzahl von Chemie entstehen, sind nicht mitgezählt. Die Gefahren, die aus dieser exzessiven Überforderung des natürlichen Anpassungssystems resultieren, sind schwer überschaubar und vorhersehbar. Je empfindlicher Spezies konzipiert sind (Kinder), desto früher kommt es zu krankhaften Veränderungen.

Der Praktiker wird zunehmend mit Symptomen und Krankheitsbildern konfrontiert, die sich der üblichen Routinediagnostik entziehen. Somit müssen in Verdachtsfällen die diagnostischen Maßnahmen durch Untersuchungsparameter ergänzt werden, die geeignet sind, Schadstoffbelastungen aufzudecken.

6.2 Umweltbedingte Erkrankungen

Das heimtückische an giftbedingten Erkrankungen ist die **unspezifische** und meist **schleichende Symptomatik.**

> Mit Ausnahme akuter Vergiftungen gibt es für den nichtinformierten Therapeuten keine klassischen Symptome, die an eine Giftbelastung denken lassen.

Meist handelt es sich um Niedergeschlagenheit, Müdigkeit und Leistungsschwäche, Verhaltensstörungen, häufige Infekte, Kopfschmerzen, Augenreizungen, multiple Allergien, Ekzeme, Gliederschmerzen (rheumatische Beschwerden), Neuralgien (Nervenschmerzen), Schwindel und Benommenheit, Haarausfall, Leberfunktionsstörungen und viele andere Symptome. Alles Erscheinungen, die mit anderweitigen Erkrankungen, mit Überlastung oder psychischem Streß verwechselt werden können. In zunehmendem Maße weist auch ein unerfüllter Kinderwunsch auf eine Umweltbelastung hin.

> Umweltchemikalien schädigen das Nervensystem, die Entgiftungsorgane Niere und Leber sowie das Immunsystem.

Immer dann, wenn die Symptome sehr vielfältig und hartnäckig sind, wenn jegliche Therapieversuche keine wesentlichen Veränderungen bringen, sollte die Möglichkeit einer Umweltbelastung bedacht werden. Besonders kritisch sind Beschwerden, die zeitlich in Zusammenhang mit folgenden Ereignissen oder Umständen stehen:

- durchgeführte Renovierungsarbeiten, nach Umzug oder Einzug in Neubauten (auch am Arbeitsplatz)
- Kontakt mit Farben, Holzschutzmitteln, Teppichböden (auch „echte" Teppiche wie China- oder Perserteppiche)
- nach Entfernung oder Legen von Amalgamfüllungen oder anderen Zahnmaterialien.

Patienten, die an einer Hauptverkehrsstraße wohnen, in der Nähe einer Müllverbrennungsanlage oder einer chemischen Fabrik leben, sind besonders exponiert. Bezüglich Elektrosmog sind Hochspannungsleitungen oder Elektrizitätswerke von Bedeutung. Größte Vorsicht, wenn in der Umweltanamnese angegeben wird, daß das Auto im Innenraum nach Treibstoff riecht! Riecht es in der Umgebung (auch im Pkw) der Patienten modrig oder nach Feuchtigkeit und Schimmel, müssen unbedingt die Ursachen gesucht und beseitigt werden.

> Einen deutlichen Hinweis geben auch häufig kranke oder sterbende Haustiere, viele tote Insekten oder schlecht gedeihende und absterbende Zimmerpflanzen.

6.3 Höchstmengenverordnungen

Die praktizierte Höchstmengenbegrenzung von Schadstoffen ist wenig geeignet, die Bevölkerung, insbesondere Kinder, zu schützen. Nicht nur daß der überwiegende Teil von Fremdstoffen bezüglich der Auswirkungen auf den menschlichen Organismus unerforscht ist, sondern auch die Problematik der Interaktionen einzelner Substanzen bleibt unberücksichtigt.

Das Testergebnis eines Einzelstoffes im Tierversuch kann nur einen Teil der Wahrheit zutage bringen. Wir wissen, daß Immun- und Nervengifte wie Pestizide, Lösungsmittel oder Schwermetalle sich gegenseitig in ihrer

Giftigkeit verstärken können oder die Reaktionsfähigkeit (Anfälligkeit) des Organismus erhöhen können. Darüber hinaus führen individuelle Gegebenheiten der einzelnen Person zu unterschiedlichen Belastungsgraden. Zum Beispiel wird ein Alkoholiker auf Nervengifte auch bei Konzentrationen reagieren, die von Gesunden problemlos vertragen werden. Leber- oder Nierenkranke leiden unter einer eingeschränkten Entgiftungsfähigkeit und sind somit erheblich stärker gefährdet. Letztlich spielen auch die Lebensgewohnheiten eine entscheidende Rolle. Dies betrifft z.B. auch Kleinkinder, die bevorzugt auf dem Boden spielen und sich so mit den Atemwegen dicht am Teppich aufhalten (Inhalation von Giften aus dem Teppich sowie von kontaminiertem Hausstaub). Frauen halten sich länger in eventuell durch Wohngifte belasteten Räumen auf als Männer. Sehr Schlanke reagieren aufgrund ihrer geringeren Fettdepots stärker auf Gifte als Dicke. Nicht nur die Art und die Konzentration eines Giftes entscheidet über die Auswirkungen auf den Organismus, sondern ganz wesentlich auch die Disposition.

Letztlich ist aufgrund mangelnder Kenntnis bezüglich vieler Stoffe die Gefahr eines fatalen Irrtums durchaus gegeben. So ergab z.B. im Juli 1994 eine Dioxinstudie der amerikanischen Umweltbehörde, daß die bisherigen Grenzwerte neu bewertet werden müssen. Die Studie belegte, daß der ADI-Wert (Acceptable Daily Intake = akzeptierbare tägliche Aufnahme) um den Faktor 10 bis 100 unter dem TDA-Wert (TDA = täglich duldbare Aufnahme) des ehemaligen Bundesgesundheitsamtes liegt: Neubewertung USA = 0,1 pg TE[1]/kg KG pro Tag; aktueller Wert BGA: 1–10 pg TE/kg KG pro Tag. Unter Berücksichtigung des Krebsrisikos fordert die EPA sogar einen Grenzwert von 0,006 pg TE/kg KG pro Tag (Greenpeace 1994). Die tatsächliche Dioxinaufnahme in Deutschland liegt aber bei 2–3 pg TE/kg KG pro Tag! Somit muß damit gerechnet werden,

daß Krebserkrankungen durch Dioxine in der Bevölkerung manifest werden.

Wird nun noch berücksichtigt, daß durch sog. koplanare PCB-Kongenere (verhalten sich ebenso toxisch wie Dioxine) eine zusätzliche Belastung existiert, werden rechnerisch die vorgegebenen Grenzwerte um den Faktor 20 000 und mehr, alleine durch die Hintergrundbelastung (nicht vermeidbare tägliche Belastung) überschritten!

6.3.1 Procedere zur Ermittlung von Grenzwerten

Prüfung der chronischen Toxizität im Tierversuch durch Fütterungsversuche

$\Downarrow$

Feststellung der Wirkstoffmenge, die gerade noch keine beobachtbaren gesundheitlichen Beeinträchtigungen beim Tier hervorruft (NOEL = Non Observable Effect Level = unwirksame Dosis)

$\Downarrow$

Umrechnung auf den Menschen. Die „unwirksame Dosis" beim Tier wird durch 10, 100 oder 1000 geteilt, weil davon ausgegangen werden soll, daß der Mensch entsprechend empfindlicher reagiert

$\Downarrow$

Aus dem vorhergehenden Punkt wird der ADI-Wert abgeleitet (= Acceptable Daily Intake = duldbare tägliche Aufnahme). Bemißt die Rückstandsmenge eines bestimmten Pestizids, die – hypothetisch – ein Mensch offiziell über das ganze Leben gefahrlos zu sich nehmen kann

$\Downarrow$

Errechnung der duldbaren Rückstandsmenge im Nahrungsmittel (mg Pestizid pro kg Nahrungsmittel) nach folgender Formel:

$$\frac{\text{ADI} \times \text{Körpergewicht (z.B. 60 kg)}}{\text{Tagesverzehr (Nahrungsmittel in kg)}}$$

$\Downarrow$

Festsetzung einer erlaubten Höchstmenge in Nahrungsmitteln in mg pro Kilogramm
(Auch als Richtlinie für die landwirtschaftliche Praxis)

---

[1] Picogramm toxische Äquivalente pro Kilogramm Körpergewicht pro Tag.

6.3.2 Human-Biomonitoring

1992 wurde vom damaligen BGA in Zusammenarbeit mit dem Umweltbundesamt (UBA) eine „Kommission Human-Biomonitoring" gegründet. Die Kommission hat beschlossen, ein **abgestuftes System von Beurteilungswerten** einzuführen, um geeignete Bemessungsgrundlagen zur Einschätzung toxikologischer Gefahren für die Bevölkerung zu ermöglichen.

Die bisher benutzten **Referenzwerte** wurden anhand einer durchschnittlichen, statistisch ermittelten „Allgemeinbelastung" innerhalb einer mehr oder weniger großen Gruppe der Bevölkerung festgelegt. Der Referenzwert zeigt also anhand einer „geeigneten Referenzpopulation" die stoffspezifische Charakterisierung der internen Belastung in der Bevölkerung. Diese Referenzwerte entsprechen in etwa dem 95. Perzentile dieser Gruppe. Das bedeutet, daß 95% der untersuchten Gruppe Meßwerte bis zum Referenzwert aufweisen, während 5% dieser Gruppe höher belastet sind.

> Der Referenzwert kann kaum eine toxikologische Relevanz bieten.

Dies gilt um so mehr, da einige Labors ihre eigenen Referenzwerte anhand der Einsendungen ermittelt haben. Um bundesweit einheitlich eine eventuelle Gefährdung der Bevölkerung durch Giftstoffe einschätzen zu können, werden in unmittelbarer Zukunft umweltmedizinisch abgeleitete Beurteilungswerte als **Human-Biomonitoring-Werte (HBM-Werte)** eingeführt. Sie lehnen sich in etwa an die sog. BAT-Werte der Arbeitsmedizin an, wobei die HBM-Werte in zwei Stufen definiert werden. So soll unterhalb des HBM-I-Wertes nach derzeitigem Kenntnisstand keine gesundheitliche Beeinträchtigung zu erwarten sein. Zwischen dem HBM-I-Wert und dem HBM-II-Wert liegt eine Art Prüf- oder Kontrollbereich, bei dem subklinische Effekte bei dauerhaft exponierten und besonders empfindlichen Personen (Kinder, Schwangere) nicht mehr mit Sicherheit ausgeschlossen werden können. Oberhalb des HBM-II-Wertes sind erhebliche Gesundheitsgefahren zu erwarten, so daß bei Überschreiten dieser Marke dringender Handlungsbedarf besteht (Tab. 6-1).

Die **Festlegung der HBM-Werte** ist derzeit in Arbeit und wird in naher Zukunft im Bundesgesundheitsblatt nach und nach publiziert.

> HBM-Werte liegen über den Referenzwerten.

Tabelle 6-1	Human-Biomonitoring-Werte.	
	Gesundheitliche Beeinträchtigung	**Handlungsbedarf**
HBM-II	möglich	umweltmedizinische Betreuung und sofortiger Handlungsbedarf zur Reduktion der Belastung
HBM-I	nach derzeitiger Bewertung nicht zu erwarten	Kontrolle der Werte Belastungsquellen eruieren Verminderung der Belastung anstreben
Referenzwert	keine	kein Handlungsbedarf

Fazit: Grenzwerte eignen sich nicht als starres Beurteilungsschema der gesundheitlichen Auswirkung von Xenobiotika beim einzelnen Patienten. Keinesfalls kann man mit Sicherheit sagen, daß die Einhaltung wie auch immer festgelegter Grenzwerte eine Gefährdung jedes Individuums ausschließt. So muß aber auch die Überschreitung eines Grenzwertes nicht zwingend zu einer akuten Beeinträchtigung der Gesundheit führen – kann es aber vielleicht viele Jahre später. Gerade die Kombinationswirkung der vielen Gifte macht eine sichere Beurteilung unmöglich.

In den folgenden Kapiteln werden neben den Referenzwerten die bis zur Drucklegung feststehenden HBM-Werte angegeben.

6.4 Empfehlenswerte Laboruntersuchungen

Es gibt eine Reihe sinnvoller Labortests, die Aufschluß über eine umweltbedingte Belastung oder Erkrankung geben. Da in der Kassenmedizin viel zu selten an die Zusammenhänge zwischen Umwelt und daraus resultierender Krankheiten gedacht wird, werden solche Untersuchungen selten durchgeführt. Andererseits können z.B. Nährstoffdefizite oder durch Streß und Fehlernährung bedingte Stoffwechselstörungen (z.B. Hypoglykämie-Syndrom; s.d.) Beschwerden hervorrufen, die nicht nur ausgesprochen hartnäckig und massiv, sondern auch der üblichen (kassenmedizingeprägten) Diagnostik nicht zugänglich sind. Ein entsprechendes Untersuchungsprogramm kann hier den richtigen Weg weisen.

Standarduntersuchungen:
- Blutsenkungsgeschwindigkeit
- Fettstoffwechsel (Lipidstoffwechsel)
- Leberwerte

- großes Blutbild inkl. Differentialblutbild
- Immunglobuline (IgA; IgG; IgE; IgM; umweltbedingt oft zu finden: erhöhtes IgE und/oder erniedrigtes IgA)
- Immunelektrophorese
- Mineralstoff- und Spurenelementstatus (mittels Atomabsorption; nur Vollblut untersuchen)
- Vitamine (Vitamin A, B_1, B_2, B_6, C, β-Carotin)
- Allergiediagnostik
- Schilddrüsenhormone (giftbedingte Schilddrüsenüberfunktion).

Spezielle Untersuchungen:
- Immunprofil (Leukozytendifferenzierung)
- Leberentgiftungstest
- Malondialdehyd-Bestimmung im Blut
- Mobilisationstests für Schwermetalle
- Pestizid-/Holzschutzmittel-Screening (Formaldehyd, Lindan, Pentachlorphenol und andere Gifte, die in Blut, Urin, Haaren, Muttermilch oder Fettgewebe untersucht werden)
- Untersuchungen der Raumluft, von Material- und Staubproben.

6.4.1 Die medizinische Beurteilung erhöhter Befunde

Der überwiegende Teil der Bevölkerung ist mit toxischen Substanzen belastet. Die Interpretation der Befunde wird dadurch erschwert, daß bei der Mehrheit der Bevölkerung eben die gleichen oder sehr ähnliche Konzentrationen von unnatürlichen Substanzen in Urin, Blut und Fettgewebe nachgewiesen werden können, diese aber (zur Zeit noch) nicht erkrankt sein müssen!

Der Grund: Eine Untersuchung von verschiedenen Gewebeproben repräsentiert einzig die gegenwärtige Belastung, da die Analyse ja in der Regel erst nach dem Auftreten von Symptomen veranlaßt wird. Die Tatsache, daß jeder Organismus anders reagiert, ein anderes Immunsystem hat, andere Vorerkrankungen aufweist oder andere genetische Schwächen bzw. Stärken hat, ist nicht meßbar und kann somit nicht in die Bewertung miteinfließen. Könnte man über eine längere Zeit die Entwicklung der Konzentrationen verschiedener Gifte nachweisen, könnte man auch belegen, daß vor dem Auftreten von Erkrankungen das entsprechende Gift geringer oder gar nicht nachweisbar war!

Letztlich ist es bei jedem Patienten notwendig, die erhobenen Befunde mit der klinischen Symptomatik sowie der Patientenanamnese zu vergleichen um eventuell erhöhte Giftwerte richtig zu interpretieren. Der isolierte Xenobiotikabefund ist wenig aussagefähig.

Konsequenzen bei erhöhten Werten. Zunächst ist es notwendig, entsprechend der Symptomatik weitere Befunde z.B. im Sinne eines Immunstatus oder der Leberwerte zu erheben. Es gilt abzuklären, ob bei dem Betroffenen bereits Sekundärschäden bzw. Störungen aufgetreten sind. Darüber hinaus muß versucht werden, die Giftquelle zu identifizieren. Je nachdem, welche Xenobiotika erhöht nachweisbar waren, muß eine Wohnraum- oder Arbeitsplatzbegehung stattfinden, um festzustellen, ob Luft-, Material- oder Staubproben untersucht werden müssen.

6.5 Chemikalien

6.5.1 Chlorchemikalien

Chlorchemikalien sind jene unheilvollen Chlor- und Kohlenwasserstoffverbindungen, aus denen so unterschiedliche Stoffe wie Insektengift, PVC-Weichmacher, FCKW usw. hergestellt werden. Nicht nur Angestellte der chemischen Industrie kommen täglich mit Chlorgiften in Kontakt. Heimwerken (Holzschutzmittel, Abbeizen alter Lacke), Insektensprays, Anwohner von chemischen Reinigungen und letzlich fettreiche Nahrungsmittel sowie pestizidbehandeltes Obst und Gemüse bergen die Gefahren der Kontamination.

Bei der Müllverbrennung entstehen Dioxine. Durch den Masseneinsatz der Chlorkohlenwasserstoffe ist der gesamte Globus damit bereits verseucht. In den Weltmeeren reichern sich diese Gifte extrem hoch an. Bereits in Mikroorganismen sind bis zu 1000fach höhere Konzentrationen zu finden als im umgebenden Wasser. In Walen kumulieren so die Chlorverbindungen bis zu einem 30millionenfach höheren Wert.

Erkrankungen, die mit Chlorchemikalien in Verbindung stehen:

- Veränderungen des Hormonhaushalts (Zeugungsunfähigkeit, Endometriose, Schilddrüsenüberfunktion, Fehlbildungen an den Geschlechtsorganen)
- Embryonale und kindliche Entwicklungsstörungen (Totgeburten, vermindertes Geburtsgewicht, Verhaltensstörungen, Intelligenzstörungen)
- Krebs (Leber- und Darmkrebs, Prankreaskarzinome, Brustkrebs, Hodenkrebs, Lungenkrebs, Nierenkrebs, Weichteilsarkome, Lymphknotenbrebs, Blasenkrebs)
- Nervenschäden (Störungen des Gehirnstoffwechsels, Nervenentzündungen, Nervendegeneration)
- Immunstörungen (Verminderung immunkompetenter Zellen [Immunsuppression], Allergien)
- Leber- und Nierenschäden (chronische Hepatitis, Zirrhose, Leberzellschädigung, Zerstörung des Nierenparenchyms)
- Hautkrankheiten (Chlorakne, Ekzeme).

Chlorgifte lagern sich in die **Zellmembranen** ein. Durch die hohe Fettlöslichkeit sind die Zellen des Nervensystems und der roten Blutkörper besonders stark von den Schädigungen betroffen. Letztlich kann natürlich jedes Zellsystem betroffen sein. Je nach Standort der am meisten geschädigten Zellen kommt es zu unterschiedlichen Symptomen. Der eigentliche Mechanismus der Gifteinwirkung führt zu einem Zusammenbruch der Energieversorgung der Zelle.

Darüber hinaus lassen sich die Chlorchemikalien bei Männern konzentriert im Sperma sowie bei Frauen im Gebärmutterhalsschleim und in den Follikeln finden. Sterilität ist die Folge.

6.5.1.1 CKW-Syndrom (CKW = chlorierte Kohlenwasserstoffe)

Die Untersuchungen von Holzschutzmittel- und PCB-Vergiftungen führten zu dem Begriff des CKW-Syndroms. Symptome:

- **Allgemein:** Kopfschmerzen, Unwohlsein, Konzentrationsstörungen, vermehrte Müdigkeit, Schlafstörungen, Schwindel
- **Psychiatrisch:** schnelle Ermüdbarkeit, Mattigkeit, Reizbarkeit, Affektlabilität, Aggressivität, Störungen der Konzentrationsfähigkeit und des Kurzzeitgedächtnisses, innere Unruhe, Schlafstörungen, Lipidreduktion
- **Internistisch/immunologisch:** Harnwegs- und Nasenrachenrauminfekte, Rachenschleimhaut- und Tonsillenrötung, Bronchitis, Asthma bronchiale, Pseudokrupp, rezidivierende Mykosen des Darms, Milz- und Lymphknotenschäden, Nierenfunktionsstörungen, Lebererkrankungen
- **Hormonell:** Zyklusstörungen, Fertilitätsstörungen, primäre Sterilität, habituelle Aborte, Hirsutismus (männliche Behaarung bei Frauen), Haarausfall, Schilddrüsenstörung
- **Neurologisch:** Hyperästhesie (Schmerzüberempfindlichkeit), Neurasthenie (vegetative Schwäche oder Labilität), Polyneuropathie (Nervenschäden), hirnorganische Befunde, Sehstörungen, Mißempfindungen
- **Dermatologisch:** Akne, Neigung zu Mykosen, Haarausfall.

6.5.1.2 Hexachlorbenzol (HCB)

Diese stark immuntoxische Chlorchemikalie gehört zur Stoffklasse der **chlorierten Aromate**. Die chemischen Eigenschaften von HCB machen es zu den am schwersten abbaubaren Chlorkohlenwasserstoffen. Bis zu ihrem Verbot als Pflanzenschutzmittel im Jahr 1980 wurde die Substanz in der Agrarwirtschaft angewendet. Da HCB als Nebenprodukt bei der Herstellung vieler verschiedener Chemikalien abfällt und in der chemischen Industrie noch immer eingesetzt wird, lag die weltweite Produktion 1993 bei 5000 t.

Vorkommen. HCB gelangt hauptsächlich als Neben- und Abfallprodukt von chemischen Erzeugnissen sowie infolge offener Verwendung in die Umwelt. Etwa 90% des heute in der Umwelt vorhandenen HCB stammen aus industriellen Abfällen. Als Verunreinigung können HCB-Produkte auch Pentachlorphenol und Tetrachlorbenzol sowie Pentachlornitrobenzol enthalten. Als Weichmacher und Flammschutzmittel findet HCB in Kunststoffen Verwendung. In der Produktion von Styrol- und Nitrogummi für Reifen dient HCB als Kautschukhilfsmittel. Im militärischen Bereich wird HCB als Zusatzstoff für pyrotechnische Produkte verwendet; in der Aluminiumherstellung als Fließmittel. Weiterhin wurde der Einsatz von HCB in der Herstellung von Graphitelektroden beschrieben.

Aufnahmewege. Die HCB-Aufnahme geschieht oral und über die Atemwege.

Verteilung. Die Speicherung geschieht im Fettgewebe. Pro Tag nimmt der Mensch ca. 200 ng über die Nahrung auf. Zusätzlich gelangt HCB über das Trinkwasser in den Organismus (ca. 0,2 ng). Über die Atemluft werden ca. 6 ng aufgenommen.

Metabolismus. Der Abbau geschieht durch Metabolisierung u.a. zu chlorierten Phenolen und Tetrachlorhydrochlor. Bei Schafen wurde eine Halbwertszeit von 16 Wochen registriert.

Vergiftungssymptome. Als akute Vergiftungssymptome werden Hautveränderungen genannt. Die chronische Exposition führt zu hepatogenen Störungen. HCB hat kanzerogene Wirkungen.

Steckbrief Hexachlorbenzol

Präanalytik
– Keine besondere Patientenvorbereitung
– Probe: venöses EDTA Blut 10 ml, Fettgewebe 2 g, Muttermilch
– Nur Glasröhrchen verwenden

Normalbereich
Blut:	< 1,2 µg/l
Fettgewebe:	< 460 µg/kg Fett
Muttermilch:	< 1,05 mg/kg Milchfett

Beeinflussungen/Verfälschungen von Meßergebnissen
Nur Glasröhrchen verwenden. Bei Transportmedien aus Kunststoff können die zu untersuchenden Chemikalien in den Kunststoff abdiffundieren und somit die Werte in der Probe senken.

Beurteilung
Aufgrund der ubiquitären Verteilung von HCB ist bei jedem Menschen eine Grundbelastung nachweisbar.
Anamnestisch bedeutsam: Wohnort (Industrie, Müllverbrennung; s. S. 150).

6.5.1.3 Polychlorierte Biphenyle (PCB)

Polychlorierte Biphenyle sind durch den Masseneinsatz in der Industrie und deren Produkte praktisch überall verbreitet. Da Kondensatoren (Elektrogeräte) PCB enthalten, ist die Substanz letztlich auch so gut wie überall im Haushalt zu finden. Außerdem wurde diese Stoffgruppe im Ausland als Trägersubstanz für Pestizide eingesetzt (nicht in Deutschland).

1972 wurde die Anwendung in offenen Systemen und seit 1989 ganz verboten (mit Übergangsregelungen). Hauptverbreitungsquellen sind Müllverbrennungsanlagen und Mülldeponien. Besonders gefährlich sind PCB-haltige Materialien bei Verbrennungsprozessen. Es entwickeln sich Furane und Dioxine.

Vorkommen. Ursprünglich wurden PCBs eingesetzt als Weichmacher in Kunststoffen, in Isoliermaterial, Imprägniermitteln für Holz und Papier, als Stabilisator in Farben und Lacken sowie als Flammschutzmittel. PCB-Raumluftbelastungen können auch aus undichten Kondensatoren in Neonlampen resultieren. Die Exposition des Menschen erfolgt vorwiegend durch die Nahrung, in geringerem Maße durch Atemluft, Körperpflegemittel, Bekleidung und berufliche Exposition. Im Blut und im Fettgewebe des Menschen sind die Konzentrationen der mono-ortho-substituierten PCBs höher als die der koplanaren PCBs (jeweils unterschiedliche Erscheinungsformen der PCB-Moleküle). Die koplanaren PCBs ähneln in ihrem toxischen Wirkungsspektrum den Dioxinen (TCDD).

Aufgrund der vielen unterschiedlichen PCB-Gruppen wurden diese laufenden Nummern zugeordnet.

Aufnahmewege. Die Aufnahme von PCB geschieht oral und über die Atemwege. Die Hauptbelastungsquellen sind Nahrung und Raumluft. Die wichtigsten Nahrungsmittel sind Wild, Fisch und Milchprodukte. Eine

Raumluftbelastung findet sich überall dort, wo verseuchtes Baumaterial (z.B. Dichtungsmaterial) Verwendung fand (beachte öffentliche Gebäude wie Schulen, Kindergärten etc.).

Verteilung. Das aufgenommene PCB verteilt sich im gesamten Organismus, lagert sich aber hauptsächlich im Fettgewebe ab (Lipophilie). Pro Tag nimmt ein erwachsener Mensch ca. 70–99 ng/kg über die Nahrung auf. Über die Atemluft werden ca. 3–4 ng/m^3 aufgenommen (Stadtluft).

Metabolismus. Einige PCB-Verbindungen verbleiben extrem lange im Organismus, da sich die Substanzen sehr widerstandsfähig gegenüber den körpereigenenen Entgiftungsenzymen verhalten. Wird PCB metabolisiert, entstehen neue Substanzen, die nicht weniger toxisch sein können (Epoxide, Phenole, Schwefelverbindungen). Metabolisierbare Kongenere werden über Stuhl und Urin ausgeschieden.

Vergiftungssymptome. Akute Vergiftungen spielen gegenüber der Langzeitvergiftung eine eher untergeordnete Rolle.
Chronische Intoxikationenen führen neben Symptomen des CKW-Syndroms (s.d.) zu Akne (Chlorakne), Augenlidödemen, immunologischen Veränderungen (Senkung der T-Lymphozyten), Leberstörungen, Herzrhythmusstörungen, Infektanfälligkeit im Bereich der Atemwege, anämischen Blutbildveränderungen, Ekzemen, hormonellen Störungen und neurologischen Ausfällen (Taubheitsgefühle, Areflexie, Hypästhesie).

Steckbrief polychlorierte Biphenyle

Präanalytik
– Keine besondere Patientenvorbereitung
– Probe: venöses EDTA-Blut 10 ml, Fettgewebe 2 g, Muttermilch
– Nur Glasröhrchen verwenden

Normalbereich
Blut:
PCB Nr. 28   < 0,01 µg/l
PCB Nr. 52   < 0,01 µg/l
PCB Nr. 101   < 0,01 µg/l
Bei folgenden PCBs sind die Referenzwerte altersabhängig:

Alter	PCB 138 µg/l	PCB 153 µg/l	PCB 180 µg/l
1–10	0,48	0,80	0,44
10–15	0,41	0,61	0,37
15–20	0,26	0,40	0,21
25–30	0,57	0,91	0,62
30–35	0,68	1,10	0,72
35–40	0,90	1,46	1,10
40–45	0,94	1,50	1,13
45–50	1,10	1,70	1,35
50–55	1,25	2,20	1,60
55–60	1,40	2,33	1,76
60–65	1,24	2,10	1,60
65–70	1,54	2,44	1,94
> 70	1,75	2,90	1,94

Fettgewebe:
PCB 138   < 330 µg/kg Fett
PCB 153   < 340 µg/kg Fett

Muttermilch:
PCB   < 1,51 mg/kg Milchfett

Beeinflussungen/Verfälschungen von Meßergebnissen
Nur Glasröhrchen verwenden. Bei Transportmedien aus Kunststoff können die zu untersuchenden Chemikalien in den Kunststoff abdiffundieren und somit die Werte in der Probe senken.

Beurteilung
Aufgrund der ubiquitären Verteilung von PCB ist bei jedem Menschen eine Grundbelastung nachweisbar.
Anamnestisch bedeutsam: Arbeitsplatz/Schulräume/Wohnräume. Luft- und Staubproben geben Aufschluß (s. S. 166).

6.5.1.4 Pentachlorphenol (PCP)

Um PCP herzustellen, werden Chemikalien wie Phenol und Benzol chloriert. Bei den Verarbeitungsschritten entstehen weitere, eigentlich unerwünschte Nebenprodukte, die ebenfalls hochtoxisch sind. Die gefährlichsten „Verunreinigungen" gehören in die Gruppe der Dioxine.
Seit 1906 wurden chlorierte Phenole als sehr giftig für den Menschen beschrieben. Seit 1957 ist die gesundheitsschädliche Wirkung der sog. **PCP-Gasphase** (Ausgasen aus behandelten Oberflächen) bekannt. Bis 1959 wurden 19 Todesfälle und 300 Vergiftungen durch PCP in Deutschland bekannt. Die Dunkelziffer dürfte gravierend höher liegen. Die meisten dieser Fälle wurden durch Holzschutzmittel verursacht. 1978/79 wurde die chronische PCP-Vergiftung durch geringe Dosen beschrieben. Erst 1989 wurde die Substanz in Deutschland verboten. Seit 1986 wird aufgrund eines Verbots kein Holzschutzmittel mehr mit PCP für Innenräume vertrieben.
PCP wird nur sehr langsam abgebaut und kommt noch immer überall in der Umwelt vor.

Vorkommen. Die durch Holzschutzmittel eingebrachten Mengen an PCP sind zum Teil sehr groß. In einigen Wohnungen wurden bis zu 200 l Holzschutzmittel verwendet. Bei einem üblichen Gehalt von 5% PCP in den Mitteln würde dies einer Menge von 10 kg PCP entsprechen. PCP ist ein starkes Gift für Algen, Schwämme, Pilze, Hefen und Bakterien und wird als Konservierungsmittel in der Kasein-, Dextrin- und Lederfabrikation eingesetzt. Pentachlorphenolhaltige Produkte enthalten als Begleitsubstanzen auch Dioxine, Dibenzofurane und Hexachlorbenzol.

Aufnahmewege. Die Aufnahme von PCP geschieht oral, durch die Haut und über die Atemwege.

Verteilung. Die Substanz verteilt sich rasch im ganzen Organismus. Leberwerte sind in der Regel um den Faktor 3 höher als im Blut.

Metabolismus. PCP wird hauptsächlich als freies PCP oder PCP-Glukuronid über den Urin ausgeschieden. Die Halbwertszeit beträgt bei chronischer Exposition zwischen 10 und 20 Tagen.

Vergiftungssymptome. PCP-Belastungen führen akut zu Schweißausbrüchen, Fieber, Übelkeit, Kopfschmerzen, Krämpfen und Koma. Bei chronischer Exposition kommt es zur Chlorakne, aplastischer Anämie, Leukämie.

Steckbrief Pentachlorphenol

Präanalytik
– Keine besondere Patientenvorbereitung
– Venöse Blutentnahme. Serum 2 ml; Fettgewebe 2 g; Urin 10 ml; Muttermilch 5 ml
– Nur Glasröhrchen verwenden

Normalbereich
Serum:	< 20 µg/l
HBM-I-Wert	40 µg/l
HBM-II-Wert	70 µg/l
Urin:	< 5 µg/l
HBM-I-Wert	25 µg/l (20 µg/g bezogen auf Kreatinin)
HBM-II-Wert	40 µg/l (30 µg/g bezogen auf Kreatinin)
Muttermilch:	< 1,47 µg/l
Fettgewebe:	10–24 µg/kg Frischgewicht bzw. 17–40 µg/kg Fett

Beeinflussungen/Verfälschungen von Meßergebnissen
Nur Glasröhrchen verwenden. Bei Transportmedien aus Kunststoff können die zu untersuchenden Chemikalien in den Kunststoff abdiffundieren und somit die Werte in der Probe senken.

Beurteilung
Aufgrund der ubiquitären Verteilung von PCP ist bei jedem Menschen eine Grundbelastung nachweisbar.
Anamnestisch bedeutsam: Arbeitsplatz/Wohnräume in Verbindung mit imprägnierten Hölzern (Holzschutzmittel). Besonders verdächtig sind Fertighäuser sowie von Heimwerkern verarbeitete Hölzer. Holz- und Staubproben geben Aufschluß (s. S. 166).

6.5.1.5 Lindan/Gamma-Hexachlorcyclohexan (Gamma-HCH)

Lindan ist der meisteingesetzte Insektenvernichter in Holzschutzmitteln (betr. 70% der marktüblichen Holzschutzmittel). Wie bei allen Chlorgiften auch hier wieder die Gefahr durch Verunreinigung mit Dioxinen. Lindan ist inzwischen ubiquitär und findet sich in Grund- und Trinkwasser, in Nahrungsmitteln (z.B. Fisch und Milch), Muttermilchproben, im Boden und in der Luft. Im Wohnbereich (Holzschutz) durchseucht das Gift Lebensmittel und alle anderen Gegenstände.

Aufnahmewege. Die Lindanaufnahme geschieht über Lunge, Verdauungstrakt und Haut. Besondere Gefahr besteht bei Hautkontakt, da es leicht die Haut penetriert.

Verteilung. Hexachlorcyclohexan verteilt sich rasch auf Hirn, Fettgewebe (bevorzugt), Leber und Niere. Pro Tag nimmt der Mensch ca. 0,03 µg/kg auf.

Metabolismus. Beim Abbau von Lindan entstehen hauptsächlich Chlorphenole und Pentachlorcyclohexan. Die Halbwertszeit beträgt bei Ratten bis zu 6,9 Tage.

Vergiftungssymptome. Gamma-HCH ist in erster Linie ein Nervengift, schädigt aber auch das Knochenmark. Bei leichten bzw. chronisch-latenten Vergiftungen kommt es zu einer Übererregbarkeit des Nervensystems, bei starken Vergiftungen zu Lähmungen. Aber auch Immunschäden, Lebererkrankungen, Haarausfall, psychische Störungen, Depressionen, Gelenkschmerzen usw. können als Folge einer Lindanvergiftung auftreten. Allgemein gelten die Symptome des CKW-Syndroms.

Toxikologische Untersuchungen ergaben, daß Gamma-HCH den Energiehaushalt der Zellen an 108 verschiedenen Stellen hemmt. Da Lindan lipophil ist, ist die Giftkonzentration im Gehirn ca. 80mal höher anzusetzen als die entsprechenden Blutwerte.

Steckbrief Lindan

Präanalytik
– Keine besondere Patientenvorbereitung
– Venöse Blutentnahme. EDTA-Blut 10 ml; Fettgewebe; Muttermilch
– Nur Glasröhrchen verwenden

Normalbereich
Blut: < 0,01 µg/l
Fettgewebe: < 5 µg/kg Fett
Muttermilch: < 0,041 mg/kg Milchfett

Beeinflussungen/Verfälschungen von Meßergebnissen
Nur Glasröhrchen verwenden. Bei Transportmedien aus Kunststoff können die zu untersuchenden Chemikalien in den Kunststoff abdiffundieren und somit die Werte in der Probe senken.

Beurteilung
Anamnestisch bedeutsam: Wurden lindanhaltige Arzneimittel (z.B. Läuseshampoo) verwendet (s. S. 166).

6.5.2 Weitere Chemikalien

6.5.2.1 Benzol

Benzole werden überwiegend durch das Verbrennen von bleifreiem Benzin freigesetzt. Aber auch Raucher (und Passivraucher) inhalieren dieses Gift. In verkehrsreichen Gebieten haben Kinder 60 bis 70% höhere Benzolwerte im Blut. Erhebliche Belastungen können in Innenräumen von Pkws auftreten. Es wurden Konzentrationen zwischen 50 und

200 µg/m³ und bei intensiver Sonneneinstrahlung sogar Werte von 2700 µg/m³ Raumluft gemessen. Der Länderausschuß für Immissionsschutz hat einen akzeptierten Wert von 2,5 µg/m³ festgelegt! Auch in Lebensmitteln können erhöhte Benzolwerte nachgewiesen werden.

Benzol ist ein Nervengift, wirkt erbgutschädigend, verändert das blutbildende System und ruft als krebserregendes Gift besonders im Kindesalter Leukämie hervor. Beim Abbau des Giftes in der Leber entstehen neue schädliche Abbauprodukte, die sog. **freien Radikale**. Experten geben an, daß dieses Gift möglicherweise so gefährlich ist wie das Supergift Dioxin.

Aufnahmewege. Benzol wird über die Haut, Lunge und oral aufgenommen. Die Hauptaufnahme geschieht über den Respirationstrakt.

Verteilung. Zunächst in alle gut durchbluteten Gewebe. Ca. 55% werden im Fettgewebe gespeichert, 15% im Knochen und ca. 6% im Blut.

Metabolismus. Metabolisierung in der Leber, Umwandlung u.a. in die nachweisbare Muconsäure.

Typische Symptome bei chronischer Exposition. Mattigkeit, Schwindel, Schädigung des blutbildenden Systems, der Leber, der Milz und der Niere, Herzrhythmusstörungen, kanzerogen.

Akute Vergiftungssymptome. Reizung der Schleimhäute, Rauschzustände, Kopfschmerzen, Schwindel, Übelkeit, Erbrechen, Bewußtlosigkeit, Atemstillstand.

Steckbrief Benzol

Präanalytik
– Keine besondere Patientenvorbereitung
– Venöse Blutentnahme. Direktbestimmung: Oxalatblut 2 ml. Phenol als Metabolit: im Urin 10 ml

Normalbereich

Benzol bei Nichtrauchern:	< 0,19 µg/l Oxalatblut
Benzol bei Rauchern:	< 0,49 µg/l Oxalatblut
Phenol im Urin:	< 15 mg/l
Muconsäure im Urin:	< 0,5 mg/l

Beeinflussungen/Verfälschungen von Meßergebnissen
Keine Angaben.

Beurteilung
Weitere Untersuchungen: rotes Blutbild, Leberenzyme.
Überprüfung des Wohnortes. Kinder, die an Hauptverkehrsstraßen bzw. in der Innenstadt leben, sind besonders gefährdet.

6.5.2.2 Formaldehyd

Formaldehyd (Synoyma: Ameisenaldehyd, Formol etc.) ist ein stechend riechendes, giftiges Gas. Es entsteht bei unvollständigen Verbrennungen wie beispielsweise dem Zigarettenrauchen. Die chemische Industrie benötigt bei unzähligen Produktionen Formaldehyd. Es gehört somit zu den **wichtigsten Basissubstanzen.** Dementsprechend umfangreich gelangt dieses Gift in die Umwelt: Medikamente, Klebstoffe, Kosmetika, Duschgel, Haarwaschmittel, Deodorants, Düngemittel, Textilien, Farben, Leder, Holzwerkstoffe, Teppiche, Verpackungen, Waschmittel, Weichspüler und vieles mehr.

Besondere Aufmerksamkeit erlangte Formaldehyd durch vergiftete Baumaterialien, insbesondere bei Spanplatten, Sperrhölzern, Tischlerplatten, Furnieren. Man findet somit Formaldehyd in Wänden, Decken, Fußböden, Türen, Holzverkleidungen und Möbeln. Kindergärten, Schulen und private Eigenheime waren oder sind oft extrem stark belastet. Selbst in der Nahrungsmittelindustrie wird dieses Gift verarbeitet. Formaldehydhaltige Produkte sind enthalten in Aromastoffen, Emulgatoren, in modifizierter Stärke, Konservierungsmitteln für bestimmte Öle und Fette, in Naturdärmen für Wurstwaren usw.

Formaldehyd ist ein **Reizgas,** das insbesondere die **Schleimhäute** irritiert. Darüber hinaus kann Formaldehyd an der Entstehung von Allergien, Entzündungen, Krebs, Erbschäden, Fehlbildungen von Ungeborenen beteiligt sein. Hohe Konzentrationen in der Luft (30 ppm) wirken lebensgefährlich. Aber selbst bei Konzentrationen von 0,2 ppm können Kopfschmerzen, Übelkeit, brennende und tränende Augen, Ohrenschmerzen, laufende Nase, Husten, Atembeschwerden, Hautausschläge, Streßanfälligkeit und vor allem eine erhöhte Anfälligkeit gegenüber anderen Umwelteinflüssen entstehen.

Das Bayerische Umweltministerium hat durch eine Studie mit Kindern die atemwegsschädigende Wirkung von Formaldehyd untersucht. Es konnte nachgewiesen werden, daß in Abhängigkeit von der Konzentration das Risiko an Asthma bronchiale und anderen Atemwegsproblemen bis hin zu Lungenschäden zu erkranken, gravierend hoch ist. Die Erkenntnisse aus formaldehydverseuchten Klassenzimmern zeigten, daß Konzentrationsstörungen, Kopfschmerzen und Verhaltensstörungen im Vordergrund der Symptomatik stehen können.

Allergische Reaktionen können bereits bei Dosen von 10 ng/l über eine erhöhte Histaminausschüttung provoziert werden. Da zusätzlich die Schleimhautbarriere durch Formaldehyd geschädigt wird, ist eine zunehmende Allergisierung gegen viele andere Substanzen häufig zu beobachten. Darüber hinaus sind IgE-vermittelte Reaktionen möglich.

Bei länger anhaltender Formaldehyd-Exposition kann es durch die Anhäufung toxischer Abbauprodukte von Formaldehyd (Methanol und/oder Ameisensäure) zu zusätzlichen Vergiftungssymptomen kommen.

Aufnahmewege. Am bedeutsamsten für die Formaldehydaufnahme sind die Atemwege, aber auch die Haut und der Magen-Darm-Trakt kann als Aufnahmepforte dienen.

Verteilung. Keine Akkumulierung im Organismus.

Metabolismus. Formaldehyd wird größtenteils zu Kohlendioxid und Wasser oxidiert. In der Leber wird HCHO zu Hydrogenkarbonat und Ameisensäure oxidiert. Ameisensäure wird renal ausgeschieden.

Chronische Vergiftungssymptome. Schleimhautveränderungen, Atemwegserkrankungen, Allergien, Haarausfall, Schwindel, Krämpfe, Nierenerkrankungen. Im Tierversuch karzinogen.

Akute Vergiftungssymptome. Je nach Konzentration Reaktionen der Haut- und Schleimhäute.

Steckbrief Formaldehyd

Präanalytik
– Keine besondere Patientenvorbereitung
– Untersuchungsmedium: Urin 10 ml (Metabolit Ameisensäure)

Normalbereich
Ameisensäure   15 mg/g Kreatinin

Beeinflussungen/Verfälschungen von Meßergebnissen
Keine Angaben.

Beurteilung
Anamnestisch bedeutsam: Arbeitsplatz/Schulräume/Wohnräume; insbesondere neue Möbel/Einrichtung beachten. Luftproben notwendig (s. S. 166).

6.5.2.3 Lösungsmittel

Lösungsmittel gehören zu den **flüchtigen Chemikalien,** die insbesondere für die Innenraumbelastung bedeutsam sind. Bei den sog. **Sick-Building-Syndromen** kommt es insbesondere in Neubauten oder nach Renovierungen durch den vielfältigen Gebrauch von Lacken, Lasuren, Klebstoffen und Tapeten zu steilen Konzentrationserhöhungen. Da die Ausdünstung durchaus langsam erfolgen kann, kommt es nicht selten über längere Zeiträume zu erhöhten Innenraumbelastungen.

Aufnahmewege. Lösungsmittel werden in erster Linie über den Respirationstrakt, können aber auch über die Haut aufgenommen werden.

Verteilung. Charakteristisch für organische Lösungsmittel ist ihr Lösungsvermögen für Fette und wasserunlösliche organische Chemikalien. Lösungsmittel durchdringen die lipoiden Membranen der Alveolen und gelangen so schnell in den Blutkreislauf. Zunächst Anreicherung in fett- und lipoidreichen Organen, insbesondere im ZNS.

Metabolismus. Ein Teil der inhalierten Verbindungen wird direkt wieder abgeatmet, der im Organismus verbleibende Anteil in der Leber durch enzymatische Reaktionen oxidiert. Ausscheidung i.d.R. über die Niere.

Vergiftungssymptome. Einige Verbindungen wie z.B. Tetrachlorkohlenstoff wirken stark lebertoxisch. Darüber hinaus können durch die Entgiftungsversuche des Organismus Substanzen entstehen, die giftiger sind als ihre Ausgangssubstanz. Neben lebertoxischen Wirkungen kommt es zu Veränderungen am Nervensystem, zu Immunstörungen und Knochenmarkveränderungen. Als Leitsymptome gelten in erster Linie narkotisierende und schleimhautreizende Effekte, wobei die zentralnervöse Dämpfung im Vordergrund steht. Benommenheit, Gliederschwäche, Kopfschmerzen, Schwindel, Desorientiertheit, Störungen der Bewegungskoordination und Übelkeit sind am häufigsten zu beobachten. Lähmungserscheinungen und andere neurologische Ausfälle/Symptome können auftreten.

Sinnvoll sind **Lösungsmittel-Screenings,** die die wichtigsten der verschiedenen Verbindungen identifizieren: Benzol, Toluol, Ethylbenzol, Xylole, Styrol, n-Heptan, n-Oktan, n-Nonan, n-Decan, n-Undecan, Dichlormethan, Trichlormethan, 1,1,1-Trichlorethan, Tetrachlorethylen (PER), 1,2,4 Trimethylbenzol, n-Hexan, n-Dodecan, Cyclohexan, Methylcyclohexan, Hexanal, Ethylacetat, n-Butylacetat, Methylethylketon (MEK), alpha-Pinen, Limonen, 3-Caren, Trifluormethan (Freon R11), cis-1,2 Dichlorethan, p-Dichlorbenzol, Tetrachlormethan.

Selbstverständlich können auch einzelne Substanzen gemessen werden.

Steckbrief Lösungsmittel

Präanalytik
– Der Nachweis im Blut ist aufgrund der flüchtigen Substanzen nur dann sinnvoll, wenn der Patient unmittelbar exponiert war/ist
– 10 ml Oxalatblut. Nur Spezialröhrchen vom Labor verwenden
– Bei Raumluftmessung Spezialsammelröhrchen beim Labor anfordern

Beurteilung
Bei **erhöhten Werten in der Raumluft** muß geklärt werden, ob sich die Belastung durch ausreichendes Lüften abbauen läßt. Eventuell darf der entsprechende Raum bis zur Absenkung der Schadstoffe nicht genutzt werden. Wenn möglich, Identifizierung der Belastungsquelle und Entsorgung.

Bei **erhöhten Werten im Blut** muß die Quelle identifiziert werden. Meist liegt diese im Arbeitsbereich (z.B. permanenter Klebstoffgebrauch, Lackierer usw.). Entsprechende Schutzmaßnahmen sind einzuleiten.

6.5.2.4 Pyrethroide

Pyrethroide gehören zu den modernen Insektiziden. Sie fungieren als Kontakt- oder Fraßgift gegen Hygiene- und Pflanzenschädlinge im Innen- und Außenbereich. Ein typischer Verwendungszweck ist das **Eulanisieren** von Wollteppichen (Schutz vor Insektenfraß). Inzwischen sind ca. 1000 verschiedene Pyrethroide entwickelt worden. So steht dieser Begriff für eine Fülle von Einzelsubstanzen, die sich in ihren Eigenschaften und somit auch in ihrer Toxizität und dem Metabolismus im Organismus mehr oder weniger unterscheiden. Entsprechend unterschiedlich ist auch ihre Bezeichnung, z.B.:

- Allethrin
- Alfamethrin
- Bioallethrin
- Biosresmethrin
- Cismethrin
- Cyfulthrin
- Cypermethrin
- Deltamethrin
- Esbiol
- Fenpropathrin
- Fenvalerat
- d-Phenolthrin
- Resmethrin
- Tetramethrin
- Transfulthrin usw.

Diese neuen Verbindungen sind erheblich giftiger und problematischer für die Umwelt als ihre Ausgangssubstanz Pyrethrum. Sie sind wesentlich langlebiger und gut fettlöslich, so daß sie sich leicht im Fettgewebe anreichern.

Im wesentlichen werden **Kurz-** und **Langzeitpyrethroide** unterschieden.

Überall und für jedermann käuflich findet man dieses Gift in Insektensprays, Pflanzenschutzmitteln, in „Naturfarben" und Holzlasuren, in Teppichböden („eulanisierte" Wollteppiche mit Schurwollzeichen) usw.

Schon 1984, als die ersten Vertreter dieser Gruppe zugelassen wurden, konnte in Experimenten die hochgradige **Neurotoxizität** (Nervengift) nachgewiesen werden. Es konnte gezeigt werden, daß nicht nur bei Insekten die Nervenleitung blockiert wurde, sondern auch bei Tieren und Menschen. Ein besonderes Problem ist die **kumulative Wirkung** im Nervengewebe. Studien ergaben, daß die orale Aufnahme tatsächlich relativ harmlos ist – mit ein Grund, warum man diese Substanz als ungefährlich einstufte. Aber über Atemtrakt und Haut aufgenommen wirkt es hochgiftig. Somit ist größte Vorsicht vor allen sprühbaren, pyrethroidhaltigen Insektenvernichtern geboten.

Derzeit werden die Auswirkungen auf den Menschen kontrovers diskutiert. Die Substanzvielfalt steht exakten Aussagen im Wege, da toxikologische Untersuchungen sehr viel Zeit und Aufwand bedingen.

Da die synthetischen Produkte deutlich langlebiger sind, haften sie nach dem versprühen auf Möbeln, Wänden oder Textilien und gelangen im Laufe der Zeit in den Hausstaub, mit dem sie leicht eingeatmet werden können (gefährdet sind besonders Kleinkinder). Inzwischen warnt das Umweltbundesamt vor dem Gebrauch von Insektensprays in Innenräumen. Es solle nach Möglichkeit auf pyrethroidhaltige Sprays verzichtet werden.

Aufnahme. Pyrthroide können über die Haut, den Respirations- oder Gastrointestinaltrakt aufgenommen werden. Letzteres birgt die geringsten Gefahren. Gesundheitsgefahr durch Insektizide lauern in Restaurants, Kindergärten und Krankenhäusern. Pyrethrumhaltige Läusemittel wie z.B. Goldgeist forte® enthalten darüber hinaus Wirkungsverstärker wie Piperonylbutoxid, die in Verdacht stehen, frucht- und erbgutschädigend zu sein.

Metabolismus. Der Metabolismus und die Ausscheidungsrate nach der Aufnahme sind im Tierversuch unterschiedlich. Teils werden die Substanzen unverändert über den Urin ausgeschieden, andere in der Leber konjugiert und metabolisiert. Die Halbwertszeit variiert zwischen mehreren Stunden (Allethrin ca. 48 Stunden) bis mehrere Wochen (Resmethrin).

Darüber hinaus scheint der metabolische Abbau von Pyrethroiden neue Probleme zu schaffen. Es entstehen Zwischenprodukte, die unter dem Verdacht stehen, das Erbgut zu verändern. Des weiteren wird bei der Entgiftung ein Enzymsystem aktiviert, das toxische Substanzen innerhalb des Organismus giftiger macht, als es die Ausgangssubstanz ist.

Vergiftungssymptome. Wie sich bei Menschen letztlich die Vergiftungen äußern, läßt sich auch nicht durch die Laborexperimente herausfinden. Das liegt u.a. daran, daß im Handel nur Wirkstoffkombinationen angeboten werden, während in Laborversuchen bisher nur die isolierte Substanz untersucht wurde.

Bekannt sind bisher Symptome in Form von Mißempfindungen wie Ameisenlaufen, Kribbeln, Pelzigsein. Als Leitsymptom einer akuten Vergiftung gilt der Tremor, Bewegungsunruhe sowie eine vermehrte Speichelbildung. Außerdem werden deutliche Reizungen der Haut- und Schleimhäute beschrieben.

Bei häufigem Kontakt können Allergien auf der Haut und im Atmungtrakt (Asthma bronchiale) entstehen.

Die sog. subakuten Vergiftungen und chronischen bzw. schleichenden Vergiftungen sollen allerdings eine weitaus größere Rolle spielen. Hier kommt es anscheinend zu einer großen Zahl unspezifischer Allgemeinsymptome, die gravierend die Lebensqualität beeinträchtigen können. Einige Wissenschaftler bezweifeln allerdings noch immer chronische

Auswirkungen. Andere Autoren beschreiben eine Vielzahl von gravierenden Symptomen:
- allgemeine Leistungsunfähigkeit (bis zur Arbeitsunfähigkeit)
- Antriebsschwäche
- stechende oder bohrende Kopfschmerzen, Konzentrationsstörungen
- Störungen des Gedächtnisses, Wortfindungsstörungen
- Depressionen
- Kreislaufstörungen
- Herzrhythmusstörungen
- Hypoglykämien (Unterzuckerung)
- Muskel- und Immunschwächen.

Steckbrief Pyrethroide

Präanalytik
– Keine besondere Patientenvorbereitung
– Venöse Blutentnahme für EDTA-Blut. Spontanurin für Harnuntersuchung

Normalbereich
Für: Alfamethrin, Cypermethrin, Cylfuthrin, Deltamethrin, Permethrin
EDTA-Blut: < 0,2 µg/l
Harn: < 1,0 µg/l

Beeinflussungen/Verfälschungen von Meßergebnissen
Die Bestimmung von Pyrethroiden in Humanproben ist schwierig, da die Substanzen rasch metabolisiert werden und meist nur niedrige Spiegel aufweisen. Aus diesem Grund bietet sich die Blut-/Urinuntersuchung nur bei Verdacht auf akute Intoxikationen an.
Bei chronischer Exposition sind Materialproben vorzuziehen.

Beurteilung
Erhöhte Werte in Humanproben bzw. Materialproben erfordern als Konsequenz die Identifikation und Eliminierung der Quelle.
Die Bestimmung von spezifischen IgE-Antikörpern (RAST) ist möglich.

6.5.3 Tests

6.5.3.1 Screenings

Organopestizide und Holzschutzmittel können als Screening-Untersuchungen zusammengefaßt werden. Dabei werden die wichtigsten Gruppen der jeweiligen Chemikalien zusammengefaßt. Pestizide, die vornehmlich in Holzschutzmitteln oder von Kammerjägern eingesetzt werden, sind im Blut bei chronischen Belastungen nicht nachweisbar.

Für den Nachweis der Metaboliten stehen zunehmend Methoden zur Verfügung. So ist bei chronischen Belastungen eine Untersuchung von Hausstaubproben, Materialproben sowie die Metabolitbestimmung im Urin sinnvoll.

Beispiel Holzschutzmittel-Screening. Chlorthalonil, Cypermethrin, DDT (DDT/DDE), Dichlorfluanid, Alpha-, Beta-Endosulfan, Furmecyclox (Xyligen B), Lindan (Gamma-HCH), PCP, Permethrin, Tolyfluanid.

Beispiel Pestizid-Screening. Alpha-, Beta-, Gamma-HCH, PCP, Pentachlornitrobenzol, Hexachlorbenzol, Pentachloranilin, Pentachlorbenzol, Heptachlor, cis-, trans-Heptachlorepoxid, o.p./p.p.-DDT-, DDE, Dichlorfluanid, Tolyfluanid, Permethrin, Cypermethrin, Deltamethrin, Cyfluthrin, Aldrin, Diedrin, Endrin. Alpha-Beta-Endosulfan, Chlorthalonil, p.p.-Methoxychlor, Ethyl-Parathion (E 605), TBTO.

Präanalytik
– Keine besondere Patientenvorbereitung
– Venöse Blutentnahme. 10 ml EDTA-Blut
– Nur Glasröhrchen verwenden

6.5.3.2 Lymphozytentransformationstest

Wie im vorhergehenden Kapitel „Allergiediagnostik" (s.S. 137 ff.) sowie im folgenden Abschnitt „Metalle" (s.u.) entsprechend beschrieben, können Unverträglichkeitsreaktionen auch gegenüber Chemikalien vorliegen, die weitgehend konzentrationsunabhängig sein können. Zur Überprüfung einer immunologischen Reaktion gegenüber Xenobiotika eignet sich neben dem gängigen RAST-Verfahren der LTT. Inzwischen können alle relevanten Chemikalien getestet werden. Einzelheiten zu Präanalytik und Normalbereich siehe S. 181.

6.6 Metalle

6.6.1 Schwermetallinduzierte Autoimmunreaktionen

Bei der Diskussion um Schwermetallbelastungen, insbesondere in Verbindung mit Dentalwerkstoffen, beschäftigte man sich überwiegend mit möglichen toxikologischen Phänomenen. Dabei wird auch heute darum gestritten, ob durch Dentalwerkstoffe toxiko-

logisch relevante Konzentrationen in den Organismus gelangen.

Von der Konzentration unabhängig sind allerdings immunologische Phänomene, die auch durch geringste Spuren von Metallionen ausgelöst werden können. Waren bislang Metallionen als Auslöser von Schwermetallallergien bekannt, verdichtet sich derzeit der Verdacht, daß auch metallinduzierte Autoimmunreaktionen existieren.

Neueste Erkenntnisse deuten darauf hin, daß Metallionen körpereigene Eiweißstrukturen verändern, die dadurch vom Immunsystem als körperfremd identifiziert werden und in Folge Autoimmunprozesse in Gang bringen. Die Schwermetallionen selbst sind zu klein, als daß sie direkt immunologische Reaktionen auslösen könnten. So ließ sich inzwischen nachweisen, daß dreiwertiges Gold, Palladium, Quecksilber und Platin schwefelhaltige Aminosäurenseitenketten der körpereigenen Peptide oxidieren können. Die Proteine werden dadurch denaturiert.

Eine Schlüsselrolle für die Induktion eines Autoimmunprozesses nehmen hier die antigenpräsentierenden Zellen ein, die nach Phagozytose des Metall-Protein-Komplexes dessen Bruchstücke an ihren Zelloberflächen den T-Zellen präsentieren. Die gehäuft beobachteten Autoimmunphänomene, die vermehrt bei Patienten mit Quecksilberbelastungen zu finden sind, lassen sich somit begründen. Die Betrachtung der Schwermetalle als potentielle Antigene oder Allergene für den menschlichen Organismus ist von enormer Bedeutung, da dieser Effekt weitgehend dosisunabhängig ist.

6.6.2 Die einzelnen Metalle

6.6.2.1 Blei

Das Schwermetall Blei wurde bisher hauptsächlich durch Benzin in die Umwelt gebracht. Hier ist zwar ein deutlicher Rückgang zu sehen, doch der weltweite Bleiverbrauch steigt unverändert an. Weltweit werden jährlich über 6 Millionen Tonnen an Blei produziert. Bezüglich Benzin muß man bedenken, daß in ärmeren Ländern nach wie vor bleihaltiges Benzin – und das in steigendem Maße – verbraucht wird. In der BRD werden jährlich ca. 175 000 Tonnen Blei verarbeitet, in den USA über 1 Million Tonnen.

Der überwiegende Teil der täglichen Bleiaufnahme stammt aus der **Nahrung** (Blattgemüse, Innereien von Rindern, Roggen [bes. Vollkorn], Kondensmilch, Eier, Seefische, verlötete Konservendosen). Durchschnittlich liegen die Bleiwerte eingedoster Lebensmittel drei- bis viermal höher als in der entsprechenden Frischware. Tomatenmark ist am stärksten belastet. Vorsicht vor Eßkeramik unbekannter Herkunft. Die Keramik kann sehr hohe Bleikonzentrationen enthalten! Rauchen erhöht stark die Bleiüberlastung (natürlich auch Passivrauchen!) Vorsicht bezüglich Wasserleitungen in Altbauten. Die Zuleitungen können aus Bleirohren bestehen. Kinder sind erheblich stärker gefährdet, eine Bleivergiftung zu erleiden.

In mit kräftigen Farben glasierten **Keramikwaren** sowie entsprechendem emailliertem Kochgeschirr ist ein hoher Bleianteil in den Farben nachweisbar. Untersuchungen haben belegt, daß durch säurehaltige Speisen oder Getränke sowie durch mechanischen Abrieb (Zähne) Blei in erheblichen Mengen gelöst werden kann. Dabei wurde festgestellt, daß Keramik, auch aus deutscher Produktion, bis zum 1000fachen der erlaubten Grenzmengen abgibt!

Aufnahmewege. Blei wird über den Magen-Darm-Trakt, die Haut und über die Lungen aufgenommen. Die bedeutendste Aufnahmequelle ist die Nahrungskette, kritisch sind hier besonders Kartoffeln, Gemüse und Getreide. Während Erwachsene zwischen 5–10% im Gastrointestinaltrakt resorbieren, können bei Kindern bis zu 50% aufgenommen werden. Kalzium- und Vitamin-D-Mangel erhöht die Pb-Resorption aus dem Magen-Darm-Trakt.

Verteilung im Organismus. Blei verteilt sich im gesamten Organismus, reichert sich aber bevorzugt in der Leber, der Niere, im Gehirn, der Lunge, im Herzmuskel, im Knochen und in den Erythrozyten an. Circa 90–95% des im Blut befindlichen Bleis ist locker an die Erythrozyten gebunden. Circa 90% des im Organismus abgelagerten Bleis befindet sich im Knochen, wo es eine Halbwertszeit von bis zu 10 Jahren aufweist. Blei ist plazentagängig und kann somit das Ungeborene schädigen. Tierversuche zeigten, daß durch Bleibelastungen Fehlbildungen und Totgeburten möglich sind. Auch massive neurologische und endokrinologische Schäden wurden beobachtet. Liegt eine erhöhte Bleiexposition vor, lassen sich erhöhte Werte im Fruchtwasser und in den Eihäuten finden. Die Werte liegen dann in der Regel über denen des mütterlichen Blutes.

Metabolismus. Blei-Ionen verbinden sich mit Hydroxid-, Phosphat-, Thiol- und Aminogruppen. Dabei wird u.a. die Bildung von Hämgruppen verhindert, so daß unzulänglich ausgebildete Hämmoleküle renal ausgeschieden werden. Die Ausscheidung resorbierten Bleis erfolgt zu ca. zwei Drittel über den Urin sowie zu einem Drittel über die Galle bzw. den Stuhl.

Vergiftungssymptome. Vergiftungen auch mit kleinsten Mengen führen zu Hyperaktivität, seelischer Labilität, Aggressionen, Weinerlichkeit, Ängstlichkeit, Introvertiertheit, Lernstörungen, da vor allem das Gehirn auf Blei reagiert. Eine Polyneuropathie kann in Folge einer Bleibelastung auftreten. Bei Frauen besteht der Verdacht, daß Blei zu Sterilität und hormonellen Störungen führen kann.

Effekte, die bei hohen Belastungen auftreten, sind Tabelle 6-2 zu entnehmen.

Tabelle 6-2 Dosis-Wirkungsbeziehung für Kinder und Erwachsene bei hoher Belastung (niedrigste Effektkonzentration von Blei im Blut; aus [16]).	
Bleikonzentration im Blut (µg/l)	Symptom
800–1200	Enzephalopathie
800–1000	Anämie; akute Nephropathie (Kinder)
600	chronische Nephropathie (Erwachsene)
500	subklinische Enzephalopathien (Erwachsene)
400	periphere Neuropathie

Steckbrief Blei

Präanalytik
– Keine besondere Patientenvorbereitung
– Venöse Blutentnahme: EDTA-Blut. Bei Urin 10 ml Spontanurin
– Keine Glasröhrchen verwenden

Normalbereich
EDTA-Blut: < 350 µg/l
BAT-Wert: < 750 µg/l
Urin: < 70 µg/l
BAT-Wert: < 110 µg/l
Blut:
Kinder bis 12. Lebensjahr und Frauen im gebärfähigen Alter:
HBM-I-Wert: 100 µg/l
HBM-II-Wert: 150 µg
Alle übrigen Personen:
HBM-I-Wert: 150 µg/l
HBM-II-Wert: 250 µg

Beeinflussungen/Verfälschungen von Meßergebnissen
Glasröhrchen können zu erhöhten Ergebnissen führen.

Beurteilung/Hinweise
Bei Verdacht auf akute Vergiftung Bleibestimmung im Blut. Gleichzeitig Blutbild, δ-Aminolävulinsäureausscheidung und Porphyrine im Urin und in den Erythrozyten mitbestimmen. Bei chronischen Belastungen/Vergiftungen Mobilisationstest mittels DMPS.

6.6.2.2 Kadmium

Kadmium ist ein Metall, das in großen Mengen in der Industrie verarbeitet wird (Batterien, Rostschutz, Kunststoffstabilisatoren, Gleichrichter, Photozellen, Farbpigmente usw.). Aber auch durch die Müllverbrennung und aus der Stein- und Braunkohlenverbrennung werden Tonnen von Kadmium freigesetzt. So ist letzteres für 90% der Emissionen in die Atmosphäre verantwortlich. Zigarettenraucher inhalieren regelmäßig hohe Mengen Kadmium.

Die dabei aufgenommenen Werte sind gesundheitlich absolut relevant! Studien haben ergeben, daß Raucher gegenüber Nichtrauchern die doppelte Menge Kadmium einlagern!

In der **Nahrungskette** hat sich Kadmium stark angereichert. Spinat und Sellerie und Wildpilze sind besonders stark betroffen. In tierischen Nahrungsmitteln finden wir es hauptsächlich in Innereien wie Nieren und Leber. Der Standort von Industrieanlagen spielt dabei natürlich eine große Rolle.

Emaillierungen von Töpfen und Pfannen sowie farbige Glasuren und Dekors von Keramikgeschirr enthalten kadmiumhaltige Verbindungen. Je knalliger die Farbe (Rot, Gelb, Orange), desto höher der Kadmiumanteil (weiße Keramik enthält keine Schwermetalle). Besonders säurehaltige Speisen oder Getränke lösen das Metall, so daß es sich in den Nahrungsmitteln anreichert (auch bei deutschen Produkten). Untersuchungen ergaben, daß trotz entsprechender Vorschriften die Abgabe von Kadmium bis zum 800fachen überschritten wurde. Auch die Farbränder auf Gläsern (z.B. Biergläser und Kinderbecher) enthalten Schwermetallverbindungen. Es konnte eindeutig belegt werden, daß Farbpigmente mechanisch (Zahnkontakt) und chemisch (saure Getränke) gelöst werden können.

Muttermilch kann bis zu zehnmal mehr Kadmium enthalten als Kuhmilch.

Wechselwirkungen mit anderen toxischen Substanzen sind bekannt. Außerdem führen Lebererkrankungen zu einem erhöhten Kadmiumtransport von der Leber in die Niere.

Als Entgiftungsmaßnahme stellt neben einem Expositionsstopp die Behandlung mit DMPS die Methode der Wahl dar. Die Überwachung des Zinkstatus (Vollblutuntersuchung) und eine medikamentöse Zinkzufuhr sind sinnvoll.

Aufnahmewege. Die Hauptaufnahme beim Menschen geschieht durch die Nahrungskette im Gastrointestinaltrakt sowie im Respirationstrakt durch das Rauchen. Durchschnittlich werden 6% der aufgenommenen Dosis resorbiert. Kalzium-, Eisen- und Proteinmangel erhöhen die Resorption.

Verteilung im Organismus. Im menschlichen Organismus wird Kadmium hauptsächlich in der Niere, aber auch in der Leber gespeichert. So ist die Kadmiumniere, die letztlich zu einem Nierenversagen führen kann, heute keine Seltenheit mehr (laut Umweltbundesamt sind in unmittelbarer Zukunft ca. 100 000 Nierenkranke zu erwarten). Letztlich ist damit auch Vorsicht vor Gerichten mit Nieren geboten. Erste Anzeichen einer Kadmiumniere sind erhöhte Eiweißwerte im Urin.

Ein Mangel an Vitamin D, Kalzium oder Eisen erhöht die Resorption von Kadmium im Magen-Darm-Trakt. Ein Kupfer- oder Zinkdefizit erhöht die toxische Wirkung des Metalls. Ebenfalls potenziert eine Bleibelastung die toxischen Kadmiumauswirkungen. Die Halbwertszeit beträgt beim Menschen in der Niere 35 Jahre bezüglich Kleinkindalter und ca. 12 Jahre im hohen Alter. Ob Kadmium plazentagängig ist, wird unterschiedlich diskutiert. Allerdings scheint unbestritten, daß sich Kadmium in der Plazenta (besonders bei Raucherinnen) ansammelt und hier zu Funktionsstörungen führt.

Metabolismus. Nach der Resorption wird Kadmium auf dem Blutweg verteilt und überwiegend in Leber und Niere (vor allem Nierenrinde) abgelagert. Nur geringe Mengen gelangen unmittelbar zur Ausscheidung.

Vergiftungssymptome. Veränderung der Blutbildung (Hämoglobin $\downarrow$), Entwicklung von Bluthochdruck. Krebserzeugende und fruchtschädigende Auswirkungen, gestörter Kalzium-Phosphor-Stoffwechsel. Eine Verbindung zur Osteoporose scheint eindeutig zu sein. Hyperaktivität bei Kindern wird diskutiert.

Störende Auswirkungen auf essentielle Spurenelemente. Überschüssiges Kadmium tritt in Konkurrenz zum Zink, wodurch zinkabhängige Enzyme gehemmt und die Nieren geschädigt werden.

Steckbrief Kadmium

Präanalytik
– Keine besondere Patientenvorbereitung
– Venöse Blutentnahme für EDTA-Blut. Spontanurin bei Urinuntersuchung
– Kunststofftransportgefäße benutzen

Normalbereich

EDTA-Blut:	$< 3\ \mu g/l$
Urin:	$< 5\ \mu g/l$
Urin BAT-Wert:	$< 15\ \mu g/d$

Urin: Kinder, Jugendliche und junge Erwachsene < 25 Jahre

HBM-I-Wert:	1 μg/g Kreatinin
HBM-II-Wert:	3 μg/g Kreatinin

Erwachsene > 25 Jahre

HBM-I-Wert:	2 μg/g Kreatinin
HBM-II-Wert:	5 μg/g Kreatinin

Beeinflussungen/Verfälschungen von Meßergebnissen
Keine Glasröhrchen benutzen.

Beurteilung
Bei der Kadmiumbestimmung im Urin sollten gleichzeitig die β_2-Mikroglobuline zur Beurteilung eines eventuellen Kadmium-Nierenschadens mitbestimmt werden.
Bei Verdacht auf akute Belastungen Blut/Urin untersuchen. Sonst Mobilisationstest mit DMPS.

6.6.2.3 Kupfer

Tödliche Vergiftungen durch Kupfer aus Trinkwasser wurden bei Säuglingen bekannt (seit 1978 sind ca. 13 Säuglinge an einer solchen Intoxikation gestorben). Die Metallintoxikation führte zu Leberversagen. Die daraufhin eingeleiteten Untersuchungen ergaben, daß insbesondere neu verlegte Wasserleitungen aus Kupfer enorm hohe Belastungen des Trinkwassers ergeben. Besonders wenn über Nacht die Wassersäule in den Rohren steht, ist die zuerst entnommene Wasserportion unter Umständen hochgradig belastet. So wurden Werte von 4,7 mg/l Wasser bekannt. Nachdem man 2 min lang das Wasser laufen ließ, sank der Wert auf 0,3–0,8 mg/l. Ein niedriger pH-Wert des Wassers führt zu einer größeren Belastung (unbedenklich ist ein pH-Wert > 6,5). Die Wasserkupferwerte sollten < 0,5 mg/l sein.

Kupfer ist letztlich aber auch für den menschlichen Organismus essentiell. Kupferdefizite im Vollblut sind häufig nachweisbar (s. S. 363 ff.).
Ursache für eine Erhöhung des Kupferspiegels kann auch Ausdruck einer immunologischen Reaktion auf Entzündungen (z.B. Rheuma) sein. Im letzteren Fall handelt es sich um eine physiologische Umverteilung des körpereigenen Kupfers. Aber auch bei Tumoren, nach einem Herzinfarkt oder bei Infektionen zeigen sich erhöhte Werte. Störungen des Wohlbefindens sind auf diesem Wege nicht zu erwarten.
Ebenso kommt es bei einem Zinkdefizit zu einem Kupferanstieg. Dieser hält solange an, bis der Zinkmangel beseitigt ist. So stellt eine erhöhte Zinkzufuhr auch eine Therapie gegen erhöhtes Kupfer dar. Schwermetallintoxikationen mit Quecksilber führen ebenfalls zu einer gestörten Kupferbilanz. Ob die

Veränderung des Kupferspiegels im Vollblut Ausdruck einer Entzündung ist, durch eine vermehrte Aufnahme von Kupfer oder anderen toxischen Metallen zustande kommt oder durch einen Zinkmangel zu erklären ist, bedarf einer gründlichen Abklärung.

Aufnahmewege. Die Hauptaufnahme geschieht über die Nahrung. Folgende Nahrungsmittel enthalten viel Kupfer: Austern, Krabben, Nüsse, Schokolade, Pilze, Sojaprodukte, Leber, Kakao, Kaffee, Rotwein. Darüber hinaus spielen neu verlegte Wasserleitungen eine Rolle, insbesondere bei niedrigen Wasser-pH-Werten.

Verteilung im Organismus. Kupfer wird hauptsächlich in der Leber, im Gehirn und in den Nieren gespeichert.

Metabolismus. Kupfer wird an Albumin oder Aminosäuren gebunden zur Leber transportiert. Hier kann es gespeichert, an Galle gebunden und über den Darm zur Ausscheidung gebracht oder letztlich in Coeruloplasminmoleküle eingebaut werden.

Vergiftungssymptome. Eine akute Vergiftung zeigt sich in Übelkeit, Schweißausbrüchen, Durchfällen, Erbrechen, Gefäßlähmungen, Apathie, letztlich in Krämpfen, Koma und tödlichem Schock. Bei chronischen Vergiftungen kommt es zu Ablagerungen im Bereich der Lunge und zur Leberzirrhose. Die Haut sowie die Zähne können bei chronischer Exposition eine grüne Färbung annehmen. Eine Schädigung des Gehirns ist möglich. Dauerhaft hohe Kupferspiegel führen zu einem Zinkmangel.

Steckbrief Kupfer

Präanalytik
- Keine besondere Patientenvorbreitung
- Venöse Blutentnahme für Serum- oder Vollblutuntersuchungen. 24-h-Urin für Harnuntersuchungen
- Geeignete Transportröhrchen verwenden (Auskunft über Labor)

Normalbereich
Kupfer im Serum: < 1,25 mg/l
Kupfer im Vollblut: < 1,30 mg/l
Kupfer im 24-h-Urin: < 60 µg/die

Beeinflussungen/Verfälschungen von Meßergebnissen
Es besteht Kontaminationsgefahr durch Probengefäße und Nadeln, die Kupfer abgeben können.

Beurteilung
Eine Kupfererhöhung im Vollblut oder Plasma ist nicht zwangsläufig als Intoxikation zu interpretieren!

Hohe Kupferkonzentrationen können auch durch akute Infekte, rheumatische Schübe und Tumorerkrankungen bedingt sein. Während der Schwangerschaft oder bei Einnahme von Östrogenpräparaten kann es ebenfalls zu erhöhten Werten kommen. Ein Zinkmangel kann zu erhöhten Kupferspiegeln führen.
Bei erhöhten Werten, die nicht auf eine physiologische Regulation zurückzuführen sind, ist eine Untersuchung des Trinkwassers sinnvoll. Bei Verdacht auf eine Kupferintoxikation bringt der Mobilisationstest mittels DMPS Klarheit.

6.6.2.4 Palladium

Palladium ist ubiquitär und durch den Einsatz in Kfz-Katalysatoren sowie in der Zahnheilkunde als Goldersatz stark verbreitet. Palladium läßt sich bei Patienten mit entsprechender Zahnversorgung erhöht im Speichel sowie im Urin nachweisen. Eine Verträglichkeitsprüfung am Menschen wurde niemals durchgeführt (Legierungen fallen nicht unter das Arzneimittelgesetz).

Während eine Palladium-Silber-Legierung relativ gut verträglich ist, sind Palladiumverbindungen mit einem hohem Kupfer-, Gallium- oder Indiumanteil schlecht verträglich. Neben immunologischen Fehlreaktionen durch Palladium kommt es durch das Metall zu einer Hemmung einiger Enzymaktivitäten. Darüber hinaus kann Palladium andere essentielle Metalle aus den Zellen verdrängen.

So muß man sich heute damit auseinandersetzen, daß Palladium in sehr vielen Fällen für die Patienten unverträglich ist. Es entwickeln sich Allergien und Intoxikationen durch gelöstes Palladium. Man findet es im Kiefer und im Gehirn. Von Bedeutung ist in diesem Zusammenhang, daß durch Katalysator-Autos eine große Menge Palladium in die Atmosphäre abgegeben wird. Dies hat sehr wahrscheinlich dazu geführt, daß die **Palladiumallergien** drastisch zunehmen

und Patienten, die mit Zahnersatz aus dieser Legierung versorgt sind, schwere Reaktionen bekommen können. Kreuzallergien mit anderen Metallen (vor allem Nickel) kommen häufig vor. Wie auch beim Amalgam-Allergietest bietet sich neben dem Hauttest der neue Lymphozytentransformationstest an (s.S. 180 f.).

Aufnahmewege. Der orale Aufnahmeweg steht derzeit im Vordergrund. Durch die Zunahme der Kfz-Katalysatoren spielt aber auch die inhalative Aufnahme eine zunehmende Rolle.

Verteilung im Organismus. Palladium verteilt sich im ganzen Körper und wird hauptsächlich in Niere und Leber akkumuliert.

Metabolismus. Palladium wird hauptsächlich renal, aber auch fäkal ausgeschieden.

Symptome. Es können Allergien (Kontaktallergien und allgemeine Reaktionen), Depressionen, Beschwerden im Verdauungstrakt, Herzrhythmusstörungen, Migräne, Knochen- und Muskelschmerzen, Mundtrockenheit, Schlafstörungen, Zungenbrennen, Haarausfall, Übelkeit und Würgegefühle auftreten. Nickelallergiker weisen häufig eine Kreuzallergie bezüglich Palladium auf.

Steckbrief Palladium

Präanalytik
– Keine besondere Patientenvorbereitung
– Venöse Blutentnahme für Serumuntersuchungen. Spontanurin für Harnuntersuchungen. Speichel

Normalbereich
Serum: < 0,1 µg/l
Harn: < 0,6 µg/l
Speichel: < 0,5 µg/l

> ***Beeinflussungen/Verfälschungen von Meßergebnissen***
> Keine Angaben.
>
> ***Beurteilung***
> Praxisrelevant ist eine Untersuchung auf Palladium im Speichel und im Urin/Serum vor allem bei Patienten mit einer entsprechenden Zahnversorgung. Manche Patienten tragen in imponierendem Umfang Palladiumgebilde im Mund. Bei erhöhten Werten sollte eine Sanierung in Erwägung gezogen werden. Zur weiteren Beurteilung/Entscheidung bezüglich einer Entfernung palladiumhaltigen Zahnersatzes ist der Lymphozytentransformationstest bezüglich Dentalmetallen empfehlenswert.

6.6.2.5 Quecksilber

Quecksilber kommt natürlicherweise als Ion in seiner metallischen, elementaren Form in anorganischen und organischen Verbindungen vor. Durch industrielle Nutzung sowie durch die Verbrennung von Kohle, Heizöl und Müll wird Quecksilber auf künstlichem Wege in relevantem Umfang in die Natur abgegeben. Bis vor wenigen Jahren wurde Quecksilber als Saatgutbeize in der Landwirtschaft verwendet. Der Gesamtjahresverbrauch wird in Deutschland auf 250 t geschätzt.

Besonders kritisch ist die Freisetzung von Quecksilber aus Amalgam-Zahnfüllungen zu bewerten. 1989 wurden ca. 90 Millionen Amalgamfüllungen gelegt. Das sind ca. 40 t Quecksilber. Prof. Dr. GUSTAV DRASCH vom Institut für Rechtsmedizin in München stellte durch Untersuchungen an 168 Leichen fest, daß in allen untersuchten Organen die Quecksilberkonzentration hochsignifikant positiv mit der Zahl der amalgamgefüllten Zähne korrelierte. Häufig ist zahnärztliches Personal besonders stark belastet.

Auch in der Nahrungskette, vor allem in Meeresfrüchten, sind erhebliche Quecksilberkonzentrationen zu finden. Quecksilber ist hochaggressiv und führt schon bei geringen Vergiftungen (die durch Amalgame sehr schnell entstehen können) zu immunologischen Schwächen und Allergien.

Bei Frauen mit unerfülltem Kinderwunsch lassen sich sehr häufig erhebliche Quecksilberbelastungen durch Amalgame nachweisen.

Aufnahmewege. Die wichtigsten Aufnahmewege markieren Lunge und Gastrointestinaltrakt. Besonders kritisch sind die Quecksilberdämpfe, da diese am leichtesten resorbiert werden. Für die tägliche Gesamtaufnahme an Quecksilber spielen Amalgamfüllungen die primäre Rolle, erst an zweiter Stelle steht die Aufnahme aus Nahrungsmitteln.

Verteilung im Organismus. Durch Anbindung von Quecksilber an das Transportprotein Metallothionein wird das Schwermetall vorzugsweise in parenchymatöse Organe transportiert. Besonders belastet ist meist die Nebenniere.

Quecksilberdampf ist lipophil und überwindet somit leicht die Blut-Hirn-Schranke, wodurch eine Akkumulierung im ZNS stattfindet. Da Darmbakterien die relativ harmlosen Quecksilberionen in Methyl-Quecksilber umwandeln können, kann es auch durch diesen Prozeß zu einer Belastung des ZNS kommen.

Metabolismus. Aufgenommenes Quecksilber wird im Organismus oxidiert, teilweise reduziert. Cystein, Glutathion oder Albumin gehen mit Quecksilber stabile Verbindungen ein. Die Ausscheidung geschieht über Niere, Leber, Lunge und über den Schweiß. Die Halbwertszeit kann insbesondere im Bereich des ZNS bei mehreren Jahren liegen.

Vergiftungssymptome. Die folgenden Symptome können – alleine oder in Kombination – bei einer Quecksilbervergiftung entstehen. Sie sind weder beweisend noch unabdingbar für eine Vergiftung.
- Appetitlosigkeit und Gewichtsverlust
- Mattigkeit
- Kopfdruck
- Gliederschmerzen
- Neigung zu Durchfällen
- vermehrte Speichelsekretion.

Bei starken Vergiftungen, häufig bei Zahnärzten und deren Hilfspersonal sowie bei Patienten mit zahlreichen Füllungen zu finden, treten Symptome des Nervensystems in den Vordergrund:
- feinschlägiges Zittern der Finger und der Augenlider sowie der herausgestreckten Zunge
- Vergeßlichkeit und Konzentrationsstörungen
- Persönlichkeitsveränderungen
- Veränderungen der Aussprache.

Der Münchner Toxikologe DAUNDERER gibt als **Leitsymptome** an:
- Allergien
- Bauchschmerzen
- Energielosigkeit
- Kopfschmerzen und Migräne
- Schwindel.

Steckbrief Quecksilber

Präanalytik
– Keine besondere Patientenvorbereitung
– Venöse Blutentnahme bei Serum/EDTA-Blutuntersuchung bzw. Urin

Normalbereich
EDTA-Blut:	$< 5{,}0\ \mu g/l$
Serum:	$< 5{,}0\ \mu g/l$
Urin:	$< 4{,}0\ \mu g/l$

Bei Drucklegung standen die HBM-Werte noch nicht fest.

Beeinflussungen/Verfälschungen von Meßergebnissen
Keine Angaben.

Beurteilung
Erhöhte Werte sind nur bei starker Exposition durch eine hohe Anzahl großer, minderwertiger Amalgame oder unmittelbar nach unsachgemäßem Legen einer Amalgamfüllung zu erwarten. Ebenso kommt es durch Industrie-/Arbeitsplatzunfälle zu einem Anstieg der Blut-/Urin-Quecksilberwerte. Zur Ermittlung von Quecksilberdepots bzw. zur Abschätzung einer chronischen Disposition ist der DMPS-Test heranzuziehen.

6.6.2.6 Zinn

Weltweit werden 225 000 t Zinn produziert. Besonders im Bereich der industriellen Aluminiumherstellung sowie in der Pestizid-/Fungizidherstellung fällt Zinn an. Ebenso wird Zinn in der PVC-Herstellung als Hitzestabilisator eingesetzt. Im Bereich der Luft und der Pflanzen sind mit Ausnahme der Umgebung von Müllverbrennungsanlagen keine relevanten Belastungen zu verzeichnen.

Die Hauptaufnahme für den Menschen stellen Nahrungsmittel dar. Besonders gefährlich sind zinnhaltige Gefäße oder Becher, aus denen Getränke entnommen werden. Auch Nahrungsmittel, die in Dosen gelagert werden, können erheblich zur Zinnbelastung beitragen. Amalgamfüllungen enthalten 32 % Zinn. Aus den sog. Non-Gamma-2-Amalgamen wird laut DAUNDERER wesentlich mehr Zinn freigesetzt als aus Gamma-II-Amalgamen. Der **Kaugummitest** dient diesbezüglich dem Nachweis einer erhöhten Zinnfreisetzung aus Amalgamfüllungen.

Genauso wie Quecksilber wird Zinn von Darmbakterien in das hochgiftige organische Zinn umgewandelt. Diese lipoidlösliche Form zeigt eine Affinität zum ZNS. Im allgemeinen sind anorganische Zinnsalze weniger toxisch als organische Verbindungen. Oral aufgenommenes anorganisches Zinn wird schlecht resorbiert und über die Nieren ausgeschieden.

Aufnahmewege. Anorganisches Zinn wird im Magen-Darm-Trakt zu 5–25 % resorbiert. Laut DAUNDERER wird das Schwermetall auch in beträchtlicher Menge über den Respirationstrakt aufgenommen.

Verteilung im Organismus. Speicherung beim Menschen hauptsächlich im Knochen, in der Leber und in den Nieren.

Metabolismus. Die Entgiftung geschieht primär in der Leber. Zinn wird über Urin, Stuhl und Galle ausgeschieden. Ratten zeigten eine Halbwertszeit von bis zu 4 Monaten.

Vergiftungssymptome. Durch Zinn kommt es zu starker Schwäche, Nervenstörungen, Lähmungen, Schmerzsensationen im Magen-Darm-Trakt, Kopfschmerzen und Heiserkeit, Husten und Bronchitis.

Zinn führt zu einem Zinkmangel. Ein Zinkmangel fördert eine Schwermetallvergiftung und führt u.a. zu immunologischen Schwächen. Die organischen Zinnverbindungen aus Amalgamen können zu einer Hemmung der Hämoglobinsynthese führen.

Steckbrief Zinn

Präanalytik
- Keine besondere Patientenvorbereitung
- Venöse Blutentnahme für Serumuntersuchungen; Spontanurin

Normalbereich

Serum:	0,9–2,0 µg/l
Urin:	< 2,0 µg/l

Beeinflussungen/Verfälschungen von Meßergebnissen
Keine Angaben.

Beurteilung
Eine Indikation für eine Zinnbestimmung besteht dann, wenn anamnestisch typische Beschwerden angegeben werden (z.B. Erbrechen, Durchfall, Bauchkrämpfe) und eine Kontamination mit Zinn eruierbar ist (z.B. Gebrauch von Zinngeschirr, häufiger Verzehr von Dosennahrung bzw. längeres Aufbewahren von Nahrungsmitteln in bereits geöffneten Dosen, Arbeitsunfälle z.B. beim Hantieren mit bestimmten Farben, Fungiziden oder Insektiziden, industrielle Aluminiumverarbeitung). Zur Beurteilung von sog. Zinndepots dient der DMPS-Mobilisationstest.

6.6.3 Tests

6.6.3.1 DMPS®-Mobilisationstest

Schwermetalle zirkulieren nur relativ kurzfristig im Blut und entziehen sich somit insbesondere bei chronischer Exposition der Diagnostik. Eine ausschließliche Bestimmung der Metalle im Vollblut oder im Urin ist nur bei akuten Vergiftungen sinnvoll. Zur Beurteilung einer eventuellen Schwermetallbelastung sind daher die sog. Mobilisationstests heranzuziehen, die durch eine medikamentöse Mobilisation von sog. Depots zu einer meßbar erhöhten Ausscheidung diverser Metalle führt.

Der Chelatbildner DMPS (2,3-Dimercaptopropan-1-sulfonsäure, Natriumsalz) bildet mit den folgenden Schwermetallen in absteigender Affinität wasserlösliche Komplexe: Zn, Cu, As, Hg, Pb, Sn, Fe, Cd, Ni, Cr. Zur Beurteilung einer Amalgambelastung sollten die Elemente Kupfer, Quecksilber und Zinn herangezogen werden. Darüber hinaus kann Blei und Kadmium mitbestimmt werden.

Der Einsatz von DMPS bietet somit die Möglichkeit einer diagnostischen Bewertung von Schwermetallbelastungen sowie gleichzeitig einer adäquaten Therapie, da die mobilisierten Metalle zur Ausscheidung gelangen. DMPS® steht in Ampullen- und Kapselform zur Verfügung und ist seit dem 1. Juli 1996 verschreibungspflichtig.

Der Mobilisationstest hat sich insbesondere zur Beurteilung chronischer Quecksilber- und Zinnbelastungen bewährt und kam in den letzten Jahren sehr häufig zum Einsatz. Entgegen einiger wenig fundierten Aussagen ist kein bemerkenswertes Nebenwirkungsrisiko zu beklagen.

> Eine Kontrolle des Zink- und Selenstatus im Vollblut ist vor Durchführung des Tests sinnvoll.

 Steckbrief DMPS®-Mobilisationstest

Präanalytik
- Vor der Injektion Blase entleeren
- Dosierung DMPS: 3 mg DMPS/kg Körpergewicht
  Eine Ampulle DMPS enthält 250 mg Wirkstoff. Somit benötigt man für einen 80 kg schweren Patienten mindest. 240 mg; bei 100 kg Körpergewicht 300 mg usw.

- Nach der Injektion 150 ml Flüssigkeit trinken lassen
- 45 min nach der Injektion 15–20 ml Spontanurin abfüllen
- Quecksilberwerte in bezug auf Kreatininausscheidung errechnen (Laborleistung). Die Ausscheidungsfähigkeit der Nieren und die Trinkgewohnheiten werden somit berücksichtigt
- Oraler Test bei Kindern: Ebenfalls zunächst Blase entleeren lassen. 10 mg/kg Körpergewicht in Kapselform (Dimaval®) mit 200 ml Tee oder Wasser oral. 2 Stunden nach Verabreichung der Kapseln Spontanurin observieren
- Bei Patienten mit Bluthochdruck empfiehlt sich zusätzlich die Bestimmung von Blei, bei Patienten mit Osteoporose zusätzlich die Bestimmung von Kadmium und bei Patienten mit neurologischer Symptomatik zusätzlich von Zinn
- Eventuell Spontanurin vor DMPS auf Zink untersuchen, um ein Zinkdefizit zu erkennen

Normalbereich

Quecksilber nach DMPS i.v.	< 50,0 µg/g Kreatinin
Quecksilber nach DMPS oral	< 16,0 µg/g Kreatinin
Kupfer nach DMPS i.v.	< 500,0 µg/g Kreatinin
Zinn nach DMPS i.v	< 15,0 µg/g Kreatinin
Kadmium nach DMPS i.v.	< 5,0 µg/g Kreatinin
Blei nach DMPS i.v.	< 150,0 µg/g Kreatinin
Zink **vor** DMPS i.v.	< 140,0 µg/g Kreatinin spricht für Zinkmangel

Beeinflussungen/Verfälschungen von Meßergebnissen

Wird vor der Injektion/Verabreichung die Blase nicht entleert, verdünnt der verbliebene Urin die Schwermetallkonzentration und die Meßwerte fallen falsch-niedrig aus.

Die Niere braucht Flüssigkeit, um ausreichend ausschwemmen zu können. Bei einem Flüssigkeitsmangel ist die Ausscheidung verzögert. Deshalb mindestens 150 ml Tee oder Wasser unmittelbar nach der Injektion trinken lassen.

Werden die Schwermetalle nicht auf die Kreatininkonzentration bezogen, können die Ergebnisse zu niedrig ausfallen. Trinkt ein Patient insgesamt wenig, hat er nach dem Test viel Gift in wenig Urin, trinkt er allgemein sehr viel, hat er wenig Gift in viel Urin.

Durch DMPS werden die Metalle in einer bestimmten Reihenfolge ausgeschieden: Zink–Zinn–Kupfer–Arsen–Quecksilber–Blei–Eisen–Kadmium–Nickel–Chrom. Somit kann der Wirkstoff bei der ersten Injektion durch Kupfer, Zink oder Zinn so stark gebunden werden, daß nur relativ wenig Substanz für Hg übrig bleibt. Bei einer zweiten Mobilisation – die sinnvoll ist, wenn Kupfer deutlich über 500 liegt – kann es dann gegenüber dem ersten Hg-Wert zu einem deutlichen Anstieg von Quecksilber kommen. Kupfer erscheint dann meist schon deutlich niedriger.

Beurteilung

Kupfer über 500 µg/g Kreatinin und Quecksilber über 50 µg/g Kreatinin sprechen für eine Quecksilber-Belastung. Quecksilberwerte, die unter 50 µg/g Kreatinin liegen, sprechen für Belastungen aus der Nahrung. Bei Patienten mit multiplen, großen Amalgamen finden sich nicht selten Hg-Werte bis über 1000 µg/l.

Bei Schwermetallvergiftungen (auch latenten) kommt es zu einer deutlichen Speicherung von Kupfer. Die Serum-Kupferwerte sind dabei unauffällig. Das Kupferdepot liegt also intrazellulär vor. Der Kupferwert im Urin nach DMPS® liegt bei max. 500 µg/l. Nach DAUNDERER liegen bei solchen Werten auch die anderen Schwermetallwerte im unauffälligen Bereich. Je höher z.B. eine Quecksilberbelastung, um so höher ist die Kupferausscheidung nach DMPS®. Dieser Wert kann also auch insofern diagnostisch eingesetzt werden, als das erhöhtes Cu ein Indiz für eine vorliegende Schwermetallintoxikation ist – auch dann, wenn das gemessene Hg niedrig erscheint. Von Bedeutung ist die Tatsache, daß ein hoher Kupferwert zu Zinkmangel führen kann.

Wiederholung der Mobilisation
Wie bereits oben dargestellt, ist auch deutlich erhöhtes Kupfer (> 500 µg/l) eine Indikation für eine zweite Entgiftung – auch wenn Quecksilber selbst niedrig erscheint.
Ansonsten empfiehlt DAUNDERER folgendes Vorgehen:

bei Werten   > 50 µg/l bzw. µg/l Kreatinin Hg →   Wiederholung nach einem Vierteljahr
              > 100 µg/l bzw. µg/l Kreatinin Hg →   Wiederholung nach vier Wochen
              > 1000 µg/l bzw. µg/l Kreatinin Hg →   wöchentlich 1 Kapsel

6.6.3.2 Kaugummi-Test

Der Kaugummi-Speicheltest dient der Erkennung eines Schwermetallabriebs aus Dentalwerkstoffen wie z.B. Palladiumüberkronungen oder Amalgamfüllungen. Insbesondere Amalgam gibt beim Verzehr von heißen und/oder stark sauren Lebensmitteln sowie beim intensiven Kauen verschiedene Schwermetalle frei. Die Menge der freigesetzten Konzentrationen ist zum einen abhängig von der Anzahl und der Größe der Füllungen sowie von deren Zusammensetzung und Qualität. Auch Brückenaufbauten und Kronen aus Palladium geben unterschiedlich stark Metalle ab. Der Kaugummi-Test provoziert die Freisetzung von Schwermetallen und läßt diesbezüglich eine individuelle Bewertung der Situation zu. Zur Durchführung des Tests werden zwei Speichelproben benötigt: die erste Probe vor dem Kaugummikauen, die zweite Probe nach 5 min kauen. Anhand der Differenz der Ergebnisse läßt sich erkennen, wie stark die untersuchten Metalle durch mechanische Einflüsse freigesetzt werden.

Steckbrief Kaugummi-Test

Präanalytik
Der Patient wird aufgefordert, über exakt 5 min Speichel in Röhrchen 1 zu sammeln. Dabei soll ein Verschlucken des Speichels vermieden werden.
Anschließend kaut der Patient intensiv 5 min Kaugummi. Über diesen Zeitraum den gesamten Speichel in Röhrchen 2 geben.

Normalbereich

Quecksilber:		< 45 µg/l
		> 45–90 µg/l deutlich erhöhter Wert
		> 90 stark erhöhter Wert
Palladium:		< 5 µg/l
Zinn:	vor dem Kauen	< 5 µg/l
	nach dem Kauen	< 10 µg/l

Beeinflussungen/Verfälschungen von Meßergebnissen
Störungen der Meßergebnisse bei Nichtbeachtung der Präanalytik.

Beurteilung
Erhöhte Meßwerte zeigen den Grad der Schwermetallabgabe aus Dentalwerkstoffen. Die Ergebnisse sind hilfreich bei der Diskussion einer eventuell notwendigen Sanierung. Darüber hinaus sollte bei erhöhten Werten ein Mobilisationstest in Erwägung gezogen werden. Eine Kontrolle des Zink- und Selenstatus im Vollblut ist angezeigt.

6.6.3.3 Metall-Screenings

Die sog. **Multielementanalyse (MEA)** ermöglicht die Bestimmung von Ag, Au, Bi, Cd, Co, Cu, Ga, In, Mo, Pb, Pd, Pt, Sn, Ti und Zn in einer Probe (Urin, Blut, Speichel). Bei Urinproben werden alle Werte auf Kreatinin bezogen. Aus Kostengründen ist die Bestimmung aller Metalle nach DMPS® sinnvoller, da so auch Depots beurteilt werden können. Detailangaben über das Labor.

6.6.3.4 Lymphozytentransformationstest

Neben der Bestimmung der chlorierten Kohlenwasserstoffe sollten differenzierte Untersuchungen im Hinblick auf Schädigungen durch Zahnmetalle (Quecksilber, Zinn, Palladium, Titan) nicht fehlen. Neben allergologischen Untersuchungen ist der neue Lymphozytentransformationstest (**MELISA-Test**) nach STEJSKAL, Schweden, empfehlenswert. MELISA ist eine Abkürzung für Memory Lymphocyte Immunostimulation Assay. Gold und andere Metalle wie Palladium, Titan, Chrom und Nickel nehmen häufig an Oxidations- und Reduktionsreaktionen teil. Deshalb binden diese Metalle auch so stark an Proteine, wenn sie in Implantaten verwendet werden.

Der MELISA-Test basiert auf einer bekannten immunologischen Methode, die man bislang zur Feststellung von Allergien gegen Medikamente benutzt hat. Nachdem man eine spezielle Lymphozytengruppe (Memory-Zellen) 5 Tage im Inkubator herangezüchtet hat, kann ihr Wachstum mit Hilfe von Radioisotopen bestimmt werden. Die Anwesenheit von stimulierten Lymphoblasten in metallbehandelten Kulturen bestätigt dann die immunologische Reaktion des Patienten auf das getestete Metall (näheres s. S. 146).
Folgende Screenings haben sich bewährt:

- **Panel 1:** Quecksilberchlorid, Palladium, Titan, Gold und Zinn
- **Panel 2:** Quecksilberchlorid, Phenyl-, Methyl-, Ethylquecksilber, Palladium, Titan, Gold, Zinn, Platin, Nickel.

Steckbrief Lymphozytenstimulationstest

Präanalytik
- Keine besondere Patientenvorbereitung
- Venöse Blutentnahme. 10 ml Heparinblut
- Transport bei Raumtemperatur. Keine kühle Lagerung. Das Blut muß innerhalb 24 h im Labor sein

Normalbereich
organisches Quecksilber:	SI-Einheiten bis 3
anorganisches Quecksilber:	dto.
Zinn:	dto.
Kupfer:	dto.
Silber:	dto.
Nickel:	dto.
Palladium:	dto.
Gold:	dto.

Beeinflussungen/Verfälschungen von Meßergebnissen
Da es sich um Untersuchungen an lebenden Lymphozyten handelt, muß die Probe innerhalb 24 h im Labor sein. Falsch-negative Ergebnisse sind möglich unter Medikation von Kortikosteroiden und Antiphlogistika.

Beurteilung
0–2: Sensibilisierung nicht nachgewiesen
2–3: Sensibilisierung möglich
> 3: Sensibilisierung nachgewiesen
Positive Reaktionen zeigen eine Metallunverträglichkeit an. Eine entsprechende Sanierung bei Patienten mit Metall-Dentalwerkstoffen ist angezeigt. Zur Ergänzung der Diagnostik/Therapie eventuell den DMPS®-Mobilisationstest (s.S. 177 ff.) durchführen.

Literatur

[1] Arend, V.: Schwermetalle und Immunologie – Horror autotoxicus. Zeitschrift f. Umweltmedizin 14, 86–87 (1996).

[2] Baehr, R.: Diagnostik und Behandlung der metallinduzierten Immunopathien. Gesellschaft für interdisziplinäre Immunologie, München 1996.

[3] Daunderer, M.: Handbuch der Umweltgifte: Lösungsmittel. Toxikologische Einzelstoffinformationen. Ergänzungslieferungen 5/92. ecomed, Landsberg.

[4] Daunderer, M.: Handbuch der Umweltgifte: Lösungsmittel, allgemein. 19. Ergänzungslieferung 10/95. ecomed, Landsberg 1995.

[5] Gessel, v. A.: Ernährung und Risikofaktoren. Pharma Z. 10, 2827–2837 (1991).

[6] Krapf, F. E.: Labordatenbuch. Urban & Schwarzenberg, München 1995.

[7] Luftverunreinigungen in Innenräumen. Sondergutachten des Sachverständigenrates für Umweltfragen. Kohlhammer, Stuttgart 1987.

[8] Martin, M.: Umweltmedizin für Heilpraktiker. Aescura im Verlag Urban & Schwarzenberg, München 1996.

[9] Muskat, E.: Ernährung als Risikofaktor. 31. Fortbildungsveranstaltung der Apothekerkammer, 8. 9. 1991, Bonn.

[10] Neuburger, N.: Kompendium Umweltmedizin. medi, Hamburg 1996.

[11] Parlar, H., Henneböle, J.: Vorkommen und Verhalten von Pentachlorphenol in geschlossenen

Räumen. In: Kongreßband des III. Internationalen Symposions für Umweltmedizin, hrsg. vom Institut für Umweltkrankheiten. Bad Emstal 1987.

[12] Schiwara, H. W., et al.: Umweltmedizinische Analysen. Labor Dr. Schiwara, Bremen 1995.

[13] Streit, B.: Lexikon Ökotoxikologie. VCH, Weinheim 1992.

[14] Umweltmedizinisches Informationsforum. Veröffentlichung der Kommission „Human-Bio-

monitoring" des Umweltbundesamtes. In: Umweltmed. Forsch. Prax. 1 (2), 106. ecomed, Landsberg 1996.

[15] Weber, C., Balzer, W.: Pestizide in Nahrungsmitteln: Besonders gefährlich für Kinder. Stiftung Ökologie und Landbau, Bad Dürckheim 1992.

[16] Wilhelm, M.: Chemische Faktoren. Teil 1: Metalle und Metalloide. In: Praktische Umweltmedizin. Folgelieferung November 1996. Springer, Heidelberg.

7

BIOCHEMIE

Wolfgang M. Ebert und Michael Martin

7.1 Enzymdiagnostik

7.1.1 Definition

Enzyme sind biologische Katalysatoren; schon geringe Mengen können die Gleichgewichtseinstellung einer chemischen Reaktion herbeiführen. Sie unterliegen einer **Reaktionsspezifität,** d.h., die Katalyse einer chemischen Reaktion kann nur durch ein speziell für diese Reaktion verantwortliches Enzym erfolgen. Eine weitere Eigenschaft ist die **Substratspezifität,** d.h., nur eine bestimmte Substanz oder Substanzgruppe dient als Reaktionspartner und wird zum Produkt umgesetzt.

Isoenzyme haben gegenüber den spezifischen Substraten eine qualitativ identische Wirkung, unterscheiden sich jedoch in ihrer Proteinstruktur.

Damit Enzymaktivitätsbestimmungen in den verschiedenen Laboratorien zu vergleichbaren Ergebnissen führen, wurde die internationale Einheit (IU) definiert.

> Eine Einheit (U) ist diejenige Enzymmenge, die unter definierten Bedingungen die Umwandlung von 1 μmol Substrat pro Minute katalysiert.

7.1.2 Testmethoden

Enzymaktivitäten werden bevorzugt im **kinetischen Test** bestimmt. Dabei dient die photometrisch gemessene Absorptionsänderung eines Indikators pro Zeiteinheit als Maß der Reaktionsgeschwindigkeit. Die Reaktionsgeschwindigkeit ist proportional der vorliegenden Enzymaktivität, wenn das Enzym mit maximaler Umsatzrate arbeitet, also ein ausreichender Substrat- und Coenzymüberschuß vorhanden ist.

Die zur Diagnostik von Erkrankungen bestimmten Serumenzyme haben im Serum nur vereinzelt eine physiologische Bedeutung. Sie werden auch beim klinisch Gesunden von Gewebe und Sekreten in geringer Menge in das Plasma abgegeben.

Die Gewebeenzyme entstammen vorwiegend den Hauptstoffwechselketten der Zelle und liegen entweder im Zytoplasma gelöst oder gebunden an Strukturen, z.B. Mitochondrien, vor. Während pathologische Aktivitäten der Sekretenzyme α-Amylase, Lipase und Prostata-Phosphatase eine Diagnostik des geschädigten Organs erlauben, ist dies bei den Gewebeenzymen nur begrenzt möglich, denn die Enzymausstattung der Gewebezellen vieler Organe ist qualitativ identisch und nur quantitativ verschieden.

7.1.3 Pathophysiologie der Lebererkrankungen

7.1.3.1 Funktionsstörungen der Leber

Gelbsucht

Das klinische Symptom Ikterus liegt vor, wenn das Bilirubin im Serum auf Werte von mehr als 2 mg/100 ml (35 µmol/l) erhöht ist.

Pathophysiologie. Der Ikterus ist ein Symptom, dem eine vermehrte Bilirubinproduktion, hepatische Enzymdefekte, hepatozelluläre Erkrankungen oder cholestatische Erkrankungen zugrunde liegen können. Bilirubin ist ein Abbauprodukt des Häms (80%) und anderer hepatischer und nichthepatischer Enzymsysteme (20%). Pro Tag werden etwa 300 mg Bilirubin gebildet. Die Aufnahme von Bilirubin in die Leberzelle ist ein Carrier-vermittelter Transport, der auch von anderen organischen Anionen geteilt wird. In der Leber wird Bilirubin an zwei verschiedene Transportproteine gebunden. Der Carrier-Mechanismus ist weitgehend unbekannt, es ist aber bekannt, daß Bilirubin und Gallensäuren unterschiedliche Transportsysteme benutzen. Im Darm wird das Bilirubin durch bakterielle Enzyme hydrolysiert und zu Urobilinogen reduziert. Etwa 80% werden im Stuhl ausgeschieden. 20% des Urobilinogens werden aus dem Darm resorbiert und 90% dieser Menge wiederum von der Leber in die Galle, die restlichen 10% über die Nieren ausgeschieden.

Cholestase

Die Cholestase ist definiert als das Sistieren des Gallenflusses. Das morphologische Substrat der Cholestase ist der Nachweis von Gallenthromben in den Gallenkanalikuli und Hepatozyten.

Klinisch spricht man von Cholestase, wenn im Serum gallenpflichtige Substanzen, also Bilirubin, Gallensäuren, u.U. Phospholipide und Cholesterin sowie Gallenenzyme erhöht

sind. Meistens findet sich bei der Cholestase zwar ein Ikterus, der ist aber keine notwendige Folge.

7.1.3.2 Zirkulationsstörungen der Leber

Man versteht unter dem Begriff Zirkulationsstörungen hauptsächlich den **Pfortaderstau.** Es wird der Begriff Pfortaderhochdruck gebraucht, wenn eine Druckerhöhung von mehr als 5–9 mmHg in der Pfortader erreicht wird. Es gibt außerdem den Verschluß der Arteria hepatica, Aneurysmen und Herz-Kreislauf-Störungen, die wegen der engen anatomischen Beziehung des rechten Ventrikels zur Leber nicht erstaunlich sind. Bei fast jeder Rechtsherzinsuffizienz ist die Leber beteiligt.

Die Leber weist eine doppelte Blutversorgung durch die Arteria hepatica und die Vena portae auf. Der Pfortaderdruck beträgt normalerweise 5–9 mmHg, eine Erhöhung des Pfortaderdrucks kann prähepatisch, intrahepatisch oder posthepatisch lokalisiert sein. Die häufigste Ursache des Pfortaderhochdrucks ist die Leberzirrhose.

7.1.3.3 Akute Leberinsuffizienz

Die akute Leberinsuffizienz wird definiert als eine akute, schwere Störung der Leberfunktion mit hepatozellulärem Versagen und Entwicklung einer hepatischen Enzephalopathie innerhalb von drei Wochen nach Auftreten der ersten Symptome.

7.1.3.4 Hepatische Enzephalopathie

Die hepatische Enzephalopathie ist ein Syndrom mit verschiedenen Funktionsstörungen des zentralen Nervensystems, das im Gefolge eines fulminanten Leberversagens oder einer fortgeschrittenen Leberzirrhose auftreten kann.

Das **klinische** Krankheitsbild ist charakterisiert durch neurologische und psychiatrische Veränderungen, die zwar nicht krankheitsspezifisch, aber doch weitgehend typisch sind. Das Spektrum der Erkrankungen reicht von leichten Veränderungen der Persönlichkeit bis zum Leberkoma.

7.1.3.5 Entzündungen der Leber

Chronische Hepatitis

Die chronische Hepatitis ist eine Erkrankung unterschiedlicher Ätiologie und Pathogenese. Histologische Gewebeveränderungen sind in Verbindung mit laborchemischen und bestimmten virologischen und immunologischen Befunden während eines Zeitraums von mindestens 6 Monaten für die Diagnose entscheidend.

Klinisch ist die chronische Hepatitis durch eine wechselnde Symptomatologie und verschiedenen Verlauf gekennzeichnet. **Drei Verlaufsformen** werden unterschieden:

- chronisch-lobuläre Hepatitis mit sehr guter Prognose
- chronisch-persistierende Hepatitis mit einer grundsätzlich guten Prognose
- chronisch-aktive Hepatitis mit ungewisser Prognose.

Akute Virushepatitis

Die akute Virushepatitis im engeren Sinne wird durch verschiedene Viren hervorgerufen. Charakterisiert sind das Virus der Hepatitis A, Hepatitis B und Hepatitis D. Mit Hilfe molekularbiologischer Techniken ist das Virus der posttransfusionsbedingten Non-A-Non-B-Hepatitis identifiziert worden, das die Bezeichnung Hepatitis-C-Virus erhalten hat. Mit immunelektronenmikroskopischen Techniken wurde das Virus der Waterborn- bzw. enteritischen Hepatitis (Hepatitis-E-Virus) charakterisiert. Das Krankheitsbild entspricht der Hepatitis A. Zur Virushepatitis im weiteren Sinne gehören Erreger, bei denen die Hepatitis nicht regelmäßig auftritt oder klinisch nicht im Vordergrund steht.

7.1.3.6 Toxisch-metabolische Lebererkrankungen

Medikamenteninduzierte Leberschädigung

Nach Art der Schädigung werden voraussagbare und nicht voraussagbare Hepatotoxine unterschieden.

Bei den **voraussagbaren Hepatotoxinen** ist das Zeitintervall zwischen Exposition und Manifestation einer Leberzellschädigung kurz. Die Leberschädigung ist dosisabhängig. Sie tritt mit großer Regelmäßigkeit bei exponierten Personen auf. Sie kann auch im Tierexperiment reproduziert werden.

Im Gegensatz dazu ist die Leberschädigung bei den **nicht voraussagbaren** Hepatotoxinen in der Regel nicht vorhersehbar. Sie ist nicht dosisabhängig und tritt nach unterschiedlichem Intervall, meist 10 bis 14 Tage nach Exposition auf.

Leberschädigung durch gewerbliche Gifte und Umweltgifte

Zu diesen Erkrankungen werden folgende Problematiken gezählt: Venylchlorid-Krankheit und andere Hepatotoxine wie Nitroverbindungen, Amine, aromatische Kohlenwasserstoffe, Halogenkohlenwasserstoffe, vor allem Tetrachlorkohlenstoff; es handelt sich um direkte Hepatotoxine, die alle meist dosisabhängig schwere Leberschäden bis zur Leberzirrhose hervorrufen können.

Folgende **Schwermetalle** sind lebertoxisch: Blei, Mangan, Eisen, Kupfer, Phosphor, die gelegentlich in suizidaler Absicht eingenommen werden.

Alkoholische Fettleber

Pathophysiologie. Bei einer Fettleber findet sich histologisch in mehr als 50% der Hepatozyten Fett. Hierbei ist besonders die grobtropfige Verfettung von Bedeutung. Die Fetteinlagerung kann in Extremfällen bis zu 50% des Leberfeuchtgewichts betragen.

Von einigen Autoren wird für die Fettleber eine Stadieneinteilung benutzt. Stadium I ist durch reine Verfettung ohne entzündliche Infiltrate gekennzeichnet. Im Stadium II wird zusätzlich eine mesenchymale Reaktion mit entzündlicher Infiltration beobachtet. Stadium III der Fettleber bezeichnet den zirrhotischen Umbau. Die Leber ist das zentrale Stoffwechselorgan für Alkohol. Alkohol wird in der Leber durch das Enzym Alkoholdehydrogenase oxidiert. In einem zweiten Schritt wird das entstandene Acetaldehyd durch eine Acetyldehydrogenase zu Acetat oxidiert und überwiegend extrahepatisch weiter abgegeben. Die Alterationen im Leberstoffwechsel durch Alkohol sind zum Teil aufgeklärt. Die Alkoholelimination ist durch das zur Verfügung stehende NAD limitiert. Mittelbare Folge dieses erhöhten Quotienten ist eine Hemmung des Zitronensäurezyklusses. Die verminderte Oxidierung von Fettsäuren ist die wesentliche Ursache der Entstehung der Fettleber. Da Alkohol ein erheblicher Kalorienträger ist, spielt dies auch eine Rolle bei der Entwicklung der Fettleber.

7.1.4 Differentialdiagnose bei Lebererkrankungen

Bei Lebererkrankungen können folgende Verhältniswerte bezüglich der Transaminasen (GPT und GOT), der γ-GT, der GLDH und der Gesamt-CK gebildet werden:

- γ-GT/GOT = Unterscheidung der akuten alkoholisch-toxischen Hepatitis von der akuten Virushepatitis
- GOT + GPT/GLDH = Abgrenzung der akuten Leberzirkulationsstörung, wie sie bei Rechtsherzinsuffizienz vorkommt, von der akuten Virushepatitis
- GOT/GPT = Differenzierung des frischen Verschlußikterus von der chronisch-aktiven Hepatitis
- CK/GOT = Differenzierung der akuten Herzmuskelinsuffizienz von der akuten bis chronischen Belastung im Muskelstoffwechsel sowie Gehirnstoffwechsel.

7.1.4.1 Alkalische Phosphatase (AP)

Unter den Enzymen der alkalischen Phosphatase versteht man Eiweiße, die bei alkalischem pH-Wert die Hydrolyse von Phosphatestern in Anwesenheit von Magnesiumionen katalysieren. Große Mengen der alkalischen Phosphatase sind im Knochensystem, dem Leberparenchym und den Gallenwegsepithelien lokalisiert.

Steckbrief AP

Präanalytik
- Keine besondere Patientenvorbereitung
- Venöse Blutentnahme. Serum oder heparinisiertes Plasma
- Haltbarkeit der Probe: 1 bis 2 Wochen bei 4 °C

Normalbereich
Männlich und weiblich: 60–170 U/l
Kinder: 130–700 U/l
Für Kinder sind auch Grenzwerte zwischen 60–400 U/l diskutiert worden.
Der untere Grenzbereich bei Erwachsenen wird zeitweise auch mit „0" angenommen.
Eine Festlegung des Referenzbereichs zwischen dem 16. und 22. Lebensjahr ist aufgrund physiologischer Schwankungen nicht möglich.

Beeinflussungen/Verfälschungen von Meßergebnissen
Die Untersuchung der alkalischen Phosphatase sollte grundsätzlich mit Blutserum erfolgen.
Ihre Aktivität wird z.B. im EDTA-Blut gehemmt.
Hämolyse stört das Untersuchungsergebnis deutlich.

Beurteilung

Der **Anstieg** der alkalischen Phosphatase im Blutserum ist ein Zeichen für Leber-Gallen-wegs- und Skeleterkrankungen. Die AP sollte in der Regel in Verbindung zu den Transaminasen und der Leucin-Arylamidase (LAP) gesehen werden. In Relation zur Aktivität der Transaminasen ist die AP erhöht bei Cholestasen und erniedrigt bei fehlender cholestatischer Komponente. Kein oder ein relativ niedriger Anstieg der AP in Relation zur γ-GT spricht für den alkoholischen bzw. toxischen Leberschaden. Bei tumorösen Entartungen der Leber findet man ebenso eine deutliche Enzymaktivität der alkalischen Phosphatase. Parenchymatöse Erkrankungen der Leber verursachen meist keine besonderen Auffälligkeiten der AP.

Der Wert der **Knochen-AP** ist abhängig von der Osteoblastentätigkeit und deshalb physiologischerweise im Wachstumsschub erhöht, in den Pausen relativ niedrig. Bei Osteopathien ist sie nur dann erhöht, wenn ablaufende Prozesse relative Knochenumbauvorgänge stärkerer Intensität und Ausdehnung verursachen:

- Morbus Paget
- Rachitis und Osteomalazie
- Hyperparathyreoidismus
- bei Knochenbrüchen in der Heilungsphase
- bei allen Knochentumoren mit einem erhöhten Knochenumsatz.

Umschriebene Veränderungen zeigen nur leichte oder keine Erhöhung.

Die **Regan-AP** wird in malignen Tumoren neugebildet. Aufgrund der biochemischen und immunologischen Identität mit der Plazenta-AP wird angenommen, daß es sich beim Regan-Isoenzym um ein Protein handelt, das den karzinoembryonalen Tumorantigenen zugeordnet werden kann.

Der alkalischen Phosphatase wird in Verbindung mit der sauren und der Prostata-Phosphatase Tumormarkercharakter eingeräumt.

Verminderte Aktivitäten der Gesamt-AP finden sich bei einer Hypothyreose. Darüber hinaus können niedrige AP-Werte Zeichen angeborener Störungen des Skelettsystems sein oder auf einer in vitro verursachten Enzymhemmung beruhen. Diese Enzymhemmung wird vorrangig durch Hypophysenhormone hervorgerufen. Einzelne Hormone ließen sich bisher jedoch noch nicht klassifizieren.

Weitere diagnostische Konsequenzen bei erniedrigten Werten: Es sollte eventuell eine weiterführende Untersuchung im Blut bzw. Blutserum auf geschlechtsspezifische Hormone sowie die Hormone der Schilddrüse und der Nebenschilddrüsen veranlaßt werden.

Weitere diagnostische Konsequenzen bei erhöhten Werten: Es sollte eventuell eine Röntgenaufnahme oder ähnliche Untersuchung der ableitenden Gallenwege bzw. des Knochensystems veranlaßt werden. Zur weiteren Beurteilung des Knochenstoffwechsels ist es unabdingbar, auch Kalzium, Phosphat, die saure Phosphatase, die skelettalkalische Phosphatase (Ostase) und Osteokalzin zu bestimmen.

7.1.4.2 Bilirubin

Bilirubin entsteht beim Abbau von Hämoglobin in der Leber, Milz und dem Knochenmark. Von dort gelangt es in den Blutkreislauf und wird infolge seiner Wasserunlöslichkeit von den Plasmaproteinen, speziell dem Albumin, gebunden. Nach Aufnahme in die Leberzelle erfolgt im endoplasmatischen Retikulum die Glucuronidierung durch Enzyme. Bilirubin ist jetzt wasserlöslich und wird durch ein aktives Transportsystem in die Gallenkapillaren ausgeschieden. Im Plasma des Gesunden liegt fast ausschließlich das wasserunlösliche proteingebundene Bilirubin vor. Es ist nicht nierengängig.

Beim exzessiven Anfall von Bilirubin wird die Aufnahmekapazität der Leber überschritten, das Bilirubin lagert sich dann in lipidreichen Strukturen wie Subkutis und Gehirn ab. Bilirubinerhöhungen bei Schädigung des Leberparenchyms, wie z.B. bei der Hepatitis, beruhen nicht auf einer Störung der Glucuronidierung, sondern auf dem Übertritt von direktem Bilirubin aus den Gallenkapillaren in den Blutkreislauf. Die Bilirubinausscheidung ist eine der Funktionen, die auch bei starker Schädigung des Leberparenchyms noch aufrechterhalten werden kann.

Steckbrief Gesamt-Bilirubin, direktes Bilirubin, indirektes Bilirubin

Man unterschied noch vor kurzem direktes und indirektes Bilirubin voneinander und bezeichnete die Summation als Gesamt-Bilirubin. Das im Serum meßbare Gesamt-Bilirubin ist nach neuerer Einteilung im wesentlichen die Summe folgender Faktoren:

- **Unkonjugiertes Bilirubin,** das angelagert an Albumin vorkommt und wasserunlöslich ist
- **Bilirubinmonoglucuronid,** das mit einem Molekül Glucuronsäure verestertes Bilirubin darstellt und wasserlöslich ist
- **Bilirubinglucuronid,** das aus zwei Molekülen und Glucuronsäure verestertes Bilirubin darstellt und jedenfalls wasserlöslich ist
- **Delta-Bilirubin,** das an Albumin konvalent gebundene Bilirubin, ebenfalls wasserlöslich.

Präanalytik
– Keine besondere Patientenvorbereitung
– Venöse Blutentnahme. Bestimmung aus Serum
– Haltbarkeit der Probe: bei Raumtemperatur abgedunkelt mindestens 8 h

Normalbereich

Erwachsene und Kinder (Gesamt-Bilirubin):	< 1,1 mg/dl = < 17,0 γmol/l
Erwachsene und Kinder (direktes Bilirubin):	< 0,25 mg/dl = < 4,3 γmol/l
Erwachsene und Kinder (indirektes Bilirubin):	< 0,75 mg/dl = < 12,7 γmol/l

Beeinflussungen/Verfälschungen von Meßergebnissen
Die Bilirubinkonzentration unterliegt Tagesschwankungen, morgens sind die Werte höher als abends. Der Referenzbereich ist abhängig von der Methode, der obere Grenzwert wird zwischen 1,1 und 1,4 mg/dl angenommen.

Starke Hämolyse kann das Ergebnis deutlich beeinflussen, so daß falsch-erhöhte Werte gemessen werden. Schon geringe Hämoglobinkonzentrationen täuschen niedrige Bilirubinwerte vor.

Intensive Sonnenstrahlung der Probe kann schon bis zu 30% Abfall innerhalb einer Stunde hervorrufen.

Beurteilung

Die Hyperbilirubinämie ist ein Symptom und verursacht klinisch einen **Ikterus,** wenn der Bilirubinwert bei Neugeborenen und Kleinkindern höher als 4 mg/dl und bei größeren Kindern und Erwachsenen über 2,5 mg/dl ist.

In Abhängigkeit vom Krankheitsbild werden prähepatische, hepatische und posthepatische Typen des Ikterus unterschieden. Beim prähepatischen Ikterus liegt ein vermehrtes Angebot von Bilirubin vor. Häufigste Ursache sind hämolytische Anämien, infektiöse Erythropoesen und Intentionen. Die Ursachen des hepatischen Ikterus beruhen auf einer infektiösen oder toxischen Schädigung des Leberparenchyms.

Grundsätzlich in Frage kommen akute und chronische Virushepatitiden, bakterielle und parasitäre Lebererkrankungen, Lebermetastasen, medikamentös bedingte parenchymatöse und cholestatische Leberschäden sowie Mitbeteiligung der Leber bei anderen Grunderkrankungen. In diesem Zusammenhang fallen auch die Bilirubinstoffwechselstörungen.

Der posthepatische Ikterus entsteht bei einem mechanischen Verschluß der Gallenwege, z.B. bei Steindiathesen und beim Pankreaskopfkarzinom.

Ursache von Hyperbilirubinämien kann auch die Störung von biochemischen Vorgängen in der Leberzelle sein.

Eine verminderte Aufnahme von Bilirubin in die Leberzelle kann den Morbus Meulengracht oder Icterus juvenilis intermittens Meulengracht verursachen. Störungen der Glucuronidierung treten beim angeborenen Defekt bestimmter Enzyme oder durch exogen zugeführte Substanzen auf. So können z.B. Östrogene das indirekte Bilirubin am endoplasmatischen Retikulum verdrängen, während Barbiturate die Glucuronidierung beschleunigen.

Weitere diagnostische Konsequenzen bei erhöhten Werten: Ein großer Teil der Ikterusformen sollte durch die zusätzliche Bestimmung von Bilirubin und Urobilinogen im Urin differenziert und diagnostisch untermauert werden.

7.1.4.3 Leucin-Arylamidase (LAP)

Die Leucin-Arylamidase bewirkt enzymatisch einen Abbau von Proteinen und Peptiden, indem sie schrittweise von deren N-terminalem Ende Aminosäuren abspaltet.

Die LAP ist in zahlreichen Organen vorhanden; speziell in der Leber und den Gallenwegen, vereinzelt in der Pankreas, der Niere, dem Darm sowie in den Brustdrüsen. Sie liegt sowohl an Membranstrukturen der Zelle gebunden als auch im Zytoplasma gelöst vor.

Steckbrief LAP

Präanalytik
- Keine besondere Patientenvorbereitung
- Venöse Blutentnahme. Bestimmung aus Serum
- Haltbarkeit der Probe: Bei Raumtemperatur 1 Woche

Normalbereich
Erwachsene und Kinder: 16–35,0 U/l

Beeinflussungen/Verfälschungen von Meßergebnissen
Ab dem 3. bis 5. Schwangerschaftsmonat kann die LAP bis zum Fünffachen des oberen Normbereiches ansteigen. Medikamente, die eine intrahepatische Cholestase bewirken (z.B. Erythromycin, Azathioprin), können die Werte ansteigen lassen. Ebenso verändern hormonelle Antikonzeptiva sowie Östrogene leicht.

Beurteilung
Das Verhalten der LAP im Blutserum ist, außer bei Knochenerkrankungen, nahezu identisch mit dem der alkalischen Phosphatase. Ihre Bestimmung stellt bei erhöhter alkalischer Serum-Phosphatase ein Kriterium zum Ausschluß einer Knochenerkrankung dar.
Starke Enzymaktivität der LAP sowie der γ-GT und relativ schwache Aktivierung der AP sowie der Transaminasen spricht für eine alkalische Lebererkrankung. Unter dem Begriff „alkalische Lebererkrankung" versteht man die Vorphase zur krebsartigen Veränderung der Leber und der Gallenblase.
Im Gegensatz zur alkalischen Phosphatase wird die LAP nicht als Tumormarker eingesetzt.

Weitere diagnostische Konsequenzen bei erhöhten Werten. Klinisch kann entweder eine Ultraschalluntersuchung bzw. eine computertomographische Untersuchung bezüglich der Gallenblase empfohlen werden.

Achtung: In den meisten Fällen sind Gallensteine bzw. die Steindiathese schon bekannt, so daß man auf eine weiterführende Untersuchung verzichten kann.

7.1.4.4 Gesamt-CK und CK-Isoenzyme

Unter dem Begriff „CK" versteht man ein muskelspezifisches Enzym, die **Kreatinkinase.**
Die CK kommt im Skelettmuskel, Herzmuskel und in geringen Mengen auch im Gehirn vor. Sie ist im Zytoplasma gelöst und stellt der Zelle eine Energiereserve in Form von Kreatinphosphat bereit. Aus diesem kann bei akutem Energiebedarf Adenosintriphosphat (ATP) regeneriert werden. Diese reversible Reaktion ist eine der wesentlichen Grundlagen für die Fähigkeit des Organismus, chemische Energie direkt in mechanische Energie der Bewegung umzuwandeln. Während ATP die unmittelbare Energiequelle für die energieverbrauchenden Prozesse der Muskelkon-

traktion und der Ionentransporte an den Membranen darstellt, bildet Kreatinphosphat die Energiereserve zur effektiven Resynthese des verbrauchten ATP.

Die Kreatinkinasen treten im Organismus in Form von drei verschiedenen Isoenzymen auf: CK-MM, CK-MB und CK-BB. Diese Untergruppen kommen in Kombinationen von M und B zu einem Dimer, einer Zusammenlagerung von zwei gleichartigen Molekülen zustande.

CK-MM ist vornehmlichst im Skelettmuskel enthalten, CK-BB im zentralen Nervensystem und in der glatten Muskulatur. CK-MB ist das für die Diagnostik des Herzinfarkts wichtigste Isoenzym aus dieser Gruppe. Es hat seine Hauptanteile im Myokard des Herzens. Bei Patienten mit dem Verdacht auf akuten Myokardinfarkt liegt der Aktivitätsanstieg der CK-MB gegenüber der erhöhten Gesamt-CK zwischen 5 und 25%.

Steckbrief Gesamt-CK

Präanalytik
- Keine besondere Patientenvorbereitung
- Venöse Blutentnahme. Untersuchungsmaterial: Serum
- Haltbarkeit der Probe: Bei 4 °C 1 Woche

Normalbereich
Aktuelle Normalbereiche der Gesamt-CK und ihrer Isoenzyme:

CK (gesamt) weiblich und männlich:	0,0– 80,0 U/l
CK (gesamt) Kinder:	0,0–136,0 U/l
CK-MM weiblich und männlich:	0,0– 80,0 U/l oder > 90%
CK-MM Kinder:	0,0– 80,0 U/l oder > 90%
CK-MB weiblich und männlich:	0,0– 10,0 U/l oder < 6%
CK-MB Kinder:	0,0– 10,0 U/l oder < 6%
CK-BB weiblich und männlich:	0,0– 5,0 U/l oder < 3%
CK-BB Kinder:	0,0– 5,0 U/l oder < 3%

Beeinflussungen/Verfälschungen von Meßergebnissen
Folgende Kriterien können zu falsch-erhöhten enzymatischen Reaktionen der CK führen:

Die intramuskuläre Injektion, die Behandlung mit Diazepam, Lidocain und Procain, Phenobarbital, Chlorbromazin, Tetracyclinen.

Angina pectoris und Lungeninfarkt führen nur in Ausnahmefällen zu CK-Aktivitäten.

Bei 20 °C Raumtemperatur kommt es zu ca. 15% Aktivitätsverlust innerhalb 24 h nach Blutentnahme.

Starke körperliche Aktivität läßt die CK-Werte ansteigen. Beachtenswert ist dieses Phänomen besonders bei Untrainierten, bei denen die CK-Aktivität über 10000 U/l ansteigen kann.

Starke Hämolyse stört die Bestimmung.

Beurteilung

Für eine diagnostische Abgrenzung des Herzinfarkts von anderen eine CK-Erhöhung bewirkenden Ursachen, ist der Quotient CK/GOT ein wichtiges Kriterium.

Dieser Quotient liegt in aller Regel:

Das Herz betreffend:	bei 5
Den Muskelstoffwechsel betreffend:	bei 20
Gehirnbelastungen betreffend:	bei 10

Zur Infarktdiagnostik ist der Quotient nur verwertbar, wenn sicher eine leberbedingte GOT-Aktivierung auszuschließen ist und die CK-Erhöhung oberhalb von ca. 160 U/l liegt.

Bei Sportlern ist eine Erhöhung der Gesamt-CK bis ca. 150 U/l keine Seltenheit und wird in aller Regel als physiologisch angesehen.

Bei nekrotischen Veränderungen sowohl am Herzmuskel als auch am Skelettmuskel und im Hirngewebe wird reichlich Kreatinkinase frei und tritt ins Blutserum über. Der gemessene Anstieg ist abhängig von der Menge des nekrotischen Gewebes. So gehen z.B. transmurale Herzinfarkte mit deutlich höheren Aktivitäten einher als klassische Herzinnenwandinfarkte. Beim Herzinfarkt allgemein konnten bisher Aktivitäten der Kreatinkinasen zwischen 100 und 1250 U/l gemessen werden; bei der progressiven Muskeldystrophie sind Spitzenwerte von mehreren tausend U/l keine Seltenheit; lediglich der Gehirninfarkt sowie andere pathologische Veränderungen im Gehirn erreichen klassische Werte um 100 U/l. Differentialdiagnostische Hilfeleistung gibt der „CK/GOT-Quotient".

Weitere diagnostische Konsequenzen bei erhöhten Werten.
– Den Patienten nach auffälliger Muskeltätigkeit, nach oben beschriebenen Medikamenten bzw. nach Beschwerden fragen
– Erneut Blut abnehmen und zwecks Kontrolle der Gesamt-CK-Werte ins Labor schicken
– Eine Untersuchung auf CK-Isoenzyme im Blutserum anordnen
– Sollten Auffälligkeiten nachgewiesen werden, sollte der Patient zum EKG bzw. EEG überwiesen werden
– Bei verdächtigen Symptomen ist eventuell eine Krankenhauseinweisung zu empfehlen
– Die Sache nicht auf die leichte Schulter nehmen, da Lebensgefahr besteht!

7.1.4.5 Gesamt-LDH und LDH-Isoenzyme

Unter der LDH versteht man die Isoenzyme der Lactat-dehydrogenase, zu denen auch die 2-Hydroxybutyrat-dehydrogenase (α-HBDH) gehört.

Die LDH ist im Zytoplasma der Zellen gelöst, kommt in allen Organen vor und katalysiert die reversible Oxidation von Milchsäure zu Brenztraubensäure. Die LDH läßt sich in zwei Großgruppen differenzieren, nämlich in Herz- (H-) und den Muskel-(M-)Typ. H- und M-Typ sind im Organismus in fünf verschiedenen Kombinationen vorhanden. Es handelt sich um die Isoenzyme 1 bis 5, die LDH 1 bis 5.

Im Herzmuskel und in den Erythrozyten kommen vorwiegend die LDH 1 und 2 vor. In der Leber und im Skelettmuskel findet man hauptsächlich die LDH 4 und 5.

Die Isoenzyme können anhand ihrer unterschiedlichen elektrophoretischen Beweglichkeit getrennt und quantitativ bestimmt werden.

Die im Serum meßbare LDH-Aktivität ist die Summe aus den Aktivitäten einzelner LDH-Isoenzyme.
Zwei dieser Isoenzyme setzen nicht nur Lactat, sondern auch das Substrat 2-Oxo-butyrat zu 2-Hydroxybutyrat mit hoher Geschwindigkeit um. Diese beiden Isoenzyme LDH 1 und LDH 2 werden auch als Hydroxybutyrat-dehydrogenase (HBDH) bezeichnet.

Steckbrief Gesamt-LDH und LDH-Isoenzyme

Präanalytik
– Keine besondere Patientenvorbereitung
– Venöse Blutentnahme. Probenmaterial: Serum
– Haltbarkeit der Probe: 3 Tage bei Raumtemperatur

Normalbereich
Aktuelle Normalbereiche der LDH und ihre einzelnen Isoenzyme:

Männlich und weiblich:	120–240 U/l
Kinder:	120–400 U/l
α-HBDH männl. u. weibl.:	55–140 U/l
α-HBDH Kinder:	55–140 U/l
LDH 1 (α-HBDH):	16–36%
LDH 2 (α-HBDH):	33–41%
LDH 3:	17–29%
LDH 4:	5–13%
LDH 5:	3–14%

Beeinflussungen/Verfälschungen von Meßergebnissen
Körperliche Anstrengung führt zu ca. 20% höherer Aktivierung der LDH und ihrer Isoenzyme – hier kann schon schnelles Treppensteigen differentialdiagnostische Probleme hervorrufen.
Schlimmer kann Hämolyse das Ergebnis verfälschen, da die LDH-Konzentration im Erythrozyten ca. 360mal höher ist als im Blutserum normal.

Beurteilung
Die Bestimmung der LDH und von α-HBDH dient der Diagnostik und der Verlaufskontrolle von **Herzerkrankungen**, insbes. des Herzinfarkts und der **Lungenembolie.** Die LDH und ganz besonders auch die HBDH werden für die Früherkennungsdiagnostik der Herzmuskelinsuffizienz nur dann ein wichtiges Kriterium, wenn der Enzymanstieg mit einem Abfall des Quotienten LDH/HBDH einhergeht. Aufgrund einer isolierten HBDH-Aktivität darf nicht auf einen Herzinfarkt geschlossen werden, da die HBDH kein rein herzmuskelspezifisches Enzym ist. Ihre vordringliche Bedeutung liegt in der Differentialdiagnose der Störungen im Herzreizleitungsbereich.
Weiterhin dient die LDH-Bestimmung der Diagnostik/Beurteilung schwerer **Lebererkrankungen.** Darüber hinaus finden sich LDH-Erhöhungen auch bei entzündlichen und degenerativen **Muskelerkrankungen.**

Weitere diagnostische Konsequenzen bei erhöhten Werten. Bestimmung von CK-Gesamt, GOT, HBDH, CK-MB. EKG erwägen.

7.1.4.6 GPT (Glutamat-Pyruvat-Transaminase)

Die GPT (auch Alaninaminotransferase [Alat]) zählt zu den Transaminasen. Es handelt sich um ein im Zytoplasma gelöstes Enzym, das Transaminierungsreaktionen katalysiert. Im Blutserum meßbare GPT-Anstiege beruhen vorwiegend auf einer Leberzellschädigung.

Steckbrief GPT

Präanalytik
- Keine besondere Patientenvorbreitung
- Venöse Blutentnahme. Probenmaterial: Serum/Plasma
- Haltbarkeit der Probe: bei Raumtemperatur 30% Aktivitätsverlust innerhalb 1 Woche

Normalbereich
Männlich: 0–22 U/l
weiblich: 0–17 U/l
Kinder: 0–23 U/l

Beeinflussungen/Verfälschungen von Meßergebnissen
Hämolyse führt zu erhöhten Ergebnissen. Ebenso können Anabolika und schwere körperliche Aktivitäten die Ergebnisse erhöhen.

Beurteilung
Transaminasenbestimmungen sind Basisuntersuchungen zur Diagnostik und Verlaufsbeurteilung von Leber- und Gallenwegserkrankungen sowie akuten Muskelschäden, insbesondere dem Myokardinfarkt.
Die Höhe des Anstiegs der GPT ist von der Schwere und Ausdehnung der Leberzellschädigung abhängig. Die GPT ist ein fast ausschließliches Leberenzym. Der Enzymanstieg steht in einem direkten Verhältnis zur Ausdehnung des Parenchymschadens. Aufgrund der Höhe der GPT-Aktivität alleine kann nicht beurteilt werden, ob die Nekrose eines Teils der Leberzellen das vorherrschende Ereignis ist, oder ob alle Leberzellen einen Teil ihrer GPT-Aktivität ins Plasma gegeben haben. Durch zusätzliche Bestimmung der GLDH-Aktivität im Serum und die Ermittlung des GOT/GPT-Quotienten kann die Nekroserate abgeschätzt werden.
Da bei fast allen Erkrankungen die Leber kurzfristig mitbeteiligt ist, findet man bei vielen Patienten isoliert erhöhte GPT-Werte. Die diagnostische Sensibilität der GPT bei Lebererkrankungen beträgt circa 83%, bei einer diagnostischen Spezifität gegenüber Nicht-Leberkranken von 84% und von 97,8% gegenüber Gesunden.

Wichtiger Hinweis: Die GPT ist nur im Zytosol des Hepatozyten gelöst, ein erhöhter Serumwert ist der Indikator einer gestörten Zellmembranpermeabilität des Hepatozyten. Das Ausmaß der Erhöhung korreliert mit der Anzahl der betroffenen Zellen. So werden Aktivitäten über 1000 U/l vorwiegend bei der akuten Virushepatitis, bei akuten Leberdurchblutungsstörungen und der akut-toxischen Lebernekrose gefunden. Aktivitäten über 100 U/l sind bei einem Verschlußikterus selten.

Weitere diagnostische Konsequenzen bei erhöhten Werten. Bestimmung von GOT, γ-GT, GLDH, alkalischer Phosphatase.

7.1.4.7 GOT (Glutamat-Oxalacetat-Transaminase)

Die GOT wird auch als Aspartat-amino-transferase (ASAT) bezeichnet.

Steckbrief GOT

Präanalytik
- Keine besondere Patientenvorbreitung
- Venöse Blutentnahme. Probenmaterial: Serum/Plasma.
- Haltbarkeit der Probe: bei Raumtemperatur 12% Aktivitätsverlust innerhalb 1 Woche.

Normalbereich
Aktuelle Normalwerte der GOT:
Männer: 0,0–18 U/l
Frauen: 0,0–15 U/l
Kinder: 0,0–26 U/l

Beeinflussungen/Verfälschungen von Meßergebnissen
Hämolyse verfälscht die Ergebnisse. Beachtenswert ist die Aktivitätssteigerung der GOT bei zu langer Stauung (Hämokonzentration), starker körperlicher Anstrengung bei untrainierten Personen.

Beurteilung
Die GOT ist neben der GPT einer der wichtigsten Parameter in der Leber- und Herzdiagnostik. Um den relativ symtomarmen Anfang dieser Erkrankungen nicht zu verpassen, sollte bei jedem Blutbefund eine Untersuchung auf GOT nicht fehlen. Auch ein minimaler Parameteranstieg zeigt dem Therapeuten frühzeitig, daß eine Therapie notwendig wird.
Die diagnostische Sensibilität der GOT beträgt gegenüber der GPT bei Leber-Gallenwegserkrankungen nur 71%, sie ist also deutlich reaktionsärmer als die GPT. Die GOT-Aktivität der Leberzelle ist zu etwa 70% in den Mitochondrien und zu etwa 30% im Zytoplasma lokalisiert.
Gleichzeitiger Anstieg von beiden Transaminasen (GOT und GPT) weist auf die Leber als Herkunftsorgan der vermehrten GOT hin.
Aktivitäten der GOT alleine – ohne das Ansteigen der GPT – ist ein dringender Verdacht auf Herzmuskelbeteiligung.
Reaktionen der GOT findet man vorwiegend bei Schädigungen im Bereich der Leber, der Herzmuskulatur, aber auch bei Erkrankungen der Skelettmuskulatur. Die Höhe des Anstiegs wird von der Schwere und Ausdehnung der Zellschädigung bestimmt. Auch hier kann man sich mit Hilfe der einzelnen Enzymquotienten differentialdiagnostisch zurechtfinden.

Weitere diagnostische Konsequenzen bei erhöhten Werten: Bestimmung von GPT, γ-GT, LDH-Gesamt bzw. LDH-Isoenzymen, CK-Gesamt bzw. CK-Isoenzymen.

7.1.4.8 γ-GT (Gamma-Glutamyl-Transferase)

Die γ-GT ist der empfindlichste Indikator zur Diagnose von Erkrankungen im Leber- und Gallensystem. Sie ist jedoch auch aktiv bei Erkrankungen der Niere und des Muskelstoffwechsels sowie bei jeglicher toxischer Belastung. Das Enzym γ-Glutamyltransferase wird vorwiegend auf den Zellmembranen von Geweben gefunden, die eine hohe sekretorische oder absorptive Kapazität haben, z.B. den Gallenwegsepithelien, den Bürstensaum-membranen des proximalen Nierentubulus, der Bürstensaummembran der Dünndarmzellen und den Ausführungsgängen des Pankreas.

Die höchste spezifische Aktivität ist in der Niere; das Organ mit der größten Enzymmenge ist die Leber. Die γ-GT katalysiert die Übertragung von γ-Glutamyl-Resten bestimmter Peptide auf Aminosäuren bzw. andere Peptide. Sie liegt in der Zelle gelöst, aber auch, wie schon beschrieben, membrangebunden vor und spielt wahrscheinlich eine Rolle im transzellulären Aminosäuretransport.

Steckbrief γ-GT

Präanalytik
– Keine besondere Patientenvorbreitung
– Venöse Blutentnahme. Probenmaterial: Serum/Plasma
– Haltbarkeit der Probe: bei 4 °C 1 Woche

Normalbereich
Männer:	0,0–34 U/l
Frauen:	0,0–25 U/l
Kinder:	0,0–20 U/l

Beeinflussungen/Verfälschungen von Meßergebnissen
Nach Alkoholgenuß steigt die γ-GT innerhalb von ca. 12 h deutlich an. Innerhalb der nächsten 48 h normalisiert sich dieser Parameter jedoch wieder, sollte es sich nicht um einen chronisch Alkoholkranken handeln (oft ist in diesem Zusammenhang auch das MCV erhöht!). Neben Alkohol haben sich besonders Östrogene, Narkotika, Sedativa, aber auch Karzinogene hervorgetan.
Die Aktivität der γ-GT kann durch bestimmte gerinnungshemmende Chemikalien gehemmt werden. Es sollte dringend Serum für die Bestimmung eingeschickt werden. Besonders problematisch sind: Oxalate, Zitrate und Fluoride. Weniger störend haben sich heparinbeschichtete Versandröhrchen bemerkbar gemacht.

Beurteilung
Bei Verdacht auf Erkrankungen der **Leber** und der **Gallenwege** bzw. bei einer entsprechenden Verlaufskontrolle ist diese Untersuchung indiziert. Die Synthese der γ-GT kann in der Leber durch Cholestase, durch ständigen Alkoholgenuß sowie durch Pharmaka hervorgerufen werden.

Eine vor Jahren durchgeführte Studie hat ergeben, daß über 95% aller Patienten mit Erkrankungen der Leber- und Gallenwege eine erhöhte γ-GT haben. Aus diesem Grunde schließen normale γ-GT-Werte mit hoher Wahrscheinlichkeit eine Leber-Galle-Erkrankung aus. Da die γ-GT jedoch auch in anderen Geweben zu Hause ist, hat nur jeder vierte mit erhöhtem γ-GT eine eigenständige Lebererkrankung.

Patienten, die eine **Galleerkrankung** haben, zeigen immer erhöhte Werte der γ-GT. Um die chronisch-persistierende Hepatitis differentialdiagnostisch von der Cholestase zu trennen, wird man die Transaminasen sowie die alkalische Phosphatase und die LAP zu Hilfe nehmen.

Bei einer **Rechtsherzinsuffizienz** steigen in vielen Fällen oft nur die γ-GT-Werte alleine an (meist nicht < 100 U/l).

Eine **Pankreatitis** kann ebenfalls erhöhte Werte nach sich ziehen.

Sind bei deutlich erhöhter γ-GT auch die Transaminasen GOT und GPT erhöht, so liegt der dringende Verdacht auf eine **alkoholische** bzw. **toxische Fettleber** vor.

Weitere diagnostische Konsequenzen bei erhöhten Werten. Bestimmung von GOT, GPT, GLDH, alkalischer Phosphatase, LAP eventuell AFP-Test; in einigen Fällen wird man eine Ultraschalluntersuchung der Leber anraten.

7.1.4.9 GLDH (Glutamat-Dehydrogenase)

Die GLDH ist in hoher Konzentration in den Mitochondrien der Leberzellen vorhanden. Sie überträgt den bei der oxidativen Desaminierung von Aminosäuren freiwerdenden Ammoniak und die L-Ketoglutarsäure und verhindert eine Ammoniakanhäufung im Organismus.

Steckbrief GLDH

Präanalytik
- Keine besondere Patientenvorbereitung
- Venöse Blutentnahme. Probenmaterial: Serum/Plasma
- Haltbarkeit der Probe: bei Raumtemperatur 30% Aktivitätsverlust innerhalb 1 Woche

Normalbereich
Männer: 0,0–4,0 U/l
Frauen: 0,0–3,0 U/l
Kinder: 0,0–4,0 U/l

Beeinflussungen/Verfälschungen von Meßergebnissen
Starke Lipämie stört die Untersuchung. Sonst keine Hinweise.

Beurteilung

Die GLDH ist der Parameter des Leberparenchyms, der Funktionaleinheit in der Leber. Mit ihr stellt man die konstitutionellen Belastungen fest. Man konkretisiert den Lebertyp. Da die GLDH um ein Vielfaches mehr in der Leber vorhanden ist als in anderen Körperorganen, kann man bei angestiegenen Werten ausnahmslos von der Leber als Ausgangsorgan ausgehen. Pathologische GLDH-Werte beruhen bei Lebererkrankungen nicht nur auf der Freisetzung des Enzyms aus den nekrotischen Leberzellen, sondern entstehen auch aus verstärkter Neubildung. Die gesteigerte Synthese der GLDH in den noch nicht nekrotischen Leberzellen wird durch Krankheitsprozesse induziert.

Die Indikation für die GLDH liegt in der Beurteilung des Parenchymuntergangs bei Lebererkrankungen. Eine isoliert auftretende GLDH-Aktivität ohne pathologische Transaminasen kommt relativ selten vor; sie wird zu den anfänglich beschriebenen konstitutionellen Reaktionen des „Lebertyps" gerechnet.

Der Nachweis erhöhter GLDH-Aktivitäten im Serum ist ein dringender Hinweis auf das Vorliegen einer nekrotisierenden Leberschädigung.

Die GLDH wird im Zusammenhang mit den Transaminasen (GOT und GPT) als sog. Schmidt-Quotient behandelt. Die Formel hierfür lautet:

(GOT + GPT) : GLDH = Schmidt-Quotient

Die Bedeutung des Schmidt-Quotienten:
- Werte unter 20 weisen auf Verschlußikterus, biliäre Zirrhose und Lebermetastasen hin
- Werte zwischen 20 und 50 sind eine Indikation für akute Schübe bei chronischen Leberleiden und cholestatischen Hepatosen
- Werte, die die 50 überschreiten, lassen den dringenden Verdacht auf akute Virushepatitis zu. Es besteht ebenso ein Hinweis auf cholestatische Verlaufsform und den akuten Schub bei alkoholisch-toxischer Hepatitis.

Weitere diagnostische Konsequenzen bei erhöhten Werten: Bestimmung von GOT, GPT, γ-GT, CHE und alkalischer Phosphatase, eventuell AFP-Test; in einigen Fällen wird man eine Ultraschalluntersuchung der Leber anraten.

7.1.4.10 CHE (Cholinesterase)

Cholinesterasen spalten Cholinester kurzkettiger Fettsäuren. Im Blutserum kommen neben den beiden ausschließlich acetylcholinspaltenden Esterasen weitere 11 Cholinester-spaltende Enzyme vor; sie werden als Pseudocholinesterasen bezeichnet. Außer Acetylcholin spalten sie auch andere Cholinester.

Die Acetylcholinesterasen sind im Erythrozyten und an der motorischen Endplatte der Muskulatur lokalisiert. An der Endplatte bewirken sie eine Inaktivierung des von der motorischen Nervenfaser ausgeschütteten Acetylcholins. Es kommt dadurch zur Erschlaffung des zuvor kontrahierten Muskels. Die im Serum unter Anwendung der Substrate Acetyl- und Butyrylthiocholinjodid meßbare CHE-Aktivität wird von den Leberparenchymzellen gebildet und ins Plasma abgegeben. Die CHE reguliert dort mit einem weiteren Enzym die Konzentration an freiem Cholin.

Steckbrief Cholinesterase

Präanalytik
- Venöse Blutentnahme, nüchtern. Probenmaterial: Serum/Plasma. Zusätze haben keinen negativen Einfluß auf die Ergebnisse
- Haltbarkeit der Probe: bei Raumtemperatur 1 Woche

Normalbereich
Männer: 2,3–7,4 kU/l = 2300–7400 U/l
Frauen: 2,0–6,7 kU/l = 2000–6700 U/l
Kinder: 2,3–7,4 kU/l = 2300–7400 U/l

Beeinflussungen/Verfälschungen von Meßergebnissen
Zu lange Venenstauung führt zu erhöhten Werten. Hämolyse vermeiden.

Beurteilung
Die Indikation für die Bewertung der Cholinesterase liegt in ihrer Bedeutung zur Beurteilung der **Syntheseleistung** der Leber.
Der CHE-Serumwert ist beim Leberkranken ein Maß für das noch funktionstüchtige Leberparenchym. Die Cholinesterase ist somit der Parameter, der anzeigt, welche Funktionalität die Leber hat. Daher ist nicht ihre Aktivierung, sondern ihre Inaktivität im Blutserum für die Leberdiagnostik von entscheidender Bedeutung. Man kann sagen, die CHE ist nahezu immer leberbedingt, sie beruht auf einer Verminderung der Parenchymzellen; man findet sie am häufigsten beim Untergang von Leberzellen und bei kompensierten Leberzirrhosen.

Erhöhte Werte. Aktivierung der Cholinesterase tritt vorwiegend bei chronischem Eiweißverlust auf. Sie beruht auf einer regulatorischen Kopplung der Albumin- und der Cholinesterasesynthese in der Leberzelle. Bei einem Verlust von Eiweiß über die Auscheidungsorgane Niere und Darm kommt es aufgrund einer kompensatorisch gesteigerten Albuminsynthese ebenfalls zur vermehrten Bildung von Pseudocholinesterasen. Deshalb ist ein CHE-Anstieg bei Diabetes mellitus, bei besonderen Fettstoffwechselstörungen und koronarer Herzinsuffizienz beobachtet worden.
Weiterhin sind Aktivitäten der CHE bei massiven Belastungen im Hautstoffwechsel sowie beim neurovegetativen Syndrom vielfach aufgetreten.

Erniedrigte Werte. Erniedrigte CHE-Werte finden sich bei Lebererkrankungen, die eine Beeinträchtigung der Leberfunktion zur Folge haben (Leberzirrhose, chronische Hepatitis, toxische Leberschädigung). Darüber hinaus finden sich tiefe Werte auch bei der Colitis ulcerosa, nach Herzinfarkt, Leukämien oder schweren Infektionen.

Weitere diagnostische Konsequenzen bei erniedrigten oder latent erniedrigten Werten: Bestimmung von GOT, GPT, γ-GT, GLDH und alkalischer Phosphatase eventuell AFP-Test; in einigen Fällen wird man eine Ultraschalluntersuchung der Leber anraten.

7.1.5 Pathophysiologie des Pankreas

7.1.5.1 Entzündliche Pankreaserkrankungen

Akute Pankreatitis

Die Definition der akuten Pankreatitis geht auf eine Formulierung zurück, die anläßlich des zweiten Internationalen Symposiums zur Klassifikation der Pankreatitis in Marseille (1984) verabschiedet wurde.

Klinisch ist die akute Pankreatitis durch akute abdominelle Schmerzen in Verbindung mit einem Anstieg pankreasspezifischer Enzyme in Blut und Urin charakterisiert.

Die akute Pankreatitis kann als einzelnes Ereignis auftreten oder rezidivierenden Charakter haben.

Morphologisch wird die akute Pankreatitis in zwei Schweregrade unterteilt. Die milde Form ist gekennzeichnet durch peripankreatische Fettgewebsnekrosen und ein interstitielles Ödem. Die schwere Form geht mit ausgedehnten peri- und intrapankreatischen Fettgewebsnekrosen, Parenchymnekrosen und einer Hämorrhagie einher. Die Schädigung kann begrenzt oder diffus sein. Gelegentlich korreliert der Schweregrad des klinischen Erscheinungsbildes nicht mit dem morphologischen Schädigungsgrad.

Sowohl exokrine als auch endokrine Funktionen des Pankreas sind wegen des akuten Krankheitsschubes für eine begrenzte Zeit anschließend gestört.

Nur selten geht die akute Pankreatitis in eine chronische Pankreatitis über.

Chronische Pankreatitis

Die chronische Pankreatitis unterscheidet sich von der akuten Pankreatitis durch persistierende funktionelle und/oder morphologische Veränderungen nach einer akuten klinischen Episode. Die chronischen Veränderungen sind **irreversibel** und in der Regel **progredient.**

Klinisch ist die Erstmanifestation einer chronischen Pankreatitis häufig von der akuten Pankreatitis nicht zu unterscheiden. Die chronische Pankreatitis ist durch rezidivierende akute Schmerzepisoden oder persistierende Schmerzen charakterisiert; nur in seltenen Fällen liegt eine schmerzlose Form vor.

Morphologisch ist die chronische Pankreatitis durch eine unregelmäßig verteilte Fibrosierung mit Destruktion und Verlust des exokrinen Parenchyms charakterisiert. Das Pankreasgangsystem weist eine unregelmäßige und unterschiedlich ausgeprägte Dilatation auf und ist durch intraduktale Proteinpfröpfchen und Kalzifikationen belegt. Verkalkungen sind in der Regel ein Zeichen des fortgeschrittenen Stadiums der chronischen Pankreatitis.

Die exokrine und endokrine Pankreasfunktion ist bei chronischer Pankreatitis in Abhängigkeit vom Stadium der Erkrankung und der Ausprägung der morphologischen Veränderungen eingeschränkt. Im Spätstadium der chronischen Pankreatitis liegt in der Regel eine gewisse Bösartigkeit und in den meisten Fällen auch ein insulinpflichtiger Diabetes mellitus vor.

7.1.5.2 Tumoren des Pankreas

Gutartige Tumoren

Benigne Pankreastumoren sind relativ seltener. Am häufigsten findet man gutartige Neoplasien. An zweiter Stelle nach den endokrinen Tumoren stehen **gutartige zystische Neoplasien**. Bisher sind in der Weltliteratur wenige hundert dieser gutartigen zystischen Tumoren beschrieben. Sie können in allen Teilen der Bauchspeicheldrüse vorkommen, mit bevorzugter Lokalisation in Pankreaskorpus und -kauda. Betroffen sind vor allem Frauen im Alter zwischen 40 und 60 Jahren.

Symptome bei den gutartigen zystischen Tumoren sind uncharakteristische Oberbauchbeschwerden, mit in den Rücken ausstrahlenden Schmerzen und durch Zeichen der Raumverdrängung durch einen langsam verdrängend wachsenden Tumor der Bauchspeicheldrüse.

Bösartige Tumoren

Das Karzinom der Bauchspeicheldrüse nimmt seinen Ursprung in 90% der Fälle vom Pankreasgangepithel. Es wird daher als **duktales Pankreaskarzinom** bezeichnet. Nur in 1% der Fälle findet man vom Azinuszellgewebe ausgehende Malignität und etwa 10% der Pankreaskarzinome bleiben in ihrem zellulären Ursprung letztlich ungeklärt.

Das Pankreaskarzinom zeigt weltweit eine steigende Inzidenz. In den westlichen industrialisierten Ländern liegt die Erkrankungshäufigkeit bei 10:100 000. Dieser Tumor hat in der Zwischenzeit die vierte Stelle in der Krebstodesstatistik eingenommen. Die Manifestationswahrscheinlichkeit ist zwischen dem 60. und 70. Lebensjahr am größten. Männer erkranken doppelt so häufig wie Frauen.

Die **Ätiologie** des Pankreaskarzinoms ist bisher ungeklärt; es scheint jedoch ein direkter Zusammenhang zwischen Zigarettenrauchen und dem Pankreaskarzinom zu bestehen. Häufig erkranken auch Männer, die in der chemischen und der metallverarbeitenden Industrie beschäftigt sind. Übermäßiger Konsum von Kaffee bzw. Alkohol haben keinen direkten Bezug zum Pankreaskarzinom.

Etwa drei Viertel aller Pankreaskarzinome sind im **Pankreaskopf** lokalisiert. Die dominierenden **klinischen Symptome** sind manifester Gewichtsverlust, Oberbauchschmerzen, Ikterus und deutliche Appetitlosigkeit. Dazu kommt ein deutlicher Juckreiz, hervorgerufen durch den distalen Gallenwegsverschluß, und ein Diabetes mellitus bei etwa 20% der Erkrankungsfälle.

Endokrine Pankreastumoren

Endokrine Pankreastumoren sind klassifiziert als benigne oder maligne Neoplasien des diffusen neuroendokrinen Systems in der Bauchspeicheldrüse. Der am häufigsten vorkommende endokrine Tumor der Bauchspeicheldrüse ist das **Insulinom** mit etwa 75% der Fälle. Es folgt das **Gastrinom** mit 20% aller endokrinen Pankreastumoren. Alle anderen endokrinen Bauchspeicheldrüsentumoren sind selten und werden in der Literatur noch als Fallbeispiele gesammelt.

7.1.5.3 Angeborene Pankreaserkrankungen sowie Pankreasanomalien

Unter den angeborenen Pankreaserkrankungen findet sich die häufigste Erbkrankheit überhaupt, die zystische Fibrose oder auch **Mukoviszidose** genannt, die bei einem von zweitausend lebenden Neugeborenen angetroffen wird. Diese Erkrankung beruht auf einer autosomal-rezessiv vererbten Sekretionsstörung aller Mukoprotein-sezernierenden Drüsen mit besonderer Auswirkung auf Pankreas und Lungen. Eine Pankreasinsuffizienz findet sich ungefähr bei 90% der erkrankten Patienten. Rezidivierende Schübe der akuten Pankreatitis werden gelegentlich beobachtet. Der spezifische Nachweis der Mukoviszidose erfolgt durch einen pathologischen Schweißtest mit erhöhtem Natrium- und Chloridgehalt.

Angeborene Anomalien des Pankreas sind eher selten. Sie variieren im klinischen Bild von vollständig fehlender Symptomatik bis zur Lebensunfähigkeit. Für die Klinik haben zwei Anomalien besondere Bedeutung, das **Pancreas anulare** und das **Pancreas divisum**. Die Diagnostik wird im Kindesalter durch die Abdomenleeraufnahme gestellt; beim Erwachsenen wird die Diagnose durch eine ERCP gesichert.

7.1.6 Spezielle Laborparameter

7.1.6.1 α-Amylase im Serum/Urin (Alpha-Amylase)

Die α-Amylase ist ein exkretorisches Enzym; es kommt in Form von Isoenzymen im Serum vor und wird vom Pankreas, der Ohrspeicheldrüse (Parotis) und dem Epithel der Eileiter sezerniert. Geringe Anteile der täglich produzierten Enzymmenge werden nicht über die Ausführungsgänge abgegeben, sondern gelangen direkt ins Plasma.

Seit der Entdeckung des Enzyms 1831 durch den Pathologen LEUCHS sind über 200 Verfahren zur Bestimmung dieses Enzyms entwickelt worden. Wir kennen z.Zt. noch circa 25 verschiedene Methoden der α-Amylase-Bestimmung.

Methodentip: Die sogenannten kontinuierlich messenden enzymatischen Methoden werden wegen ihrer höheren Präzision heute bevorzugt angewandt.

Die Bestimmung der α-Amylase im Serum ist analytisch problemlos, im Notfall schnell vorzunehmen und führt im Zusammenhang mit der klinischen Symptomatik zu eindeutigen Ergebnissen.

Ein Teil der physiologischerweise im Serum meßbaren Amylasemenge kommt von der Ohrspeicheldrüse. Die α-Amylase wird aufgrund ihres Molekulargewichts glomerulär filtriert und teilweise auf diesem Wege aus dem Plasma eliminiert. Bei Einschränkung der glomerulären Filtration treten pathologische Serum-Amylasewerte auf, die auf ein Absinken der Filtrationsrate zurückzuführen sind.

Die Bestimmung der α-Amylase im 12-Stunden- bzw. 24-Stunden-Urin wird zeitweise zur diagnostischen Untermauerung verwendet. Sinnvoll kann die Urinuntersuchung werden, weil die Serumanalyse relativ schnell wieder auf normale Werte abfallen kann. Ihre diagnostische Wertigkeit liegt jedoch insgesamt um ein Erhebliches niedriger als die der Blutserumanalyse.

Begleiterscheinung: Eigentlich jeder enzymatische Reiz des Pankreas zieht eine Beteiligung des arteriellen Systems nach sich. Es kommt offensichtlich durch das vermehrte Auftreten dieses Enzyms im arteriellen System zu einer Schädigung in der Intima der Arterien. Folgen ständiger Pankreasreizungen sind dementsprechend arteriosklerotische Gefäßwandschäden.

Steckbrief α-Amylase im Serum/Urin

Präanalytik
– Keine besondere Patientenvorbereitung
– Venöse Blutentnahme. Serum oder Heparinplasma bzw. Spontan- oder Sammelurin

Normalbereich
Männer, Frauen, Kinder:
Serum: 0,0–120 U/l
Urin: 32–600 U/l

Beeinflussungen/Verfälschungen von Meßergebnissen
Serumanalysen: keine kalziumbindenden Zusätze (Citrat, Fluorid, EDTA) verwenden. Erhöhte Werte finden sich bei Einnahme von Medikamenten, die zu einem Spasmus des Sphincter Oddi führen können (z.B. Opiate) sowie nach Einnahme von Thiaziden, Sulfonamiden, oralen Kontrazeptiva. Nach diagnostischen Eingriffen im Bereich des Sphincter Oddi (ERCP) kann die Amylase für ca. 48 h auf das Zwei- bis Dreifache der Norm ansteigen.

Beurteilung

Die Bestimmung der **Amylase im Serum** dient der Abklärung krankhafter Veränderungen des Pankreas und der Parotis.

Erhöhte Werte. Erhöhte Werte finden sich insbesondere bei akuter Pankreatitis (Spitzenwerte 5–12 h nach akutem Schub für ca. 2 bis 5 Tage), Exazerbation einer chronischen Pankreatitis, akutes Oberbauchsyndrom bei Beteiligung des Pankreas sowie malignen Entartungen des Organs. Darüber hinaus finden sich Erhöhungen bei Parotitis und Niereninsuffizienz.

Weitere **diagnostische Konsequenzen** bei erhöhten Werten: Bestimmung von Lipase, Glukose, LDH, Kreatinin; eventuell Ultraschalluntersuchung der Bauchspeicheldrüse veranlassen. Bei Bestätigung einer akuten Pankreatitis sollte der Patient ins Krankenhaus eingewiesen werden, da Intensivpflege bzw. Infusionstherapie und Nahrungsaufnahmestopp dringend erforderlich werden.

Amylase im Urin:

Erhöhte Werte finden sich ebenfalls bei akuter Pankreatitis, Pankreas-Ca, Parotitis und Peritonitis.

Erniedrigte Werte geben Hinweise auf eine Niereninsuffizienz.

Wichtiger Hinweis: Amylaseanstiege beim akuten Abdomen beruhen, wenn sie nicht ursächlich durch eine akute Pankreatitis bedingt sind, auf der Erkrankung von Organen in der anatomischen Nachbarschaft des Pankreas. Sie verursachen entweder eine Begleitpankreatitis oder führen z.B. durch die Perforation eines Duodenalulkus zum Übertritt von Pankreassaft in die Bauchhöhle. Die Amylase wird vom Peritoneum resorbiert und gelangt über das Lymphgefäßsystem zurück ins Blut.

Bei akuter Pankreatitis liegt ein interstitielles Ödem des Organs mit oder ohne Untergang von Pankreasparenchym vor. Bleibt die Sekretionsleistung des Pankreas erhalten, so treten hohe Enzymaktivitäten im Serum auf. Ist jedoch eine Nekrotisierung des Parenchyms das vorherrschende Problem, so tritt nur in der Initialphase Amylase ins Blut über.

Die α-Amylase ist dann an die Immunglobuline der Gruppe G und A gebunden. Sehr niedrige Amylasewerte, die bisher offensichtlich noch keine differentialdiagnostische Bedeutung hatten, weisen auf die serösen Höhlen hin.

7.1.6.2 Lipase

Etwas im Schatten der Amylase steht die diagnostisch eigentlich höher einzustufende Lipase. Sie ist ganz besonders in bezug auf Entzündungen der Bauchspeicheldrüse hochwertiger als die α-Amylase in ihrer **differentialdiagnostischen** Aussage.

Die Lipasen sind Enzyme, die Triglyceride in Glyzerin und freie Fettsäuren spalten. Sie werden vom Pankreasparenchym, der Dünndarmmukosa, der Gefäßintima und den Fettgewebszellen gebildet.

Eine Olivenöl- bzw. Triolin-spaltende Lipase wird fast ausschließlich vom Pankreas sezerniert und ist ein für dieses Organ spezifisches Enzym. Aktivierungen der Lipasen weisen deshalb eigentlich immer auf eine Affektion des Pankreas hin – es braucht keine nachweisbaren Reaktionen der Amylase zu geben.

Die normalerweise im Serum vorkommende Aktivität ist sehr gering und läßt sich nur mit relativ großem apparativem Aufwand nachweisen.

Bei einem Ödem des Pankreas kommt es zum verstärkten Übertritt des Enzyms ins Blut. Da die Lipase im Gegensatz zur α-Amylase nicht mit dem Urin ausgeschieden wird, ist sie bei akuter Pankreatitis häufig länger und vielfach massiver erhöht. Aus diesem Grund zeigt sie auch im Entzündungsschub bei chronischer Pankreatitis eine etwas **größere Empfindlichkeit als die Serum-Amylase**. Normale Lipasewerte bei erhöhter Serum-Amylase-Aktivität weisen häufig auf nicht pankreasbedingte Störungen im Organismus hin.

Bei der akuten Pankreatitis liegt eine abnormale Permeabilität des basalen Pols mit starkem Übertritt des Enzyms in den Kreislauf vor, bei der hämorrhagischen Form treten Zellnekrosen hinzu.

Begleiterscheinungen: Ähnlich wie dauernde Aktivitäten der Amylase das arterielle System schädigen, findet man im Fall der ständigen Reizung durch Lipasen das venöse System belastet; hier kommt es besonders zur Schädigung der Venenklappen. Im Falle der chronischen Pankreasinsuffizienz, bei der eine ständige Aktivierung der Lipasen nachgewiesen worden ist, belastet ein deutlicher Vagotonus mit einer Weitstellung der Blutgefäße den Organismus.

Steckbrief Lipase

Präanalytik
– Keine besondere Patientenvorbereitung
– Venöse Blutentnahme. Probenmaterial: Serum

Normalbereich
Männer, Frauen, Kinder: 0,0–190 U/l

Beeinflussungen/Verfälschungen von Meßergebnissen
Nach diagnostischen Eingriffen im Bereich des Sphincter Oddi (ERCP) sowie bei Niereninsuffizienz kommt es zu einem Anstieg der Werte.

Beurteilung
Die Bestimmung der Lipase dient der Diagnostik einer akuten oder chronischen Pankreatitis. Mit einem Anstieg der Werte ist nach ca. 5–6 h für etwa 5 bis 6 Tage nach Auftreten der ersten Symptome zu rechnen.
Beim Vergleich der Serumkonzentration bei Patienten mit Pankreatitis überschritt die Lipase den Normbereich in ca. 93 % der Fälle; die α-Amylase war im Gegensatz hierzu nur bei ca. 55 % der Erkrankungen nachweisbar.

Weitere diagnostische Konsequenzen bei erhöhten Werten. Bestimmung von α-Amylase, Glukose, LDH; eventuell Ultraschalluntersuchung der Bauchspeicheldrüse veranlassen.
Bei Bestätigung einer akuten Pankreatitis sollte der Patient ins Krankenhaus eingewiesen werden, da Intensivpflege bzw. Infusionstherapie und Nahrungsaufnahmestopp dringend erforderlich werden.

7.1.6.3 Pankreatische Elastase 1 im Serum

Pankreaselastase 1 (E1) ist ein Glykoprotein, das ausschließlich von den Azinuszellen im Pankreas produziert wird. Somit besitzt sie eine sichere Spezifität (96%) und hohe Sensitivität (97%). Neben einer proteolytischen Aktivität dient die pankreatische Elastase 1 als Transportprotein für Cholesterin und seiner bakteriellen Abbauprodukte. Man geht heute davon aus, daß die pankreatische Elastase auch an der Cholesterinresorption beteiligt ist.

E1 ist im **Pankreassaft** und im **Stuhl** (s. S. 427) nachweisbar.

Da im Rahmen einer Bauchspeicheldrüsenentzündung E1 retrograd in das zirkulierende Blut gelangt, kann es im **Serum** immunologisch nachgewiesen werden.

Aufgrund der hohen Halbwertszeit bleibt E1 bis zu 4 Tagen nach dem Entzündungsschub nachweisbar.

Die Elastasebestimmung ist die leistungsfähigste, nicht-invasive Pankreas-Funktionsuntersuchung, die derzeit verfügbar ist. Ein wesentlicher Vorteil gegenüber den Enzymen α-Amylase und Trypsin ist die Tatsache, daß die Pankreaselastase bei akuter Pankreatitis länger im Serum nachweisbar ist und sich die Werte bei Patienten mit Niereninsuffizienz nur leicht erhöhen.

Steckbrief pankreatische Elastase 1 im Serum

Präanalytik
– Keine besondere Patientenvorbereitung
– Venöse Blutentnahme. Probenmaterial: Serum/Plasma

Normalbereich
Männer, Frauen, Kinder: < 2–3,5 ng/ml

Beeinflussungen/Verfälschungen von Meßergebnissen
Keine Angaben.

Beurteilung
Die Pankreaselastase 1 ist ein bedeutsamer Parameter zur Abklärung unklarer Oberbauchschmerzen (Serumbestimmung) und zur Klärung von Verdauungsstörungen (Bestimmung im Stuhl).
Die Serumbestimmung wird als Diagnostikum bei Verdacht auf **akute Pankreatitis** eingesetzt. Zur Abklärung einer chronischen Pankreatitis wird die Pankreaselastase im Stuhl bestimmt.

Weitere diagnostische Konsequenzen bei erhöhten Werten. Das klinische Bild sowie die Höhe des Werts entscheiden über weitere Maßnahmen. Eine stationäre Einweisung muß unter Umständen in Erwägung gezogen werden.

7.2 Stoffwechsel

7.2.1 Fettstoffwechsel

Zum Fettstoffwechsel werden gezählt:
- Gesamt-Cholesterin
- HDL-Cholesterin
- LDL-Cholesterin
- VLDL-Cholesterin
- Triglyceride.

Alle diese Parameter sind unter dem Begriff **Fettelektrophorese** zusammengefaßt. In der Fettelektrophorese kommen jedoch noch weitere hinzu, die im folgenden noch erläutert werden.

Definition. Das Nahrungsfett besteht vorwiegend aus Triglyceriden, Cholesterin, Cholesterinestern, Phosphorlipiden und freien Fettsäuren. Triglyceride, Cholesterin und Cholesterinester werden auch als Neutralfette bezeichnet und täglich in einer Menge von ca. 100 g zugeführt.

Physiologie. Im Enterium wird das Nahrungsmittel durch die Bildung der Gallensäuren emulgiert und in eine resorptionsfähige Form gebracht. Die Aufnahme erfolgt durch die Mukosazellen der Schleimhaut von Duodenum, Jejunum und oberem Ileum. Chylomikronen sind Lipoproteine, die nach Fettzufuhr in der Mukosazelle des Dünndarms gebildet werden und das mit der Nahrung aufgenommene Triglycerid und Cholesterin transportieren. Sie sind physiologisch im nüchternen Zustand nicht im Serum nachweisbar. Auch im nicht-nüchternen Zustand sind sie nur sehr begrenzt bestimmbar.
In der Mukosazelle findet eine Resynthese der Triglyceride und Cholesterinester statt. Sie werden zu großen Partikeln zusammengesetzt, mit einer Eiweißhülle umgeben und als Chylomikronen in die Lymphbahnen abgegeben. Sie erreichen über den Ductus thoracicus:
- Lipoproteine sehr niedriger Dichte (VLDL = very low density lipoproteins)
- Lipoproteine niedriger Dichte (LDL = low density lipoproteins)
- Lipoproteine hoher Dichte (HDL = high density lipoproteins).

Cholesterin wird im Körper ubiquitär synthetisiert und ist ein essentieller Bestandteil von Zellmembranen und Lipoproteinen sowie wichtig für die Synthese von Steroidhormonen und Gallensäuren. Cholesterin liegt im Serum zu 25–40% in freier Form und zu 60–75% als Cholesterinester vor. In der klinisch-chemischen Routinediagnostik wird eine Differenzierung nicht durchgeführt, sondern beides zusammen als Gesamt-Cholesterin bestimmt.

Der Cholesterinwert bleibt im Serum für ca. 4 Tage bei Raumtemperatur stabil. Nach dieser Zeit läßt sich eine Aktivierung von ca. 10% nachweisen. Das gleiche gilt für die Bestimmung der Triglyceride, nur liegt die Aktivierung dort bei ca. 20%.

Probleme mit unterschiedlichen Normalbereichen. Da Cholesterin zu den am meisten bestimmten Blutparametern gehört und aus diesem Grunde auch an jeder „Ecke" Cholesterinuntersuchungen angeboten werden, existiert eine entsprechende Menge an Grenzbereichen, die immer wieder sowohl beim Behandler als auch beim Patienten zu großer Verwirrung geführt haben. Die Cholesterinkonzentration stellt eine Basisgröße dar, die Auskunft darüber gibt, ob weitere Untersuchungen bezüglich des Fettstoffwechsels – die Fettelektrophorese z.B. – nötig sind oder nicht.
Generell ist man sich darüber einig, daß die koronare Herzerkrankung fast immer mit erhöhten Cholesterinwerten parallelgeht. Die individuelle Vorhersagekraft des Gesamt-Cholesterinwerts bezüglich des koronaren Risikos ist allerdings gering. Die Einschränkung in bezug auf die Prädikation des individuellen Risikos läßt sich zumindest teilweise dadurch erklären, daß Cholesterin hauptsächlich in zwei Lipoproteinklassen transportiert wird (LDL und HDL), die in der

Pathogenese eine gegensätzliche Rolle spielen.

Das HDL-Cholesterin gilt als Schutzfaktor der Blutgefäßwand. Es steht in aller Regel direkt proportional zum LDL-Cholesterin, das als Belastungsfaktor für die Blutgefäßwand gesehen wird. Man spricht auch vom „Arteriosklerosefaktor".

Cholesterine und Triglyceride ein Gegensatz? Der größte Teil der Hyperlipoproteinämien geht mit einer reinen Triglyceriderhöhung einher, ein weitaus kleinerer Anteil ausschließlich mit einer Cholesterinaktivierung.

Im Plasma werden die aus den Nahrungsfetten bestehenden Chylomikronen innerhalb von 15 min abgebaut und sind 2–5 h nach der Nahrungsaufnahme nicht mehr nachweisbar. Dies geschieht durch Lipoproteinlipasen des Blutgefäßsystems, die die Chylomikronen in kleinere triglyceridärmere Lipoproteine, Glyceride, Cholesterine und freie Fettsäuren zerlegen. Die Bruchstücke werden vom Fettgewebe, der Leber, dem Herzmuskel und vom Dünndarm verwertet. In diesen Organen erfolgt durch die Lipoproteinlipasen eine Hydrolyse der Lipoproteine zu freien Fettsäuren. Sie stellen das energetische Substrat für das Gewebe dar, denn Triglyceride können von der Zelle nicht direkt, sondern nur in Form der freien Fettsäuren verwertet werden.

Freie Fettsäuren und ihre Reaktionen auf die Gewebe.

- Abbau unter Gewinnung von Energie: dieser Vorgang findet vorwiegend in den Muskelzellen statt
- Resynthese zu Triglyceriden und Speicherung in den Fettgeweben: an diesem Prozeß sind hauptsächlich die Hormone beteiligt
- Synthese zu Lipoproteinen in der Leber: dies ist hauptsächlich eine Eigenleistung der Leber selbst, die allerdings sehr viel Sauerstoffbedarf nach sich zieht

Die Mobilisierung der Fettsäuren aus den Fettgeweben geschieht vorwiegend durch Fettgewebslipasen, die durch Hormone wie z.B. Adrenalin, Noradrenalin, Wachstumshormone, ACTH, TSH, T3, T4, Kortikosteroide, Glukagon und Vasopressin direkt stimuliert werden. Der Kohlenhydratstoffwechsel steuert intrazellulär den Fettstoffwechsel. Glukosemangel bewirkt eine verschärfte Lipolyse. Eine länger andauernde Glukoseerhöhung führt fast immer zur Irritation im Fettstoffwechsel.

Insulin bewirkt jedoch eine Akkumulation von Fettsäuren und hemmt die Lipolyse. Beim Diabetes mellitus fällt diese antilipolytische Wirkung weg, es resultiert daraus eine verstärkte Freisetzung von Fettsäuren im Gewebe.

> Zur Beurteilung des Fettstoffwechsels und zur Abschätzung eines arteriosklerotischen Risikos bzw. einer koronaren Herzkrankheit reicht es keinesfalls aus, nur das Gesamtcholesterin zu untersuchen. Erst die Bestimmung von Cholesterin, HDL- und LDL-Cholesterin, Triglyceriden, Lipoprotein (a) und von Homocystein ermöglicht die exakte Beurteilung etwaiger Gefäßrisiken.

7.2.1.1 Hyperlipoproteinämie

Neben der Zufuhr durch die Nahrung können Triglyceride auch endogen aus Kohlenhydraten und Eiweißen synthetisiert werden. So erfolgt aus Kohlenhydraten, die bei der Nahrungsaufnahme nicht verstoffwechselt oder als Glykogen gespeichert werden, im Fettgewebe und in der Leber eine Neubildung von Triglyceriden. Das im Plasma vorhandene Cholesterin stammt aus der Nahrung und aus endogener Synthese. 70% des Plasmacholesterins liegen als Cholesterinester, 30% als Cholesterin vor. Dieses Verhältnis ist re-

lativ konstant. Das Cholesterin der Lipoproteine wird durch das Enzym Lecithin-Cholesterin-Acetyltransferase (LCAT) verestert.
Das Enzym wird von der Leber gebildet, ins
Blut abgegeben und überträgt Fettsäuren vom
Lecithin der HDL-Cholesterine auf das Gesamt-Cholesterin.
Bei schwerer Leberschädigung wird LCAT
vermindert gebildet, es kommt zu einem Abfall der Cholesterinester. Der Abbau des Ge-
samt-Cholesterins findet in der Leber statt. Es
wird in Gallensäuren und neutrale Steroide

umgewandelt und mit der Galle in den Darm
ausgeschieden.

> Hyperlipoproteinämien sind eindeutige
> Risikofaktoren für die Entwicklung von
> kardiovaskulären Erkrankungen. Das
> größte Risiko haben Patienten, bei de-
> nen das Verhältnis aus LDL- und HDL-
> Wert größer als 5 ist und der Triglycerid-
> Spiegel zugleich über 200 mg/dl liegt
> (PROCAM-Studie).

Steckbrief Lipide

Präanalytik
- Konstante Ernährungsbedingungen einige Tage vor der Blutentnahme
- Entnahme nüchtern nach 12 h Nahrungskarenz
- Venöse Probennahme nach ca. 15 min Ruhepause. Probenmaterial: Serum/Plasma (kein EDTA)
- Auf kurze Venenstauung achten

Normalbereich
Gesamt-Cholesterin:

Männer, Frauen:	150–250 mg/dl = 3,9–6,7 mmol/l
Kinder:	100–200 mg/dl = 2,6–5,2 mmol/l

HDL-Cholesterin:

Männer:	35,0–55,0 mg/dl = 0,90–1,42 mmol/l
Frauen:	45,0–65,0 mg/dl = 1,16–1,68 mmol/l
Kinder:	35,0–55,0 mg/dl = 0,90–1,42 mmol/l

LDL-Cholesterin:

Männer:	10,0–150,0 mg/dl = 0,26–3,88 mmol/l
Frauen, Kinder:	0,0–150,0 mg/dl = 0,00–3,88 mmol/l

VLDL-Cholesterin:

Männer, Frauen, Kinder:	0,0–40,0 mg/dl = 0,0–1,00 mmol/l

Triglyceride:

Männer, Frauen:	50–200 mg/dl = 0,56–2,25 mmol/l
Kinder:	0–130 mg/dl = 0,00–1,46 mmol/l
Umrechnungsfaktoren für die Cholesterine:	(mg/dl) × 0,0259 = (mmol/l)
	(mmol/l) × 38,67 = (mg/dl)
Umrechnungsfaktoren für die Triglyceride:	(mg/dl) × 0,01129 = (mmol/l)
	(mmol/l) × 88,54 = (mg/dl)

Beeinflussungen/Verfälschungen von Meßergebnissen

Falsch-erhöhte **Cholesterinwerte** entstehen durch zu lange Venenstauung (< 3 min kann zu 10% erhöhten Cholesterinwerten führen), erhöhtes Bilirubin (< 4 mg/dl), Medikamente wie orale Kontrazeptiva, Kortikoide, Diuretika, β-Blocker.

Falsch-erniedrigte Cholesterinwerte entstehen durch hämolytisches Untersuchungsmaterial.

Falsch-erhöhte **Triglyceridwerte** entstehen durch Medikamente wie orale Kontrazeptiva, Kortikoide, Miconazol, Spironolacton sowie Alkohol.

Falsch-erniedrigte Triglyceridwerte entstehen durch Einnahme von Ascorbinsäure, Medikamente wie Clofibrat und Heparin, sehr hohe Bilirubinspiegel.

Falsch-erhöhte **HDL-Cholesterinwerte** entstehen durch Östrogenpräparate.

Falsch-erniedrigte HDL-Cholesterinwerte entstehen durch Medikamente wie Kortikoide, Diuretika und Gestagene.

Falsch-erhöhte **LDL-Cholesterinwerte** entstehen durch Medikamente wie Kortikoide, orale Kontrazeptiva, Diuretika, β-Rezeptoren-Blocker.

Bezüglich **VLDL** keine Angaben.

Beurteilung

Als **ungünstiges Lipidprofil** bezüglich der Entstehung einer Koronarsklerose gilt:
- hohes Gesamtcholesterin
- hohe LDL und/oder
- niedrige HDL-Werte und/oder
- hohe Triglyceride und/oder
- erhöhtes Lipoprotein (a) (s.u.).

Das Risiko einen Infarkt oder Tod durch KHK zu erleiden potenziert sich, wenn zusätzlich weitere Risikofaktoren bestehen (Hypertonie, bezüglich KHK positive Familienanamnese, Diabetes mellitus, Nikotin-/Alkoholabusus, Disstreß, Magnesiumdefizite).

Cholesterin. Die Cholesterinbestimmung dient der Beurteilung arterio- bzw. koronarsklerotischer Risiken sowie der Beurteilung der Ernährungssituation, Leberfunktion, der Schilddrüsenfunktion sowie bei Verdacht auf nephrotisches Syndrom.

Erhöhte Cholesterinwerte finden sich bei:
- sekundärer (erworbener) Hypercholesterinämie
- exzessiver Cholesterinaufnahme
- Lebererkrankungen (Cholestase)
- Hypothyreose
- nephrotischem Syndrom
- angeborener (primärer) Hypercholesterinämie Typ IIa, IIb, III und IV.

Menschen mit Cholesterinwerten unter 170 mg/dl erleiden äußerst selten einen Herzinfarkt. Bei Werten über 300 mg/dl wird ein großes Risiko, bei Werten über 400 mg/dl ein extrem hohes Risiko bezüglich eines Infarkts angenommen. In seltenen Fällen kann es bei erblichen Störungen zu Werten über 1000 mg/dl kommen, was in der Regel mit einer niedrigen Lebenserwartung zusammenhängt. Die Patienten erleiden ohne massive therapeutische Konsequenzen noch im Kindesalter tödliche Herzinfarkte.

Weitere diagnostische Konsequenzen bei erhöhten Werten: Bestimmung von geschlechtsspezifischen Hormonen, hämatologischer Status (Erythrozyten, HB, Leukozyten, Thrombozyten).

Erniedrigte Cholesterinwerte finden sich bei:
- Leberzellzerfall
- Hyperthyreose
- α-Lipoproteinmangel.

Weitere diagnostische Konsequenzen bei erniedrigten Werten: Bestimmung der Fettelektrophorese, Transaminasen, Kreatinin, CK-Gesamt und CK-MB.

Triglyceride. Die Bestimmung der Triglyceride dient der Abschätzung eines Arterioskleroserisikos, der Klassifikation der Hyperlipoproteinämie, Kontrolle diätetischer und medikamentöser lipidsenkender Maßnahmen.

Erhöhte Triglyceridwerte finden sich bei:
- familiärer (primärer) Hypertriglyceridämie (Typ IV = 200–250 mg/dl)
- erworbener (sekundärer) Hypertriglyceridämie bei Nephro- und Hepatopathien, Hypothyreosen, Pankreatitiden, Diabetes mellitus, Adipositas, chronischer Pankreatitis sowie Alkoholabusus.

Weitere diagnostische Konsequenzen bei erhöhten Werten: Bestimmung der Fettelektrophorese, Transaminasen, γ-GT, CK-Gesamt, Kreatinin.

HDL-Cholesterin. Die Bestimmung des HDL-Cholesterins dient der Früherkennung eines Arterioskleroserisikos. Bei verminderten Werten und gleichzeitig erhöhtem Cholesterin besteht ein erhöhtes arteriosklerotisches Risiko.

	günstig	prognostisch mäßiges Risiko	ungünstig
Frauen	> 65	65–45	< 45
Männer	> 55	55–35	< 35

Weitere diagnostische Konsequenzen bei erniedrigten Werten: Zur weiteren Risikoabschätzung Apolipoprotein A I und Apolipoprotein B sowie Lipoprotein (a) bestimmen.

LDL-Cholesterin. LDL-Cholesterin gilt als die wesentliche arteriogene Lipoproteinfraktion. Die Bestimmung gehört zu den wichtigen prognostischen Parametern bezüglich der Risiken einer Arterio- bzw. Koronarsklerose. Die mittels Gesamtcholesterin, Triglyceriden und HDL-Cholesterin errechneten LDL-Werte sind nur aussagefähig, wenn die Trigylceridkonzentrationen unter 400 mg/dl liegen.

Risikoeinschätzung (mg/dl):
- geringes Risiko: < 150
- mäßiges Risiko: 150–190
- hohes Risiko: > 190.

Weitere diagnostische Konsequenzen bei erhöhten Werten: Bestimmung der Fettelektrophorese, Transaminasen, γ-GT.

VLDL-Cholesterin. Die Bestimmung von VLDL-Cholesterin ist indiziert bei Verdacht auf eine Hyperlipoproteinämie. VLDL gilt im Gegensatz zu den Abbauprodukten wie LDL nicht sicher als arteriogen.

Erhöhte Werte treten auf bei kombinierten Hyperlipidämien.

Weitere diagnostische Konsequenzen bei erhöhten Werten: Bestimmung der Fettelektrophorese, Transaminasen, γ-GT, CK-Gesamt.

7.2.1.2 Fettelektrophorese (Lipo-protein-Elektrophorese)

Der elektrophoretischen Auftrennung der Lipoproteine liegt die Klassifikation der Hyperlipoproteinämien nach FREDRICKSON zugrunde und wird deshalb wohl immer noch weit verbreitet durchgeführt.

Die Lipoproteine sind komplex zusammengesetzte Verbindungen zwischen Eiweißen (Apolipoproteine) und Lipiden, die sich wegen ihrer unterschiedlichen Lipid- und Eiweißzusammensetzung sowohl in Größe, Dichte als auch in ihrer elektrischen Ladung unterscheiden. Aufgrund der unterschiedlichen Dichte lassen sich mit Hilfe der Ultrazentrifugation folgende **Lipoproteinklassen** festlegen:

- Chylomikronen
- β-Lipoproteine
- Prä-β-Lipoproteine
- α-Lipoproteine.

Chylomikronen sind die größten Lipoproteine (100–1000 nm) und normalerweise nur im postprandialen Plasma vorhanden. Sie werden im Darm synthetisiert und transportieren vorwiegend mit der Nahrung aufgenommene Triglyceride zu den verschiedenen Körperzellen. Sie enthalten daneben nur wenig Cholesterin und in der Darmmukosa synthetisierte Apolipoproteine.

Die Hydrolyse der Chylomikronen-Triglyceride im Plasma durch die auf den Endotheloberflächen vorhandene Lipoprotein-Lipase führt zu Abbauprodukten, die Chylomikronen-Remnants genannt werden. Die Oberflächen-Remnants der Chylomikronen werden zumindest teilweise auf die HDL-Cholesterine übertragen, die „core remnants" werden an die Apo-E-Rezeptoren gebunden, in die Leberzellen aufgenommen und in der Leber verstoffwechselt (Abb. 7-1).

Die Größe der Chylomikronen führt durch Lichtstreuung zu einer Trübung des Serums, die nach mehrstündigem Stehen bei ca. 4 °C charakterisiert aufrahmt.

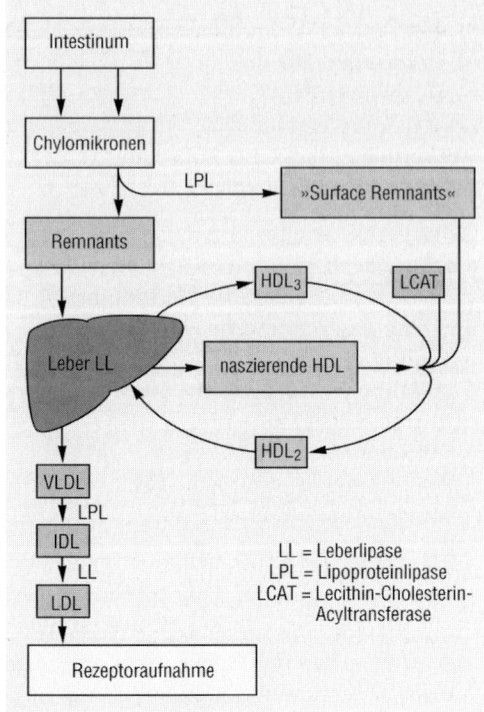

Abb. 7-1 Vereinfachte Darstellung des Lipoprotein-Metabolismus.

Steckbrief Lipidelektrophorese

Präanalytik

- Konstante Ernährungsbedingungen einige Tage vor der Blutentnahme
- Entnahme nüchtern nach 12 h Nahrungskarenz, möglichst am sitzenden Patienten nach ca. 15 min Ruhepause

– Venöse Probennahme. Probenmaterial: Serum/Plasma (kein EDTA)
– Auf kurze Venenstauung achten

Normalbereich

– Serumbeschaffenheit: klar bis milchig bzw. trüb
– Chylomikronen: optisch nicht nachweisbar bis deutlich erkennbar (Kommentar beachten!)
– β-Lipoprotein: < 155 mg/dl (Normalbereiche von Labor zu Labor jedoch unterschiedlich)
– Prä-β-Lipoprotein: < 40 mg/dl (Normalbereiche von Labor zu Labor jedoch unterschiedlich)
– α-Lipoprotein: > 35 mg/dl (Normalbereiche von Labor zu Labor jedoch unterschiedlich)
– Lipoprotein-Risiko-Index: < 1,5
– LDL-/HDL-Risiko-Index: Niedriges Risiko: < 2; hohes Risiko: > 4.

Beeinflussungen/Verfälschungen von Meßergebnissen

Beachte Präanalytik. Sonst keine Angaben.

Beurteilung

Die Lipidelektrophorese dient der Diagnostik und Differenzierung der Hyperlipidämien.
Eine kombinierte Hyperlipämie mit relativ hohen Cholesterin- und Triglyceridwerten wird bei Mangel an Lecithin-Cholesterin-Acetyltransferase beobachtet. Bei dieser relativ seltenen familiären Krankheit fehlt das für die Veresterung des Cholesterins zuständige Enzym. Ein genetischer Enzymdefekt liegt auch bei der Cholesterinester-Speicherkrankheit vor. Hier fehlt eine Esterase, die Triglyceride und Cholesterinester spaltet. Dadurch kann es zu massiven organischen Belastungen in der Leber, Milz und im Dünndarmepithel kommen.
Es gibt einen Rezeptor für LDL-Cholesterin auf Fibroblasten, glatte Muskelzellen der Arterienwand und auf Lymphozyten. Dieser Rezeptor spielt eine Hauptrolle bei der Regulation des Cholesterinmetabolismus in verschiedenen Geweben und verhindert eine Überschwemmung der Zellen mit Cholesterin. Beim Fehlen dieses Rezeptors kommt es zu empfindlichen Störungen des LDL-Cholesterin-Abbaus und zu einem deutlichen Anstieg des LDL-Cholesterin-Werts im Serum.
Sekundäre Dyslipoproteinämien sind Fettstoffwechselstörungen, die im Gefolge anderer Erkrankungen auftreten und nach Heilung derselben nicht mehr nachweisbar sind. Die Erkennung sekundärer Hyperlipoproteinämien ist von Bedeutung, weil dadurch unnötige lipidsenkende Maßnahmen vermieden werden können.
Störungen sekundärer Art treten als Folge von Lebererkrankungen, wie der akuten sowie chronischen Hepatitis, der primären biliären Zirrhose und beim Alkoholismus auf; bei endokrinen Störungen, wie der Hypothyreose, dem Diabetes mellitus und der Pankreatitis; bei Autoimmunerkrankungen; bei Erkrankungen der Niere, wie der Niereninsuffizienz, dem Zustand nach Nierentransplantation und dem nephrotischen Syndrom; exogene Ursachen sind Alkohol- und Medikamentenabusus.
Weitere diagnostische Konsequenzen bei erhöhten Werten: Bestimmung der Transaminasen, γ-GT, Kreatinin, CK-Gesamt.

7.2.1.3 Lipoprotein (a)

Lp(a), ebenfalls eine chemische Verbindung zwischen Lipid und Protein, ist wohl als das atherogenste Lipoprotein überhaupt einzustufen. Es entstammt der Leber und ähnelt strukurell dem an der Gerinnung beteiligten Plasminogen, jedoch ohne über dessen Wirkung zu verfügen. Bekanntlich besitzt Plasminogen proteolytische Enzyme und ist somit imstande, kleinste Fibringerinnsel abzubauen. Letztlich könnte die Ähnlichkeit zu Plasminogen aber die hohe Schädlichkeit für das Gefäßsystem erklären: Da Lipoprotein (a) mit Plasminogen konkurriert und dieses bei steigender Konzentration von den Rezeptoren der Gefäßinnenwände verdrängt und diese blockiert, bleiben kleinste Thromben an der Gefäßwand haften und bilden mit Hilfe des im Lp(a) enthaltenen Cholesterins arteriosklerotische Plaques. Mit steigenden Lp(a)-Spiegeln sinkt daher die Fibrinolyserate mit der Folge eines steigenden Thromboserisikos.

Derzeit geht man davon aus, daß dem Lipoprotein (a) keine physiologische Bedeutung zukommt und seine Anwesenheit entwicklungsgeschichtlich zu erklären ist. Vermutlich ist es durch eine Verdoppelung des Plasminogen-Gens entstanden.

> Ein Anstieg von Lp(a) im Serum bringt das höchste Risiko mit sich, an atherogenen Gefäßveränderungen zu erkranken. Hohe Lp(a)-Spiegel sind erblich bedingt und therapeutisch kaum zu beeinflussen.

Lipoprotein (a) sollte routinemäßig bei **Patienten mit hohem Gesamtcholesterin, LDL-Cholesterin- und Triglyceridwerten** bestimmt werden. Da das Lipoprotein bei Frauen nach der Menopause häufig ansteigt, wird die Bestimmung auch besonders bei **Frauen** empfohlen. Vorsorgecharakter hätte eine erste Bestimmung zwischen dem 20. und 30. Lebensjahr und eine (zweite) Kontrolluntersuchung in der Menopause.

Steckbrief Lipoprotein (a)

Präanalytik
– 12 h Nahrungskarenz
– Venöse Blutentnahme. Probenmaterial: Serum

Normalbereich
Männer, Frauen, Kinder: < 30 mg/dl

Beeinflussungen/Verfälschungen von Meßergebnissen
Keine Angaben.

Beurteilung
Lp(a) besitzt praktische Bedeutung als Risikofaktor für atherogene Gefäßerkrankungen. Durch die Tatsache, daß Lp(a) weder von Umweltfaktoren noch durch andere Risikofaktoren beeinflußt wird, sondern ausschließlich einer genetischen Kontrolle unterliegt, wird das Lipoprotein auch als **unabhängiger Risikofaktor** bezeichnet. Lp(a) kann somit als hervorragender Screening-Parameter für Risikopatienten bezeichnet werden, da es streng mit dem Herzinfarktrisiko assoziiert ist.
Die Serumwerte können zwischen 0 und 100 mg/dl schwanken. Ab 30 mg/dl muß mit zunehmenden atherogenen Risiken gerechnet werden. Werte über 50 mg/dl bei gleichzeitiger LDL-Erhöhung steigern das KHK-Risiko auf ein Vielfaches.
Weitere diagnostische Konsequenzen bei erhöhten Werten: Zwingend ist eine gewissenhafte Abklärung und Beobachtung des Gefäßzustandes mittels weiterführender Diagnostik.

7.2.1.4 Homocystein

Von FELICITAS REGLIN

Einleitung

Umfassende Untersuchungen der letzten Jahre haben ergeben, daß erhöhte Homocystein-Werte im Serum einen unabhängigen **Risikofaktor** für die Entstehung zerebraler, kardialer und peripherer arteriosklerotischer **Verschlußkrankheiten** darstellen. Darüber hinaus ist Homocystein vermutlich an der Genese weiterer Erkrankungen, wie z.B. der Osteoporose und verschiedener Demenz-Formen beteiligt, so daß sich die Substanz zu einem zunehmend wichtigen diagnostischen Parameter herauskristallisiert.

Homocystein kann mittlerweile in verschiedenen Labors bestimmt werden, und was besonders wichtig ist, es stehen wirksame und verträgliche Therapien zur Homocystein-Senkung zur Verfügung.

Homocystein ist ein körpereigenes toxisches Stoffwechselzwischenprodukt, das aus der schwefelhaltigen Aminosäure Methionin gebildet wird. Unter normalen Bedingungen wird Homocystein im Organismus rasch weiter metabolisiert. Dabei wird es entweder in einer Folsäure- und Vitamin-B_{12}-abhängigen Reaktion in Methionin zurückverwandelt oder aber zu einer anderen Aminosäure, dem L-Cystein, umgebaut. Für diese Reaktion ist Vitamin B_6 als Cofaktor notwendig (Abb. 7-2).

Angeborene Ursachen veränderter Homocystein-Werte

Allerdings gibt es sowohl angeborene als auch erworbene Störfaktoren, die die reibungslose Weiterverarbeitung des Homocysteins im Körper behindern und zu einer mehr oder weniger starken Anreicherung dieser Substanz im Blut führen. Extrem erhöhte Homocystein-Werte findet man beim Krankheitsbild der **Homocystinurie,** einer angeborenen Stoffwechselerkrankung, bei der die Umsetzung von Homocystein aufgrund eines Enzymdefekts blockiert ist. Betroffen ist dabei zumeist der Abbauweg zum Cystein. Tritt

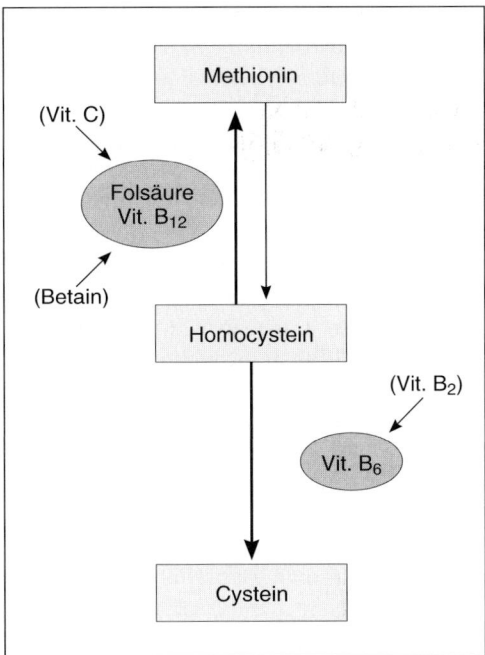

Abb. 7-2 Homocystein-Metabolismus. Homocystein entsteht aus Methionin. Es kann mittels einer Folsäure- und Vitamin-B_{12}-abhängigen Reaktion zu Methionin zurückverwandelt werden oder es wird mittels dem Co-Faktor Vitamin B_6 zur Aminosäure L-Cystein.

diese Erkrankung in ihrer **homozygoten Form** auf, so kommt es zu einer schwerwiegenden Symptomatik, die durch eine verzögerte geistige Entwicklung, zentralnervöse Störungen, Skelettschädigungen, verschiedenste Gewebeanomalien sowie eine rasch fortschreitende Arteriosklerose charakterisiert ist. Bereits im Alter von 30 Jahren treten bei zwei Dritteln der Betroffenen thromboembolische Gefäßkomplikationen bis hin zum Herzinfarkt auf. Die **Prävalenz** der homozygoten Homocystinurie liegt durchschnittlich bei 1:200000. Die Serum-Homocystein-Werte sind sehr hoch und belaufen sich auf 100–250 µmol/l. Dieses Homocystein wird z.T. als Homocystin mit dem Urin ausgeschieden.

Häufiger, und zwar mit einer Prävalenz von 1:70 bis 1:200 kommt die **heterozygote Form** der Hyperhomocysteinämie vor. Diese verläuft zunächst meist ohne Symptome und zeigt sich durch eine nur mäßige Homocystein-Erhöhung. Kennzeichnend ist hier eine juvenile Atherosklerose.

Vitaminmangel und Homocystein

Neben dem erblich bedingten Enzymmangel kann aber auch ein Defizit an den beim Homocystein-Abbau beteiligten Cofaktoren **Vitamin B$_6$**, **Folsäure** und **Vitamin B$_{12}$** eine Hyperhomocysteinämie hervorrufen. Die Blutwerte bewegen sich bei solchen erworbenen Formen der Erkrankung zwischen 15–30 µmol/l. Des weiteren können Patienten mit chronischer Niereninsuffizienz bereits frühzeitig eine Hyperhomocysteinämie aufweisen: Als Ursache hierfür werden eine eingeschränkte renale Homocystein-Ausscheidung sowie Störungen der Homocystein-Verstoffwechselung in Betracht gezogen.

Toxische Gefäßeffekte

Von den toxischen Wirkungen des Homocysteins sind v.a. die, die das Gefäßsystem betreffen, näher erforscht worden. Wie aus experimentellen Untersuchungen hervorgeht, führt Homocystein zu Verdickungen der Gefäßintima, einer beschleunigten Proliferation der Muskelzellen in der Gefäßwand, einer Ablösung von Endothelzellen, einer Thrombozyten- und Leukozytenaktivierung, einem erhöhten Einbau von Lipiden und Proteinen in die Gefäßwand sowie zu einer verstärkten Oxidation von LDL-Cholesterin.

Analytik

Homocystein stellt daher vermutlich nicht nur zur Aufdeckung des Gefäßrisikos einen wichtigen diagnostischen Parameter dar, so daß sein Stellenwert in den nächsten Jahren sicher noch erheblich steigen wird. Die Messung des Serum-Homocysteins erfolgt mit Hilfe der **Hochleistungsflüssigkeitschromatographie (HPLC)** und wird mittlerweile von mehreren Labors durchgeführt.

Steckbrief Homocystein

Präanalytik
- Blutentnahme nüchtern nach 12 h Nahrungskarenz
- Venöse Blutentnahme. Probenmaterial: Serum mit Natrium-Heparinat und Natrium-Fluorid (Spezialröhrchen halten die Labors bereit). Alternativ: 5 ml EDTA-Blut spätestens nach 1 h zentrifugieren und das Plasma pipettieren
- Haltbarkeit der Probe: Bei Transportzeiten über 24 h nur pipettiertes Plasma versenden. Sollte keine Zentrifuge vorhanden sein, wird das Spezialröhrchen senkrechtgestellt und nach 4–6 h, wenn die Erythrozyten sedimentiert sind, das Plasma vorsichtig abgekippt

Normalbereich
Männer und Frauen: 4,9–11,7 µmol/l

Beeinflussungen/Verfälschungen von Meßergebnissen
Zwölfstündige Nahrungskarenz ist wichtig, da in einigen Nahrungsmitteln (z.B. Fleisch) der Homocysteinvorläufer Methionin in erhöhter Konzentration vorkommt.
Falsch-erhöhte Werte können durch Medikamente wie z.B. Carbamazepin, Hydralazin, Penicillamin, Phenytoin oder Methotrexat verursacht werden.
Da Homocystein nach der Blutabnahme weiter von den Erythrozyten gebildet und ins Plasma abgegeben wird, sind die präanalytischen Vorschriften zu beachten.

Beurteilung

Die Bestimmung von Homocystein dient der Abklärung arteriosklerotischer Risiken, da ein erhöhter Spiegel im Blut eine frühzeitig einsetzende Arteriosklerose mit der Gefahr eines Myokardinfarkts, zerebraler Insulte, peripherer Venenverschlüsse und Thromboembolien anzeigt.

Welche Homocystein-Spiegel konkret als zu hoch anzusehen sind, läßt sich bislang nur schwer sagen. Aus heutiger Sicht werden – je nach Literaturstelle – Werte von über 10–14 µmol/l als behandlungsbedürftig eingestuft. Doch besteht selbst darunter eine Korrelation zu vaskulären Erkrankungen, so daß letztlich zur Verminderung des Gefäßrisikos ein möglichst niedriger Blutspiegel anzustreben ist.

Weitere diagnostische Konsequenzen bei erhöhten Werten: Folsäure-, Vitamin-B_6- und Vitamin-B_{12}-Mangel ausschließen. Fettstoffwechsel und Nierenfunktion kontrollieren.

7.3 Eiweißstoffwechsel

Als **Eiweiß (Protein)** werden die weitverbreiteten, in menschlichen, tierischen und pflanzlichen Zellen aus Aminosäuren zusammengesetzten Naturstoffe, die charakteristische Ketten- u. Raumstrukturen (Eiweißstruktur) bilden und durchschnittlich aus 50% Kohlenstoff, 7% Wasserstoff, 16% Stickstoff, 20% Sauerstoff und 2% Schwefel bestehen, bezeichnet.

Je nach Größe (Molekulargewicht) unterscheidet man **Oligopeptide** (mit weniger als 10 Aminosäuren), **Polypeptide** (mit 10 bis 100 Aminosäuren) und **Proteine** (Makropeptide; mit mehr als 100 Aminosäuren). Darüber hinaus unterscheidet man je nach ihrer Gestalt in langgestreckte (fibrilläre) Proteine, die als Stütz- und Struktursubstanzen dienen (z.B. Keratin, Kollagen, Elastin, Myosin), und in kugelige (globuläre) Proteine (z.B. Globulin, Albumin), die vielfältige Funktionen in Zellkern, -membran und Zytoplasma sowie in Körperflüssigkeiten (Plasmaproteine, Immunglobuline, Peptid- und Proteohormone, Enzyme) erfüllen oder dem Sauerstofftransport dienen (Hämoglobin, Myoglobin). Proteine, die mit Stoffen ohne Eiweißcharakter zusammengesetzt sind, werden auch Proteide genannt (Chromo-, Glyko-, Hämo-, Lipo-, Nucleo-, Metall-, Phosphoproteide oder -proteine).

Eine herausragende Bedeutung haben die **Plasmaproteine.** Diese im Blutplasma vorhandenen Eiweiße bewerkstelligen unzählige Funktionen: Transport schlecht wasserlöslicher Bestandteile (z.B. Steroidhormone, Lipide), körpereigene Abwehr (Immunglobuline, Komplementsystem), die Blutgerinnung, dienen der Aufrechterhaltung des kolloidosmotischen Drucks u.a.m. Viele Eiweiße üben außerdem enzymatische Aktivität aus. Man zählt circa 100 Proteinkomponenten des Plasmas als Bestandteile der Gesamt-Eiweißfraktion. Sie werden vorwiegend in den Leberparenchymzellen und den Plasmazellen gebildet.

Vielfältige Störungen führen zu meßbaren Veränderungen im Sinne einer **Dysproteinämie** im Bereich der Plasmaproteine. Angeborene Störungen, physiologische Veränderungen (Schwangerschaft, Alter) und Krankheiten führen somit zu veränderten Konzentrationen bestimmter Plasmaproteine. Die gezielte Untersuchung einzelner oder mehrerer Plasmaproteine (z.B. Akut-Phase-Proteine) erlauben diagnostische Schlüsse.

7.3.1 Gesamteiweiße

Die Beurteilung des Eiweißstoffwechsels ist im medizinischen Alltag von großer Bedeutung. Für viele Fachgebiete der Medizin ist die „Eiweißdiagnostik" eine unverzichtbare Basisdiagnostik. Im wesentlichen geben folgende Parameter einen Überblick über den Proteinstoffwechsel:

- Rest-N, Kreatin, Kreatinin als Produkte des Eiweißstoffwechsels
- die Vielzahl der Plasmaproteine
- die Proteinausscheidung im Urin.

7.3.1.1 Ursachen und Folgen von Eiweißmangel

Es gibt viele Ursachen, die Hypoproteinämien hervorrufen können:

- Synthesestörung und Antikörper-Mangelsyndrom z.B. als Spätfolge bei der lymphatischen Leukämie oder beim Ausbleiben der Eigensynthese der Antikörper
- Albuminämie z.B. beim nephrotischen Syndrom
- Schwere Leberschädigung z.B. bei weitgehendem Schwund der Leberparenchymzellen wie sie bei der Virushepatitis oder der toxischen Leberschädigung vorkommt. Bei Leberzirrhose, akuter sowie chronischer Hepatitis ist das Gesamteiweiß nahezu immer im Normbereich
- Eiweißmangelernährung, psychisch ausgelöste Anorexie, gastrointestinale Tumoren, Mangeldystrophie bei Kindern: Mangel- und fehlernährungsbedingte Hypoproteinämien treten vorwiegend auf, wenn zu wenig oder kein Eiweiß aufgenommen wird. Der Gesamteiweiß-Wert fällt dabei nicht innerhalb von Tagen, sondern erst nach Wochen oder Monaten ab, denn Albumin läuft aus dem extravaskulären Pool nach. Es resultiert erst ein Abfall, wenn der Albuminpool zu zwei Dritteln vermindert ist
- Malabsorptionssyndrom und Sprue, Zöliakie, Nahrungsmittelallergie, Mukoviszidose, selektiver IgA-Mangel: Bei Darmerkrankungen mit chronischen Durchfällen kommt es aufgrund von Eiweißresorptionsstörungen und Proteinverlust in den Darm zu einer Hyperproteinämie. Bei der Sprue treten im akuten Stadium Werte von 30–40 g/l auf. Eine Serumproteinverminderung kann schon früher als die klinische Symptomatik existent sein

- Proteinverlust-Syndrom, Glomerulonephritis und Proteinurie, nephrotisches Syndrom unterschiedlicher Genese: Die Hypoproteinämie resultiert aus der Albuminurie. Der exogene Proteinverlust steht jedoch nicht in direkter Beziehung zur Hypoalbuminämie. Ursache ist zum einen, daß nur bei einem Teil der Patienten die Leber eine erhöhte Albuminsyntheserate zeigt, zum anderen, daß der beim nephrotischen Syndrom ebenfalls verstärkt ablaufende Albuminkatabolismus individuell verschieden ist
- Exsudative Enteropathie, z.B. Colitis ulcerosa, Morbus Crohn, Polyposis und Diverticulosis des Colons, Lymphabflußstörungen: Es liegt eine Proteinsekretion in dem Darm vor, die Serumeiweiße betragen etwa 30–50 g/l. Gegenüber dem nephrotischen Syndrom ist der Proteinverlust nicht selektiv, die Blutsenkungsreaktion ist deshalb nicht oder nur unbedeutend erhöht. Die Sicherung der Diagnose erfolgt durch Bestimmung der Radioaktivität im Stuhl nach intravenöser Gabe von Cr-markiertem Albumin. Gesunde Personen haben im Stuhl weniger als 1% der i.v. gegebenen Albuminmenge
- Hauterkrankungen, z.B. Verbrennungen, nässende Ekzeme, bullöse Dermatosen: Das Serumproteinbild gleicht dem bei enteralem Proteinverlust. Bei bullösen Dermatosen erscheinen die Eiweiße in den Blasen in nahezu derselben Zusammensetzung wie im Serum
- Aszites-Bildung, Pleuraexsudation bzw. -transsudation: Bei diesen Zuständen tritt Hypoproteinämie auf, besonders dann, wenn die Ergüsse mehrfach punktiert werden
- Chronische Hämodialyse: Erniedrigung des Gesamteiweiß-Werts durch fortwährenden Albuminverlust

- Pseudohypoproteinämie, massive Blutungen, Infusionstherapie, Schwangerschaft, Polydypsie: Bei akutem Blutverlust mit Hypovolämie kommt es innerhalb von 24 h durch transkapillären Einstrom eiweißärmerer Flüssigkeit zu einer Wiederauffüllung des Blutvolumens. Es resultiert eine sogenannte Verdünnungshypoproteinämie. Durch die Infusionstherapie mit Plasmaexpandern wird das intravasale Volumen bei gleichbleibender Eiweißmenge vermehrt. Die grenzwertigen bis leicht erniedrigten Gesamteiweiß-Werte in der zweiten Hälfte der Schwangerschaft beruhen ebenfalls auf einer Erhöhung des intravasalen Volumens.

7.3.1.2 Albumine

Albumin wird in der **Leber** synthetisiert. Die tägliche Bildungsrate beträgt etwa 14 g. Die Halbwertszeit im Plasma beträgt etwa 20 Tage. Wesentlicher Einflußfaktor der Albuminsynthese ist die **Ernährung**. Erst starke Mangelernährung oder mehrwöchiges Hungern führen zum Abfall des Plasmaalbumins. Etwa 70% des Körperalbumins befinden sich im interstitiellen Raum, besonders der Haut. Die Haut bildet im wesentlichen den Albuminpool, aus dem bei mangelnder Synthese die Plasmakonzentration aufrechterhalten wird. Erst eine längerzeitige schwere Virushepatitis oder eine ausgeprägte Leberzirrhose führen zur stärkeren Einschränkung der Albuminsynthese.

Stärkerer Albuminverlust nach außen, z.B. beim nephrotischen Syndrom, führt zur gesteigerten Albuminsynthese. Da die Albuminsynthese gekoppelt mit der Cholinesterase-Synthese verläuft, ist die Aktivität letzterer im Serum erhöht. Absolute Albuminerhöhungen im Serum kommen eigentlich nicht vor. Erhöhte Werte beruhen fast immer auf einer Pseudohyperalbuminämie, z.B. bei der Exsikkose.

Viele **Medikamente** binden an Albumin. Hypoalbuminämie kann deshalb verbunden sein mit einer Erhöhung des freien, pharmakologisch aktiven Anteils eines Medikaments.

Stark Albumin-gebundene Pharmaka sind z.B. Phenytoin und Valproinsäure. Hypoalbuminämie kann bei diesen Patienten aus gleichbleibender Dosierung zur Erhöhung der pharmakologischen Wirkung führen. Auch kann sich das Bindungsvermögen des Albumins für Pharmaka ändern, so nimmt es z.B. für Phenytoin und Salizylsäure bei Niereninsuffizienz ab.

Genetische Strukturvarianten des Albumins werden in der Serumeiweißelektrophorese erkannt.

Hypoproteinämien und Hyperproteinämien

Hypoproteinämien beruhen überwiegend auf einer Reduzierung des Albumins, können jedoch auch durch eine Störung der Antikörperbildung bedingt sein.

Hyperproteinämien kommen wesentlich seltener vor, denn bei Vermehrung der Globuline kommt es regulatorisch zur Verminderung des Albumins. Schwere chronisch-entzündliche und gewisse autoimmunologische Prozesse verursachen eine Hyperproteinämie. Massive Abweichungen des Gesamteiweiß-Werts sind relativ selten und werden mit den oben beschriebenen pathologischen Begriffen definiert. Häufiger sind minimale Abweichungen – sog. latente (versteckte) Pathologien – anzutreffen. Man bezeichnet sie als **Dysproteinämien**. Häufig sind Dysproteinämien ein Hinweis für das Vorliegen einer Störung im Wasserhaushalt. Dehydratation und Hyperhydratation führen zur gleichmäßigen Vermehrung oder Verminderung der Serumproteine, in der Serumelektrophorese jedoch tritt keine quantitative Verschiebung der Eiweißverhältnisse auf.

Die plasmavolumenbedingten Verschiebungen des Proteinspiegels, wie sie nach übermäßiger Infusion oder starken Durchfällen gesehen werden, können durch ein synchrones Verhalten des Hämatokrit- und des Hämoglobinwerts erkannt werden.

Absolute Veränderungen des Gesamteiweißes beruhen vorwiegend auf einer Abnahme der Albumine oder einer Zunahme der γ-Globuline. Eine absolute Vermehrung der Albumine ist in der letzten Zeit nicht aufgetreten, daher findet man in der maßgeblichen Literatur auch keine Hinweise.

Dysproteinämien sind Veränderungen der Eiweißzusammensetzung des Serums und grundsätzlich pathologisch. Bei den Entzündungsreaktionen geht jede absolute Zunahme der Globuline kompensatorisch mit einer Verminderung der Albumine einher.

Neben der Eiweißelektrophorese (s.S. 221 ff.) ist die Bestimmung des Gesamteiweißes und des Albumins die wichtigste Messung für die Darstellung des Eiweißstoffwechsels im menschlichen sowie im tierischen Organismus.

Steckbrief Albumin/Gesamteiweiß

Präanalytik
- Kein großes, eiweißreiches Frühstück vor der Blutentnahme
- Venöse Blutentnahme am liegenden Patienten. Probenmaterial: Serum/Plasma
- Haltbarkeit der Probe: bei 4 °C bleibt die Proteinkonzentration über Wochen stabil

Normalbereich
Albumin:

Männer, Frauen:	3500–5500 mg/dl = 35–55 g/l
Kinder:	3500–5000 mg/dl = 35–50 g/l

Gesamteiweiß:

Männer, Frauen:	6,10–8,10 g/dl = 61–81 g/l
Kinder:	6,30–7,50 g/dl = 63–75 g/l

Beeinflussungen/Verfälschungen von Meßergebnissen
Keine Angaben.

Beurteilung
Die Untersuchung auf „Gesamteiweiß" sowie „Albumin" sollten bei keiner Serumanalyse bzw. Plasmauntersuchung fehlen, da sie wesentliche Aussagen über die Stoffwechselstörung den Eiweißstoffwechsel betreffend machen können.

Indikationen für erhöhte sowie erniedrigte Werte beim Gesamteiweiß sowie Albumin:

Erhöhte Werte kommen vor bei:
- Paraproteinämien (Myelom, Morbus Waldenström, Lymphome)
- Leberzirrhose
- Hypergammaglobulinämie (übermäßiger Gehalt des Blutes an Gammaglobulinen; z.B. reaktiv bei akuten [in der Spätphase] und chronischen Entzündungen, Leberzirrhose, Kollagenosen)
- Exsikkose.

Weitere diagnostische Konsequenzen bei erhöhten Werten: Untersuchung der Immunglobuline G und M im Blutserum sowie die Untersuchung auf Paraproteine wegen Verdacht auf Plasmozytom.

Erniedrigte Werte kommen vor bei:
- Nephrosen bzw. nephrotischem Syndrom
- chronischem Blutverlust

- nach Verbrennungen
- exsudativer Enteropathie („enteraler Eiweißverlust")
- Durchfallerkrankungen
- konsumierenden Erkrankungen (Karzinome, Lymphome, Tbc etc.)
- nach großen Operationen
- Schwangerschaftstoxikosen
- fortgeschrittener Zirrhose
- Agammaglobulinämie (teilweiser oder vollständiger Mangel an Gammaglobulin [Immunglobuline]; entweder erworben [sekundäre A.] oder als angeborene Störung).

Weitere diagnostische Konsequenzen bei erniedrigten Werten: Untersuchung der Eiweißelektrophorese sowie des Kreatinins, Harnstoffs, Rest-N sowie Harnsäure im Serum und im Urin das Urinsediment bzw. der bakterielle Nachweis; in einzelnen Fällen wird man die Ultraschalluntersuchung bzw. Röntgenuntersuchung der Niere bzw. des kleinen Beckens anordnen.

7.3.1.3 Eiweißelektrophorese

Eiweißelektrophoresen werden zur Diagnostik von Dysproteinämien durchgeführt. Es ist auch der Begriff Serumeiweißelektrophorese geläufig. Darunter wird die klassische Auftrennung der Serumeiweiße, bei Verwendung von Zelluloseazetatfolie als Träger, in die Fraktionen Albumin, α_1-, α_2-, β- und γ-Globuline verstanden (Abb. 7-3). Die Eiweißelektrophorese im Agarosegel ist zur Feststellung einer Dysproteinämie in der Routinediagnostik von untergeordneter Bedeutung.

Angeborene Proteindefekte werden im Elektropherogramm nur dann erkannt, wenn sie Proteinkomponenten betreffen, die einen relativ großen Anteil an einer Eiweißfraktion einnehmen. So sind angeborene Albumindefekte und Änderungen des IgG-Spiegels zwar gut erkennbar, aber das Fehlen von IgA und IgM, Coeruloplasmin und die Verminderung von Transferrin werden nicht oder nur selten erkannt.

Fast alle Erkrankungen gehen mit Veränderungen des Eiweißstoffwechsels einher, daher ist eine genaue Diagnose anhand der Serumeiweißelektrophorese nur bedingt möglich. Dysproteinämien sind qualitative oder quantitative Veränderungen der Proteinzusammensetzung des Serums und stehen in enger Beziehung zu einer großen Zahl von Krankheiten. Dysproteinämien sind in der Serumeiweißelektrophorese vorwiegend dann erkennbar, wenn Proteine oder Proteingruppen betroffen sind, die bei Krankheitsprozessen gekoppelt im Sinne der Vermehrung oder Verminderung reagieren wie Albumin, die Akut-Phase-Proteine, die Gruppe Präalbumin-Transferrin und die Immunglobuline.

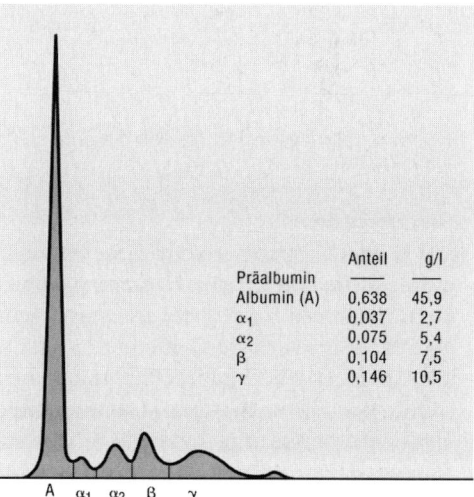

	Anteil	g/l
Präalbumin		
Albumin (A)	0,638	45,9
α_1	0,037	2,7
α_2	0,075	5,4
β	0,104	7,5
γ	0,146	10,5

A α_1 α_2 β γ

Abb. 7-3 Eiweißelektrophorese. Physiologische Kurve nach Auftrennung des Serums.

Wie oben schon beschrieben, läßt die Serumeiweißelektrophorese keine direkte Diagnosestellung zu; das Auftauchen von Dysproteinämien kann jedoch zur Differentialdiagnose herangezogen werden. Folgende Feststellungen sind daher möglich:

- das Vorliegen einer pathologischen Situation

- die Zuordnung bestimmter Erkrankungen oder Krankheitsgruppen zu charakteristischen Konstellationstypen
- die Erkennung des Aktivitätsstadiums einer pathologischen Veränderung
- die Verlaufsbeurteilung des Krankheitszustandes rein objektiv.

Steckbrief Eiweißelektrophorese

Präanalytik
- Keine besondere Patientenvorbereitung
- Venöse Blutentnahme im Liegen. Auf schwache und kurze Venenstauung achten
- Probenmaterial: Serum
- Haltbarkeit der Probe: bei Raumtemperatur 30% Aktivitätsverlust innerhalb 1 Woche

Normalbereich
Aktuelle Normalwertgrenzen für die Serumelektrophorese auf Zelluloseazetatfolie:

Konzentrationsverteilung der getrennten Fraktionen in %:

Anfärbung	Albumin	α_1-Globuline	α_2-Globuline	β-Globuline	γ-Globuline
Amidoschwarz	60,6–68,6	1,4–3,4	4,2– 7,6	7,0–10,4	12,1–17,7
Ponceaurot	55,3–68,9	1,6–5,8	5,9–11,1	7,9–13,9	11,4–18,2

Diese Werte gelten für Erwachsene.

Konzentrationsverteilung der getrennten Fraktionen in g/l:

	Neugeborene	Säuglinge	Kleinkinder	Schulkinder	Erwachsene
Albumin	32,7–45,3	36,7–51,3	33,1–52,2	40,0–52,5	35,2–50,4
α_1-Glob.	1,1– 2,5	1,3– 2,5	0,9– 2,9	1,2– 2,5	1,3– 3,9
α_2-Glob.	2,6– 5,7	3,8–10,8	4,3– 9,5	4,3– 8,6	5,4– 9,3
β-Glob.	2,5– 5,6	3,5– 7,1	3,5– 7,6	4,1– 7,9	5,9–11,4
γ-Glob.	3,9–11,0	2,9–11,0	4,5–12,1	5,9–13,7	5,8–15,2

Beeinflussungen/Verfälschungen von Meßergebnissen
Veränderung der Werte bei zu fester und zu langer Stauung möglich.

Beurteilung
Die Eiweißelektrophorese ist eine wichtige Basisuntersuchung. Sie ermöglicht die Auftrennung des Serums in 5 Fraktionen, die wiederum aus mehreren Proteinen bestehen. Veränderungen der Kurve (Werte) ergeben sich bei allen Erkrankungen, die zu einer Veränderung der Proteinmuster im zirkulierenden Blut führen. Somit ermöglicht diese Untersuchung die Diagnostik und Verlaufsbeobachtung von akuten und chronischen Entzündungen, bei Nierenerkrankungen, Tumoren, Gammopathien, Antikörper-Mangelsyndrom und verschiedenen Lebererkrankungen (Abb. 7-4).

Konsequenzen bei veränderten Werten. Die therapeutischen Konsequenzen können sehr vielfältig sein und sind hauptsächlich abhängig von der Schwere der Abweichung von den Normalwertgrenzen und von den Ergebnissen der anderen Untersuchungen.

Die Eiweißelektrophorese sollte als alleinige Untersuchung nicht verwendet werden, sondern immer im Zusammenhang mit der serologischen Nierendiagnostik bzw. den Immunglobulinen stehen.

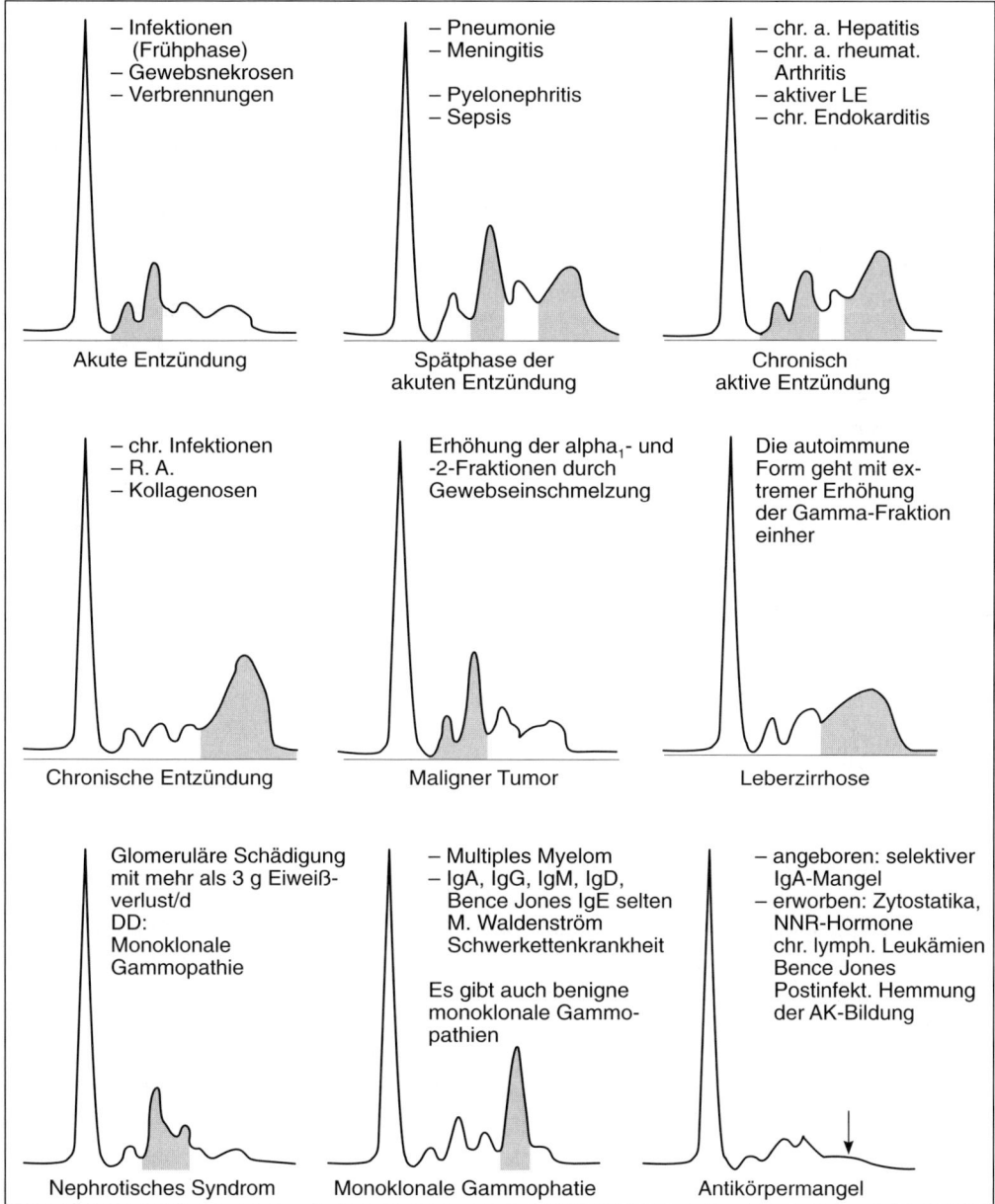

Abb. 7-4   Die wichtigsten Serumeiweißbilder (bioscientia).

7.4 Serologische Nieren-diagnostik

7.4.1 Allgemeines

Innerhalb unseres Organismus ist die Niere neben Herz, Leber, Magen-Darm-Trakt und Gehirn ein Organ, ohne das es sich nicht leben läßt. Ihre Funktionen sind vielfältig, entsprechend können sehr unterschiedliche Störungen auftreten. Das Fatale an Nierenerkrankungen ist, daß ihre Symptome nicht immer im Bereich der Niere auftreten. Erinnert sei an den renalen Hochdruck, die tief-braunen Augenringe, einige Formen von Ekzemen und die renalen Ödeme.

> Da sich Erkrankungen innerhalb der Niere und der ableitenden Harnwege nicht immer durch charakteristische Schmerzsymptomatik äußern, sollte eigentlich bei der Routineuntersuchung der Bereich Niere nie ausgelassen werden. Man beachte jedoch unbedingt, daß es keine Untersuchungsmethode gibt, die global das Vorliegen einer Nierenfunktionsstörung ausschließen kann.

Das differentialdiagnostische Vorgehen muß deshalb orientiert an der klinischen Symptomatik variiert werden. Für die Mehrzahl der Patienten reichen relativ einfache Urinuntersuchungen – sog. Streifentests – aus. Hierüber wird in dem Kapitel Urinuntersuchung berichtet.

In der Serologie stehen neben der Bestimmung der Elektrolyte (Natrium, Kalium, Kalzium und eventuell Chlorid und Magnesium) die Bestimmungen für Kreatinin, Harnstoff, Rest-Stickstoff (auch Rest-N genannt), Harnsäure, Gesamteiweiß und Albumin sowie die Eiweißelektrophorese und der Kreatinin-Clearance im Vordergrund. Ergänzend und oft hilfreich sind die Untersuchungen auf γ-GT und α-Amylase, die nicht nur Bezug auf Leber oder Pankreas nehmen.

Die serologische Nierendiagnostik ist jedoch nur ergänzend in der Differentialdiagnose von Nierenerkrankungen einzusetzen, da Schwankungen der Werte besonders am Anfang einer Nierenerkrankung auftauchen, die den Patienten aber auch den Therapeuten verunsichern können.

7.4.2 Pathophysiologie der Niere

7.4.2.1 Glomerulonephritis

Als Glomerulonephritis wird eine Reihe von akuten, progressiven oder chemischen, bilateralen, empfindlichen, nicht-eitrigen, diffusen oder herdförmigen Nierenerkrankungen bezeichnet, bei denen sich der Krankheitsprozeß vorwiegend in den Glomeruli abspielt. Darüber hinaus werden histologisch weniger ausgeprägte Läsionen an anderen kleinen Nierenarterien gefunden.

Es gibt Hinweise dafür, daß noch genauer zu definierende Antigene über einen Antigen-Antikörper-Mechanismus die „Zweitkrankheit" Glomerulonephritis auslösen. Eine gesteigerte individuelle Krankheitsempfänglichkeit gegenüber einer Glomerulonephritis aufgrund besonderer Konstellationen der Histokompatibilitätsantigene des Patienten muß für verschiedene Glomerulonephritis-Formen angenommen werden.

7.4.2.2 Nephrosklerose

Als Nephrosklerose werden funktionelle und morphologische Veränderungen der Nieren beschrieben, die sich im Verlauf einer unbehandelten primären oder sekundären **Hypertonie** regelmäßig als Hochdruckfolge ausbilden. Sie manifestieren sich überwiegend am **Blutgefäßsystem** der Nieren, doch sind Schäden der dazugehörigen Glomeruli und Tubuli ebenfalls nachweisbar.

Während die benigne Nephrosklerose als Folge des durch die arterielle Hypertonie beschleunigten vaskulären Alterungsprozesses aufgefaßt wird, handelt es sich bei der **sekundär malignen** Nephrosklerose um das morphologische Substrat einer akzelerierten, sich durch die Gefäßschäden selbst unterhaltenden malignen Hypertonie. Mit der bindegewebigen Organisation des stenosierenden Ödems von Gefäßintima und Interstitium kommt es über Glomerulusverlust, interstitielle Fibrose und Tubulusatrophie zur Niereninsuffizienz.

Von der sekundären Nephrosklerose abzugrenzen ist die **primär maligne** Nephrosklerose, eine eigenständige, als Komplikation des hämolytisch-urämischen Syndroms auftretende Erkrankung ohne obligat vorbestehende Hypertonie.

7.4.2.3 Harnwegsinfektion

Der Begriff der Harnwegsinfektion umfaßt neben der Pyelonephritis auch das meist lokale Entzündungsgeschehen der Zystitis sowie die durch Keimaszension über die Harnleiter mögliche Nierenbeckenentzündung.

7.4.2.4 Interstitielle Nephritis

Mit der interstitiellen Nephritis bezeichnet man eine durch unterschiedliche ätiologische Faktoren ausgelöste primäre, akute oder chronische Entzündungsreaktion des Niereninterstitiums und der Tubuli.

Da die Niere nur eine begrenzte Anzahl von Möglichkeiten hat, auf unterschiedliche Schädigungsfaktoren zu reagieren, können zahlreiche nichtinfektiöse und infektiöse Agenzien zu dem relativ uniformen Bild einer akuten oder chronischen interstitiellen Nephritis führen. Die zugrundeliegenden pathogenetischen Faktoren sind noch weitgehend unbekannt. Vermutlich spielen die T-Zell-vermittelte, verzögerte und die zytotoxische Immunreaktion eine entscheidende Rolle.

Die Ursache der interstitiellen Nephritis kann in der Regel identifiziert werden. Während bei der **akuten** interstitiellen Nephritis

die **Antibiotika** eine überragende Rolle spielen, sind bei der **chronischen** Form nichtsteroidale Antiphlogistika und chronische Harnabflußbehinderung sowie urogenitale Infektionen die häufigsten Auslöser. **Analgetika-Abusus** kann über eine Konzentrierung der Schmerzmittel und ihrer Metaboliten in den Papillenspitzen des Nierenmarks zur chronischen interstitiellen Nephropathie führen. Die Medikamente, deren Einnahme am häufigsten mit einer chronischen interstitiellen Nephritis in Verbindung gebracht werden, sind Phenazetin und dessen Metabolit Paracetamol, häufig auch in Kombination mit Acetylsalicylsäure.

Der **schleichende Verlauf** der Erkrankung bereitet den meisten Patienten keinerlei Beschwerden. Die chronische interstitielle Nephritis wird vielfach erst dann diagnostiziert, wenn Koliken durch den Abgang von nephrotischen Papillenspitzen ausgelöst werden oder die ersten Anzeichen einer Niereninsuffizienz nachgewiesen werden können.

7.4.2.5 Nierentuberkulose

Die chronische Urogenitaltuberkulose stellt neben der Lungentuberkulose die wichtigste Organmanifestation der **Infektion mit Mycobacterium tuberculosis** dar. Wegen der heutzutage guten Heilungschancen durch gezielte Chemotherapie ist diese Erkrankung aus dem urologischen Behandlungsbereich mehr in das Gebiet der inneren Medizin gerückt, vor allem wegen ihrer nicht seltenen **nephrotischen Begleiterkrankungen:** Pyelonephritis, Glomerulonephritis, Glomerulosklerose u.a.

Symptomatologie. Die Patienten kommen mit wenigen, unspezifischen Symptomen zum Behandler. Die organbezogenen Symptome treten relativ spät auf. Als häufigstes Erstsymptom wird eine Dysurie mit Krämpfen und Pollakisurie beobachtet, die in der überwiegenden Zahl der Fälle Ausdruck einer Harnblasentuberkulose ist. Müdigkeit, Leistungsabfall, Nachtschweiß, subfebrile

Temperaturen, Rückenschmerzen und Abmagerung finden sich erst in fortgeschrittenen Stadien der Erkrankung.

7.4.2.6 Abflußbehinderung der Niere

Harnabflußstörungen mit Urinstase und Erhöhung des intrakanalikulären Drucks im Harntrakt stellen eine wichtige Ursache für akutes und chronisches Nierenversagen dar. Wenn die Störung frühzeitig beseitigt wird, können sich die funktionellen Läsionen vollständig zurückbilden. Bei lang andauernder Abflußbehinderung kommt es jedoch zu einem hochgradigen Verlust von Nierengewebe mit Nierenfunktionseinschränkung und erhöhter Infektanfälligkeit. Harnabflußbehinderungen führen sowohl zu funktionellen als auch strukturellen Veränderungen an den Nieren, die in der Regel nach ca. 4 bis 6 Wochen irreversibel sind.

7.4.2.7 Nierensteinleiden

Das Nierensteinleiden (Nephrolithiasis, Urolithiasis) ist eine häufige, das männliche Geschlecht bevorzugende und von Zivilisationsfaktoren begünstigte Erkrankung. Nierensteine sind Konkretionen von Urinkristallen, die durch eine kolloidale Gerüstsubstanz verbunden sind. Es werden anorganische, organische und Tripelphosphat-Steine unterschieden sowie die nur aus Gerüstsubstanz bestehenden Fibrin-, Einheits- oder Matrixsteine.

7.4.2.8 Hereditäre Nephropathien

Bei den hereditären Nephropathien handelt es sich um eine – was Art und Schweregrad angeht – heterogene Gruppe von familiär gehäuft auftretenden Erkrankungen. Sie umfassen einerseits funktionell bedeutungslose Anomalien, andererseits schwere, zur terminalen Niereninsuffizienz führende Leiden. Teilweise handelt es sich um Erkrankungen, die rein morphologisch definiert sind, teilweise sind jedoch auch die zugrundeliegenden spezifischen biochemischen Defekte bekannt. Erblichkeit und Erbmodus sind bei den meisten hereditären Nephropathien erwiesen.

7.4.2.9 Tumoren der Niere und der oberen Harnwege

Das Nierenzellkarzinom, erstmals 1883 von Grawitz beschrieben, leitet sich vom Tubulusepithel ab und zeichnet sich durch seine optisch leer erscheinenden Zellen, die Glykogen enthalten, aus. Obwohl diese Tumoren histologisch oft die Kriterien einer gutartigen Geschwulst erfüllen, können metastatische Entgleisungen erfolgen. Bösartige Tumoren der Niere werden beim Erwachsenen in 1–4% aller Malignome gefunden.

Wir unterscheiden das Adenokarzinom der Niere vom Hypernephrom, das hypernephroide Karzinom vom Grawitz-Tumor und vom Clear-cell-Carcinoma.

> Alle Tumormarker, die z.Zt. Aussagekraft haben, zeigen bei diesen Tumoren nur verschwommen an.

7.4.2.10 Toxische Nierenschäden

Unter dem Begriff „toxische Nierenschäden" versteht man alle akuten oder chronischen, durch **exogene Substanzen unterschiedlicher chemischer Natur** verursachten Störungen der strukturellen Integrität und/oder der exzentrischen, endokrinen und metabolischen Funktionen der Niere. Für diese Begriffsbestimmung ist es gleichgültig, um welche Art nephrotoxischer Substanzen es sich handelt (Medikamente, Chemikalien, Industriegifte oder Umweltgifte usw.) und auf welche Weise sie in den Organismus gelangen (orale Zufuhr, Inhalation, Injektion, usw.). Die außerordentlich große Zahl potentiell nephrotoxischer Substanzen läßt sich aufgrund ihrer unterschiedlichen Wirkungsmechanismen in Stoffgruppen differenzieren.

7.4.2.11 Chronische Nieren-
insuffizienz – Urämie

Die chronische Niereninsuffizienz ist durch eine Vielzahl von Stoffwechselstörungen charakterisiert, die sich schon mit beginnender exkretorischer und endokriner Funktionseinschränkung der Nieren anbahnen und im weiteren Verlauf schließlich alle Organsysteme in unterschiedlicher Reihenfolge und unterschiedlichem Ausmaß befallen können – z.B. Urämie. Bis heute ist es jedoch nicht möglich, die urämische Symptomatik einer bestimmten Substanz oder einer chemisch exakt definierten Stoffklasse zuzuordnen. Neben der Kumulation nicht eliminierter Stoffe ist für die Entwicklung der Urämie der Ausfall der metabolischen (endokrinen) renalen Funktionen von Bedeutung.

7.4.3 Spezielle Labor-
parameter

7.4.3.1 Harnstoff und Rest-Stickstoff
(Rest-N)

Der Harnstoff ist das Stoffwechselendprodukt des Eiweiß- und Aminosäurestoffwechsels und wird in der Leber gebildet. Die Begriffe Harnstoff und Harnstoff-N bzw. Rest-N werden in der medizinischen Diagnostik nebeneinander benutzt. Der Harnstoff-N-Gehalt wird durch Multiplikation mit dem Faktor 0,466 aus dem Wert des Harnstoffs errechnet.

Bei Eiweißabbau werden die Proteine in Aminosäuren zerlegt und desaminiert. Der dabei anfallende Ammoniak wird in den Mitochondrien über eine Kette von Reaktionen, die unter dem Begriff Harnstoff-Zyklus zusammengefaßt werden, in Harnstoff umgewandelt. Beim Abbau von 2,9 g Protein wird 1 g Harnstoff gebildet. Das ist beim Gesunden eine tägliche Menge von 20–30 g und entspricht dem Abbau von 60–90 g nutritiv zugeführtem oder körpereigenem Eiweiß.

Die Harnstoffzerlegung erfolgt überwiegend renal durch glomeruläre Filtration. Es diffundieren jedoch 40–60% des filtrierten Harnstoffs im proximalen Tubulus zurück.

Nicht nur die Nierenfunktion, sondern auch die tägliche Eiweißzufuhr beeinflussen den Harnstoffwert im Serum. Bei einer täglichen Aufnahme von 2,5 g Eiweiß pro Kilogramm Körpergewicht treten erhöhte Werte auf.

Im wesentlichen bestimmen **drei Faktoren** die Höhe des Harnstoffwerts im Serum:

- Urin-Zeit-Volumen und damit die Menge des zugeführten bzw. ausgeschiedenen Wassers
- Harnstoff-Bindungsrate: Hier wird eine direkte Verbindung zum Eiweißstoffwechsel geschlagen
- Größe des Glomerulumfiltrats.

Aufgrund der Abhängigkeit vom Eiweißstoffwechsel und der komplizierten renalen Ausscheidungsverhältnisse ist der Normbereich für Harnstoff im Serum sehr breit gefaßt. Deshalb ist seine Bestimmung zur Beurteilung einer beginnenden glomerulären Funktionseinschränkung **unspezifischer als die Bestimmung des Kreatinins.** Erst bei einer Abnahme der glomerulären Filtration um 75% wird der obere Serum-Normwert überschritten. Bei stärkerer Einschränkung der Nierenfunktion korreliert der Harnstoff besser mit dem Glomerulumfiltrat. Bei einer Abnahme der glomerulären Filtration auf 10% der Norm steigt die Harnstoff-Konzentration etwa um das 10fache an.

Eine **Korrelation zum Glomerulumfiltrat** ist aber nur dann zulässig, wenn **keine extrarenalen Faktoren** den Wert beeinflussen. So kann bei Vorliegen eines chronischen Nierenversagens mit Polyurie, bei Durchfällen, Erbrechen und Leberinsuffizienz der Harnstoff-Spiegel weniger erhöht sein als erwartet. Demgegenüber ist er stärker erhöht, wenn bei chronischem Nierenversagen zusätzlich Oligurie, exzessive Eiweißzufuhr, Herzinsuffizienz oder Magen-Darm-Blutungen auftreten.

Steckbrief Harnstoff/Rest-N

Präanalytik
- Keine besondere Patientenvorbereitung
- Venöse Blutentnahme. Probenmaterial: Serum/Plasma
- Haltbarkeit der Probe: bei Raumtemperatur 30% Aktivitätsverlust innerhalb 1 Woche

Normalbereich
Männer, Frauen, Kinder: 10,00–50,0 mg/dl = 1,70–8,30 mmol/l
Männer, Frauen, Kinder: 4,66–23,3 mg/dl = 0,79–3,86 mmol/l

Beeinflussungen/Verfälschungen von Meßergebnissen
Bei stark reduziertem Eiweißstoffwechsel, z.B. bei ausschließlich vegetarischer Ernährung oder bei Fastenkuren, kann es zu sehr **niedrigen Harnstoffwerten** kommen. Ebenso findet sich während der Schwangerschaft durch gesteigerte glomeruläre Filtrationsraten ein deutlich abgefallener Harnstoffwert. Auch bei Kindern sind niedrige Werte physiologisch.
Erhöht gemessene Harnstoffwerte bei eiweißreicher Ernährung sowie im Alter (verminderter Katabolismus) werden als physiologisch angesehen. Häufig findet man einen isoliert erhöhten Harnstoffwert bei insuffizientem Magenausgang (Pylorusinsuffizienz).
Verschiedene Medikamente sowie Ascorbinsäure können falsch-hohe Werte vortäuschen.

Beurteilung
Die Bestimmung des Harnstoffs dient der Diagnostik und Verlaufsbeurteilung der Niereninsuffizienz sowie einer entsprechenden Therapiekontrolle. Bei komatösen Zuständen unklarer Genese gehört die Untersuchung zu den differentialdiagnostischen Maßnahmen.
Aufgrund der Abhängigkeit von den extrarenalen Faktoren Urin-Zeit-Volumen und Proteinzufuhr ist der Serum-Harnstoffwert für die Diagnostik Niereninsuffizienz allerdings nur mit Einschränkung zu verwerten, sehr wohl aber bei chronischer Niereninsuffizienz und zur Überprüfung des Eiweißstoffwechselendprodukts.

7.4.3.2 Kreatinin

Kreatinin entsteht im Muskel aus Kreatin und Kreatinphosphat. Kreatin- und Kreatininstoffwechsel laufen folgendermaßen ab:
Leber, Pankreas und Nieren bilden Kreatin und geben es über die Blutbahn an die Muskulatur ab. Im Muskel erfolgt durch die Kreatinkinase die Phosphorylierung des Kreatin zum energiereichen Kreatinphosphat. Dies dient als Energiespeicher, denn bei Muskelkontraktion wird durch die Spaltung von Kreatinphosphat chemische Energie in mechanische umgesetzt. Beim **Zerfall von Kreatin und Kreatinphosphat** entsteht Kreatinin, das sich in den Körperflüssigkeiten verteilt. Wie schon erwähnt, ist die Kreatinmenge im Organismus abhängig von der **Muskelmasse;** letztere ist deshalb bestimmend für die Menge des anfallenden Kreatinins und die Kreatininkonzentration im Serum.
Im Mittel bildet der Normalgewichtige im Alter von 30 bis 60 Jahren 15–20 mg/kg/24 h an Kreatinin. Es wird bei Patienten mit normaler Nierenfunktion fast völlig durch die glomeruläre Filtration ausgeschieden. Nur unbedeutende Mengen werden metabolisiert, tubulär sezerniert oder über die Darmschleimhaut abgegeben.

Bei eingeschränkter Nierenfunktion wird mit zunehmender Serum-Kreatinin-Konzentration der Wert der glomerulären Filtrationsrate (GFR) überschätzt. Dies ist bedingt durch eine Elimination des Kreatinins, die nicht auf glomerulärer Filtration beruht, also durch Zunahme der Metabolisierung, der tubulären Sekretion und Ausscheidung über die Darmschleimhaut bedingt ist. Im Darm kommt es offensichtlich über bakterielle Kreatinasen zu einer Metabolisierung von Kreatinin. Eine lineare Korrelation zwischen Serum-Kreatininkonzentration und Kreatinin-Clearance besteht nur bis zu einer Einschränkung der GFR auf etwa 20 ml, was einem Serum-Kreatininwert von etwa 3 mg/dl bei einer 75 kg schweren Person entspricht.

Die Korrelation der Kreatinin-Clearance zur Insulin-Clearance ist variabel und vom Grad der Niereninsuffizienz abhängig.

Kreatininbildung und GFR nehmen mit zunehmendem Alter ab. Da dies annähernd im gleichen Ausmaß erfolgt, ändert sich der Serum-Kreatininwert nicht. Ein identischer Kreatininwert läßt deshalb bei alten und jungen Menschen nicht auf die gleiche GFR schließen.

Steckbrief Kreatinin

Präanalytik
– Keine besondere Patientenvorbereitung
– Venöse Blutentnahme. Probenmaterial: Serum/Plasma. Probe innerhalb 24 h abzentrifugieren
– Haltbarkeit der Probe: Mehrere Tage bei Kühlschranktemperatur

Normalbereich
Männer: 0,6–1,20 mg/dl × 88,4 = 53,00–97,00 γmol/l
Frauen: 0,5–1,10 mg/dl × 88,4 = 44,00–80,00 γmol/l
Kinder: 0,5–1,20 mg/dl × 88,4 = 44,00–97,00 γmol/l

Beeinflussungen/Verfälschungen von Meßergebnissen
Die Referenzbereiche sind abhängig vom Alter, Geschlecht, Körpergewicht des Patienten und von der Bestimmungsmethode. Über längere Zeiträume zeigt die Serum-Kreatininkonzentration nur geringe Abweichungen. Das wahre Kreatinin wird im Bereich 0,2–1,0 mg/dl (18–88 γmol/l) bei allen Verfahren im Mittel um 20–50% zu hoch gemessen. Ausnahmen gibt es beim enzymatischen Test und bei der Fullererde-Methode. Mit ansteigenden Konzentrationen nimmt dieser Fehler ab. Nachteile der Fullererde-Methode und des enzymatischen Tests sind die umständliche Handhabung.

Hämolyse stört die Kreatininbestimmung erheblich! Deshalb sollte die Untersuchung auf Kreatinin im Serum erfolgen, das innerhalb von 5 h nach der Blutentnahme von den Erythrozyten getrennt wurde.

Bei starker körperlicher Belastung treten zeitweise verfälscht hohe Kreatininwerte auf. Ebenso können fälschlich erhöhte Kreatininkonzentrationen gemessen werden bei schlecht eingestellten Diabetikern aufgrund von Hyperglykämie und einer Anhäufung von Ketonsäuren.

Bei reduzierter Muskelmasse wird Kreatinin vermindert gebildet. Eine stärkere Funktionseinschränkung kann in diesem Fall mit normalen Serumwerten einhergehen.

Beurteilung

Die Kreatininbestimmung im Blutserum gehört zu den wesentlichen Untersuchungen bezüglich der Serumdiagnostik. Die Konzentration des Kreatinins im Serum ist ein wichtiger Faktor zur Beurteilung der Nierenfunktion, denn der Kreatininwert des Gesunden zeigt auch über längere Zeit nur geringfügige Abweichungen vom Sollwert.

Die Untersuchung ist nicht nur indiziert bei Patienten mit Verdacht auf Niereninsuffizienz, sondern gilt auch als Standard bei Nierensteinen, Hypertonie, nach Verbrennungen, bei akuten oder chronischen Mypopathien sowie bei Diabetikern.

Erst der Abfall der Nierenleistung um ca. 50% führt zu erhöhten Kreatininwerten.

Bei akuter Einschränkung der Nierenfunktion erfolgt der Kreatininanstieg mit einer zeitlichen Verzögerung. Ursachen einer akuten Einschränkung der glomerulären Nierenfunktion sollen das akute Nierenversagen, die prärenale Niereninsuffizienz oder eine postrenale Harnwegsobstruktion sein.

Erhöhte Werte finden sich bei Niereninsuffizienz, akuten und chronischen Myopathien, Crush-Syndrom, Verbrennungen. Werden Muskelzellen zerstört (Quetschung, Verbrennung, Operation etc.) steigt der Serumwert ebenfalls an.
Weitere diagnostische Konsequenzen bei erhöhten Werten: Untersuchung im Serum auf Glukose, LDH-Gesamt sowie LDH-Isoenzyme, CK-Gesamt sowie CK-MM und CK-MB.

Erniedrigte Werte haben eine untergeordnete Bedeutung. Bei Patienten mit Muskelschwund (z.B. auch bei längerer Bettlägerigkeit) zeigen häufig tiefe Kreatininwerte. Darüber hinaus kann es bei jugendlichen Diabetikern zu erniedrigten Werten kommen.
Weitere diagnostische Konsequenzen bei erniedrigten Werten: Untersuchung im Serum auf Harnstoff, Rest-N, Harnsäure, Kreatinin-Clearance, α-Amylase; im Urin auf Urinsediment; röntgenologisch empfiehlt sich das i.v. Pyelogramm und die Ultraschalluntersuchung von Niere und Blase.

7.4.3.3 Kreatinin-Clearance

Clearance ist ein englischer Begriff und bedeutet: Reinigung bzw. Klärung. Unter dem Begriff Clearance versteht man die Planmenge, die pro Zeiteinheit von einer bestimmten Substanzmenge befreit wird.
Die **renale** Clearance ist ein Maß für die exkretorische Nierenleistung und wird mit Hilfe der Formel:

$$\text{Clearance } (C) = (U \times V)/P$$

berechnet, wobei C dem Klärwert in ml/min, U der Urinkonzentration der Testsubstanz in mmol/l, V dem Harnzeitvolumen in ml/min und P der Plasmakonzentration der Testsubstanz in mmol/l entspricht.

Steckbrief Kreatinin-Clearance

Präanalytik

- Entnahme von ca. 5 ml Blut (zur Herstellung von Blutserum) zur Kreatininbestimmung.
- Sammeln von 24-h-Urin: Patientem sauberes Gefäß aushändigen (Spezialbehälter hält das Labor bereit) und wie folgt **instruieren:**
  - Trinken Sie etwas weniger als üblich, kein Alkohol, kein Kaffee
  - Blase morgens nach dem Aufstehen entleeren. Diesen Urin aber noch nicht auffangen. Uhrzeit notieren
  - Von jetzt an allen Urin im Gefäß sammeln, auch bei Stuhlgang. Probe kühlhalten und nicht in helles Licht stellen
  - Letzte Sammlung am nächsten Morgen zur am Vortag notierten Zeit. Die Blase soll entleert werden, auch wenn kein Harndrang besteht
  - Gesamtmenge so bald als möglich in die Praxis/Labor bringen
- Wird der Urin in der Praxis für den Versand an das Labor vorbereitet: 24-h-Sammelurin gut mischen, Uringesamtvolumen messen und zusammen mit Größe und Körpergewicht des Patienten auf dem Analysenauftrag notieren. Die für den Test angeforderte Menge (2 ml und 50 ml) in die Urinröhrchen abfüllen.

Normalbereich

Erwachsene ohne Altersbegrenzung:

Männer: 98–156 ml/min (Jaffé-Reaktion)
Frauen: 95–160 ml/min (Jaffé-Reaktion)
Kinder (3–13 J.): 120–145 ml/min (Jaffé-Reaktion)

Es handelt sich hier um Mittelwerte.

Beeinflussungen/Verfälschungen von Meßergebnissen

Die wichtigsten Fehler bei der Ermittlung der endogenen Kreatinin-Clearance sind eine ungenügende Blasenentleerung und ein unvollständiges Auffangen des Urins. Oft wird der erste Urin bereits in das Sammelgefäß gegeben – anstatt verworfen. Verluste beim Urin-Sammeln führen zu Rechnungsfehlern. Eine exakte Instruktion des Patienten durch den Behandler über den genauen Ablauf des Harnsammelns ist unverzichtbare Voraussetzung für die Durchführung einer korrekten Kreatinin-Clearance.

Beurteilung

Die **Indikation** zur Veranlassung einer Kreatinin-Clearance ist die Erfassung einer leichten Nierenfunktionseinschränkung, wenn bei normalem Serum-Kreatininwert folgende **Befunde** vorliegen:

- pathologische Harnwerte, Hypertonie, Diabetes mellitus, Arthritis urica, Nierensteine, chronische Niereninsuffizienz
- Abklärung eines grenzwertigen oder leicht pathologischen Serum-Kreatininwerts, z.B. bei großer oder geringer Muskelmasse
- gelegentlich bei Verlaufskontrollen von Nierenerkrankungen im Stadium der Niereninsuffizienz
- unter Medikation von nierengängigen Pharmaka, die potentiell nephrotoxisch sind
- seltener zur Bestimmung der Restfunktion bei terminaler Niereninsuffizienz.

Die Kreatinin-Clearance erlaubt nicht die Messung der glomerulären Filtrationsrate (GFR), sondern gibt nur approximativ deren Größenordnung an. Für praktische klinische Belange ist das ausreichend zur Klärung einer reduzierten Kreatinin-Clearance und damit einer zwar approximativen, aber deutlich verminderten GFR, wenn also der Serum-Kreatininwert im Referenzbereich liegt. Weiter zur Verlaufsbeurteilung der GFR durch serielle Messung der Kreatinin-Clearance und zur Festlegung, wann ein niereninsuffizienter Patient dialysepflichtig wird, was im allgemeinen bei einer Kreatinin-Clearance unter 5 ml/min mal 1,73 m^2 der Fall ist.

Bei Serum-Kreatininwerten von mehr als 3 mg/dl ist die Bestimmung der Kreatinin-Clearance im allgemeinen nicht mehr notwendig, da die Diagnose in aller Regel eindeutig ist.

Konsequenzen bei pathologischen Werten. Es wird in einigen Fällen die Überweisung zu einem Nephrologen notwendig sein, da die Frage, ob der Patient dialysepflichtig ist oder nicht, geklärt werden muß.

7.4.3.4 Harnsäure

Die Harnsäure ist beim Menschen das **Stoffwechselendprodukt des Purinstoffwechsels.** Im Plasma ist die Harnsäure vorwiegend gelöst, aber auch in geringem Maße an Albumin und ein uratbindendes Globulin gebunden. Die Angaben über die Löslichkeit im Plasma schwanken. Der nicht an Eiweiß gebundene Harnsäureanteil wird glomerulär filtriert und zum größten Teil im proximalen Tubulus rückresorbiert. Die im Harn erscheinende Menge wird überwiegend im distalen Tubulus sezerniert. Ein kleiner Anteil der täglich anfallenden Harnsäure wird über den Darm ausgeschieden. Da es sich hierbei höchstwahrscheinlich um die Harnsäure handelt, die bei Rückresorption durch die Schleimhäute des Darms in die Gewebe diffundiert, liegt die Annahme nahe, daß der akute Gichtanfall vordergründig auf einer Insuffizienz der Darmschleimhäute beruht.

Die primäre Hyperurikämie wird von der sekundären Hyperurikämie unterschieden.

Die **primäre Hyperurikämie** ist erblich bedingt und beruht zu über 90% auf einer Störung der tubulären Harnsäuresekretion und zu weniger als 10% auf einer vermehrten endogenen Harnsäuresynthese.

Die **sekundäre Hyperurikämie** resultiert entweder aus Grunderkrankungen, die mit vermehrter Harnsäurebildung oder verminderter renaler Harnsäureausscheidung einhergehen oder auf der langdauernden Einnahme bestimmter Pharmaka.

Klinisch manifest als Gicht wird eine Hyperurikämie meist und spätestens mit dem akuten Gelenkbefall. Sie betrifft beim ersten Anfall in etwa 80% der Fälle das Großzehengrundgelenk. Die Wahrscheinlichkeit des Auftretens eines Gichtanfalls ist abhängig von der Höhe des Harnsäurewerts.

Ursachen, die zu einer Erhöhung des Harnsäurespiegels im Plasma führen, sind unter anderem:
- Störungen im Auf- und Abbau der Purine
- vermehrte Purinzufuhr in aller Regel durch die Nahrung und
- Einschränkungen der Nieren- und Darmfunktion.

Beim Abbau der im Kern und Plasma der Zelle lokalisierten Nukleinsäuren entstehen vermehrt Purinbasen. Diese werden im Recyclingverfahren vermehrt eingesetzt. Eine wichtige Rolle spielen in diesem Zusammenhang bestimmte Enzyme, die in die Gruppe der Transferasen gehören. Die nicht zur Resynthese der Nukleinsäure verwendeten Purinbasen werden zu Harnsäure oxidiert.

Störungen im Auf- und Abbau der Purine können auf verminderten Aktivitäten der Transaminasen beruhen. Dabei werden mit der Nahrung aufgenommene bzw. endogen anfallende Purine nicht für den Aufbau von Nukleinsäuren verwendet, sondern in Harnsäure umgewandelt.

Vermehrte Zufuhr von Fleisch, speziell der zellreichen parenchymatösen Organe (Innereien), führt zur übermäßigen Harnsäureproduktion. Die Niere kann die anfallenden Harnsäuremengen nicht genügend ausscheiden, so daß eine Hyperurikämie resultiert. Das gleiche Geschehen liegt bei der verstärkten Einschmelzung von körpereigenem Gewebe vor.

Eine Hyperurikämie durch primäre Nierenfunktionsstörung entsteht vielfach erst bei einem Abfall der glomerulären Filtrationsrate unter 25 ml/min. Bei der Gichtnephropathie kommt es zur Ausfällung von Natriumurat im Interstitium der Niere, weiterhin werden unspezifische glomeruläre Läsionen beobachtet.

Fasten verursacht einen raschen Anstieg der Harnsäure, da zum einen die endogene Purinbildung durch den Abbau körpereigener Substanz zunimmt, zum anderen die renale Harnsäuresekretion durch die auftretende Azidose vermindert wird. Alle mit Azidose einhergehenden Zustände reduzieren die renale Harnsäureausscheidung.

Im Gegensatz zur Überschreitung des Harnsäurenormalwerts wird die Unterschreitung des Serum-Harnsäurewerts in der Literatur kaum erwähnt. Die Hauptursache liegt in einer Verminderung der Aktivität der Xanthinoxidase und einer verminderten Harnsäureausscheidung im Urin. Je niedriger der Harnsäurewert, um so niedriger die intrazelluläre Verbrennungslage. Es besteht ein Sauerstoffmangel im Gewebe. Häufig sind passive Hyperämien mit chronischer Entzündungslage die Folge.

Steckbrief Harnsäure

– Keine besondere Patientenvorbereitung
– Venöse Blutentnahme. Probenmaterial: Serum/Plasma
– Haltbarkeit der Probe: bei Raumtemperatur 30% Aktivitätsverlust innerhalb 1 Woche

Präanalytik
Normalbereich

Männer: 4,50–7,00 mg/dl = 267–416 γmol/l
Frauen: 2,50–6,00 mg/dl = 148–356 γmol/l
Kinder: 1,50–5,00 mg/dl = 90–297 γmol/l

Beeinflussungen/Verfälschungen von Meßergebnissen

Schwankungen im Harnsäurespiegel können von Tag zu Tag bei gleichbleibender Kost etwa 10% betragen. Nachts werden eigentlich immer niedrigere Harnsäurespiegel gemessen als am Tage. Frauen zeigen während und besonders nach der Menopause höhere Harnsäurewerte. Bei purinfreier Ernährung, z.B. bei Vegetariern, kann der Harnsäurespiegel bis auf 1,5 mg/dl absinken.

Erhöhte Werte werden hervorgerufen durch:
- schwere körperliche, aber auch geistige Arbeit (bis zu 2,5 mg/dl höhere Spiegel, als der persönliche Normalwert)
- einen erhöhten Alkoholkonsum (v.a. Bier)
- Fastenkuren
- Medikamente wie Zytostatika
- therapeutische Röntgenbestrahlungen.

Untersuchungen zur Harnsäurekonzentration haben anhand der Verteilungskurven ergeben, daß eine statistische Abgrenzung normaler von erhöhten Werten nicht eindeutig möglich ist.

Beurteilung

Die Bestimmung der Harnsäure ist indiziert bei Verdacht auf Störungen des Purinstoffwechsels und zur Kontrolle der Gichtbehandlung.

Die Harnsäureausscheidung im Urin ist nur im Zusammenhang mit dem Harnsäurespiegel im Serum zu beurteilen. Bei der Klassifizierung der Gicht hat sich der von KELLY eingeführte Harnsäure-/Kreatinin-Quotient bewährt. Vielfach wird die renale Harnsäure-Elimination als erhöhte bzw. erniedrigte Harnsäure-Clearance beschrieben.

Erhöhte Harnsäurewerte im Serum kommen vor bei:
- Gicht
- verstärktem Zellabbau (z.B. Leukämie, nach zytotoxischer oder Strahlentherapie) und
- Laktatazidose.

Weitere diagnostische Konsequenzen bei erhöhten Werten. Untersuchung im Serum auf Rheumawerte, C-reaktives Protein und Antistreptolysintiter; LDH-Gesamt, CK-Gesamt, Transaminasen, Glukose und spezifische Tumormarker, soweit die Verdachtsdiagnose reicht.

Weitere diagnostische Konsequenzen bei erniedrigten Werten. Untersuchung im Serum auf T3 und T4 wegen verlangsamtem Betriebsstoffwechsel, Lipidelektrophorese wegen Verdacht auf Venostase bzw. Arteriopathie bei arteriosklerotischen Gefäßwandbelastungen.

Literatur

[1] Bayer, W.: Der Laborwert – Plasmaproteine. Immundiagnostik-Report 2/1993, Laboratorium Dr. Bayer, Stuttgart.

[2] Bayer, W.: Der Laborwert – Gesamt-Eiweiß-Bestimmung aus immunologischer Sicht. Immundiagnostik-Report 1/1994, Laboratorium Dr. Bayer, Stuttgart.

[3] bioscientia: Labormedizin aktuell – Lipoprotein (a): Ein unabhängiger KHK-Risikofaktor. bioscientia Institut für Laboruntersuchungen Ingelheim, Oktober 1991.

[4] Buddecke, E.: Grundriß der Biochemie. de Gruyter, Berlin 1994.

[5] Ebert, W. M.: Spezielle Laborparameter für die naturheilkundliche Praxis. Sonntag, Stuttgart 1996.

[6] Ebert, W. M., Heyers, D.: Labordiagnostik in der naturheilkundlichen Praxis. Sonntag, Stuttgart 1994.

[7] Greiling, H., Gressber, A. M.: Lehrbuch der Klinischen Chemie und Pathobiochemie. Schattauer, Stuttgart 1995.

[8] Herder-Lexikon der Biochemie und Molekularbiologie. Ergänzungsband 1993. Herder, Freiburg/Br. 1993.

[9] Hierholzer, K., Schmidt, R. F.: Pathophysiologie des Menschen. VCH, Weinheim 1991.

[10] Holzbach, G.: Pankreas-Elastase 1. Labor aktuell, bioscientia Institut für Laboruntersuchungen, Ingelheim 7/1994.

[11] Krapf, F. E.: Labordatenbuch. Urban & Schwarzenberg, München 1996.

[12] Lippert, H.: SI-Einheiten in der Medizin. 2. durchges. Aufl. Urban & Schwarzenberg, München 1978.

[13] Pindur, G., Pindur, U.: Klinische Chemie und serologische Laboratoriumsdiagnostik für Pharmazeuten und Mediziner. Wissenschaftliche Verlagsgesellschaft, Stuttgart 1991.

[14] Pschyrembel: Klinisches Wörterbuch. 257. Aufl. de Gruyter, Berlin–New York 1994.

[15] Roche-Lexikon Medizin. Urban & Schwarzenberg, München 1995.

[16] Schmidt, R. F., Thews, G.: Physiologie des Menschen. 23. Aufl. Springer, Berlin.

[17] Siegenthaler, W., Kaufmann, W., Hornbostel, H., Waller, H.: Lehrbuch der inneren Medizin, 3. neubearb. u. erw. Aufl. Thieme, Stuttgart–New York 1992.

[18] Stauffer, K.: Klinische homöopathische Arzneimittellehre, 12. unveränderte Aufl. Sonntag, Stuttgart 1995.

[19] Thomas, L.: Labor und Diagnose. 4. Aufl. Medizinische Verlagsgesellschaft, Marburg 1992.

HORMONDIAGNOSTIK

Wolfgang M. Ebert und Michael Martin

8.1 Einleitung

Hormone sind **Signalstoffe,** die meist in anatomisch abgegrenzten, spezialisierten und histologisch definierten Strukturen (i.d.R. endokrine Drüsen) des Organismus produziert werden. Sie erreichen über das Blut und den Lymphstrom ihre Erfolgsorgane und können bereits in sehr geringen Konzentrationen deren Stoffwechsel in charakteristischer Weise beeinflussen ohne dabei selbst verbraucht zu werden.

Die spezifische Hormonwirkung wird über **Hormonrezeptoren** vermittelt. Sie können im wesentlichen hemmend oder stimulierend wirksam werden. Die Hormone werden bei Bedarf aus gespeicherten Vorstufen oder aber kontinuierlich gebildet (z.B. die nicht speicherbaren Steroidhormone). Ihre Absonderung steht unter Kontrolle von Regelkreisen, z.B. auch unter Steuerung durch das hormonelle Hypophysen-Zwischenhirn-System (Abb. 8-1), das seinerseits durch nervale Reize und durch das „Zentrum" des zirkadianen Rhythmus gesteuert wird. Die Inaktivierung der Hormone erfolgt v.a. in der Leber durch Proteolyse und Reduktionsvorgänge.

Je nach Bildungsort unterscheidet man neurosekretorische (z.B. aus dem Hypothalamus), glanduläre (aus den endokrinen Drüsen) und Gewebehormone (als Mediatoren/Transmitter: Histamin, Prostaglandine). Je nach Ursprungsort werden die Hormone dem entsprechenden Organ zugeordnet: Pankreas-, Nebennieren-, Hypophysenhormone.

Nach biochemischen Kriterien unterscheidet man im Organismus folgende **Hormongruppen:**

- Steroidhormone: Östrogene, Gestagene, Androgene, Glukokortikoide, Mineralokortikoide und Colecalciferol und Abkömmlinge
- Polipeptid- oder Proteohormone: Oxytocin, Vasopressin (ADH), Insulin, Glukagon, Parathormon, Kalzitonin, Histamin, Gastrin, Renin; die im Hypothalamus gebildeten Releasinghormone und alle in der Hypophyse gebildeten Hormone
- von Aminosäuren abgeleitete Hormone (Amine): Trijodthyronin, Thyroxin, Katecholamine und Acetylcholin
- von ungesättigten Fettsäuren abgeleitete Hormone: Prostaglandine.

8.2 Hypophyse und Hypothalamus

Eine besondere Stellung im hormonellen Geschehen nimmt die Hypophyse als Partner des Hypothalamus im Sinne eines übergeordnetes Regulationsorgans der peripheren Hormonorgane ein. Der Hypothalamus steuert dabei die Aktivität der Hypophyse. Dies geschieht auf zwei Wegen: der **Hypophysenvorderlappen** wird **indirekt** über die Freisetzung von hypophyseotropen Hormonen gesteuert, der **Hypophysenhinterlappen** steht über den Tractus supraopticus hypophysealis **direkt** in einer Verbindung zum Hypothalamus und speichert dessen Hormone.

8.2.1 Erkrankungen der Hypophyse und des Hypothalamus

Es werden Hypophysentumoren und deren Folgen von Hypophyseninsuffizienzen und deren Folgen unterschieden.

8.2.1.1 Überfunktion der Vorderlappenzellen

Bei den endokrin aktiven Hypophysentumoren ist die bekannteste Folge die **Akromegalie.** Sie ist charakterisiert durch eine vermehrte Sekretion von Wachstumshormonen und nachfolgend Somatomedin C, die zu einer typischen Vergrößerung der Akren und der inneren Organe führt. Sofern die STH-Überproduktion schon vor der Pubertät bei noch nicht abgeschlossenem Skelettwachstum auf-

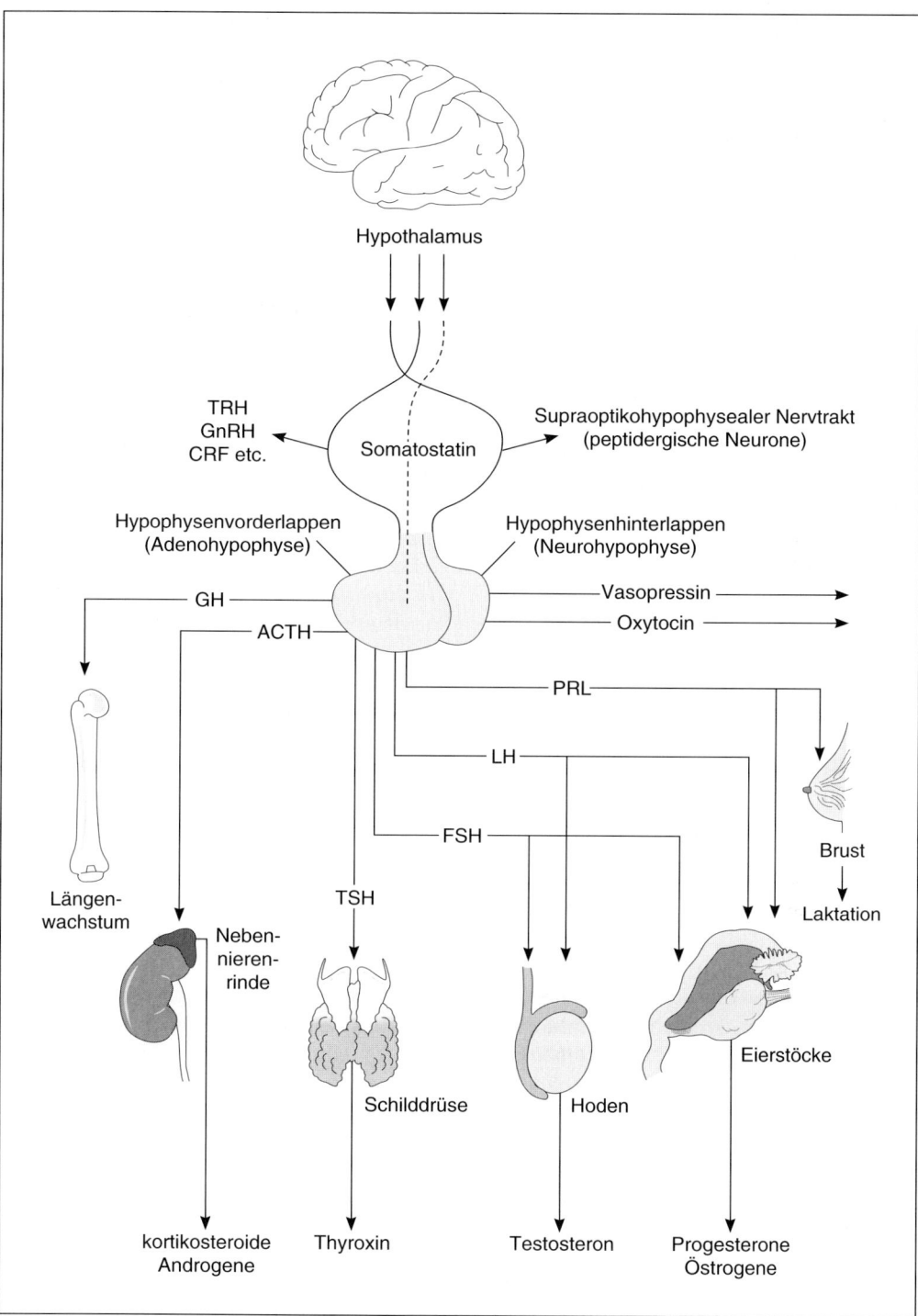

Abb. 8-1 Zusammenhang zwischen Hypophyse, Hypothalamus und Zielorgan.

tritt, entwickelt sich ein hypophysärer Gigantismus.

Der **Morbus Cushing** ist gekennzeichnet durch eine Überproduktion von ACTH aufgrund einer Wucherung der basophilen Vorderlappenzellen. Es kommt zur Hyperplasie der Nebennierenrinde.

8.2.1.2 Unterfunktion der Vorderlappenzellen

Durch die Unterfunktion der eosinophilien Vorderlappenzellen kommt es zu einer verminderten Ausschüttung von STH. Tritt diese Störung vor Abschluß des Knochenwachstums auf, ist die Folge ein **Zwergwuchs.**

Die **hypophysäre Fettsucht** entsteht nach Schädigung des Hypophysenvorderlappens oder der regulierenden Zentren des Zwischenhirns durch Infektionen (Lues, Enzephalitis) oder Tumoren.

Beim **Simmonds-Syndrom** kommt es durch eine Zerstörung des Hypophysenvorderlappens zu einem Ausfall oder zu einer erheblichen Verminderung der Hormonproduktion, was einen Ausfall der glandotropen Hormone (TSH und ACTH) nach sich zieht.

8.2.1.3 Erkrankungen des Hypophysenhinterlappens

Im Hypophysenhinterlappen wird das Hormon ADH gebildet, das die Nieren zur Rückresorption von Wasser aus den Tubuli befähigt. Dem **zentralen Diabetes insipidus** liegt ein partieller oder kompletter Mangel an Adiuretin (ADH) infolge Funktionsstörung oder Schädigung des hypothalamoneurohypophysären Systems zugrunde, der zu der **Symptomentrias** Polyurie (vermehrte Harnausscheidung), Asthenurie (Unvermögen zur Harnkonzentrierung) und Polydipsie (krankhaft gesteigertes Durstgefühl) führt. Es werden ein idiopathischer (ohne erkennbare Ursache), hereditärer (erblich) und symptomatischer zentraler Diabetes insipidus unterschieden.

8.2.2 Hormone des Hypophysenhinterlappens

Dem Hypophysenhinterlappen werden über den Tractus hypothalamohypophysialis die Hypothalamushormone als Neurosekret zur unmittelbaren Abgabe ins Blut bzw. zur örtlichen Speicherung zugeführt.

In der Neurohypophyse werden zwei Hormone gespeichert: Adiuretin (ADH) und Oxytocin. Oxytocin steigert den Muskeltonus der Gebärmutter und spielt somit in der Geburtsphase eine Rolle (Hinweis: auf Oxytocin wird hier nicht eingegangen).

8.2.2.1 ADH (antidiuretisches Hormon/Adiuretin/Vasopressin)

ADH wird primär im Hypothalamus gebildet und von hier aus über den Tractus supraopticohypophysialis in die Neurohypophyse (Hypophysenhinterlappen) abgegeben. Es handelt sich um ein sog. Peptidhormon (Neurohormon) mit **diuresehemmender** und **vasokonstriktorischer** Wirksamkeit, indem es zur Steigerung von Permeabilität und Wasserrückresorption im distalen Nephron führt (= antidiuretisches Hormon). Die gefäßaktive Wirkung spielt sich im Bereich der Arterien einschließlich der Koronarien, der Kapillaren und der kleinen Venen ab (= Vasopressin).

Der für den Diagnostiker bekannteste Hinweis auf das ADH stammt aus den Informationen über das Elektrolyt Natrium. Im Zusammenhang mit dem Extra- und Intrazellularraum und Störungen der Osmolalität taucht der Begriff **ADH-Durst-Mechanismus** auf. Er wird durch eine Hypernatriämie, durch osmotisch aktive Substanzen (z.B. Alkohol) und durch eine Verminderung des extrazellulären Volumens stimuliert. Dabei werden Osmo- und Volumenrezeptoren angeregt, sie aktivieren den Durstmechanismus und bewirken die Ausschüttung von ADH. Durch verstärktes Trinken und Steigerung der Rückresorption von Wasser in den distalen Tubuli der Niere wird der Extrazellularraum wieder aufgefüllt.

Steckbrief ADH

Präanalytik
- 48 h vor der Probenentnahme Verzicht auf Kaffee, Tee, Alkohol und Nikotin
- 12 h Nahrungskarenz
- Wenn möglich Medikamente absetzen
- Venöse Blutentnahme. Probenmaterial: EDTA-Plasma
- Probe innerhalb 30 min nach Abnahme zentrifugieren, einfrieren und mit Trockeneis ins Labor senden
  Besser: Blutentnahme im Labor.

Normalbereich
Männer, Frauen, Kinder: 2,0–8,0 pg/ml

Beeinflussungen/Verfälschungen von Meßergebnissen
Beachte Präanalytik.

Beurteilung
Die Indikation zur Bestimmung von ADH liegt vor bei unklaren Hyper- und Hyponatriämien, Karzinomverdacht im Bereich der Lunge, des Duodenums und des Pankreas, Morbus Hodgkin und anderen malignen Lymphomen.

Erhöhte Werte. Zuviel ADH kann Ursache für massive Flüssigkeitsüberschüsse im Organismus sein. Hier ist an Tumoren der Lunge, des Pankreas und des lymphatischen Systems zu denken. Auch Tumoren der Hypophyse können zu einer unkontrollierbaren Ausschüttung von ADH und dessen Folgen führen.
Weitere diagnostische Konsequenzen bei erhöhten Werten: Da die ADH-Bestimmung in aller Regel am Ende eines Untersuchungszyklus steht, wird keine andere Untersuchung mehr notwendig sein.
Folgende Bestimmungen im Serum sollten durchgeführt worden sein: Kreatinin, Harnstoff, Natrium, Kalium, Kalzium, Gesamteiweiß, IgG und IgM, spezielle Tumormarker.

Erniedrigte Werte. Ein ADH-Mangel kommt beim zentralen Diabetes insipidus vor.
Weitere diagnostische Konsequenzen bei erniedrigten Werten: Da die ADH-Bestimmung in aller Regel am Ende eines Untersuchungszyklus steht, wird keine andere Untersuchung mehr notwendig sein.

8.2.3 Hormone des Hypophysenvorderlappens

Der Hypophysenvorderlappen bildet im Gegensatz zum Hypophysenhinterlappen eigenständig Hormone:
- Das Wachstumshormon STH (Somatotropin)
- Die glandotropen Hormone:
  - ACTH (adrenocorticotropes Hormon)
  - TSH (Thyreotropin)
- Die gonatotropen Hormone:
  - FSH (follikelstimulierendes Hormon)
  - LH (luteinisierendes Hormon)
  - LTH (luteotropes Hormon).

8.2.3.1 Somatotropes Hormon (Wachstumshormon)

Das Peptid STH wird in den α-Zellen des Hypophysenvorderlappens gebildet. Die Ausschüttung wird durch den Somatotropinreleasing-Faktor und Somatostatin gesteuert. STH ist unentbehrlich für das normale Längenwachstum. Darüber hinaus fungiert das Hormon als Stimulator für die Proteinsynthese, die Lipolyse und den Blutzuckeranstieg. Es wird angenommen, daß STH eine diabetogene und tumorstimulierende Wirkung hat. Wachstumshormon (WH) wird nachts rhythmisch sezerniert, vor allem in der Pubertät. Am Tage ist die Konzentration im Blut fast immer sehr niedrig. Sie richtet sich jedoch nach der Stoffwechsellage, besonders nach den Kohlenhydraten. Bei Hunger wird WH ausgeschüttet und trägt zur Energieversorgung bei. Es findet ebenso nach ca. 20 min körperlicher Belastung eine Ausschüttung von WH statt. Durch kohlenhydratreiche Nahrung wird WH supprimiert. Angst und Streß können zu raschem Anstieg von WH führen. Die Sekretion von WH wird durch das hypothalamische Hormon GHRH (growth hormone releasing hormone) angeregt und durch Somatostatin gebremst. Die zerebrale Regulation der WH-Sekretion ist recht kompliziert, sie steht unter dem fördernden Einfluß von Katecholamin (besonders von dopaminergen Transmittern) und wird durch den Dopaminantagonisten Melatonin und Fettsäuren gebremst.

> Vor der ausführlichen endokrinologischen Untersuchung sollten alle anderen möglichen Ursachen für einen Wachstumsrückstand bzw. ein überstarkes Wachstum ausgeschlossen worden sein.

Die häufigste Ursache für Minderwachstum ist die konstitutionelle Entwicklungsverzögerung. Diese Kinder wachsen besser unter Zugabe von Wachstumshormonen, allerdings oft auch unter dem normalen Einsetzen der Geschlechtshormone in der Pubertät oder unter geringer Zugabe von Sexualhormonen. Die Ursache für hypophysären Großwuchs ist noch weitgehend unbekannt, wird aber auch in der konstitutionellen Veranlagung gesehen.

Auch beim Erwachsenen kann die Untersuchung der WH-Sekretion einen zuverlässigen Hinweis auf eine hypothalamisch-hypophysäre Insuffizienz liefern. Meist ist der Grund eine eindeutige Störung im Eiweiß- und Muskelstoffwechsel.

Steckbrief STH

Präanalytik
- 12 h Nahrungskarenz, insbesondere keine kohlenhydratreichen Getränke
- Nach Möglichkeit alle Medikamente 4–5 Tage vor der Probenentnahme absetzen
- Streß/Angst vermeiden
- Erste venöse Blutentnahme am liegenden, entspannten Patienten
- Anschließend für ca. 10 min kontrollierte Anstrengung (Ergometer, Treppensteigen), danach 20 min Ruhe
- Im Anschluß an die Ruhephase erfolgt die zweite Blutentnahme
- Probe nach der Gerinnung zentrifugieren, absern, einfrieren und mit Trockeneis versenden.

Normalbereich
Nach der 1. Blutentnahme (Basalwert):   < 4 ng/ml = < 13,5 mIU/l
Nach der 2. Blutentnahme (Normal):   10–40 ng/ml = 33,7–45,5 mIU/l

Beeinflussungen/Verfälschungen von Meßergebnissen

STH wird in Stößen abgegeben. Eine Einzelbestimmung führt zu falschen Rückschlüssen. Wichtig ist, daß durch Angst vor der Blutentnahme die „Nüchternkonzentration" schon deutlich im Bereich einer kräftigen Stimulation liegen kann. Dann ist meist nicht mit einem weiteren Anstieg bei der zweiten Messung zu rechnen, es kommt sogar zu leichtem Absinken.

Beurteilung

Die STH-Bestimmung ist bei Verdacht auf hypothalamisch-hypophysäre Wachstumsstörungen (Minder- oder Großwuchs) indiziert.

Zur exakten Beurteilung der Sekretionsleistung werden Provokationstests (Insulin-Hypoglykämietest und Arginin-Provokationstest) empfohlen.

Nach dem Ruhewert sollte eine deutliche Aktivierung des STH gegenüber der ersten Probe stattgefunden haben.

Weitere diagnostische Konsequenzen bei erniedrigten sowie erhöhten Werten: Da die STH-Bestimmung in aller Regel am Ende eines Untersuchungszyklus steht, wird keine andere Untersuchung im Labor mehr notwendig sein.

8.2.3.2 ACTH (adrenocorticotropes Hormon)

Das ACTH ist ein Peptidhormon aus 39 Aminosäuren, von denen nur die ersten 24 für die biologische Wirkung wichtig sind. Das Hormon wird in den basophilen Zellen des Hypophysenvorderlappens unter Kontrolle seines entsprechenden Releasing-Faktors des Hypothalamus (= Corticotrophin releasing hormone) unter Beteiligung des sog. **negativen Feedback-Mechanismus** des Kortikosteroidspiegels gebildet.

ACTH-Wirkungen:
– Stimulation der Nebennierenrinde: Anregung ihres Wachstums sowie der Bildung und Absonderung der Glukokortikoide
– Lipolytisch: Mobilisierung körpereigener Fettbestände
– Retinierung von Stickstoff
– Anhäufung von Cholesterin im RES
– Retention von Kortisol im Gewebe
– Beeinflussung des Kohlenhydratstoffwechsels über die Kortikosteroide: Steigerung der Insulinproduktion (mit der möglichen Folge einer Hypoglykämie), Verbesserung der Glukosetoleranz, Glykogenzunahme im Fettgewebe
– Melanotrope Aktivität (Melanotropin ist der Gegenspieler von Melatonin).

Steckbrief ACTH

Präanalytik
– Vor der Blutentnahme Streß und Anstrengungen vermeiden
– Venöse Blutentnahme. Probenmaterial: EDTA-Plasma
– Blut sofort in Eiswasser stellen und kühl zentrifugieren
– Plasma einfrieren und gefroren in Styroporkarton mit Trockeneis versenden. Keine Glasröhrchen benutzen (am günstigsten Blut im Labor entnehmen lassen).

Normalbereich
Männer, Frauen, Kinder:
morgens: 20,0–80,0 pg/ml
abends: 5,0–20,0 pg/ml

Beeinflussungen/Verfälschungen von Meßergebnissen
Siehe Präanalytik.

Beurteilung
Die ACTH-Untersuchung dient der Abklärung einer **Nebennierenrindeninsuffizienz,** besonders dann, wenn in einer Voruntersuchung ein überhöht gemessener Kortisolwert gefunden wurde. Bei fehlendem oder unzureichendem Anstieg des ACTH-Kurzzeittests wird eine primäre Nebennierenrindeninsuffizienz mit Verdacht auf Morbus Addison angenommen. ACTH kann bei gesicherter primärer NNR-Insuffizienz eine Addison-Krise auslösen. Aufgrund der starken physiologischen Schwankungen sollte eine Beurteilung ausschließlich in Verbindung mit der **Kortisolkonzentration** erfolgen.

Weitere diagnostische Konsequenzen bei erniedrigten sowie erhöhten Werten: Da die ACTH-Bestimmung in aller Regel am Ende eines Untersuchungszyklus steht, wird keine andere Untersuchung im Labor mehr notwendig sein.

8.2.3.3 Follikelstimulierendes Hormon (FSH) und luteinisierendes Hormon (LH)

Die ähnlich den Hormonen HCG und TSH aufgebauten Hypophysenhormone zirkulieren als freie Hormone im Blutkreislauf, d.h. sie werden nicht durch Bindungsproteine transportiert. Die Ausscheidung erfolgt über die Niere. Bei unauffälliger Nierenfunktion repräsentieren die Urinwerte die Serumwerte. **FSH** zeigt bei Mann und Frau die gleichen Serumwerte. Bei Frauen nach der Menopause sind die Spiegel erhöht. Beim Mann wird die Spermatogenese und die Entwicklung der Hodenkanälchen reguliert.
LH gehört ebenfalls in die Gruppe der Gonadotropine, das bei Frauen die interstitiellen Eierstockzellen stimuliert und damit zur Auslösung der Ovulation führt. Die Serumspiegel von LH im Blut sind um den 14. Tag des Genitalzyklus deutlich erhöht (sog. LH-Peak).

Anschließend erfolgt die Luteinisation (Umwandlung der Granulosa- und Thekazellen nach der Ovulation zu sog. Luteinzellen, die den Gelbkörper aufbauen und das Progesteron bilden).
Bei Männern stimuliert LH die Hodenzwischenzellen und reguliert die Steroidbiosynthese des Hodens. Ein niedriger Testosteronspiegel führt zu vermehrter Ausschüttung von LH, während ein hoher Testosteronspiegel LH erniedrigt.
FSH fördert zusammen mit LH u.a. die Follikelreifung, indem die Follikelepithelien angeregt werden Östrogene zu produzieren. Der steigende Östrogenspiegel hemmt dann die FSH-Produktion in der Hypophyse, stimuliert jedoch die Freisetzung von LH. Der steile Anstieg von LH führt nun zur Auslösung der Ovulation.
Veränderungen der LH-/FSH-Spiegel haben Zyklusstörungen zur Folge. Bei Männern kommt es zu einem Hypogonadismus.

Steckbrief FSH/LH

Präanalytik
– Keine besondere Patientenvorbereitung. Empfohlen wird die morgendliche, nüchterne Probennahme
– Venöse Blutentnahme. Probenmaterial: Serum/Plasma.

Normalbereich

LH

Männer:	1,5– 9,2 U/l
Frauen:	
Menopause:	10,8– 61,4 U/l
Follikelphase:	1,8– 13,4 U/l
Lutealphase:	0,7– 19,4 U/l
Zyklusmitte:	15,2– 78,9 U/l

FSH

Männer:	1,0– 10,1 U/l
Frauen:	
Menopause:	39,3–120,6 U/l
Follikelphase:	3,0– 12,0 U/l
Lutealphase:	2,0– 12,0 U/l
Zyklusmitte:	6,6– 24,6 U/l

Beeinflussungen/Verfälschungen von Meßergebnissen
Wie bei allen Hormonbestimmungen müssen **zirkardiane Rhythmen** berücksichtigt werden. Eine Einzelbestimmung bei Frauen ohne Kenntnis der Zyklusphase ist unsinnig.

Beurteilung
Die Bestimmung von LH und FSH ist indiziert zur Beurteilung der Ovarialfunktion, zur Diagnostik bei Zyklusstörungen, bei Verdacht auf primären oder sekundären Hypogonadismus bei Männern. Bei Frauen liegt auch bei grenzwertig niedrigen Werten der Verdacht auf eine sekundäre Ovarialinsuffizienz vor.

LH
Erhöhte LH-Werte bei Frauen. Primäre Ovarialinsuffizienz, Klimakterium, Zytostatikatherapie.

Diagnostische Konsequenzen bei erhöhten Werten: Bestimmung von Estradiol, Progesteron, DHEA-S.

Erniedrigte LH-Werte bei Frauen. Sekundäre Ovarialinsuffizienz, Hypophysenunterfunktion, Einnahme von Ovulationshemmern.

Diagnostische Konsequenzen bei erniedrigten Werten: Bestimmung von Estradiol, Progesteron.

Erhöhte LH-Werte bei Männern. Primärer Hypogonadismus, Anorchie (Hodenaplasie), Kastration, Zytostatikatherapie.

Diagnostische Konsequenzen bei erhöhten Werten: Bestimmung von Testosteron; Spermiogramm.

Erniedrigte LH-Werte bei Männern. Sekundärer Hypogonadismus z.B. durch Veränderungen der Hypophyse, Östrogentherapie, Leberzirrhose.
Diagnostische Konsequenzen bei erniedrigten Werten: Bestimmung von Testosteron; Spermiogramm.

FSH

Die Bestimmung von **FSH** ist indiziert bei Verdacht auf Sterilität, zur Differentialdiagnostik des Hypogonadismus und bei Störungen der Spermatogenese.
Bei **Frauen** deutet ein niedriger FSH- und LH-Spiegel auf eine sekundäre Ovarialinsuffizienz. Bei dauerhaft erhöhten FSH- und LH-Spiegeln liegt eine primäre Ovarialinsuffizienz vor.
Diagnostische Konsequenzen bei erhöhten bzw. erniedrigten Werten: Bestimmung von LH und Östradiol.

Bei **Männern** deuten hohe LH- und FSH-Spiegel bei niedrigen basalen Testosteronwerten auf einen testikulär bedingten Hypogonadismus hin, niedrige LH- und FSH-Spiegeln sprechen für zentralen Hypogonadismus.

Diagnostische Konsequenzen bei erhöhten bzw. erniedrigten Werten: Bestimmung von LH, Testosteron; Spermiogramm.

8.3 Geschlechtshormone

Geschlechtshormone gehören in die Gruppe der **Steroidhormone** und sind verantwortlich für die Prägung der Geschlechtsmerkmale und die Funktion der geschlechtshormonproduzierenden Hormonorgane (Eierstöcke, Plazenta, Hoden und Zona reticularis der Nebennierenrinde). Östrogene, Gestagene, Androgene und auch im entferntesten Sinne die Gonadotropine werden zu den Geschlechtshormonen gezählt. Das vegetative Nervensystem, der Hypothalamus und die Hypophyse sind primär für die Regulation bzw. Bildung der Geschlechtshormone verantwortlich.

8.3.1 Störungen der Ovarien

Die Diagnose ovarieller Funktionsstörungen beruht auf der Messung der biologisch wichtigsten Sekretionsprodukte des Ovars (Östradiol, Progesteron und Testosteron) bzw. dem Nachweis ihrer Wirkung an den Erfolgsorganen.

Die direkte Messung der Sexualhormone und der hypophysären Proteohormone sollten bei der Untersuchung ovarieller Funktionsstörungen erst dann in Betracht gezogen werden, wenn die anamnestischen Angaben, die Befunderhebung und die Ergebnisse der klinischen Tests ausgewertet worden sind (Abb. 8-2).

Die mannigfachen Formen der Ovarialinsuffizienz, die sich in der Jugend und in der Geschlechtsreife ganz unterschiedlich äußern, haben nicht nur somatische, sondern auch psychische Veränderungen zur Folge und beeinträchtigen in hohem Maße die Lebensqualität.

8.3.1.1 Ovarialinsuffizienz

Als Ovarialinsuffizienz wird die Funktionsschwäche der Ovarien bezeichnet. Die

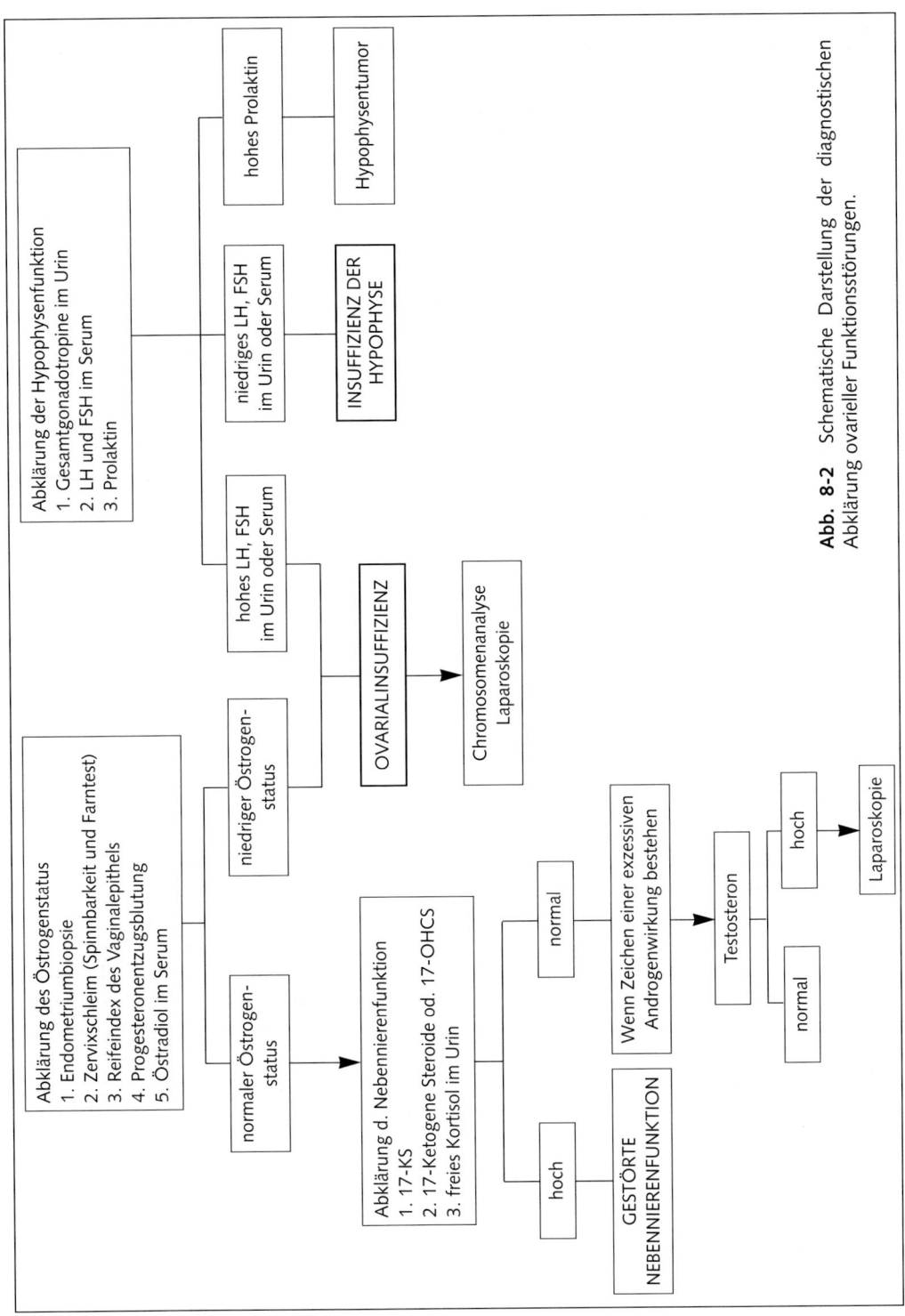

Abb. 8-2 Schematische Darstellung der diagnostischen Abklärung ovarieller Funktionsstörungen.

primäre Ovarialinsuffizienz zeigt eine primäre Amenorrhö oder Zyklusstörung oder eine sekundäre Amenorrhö nach kurzer Funktionsdauer (z.B. bei Ovarialhypoplasie). Die **sekundäre** Ovarialinsuffizienz ist entweder durch eine gonadotrope Hypophysenvorderlappeninsuffizienz (z.B. beim Sheehan-Syndrom) oder hypothalamisch bedingt.

Aufgrund der empfindlichen Zusammenhänge zwischen vegetativem Nervensystem, Hypothalamus und Hypophyse kommt es häufig zu einer **psychogenen** Ovarialinsuffizienz (mit Amenorrhö, Anovulation, Sterilität). Diese psychogene Form wird unterteilt in die **vegetative** Ovarialinsuffizienz, die zu hormonellen Ausfällen mit typischen vegetativen Begleiterscheinungen führt und in eine **generative** Ovarialinsuffizienz, bei der es zu Störungen des Follikelwachstums, der Ovulation sowie der Gelbkörperbildung und somit u.U. zur Infertilität kommt.

Funktionskreis Zwischenhirn – Hypophyse – Ovar

Das Zwischenhirn gibt nervöse Impulse an die Neurohypophyse, worauf die Bildung von Gonadotropinen angeregt wird (Gonadotropine regeln die Funktion der Gonaden). Diese Hormone gelangen über den Blutweg zur Adenohypophyse (Hypophysenvorderlappen) und regen hier zunächst die Bildung von follikelstimulierendem Hormon (FSH) an. Bei zu geringer Hormonproduktion werden vermehrt nervöse Reize des Zwischenhirns versuchen, die Hormonproduktion anzuheben. Bei regelrechter hormoneller Stimulation des Ovars registriert das Zwischenhirn über Feedbackmechanismen die ovarielle Reaktion. Bleibt nun die Reaktion des Ovars aus (z.B. im Klimakterium oder bei Ovarialinsuffizienz), kommt es zu einer weiteren Zunahme der stimulierenden Impulse seitens des Zwischenhirns in Richtung Hypophyse. Die unphysiologische Steigerung dieser Reize bewirkt letztlich als unerwünschten Neben-

effekt eine Stimulierung der Schweißdrüsen (Schweißausbrüche), der Blutgefäße im Sinne einer Gefäßerweiterung (Hitzewallungen, Flash, Leibschmerzen), der Nebennierenrinde (Hypertonie, Herzklopfen), der Schilddrüse (Übererregbarkeit) usw.

8.3.2 Östrogene

Unter dem Begriff Östrogene faßt man die vornehmlichst weiblichen Hormone Estradiol, Östron und Östriol (schwangerschaftsspezifisch) zusammen (Hinweis: Da die Schwangerschaftsüberwachung keine Bedeutung in der Naturheilpraxis hat, wird auf Östron und Östriol nicht näher eingegangen).

Östrogene sind Steroidhormone, die in den Ovarien und im Follikel (daher der frühere Name Follikelhormone) gebildet werden. Während der Schwangerschaft bildet auch die Plazenta Östrogene. In geringen Mengen beteiligen sich die Nebennieren und die Hoden an der Östrogenproduktion, d.h. auch der Mann bildet Östrogene – wie auch die Frau Androgene bilden kann.

Überschüssige Östrogene werden in der Leber abgebaut und verlassen den Organismus über die Nieren, so daß man davon ausgehen darf, daß der Urin zeitweise recht östrogenhaltig ist. Dies macht sich besonders die „Eigenharntherapie" zunutze. Alle Vorgänge der weiblichen Reproduktion werden durch Östrogene und Gestagene gesteuert, wobei im allgemeinen erst Östrogene wirksam werden. Wichtige **Vorgänge,** die durch Östrogene stimuliert werden:

- Follikelreifung
- Auslösung der ovulatorischen Ausschüttung von LH (luteinisierendes Hormon)
- Eitransport
- Proliferation des Endometriums in der ersten Zyklushälfte
- Zusammensetzung der Sekrete von Uterus und Zervix
- Beschaffenheit des Vaginalepithels

Außerdem haben Östrogene auch **extrageni- tale Wirkungen.** Man kennt die Wirkung auf das Zentralnervensystem, die Blutgerinnung und den Stoffwechsel. Im **Zentralnervensy- stem** zeigt sich eine Wirkung auf Hypothalamus und Hypophyse; es findet eine Steigerung der LH-/FSH-Sekretion statt, wobei das Gonadotropin-releasing-Hormon in der Sekretion gehemmt wird. Im **Stoffwechsel** findet man allgemein eine Steigerung von Durchblutung und Zellpermeabilität, Natriumund Wasserretention, verstärktes Wachstum, Stimulation der Proteinsynthese und Senkung der Körpertemperatur. Der Anstieg der Triglyceride sowie des Cholesterins ist ebenso auf Östrogenwirkung zurückzuführen. Das **Blut** wird im allgemeinen durch gestiegenen Östrogenspiegel dicker und wir finden deutlich mehr Gerinnungsfaktoren I und VIII.

8.3.2.1 Femininer Hyperöstrogenismus (Hyperfollikulinie)

Der Hyperöstrogenismus der Frau wird durch eine Ovarialinsuffizienz, im Präklimakterium, bei hormonaktiven Geschwülsten (führt bei Kindern vor der Geschlechtsreife zur Frühpubertät [Pubertas praecox]) oder durch eine Östrogenüberdosierung hervorgerufen. Durch den erhöhten Östrogenspiegel kommt es zu Endometriumveränderungen, verlängerter Menstruation und Dysmenorrhö (sog. Dysmenorrhoea membranacea).

8.3.2.2 Viriler Hyperöstrogenismus (Hyperfollikulinie)

Beim Mann kann es zu einer vermehrten Östrogenbildung in der Nebennierenrinde (suprarenaler Hyperöstrogenismus [adrenogenitales Syndrom]) oder in den Leydig-Zwischen- und/oder Sertoli-Zellen des Hodens (testikulärer Hyperöstrogenismus bei Zwischenzelltumor) kommen. Bei Lebererkrankungen (z.B. bei Leberzirrhose) werden Östrogene nicht ausreichend abgebaut, so daß es ebenfalls zu erhöhtem Hormonspiegel kommt.

Ein **relativer** viriler Hyperöstrogenismus entsteht, wenn **unzureichend Androgene** gebildet werden. Durch den erhöhten Hormonspiegel kommt es zu einer Verweiblichung (Feminisierung), Libido- u. Potenzverlust. Jugendliche entwickeln einen Hypogenitalismus, bei dem eine Fehlbildung sekundärer Geschlechtsorgane imponiert.

8.3.2.3 Estradiol (früher: Östradiol)

Estradiol ist das endokrinologisch wirksamste ovarielle Östrogen und wird vorwiegend im reifenden Follikel unter FSH-Einfluß gebildet. Seine **Hauptwirkungen** sind:

* Proliferation des Endometriums
* direkte Beeinflussung der Vagina und der Mamma
* regulierende Reaktionen auf Hypophyse und Hypothalamus.

Estradiol wird speziell vor allem in den Granulosa- und Thekazellen des Ovars gebildet. Es geht unter der Wirkung einer spezifischen Dehydrogenase leicht in Östron über und hat gemeinsam mit Progesteron eine zentrale Funktion im Menstruationszyklus. Eine andere Dehydrogenase bildet aus Östrion genauso schnell wieder Estradiol, wie es umgekehrt möglich ist. Diese Umformung der beiden Hormone hat auf den Zyklus der Frau besonderen Einfluß.

Abgesehen von der Kontrolle der Ovarialfunktion bei Sterilitätspatientinnen und in Ausnahmefällen im Rahmen der Tumordiagnostik kann die Estradiolbestimmung bei **Amenorrhö,** wo normale Progesteronwerte gemessen worden sind, sinnvoll sein. Weiterhin läßt sich speziell durch die zyklusbedingten unterschiedlich hohen Referenzbereiche des Estradiols der **Zeitpunkt der Ovulation** bestimmen. Erhöht gemessene Gestagene (Progesteron ist das wichtigste natürliche Gestagen) weisen auf eine ausreichende endogene Östrogenbildung hin.

Steckbrief Estradiol

Präanalytik
– Keine besondere Patientenvorbereitung
– Venöse Blutentnahme. Probenmaterial: Serum/Plasma

Normalbereich
Follikelphase: 20–170 ng/l bzw. 73–625 pmol/l
Ovulationsphase: 250–500 ng/l bzw. 915–1833 pmol/l
Lutealphase: 80–300 ng/l bzw. 295–1100 pmol/l
Aktuelle Normalwerte für Estradiol im Serum nach der Menopause:
Postmenopause: 6–50 ng/l bzw. 22–183 pmol/l
Aktuelle Normalwerte für Estradiol im Serum noch nicht Gechlechtsreifer:
Präpuberale Mädchen: 4–15 ng/l bzw. 14–55 pmol/l

Beeinflussungen/Verfälschungen von Meßergebnissen
Hormonelle Kontrazeptiva führen zu verminderten Werten, Clomifen erhöht die Spiegel.

Beurteilung
Die Bestimmung von Estradiol dient der Beurteilung der Ovarialfunktion im Vergleich zu den Hormonen FSH, LH und Progesteron sowie der Kontrolle bei medikamentöser Ovulationsauslösung.
Da nach der Menopause sowie vor Beginn der Pubertät Estradiol nur in wesentlich geringeren Mengen produziert wird, kann die Bestimmung für das Festlegen der Übergangszeit von Wichtigkeit sein. Die Estradiolbestimmung alleine darf hier allerdings nicht den Ausschlag geben. Der geschlechtstypische Hormonspiegel sollte aus Estradiol, Progesteron, Prolaktin, FSH und LH bestehen. Die Zyklusphase ist bei der Interpretation zu berücksichtigen.

Erhöhte Werte. Östrogenproduzierende Tumoren, gonadotropinproduzierende Tumoren des Hypophysenvorderlappens.
Diagnostische Konsequenzen bei erhöhten Werten: Bestimmung von Progesteron, LH, FSH, Triglyceriden, Cholesterin, eventuell Prolaktin und Melatonin.

Erniedrigte Werte. Primäre Ovarialinsuffizienz, anovulatorische Zyklen (Genitalzyklus ohne Ovulation als Folge kurzfristiger Follikelpersistenz und fehlender Gelbkörperbildung), Corpus-luteum-Insuffizienz.
Diagnostische Konsequenzen bei erniedrigten Werten: Bestimmung von Progesteron, LH, FSH, Triglyceriden, Cholesterin, eventuell Prolaktin und Melatonin.

8.3.3 Gestagene

Gestagene gehören in die Gruppe der Steroidhormone, die – durch Bindung an spezifische Steroidrezeptoren – für die Vorbereitung und Erhaltung einer Schwangerschaft bedeutsam sind. Sie besitzen allerdings auch schwach androgene Wirkungen. Der Begriff „Gestagen" bezieht sich auf die Erhaltung der Schwangerschaft.

8.3.3.1 Progesteron

Progesteron gilt als das wirksamste gestagene Hormon, dessen Hauptaufgabe darin besteht, den Genitaltrakt der Frau für die Aufnahme und Reifung des befruchteten Eis vorzubereiten und die anschließende Schwangerschaft zu schützen (Ruhigstellung des Uterus). Es wird bei der Frau überwiegend im Gelbkörper des Ovars und während der Schwangerschaft in der Plazenta, aber auch in der NNR gebildet.

Die Progesteronsynthese steht unter der Kontrolle der Hypophysenhormone LH und FSH (Gonadotropine).

Während der Follikelphase ist Progesteron im Plasma nur in geringen Mengen nachweisbar. Zusammen mit dem Maximalwert des luteinisierenden Hormons (LH) kommt es kurz vor der Ovulation zu einem leichten Progesteronanstieg, anschließend bildet das Corpus luteum erhebliche Mengen von Progesteron. Der Anstieg hat zur Folge, daß die Freisetzung von LH und FSH aus der Hypophyse gehemmt wird.

Progesteron ist quantitativ das überwiegende Sekretionsprodukt des Corpus luteum. Im Plasma erreicht es 6–8 Tage nach der Ovulation Maximalwerte, und fällt etwa 3 Tage vor der zu erwartenden Ovulation steil ab. Progesteron bewirkt die **sekretorische Umwandlung des Endometriums**. Bei Eintritt einer Schwangerschaft dient es der Erhaltung des dizidual umgewandelten Endometriums. Bis zur 8. Schwangerschaftswoche ist das Corpus luteum für die Aufrechterhaltung der Progesteronsekretion erforderlich, anschließend übernimmt die Plazenta diese Funktion

vollständig. Progesteron ist im Zusammenwirken mit Östrogenen auf die Fortpflanzungsorgane an der Regulation nahezu aller weiblichen Reproduktionsfunktionen beteiligt.

Bei Männern wird Progesteron in geringer Menge in der Nebennierenrinde und in den Testes gebildet.

Aufgaben des Progesterons:
- Bestimmung der Lutealphase des Menstruationszyklus
- Vorbereitung des Organismus auf eine Schwangerschaft
- Schaffung wichtiger Voraussetzungen für die Konzeption
- Schaffung wichtiger Voraussetzungen für die Nidation
- Schwangerschaftserhaltung
- Induzierung u.a. typischer Veränderungen in der Zusammensetzung und Beschaffenheit des Zervixschleims und am Vaginalepithel.

Aufgrund seines thermogenetischen Effekts bewirkt Progesteron einen Anstieg der Basaltemperatur.

> Die Beurteilung der Progesteronwerte wird bei Vorliegen einer Basaltemperaturkurve deutlich erleichtert.

Gestagene enthalten als Grundsubstanz Cholesterin. Die Bildung geht in folgender Reihenfolge vor sich: Cholesterin → Pregnenolon → Progesteron (→ Androgene → Östrogene). Die Inaktivierung von Progesteron geschieht in der Leber, die Ausscheidung erfolgt über die Niere.

Steckbrief Progesteron

Präanalytik
- Keine besondere Patientenvorbereitung
- Venöse Blutentnahme. Probenmaterial: Serum/Plasma

Normalbereich

Follikelphase:	0,2– 2,0 µg/l
Lutealphase:	10,0–30,0 µg/l
Postmenopause:	0,2– 2,0 µg/l

Es sind sowohl die Einheiten µg/l wie auch nmol/l gebräuchlich.

Beeinflussungen/Verfälschungen von Meßergebnissen

In der Schwangerschaft deutlicher Anstieg des Hormonspiegels.
Beurteilung nur in Kenntnis des Zyklus möglich.

Beurteilung

Die Bestimmung des Progesterons dient der Beurteilung und Überprüfung eines ovulatorischen Zyklus bzw. dem Nachweis einer Corpus-luteum-Insuffizienz bei sekundärer und primärer Ovarialinsuffizienz.

Zur Überprüfung einer Corpus-luteum-Insuffizienz ist die Progesteronbestimmung 5, 7 und 10 Tage nach der Ovulation notwendig. Zum Nachweis eines ovulatorischen Zyklus erfolgt die Bestimmung in der zweiten Zyklushälfte.

Erhöhte Werte. Bei kongenitalem adrenogenitalem Syndrom (AGS).
Weitere diagnostische Konsequenzen bei erhöhten Werten: Bestimmung von Estradiol, LH, FSH, Triglyceride, Cholesterin.

Erniedrigte Werte. Bei Corpus-luteum-Insuffizienz (Ovarialinsuffizienz), primärem oder sekundärem Hypogonadismus.
Weitere diagnostische Konsequenzen bei erniedrigten Werten: siehe auch Abbildung 8-2.

8.3.3.2 Prolaktin

Da erniedrigte Prolaktinspiegel praktisch keine Bedeutung haben, interessiert allein die erhöhte Prolaktinkonzentration, die **Hyperprolaktinämie.**

Es besteht eine eindeutige **Geschlechtsspezifität.** Die Hyperprolaktinämie kommt bei der Frau etwa sechsmal häufiger vor als beim Mann. Die Häufigkeit der Hyperprolaktinämie als Ursache der Amenorrhö wird mit 10–40% angegeben. 70% der hyperprolaktinämischen Frauen haben eine meist nicht spontane, aber auf Druck provozierbare **Galaktorrhö.** Bei etwa 20% dieser Frauen läßt sich anhand der seitlichen Schädelaufnahme ein großräumiger Hypophysentumor – das **Makroprolaktinom** – nachweisen. Bei weiteren 20% finden sich radiologische Veränderungen der Konfiguration der Sella turcica – das **Mikroprolaktinom.** Jedoch über die Hälfte aller hyperprolaktinämischen Frauen haben eine noch völlig normale Sella turcica. Die Höhe der gemessenen Prolaktinkonzentration korreliert meist gut mit der radiologisch feststellbaren Adenomgröße.

Im Gegensatz zu Frauen findet sich bei hyperprolaktinämischen **Männern** nur selten eine normale Sella turcica, es werden große **Hypophysenadenome** gefunden. Diese Adenome produzieren riesige Mengen von Prolaktin. Symptomatisch berichten die Männer von Libidoverlust sowie Impotenz, Zeichen des Hypogonadismus mit Gynäkomastie, gelegentlich auch Galaktorrhö.

Die Ursachen der Hyperprolaktinämie sowie deren Folgen werden in hypophysären sowie hypothalamischen Erkrankungen gesehen. Hier ist die Produktion bzw. der Transport des Prolactin inhibiting hormone (PIH) gestört, bei diesem Hormon handelt es sich um das biogene Amin **Dopamin.** Bei suprasellärer Extension und Kompression des Hypophysenstiels kann PIH die Resthypophyse nicht erreichen, die so enthemmt vermehrt Prolaktin sezerniert. Sehr häufig ist die Hyperprolaktinämie auch medikamentös bedingt. Hier stehen die Dopaminantagonisten im Vordergrund. Dopamin ist der natürliche Antagonist zum Prolaktin, der durch Tranquilizer ungewollt gehemmt werden kann.

Beim Menschen stimuliert Prolaktin die Galaktopoese und Laktogenese, die Einsetzung und Aufrechterhaltung der Milchsekretion nach der Entbindung. Darüber hinaus erhält die durch den Saugreiz erhöhte Prolaktinkonzentration die physiologische Geburtenkontrolle. Für die Entwicklung der Brust ist Prolaktin neben den anderen Sexualhormonen ebenfalls erforderlich.

Die Prolaktinkonzentration ist bei Frauen geringfügig höher als bei Männern, was durch die andauernde Wirkung der Östrogene auf die Prolaktinsekretion bedingt ist. Dies erklärt auch den Anstieg des Prolaktins während der Schwangerschaft parallel zum Anstieg der Östrogene. Der durch die Hyperprolaktinämie hervorgerufene Hypogonadismus führt bei der Frau zur Anovulation und Zyklusstörungen, beim Mann zu Libidoverlusten und Potenzstörungen. Die funktionale Bedeutung des Prolaktins wird auch dadurch deutlich, daß nach Normalisation der Prolaktinkonzentration der Hypogonadismus völlig reversibel wird. Bei Gesunden hemmt Prolaktin über eine Steigerung des hypothalamischen Dopaminumsatzes seine eigene Freisetzung.

Steckbrief Prolaktin

Präanalytik
– Absetzen von Psychopharmaka und Hypertensiva
– Blutentnahme zwischen 8.00 und 10.00 Uhr
– Venöse Blutentnahme. Probenmaterial: Serum
– Streß vor der Blutentnahme vermeiden

Normalbereich
Männer:	41–289 µU/ml
Frauen:	
Postmenopause:	53–520 µU/ml
Prämenopause:	35–357 µU/ml

Beeinflussungen/Verfälschungen von Meßergebnissen
In der Schwangerschaft kommt es zu einem stetigen Anstieg des Spiegels auf bis das 20fache des Normwerts. In der Stillzeit bleibt der Spiegel weiter erhöht.
Es sind die starken **zirkadianen Rhythmen** zu beachten. Die Normbereiche gelten für die Zeit zwischen 8.00 und 10.00 Uhr.
Psychopharmaka und Hypertensiva können die Prolaktinspiegel erhöhen.

Beurteilung
Die Bestimmung von Prolaktin dient der Abklärung hypophysärer und hypothalamischer Erkrankungen.

Von pathophysiologischer Bedeutung ist ausschließlich die gesteigerte Prolaktinsekretion, die Hyperprolaktinämie. Sehr niedrig gemessene Prolaktinwerte kommen nur sehr selten vor und können diagnostisch vernachlässigt werden. Daher genügt es für die Diagnostik, die basalen Prolaktinkonzentrationen zu bestimmen. Wir unterscheiden bei der Indikation für Prolaktin die geschlechtsspezifischen, pathologischen Unterschiede.

Indikationen für die Prolaktinbestimmung der Frau:
- Erste Hormonanalyse bei der Abklärung der weiblichen Sterilität
- Insuffizienz des Corpus luteum
- Galaktorrhö
- Gesichtsfeldeinschränkung
- Kopfschmerzen
- Virilismus
- Amenorrhö
- Oligomenorrhö
- hypophysäre und hypothalamische Erkrankungen.

Indikationen für die Prolaktinbestimmung beim Mann:
- Hypogonadismus
- Gynäkomastie
- Galaktorrhö
- Potenzverlust
- Gesichtsfeldeinschränkung
- Kopfschmerzen
- Libido- und Potenzstörung
- hypophysäre und hypothalamische Erkrankungen.

Erhöhte Werte
- Prolaktinom
- Hypophysentumoren
- Morbus Hodgkin
- Sarkoidose (Schädigung der basalen Hirnhaut)
- Lymphoproliferative Erkrankungen
- Niereninsuffizienz.

Konsequenzen bei erhöhten Werten: Weiterführende Diagnostik zur Beurteilung der Hypophysenfunktion. Tumorausschluß. Nierendiagnostik.
Bestimmung von LH, FSH, Melatonin.

8.3.4 Androgene

Androgene ist der Sammelbegriff für männliche Sexualhormone, die nicht nur beim Mann, sondern auch bei der Frau gefunden werden. Die Hauptproduktionsstelle sind die **Leydig-Zellen** des Hodens. Kleinere Androgenmengen werden im Ovar und der Nebennierenrinde synthetisiert. Folgende Hormone werden zu den Androgenen gerechnet:
- Ätiocholanolon
- Androstendion
- Androsteron
- Dehydroepiandrosteron (DHEA)
- Dehydroepiandrosteron-Sulfat (DHEA-S)
- Dihydrotestosteron

- Pregnandiol
- SHBG
- Testosteron.

Den Hauptanteil der Androgene nimmt das Testosteron mit ca 55% ein, gefolgt vom Dehydroepiandrosteron (DHEA) und dessen Sulfat (DHEA-S) zu ca. 20%, mit ca. 10% rechnet man das Androsteron, die restlichen 15% entfallen auf die anderen.

Die Hauptindikation der Androgenbestimmung ist die Suche nach Infertilität beim Mann (Mangel) und Vermännlichung bei der Frau (Überschuß).

Grundlegend gilt es hier festzuhalten:

- Die **Substitution** von Androgenen bei reduziertem Androgenspiegel hilft nur so lange, wie das Hormon gegeben wird, führt aber zu gesteigerter Aggression und kann die Persönlichkeit deutlich beeinflussen. Der bessere Weg ist, die Ursache des Androgenmangels festzustellen und diesen therapeutisch anzugehen.
- Der **Überschuß** von Androgenen kann nicht durch künstliches Hochhalten von Östrogenen gemindert werden, da Androgen und Östrogen keine Antagonisten sind. Beide Hormone sollten unabhängig voneinander gesehen werden. Hormonüberschüsse, egal welcher Gruppe und Klasse, haben ihre Ursache meist in konstitutioneller Problematik, die durch homöopathische Konstitutionstherapie behandelt werden kann.

8.3.4.1 Testosteron

Testosteron ist das hauptsächlichste testikuläre Sekretionsprodukt. Der Hauptanteil ist an Proteine gebunden, spezifisch an das sexualhormonbindende Globulin (SHBG). Nur die etwa 2% freies Testosteron stehen unmittelbar für die biologische Wirkung zur Verfügung. Entweder die freie Testosteronfraktion oder die SHBG können bestimmt werden. Für die Routine sind diese Verfahren jedoch entbehrlich, da das freie Testosteron praktisch immer mit dem Gesamttestosteron korreliert.

Die **periphere Wirkung** des Testosterons ist vielfältig. Ganz global wirken alle Androgene eiweißanabol, d.h., sie stimulieren die Eiweißsynthese. Androgene bewirken durch Stimulation der Eiweißmatrix eine verstärkte Knochenbildung und Muskelmasse.

Im Blut zirkulierendes Testosteron wird in vielen Anhangsorganen der Haut zu Dihydrotestosteron reduziert; dies ist hier für den maskulinen Behaarungstyp (besonders Bartwuchs) und die vermehrte Fettproduktion und -sekretion der Haut verantwortlich. Beim Mann sind die im Blut zirkulierenden Testosterone von besonderer Bedeutung für die Ausprägung seines Sexualverhaltens. Ganz offensichtlich reicht eine ganz bestimmte Menge von Testosteron (zwischen 10 und 15 nmol/l = unterer Normalwert) aus, um „normales" männliches Sexualverhalten zu erhalten. Über diesem Schwellenwert liegende Testosteronspiegel bewirken keine Verstärkung. Es handelt sich also um ein **„Alles-oder-Nichts-Phänomen"**.

> Deutlich erhöhte Werte können jedoch zu massiver Veränderung der Persönlichkeitsstruktur führen und abnorme Verhaltensweisen hervorrufen.

Angestiegene Testosteronwerte bei **Frauen** sind relativ selten; können allerdings Ursache für eine Vermännlichung sein. Es kommt zu einer tiefen Stimme und zur vermehrten Bildung von Muskelmasse. Das Knochensystem weitet sich besonders im Bereich des Schultergürtels aus und reduziert im Beckengürtel. Sollte dieser Zustand ohne Zusatz von Anabolika eingetreten sein, ist auch an tumoröse Veränderungen im Bereich der Nebenniere, des Ovars und der Hypophyse zu denken. Parallel sollte der DHEA-S-Wert und das Beta-HCG bestimmt werden.

Ursachen für Hypogonadismus und Infertilität können auf der Ebene des Hypothalamus, der Hypophyse, der Hoden, der Androgen-Zielorgane und der ableitenden Samenwege lokalisiert sein.

Steckbrief Testosteron

Präanalytik
– Aufgrund zirkardianer Rhythmik Probenentnahme möglichst zwischen 8.00 und 10.00 Uhr
– Keine besondere Patientenvorbereitung
– Venöse Blutentnahme. Probenmaterial: Serum/Plasma
– Haltbarkeit der Probe: bei Raumtemperatur 30% Aktivitätsverlust innerhalb 1 Woche.

Normalbereich
Männer: 2,7–10,7 ng/ml
Frauen: 0,2– 0,9 ng/ml

Beeinflussungen/Verfälschungen von Meßergebnissen
Folgende **Arzneimittel** erhöhen die Testosteronspiegel: Clomiphen, Kontrazeptiva, Anabolika, Gestagene, Rifampicin, diverse Diuretika, Antirheumatika.
Erniedrigte Spiegel werden verursacht durch: Cyproteron, Dexamethason, Digoxin, Metyrapon und Spironolacton.

Beurteilung
Die Testosteronbestimmung im Blutserum ist die wichtigste Labormeßgröße, um den klinischen Verdacht auf eine inkretorische Hodenfunktionsstörung zu bestätigen, den Androgenmangel zu dokumentieren und eine Testosteronsubstitution zu überwachen.
Zur Labordiagnostik der Hodenfunktionsstörung, Hypogonadismus und Infertilität gehören die Bestimmung von Testosteron, LH und FSH im Blutserum sowie die Untersuchung des Ejakulats.
Der Testosteronspiegel beim Mann weist einen deutlichen zirkadianen Rhythmus in Abhängigkeit des Schlaf-Wach-Rhythmus auf. Das Maximum zeigt sich in den Morgenstunden, das Minimum gegen 24 Uhr.

Erhöhte Werte bei Männern. Infolge Nebennierenkarzinomen, Nebennierenadenomen (leichte Erhöhungen), Hypophysenadenomen, Pubertas praecox, angeborenen Enzymdefekten.
Diagnostische Konsequenzen bei erhöhten Werten: Bestimmung von LH und FSH, ADH und Kortisol, spezielle Tumormarker und Serumkupfer.

Erniedrigte Werte bei Männern: Infolge testikulärer funktioneller Störungen, anatomischer Veränderungen (Tumoren, Verletzungen) der Testes, Fehlbildungen der Testes, angeborenen Enyzmdefekten, Störungen/Erkrankungen im Bereich des Hypothalamus/der Hypophyse.
Diagnostische Konsequenzen bei erniedrigten Werten: Bestimmung von LH und FSH, spezielle Tumormarker, Fettelektrophorese.

Erhöhte Werte bei Frauen: Infolge NNR-Karzinomen, NNR-Adenomen (geringe Erhöhungen), ovarieller Tumoren, polyzystischer Ovarien, Hypophysenadenomen, Pubertas praecox, angeborener Enzymdefekte, fehlender testosteronsensitiver Rezeptoren.
Diagnostische Konsequenzen bei erhöhten Werten: Bestimmung von Estradiol, Progesteron, LH, FSH, Prolaktin, DHEA-S.

Erniedrigte Werte bei Frauen. Durch Störungen/Erkrankungen im Bereich des Hypothalamus/der Hypophyse.
Diagnostische Konsequenzen bei erniedrigten Werten: Bestimmung von LH und FSH.

8.3.4.2 Dehydroepiandrosteron-Sulfat (DHEA-S)

Das wichtigste Androgen ist das Testosteron bzw. das Dihydrotestosteron. Im Gegensatz zum Mann wird bei der Frau nur ein kleiner Teil des Testosterons direkt sezerniert. Der Großteil resultiert aus der peripheren Konversion der 17-Ketoandrogene (Androstendion, Dehydroepiandrosteron und dessen Sulfat). Androstendion wird bei der Frau zu gleichen Teilen von der Nebennierenrinde und vom Ovar gebildet und entsteht nach Reduktion von DHEA.

Dehydroepiandrosteron und dessen Sulfat stammen ausschließlich aus der Nebennierenrinde. Deswegen erlaubt die Bestimmung von DHEA und DHEA-S die Diskriminierung adrenaler und ovarieller Ursachen einer vermehrten Testosteronaktivität. Daher läßt die Vermehrung von Testosteron bei der Frau durch die Bestimmung von DHEA und DHEA-S die Vermutung zu, daß primär eine adrenale oder ovarielle Störung vorliegt.

DHEA und DHEA-S sind nur bei **adrenaler Ursache** erhöht, z.B. androgenprovozierter Nebennierenrindentumor, beidseitige Nebennierenrindenhyperplasie bei hypothalamo-hypophysärem Cushing-Syndrom. Nebennierenrindentumoren bilden oft mehr Androgene mit DHEA als Hauptvertreter als andere Steroide. Je höher die Messung des DHEA bzw. DHEA-S ist, um so größer der Verdacht, daß es sich um ein Nebennierenrindenkarzinom handelt. Ein Cushing-Syndrom muß nicht immer ausgebildet sein. Somit fungieren DHEA und DHEA-S auch als **Tumormarker der Nebennierenrinde.**

Steckbrief DHEA-S

Präanalytik
– Keine besondere Patientenvorbereitung
– Venöse Blutentnahme. Probenmaterial: Serum/Plasma
– Haltbarkeit der Probe: bei Raumtemperatur 30% Aktivitätsverlust innerhalb 1 Woche.

Normalbereich

Männer:	5–440 µg/dl
Frauen:	0–334 µg/dl
Vor der Pubertät:	5–263 µg/dl

Beeinflussungen/Verfälschungen von Meßergebnissen
Die Ergebnisse werden bei Lipämie und durch Heparinzusätze verändert.

Beurteilung
Die Bestimmung von DHEA-S dient der Differentialdiagnose des Hirsutismus (verstärkte, dem männlichen Behaarungstyp entsprechende Scham-, Körper- und Gesichtsbehaarung bei Frauen) und Virilismus (Vermännlichung), Verdacht auf Nebennierenrindentumor und kongenitales adrenogenitales Syndrom (AGS).

Bei Hirsutismus und Virilisierung Testosteron mitbestimmen. Werte > 700 sind tumorverdächtig.

Erhöhte Werte. Infolge Hirsutismus und Virilisierung bei Frauen, androgenproduzierenden NNR-Tumoren, adrenogenitalem Syndrom, zentralem Cushing-Syndrom.

Diagnostische Konsequenzen bei erhöhten Werten: Bestimmung von Testosteron, spezifische Tumormarker, Estradiol, Progesteron, Kortisol, ADH, Fettelektrophorese.

Erniedrigte Werte. Bei NNR-Insuffizienz.

Diagnostische Konsequenzen bei erniedrigten Werten: Bestimmung von Kortisol, Fettelektrophorese, Serumkupfer.

8.4 Nebennieren

8.4.1 Erkrankungen des Nebennierenmarks

Das **Phäochromozytom** ist ein Tumor neuroektodermalen Ursprungs, der aus den chromaffinen Zellen des sympathoadrenalen Systems entsteht und eine Hypertonie bedingt. 90% der Phäochromozytome sind gutartige Geschwülste, die restlichen 10% sind maligne infolge invasiven Wachstums und/oder Metastasenbildung.

Die überwiegende Zahl der Tumoren geht vom Nebennierenmark aus; die **rechte** Nebenniere ist dabei häufiger befallen als die linke. Weitere bevorzugte Lokalisationen sind die sympathischen Nervengeflechte des Bauchraumes und Beckenbereichs. Selten finden sich Geschwülste im Brustraum oder im Bereich des Nackens. Etwa 10% der Phäochromozytome sind bilateral.

Phäochromozytome treten vorwiegend bei Erwachsenen im Alter zwischen 40 und 50 Jahren auf. Bei Kindern sind Jungen häufiger betroffen als Mädchen; bei Erwachsenen besteht kein Geschlechtsunterschied bezüglich der Häufigkeit des Befalls.

Folgende **Symptomatologie** ist zu beachten: Als Leitsymptom zeigen Patienten mit einem Phäochromozytom einen konstanten oder anfallsweisen Bluthochdruck. Darüber hinaus können sich folgende Symptome einzeln oder in Kombination zeigen: Tachykardie, vermehrte Schweißabsonderung (Diaphorese), orthostatische Kreislaufbeschwerden, Tachypnoe, Hitzewallungen, kalte und feuchte Haut, starke Kopfschmerzen, Herzschmerzen, Übelkeit, epigastrische Schmerzen, Visusstörungen, Dyspnoe, Parästhesien, Obstipation und Vernichtungsgefühl. Bekannt sind paroxysmale Anfälle, die durch Bagatellen wie Lagewechsel, Bauchmassage, emotionale Erschütterungen oder sogar durch Miktion ausgelöst werden.

> Die am häufigsten beobachtete **Symptomentrias** Tachykardie, Kopfschmerz, Schweißausbrüche in Kombination mit der Hypertonie hat eine diagnostische Sensitivität von ca 90%. Fehlen diese Symptome bei Bluthochdruck, ist ein Phäochromozytom faktisch ausgeschlossen, sind sie jedoch vorhanden, ist es sehr wahrscheinlich.

Über 80% der **Neuroblastome** betreffen Kinder in den ersten zweieinhalb Lebensjahren. Neuroblastome werden zu den dritthäufigsten malignen Kinderkrankheiten gezählt; man rechnet auf ca. 10000 Geburten eine Erkrankung.

Neuroblastome metastasieren bevorzugt in das Skelettsystem, die Lunge, die Leber und in regionale Lymphknoten. Sie imponieren als **intraabdominelle** oder als **mediastinale** Tumoren.

Durchfall, Schweißausbrüche, Fieber, Anämie und Gewichtsabnahme sind Symptome, ein Hypertonus kommt nur vereinzelt dazu.

8.4.2 Hormone des Nebennierenmarks: Adrenalin, Noradrenalin und Dopamin

Unter dem Begriff der **Katecholamine** sind die sympathomimetischen Hormone Adrenalin, Noradrenalin und Dopamin zusammengefaßt. Die Ausschüttung aus dem Nebennierenmark ist bei Streß und gesteigerter motorischer Aktivität gesteigert. Als Hormone sind sie Boten erster Ordnung, die an unterschiedlichen, spezifischen Membranrezeptoren wirksam werden (α- bzw. β-Rezeptoren). So sprechen einige α-Rezeptoren bevorzugt auf Noradrenalin an und lösen eine Vasokonstriktion aus, β-Rezeptoren dagegen auf Adrenalin und lösen Glykogenolyse und **Vasodilatation in den Skelettmuskeln** aus. Eine weitere Gruppe der α- und β-Rezeptoren spricht auf beide Hormone gleichermaßen an. Gesunde scheiden ca. 1% der Katecholamine unverändert mit dem Urin aus. 80–85% dagegen erscheint im Urin als Vanillinmandelsäure, 15% als Meta- bzw. Normetanephrin. Aufgrund der positiv-inotropen Wirkung der Katecholamine werden diese therapeutisch z.B. bei einer akuten Herzinsuffizienz (kardialer Schock) eingesetzt.

Das Hormon **Adrenalin** (Epinephrin) wird im chromaffinen Gewebe des Nebennierenmarks und in den Paraganglien des Sympathikus gebildet. Seine Ausschüttung aus der Nebenniere wird durch nervöse Impulse provoziert. Bei körperlichem und seelischem Streß ist seine Ausschüttung stark, in Ruhe relativ gering. Adrenalin steigert die Pulsfrequenz und das Herzminutenvolumen. Der systolische Blutdruckwert steigt deutlich vor dem diastolischen Wert an, es kommt zur Verminderung der Darmperistaltik, zur Erschlaffung der Bronchialmuskulatur und zur Erweiterung der Bronchien. Pupillenerweiterung, Erektion der Haarmuskeln und Steigerung des Grundumsatzes durch Förderung des Sauerstoffverbrauchs kommen vor. Unter gesteigertem Adrenalinspiegel kommt es zur Hyperglykämie und Glukosurie (Insulinantagonismus). Außerdem ist eine Lipolyse beobachtet worden, die zum Anstieg des Neutralfetts (Triglyceride) im Blut geführt hat; man nennt diese Erscheinung „Streßfett".

> Die therapeutische Adrenalingabe gilt als Mittel der Wahl bei Herz-Kreislauf-Stillstand.

Noradrenalin (Arterenol) gehört wie Adrenalin zu den Katecholaminen und wird ebenfalls im Nebennierenmark und im gesamten sympathischen Nervensystem gebildet. Neben seiner hormonellen Wirkung fungiert Noradrenalin auch als Neurotransmitter des Sympathikus. Die Wirkung von Noradrenalin gegenüber dem Adrenalin ist eine z.T. gegensätzliche oder weit schwächere. Noradrenalin steigert den Blutdruck durch Erhöhung des peripheren Widerstands ohne Vergrößerung des Herzminutenvolumens und senkt die Pulsfrequenz. Darüber hinaus erhöht es die Koronardurchblutung. Die hyperglykämische Wirkung wird erst bei massivem Anstieg der Noradrenalinmenge wahrgenommen. Es hat nur eine sehr schwache zentralnervöse Wirkung.

> Die therapeutische Arterenolgabe findet ihre Indikation bei hypotensiven Kreislaufschwächen.

Dopamin ist ein biogenes Amin und stellt die biochemische Vorstufe von Adrenalin und Noradrenalin dar. Neben seinen hormonellen Eigenschaften fungiert es ebenfalls als Neurotransmitter. Im basalen Anteil des Hypothalamus aller Säugetiere befinden sich dopaminerge Zellen, die zur Eminentia mediana projizieren und hier an portalen Gefäßen enden. Sie schütten ständig Dopamin aus. Dopamin ist auch unter dem Namen Prolaktin-inhibiting-Hormon bekannt. Man weiß, daß die hypophysäre Prolaktinsekretion tonisch durch Dopamin (= Prolaktin-inhibiting-Hormon) gehemmt wird. Man geht heute davon aus, daß Dopamin und Prolaktin Antagonisten sind.

Beim Morbus Parkinson wie auch bei allen plötzlich auftretenden Alterungsprozessen kommt es zu deutlich erniedrigten Dopaminspiegeln, ebenso beim Prolaktinom (= selten auftretendes Makro- bzw. Mikroadenom des Hypophysenvorderlappens mit autonomer Sekretion von Prolaktin). Deutlich erhöhte Dopaminspiegel kann man bei gestreßten Wöchnerinnen finden.

> Therapeutisch wird Dopamin aufgrund der Steigerung der renalen Durchblutung und der Erhöhung der Kontraktionsskraft des Herzens insbesondere bei kardialem Schock mit drohendem Nierenversagen eingesetzt.

Vanillinmandelsäure (VMS) ist das Hauptabbauprodukt der Katecholamine Noradrenalin und Adrenalin. Es wird renal ausgeschieden. Die VMS wird vermehrt ausgeschieden bei Phäochromozytom, Neuroblastom u. Glioblastom.

> Die Bestimmung der Katecholamine im Urin ist der Untersuchung des Plasmas vorzuziehen, da die Konzentration im Urin höher und die Ergebnisse weniger abhängig von kurzfristigen Änderungen sind.

Steckbrief Adrenalin/Noradrenalin/Dopamin

Präanalytik
- Erhöhte körperliche Aktivitäten vor der Probengewinnung vermeiden
- Wenn möglich Pharmaka 8 Tage vor der Probengewinnung absetzen
- Sammeln von 24-h-Urin: Patienten sauberes Gefäß aushändigen (Spezialbehälter hält das Labor bereit) und wie folgt instruieren:
  - Trinken Sie etwas weniger als üblich, kein Alkohol, Kaffee oder Tee
  - Kein Nikotin
  - Blase morgens nach dem Aufstehen entleeren. Diesen Urin aber noch nicht auffangen. Uhrzeit notieren
  - Von jetzt an allen Urin im Gefäß sammeln, auch bei Stuhlgang. Probe kühlhalten und nicht in helles Licht stellen
  - Letzte Sammlung am nächsten Morgen zur am Vortag notierten Zeit. Die Blase soll entleert werden, auch wenn kein Harndrang besteht
  - Gesamtmenge so bald als möglich in die Praxis/Labor bringen.

Wird der Urin in der Praxis für den Versand an das Labor vorbereitet: 24-h-Sammelurin gut mischen, Uringesamtvolumen messen und zusammen mit Größe und Körpergewicht des Patienten auf dem Analysenauftrag notieren.

Im Urin-Versandröhrchen 0,5 ml 25%ige Salzsäure vorlegen, Röhrchen mit 10 ml Urin füllen und mischen (pH-Wert soll zwischen 2 und 4 liegen). Fertig präparierte Versandröhrchen hält das Labor bereit.

Normalbereich

Serum

Adrenalin:

Erwachsene:	4–20 µg/d
Kinder 1–2 Jahre:	< 3,5 µg/d
Kinder 2–4 Jahre:	< 6,0 µg/d
Kinder 4–7 Jahre:	< 10,0 µg/d
Kinder 7–10 Jahre:	< 14,0 µg/d

Noradrenalin:

Erwachsene:	23–103 µg/d
Kinder 1–2 Jahre:	< 17 µg/d
Kinder 2–4 Jahre:	< 29 µg/d
Kinder 4–7 Jahre:	< 45 µg/d
Kinder 7–10 Jahre:	< 65 µg/d

Dopamin:

Erwachsene:	190–450 µg/d
Kinder 1–2 Jahre:	< 239 µg/d
Kinder 6–10 Jahre:	< 314 µg/d

Umrechnung: (µg) × 5,458 = (nmol); (mg) × 5,458 = (µmol)
(nmol) × 0,1832 = (µg); (µmol) × 0,1832 = (mg)

Urin

Bestimmungsgröße in 24 Std.	Konzentration	Ausscheidung
Noradrenalin	136,00–620,00 nmol/l	23,0–105,00 µg
Adrenalin	22,00–105,00 nmol/l	4,0– 20,00 µg
Dopamin	1,26– 2,98 µmol/l	190,0–450,00 µg
Vanillinmandelsäure	17,00– 33,00 µmol/l	3,0– 6,54 mg

Wenn kein 24-h-Urin verfügbar ist, kann die Bestimmung auch im Spontanurin erfolgen. Die Ergebnisse müssen dann auf Kreatinin bezogen werden, um die individuelle Nierenleistung zu berücksichtigen.

Beeinflussungen/Verfälschungen von Meßergebnissen
Medikamente wie Tetracyclin, Erythromycin und Ampicillin können bei bestimmten Laborverfahren die Analyse stören. Dies ist bei der Hochleistungs-Flüssigkeits-Chromatographie (HPLC) nicht zu erwarten. Die Freisetzung der Katecholamine wird durch Phenothiazine, MAO-Inhibitoren, Theophyllin und Aminophyllin verstärkt.
Streß, hypoglykämische Phasen und körperliche Belastung können die Ergebnisse erheblich beeinflussen.
24-h-Urin vor der Probenentnahme unbedingt gut mischen.

Beurteilung

Ein „Zuwenig" von Katecholaminen ist sehr selten und kann praktisch diagnostisch vernachlässigt werden. Überfunktionszustände mit erhöhten Serumkonzentrationen und Urinausscheidungen der Katecholamine und ihrer Metabolite – wie z.B. beim Phäochromozytom oder beim Neuroblastom – sind von größerer diagnostischer Bedeutung, da eine gesicherte Diagnose durchaus therapeutische Konsequenzen hat. Auch beim Melanoblastom werden erhöhte Ausscheidungen von Dopa, Dopamin und Homovanillinsäure im Urin gefunden.

Die Bestimmung der **Katecholamine** dient der Beurteilung der Funktion/Leistung des Nebennierenmarks. Symptome, die bei Störungen der Nebennierenmarksfunktion entstehen, sind starke Unruhe, Sympathikotonus, Schlaflosigkeit, unklare Obstipation, Asthma bronchiale und kardiale unklarer Genese, Hypertonie. Erhöhte Werte sichern die Diagnose bei Verdacht auf Phäochromozytom. Darüber spielt die Erhebung der Katecholamine im Urin bei Verdacht auf Tumoren des sympathoadrenergen Systems und bei Neuroblastomen eine Rolle.

Die Bestimmung der **Vanillinmandelsäure** dient der Erstuntersuchung bei Verdacht auf Tumoren des sympathoadrenergen Systems (Phäochromozytom, Neuroblastom).

Erhöhte Werte (Vanillinmandelsäure). Infolge Phäochromozytom, Gangliom, Neurom, Neuroblastom und bei Dialysepatienten.

Erhöhte Werte (Adrenalin). Infolge Phäochromozytom, Neuroblastom, Hochdruckkrisen und schwer einstellbarer Hypertonie.
Konsequenzen bei erhöhten Werten: Bei erhöhten Adrenalinwerten im Urin sollte eine Serumbestimmung durchgeführt werden.
Konsequenzen bei erniedrigten Werten: Bei erniedrigten Adrenalinwerten im Urin sollte eine Serumbestimmung durchgeführt werden.

Erhöhte Werte (Noradrenalin). Infolge Phäochromozytom.
Konsequenzen bei erhöhten Werten: Bei erhöhten Noradrenalinwerten im Urin sollte eine Serumbestimmung durchgeführt werden.
Konsequenzen bei erniedrigten Werten: Bei erniedrigten Noradrenalinwerten im Urin sollte eine Serumbestimmung durchgeführt werden.

Erhöhte Werte (Dopamin). Infolge Neuroblastom, Phäochromozytom, Ganglioneurom, arterieller Hypertonie.
Konsequenzen bei erhöhten Werten: Bei erhöhten Dopaminwerten im Urin sollte eine Serumbestimmung durchgeführt werden.
Konsequenzen bei erniedrigten Werten: Bei erniedrigten Dopaminwerten im Urin sollte eine Serumbestimmung durchgeführt werden.

8.4.3 Erkrankungen der Nebennierenrinde

Je nach Funktionsstörung werden Krankheitsbilder durch ein Über- oder Unterangebot von Glukokortikoiden unterschieden.

Der **Hyperkortisolismus** (Kortisonismus) ist durch folgende Symptome gekennzeichnet (Abb. 8-3): gerötetes Vollmondgesicht, Steroidakne, Stammfettsucht, Plethora, Hautstreifen (Striae rubrae), arterielle Hypertonie, allgemeine Leistungsschwäche, endokrines Psychosyndrom, Osteoporose, Diabetes mellitus, Impotenz, Oligo- bis Amenorrhö (evtl. Hypertrichose bis Hirsutismus), bei Kindern Wachstumsstörungen.

Die Serumkortisolbestimmung zeigt erhöhte Werte, der charakteristische Tagesrhythmus ist im Kortisoltagesprofil nicht mehr erkennbar.

Im wesentlichen werden drei unterschiedliche Mechanismen des sog. **Cushing-Syndroms** (Morbus Cushing) unterschieden (Abb. 8-4): Das **zentrale** Cushing-Syndrom entsteht bei vermehrter ACTH-Sekretion durch ACTH-bildende Hypophysenelemente. Das **adrenal** bedingte Cushing-Syndrom

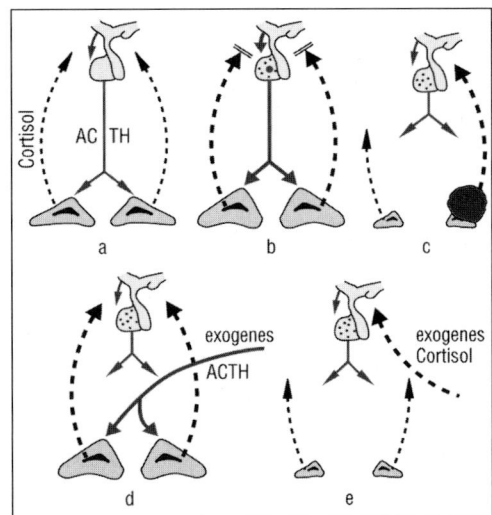

Abb. 8-4 Pathogenetische Formen des Cushing-Syndroms I.
a) Normaler Regelkreis Hypothalamus–Hypophysenvorderlappen–Nebennierenrinde (NNR).
b) Cushing-Syndrom mit beidseitiger NNR-Hyperplasie; hypothalamisch-hypophysäre Regulationsstörung.
c) Primärer NNR-Tumor.
d) Therapeutisch zugeführtes oder ektopisch gebildetes ACTH.
e) Therapeutisch zugeführtes Kortisol oder ein anderes Glukokortikoid.

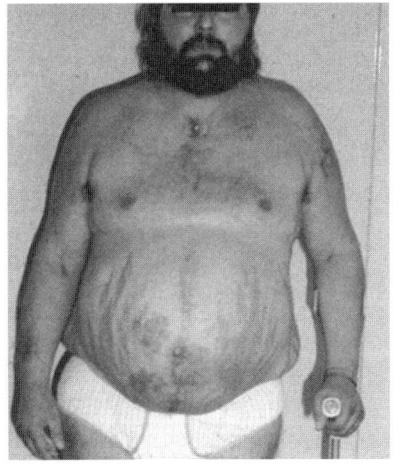

Abb. 8-3 Stammfettsucht beim Cushing-Syndrom.

entsteht durch vermehrte Glukokortikoid-, seltener auch Mineralokortikoid-Freisetzung aus Nebennierenrindenadenomen. Die erhöht freigesetzten Kortikoide führen zu einer Unterdrückung der ACTH-Sekretion.

Das **paraneoplastische** Cushing-Syndrom wird durch eine ektope ACTH-Freisetzung aus malignen Tumoren entwickelt (ektop = untypisches Gewebe übernimmt unkontrollierte Hormonproduktion, z.B. aus einem kleinzelligen Bronchialkarzinom).

In der Praxis sehen wir am häufigsten einen **iatrogenen** M. Cushing, der durch die Langzeit-Cortison-Therapie, z.B. bei Asthma bronchiale oder bei chronischer Polyarthritis, entsteht.

Der **Hypokortisolismus** wird durch eine Nebennierenrindeninsuffizienz hervorgerufen. Bei dieser Funktionsstörung besteht nicht nur ein Mangel an Kortisol, sondern auch an Aldosteron und bei Frauen an Androgenen aus der NNR. Es existieren im Sinne angeborener Enzymdefekte etliche Formen der NNR-Insuffizienz, auf die hier nicht weiter eingegangen wird. Im wesentlichen unterscheiden sich die möglichen Mechanismen dadurch, daß entweder die NNR selbst (primäre NNR-Insuffizienz) oder die Stimulation seitens der Hypophyse mittels ACTH eingeschränkt ist (sekundäre NNR-Insuffizienz). Die primäre Form führt zur sog. Bronze(haut)krankheit (M. Addison) und beruht auf einer beidseitigen Zerstörung oder Schädigung der NNR (z.B. durch Nebennierentuberkulose, leukämische Infiltration, Tumormetastasen etc.).

Folgende **Symptome** sind charakteristisch: fortschreitende Muskelschwäche und -schmerzen, Psychasthenie, Abmagerung (bis Kachexie), bräunliche Pigmentierung der Haut und Schleimhäute, Bradykardie, Blutdruck- und Temperaturerniedrigung und Verdauungsstörungen.

Im **Blutbild** zeigt sich eine Anämie, Leukopenie mit relativer Lymphozytose, Eosinophilie, Hypoglykämie, Hyponatriämie, Hypochlorämie sowie eine Hyperkaliämie.

Beweisend ist die verminderte Ausscheidung der Kortikoide und Kortikoidmetaboliten im Harn, verminderte NNR-Hormone im Serum sowie die verminderte Reaktion des Kortisolspiegels nach ACTH-Gabe.

Die **sekundäre NNR-Insuffizienz** entsteht durch eine Schädigung der Hypophyse mit der Folge einer mangelhaften ACTH-Bildung. Da bei dieser Form auch andere NNR-Hormone unzureichend gebildet bzw. abgegeben werden, kommt es zu weiteren Störungen (Androgenmangel). Beweisend ist neben den niedrigen Kortisolspiegeln der tiefe bis nicht meßbare ACTH-Spiegel. Ein ACTH-Stimulationstest führt aufgrund der funktionsfähigen NNR zu einem starken Anstieg des Kortisols.

Eine relative, in der Regel rückbildungsfähige Nebennierenrindeninsuffizienz kann auch als Konstitutionsanomalie oder als Folge von Krankheiten, die zu Nebennierenerschöpfung führen (z.B. auch als neurovegetative Dystonie), auftreten.

8.4.4 Hormone der Nebennierenrinde: Kortisol

Differenzierung: Kortisol – Kortison:
Unter **Kortisol,** das auch als Hydrokortison bezeichnet wird, versteht man das wichtigste in der Nebennierenrinde produzierte Glukokortikoid, das direkt im Blut oder Urin bestimmt werden kann.
Kortison ist ein aus der Nebennierenrinde isoliertes Hormon, das jedoch im peripheren Blut nicht nachweisbar ist. Es handelt sich wahrscheinlich um den ersten Metaboliten des **Kortisols.**

Kortisol ist ein natürliches (auch halbsynthetisch herstellbares) Hormon (Glukokortikoid-Typ) der Nebennierenrinde, dessen Biosynthese über Cholesterin, Pregnenolon, Progesteron und 17α-Hydroxydesoxycorticosteron erfolgt. Erwachsene sezernieren ca. 20 mg Kortisol täglich.

Im Hypothalamus liegen Neurone, die ein relativ hochmolekulares Peptid, das Corticotropin-releasing-Hormon (CRH), produzieren. Dieses Hormon erreicht über das portale Gefäßsystem (= das zwischen Infundibulum-Kapillarnetz und Sinusgefäßen des Hypophysenvorderlappens geschaltete venöse „Portalsystem" der Hypophyse) den Hypophysenvorderlappen und löst dort die Sekretion von ACTH (adrenocorticotropes Hormon) aus. Das ACTH gelangt über den allgemeinen Kreislauf an die Nebennierenrinde und stimuliert hier in erster Linie die Sekretion der Glukokortikoide. Es werden ca. 50 aus Progesteron gebildete Glukokortikoide (auch Steroidhormone) unterschieden. Kortisol erfüllt im Körper zahlreiche Funktionen, koppelt unter anderem auch zur Hypophyse und zum Hypothalamus zurück und schließt so den Regelkreis für die CRH- und ACTH-Sekretion.

Steckbrief Kortisol

Präanalytik

- Streß vor der Blutentnahme bzw. während der Urinsammelphase vermeiden
- Medikamentenamnese: Kontrazeptiva? Kortikoidmedikation? → wenn möglich drei Tage vor der Untersuchung absetzen
- Venöse Blutentnahme morgens zwischen 8 und 10 Uhr. Für ein Tagesprofil: 8, 12, 16, und 24 Uhr Blutentnahme
- Probenmaterial: Serum oder Urin
- 24-h-Sammelurin (ohne Zusätze). Sammeln von 24-h-Urin: Patienten sauberes Gefäß aushändigen (Spezialbehälter hält das Labor bereit) und wie folgt instruieren:
  - Trinken Sie etwas weniger als üblich, kein Alkohol, Kaffee oder Tee
  - Kein Nikotin
  - Blase morgens nach dem Aufstehen entleeren. Diesen Urin aber noch nicht auffangen. Uhrzeit notieren
  - Von jetzt an allen Urin im Gefäß sammeln, auch bei Stuhlgang. Probe kühlhalten und nicht in helles Licht stellen
  - Letzte Sammlung am nächsten Morgen zur am Vortag notierten Zeit. Die Blase soll entleert werden, auch wenn kein Harndrang besteht
  - Gesamtmenge so bald als möglich in die Praxis/Labor bringen.
  Wird der Urin in der Praxis für den Versand an das Labor vorbereitet: 24-h-Sammelurin gut mischen, Uringesamtvolumen messen und zusammen mit Größe und Körpergewicht des Patienten auf dem Analysenauftrag notieren.
  Im Urin-Versandröhrchen 0,5 ml 25%ige Salzsäure vorlegen, Röhrchen mit 10 ml Urin füllen und mischen (pH-Wert soll zwischen 2 und 4 liegen). Fertig präparierte Versandröhrchen hält das Labor bereit.
- Probentransport: Versand ungekühlt möglich.

Normalbereich
Serum:

8 Uhr	6–28 µg/dl
16 Uhr	5–12 µg/dl
24 Uhr	< 5 µg/dl

Urin:

Erwachsene:	20–130 µg/d
Kinder (4 Monate bis 10 Jahre):	2– 30 µg/d

Beeinflussungen/Verfälschungen von Meßergebnissen
Serum. Der Kortisolspiegel unterliegt einem zikardianem Rhythmus. Maximale Werte finden sich zwischen 8 und 9 Uhr, die tiefsten Werte gegen 24 Uhr. Eine Blutentnahme ohne Berücksichtigung der Uhrzeit läßt keine Interpretation der Ergebnisse zu.

Medikamente wie Amphetamine, Kontrazeptiva und Östrogene, ACTH, Vasopressin sowie Nikotin bei starken Rauchern führen zu erhöhten Werten. Dexamethason und Lithium führen zu erniedrigten Werten.

Urin. Auf Medikamente und Nikotin achten (s.o.).

Beurteilung

Die Kortisolbestimmung dient der Differentialdiagnose von Hypophysen- und Nebennierenrindenerkrankungen (Hypo- und Hyperkortisolismus), Verdacht auf Morbus Cushing, Allergien unklarer Genese, Streß, Psychosen.

Allgemeine labordiagnostische Hinweise auf Störungen der NNR-Insuffizienz geben ein niedriger Serumnatriumspiegel, eine Hyperkaliämie, hypoglykämische Blutzuckerwerte sowie eine erhöhte Konzentration harnpflichtiger Substanzen. Das Blutbild zeigt erhöhte Hämatokritwerte, eine Leukopenie bei relativer Lymphozytose und Eosinophilie.

Aufgrund der Tatsache, daß zahlreiche Einflüsse die Kortisolkonzentration auch kurzfristig verändern können, ist die Einzelbestimmung wenig aussagekräftig. Ein Wert über dem angegebenen Grenzbereich beweist das Vorliegen eines Cushing-Syndroms. Werte innerhalb des Referenzbereichs schließen dies jedoch keineswegs aus. Eine vermehrte Sekretion von Kortisol kann dennoch vorliegen, wenn nämlich der übliche Abfall des Plasmakortisols im Rahmen der zirkadianen Rhythmik von 8–24 Uhr nicht stattfindet. Es wird daher zu einem Kortisoltagesprofil geraten, da der 24-Uhr-Wert der Diagnose am nächsten kommt. Darüber hinaus sichern entsprechende Funktionstests (auf die hier allerdings nicht eingegangen wird) die endgültige Diagnose.

Ein **Hyperkortisolismus** ist relativ leicht mittels eines Tagesprofils mit unzureichender Nachtabsenkung zu erkennen.

Da ungefähr 1% der freien Kortisole über die Niere ausgeschieden werden, ist die Kortisolbestimmung im Urin gut geeignet zur Erkennung der Nebennierenrindenüberfunktion. Zur Diagnose der Unterfunktion ist die Urinbestimmung allerdings ungeeignet, da auch ohne Funktionsstörung oder Erkrankung der NNR niedrige Kortisolwerte im Urin gefunden werden.

Erhöhte Werte im Serum. Morbus Cushing, NNR-Adenom oder -Karzinom, ektopische ACTH-Produktion (Hormonproduktion durch Tumoren). Erhöhte Kortisolspiegel kommen auch bei akuten Psychosen und unter massiver Streßeinwirkung vor.

Erniedrigte Werte im Serum. Primäre NNR-Insuffizienz (Morbus Addison), sekundäre NNR-Insuffizienz, Hypophysenunterfunktion, NNR-Unterdrückung nach längerer ACTH- oder Kortisontherapie.

Erniedrigte Kortisolwerte kommen auch bei schweren Allergien sowie bei konstitutionellen Schwächen vor und bestätigen die Diagnose Hypokortisolismus. Die Diagnose kann durch die ACTH-Bestimmung untermauert werden.

Erhöhte Werte im Urin. Morbus Cushing, Cushing-Syndrom bei NNR-Adenom oder -Karzinom, ektopische ACTH-Produktion (Hormonproduktion durch Tumoren).

Erniedrigte Werte im Urin. Nebenniereninsuffizienz.

Weitere diagnostische Konsequenzen bei erniedrigten Werten: Veranlassung eines niedrig oder hoch dosierten Dexamethason-Hemmtests. Bestimmung von ACTH.

Weitere diagnostische Konsequenzen bei erhöhten Werten: Basale ACTH-Bestimmung. Veranlassung eines ACTH-Kurztests. Aldosteronbestimmung.

8.5 Nebenschilddrüsen

Die vier getreidekorngroßen Glandulae parathyroideae liegen paarweise angeordnet links und rechts lateral an der Rückseite der Schilddrüse. Sie können auch dystopisch irgendwo im Körper liegen (oftmals hinter dem Brustbein). In den Nebenschilddrüsen wird das Parathormon gebildet, das den Kalzium- und Phosphatstoffwechsel reguliert, indem der Kalziumgehalt des Blutes erhöht und der Phosphorgehalt gesenkt wird. Der Antagonist des Parathormons ist das Kalzitonin.

8.5.1 Erkrankungen der Nebenschilddrüsen

8.5.1.1 Hyperparathyreoidismus

Als **primärer** Hyperparathyreoidismus wird allgemein eine Überfunktion der Nebenschilddrüsen bezeichnet, ohne daß eine physiologische Stimulation der Sekretion erkennbar ist. Morphologisch liegen ein solitäres Adenom, multiple Adenome, eine diffuse Hyperplasie aller Nebenschilddrüsen oder selten ein Nebenschilddrüsenkarzinom vor. Die Parathormonsekretion ist gesteigert mit einer Hyperkalzämie als Folge. Weitere Manifestationsformen sind die rezidivierende Steindiathese, Beteiligung des Skelettsystems, Ulcera ventriculi und duodeni. Die gesteigerte Hormonsekretion wird zumindest teilweise durch Kalziuminfusionen gehemmt, so daß nicht von einer autonomen Überfunktion der Nebenschilddrüsen gesprochen werden kann.

Neuerdings werden durch die routinemäßige Bestimmung des Serumkalziums zunehmend symptomlose Patienten entdeckt. Zeitweise werden erniedrigte Phosphatwerte gemessen, die jedoch eher den Funktionsstörungen der Schilddrüse zugeordnet werden können.

Als **sekundärer** Hyperparathyreoidismus wird eine Überfunktion der Nebenschilddrüsen mit bekannter Ursache bezeichnet. Die Parathormonsekretion ist gesteigert als Folge

einer verminderten Kalziumzufuhr durch den Darm bei Vitamin-D-Mangel, intestinaler Malabsorption oder einer Vitamin-D-Stoffwechselstörung. Die häufigste Ursache bildet die chronische Niereninsuffizienz. Der tertiäre Hyperparathyreoidismus kann vom primären Hyperparathyreoidismus nur dadurch unterschieden werden, daß eine dieser Ursachen vorausgeht.

Der **tertiäre** Hyperparathyreoidismus unterscheidet sich nicht vom primären Hyperparathyreoidismus, es sei denn, man führe ihn definitionsgemäß auf einen früher durchgemachten sekundären Hyperparathyreoidismus zurück.

Beim **Pseudohypoparathyreoidismus** besteht eine Resistenz der Endorgane des Parathormons, nämlich der Nieren und Knochen, auf das erhöht vorgefundene Parathormon; die klinischen Symptome sind weitgehend identisch mit denen beim Hypoparathyreoidismus mit Parathormonmangel. Morphologisch liegen bei allen Formen meistens eine diffuse Hyperplasie sämtlicher Nebenschilddrüsen und nur selten Adenome einzelner Drüsen vor.

8.5.1.2 Hypoparathyreoidismus

Einem klinisch manifesten Hypoparathyreoidismus liegen folgende **Kriterien** zugrunde:
- Postoperativer oder idiopathischer Parathormonmangel oder Parathormonresistenz aufgrund von Pseudohypoparathyreoidismus. Bei letzterem ist ein sekundärer Hyperparathyreoidismus in aller Regel die Folge. Die häufigste Ursache des Hypoparathyreoidismus ist die Schädigung mehrerer Epithelkörperchen nach Schilddrüsen- oder Kehlkopfoperationen.
- Als primären Hypoparathyreoidismus bezeichnet man z.B. die Atrophie der Nebenschilddrüse als Ausdruck einer Autoimmunkrankheit (= idiopathischer H.) oder als erbliche Krankheit.

Die Unterfunktion der Nebenschilddrüsen führt zur Hypokalzämie, Hyperphosphatämie, Hypokalziurie und Tetanie. Die Verkrampfungen können sich in akuten Phasen durch Pfötchenstellung der Hände, Karpopedalspasmen der Füße, Stimmritzenkrampf, Blasen- und Darmkrämpfen äußern. Bei chronischen Prozessen kommt es zu Hautsprödigkeit, Querstreifung und Splitterneigung der Nägel, Haarausfall, psychischen Veränderungen und Katarakt. Bei frühem Beginn kann es zu allgemeinen Entwicklungsstörungen sowie zu Zahnstörungen kommen.

8.5.2 Parathormon

Parathormon entfaltet seine Wirkung in der Niere und am Skelettsystem. In der Niere wird Parathormon nach erfolgter Wirkung gespalten, vermutlich wird der N-terminale Teil noch weiter zerlegt. Die Hauptwirkungen des Parathormons lassen sich zusammenfassen:
- Steigerung der ossären Kalziumresorption
- Steigerung der intestinalen Kalziumabsorption (durch Vitamin D vermittelt)
- Steigerung der renalen Kalziumreabsorption.

Der Gegenspieler des Parathormons ist nicht das Thyroxin oder das Trijodthyronin, sondern das **Kalzitonin**. Die Hauptaufgabe des Kalzitonins ist das Einbinden von Kalzium in die Knochen.

Der sekundäre Hyperparathyreoidismus zeigt oft massiv erhöhte Parathormonwerte. Diese Werte resultieren aus erhöhter Parathormonproduktion und einer verminderten peripheren Metabolisierung.

Der normalerweise für die Untersuchung des Parathormons verwendete Test ist das „mittel-regionale" PTH; es ist ein im Mittelteil des PTH angreifendes Antiserum, das sich gut zur Differenzierung normaler von erhöhten PTH-Konzentrationen und auch für die Seitenlokalisation von Nebenschilddrüsenadenomen eignet.

Mit einem Antiserum, das am terminalen Ende des PTH angreift, kann die Lokalisationsdiagnostik ebenso vorgenommen werden.

Neuerdings sind Nachweise für intaktes Parathormon (hPTH 1-84) entwickelt worden. Sie weisen eine höhere Empfindlichkeit auf als die Fragmentnachweise; die Konzentration ist praktisch nur noch von der Parathormonproduktion und nicht mehr von der renalen Elimination abhängig.

Steckbrief Parathormon

Präanalytik
- Vor der Blutentnahme 12 h Nahrungskarenz
- Venöse Blutentnahme. Probenmaterial: Serum
- Sofort nach der Blutentnahme kühlstellen und gerinnen lassen. Danach im kalten Zustand zentrifugieren, absern und einfrieren
- Gefroren mit Trockeneis versenden (Plastikgefäß verwenden)
- EDTA-Plasma zum Nachweis von intaktem Parathormon

Normalbereich
Allgemeingültige Referenzbereiche sind abhängig von der Methodik und werden in der Regel von den ausführenden Labors festgelegt.
Kinder zeigen etwas höhere Werte als Erwachsene. Ältere Erwachsene zeigen höhere Ergebnisse als junge Erwachsene.
Zur Orientierung: Männer, Frauen und Kinder werden in denselben Bereichen angegeben; man unterscheidet nur zwischen C-terminal, mittel-regional und intaktem Parathormon.

C-terminal:	100,0–400,0 pg/ml (10–40 pmol/l)
Mittel-regional:	100,0–500,0 pg/ml (10–50 pmol/l)
Intaktes PTH:	20,0– 65,0 pg/ml (2,0–6,5 pmol/l)

Beeinflussungen/Verfälschungen von Meßergebnissen
Fehler in der Präanalytik. Sonst keine Angaben.

Beurteilung
Die Bestimmung von PTH und seiner Fragmente ist indiziert bei Verdacht auf Hyperpara-
thyreoidismus, Malabsorptionssyndrom, Hyper- und Hypokalzämie, Nireninsuffizienz,
Nephrolithiasis.
Die Bestimmung von **PTH-intakt** ist wegen seiner kurzen Halbwertszeit problematisch.
Darüber hinaus zirkulieren zahlreiche biologisch aktive Metaboliten, so daß diese Bestimmung nur zusammen mit der PTH-C-terminal-Bestimmung sicher aussagekräftig ist.
Die Bestimmung von **PTH-C-terminal** zeigt eine erheblich höhere diagnostische Sensitivität, da ca. 90% des zirkulierenden PTH aus diesen Metaboliten besteht. Da das C-termi-
nale Fragment im Gegensatz zum intakten PTH ausschließlich über die Niere ausgeschieden wird, reagiert es stark auf eine eingeschränkte Nierenfunktion. Aus diesem Grund wird
empfohlen, auch PTH-intakt zu bestimmen.
Die Bestimmung von **PTH-mittel-regional** zeigt ebenfalls eine deutlich höhere diagnostische Spezifität und Sensitivität als intaktes PTH.

Erhöhte Werte. Bei primärem Hyperparathyreoidismus, sekundärem Hyperparathyreoidismus bei Nireninsuffizienz, Pseudohyperparathyreoidismus, Malabsorptionssyndrom, Tumorhyperkalzämie (sehr selten).
Weitere diagnostische Konsequenzen bei erhöhten Werten: Untersuchung auf T3 und T4,
eventuell Nebenschilddrüsen-Antikörper bestimmen.

Erniedrigte Werte. Bei Vitamin-D-Überdosierung, AT-10-Überdosierung, Morbus Boeck,
Hyperthyreose (Thyreotoxikose), Thiazideinnahme, Tumorhyperkalzämie (häufig!), Hypo-
parathyreoidismus, Kalziummangelsyndrom.
Weitere diagnostische Konsequenzen bei erniedrigten Werten: Untersuchung auf T3 und
T4, eventuell Nebenschilddrüsen-Antikörper bestimmen.

8.6 Schilddrüse

Vor jeder Hormonuntersuchung sollte die Erhebung einer ausführlichen Anamnese stehen.
Die Schilddrüsenerkrankung geht nicht immer
mit einer hormonellen Entgleisung einher. Die
sog. **euthyreotische Stoffwechsellage** sollte in
die Untersuchungsergebnisse einbezogen werden. Schilddrüsenerkrankungen lassen sich
nicht pauschalieren. Für die Diagnose einer
gestörten Schilddrüsenfunktion und der ihr
zugrundeliegenden Schilddrüsenkrankheit sowie die Therapie und deren Verlaufskontrolle

ist einerseits die Beurteilung der peripheren
Stoffwechsellage, andererseits die morphologische und funktionelle Beschaffenheit der
erkrankten Schilddrüse zu berücksichtigen.
Neben der Labordiagnostik ist es daher meist
notwendig, andere Diagnoseverfahren zur
Absicherung der Verdachtsdiagnose heranzuziehen.

8.6.1 Hyperthyreose

Die Hyperthyreose ist durch eine erhöhte
Schilddrüsenhormonwirkung definiert. Man

unterscheidet die **immunogene** Hyperthyreose, wie z.B. beim Morbus Basedow, die **nichtimmunogene** Hyperthyreose bei funktioneller Autonomie, wie z.B. beim unifokal auftretenden autonomen Adenom, die durch **TSH oder TSH-ähnliche Aktivitäten** hervorgerufene Hyperthyreose und die **Hyperthyreosis factitia**. Der **Morbus Basedow** ist eine Autoimmunerkrankung, die sich in einer genetisch präselektierten Population findet und im typischen Fall mit endokrinen Augensymptomen und diffuser Struma einhergeht.

Genaue Angaben über die Häufigkeit von Hyperthyreosefällen liegen z.Zt. noch nicht vor. Frauen sind 5mal häufiger von der Hyperthyreose befallen als Männer. Der Altersgipfel liegt zwischen 30 und 50 Jahren. Am besten läßt sich die Hyperthyreose durch die großen Variationen ihrer klinischen Bilder charakterisieren, die sich im Beginn, Verlauf sowie im Schweregrad der Symptomatik äußert. Die Symptomatik reicht von Zuständen mit gerade eben wahrnehmbaren Zeichen bis zu lebensbedrohlichen Krisen.

Im Vordergrund der Beschwerden stehen eine innere Unruhe und das ständige Gefühl des Getriebenseins. Der starke Hormonausstoß führt zu einem allgemein gesteigerten Stoffwechsel mit je nach Alter des Patienten und Dauer der Erkrankung mehr oder minder organbezogenen **Beschwerden:** Neigung zum Schwitzen, Wärmeintoleranz, Herzklopfen und Herzstolpern, Gewichtsabnahme trotz gesteigerten Appetits, Durstgefühl, Dyspnoe, Muskelschwäche, Reizbarkeit und Schlaflosigkeit.

Bei der Hyperthyreose treten wahrscheinlich im lymphatischen Gewebe gebildete Antikörper auf, die chemisch und wirkungsmäßig vom Thyreoidea-stimulierenden Hormon verschieden sind, aber eine schilddrüsenstimulierende Wirkung haben. Diese Antikörper wirken als Störgröße auf den Regelkreis Hypophysenvorderlappen – Schilddrüse von außen ein, indem sie die Bindungsstellen für TSH an den Thyreozyten besetzen und

unabhängig vom Regelkreis zu einer Steigerung der Schilddrüsenhormonausschüttung führen. Das hat zur Folge, daß die Schilddrüse autonom vermehrt Schilddrüsenhormone bildet. Soweit bekannt, handelt es sich um noch nicht erforschte Fremdeiweiße, wahrscheinlich auch um Schwermetalle (s.S. 167).

> Hyperthyreose ist der Sammelbegriff für verschiedene Krankheiten. Die typische Symptomatik findet man nur beim Jugendlichen. Im Alter ist die Hyperthyreose maskiert. Es gibt kein die Diagnose beweisendes Einzelsymptom und keinen alles entscheidenden Test.

8.6.2 Hypothyreose

Unter der Hypothyreose wird ein Defizit an Schilddrüsenhormonwirkung im Organismus verstanden. Meistens handelt es sich um eine ungenügende Produktion einer primär gestörten Schilddrüsenfunktion. Bei **TSH-Ausfall** sprechen wir von einer **sekundären** und bei **TRH-Ausfall** von einer **tertiären** Hypothyreose. Diese teilt man in angeborene und erworbene Formen ein. Unter **Kretinismus** ist ein Krankheitsbild zu verstehen, das als irreversible Folge einer prä- oder perinatalen Schilddrüseninsuffizienz aufzufassen ist.

Die Häufigkeit der angeborenen Hypothyreose liegt bei einem Fall auf 3000 Geburten. Ursachen der angeborenen Hypothyreose können Entwicklungsstörungen und exogene Störungen sein.

Die klinische Symptomatologie läßt sich auf den Mangel an Schilddrüsenhormonwirkung zurückführen. Alle Aktivitäten des Stoffwechsels sind reduziert. Der verlangsamte Stoffwechsel prägt das Krankheitsbild. Es sind zunächst uncharakteristische, als altersbedingt angesehene Beschwerden älterer

Menschen. Die Antworten auf subjektive Beschwerden erhält man nicht spontan, sondern erst nach ausdrücklichem Fragen. Dies sind: allgemeine Schwäche, leichte Ermüdbarkeit, Kälteintoleranz, ständiges Frieren, Unvermögen zu schwitzen, Verlust des Interesses an Dingen des Alltags, Konzentrationsschwäche und Gewichtszunahme.

Störungen einzelner Organe äußern sich in pektanginösen Beschwerden, Durchblutungsstörungen, Dyspnoe, rheumatischen Beschwerden und Taubheitsgefühl in den Fingerspitzen.

8.6.3 Endemische Struma

Von einer endemischen Struma spricht man, wenn es sich um eine gutartige, nichtentzündliche Schilddrüsenvergrößerung bei euthyreotischer Stoffwechsellage in einem Jodmangelgebiet handelt. Nach Tastbefund und Ergebnis der Sonographie sowie der Szintigraphie unterscheidet man im wesentlichen folgende **Formen:**

- diffuse Struma: meist bei Jugendlichen
- einknotige Struma: szintigraphisch kalt
- Zyste, Blutung oder inaktives Gewebe: szintigraphisch warm
- Adenom und die mehrknotige Struma.

Die endemische Struma ist die häufigste endokrine Erkrankung. Etwa 5–15% der deutschen Bevölkerung sind davon befallen. Auch hier sind Frauen 3- bis 5mal häufiger betroffen als Männer.

Die **Hauptursache** der endemischen Struma ist der **Jodmangel**. Die Struma manifestiert sich am häufigsten zur Zeit der Pubertät, der Schwangerschaft und während des Klimakteriums.

Die Beschwerden sind lokaler Art und beschränken sich auf Verdrängungserscheinungen oder Druckgefühl bzw. Schluckbeschwerden. Oft ist die Struma mehr ein kosmetisches Problem ohne irgendwelche Beschwerden. Plötzlich auftretende Vergrößerungen und Schmerzen sprechen für eine Blutung oder Zyste.

8.6.4 Thyreoiditis

Man spricht von einer Thyreoiditis, wenn entzündliche Vorgänge das Organ in Gestalt und/oder Funktion verändert haben. Die Entzündung kann die Schilddrüse partiell oder komplett betreffen. Man unterscheidet:

- akute Thyreoiditis: eitrig, nichteitrig
- subakute Thyreoiditis: infektiös, präinfektiös
- chronische Thyreoiditis: lymphozytär, fibrös, perithyreoidal und spezifisch.

Schilddrüsenentzündungen sind selten und verlaufen oft ohne besondere Beschwerden. Die **akute** Thyreoiditis ist meist bakteriell durch Streptokokken, Staphylokokken, Pneumokokken und Kolibakterien im Rahmen einer extrathyreoidalen Entzündung entstanden, seltener sind virale Infekte, Strahlenthyreoiditis und die sog. traumatische Thyreoiditis. Die **subakute** Thyreoiditis ist eine postinfektiöse Erkrankung.

Unter den **chronischen** Entzündungen der Schilddrüse nimmt die **lymphozytäre Autoimmunthyreoiditis** eine Sonderstellung ein. Von allen Entzündungsformen der Schilddrüse ist die lymphozytäre Thyreoiditis die häufigste. Sie kommt fast ebenso häufig vor wie die Thyreotoxikose. Frauen sind 15- bis 20mal so oft betroffen wie Männer. Die Krankheit tritt bevorzugt bei Patienten im Alter zwischen 30 und 50 Jahren auf.

8.6.5 Schilddrüsentumoren

Die Abgrenzung maligner Veränderungen der Schilddrüse ist schwieriger als bei anderen Organen. Die Bösartigkeit hängt weniger von morphologischen Merkmalen als von Eigenheiten der Tumorzelle ab. Für die Klinik hat sich folgende **Einteilung** der Schilddrüsentumoren ergeben:

- differenzierte und undifferenzierte Karzinome der Thyreozyten
- Karzinome der C-Zellen
- Plattenepithelkarzinome
- Sarkome und verschiedenartige Malignome
- nicht klassifizierte Tumoren.

Malignomverdächtig sind plötzlich auftretende und schnell wachsende Schilddrüsenknoten, besonders bei Patienten unter 25 und über 60 Jahren. Besonders betroffen sind Patienten, die im Kindesalter bestrahlt wurden. Entscheidend für die Differentialdiagnose ist der **Tastbefund,** besonders wenn es sich um einen fixierten, schnell wachsenden Tumor handelt.

Als **Tumormarker** verwendet man Kalzitonin (C-Zell-Karzinom) und Thyreoglobulin (papilläres und follikuläres Karzinom).

Die Prognose der differenzierten Schilddrüsenkarzinome bei Patienten unter 40 Jahren ist relativ gut, diejenige der anderen Karzinome eher schlecht.

8.6.6 Hormon zur Schilddrüsensteuerung: TSH

Im Zwischenhirn wird das Thyreotropin-releasing-Hormon (TRH) gebildet, das im Hypophysenvorderlappen die Freisetzung des hier gebildeten **Thyreoidea-stimulierenden Hormons** (TSH) bewirkt. Der Schilddrüsenstimulator TSH greift in allen Stufen der Hormonproduktion in der Schilddrüse an. Er fördert die Aufnahme von Jod in die Schilddrüsenzellen, den Einbau in das Aminosäuretyrosin, die Kopplung der Jodtyrosine zu den Schilddrüsenhormonen T3 und T4 sowie deren Abgaben an das Blut.

Ohne TSH hat die Schilddrüse nur einen Basisstoffwechsel, der etwa 20% des normalen beträgt. Steuerungsgrößen dieses Regelkreises sind die Konzentrationen an freien Schilddrüsenhormonen im Serum. Sinkt der Spiegel der freien Schilddrüsenhormone im Serum, kommt es zu einer vermehrten Ausschüttung von TSH und damit zu einer Korrektur des Schilddrüsenhormonmangels.

Das TSH wird von der Hypophyse in Abhängigkeit vom hypothalamischen TRH und von der Höhe des aktuellen freien Schilddrüsenhormonspiegels mit einer geringeren Tagesrhythmik sezerniert. Der Regelkreis sorgt dafür, daß die Produktion der Schilddrüsenhormone dem Hormonbedarf des Organismus ständig angepaßt wird.

Eine Störung im Regelkreis Hypophyse – Schilddrüse ist immer mit einer Schilddrüsenerkrankung verbunden, die sich in einer Formveränderung der Schilddrüse bzw. in einer Über- oder Unterfunktion äußern kann. Bei Patienten mit einer Struma kommt eine normale Produktion der Schilddrüsenhormone T3 und T4 nur über eine Vergrößerung der Schilddrüse zustande. Es handelt sich um eine Anpassungshyperplasie, die durch den Jodmangel und damit den relativen Schilddrüsenhormonmangel bedingt wird.

Bei der **primären Schilddrüsenunterfunktion** sind die Schilddrüsenzellen trotz teilweise extrem **gesteigerter TSH-Produktion** des Hypophysenvorderlappens nicht imstande, ausreichend T3 bzw. T4 zu bilden. Zu diesem Krankheitsbild kommt es infolge einer chronischen Entzündung der Schilddrüse infolge degenerativer Prozesse, nach Überdosierung von Thyreostatika, nach Operation oder nach Radiojodtherapien.

Bei der **sekundären Schilddrüsenunterfunktion** ist die Stimulierung der Schilddrüse durch **TSH ungenügend.** Tumoren des Hypophysenvorderlappens können Ursache einer mangelnden TSH-Sekretion sein. Aber auch funktionelle Störungen, z.B. im Klimakterium, können vorübergehend die Leistung des Hypophysenvorderlappens einschränken. Der Stoffwechsel der Körperzelle entbehrt dann die Schilddrüsenhormone und zeigt die Zeichen einer Schilddrüsenunterfunktion. Bei der Hypothyreose ist der basale TSH-Spiegel in der Regel erhöht.

Bei der **Hypothyreose** werden wahrscheinlich Antikörper im lymphatischen Gewebe gebildet, die die Schilddrüsenzellen stimulieren. Diese Antikörper wirken als Störgröße auf den Regelkreis Hypophysenvorderlappen – Schilddrüse von außen ein, indem sie die Bildungsstellen für TSH an der Schilddrüsenzelle besetzen und unabhängig vom Regelkreis zu einer Steigerung der Schilddrüsenhormonausschüttung führen. Das hat zur Folge, daß die Schilddrüse autonom Schilddrüsenhormone vermehrt bildet. Die Sonderform der Schilddrüsenüberfunktion, an die man immer denken sollte, ist das autonome Schilddrüsenadenom.

Steckbrief TSH

Präanalytik
– Keine besondere Patientenvorbereitung
– Venöse Blutentnahme. Probenmaterial: Serum/Plasma
– Haltbarkeit der Probe: bei Raumtemperatur 30% Aktivitätsverlust innerhalb 1 Woche

Normalbereich
Männer: 0,30–3,0 mU/l
Frauen: 0,25–3,1 mU/l
Kinder: 0,40–9,5 mU/l

Beeinflussungen/Verfälschungen von Meßergebnissen
Grob-falsche Laborwerte können auftreten, wenn es zu Antikörperreaktionen kommt. Da für das Testverfahren tierische Immunglobuline eingesetzt werden, kann es durch Antikörper im Patientenblut gegen eben jene Tierspezies kommen, die für den Textkit ausgewählt wurde.

Beurteilung
Die Bestimmung von TSH dient der Überprüfung der Schilddrüsenfunktion. Die Verwertung des TSH-Werts ist nur in Verbindung mit der T3/T4- bzw. FT3/FT4-Bestimmung sinnvoll. Die diagnostische Sensitivität des basalen TSH-Werts beträgt bei den hochempfindlichen Bestimmungsmethoden mit monoklonalen Antikörpern 98% bei einer diagnostischen Spezifität von 99%. Unter der Annahme einer Krankheitswahrscheinlichkeit von 20% im ambulanten Schilddrüsenuntersuchungsgut spricht man von 98% richtiger Vorhersagen in bezug auf eine mögliche hyper- bzw. hypothyreotische Stoffwechsellage.

Erhöhte Werte
– Jodmangelstruma
– primäre Hypothyreose
– Autoimmunthyreoiditis mit nachfolgender (konsekutiver) Hypothyreose.
Weitere diagnostische Konsequenzen bei erhöhten Werten: Untersuchung auf T3 und T4, TBK, PTH, Kalzium, anorganisches Phosphat.

Erniedrigte Werte
– sekundäre Hypothyreose
– autonome Hormonproduktion, z.B. durch Adenome
– Autoimmunthyreoiditis mit nachfolgender (konsekutiver) Hyperthyreose (M. Basedow, initial bei Hashimoto-Thyreoiditis)
– bei Schilddrüsenhormon-Substitution (Suppressionstherapie).
Weitere diagnostische Konsequenzen bei erniedrigten Werten: Untersuchung auf T3 und T4, TBK, PTH, Kalzium, anorganisches Phosphat.
Eventuell elementares Jod.

8.6.7 Hormone der Schilddrüse

8.6.7.1 Trijodthyronin (T3)

Die Schilddrüse sezerniert täglich neben Thyroxin auch Trijodthyronin, das aus den Hormonvorläufern Monojodtyrosin und Dijodtyrosin entsteht. Es wird im Thyreoglobulin gespeichert. Wahrscheinlich entsteht T3 auch durch Monodejodierung von Thyroxin in der Schilddrüse. Der Hauptanteil, nämlich etwa 70 mg/die, entsteht aus T4, das je nach Bedarf vor allem in der Leber monodejodiert wird.

Die biologische Halbwertszeit beträgt für Trijodthyronin nur etwa 19 h gegenüber einer biologischen Halbwertszeit von 190 h für Thyroxin. Infolge der 10fach kürzeren biolo-gischen Halbwertszeit des T3 ist trotz der Tatsache, daß der freie Anteil an T3 etwa ein Zehntel dessen von T4 im Serum beträgt, die hormonelle Aktivität des T3 derjenigen von T4 in etwa gleichzusetzen.

> Bezüglich der Bestimmung des Trijodthyroninspiegels im Serum scheint der Hinweis wichtig, daß die Bestimmungen der Schilddrüsenhormonkonzentrationen im Serum nur temporäre Meßwerte darstellen, die nichts über die Umsatzgeschwindigkeit bzw. den extrathyreoidalen Hormonpool aussagen. So beträgt der intravasale Anteil Trijodthyronin nur 15% des extrathyreoidalen Trijodthyronins.

Steckbrief T3

Präanalytik
- Keine besondere Patientenvorbereitung
- Venöse Blutentnahme. Probenmaterial: Serum/Plasma
- Haltbarkeit der Probe: 1 Woche bei Raumtemperatur

Normalbereich
Männer, Frauen, Kinder: 0,8–2,0 ng/ml = 1,24–3,1 μmol/l

Beeinflussungen/Verfälschungen von Meßergebnissen
Bei Autoimmunkrankheiten oder Tumoren der Schilddrüse können Autoantikörper gegen die peripheren Schilddrüsenhormone auftreten, so daß deren Bestimmung beeinträchtigt werden kann. Es kann zu falsch-hohen oder erniedrigten Werten kommen.

Beurteilung
Die Bestimmung von T3 dient der Beurteilung der Schilddrüsenfunktion und ist indiziert bei Verdacht auf Hyperthyreose sowie zur Kontrolle bei Langzeittherapie mit Thyreostatika bzw. bei Hormonsubstitution.

Zur Beurteilung der Schilddrüsenfunktion sollen gleichzeitig T4, TSH und die Schilddrüsen-AK bestimmt werden.

Einige Autoren gehen davon aus, daß Trijodthyronin die eigentliche Wirkform der Schilddrüsenhormone ist. T3 kommt im Serum in einer wesentlich geringeren Konzentration vor als Thyroxin; man geht von etwa einem Fünfzigstel des Thyroxinspiegels aus. Nur das freie Trijodthyronin ist wie das freie Thyroxin in der Lage, in die peripheren Körperzellen einzudringen und stoffwechselfördernd wirksam zu werden. Wegen der schwächeren Bindung an die Transportproteine ist der biologische Abbau von T3 wesentlich rascher.

Kinder haben meist deutlich höhere Trijodthyroninspiegel als Erwachsene. Ab ca. dem 65. Lebensjahr sinkt der T3-Spiegel signifikant ab. Ursache ist neben einer reduzierten thyreoidalen T3-Produktion eine verminderte Dejodierung von T4 sowohl in der Schilddrüse als auch in der Leber. Man registriert einen geschlechtsunabhängigen Abfall von etwa 0,1 ng/ml pro Dezenium ab dem 50. Lebensjahr.

Thyreostatika erhöhen zu Beginn der Behandlung den T3-Spiegel und erniedrigen ihn bei langandauernder Behandlung wieder.

Erhöhte Werte
– Hyperthyreose
– isolierte T3-Hyperthyreose.
Weitere diagnostische Konsequenzen bei erhöhten Werten: Untersuchung auf T4, TBK, TSH, PTH, Kalzium, anorganisches Phosphat.

Erniedrigte Werte
– ausgeprägte Hypothyreose
– bei reduzierter Stoffwechselleistung.
Weitere diagnostische Konsequenzen bei erniedrigten Werten: Untersuchung auf T4, TBK, TSH, FT3 und FT4, PTH, Kalzium, anorganisches Phosphat. Eventuell elementares Jod.

8.6.7.2 Thyroxin (T4)

Der größte Teil des gesamten Thyroxins liegt in proteingebundener Form vor, ein äußerst kleiner Teil ist nicht gebunden; er wird als freies Thyroxin bezeichnet – nur das freie T4 ist stoffwechselaktiv.

Thyroxin entsteht in der Schilddrüse aus zwei Molekülen Dijodthyronin. Es wird im Thyreoglobulin in der Schilddrüse gebunden und auch gespeichert. Bei Gesunden produziert die Schilddrüse im Durchschnitt täglich ca. 90 mg Thyroxin, das an die Blutbahn abgegeben wird. Daneben werden ca. 15 mg Trijodthyronin sezerniert. Die Abgabe der Hormone erfolgt durch enzymatische Abspaltung von Thyreoglobulin. T4 wird in einer dem Bedarf angepaßten Menge im Körpergewebe, vor allem in den Leberzellen durch Monodejodierung in Trijodthyronin umgewandelt.

Nach neuesten Forschungen kann davon ausgegangen werden, daß T3 die eigentliche Wirkform der Schilddrüsenhormone darstellt, während Thyroxin eine Art Vorhormon oder Prohormon und damit eine Depotform des Trijodthyronins ist. Durch die starke Bindung des Thyroxins an thyroxinbindendes Globulin, thyroxinbindendes Präalbumin und Albumin steht zur Diffusion in die Körperzellen und damit zur Vermittlung der Hormonwirkung nur eine sehr geringe freie Hormonfraktion zur Verfügung.

Der Bedarf des menschlichen Organismus an Schilddrüsenhormonen hängt von der Summe aller Stoffwechselaktivitäten sowie vom Körpergewicht und Alter des Menschen ab.

Bei Kindern ist der Thyroxinwert in den ersten Lebensmonaten deutlich erhöht, bei älteren Menschen werden dagegen meist erniedrigte Thyroxinspiegel vorgefunden, so daß auch bei einem Wert innerhalb des Normbereichs eine Hypothyreose vorliegen kann. Der Stoffwechsel der Körperzellen bestimmt als Konsument der Schilddrüsenhormone die Hormonproduktion über ein Steuerungssystem, an dem die Thyreoidea-stimulierenden Hormone entscheidend beteiligt sind.

Im zirkulierenden Blut sind die Schilddrüsenhormone reversibel an Transportproteine gebunden. 60% des Thyroxins ist an das thyroxinbindende Globulin, ca. 30% an thyroxinbindendes Präalbumin und ca. 10% unspezifisch an thyroxinbindendes Albumin gebunden. Der Nachweis der aktiven Bindung wird im Labor durch die Bestimmung der Thyroxinbindungskapazität (TBK) erbracht.

Steckbrief T4

Präanalytik
Siehe S. 274 f. (Steckbrief T3)

Normalbereich
Männer, Frauen, Kinder: 4,0–12,0 µg/dl = 52,0–156,0 µmol/l

Beeinflussungen/Verfälschungen von Meßergebnissen
Schilddrüsenhormone und Jodpräparate erhöhen den Thyroxinspiegel! Thyreostatika erniedrigen den Thyroxinspiegel!

Als Störfaktoren von außen und damit als ein deutlicher Störfaktor des Thyroxinspiegels werden folgende Medikamente und Chemikalien gerechnet, die die Bindungsstellen für T4 am thyroxinbindenden Globulin besetzen:
- anabole Steroide
- Androgene
- Sulfonamide
- Diphenylhydantoine
- hohe Dosen von Salizylaten
- hohe Dosen von Heparin.

Wichtiger Hinweis: **Die Thyroxinbindungskapazität nimmt unter erhöhter Östrogenzufuhr aber auch in der Schwangerschaft zu, so daß erniedrigte Werte des Thyroxins und erhöhte Werte der Thyroxinbindungskapazität gemessen werden.**

Störungen der freien Thyroxinbindungskapazität bzw. des freien Thyroxinspiegels treten bei der Behandlung mit Schilddrüsenhormonen auf, da diese Bindungsstellen der Transportproteine im Serum besetzen und damit das Ergebnis der Messung häufig verfälschen können.

Beurteilung
Die Bestimmung von T4 dient der Beurteilung der Schilddrüsenfunktion und ist indiziert bei Verdacht auf Hypo- oder Hyperthyreose sowie zur Kontrolle bei Langzeittherapie mit Thyreostatika bzw. bei Hormonsubstitution.
Zur Beurteilung der Schilddrüsenfunktion soll gleichzeitig T4, TSH und die SchilddrüsenAK bestimmt werden.

Bei *beginnender Hypothyreose* sinkt T4 später ab als FT4!

Erhöhte Werte: Hyperthyreose.
Weitere diagnostische Konsequenzen bei erhöhten Werten: Untersuchung auf T3, TBK, TSH, FT3 und FT4, PTH, Kalzium, anorganisches Phosphat.

Erniedrigte Werte: Hypothyreose, reduzierte Stoffwechselleistung.
Weitere diagnostische Konsequenzen bei erniedrigten Werten: Untersuchung auf T3, TBK, TSH, FT3 und FT4, PTH, Kalzium, anorganisches Phosphat. Eventuell elementares Jod.

8.6.8 Freies Trijodthyronin (FT3) und freies Thyroxin (FT4)

Das freie T3 spiegelt ebenso wie das Gesamt-T3, infolge seiner überwiegend intrazellulären Verteilung, weit stärker als das freie T4 den Funktionszustand des peripheren Gewebes wider. Andererseits wird das freie T3 infolge der zum T4 ca. 10fach schwächeren Bindung an Serumtransportproteine in seiner Höhe wesentlich geringer durch Veränderung dieser Proteine beeinflußt. Die Stoffwechsellage wird durch das freie T3 zuverlässig angezeigt. Häufig liegen die freien T3-Werte bei latenten Funktionsstörungen der Schilddrüse schon in den grenznahen Bereichen. Das freie T4 stellt die außerhalb der Zellen biologisch wirksame Fraktion des Gesamtthyroxins dar. Damit entspricht der freie T4-Wert der aktuellen hormonell wirksamen Plasmakonzentration des Schilddrüsenhormons. Das freie Thyroxin ist weitgehend von der TBG-Konzentration und extrathyreoidalen Störungen unabhängig.

Die Bewertung des freien T4 entspricht der des Gesamtthyroxins, wobei die dort möglichen Fehlerquellen durch eine veränderte Hormonbindungskapazität nicht berücksichtigt werden müssen. In den Grenzbereichen wird eine bessere Trennschärfe erreicht, bei der T3-Hyperthyreose ist das freie T4 schon leicht erhöht, bei beginnender Hypothyreose geht das freie T4 dem Absinken der Gesamthormonkonzentration voraus.

Zur Zeit ist noch nicht genau zu entscheiden, ob die Bestimmung des freien T4 der des Gesamtthyroxins vorzuziehen ist, da bei schweren Allgemeinerkrankungen und während der Therapie mit zahlreichen Medikamenten unterschiedliche Angaben und Meßergebnisse vorliegen.

Steckbrief FT3 und FT4

Präanalytik
– Keine besondere Patientenvorbereitung
– Venöse Blutentnahme. Probenmaterial: Serum/Plasma

Normalbereich
Männer, Frauen, Kinder (freies T3):   2,5–6,0 pg/ml bzw. 3,8–9,2 pmol/l
Männer, Frauen, Kinder (freies T4):   0,8–2,0 ng/dl bzw. 10,0–26,0 pmol/l

Beeinflussungen/Verfälschungen von Meßergebnissen
Zu Beginn einer thyreostatischen Therapie kann es zu einer erheblichen Erhöhung der Werte kommen.

Beurteilung
Die Bestimmung von FT3 und FT4 dient der Beurteilung der Schilddrüsenfunktion und ist besonders indiziert, wenn durch die Gesamt-T3- und Gesamt-T4-Bestimmung keine Eindeutigkeit zu erzielen ist und auch die röntgenologischen Untersuchungen der Schilddrüse nicht weitergeholfen haben. Weiterhin bei Verdacht auf Bindungsanomalien der Trägerproteine und der Hormonbindungsproteine; FT3 hat bezüglich der Schilddrüsenfunktion einen höheren Aussagewert als FT4. Trotzdem sollte FT4, die Schilddrüsen-Antikörper und TSH zur korrekten Beurteilung mitbestimmt werden. FT4 reagiert bei einer beginnenden Hypothyreose empfindlicher als T4.

Erhöhte Werte. Hyperthyreose bzw. bezüglich FT3 isolierte T3-Hyperthyreose.
Weitere diagnostische Konsequenzen bei erhöhten Werten: Untersuchung auf T3 und T4, TBK, TSH, PTH, Kalzium, anorganisches Phosphat.

Erniedrigte Werte
– Hypothyreose
– Bezüglich FT3 ausgeprägte Hypothyreose
– reduzierte Stoffwechselleistung.
Weitere diagnostische Konsequenzen bei erniedrigten Werten: Untersuchung auf T3 und T4, TBK, TSH, PTH, Kalzium, anorganisches Phosphat.

8.7 Gewebehormone

8.7.1 Histamin

Histamin ist ein biogenes Amin und gehört in die Gruppe der Gewebehormone wie Gastrin, Renin und Serotonin. Es wird vornehmlichst in der Granula der interzellulären Mastzellen gespeichert, man findet es in kleinen Mengen auch in den basophilen Lymphozyten und in den Thrombozyten. Seine Ausschüttung wird ausgelöst durch verschiedene endogene und exogene Histaminfreisetzer, wie z.B. IgE, Komplementspaltprodukte bei Endotoxinschock, Verbrennung und Entzündung.

Histamin führt zur Kontraktion des Darms, des Uterus, der Bronchien, zur Dilatation kleinerer Blutgefäße mit der Folge von Juckreiz, Hautrötung und Quaddelbildung.

Es kann zur Hämokonzentration kommen. **Weitere Folgen** sind Adrenalinausschüttung, Schmerzen und Juckreiz, die durch Wirkung auf sensible Nervenendigungen entstehen. Es kann zu einer Stimulation der Magensaftsekretion kommen und am Herzen zur Tachykardie.

Bekannter als das Histamin für die Medizin sind die Histaminantagonisten, die Antihistaminika, die eine für den Menschen lästige Reaktion des Körpers abbauen oder gar nicht entstehen lassen. Antihistaminika sind pharmakologische Substanzen, die die Wirkung von Histamin abschwächen bzw. aufheben, indem sie die Histaminrezeptoren im Gewebe reversibel blockieren (Steckbrief Histamin s. S. 148).

8.7.2 Renin

Renin ist ein proteolytisches Enzym unbekannter Struktur, das immer in Verbindung zum **Renin-Angiotensin-Aldosteron-System** gesehen wird. Es wird in den Gefäßwänden afferenter Arteriolen im juxtaglomerulären Apparat der Nieren gebildet. In physiologisch geringen Mengen wird es an das Nierenblut und die Nierenlymphe abgegeben. Extrarenal wird eine reninähnliche Substanz in kleinen Mengen im Uterus, in der Plazenta, in den Nebennieren, in der Leber, im Gehirn und anderen Gefäßwänden gebildet. Die Bedeutung dieser Substanz ist hinsichtlich der Blutdruckregulation noch unklar.

Das in die Blutbahn freigesetzte Renin besitzt selbst keine physiologischen Effekte, seine Wirkung liegt in der Spaltung des in der Leber gebildeten α_2-Globulins Angiotensinogen, wodurch das noch nicht vasoaktive **Angiotensin I** freigesetzt wird. Angiotensin I wird in **Angiotensin II** umgewandelt. Dieser Vorgang findet vor allem im Lungenkreislauf statt. Die im Organismus vorhandenen Angiotensinasen spalten Angiotensin II innerhalb weniger Minuten in inaktive Aminosäuren und Peptide, mit Ausnahme des Angiotensin III.

Angiotensin III wird die eigentliche stimulierende Wirkung der adrenalen Aldosteronproduktion zugeschrieben. Aldosteron ist das stärkste Mineralokortikoid. Die Aldosteronproduktion wird auch vom ACTH und veränderter Kaliumkonzentration beeinflußt. Auslösend für eine Auslösung oder Hemmung der Reninproduktion und -sekretion sind Zustände oder Eingriffe, die kritische Veränderungen der renalen Hämodynamik und der Sympathikusaktivität bewirken.

Für die **Regulation** der Reninbildung und -freisetzung werden zwei verschiedene intrarenale Rezeptorsysteme verantwortlich gemacht. Die experimentell nachgewiesenen Einflüsse des sympathischen Systems und der zirkulierenden Katecholamine auf das Renin geben Anlaß zu einer dritten Arbeitshypothese, der „Sympathikustheorie". Hier wird die Reninbildung und -freisetzung auf zwei verschiedenen Wegen angenommen:

- Durch direkte Stimulierung der mit ihren Verzweigungen die juxtaglomerulären Zellen erreichenden Sympathikusfasern in der Niere
- Durch Freisetzung von Noradrenalin, das sowohl über eine Verengung der afferenten Arteriolen und Reduktion des Glomerulumfiltrates die Signale zu den Barorezeptoren des juxtaglomerulären Apparates bzw. zur Macula densa verstärkt.

Von geringerer Bedeutung für die physiologische Kontrolle der Reninaktivität sind Konzentrationsschwankungen des Serumkaliums und antidiuretischen Hormons (ADH).

Es gilt als gesichert, daß das Renin-Angiotensin-Aldosteron-System mittels seiner Komponenten Angiotensin und Aldosteron an der **Regulation des Natriumhaushalts** und des **Tonus der Gefäßwand**, besonders der Arteriolen und hierdurch an der Kontrolle des extrazellulären Volumens, des Blutdrucks und der Nierendurchblutung teilnimmt.

So wird die Natriumverarmung Gesunder sofort mit einem Anstieg von Aldosteron und Renin beantwortet. Der Regelkreis wird durch Veränderung des Natriumhaushalts, des Blutvolumens, der Nierendurchblutung, aber auch durch körperliche Aktivität beeinflußt. Beim Nebennierenadenom ist die Aldosteronproduktion primär gesteigert; es kommt zu einer Reninsuppression infolge von Hypernatriämie und Hypervolämie.

Bei allen Formen des **Hyperaldosteronismus** kommt es zu einer **typischen Laborkonstellation:** Man findet ein erhöhtes Aldosteron und deutlich erniedrigte Plasmareninwerte.

Das Renin-Aldosteron-Angiotensin-System wird durch zahlreiche Faktoren beeinflußt, weswegen **definierte Untersuchungsbedingungen** eingehalten werden müssen. Eine der wichtigsten Maßnahmen ist körperliche

Ruhe. Die Renin- und Aldosteronkonzentration nimmt beim Gesunden bereits im Sitzen und bei längerer Orthostase um ein Mehrfaches des Ruhewerts zu. Wenn man die Renin- und Aldosteronwerte zur Natriumausscheidung korreliert, kann auf diätetische Vorbereitung verzichtet werden. Während des Menstruationszyklus erreichen die Renin- und Aldosteronwerte prämenstruell einen Höhepunkt. Einen entsprechenden Anstieg findet man ebenso in der Schwangerschaft.

Es hat sich anstelle der aufwendigen Bestimmung der Reninkonzentration die Messung der **Reninaktivität** durchgesetzt.

> Renin setzt aus dem Substrat Angiotensinogen das Angiotensin I frei. Die in einem definierten Zeitraum entstandene Menge Angiotensin I wird radioimmunologisch bestimmt. Sie ist ein Maß der Reninaktivität und wird in ng Angiotensin I/ml/h angegeben.

Steckbrief Renin

Präanalytik
– Mindestens 8 Tage vor dem Test müssen Medikamente wie Diuretika, Antihypertensiva, Abführmittel, Kortikoide, Antidepressiva, Kontrazeptiva, Kaliumpräparate und Antibiotika abgesetzt werden
– Die Probenentnahme muß in vollständiger Ruhe und Entspannung erfolgen
– Standardisierte Lage beim Blutentnehmen, da die Ergebnisse beim liegenden oder stehenden Patienten unterschiedlich ausfallen. Abnahmebedingungen mit angeben
– Serum unmittelbar nach der Blutentnahme gekühlt zentrifugieren und einfrieren. Die Probe mit Trockeneis ins Labor senden. Günstiger: Probenentnahme direkt im Labor!
– Venöse Blutentnahme. Probenmaterial: Serum/Plasma
– Haltbarkeit der Probe: bei Raumtemperatur 30% Aktivitätsverlust innerhalb 1 Woche

Normalbereich
Aktueller Normalbereich für Renin gemessen in ng Angiotensin I/ml/h:
Männer, Frauen, Kinder: 0,2–2,1 ng Angiotensin I/ml/h

Beeinflussungen/Verfälschungen von Meßergebnissen
Die Bestimmungmethoden sind noch nicht standardisiert, so daß der Normalbereich von Labor zu Labor unterschiedlich ist.
Da die Reninaktivität von der Natriumzufuhr abhängt, ist eine relativ weite biologische Streuung zu berücksichtigen.

Beurteilung
Die Bestimmung von Renin ist indiziert bei Hypertonie bei Verdacht auf Störungen des Renin-Angiotensin-Aldosteron-Systems, Aldosteronismus, Nebennierenrindenhyperplasie, Ödeme unklarer Genese, Morbus Addison, Natriumverlust, Hämorrhagie.

Der Reninspiegel unterliegt auch bei Gesunden starken Schwankungen, da z.B. die Renin-aktivität von der Höhe der Natriumzufuhr abhängt. Eine Interpretation ist nur bei wiederholten Analysen sinnvoll.

Erhöhte Werte. Bei reninsezernierenden Tumoren, sekundärem Hyperaldosteronismus.
Diagnostische Konsequenzen bei erhöhten Werten: Bestimmung von Kalium und Natrium im Serum und Urin sinnvoll, falls nicht schon lange durchgeführt. Zusätzlich Aldosteronbestimmung im Urin.

Erniedrigte Werte. Bei primärem Hyperaldosteronismus.
Diagnostische Konsequenzen bei erniedrigten Werten: Bestimmung von Kalium und Natrium im Serum und Urin sinnvoll, falls nicht schon lange durchgeführt. Zusätzlich Aldosteronbestimmung im Urin.

Literatur

[1] Bayer, W.: Der Laborwert – Plasmaproteine. Immundiagnostik-Report 2/1993, Laboratorium Dr. Bayer, Stuttgart.

[2] Buddecke, E.: Grundriß der Biochemie. de Gruyter, Berlin 1994.

[3] Ebert, W. M.: Spezielle Laborparameter für die naturheilkundliche Praxis. Sonntag, Stuttgart 1996.

[4] Ebert, W. M., Heyers, D.: Labordiagnostik in der naturheilkundlichen Praxis. Sonntag, Stuttgart 1994.

[5] Greiling, H., Gressber, A. M.: Lehrbuch der Klinischen Chemie und Pathobiochemie. Schattauer, Stuttgart 1995.

[6] Herder-Lexikon der Biochemie und Molekularbiologie. Ergänzungsband 1993. Herder, Freiburg/Br. 1993.

[7] Hierholzer, K., Schmidt, R. F.: Pathophysiologie des Menschen. VCH, Weinheim 1991.

[8] Krapf, F. E.: Labordatenbuch. Urban & Schwarzenberg, München 1996.

[9] Lippert, H.: SI-Einheiten in der Medizin. 2. durchges. Aufl. Urban & Schwarzenberg, München 1978.

[10] Pindur, G., Pindur, U.: Klinische Chemie und serologische Laboratoriumsdiagnostik für Pharmazeuten und Mediziner. Wissenschaftliche Verlagsgesellschaft, Stuttgart 1991.

[11] Pschyrembel: Klinisches Wörterbuch. 257. Aufl. de Gruyter, Berlin–New York 1994.

[12] Roche-Lexikon Medizin. Urban & Schwarzenberg, München 1995.

[13] Schmidt, R. F., Thews, G. (Hrsg): Physiologie des Menschen. 27. Aufl. Springer, Berlin 1997.

[14] Siegenthaler, W., Kaufmann, W., Hornbostel, H., Waller, H.: Lehrbuch der inneren Medizin, 3. neubearb. u. erw. Aufl. Thieme, Stuttgart–New York 1992.

[15] Stauffer, K.: Klinische homöopathische Arzneimittellehre, 12. unveränderte Aufl. Sonntag, Stuttgart 1995.

[16] Thomas, L.: Labor und Diagnose. 4. Aufl. Medizinische Verlagsgesellschaft, Marburg 1992.

9

KOHLENHYDRATSTOFFWECHSEL

MICHAEL MARTIN

9.1 Physiologie der Blutzuckerregulation [6]

Das zum Leben erforderliche Blutzucker-niveau ist durch die regulativen Einflüsse des Hormonsystems ständigen Schwankungen unterworfen. Das Hormonsystem hat die Aufgabe, entsprechend der momentanen Lebensumstände Glukose aus Depots zu mobilisieren, die nach der Nahrungsaufnahme in das Blut strömende Glukose in Depots einzubauen oder sie der Verbrennung z.B. in den Muskeln zuzuführen. Bei krankhaften Veränderungen der beteiligten Organ- und Hormonsysteme kann der Blutzuckerspiegel in Richtung Diabetes mellitus oder in Richtung Hypoglykämie verändert sein. Der Zustand der Unterzuckerung ist dabei allerdings wesentlicher stärker von Symptomen begleitet als die Überzuckerung.

9.1.1 Blutzuckersteigernde Faktoren

- Zuckeraufnahme aus dem Darm nach Nahrungsaufnahme
- Mobilisierung von gespeicherten Zuckervorräten durch das Bauchspeicheldrüsenhormon Glukagon und das Nebennierenhormon Adrenalin
- Zuckeraufbau aus anderen Substanzen wie zum Beispiel aus Fett bzw. Fettsäuren und Eiweiß durch das Nebennierenhormon Kortisol
- Insulinblockade durch Lebererkrankungen

- Insulinmangel durch Erschöpfung der Bauchspeicheldrüse oder unzureichende Stimulation durch eine mangelhafte Bildung von Dünndarmhormonen (z.B. Glucagon-like-Peptide 1).

9.1.2 Blutzuckersenkende Faktoren

- Stimulierung von GLP 1 (Glucagon-like-Peptide 1) im Dünndarm durch Verzehr von Kohlenhydraten; dies führt zur Ausschüttung von Insulin (steigert die Glukoseoxidation und Glykogenbildung)
- Muskelarbeit
- Alkoholmißbrauch
- Fastenperioden
- Schwangerschaft.

Verantwortlich für die Blutzuckerregulation sind im wesentlichen der Dünndarm, die Bauchspeicheldrüse, die Nebenniere sowie die Leber. Hypothalamus und Hypophyse greifen bei hypoglykämischen Entgleisungen als übergeordnete Instanz regulierend ein.

Bereits im Darm wird in Abhängigkeit von der Kohlenhydratkonzentration neben dem **Gastric-inhibitory-Polypeptide 1 (GIP)** das sog. **Glucagon-like-Peptide 1 (GLP 1)** abgegeben, die beide die Insulinausschüttung des Pankreas stimulieren. Interessant ist die Tatsache, daß die GLP-1-Wirkung erlischt, sobald normale Blutzuckerspiegel vorliegen. Hypoglykämien können also durch GLP 1 nicht ausgelöst werden.

Das in den B-Zellen des Pankreas gebildete **Insulin** ist das derzeit einzige bekannte blutzuckersenkende Hormon (näheres s.S. 295 f.).

Da das ZNS die benötige Energie überwiegend aus Glukose bezieht, hat die Natur wirksame Gegenregulationen im Sinne mehrerer hormoneller Sicherungssysteme entwickelt, die überschießenden Insulinwirkungen entgegentreten.

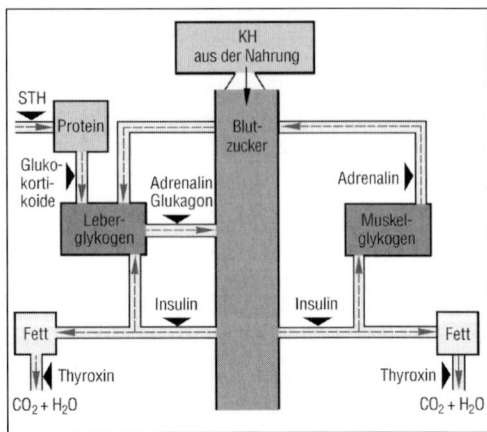

Abb. 9-1 Stark vereinfachtes Schema des Kohlenhydratstoffwechsels.

Der Wirkung des Insulins steht als zentrales Steuerungsorgan der Hypothalamus mit seinen glukosesensiblen Arealen gegenüber. Werden niedrige Blutzuckerspiegel registriert, sorgt die hypothalamische Steuerung für eine adäquate Gegenregulation. Somit kommt dem **Hypothalamus** die wichtigste Rolle zur Regulierung bzw. Verhütung hypoglykämischer Zustände zu. Die sog. A_2-Zellen der Bauchspeicheldrüse bilden das Hormon **Glukagon.** Glukagon hat ebenfalls die Aufgabe, dem Insulin entgegenzuwirken und Zucker zu mobilisieren.

In der **Leber** sowie in der **Muskulatur** wird Glukose in Form von **Glykogen** gespeichert. Bei Bedarf kann die Leber Glykogen in Glukose zurückbilden und in den Kreislauf abgeben. Der Glykogenvorrat der Leber hält ca. einen halben Tag. Ist der Vorrat aufgezehrt, wird im Rahmen der **Glukoneogenese** Traubenzucker aus Proteinen gebildet. Der Glykogengehalt der Muskulatur dient nicht der allgemeinen Glukosehomöostase, sondern ist ausschließlich dem eigenen Stoffwechsel vorbehalten.

Die Leber ist das entscheidende Glukosespeicherorgan.

Glukose-6-phosphatase ist ein Schlüsselenzym für die Glukoneogenese. Die Umwandlung von Proteinen (Pyruvat), Fruktose, Galaktose oder Leberglykogen in die energieliefernde Glukose ist bei einem Mangel an diesem Enzym gestört (= Glykogenose Typ I).

9.2 Störungen der Glukosetoleranz

Unter Glukosetoleranz versteht man die Reaktion des Organismus auf die Zufuhr von Glukose. Eine gestörte Glukosetoleranz liegt vor, wenn der hormonelle Regulationsapparat nicht imstande ist, den Blutglukosespiegel nach Belastung oder im Nüchternzustand innerhalb der physiologischen Grenzen zu halten. So kann es zu Hyperglykämien (Diabetes mellitus) oder Hypogklykämien kommen.

9.2.1 Diabetes mellitus

Der Diabetes mellitus weist nicht nur ein erhöhtes Blutzuckerniveau auf, sondern ist eine chronische Erkrankung des gesamten Stoffwechsels. Neben einem pathologischen Kohlenhydratstoffwechsel kommt es auch zu Störungen des Fett- und Eiweißhaushalts. Gefürchtete Komplikationen des Diabetes mellitus sind die sog. **diabetischen Spätsyndrome** [4]:

- Makroangiopathie (koronare Herzerkrankungen, zerebrale Durchblutungsstörungen, periphere arterielle Verschlußkrankheiten)
- Mikroangiopathie (Retinopathie, Nephropathie)
- diabetische Neuropathie
- diabetischer Katarakt
- diabetischer Fuß.

Die Ursachen für diese Komplikationen finden sich in der langdauernden Hyperglyk-

ämie, die zu Veränderung (Glykierung) verschiedener Proteine führt. Diese wirken aufgrund ihrer veränderten Struktur und Funktion gewebeschädigend.

Zur Beurteilung der diabetischen Nephropathie wird der Urin auf pathologische Proteinverteilungsmuster untersucht. Eine typische und mitunter lebensgefährliche Komplikation der Diabetestherapie ist die medikamentöse Hypoglykämie.

Die **Diabetes-mellitus-Klassifikation** ist nach folgenden drei Gesichtspunkten gegliedert.

- **Insulinabhängiger Diabetes (Typ I):**
  Der Typ-I-Diabetes wird den Autoimmunerkrankungen zugerechnet, die zu einer Zerstörung der Beta-Zellen führen. Die Grundlage dieser Erkrankung ist genetisch fixiert. Umweltbedingte Einflüsse werden ebenfalls vermutet [4].

- **Nichtinsulinabhängiger Diabetes mellitus (Typ II):**
  Dieser Diabetes-Typ gilt als vererbare Erkrankung, findet sich bei ca. 80% der Diabetiker und betrifft überwiegend Patienten über 30 Jahre. Es wird die mit Fettsucht assoziierte Form vom Typ II ohne Adipositas unterschieden.

  Der Pathomechanismus beruht sowohl auf einer verminderten Insulinausschüttung nach Glukosebelastung sowie auf einer verminderten Insulineffektivität (Insulinresistenz). Letzteres hat vor allem eine verminderte Glukoseverwertung in der Skelett- und Herzmuskulatur zur Folge.

  In der Leber kommt es aufgrund der Insulinresistenz zu einer erhöhten Glukoneogenese (hormonell gesteuerte Neubildung von Glukose aus nicht zu den Kohlenhydraten gehörenden Stoffen wie z.B. Milchsäure und Aminosäuren). Die meisten Patienten haben noch eine signifikante, jedoch variable Kapazität zur Insulinsekretion. Einige Patienten benötigen jedoch intermittierend oder dauernd Insulin, um eine ausgeprägte Hyperglykämie zu verhindern.

- **Verminderte Glukosetoleranz:**
  Diese Form könnte man als Vorstufe eines Diabetes bezeichnen. Es kann, muß aber nicht zu einem manifesten Diabetes mellitus kommen. Regelmäßige Kontrollen und diätetische Maßnahmen sind sinnvoll. In der Schwangerschaft muß der verminderten Glukosetoleranz besondere Aufmerksamkeit geschenkt werden.

9.2.2 Hypoglykämien

Die Hypoglykämie ist gekennzeichnet durch ein pathologisch niedriges Blutzuckerniveau, dessen Ursache ausgesprochen vielseitig sein kann. Da der Energiebedarf des Gehirns nahezu zu 100% aus Glukose gedeckt wird, gehört die ungewöhnliche Symptomenvielfalt zu den Charakteristika der hypoglykämischen Entgleisungen. Folgende **Symptome** können beobachtet werden:
- Aggressivität
- Alpträume
- chronische Darmstörungen
- Darmkrämpfe
- das Gefühl „verrückt" zu werden
- Depressionen
- Ekzeme
- Entschlußlosigkeit
- Erschöpfung
- geistige Verwirrung
- Heißhungergefühle mit Zittern und/oder Übelkeit
- Herzklopfen
- Irritiertheit
- Juckreiz
- kalte Hände/Füße
- Konvulsionen
- Konzentrationsstörungen
- Kopfschmerzen
- Müdigkeit
- Muskelschmerzen
- Muskelzucken
- permanentes Gähnen
- Phobien
- Rückenschmerzen
- Ruhelosigkeit
- Schlaflosigkeit
- Schwächegefühle oder Schwächeanfälle
- Schweißausbrüche
- Schwindelgefühle
- Sehstörungen
- sexuelle Unlust
- ständig besorgt
- trockener Mund
- Überaktivität bei Kindern
- Weinkrämpfe
- Zittern.

Aufgrund des hohen Anteils an neurologischen und psychiatrischen Symptomen ist auch der Begriff **Neuroglykopenie** geprägt worden und das Krankheitsbild den **metabolisch bedingten hirnorganischen Psychosyndromen** zugeordnet worden.

9.2.2.1 Ursachen

Ursachen für hypoglykämische Entgleisungen gibt es viele. Während sie bei therapiebedürftigen Diabetikern zu den geradezu klassischen Komplikationen gehören, können ungünstige Umstände auch bei an sich völlig Gesunden zu plötzlichen und unerwarteten Unterzuckerungen führen.

Berichte über hypoglykämische Zustände nach **Alkoholgenuß** wurden bereits Ende der vierziger Jahre beschrieben.

Im wesentlichen werden Nüchtern- oder reaktive Hypoglykämien sowie die medikamentös oder toxisch (Alkohol) induzierten Hypoglykämien unterschieden. Folgende Ursachen führen zu Unterzuckerungen:
- Hypoglykämien durch orale Antidiabetika
- Hyperinsulinismus (reaktiv durch Kohlenhydratmast, nach Alkoholgenuß, Magen-Darm-Erkrankungen, Pankreasadenome, entzündliche Pankreaserkrankungen, exogen durch Zufuhr von Insulin, bei Psoriasis, bei erhöhter Harnsäure, bei Lebererkrankungen)
- Lebererkrankungen (Verminderung der Glukoneogenese, erhöhte Insulinresistenz, gestörte Glykogenspeicherung)
- hormonelle Insuffizienz

- Hypoglykämien durch Umweltgifte
- konstitutionelle Schwächen (vegetativ-labiler leptosomer Typ).

9.3 Parameter zur Beurteilung des Zuckerstoffwechsels

9.3.1 Glukose

Der wichtigste Laborparameter zur Beurteilung des Zuckerstoffwechsels ist die Glukosebestimmung im Blut. Prinzipiell bieten sich zwei Möglichkeiten an:
- Man nutzt die Möglichkeit der Versendung von Untersuchungsmaterial in ein Zentrallabor bzw. eine Laborgemeinschaft
- Es erfolgt die Bestimmung dieses Parameters in der Praxis selbst.

9.3.1.1 Bestimmungsmethoden

Naßchemie. Die naßchemische Glukosebestimmung ist in jedem Großlabor heute eine automatisierte Bestimmung mit hoher Präzision und niedrigen Kosten.
Wichtig ist die Entscheidung für das Untersuchungsmaterial. Am weitesten verbreitet ist der Einsatz von Serum bzw. von Kapillarblut (Bestimmung im Hämolysat). Beide Methoden haben Vor- und Nachteile: Die Gewinnung von Serum ist einfach und mit wenig Fehlermöglichkeiten behaftet. Oftmals wird man bei einem Patienten nicht nur den Parameter Glukose bestimmen wollen und hat somit das Venenblut zur Verfügung. Es ist hierbei jedoch das Gesagte zum Einfluß der Glykolyse zu beachten.
Ein Vorteil der Kapillarblutmethode ist, daß nur geringe Mengen an Untersuchungsmaterial benötigt werden (10–40 µl) und die Blutentnahme für den Patienten weniger belastend ist (dies wird vor allem bei mehreren Glukosebestimmungen an einem Tag bedeutsam).

> Bei Verwendung von End-to-End-Kapillaren erfordert die Kapillarblutmethode sehr exaktes Arbeiten. Es ist darauf zu achten, daß sich keinerlei Luftblasen in der Kapillare befinden und alle außen anhaftenden Blutreste mit fusselfreiem Zellstoff entfernt werden, ohne dabei wieder Blut aus der Kapillare abzuziehen. Diese Methode muß geübt werden!

Ein Nachteil aller Bestimmungsmethoden in einem Zentrallabor oder einer Laborgemeinschaft ist, daß es zu einer Verzögerung der Befunderstellung kommt. Es vergehen Stunden (oftmals ein ganzer Tag) bis man den Befund erhält.

Trockenchemie. Aufgrund der zeitlichen Verzögerung der Befundermittlung durch ein Zentrallabor hat es sich in vielen Praxen eingebürgert, die Glukosebestimmung selbst vorzunehmen. Dies kann entweder durch ein trockenchemisches Verfahren (Teststreifen) oder naßchemisch durch Verwendung eines Kleinfotometers erfolgen.

> Bei der Verwendung von Trockenchemiesystemen sollte berücksichtigt werden, daß diese noch nicht die Präzision eines naßchemischen Systems erreicht haben.

Sie eignen sich deshalb meist nicht, um einen Glukosetoleranztest zur Diabetes- bzw. Hypoglykämiediagnostik durchzuführen, da hierzu eine Glukosebestimmung mit hoher Präzision Voraussetzung ist. Sehr gut geeignet sind diese Systeme jedoch zur **Verlaufsbeobachtung** bei bekanntem Diabetes und zur **Notfalldiagnostik,** da man den jeweiligen Befund innerhalb einiger Sekunden erhält. Einige Hersteller bieten in der Zwischenzeit speziell auf die Praxis orientierte Systeme an. Wer Wert darauf legt, die Präzision eines Großlabors bei der Glukosebestimmung zu erreichen, wird nicht an der Verwendung der Naßchemie vorbeikommen. Dafür stehen heute verschiedene Kleinfotometersysteme mit meist vorgefüllten Kuvetten zur Verfügung. Bei sorgfältiger Handhabung läßt sich damit die Präzision eines Labors erreichen. Mit diesen Systemen kann auch die Teilnahme am Ringversuchssystem realisiert werden. Dem Vorteil der schnellen und präzisen Befundermittlung steht bei diesen Kleinfotometersystemen immer der Nachteil einer gewissen manuellen Labortätigkeit gegenüber. Demzufolge kann es keine generelle Empfehlung geben, sich für oder gegen Trocken- oder Naßchemie zu entscheiden. Bei dieser Entscheidung sind die praxisspezifischen Besonderheiten ausschlaggebend.

Steckbrief Blut-Glukose

Präanalytik

* 12 h Nahrungskarenz zur Bestimmung des Nüchtern-Blutzuckerwerts. Zur Bestimmung des Blutzuckerspiegels nach Nahrungsaufnahme: 1 h postprandial
* Am günstigsten Kapillarblut benutzen, ansonsten venöses Vollblut mit Zusätzen (Glykolysehemmer, s.S. 15). Kapillarblut entspricht arteriellen Glukosewerten, wenn durch Reiben eine „mechanische Arterialisierung" durchgeführt wird
* Bei Tagesprofilen oder Glukosebelastungsproben auf gleiche Blutentnahme achten (nicht zwischen venös und kapillär wechseln)

Normalbereich

Umrechnung von mg in mmol: mg/dl × 0,0555 = mmol/l
Blutzucker-Normalbereiche bei Erwachsenen und Kindern:

	Serum		Kapillarplasma	
	mmol/l	mg/dl	mmol/l	mg/dl
Erwachsene	3,9–6,1	70–110	3,8–6,4	69–115
Neugeborene				
bis 12. Lebensmonat	2,8–5,0	50– 90		
2.–16. Lebensjahr	3,3–5,5			

Wie in der Spalte „Erwachsene" ersichtlich, sind die Unterschiede zwischen Kapillarplasma und Serum nicht relevant.

WHO-Empfehlungen (1985) zur diagnostischen Beurteilung des Blutzucker-Tagesprofils bezüglich des Diabetes mellitus (aus [5]):

		Diabetes mellitus			
Glukose-Grenzwerte		unwahrscheinlich		fraglich	
im Lauf des Tages		mmol/l	mg/dl	mmol/l	dl/l
Vollblut:	kapillär	< 4,4	< 80	4,4–11,1	80–200
	venös	< 4,4	< 80	4,4–10,0	80–180
Plasma:	kapillär	< 5,5	< 100	5,5–12,2	100–200
	venös	< 5,5	< 100	5,5–11,0	100–200

Wenn die in der linken Spalte angegebenen Grenzwerte nicht überschritten werden, ist ein Diabetes unwahrscheinlich. Liegen sie in den Bereichen der rechten Seite, erscheint ein Diabetes mellitus fraglich. Prinzipiell ist ein einzelner Wert nicht aussagekräftig genug. Sowohl bei Erwachsenen wie auch bei Kindern müssen diese erhöhten Zuckerwerte mindestens zweimal festgestellt werden. Die endgültige Diagnose wird dann mittels des oralen Glukosetoleranztests (OGTT) gesichert (s.S. 290 ff. Abschnitt 2.2).

Beeinflussungen/Verfälschungen von Meßergebnissen

In der Literatur finden wir sehr unterschiedliche Angaben über die Normalbereiche für die Glukosebestimmung aus Kapillar-, venösem Vollblut und Plasma bzw. Serum. Im venösen Schenkel werden 5–10% niedrigere Konzentrationen erwartet als im arteriellen. Im Vergleich Vollblut zu Plasma soll die Glukosekonzentration im Vollblut ca. 15% niedriger sein. Insbesondere nach Nahrungsaufnahme (postprandial) oder nach einem Glukosetoleranztest können die Werte im Kapillarblut bis zu 50% höher sein als im venösen Blut.

Demgegenüber wird im Nüchternzustand von Unterschieden zwischen „nicht meßbar" und 10 mg/dl angegeben. Dieser Schwankungsbereich entspricht den Abweichungen, die durch die zu erwartende (normale) Unpräzision der Glukosebestimmung an sich entstehen [10]. Somit sind die Abweichungen klinisch bedeutungslos.

Fazit: Nur bei der Notwendigkeit, sehr exakte Werte für eine Verlaufskontrolle zu ermitteln (z.B. zur Einstellung eines Diabetes mellitus oder bei einem GTT), ist es bedeutsam, immer das gleiche Verfahren bzw. das gleiche Spezimen zu verwenden.

Rauchen führt zu einer leichten Erhöhung der Glukosekonzentration im Blut.

Streß zunächst zu einem Anstieg, anschließend zu einem Abfall der Blut-Glukose.

Arzneimittel und **Gifte (Alkohol)** können zu erheblichen Blutzuckersenkungen führen. Insbesondere der Genuß von Alkohol im nüchternen Zustand ohne nachfolgende Nahrungsaufnahme, kann zu hypogklykämischen Krisen und daraus resultierenden Bewußtseinsveränderungen führen.

Glukoseverlust durch Glykolyse beginnt unmittelbar nach der Blutentnahme. Sollte kein Glykolysehemmer (meist Natriumfluorid) zum Einsatz gelangen, ist zu beachten, daß durch die Glykolyse mit einem Glukosekonzentrationsabfall von ca. 10 mg/dl pro Stunde zu rechnen ist. Wenn man die Zeit addiert, die zwischen Probenabnahme, Versand in das Zentrallabor und Bestimmung vergeht, können signifikante Befundverfälschungen möglich sein. Dies spielt insbesondere bei der Hypoglykämiediagnostik eine wichtige Rolle, da hier gezielt Ausschau nach niedrigen Glukosewerten gehalten wird.

Wird das Blut durch Jodacetat stabilisiert, kann die Probe bis zu 72 h nach Blutentnahme verwendet werden.

Beurteilung

Konsequenzen bei erhöhten Werten. Verdacht auf Diabetes mellitus. Eine weiterführende Diagnostik ist erforderlich: Blutzucker-Tagesprofil, HbA_{1c}-Bestimmung, Fruktosamin-Bestimmung, oraler Glukosetoleranztest. Darüber hinaus Bestimmung von Insulin und C-Peptid.

Konsequenzen bei erniedrigten Werten. Hypoglykämische Werte erfordern ein weiteres diagnostisches Vorgehen, wenn seitens der Anamnese Hinweise auf passagere Unterzuckerungen vorliegen oder wenn der gemessene Glukosewert deutlich unter der Norm liegt. Zunächst ist auch an einen Meßfehler zu denken. Ein oraler 5-bis-6-h-Glukosetoleranztest deckt ein Hypoglykämiesyndrom zuverlässig auf. Des weiteren kann die Bestimmung von Insulin, C-Peptid und Kortisol notwendig sein.

9.3.2 Glukosetoleranztest (GTT)

Der GTT gehört zu den sog. **Funktionstests.** Im nüchternen Zustand nimmt der Patient eine exakt definierte Menge Glukose auf, um den Kohlenhydratstoffwechsel zu belasten. Durch regelmäßige Probenentnahmen läßt sich die Adaptations- und Regulationsfähigkeit des blutzuckerregulierenden Hormonsystems beurteilen. Üblicherweise wird dieses Verfahren in einer 2-bis-3-Stunden-Version zur Diabetes-mellitus-Diagnostik eingesetzt. Neben der Diabetesdiagnostik eignet sich der GTT hervorragend zur Diagnostik des **Hypoglykämiesyndroms.**

Steckbrief Glukosetoleranztest

Präanalytik
- Patient muß 3 Tage vor dem Test ausreichend Kohlenhydrate in Form von Mehlspeisen, Reis oder Kartoffeln zu sich nehmen (ca. 150–250 g täglich). 12 h vor dem Test nüchtern. Vor dem Test normale körperliche Tätigkeit. Bettlägerigkeit oder übertriebene körperliche Betätigung sind zu vermeiden. Bei Frauen: mindestens dreitägiger Abstand zur letzten Menstruation. Soweit möglich Absetzen störender Medikamente (s.u.).
- Bezüglich der Glukosemenge empfiehlt sich 100 g Glukose in 400 ml Flüssigkeit. Inzwischen wird im Rahmen der WHO-Kriterien 75 g Glukose empfohlen. Es scheint aber, daß 100 g verläßlichere Werte liefern. Zu beachten sind die **oberen Bereiche,** die je nach Glukosemenge variieren. Als Fertiglösung wird unter dem Namen Dextro OGT® eine 100-g-Lösung und unter dem Namen „Glukose-Toleranz-Test Merck" eine 50-g-Lösung über die Apotheken vertrieben.
- Die erste Blutentnahme (= Probe 0) erfolgt im nüchternen Zustand. Im Anschluß daran wird eine Zuckerlösung mit 100 g Traubenzuckerlösung getrunken. Jetzt wird zunächst halbstündlich (bis zur 2. Stunde) im Blut bestimmt. Kommt es zu hypoglykämischen Reaktionen, treten Symptome unterschiedlicher Schwere auf. Diese werden mit Uhrzeit notiert und zusätzliche Blutentnahmen außerhalb des Zeitschemas durchgeführt. Ab der 2. Stunde wird zur Hypoglykämiediagnostik üblicherweise stündlich bis zur 5. oder 6. Stunde kontrolliert. Ross empfiehlt 30minütige Messungen über die gesamte Zeit [9]. Es ist möglich, auch Kortisol und Insulin im Blut mitzubestimmen. Am Ende des Tests sollte eine Urinprobe auf Glukose untersucht werden.

Besonders zu beachten: Während des Tests muß der Patient unter Beaufsichtigung bleiben. Plötzliche und heftige Hypoglykämien können einen Schock auslösen. Psychotische Reaktionen und Verhaltensstörungen können auftreten. Läßt sich in solchen Situationen eine Hypoglykämie sichern, kann der Test abgebrochen werden. Glukoselösung (Traubenzucker) zur oralen und intravenösen Verabreichung müssen immer greifbar sein!

Kontraindikationen
- Eindeutige Nüchtern- oder postprandiale Hyperglykämie
- erhebliche Glukosurie oder Glukosurie mit Azetonurie
- Unterernährung, Kachexie
- akute Erkrankungen (Fieber, Gastroenteritis, Diarrhö)

– nach Medikamenten, die eine Hyperglykämie oder Hypoglykämie hervorrufen
– während sowie 3 Tage vor und 3 Tage nach der Menstruation
– bei Kaliummangel.

Interpretation des GTT/Normalbereich

Blutzuckergrenzwerte (mmol/l) zur Diagnostik des Diabetes mellitus und der verminderten Glukosetoleranz (aus [5]):

		Vollblut		Plasma	
		kapillär	venös	kapillär	venös
Diabetes mellitus					
Nüchtern-Glukose	mmol/l	> 6,7	> 6,7	> 7,8	> 7,8
	mg/dl	> 120	> 120	> 140	>140
2 h nach 75 g Glukose oral	mmol/l	> 11,1	>10,0	>12,2	>12,2
	mg/dl	> 200	> 180	> 220	> 200
verminderte Glukosetoleranz					
Nüchtern-Glukose	mmol/l	> 6,7	> 6,7	> 7,8	> 7,8
	mg/dl	> 120	> 120	> 140	> 140
2 h nach 75 g Glukose	mmol/l	7,8–1,1	6,7–10,0	8,9–12,2	7,8–12,2
	mg/dl	140–200	120–180	160–220	140–220

Interpretation bezüglich Hyperglykämie:

Nüchtern BZ ↑ und 2-h-BZ ↑   = Diabetes
Nüchtern BZ ↓ und 2-h-BZ ↑   = Diabetes wahrscheinlich → Test wiederholen
Nüchtern BZ ↑ und 2-h-BZ ↓   = Test wiederholen (Pat. nicht nüchtern?)
Nüchtern BZ ↓ und 2-h-BZ ↓   = Diabetes ausgeschlossen
Nüchtern BZ ↓ und 2-h-BZ im Grenzbereich   verminderte Glukosetoleranz

Konsequenzen bei diabetischen Werten. Bestimmung von Insulin und C-Peptid. Engmaschige Blutzuckerkontrollen. Bestimmung von Magnesium, Zink, Mangan, Vitamin B_1. Antioxidativer Status? (s.S. 523). Fachärztliche Abklärung und Einleitung therapeutischer Maßnahmen.

Konsequenzen bei hypoglykämischen Werten. Bestimmung von Insulin, Kortisol und C-Peptid. Engmaschige Blutzuckerkontrollen. Bestimmung von Magnesium, Zink, Mangan, Vitamin B_1 (s.S. 523).

Beeinflussungen/Verfälschungen von Meßergebnissen

Da die Glukosekonzentration in den Erythrozyten tiefer ist als im Plasma, finden wir durchschnittlich um 15% höhere Plasmazuckerspiegel gegenüber dem Vollblut.
Störende Medikamente: Saluretika, Antihypertonika, Kortikosteroide, Laxanzien, Kontrazeptiva, nichtsteroidale Antiphlogistika, β-Rezeptorenblocker, Östrogene, Nitrazepam, Phenothiazine, Schilddrüsenhormone und Niacin können das Ergebnis verändern.
Weitere Störfaktoren: Hyperlipoproteinämien, Leberzirrhose, Schilddrüsenüberfunktion, Schwangerschaft, Kaliummangel, ausgeprägte Herzinsuffizienz, Streßeinwirkungen.

Ein Glukosetoleranztest, der eine Hypoglykämie aufdeckt, ist nur in Verbindung mit den Angaben des Patienten und der Beobachtung des medizinischen Personals aussagefähig.

Beurteilung bei Hypoglykämie

Da die Hypoglykämie im Gegensatz zu Hyperglykämien einen ungewöhnlich hohen Anteil der verschiedensten Symptome mit sich bringen kann, ist es sinnvoll, eventuell auftretende Symptome während des Tests schriftlich mit Uhrzeit festzuhalten. So können die Symptome mit den Ergebnissen des Tests exakt verglichen werden und geben Aufschluß darüber, inwieweit die Beschwerden, die den Patienten im Alltag plagen, wirklich durch hypoglykämische Zustände hervorgerufen werden. Es fallen immer wieder Patienten auf, die trotz erheblich hypoglykämischer Werte keinerlei Symptome bieten. Offenbar hat sich das Gehirn bei diesen Patienten über lange Zeit an niedrige Werte gewöhnt und/oder es gelingt dem Stoffwechsel, ungewöhnlich rasch auf andere Substrate zur Energiegewinnung überzugehen.

Ein wichtiges Kriterium zur Interpretation des GTT ist die **Zeiteinheit,** in der sich der Blutzuckerspiegel zwischen seinem höchsten und seinem tiefsten Punkt bewegt. Je schneller hier Veränderungen eintreten, um so erheblicher kommt es zu Symptomen. Bei der normalen Kurve beträgt der Unterschied zwischen der höchsten und niedrigsten Konzentration 50–80 mg/dl. Wenn der Glukosewert innerhalb 2 h nicht unter 130 mg/dl sinkt, kann dies ein Hinweis auf eine verzögerte Reaktion im Sinne eines latenten Diabetes mellitus sein. Sinkt der Blutzuckerwert vor Ablauf von 2 h auf seinen Ausgangswert oder tiefer, so weist dies auf eine deutliche Insulinüberproduktion (s. Abb. 9-2b), die nur schwer zu stabilisieren ist, hin. Da es auch stufenförmige „Abstürze" des Glukosespiegels gibt, die innerhalb weniger Minuten sehr rasch sinken, dann in eine Art „Gleitflug" übergehen und danach wieder abrupt absinken, ist eine **engmaschige Kontrolle** und eine individuelle Beurteilung notwendig. Immer wieder das wesentliche Kriterium: das Befinden des Patienten.

Ein weiteres Merkmal von Bedeutung ist die Rückkehrgeschwindigkeit zwischen tiefstem Punkt und Ausgangswert. Geschieht dies schnell, spricht das eher für eine milde Form der Hypoglykämie. Letztlich muß die Zeiteinheit beachtet werden, in der die Kurve im hypoglykämischen Bereich verweilt. Je länger hormonelle Gegenregulationen auf sich warten lassen, um den Blutzuckerspiegel wieder anzuheben, um so deutlicher sind die Anzeichen einer regulativen Erschöpfung.

9.3.2.1 Beispiele pathologischer GTT-Kurven

Die Grafiken in Abbildung 9-2 gehören zu einem Glukosetoleranztest nach HARRIS nach 100 g Glukose.

Beispiel 1 (Abb. 9-2a): Patientin Petra E., 37 Jahre, Wiesbaden:

Symptome: anfallsweises Herzrasen, Schwindel, Benommenheit, Beklemmungsgefühle, Ängste.

Bisherige Diagnosen: untrainiertes Herz-Kreislauf-System, vegetative Instabilität.

Testergebnisse: schwere Form einer Hypoglykämie, kombiniert mit einem diabetischen Anteil innerhalb der ersten 30 min nach Belastung; danach heftiger und schneller Abfall des Blutzuckerspiegels. Wäre der 30-Minuten-Wert nicht gemessen worden, hätte man den deutlich pathologischen Anstieg im Sinne eines „Vordiabetes mellitus" (Prädiabetes oder latenter Diabetes) übersehen.

Beispiel 2 (Abb 9-2b): Patientin Constanze M., 40 Jahre, Mainz:

Symptome: abnorme Müdigkeit, Kopfschmerzen, Unfähigkeit sich zu konzentrieren, Übelkeit und „flaues Gefühl" besonders nach kohlenhydratreichen Mahlzeiten.

Bisherige Diagnosen: Cephalgien, psychophysische Erschöpfung, HWS-Syndrom, Verdauungsinsuffizienz.

Testergebnisse: hier sieht man eine paradoxe Reaktion. Statt eines Anstiegs der Blutzucker-Kurve kommt es zunächst zu einem schnellen Absinken deutlich unter den Nüchternwert.

Beispiel 3 (Abb. 9-2c): Patientin Sandra W., 22 Jahre, Mainz:

Symptome: Zerschlagenheitsgefühl, abnorme Müdigkeit, Unfähigkeit sich zu konzentrieren, Depressionen, Ängste, Gefühl „völlig blockiert zu sein".

Bisherige Diagnosen: Kreislaufschwäche.

Testergebnisse: das Ergebnis ist hier zunächst leicht über dem diabetischen Bereich. Zur 4. Stunde fällt der Blutzuckerspiegel deutlich unter den schon niedrigen Ausgangswert auf 42 mg% ab.

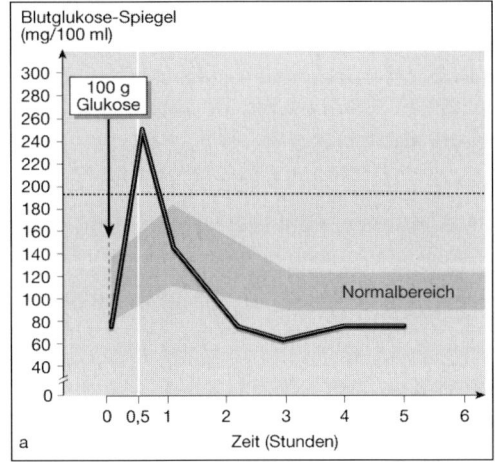

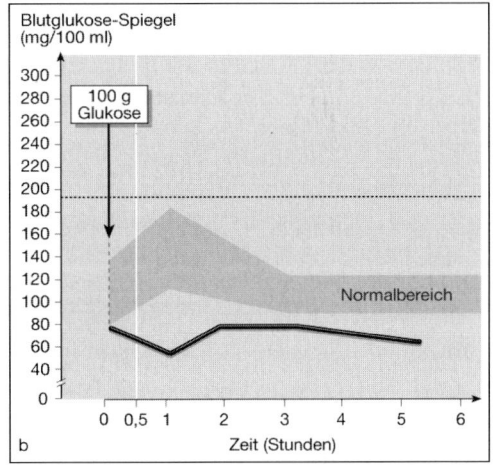

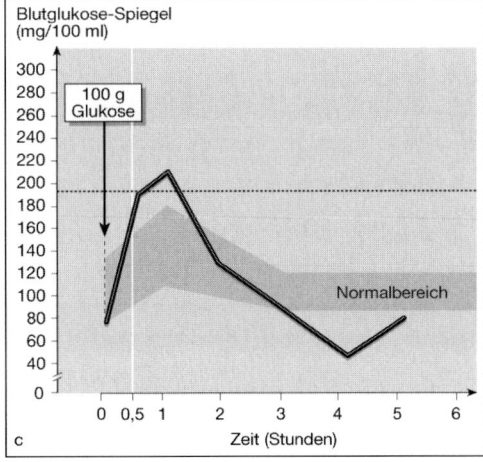

Abb. 9-2 Glukosetoleranztest nach HARRIS. Der Bereich zwischen den feinen Linien gibt den normalen Zuckerspiegel nach Glukosebelastung an. Die gestrichelte Linie stellt eine Grenzlinie dar, über der Glukose im Urin erscheint.
a) Patientin Petra E., 37 Jahre, Wiesbaden.
b) Patientin Constanze M., 40 Jahre, Mainz.
c) Patientin Sandra W., 22 Jahre, Mainz.

9.3.3 Glykierte Eiweiße in der Diabeteskontrolle

Während hypoglykämische Blutzuckerwerte eine umfangreiche Symptomenvielfalt aufweisen und damit den Betroffenen meist auf die sich anbahnende Entgleisung des Stoffwechsels aufmerksam macht, werden Hyperglykämiephasen erst sehr spät wahrgenommen. Damit besteht ein erhebliches Risiko bezüglich der Entwicklung diabetischer Folgeerkrankungen, da der Organismus keinerlei Warnsymptome äußert. Um der unbemerkten Entwicklung von diabetischen Komplikationen vorzubeugen, ist es zur Überwachung des Kohlenhydratstoffwechsels bedeutsam, den Blutzucker über mehrere Wochen im Durchschnitt beurteilen zu können. Somit läßt sich erfassen, ob der Patient gut eingestellt ist.

Durch eine chronische Überzuckerung werden Körpereiweiße verzuckert (glykiert), die durch Kondensationsreaktionen beständig vernetzen. Durch diese Strukturveränderung kommt es langfristig zu Veränderungen (z.B. Verdickungen) im Bereich der Kapillarbasalmembranen mit den bekannten Folgen der diabetischen Angiopathie.

Die Messung solcher pathobiochemischen Vorgänge läßt sich einfach und zuverlässig durch die Untersuchung der Bluteiweiße durchführen. Die hier genutzten, sich selbst regenerierenden Eiweißstrukturen des Hämoglobins haben eine Überlebenszeit von 120 Tagen.

9.3.3.1 Hämoglobin A_{1c} (HbA$_{1c}$)

Die Bestimmung glykierter Proteine wie HbA$_{1c}$ dient der Stoffwechselkontrolle von Diabetikern. Da Hämoglobin mit Glukose sog. **glykierte Hämoglobine** bildet, kann die Konzentration von HbA$_{1c}$ Aufschluß über die Stoffwechselsituation der letzten vier bis sechs Wochen geben. Der lange Überwachungszeitraum wird durch die Tatsache ermöglicht, daß erst die natürliche Zellmauserung der Erythrozyten die zuvor glykierten Hämoglobine abbaut.

> Je höher der Glukosespiegel im Blut des Patienten, desto höher ist die Konzentration an glykiertem Hämoglobin.

Steckbrief HbA$_{1c}$

Präanalytik
– Patient nüchtern, sonst keine besondere Patientenvorbereitung notwendig
– EDTA- oder Heparinblut. Probenmaterial 1 Woche stabil
– Venöses Blut

Normalbereich
Diabeteseinstellung:
– < 6:   sehr gut eingestellt
– 6–7%:   gut eingestellt
– 7–9%:   mäßig eingestellt
– 9–10%:   schlecht eingestellt
– 10%:   sehr schlecht eingestellt

Beeinflussungen/Verfälschungen von Meßergebnissen
Bei hämolytischen Anämien sind aufgrund einer verkürzten Erythrozytenüberlebenszeit die Ergebnisse unbrauchbar. Eine Niereninsuffizienz kann zu falsch-hohen Werten führen. Hyperlipämie, Probenalterung und einige Pharmaka können die Analyse stören [4].

Beurteilung
Bei Stoffwechselgesunden liegt der Anteil an glykierten Hämoglobinen zwischen 4 und 8%. Vorausgesetzt, daß keine pathologischen Blutverluste oder andere Bluterkrankungen vorliegen, ist die Untersuchung zuverlässig. Es läßt sich eine lineare Beziehung zwischen durchschnittlichen Glukosewerten und den glykierten Hämoglobinen nachweisen.

Konsequenzen bei erhöhten Werten. Weiterführende Diabetesdiagnostik (s.S. 523).

9.3.3.2 Fruktosamin

Gegenüber glykierten Hämoglobinen lassen sich auch glykierte Plasma-/Serum-Proteine erfassen. Allerdings ist diese Fruktosamin-Analyse problematisch und bewährt sich somit nicht zur Beurteilung der zurückliegenden Blutzucker-Stoffwechsellage. Da die Plasma-/Serum-Eiweiße in ihrer Zusammensetzung sehr uneinheitlich sind, kommt es zu willkürlichen Veränderungen der Meßergebnisse. Untersuchungen des renommierten Laborinstituts bioscientia ergaben, daß unterschiedliche Blutzuckerkonzentrationen, zumindest unterhalb einer „schweren" Entgleisung, schlecht differenzierbar sind. Deutliche Blutzuckerwert-Verbesserungen im Betrachtungszeitraum der Fruktosamine (1–3 Wochen) führen in 20% der Fälle zu verschlechterten Fruktosaminwerten [12].

9.3.4 Hormondiagnostik

Die Blutzuckerregulation ist ein hormonelles Geschehen. Zur exakten Beurteilung des Kohlenhydratstoffwechsels kann neben Glukose auch das Hormon Insulin und das sog. C-Peptid bestimmt werden. Darüber hinaus wird ein Hormonstatus, bei dem neben Glukagon auch Kortisol, somatotropes Hormon (STH) und die Schilddrüsenhormone (inkl. TSH) bestimmt werden können, eine genauere Abgrenzung der Stoffwechselstörung ermöglichen.

9.3.4.1 Insulin

Das in den B-Zellen des Pankreas gebildete Insulin ist das derzeit einzige bekannte blutzuckersenkende Hormon. Insulin fördert nicht nur die Traubenzuckeraufnahme in die Zellen und die Glykogensynthese, sondern hemmt auch die Glukoseabgabe und Gluconeogenese. Ein erhöhter Blutzuckerspiegel bei Diabetes mellitus resultiert also nicht nur aus der Unfähigkeit Glukose aus der Nahrung zu verwerten, sondern auch aus einer gesteigerten Zuckerneubildung und einer Verminderung der Glykogenspeicherung in der Leber. Neben der glukosespezifischen Eigenschaft wirkt Insulin darüber hinaus regulierend im Fett-, Eiweiß- und Elektrolytstoffwechsel. Im Leber-, Fett- und Muskelgewebe wird die Glukoseaufnahme und -verstoffwechselung sowie die Glukoseproduktion durch Insulin gesteuert. Als die wichtigsten Zielorgane sind die Leber, Skelettmuskulatur, Herzmuskel und Fettgewebe zu nennen.

Die Wirkung von Insulin an den Zielorganen erfolgt ausschließlich über **Insulinrezeptoren**. Das Hormon reagiert mit diesen Rezeptoren und löst daraufhin ein Signal aus. Bei **Insulinresistenz** auf den Zelloberflächen ist dieser Mechanismus beeinträchtigt.

Bei längerdauernder **Hyperinsulinämie** führt die sog. „Down-Regulation" zu einer Abnahme der Rezeptorzahl, mit der daraus resultierenden Abnahme der Insulinempfindlichkeit. Eine Insulinresistenz kann die Folge sein. Einige Gewebe können Glukose insulinunabhängig verwerten (ZNS, Erythrozyten, Kornea, Linse und Retina).

Der Insulinwirkung gegenüber stehen verschiedene blutzuckersteigernde Faktoren, die die Aufgabe haben, den Blutzuckerspiegel durch Mobilisierung von Glykogendepots bei Bedarf anzuheben.

Steckbrief Insulin

Präanalytik
– Zur Erfassung des Basalwerts nüchterner Patient. Bei Hypoglykämiesyndrom durch Hyperinsulinismus (z.B. reaktiver Hyperinsulinismus im Rahmen eines GTT oder bei verdächtigen Symptomen bei Verdacht auf Insulinom)
– 1 ml Serum als Probenmaterial
– Aufgrund der mangelhaften Stabilität von Insulin nach Blutentnahme zentrifugieren, Serum abpipettieren und einfrieren. Versand mit Trockeneis.
  Alternative: Blutentnahme direkt im Labor

Normalbereich
4–24 µU/ml im Serum (Basalwert)
20–300 µU/ml im Serum nach Glukosebelastung

Beeinflussungen/Verfälschungen von Meßergebnissen
Eine Hämolyse führt zu erniedrigten Insulinwerten. Zur Bestimmung des Basalwerts muß die Blutentnahme zwingend am nüchternen Patienten vorgenommen werden.

Beurteilung
Die Insulinbestimmung ist hilfreich bei Verdacht auf Diabetes mellitus (Insulinmangel), Insulinom (Insulinüberschuß) und zur Differentialdiagnose unklarer Hypoglykämien.
Erhöhte Werte finden sich bei
– Insulinom
– reaktivem Hyperinsulinismus (z.B. durch langandauernde, übertrieben reichliche Kohlenhydratzufuhr)
– Diabetes mellitus Typ IIb (Insulinresistenz, s.o.).
Erniedrigte Werte finden sich bei
– Diabetes mellitus Typ I und IIa.

In beiden Fällen muß die Diagnostik ergänzt werden (Fruktosamin, HbA$_{1c}$, C-Peptid, oraler GTT, Zink, Magnesium, Vitamin B$_1$). Eine weitere fachärztliche Abklärung muß erwogen werden.

9.3.4.2 C-Peptid

Insulin wird aus den Inselzellen der Bauchspeicheldrüse (Beta-Zellen) zunächst als Proinsulin erzeugt. Soll Insulin in die Blutbahn ausgeschüttet werden, wird von Proinsulin mit Hilfe zinkabhängiger Enzyme (Proteinasen) das sog. **connecting peptide** (C-Peptid) abgespalten. Das kurzkettige Eiweißmolekül C-Peptid läßt sich aufgrund einer längeren metabolischen Halbwertszeit in etwa fünfmal höheren Konzentrationen messen als Insulin. So wird C-Peptid als wesentlich besserer Indikator für die Insulinsekretion beurteilt [9]. Besonders hervorzuheben ist die Tatsache, daß das Molekül durch exogene Insulinzufuhr nicht beeinflußt wird. Damit steht ein Kontrollparameter auch während einer insulinabhängigen Diabetestherapie zur Verfügung.

Steckbrief C-Peptid

Präanalytik
- Bei Hypoglykämiesymptomen Blutentnahme nüchtern. Bei Belastungstests Bestimmung alle 30 min
- 1 ml Serum. Aufgrund der mangelhaften Stabilität mindest. 30 min nach Blutentnahme zentrifugieren, Serum abpipettieren und einfrieren. Versand mit Trockeneis.
  Alternative: Blutentnahme direkt im Labor

Normalbereich
0,8–4,0 ng/ml

Beeinflussungen/Verfälschungen von Meßergebnissen
Bei eingeschränkter Nierenfunktion finden sich erhöhte Werte.

Beurteilung
Die Sekretionsleistung der Inselzellen läßt sich am C-Peptid besser bestimmen als durch eine Insulinbestimmung. Bezüglich der Hypoglykämiediagnostik ist der Verlauf des C-Peptid-Spiegels entscheidend. Bei Patienten mit niedrigem Blutzuckerniveau ohne klinische Relevanz sinkt der Spiegel, während bei einem Insulinom die Werte unverändert bleiben.
Erhöhte Werte finden sich bei:
- Insulinomen
- Diabetes mellitus Typ IIb.

Erniedrigte Werte finden sich bei:
- Insulinpflichtigem Diabetes mellitus Typ I und IIa (da die Insulinproduktion verringert ist, ist zwangsläufig C-Peptid erniedrigt)
- Suizidversuchen. Durch Insulininjektion bzw. absichtlichem Insulinmißbrauch (Hypoglycaemia factitia) zeigen sich sehr niedrige C-Peptid-Werte bei gleichzeitig hohen bis sehr hohen Insulinwerten. Dieser „Widerspruch" ist beweisend.

In beiden Fällen muß die Diagnostik ergänzt werden (HbA$_{1c}$, Insulin, C-Peptid, oraler GTT, Zink, Magnesium, Vitamin B$_1$). Eine weitere fachärztliche Abklärung muß erwogen werden.

9.3.5 Glukose im Urin Siehe Urindiagnostik, Seite 381 ff.

9.3.6 Auflistung weiterer für den Kohlenhydratstoffwechsel relevanter Parameter und Normalbereiche

Analyse	Referenzbereich	Material	Indikation	Beurteilung
Kortisol	8 Uhr 6–28 µg/dl 16 Uhr 5–12 µg/dl 24 Uhr < 5 µg/dl	2 ml Serum	Diff.-Diagnose von Hypophysen- u. Nebennierenrinden-erkrankungen Dexamethason u. Lithium führen zu niedrigen Werten	↑ NNR-Adenom, M. Cushing ↓ sek. NNR-Insuffizienz ↓ Hypophysenunter-funktion ↓ NNR-Suppression nach langanhaltender ACTH-od. Kortisontherapie
Glukagon	40–180 pg/ml	1 ml EDTA Plasma	Antagonist d. Insu-lins, bewirkt Anstieg des Blutzuckers	↑ akute Pankreatitis, Zirrhose, Traumen, Niereninsuffizienz ↑↑ Glukagonom
Kalium	3,7–5,7 mmol/l	1 ml/Serum	bei Verdacht auf Nebennieren-insuffizienz	↑ Nebenniereninsuffi-zienz (u.a.) ↓ Überfunktion d. Nebenniere ↓ während hypo-glykämischer Phasen
FT3	Erwachsene: 3,0–6,0 pg/ml Kinder: 2,7–6,8 pg/ml	1 ml Serum	Verd. auf primäre od. sekundäre Schilddrüsen-funktionsstörung	↑ Hyperthyreose ↓ Hypothyreose, reduzierte Stoffwechsel-leistung
FT4	Euthyreose: 0,8–2,0 ng/dl Hypothyreose: > 0,64 ng/dl Hyperthyreose: < 2,33 ng/dl	0,5 ml Serum	dto. bei beginnender Hypothyreose sinkt das FT4 früher ab als das Gesamt T4	↑ Hyperthyreose ↓ Hypothyreose, reduzierte Stoffwechsel-leistung
TSH	Euthyreose: 0,1–6,2 µU/ml Grenzbereich zur Hyperthyreose: 0,1–0,3 µU/ml Hypothyreose: 4–6,2 µU/l	1 ml Serum	dto. Beurteilung nur sinnvoll zusammen mit FT3 u. FT4	↑ Jodmangelstruma ↑ primäre Hypothyreose ↑ Autoimmunthyreoiditis mit konsekutiver Hypo-thyreose ↓ sekundäre Hypo-thyreose ↓ Adenome u.a.

Analyse	Referenzbereich	Material	Indikation	Beurteilung
STH	0,5–7,0 ng/ml	1 ml Serum	hypothalamisch-hypophysäre Störungen (Minderwuchs)	STH wird in Stößen sezerniert, die Konzentrationen schwanken deshalb. Einzelbestimmungen sind ohne Aussage
Phosphor	Erwachsene: 1,4–2,6 mval Ältere Kinder: 2,3–4,1 mval Erhöhte Werte bei Kindern durch Knochenwachstum	2 ml Serum	Insulin fördert den Eintritt der Phosphationen zusammen mit Glukose und Kalium in die Zellen. Beurteilung nur sinnvoll in Verbindung mit alkalischer Phosphatase und Kalzium (Knochenstoffwechsel, Vit.-D-Mangel, Nebenschilddrüsenstörungen)	Hyperinsulinismus führt zu niedrigen Phosphorwerten im Blut

Literatur

[1] Airole, P.: Hypoglycaemia. In: Schuitemaker, G. E.: Orthomolekulare Ernährungsstoffe. Verlag für orthomolekulare Medizin, Freiburg/Br. 1986.

[2] Anderson, R. A.: Chrom und körperliche Leistungsfähigkeit. VitaMinSpur 4, 14–18 (1988).

[3] Göke, B. und R.: Inkretinforschung zur Entwicklung neuer Strategien bei der Diabetestherapie. Internist 36, 343–349 (1995).

[4] Greiling, H., Gressner, A. M.: Lehrbuch der Klinischen Chemie und Pathobiochemie. Schattauer, Stuttgart 1995.

[5] Keller, H.: Klinisch-chemische Labordiagnostik für die Praxis. Thieme, Stuttgart 1991.

[6] Martin, M.: Das Hypoglykämie-Syndrom. R. Reglin, Köln 1996.

[7] Roche Lexikon Medizin, Urban & Schwarzenberg, München 1995.

[8] Rosak, C.: Regulation der Hypoglykämie. Fortschritte der Medizin 105, 230–232 (1987).

[9] Ross, H. M.: Hypoglycemia, the disease your doctor won't treat. In: Schuitemaker, G. E.: Orthomolekulare Ernährungsstoffe. Verlag für orthomolekulare Medizin, Freiburg 1986.

[10] Schlebusch, H.: Dezentrale Glucosebestimmungen im Krankenhaus. DG Klinische Chemie Mitteilungen Heft 6, 27. Jahrgang (1996).

[11] Schreiner, K.: Hypoglykämien bei Säuglingen und Kleinkindern. Deutsches Ärzteblatt 47 (Sonderdruck), 476–481 (1973).

[12] Teupe, B.: bioscientia-Bericht Nr. 38. Institut für Laboruntersuchungen Ingelheim GmbH 1990.

VITAMINE, MINERALSTOFFE, SPURENELEMENTE

WOLFGANG BAYER

10.1 Einleitung

Angesichts des Überflusses an Nahrungsmitteln in den westlichen Industrieländern erscheinen auf den ersten Blick Probleme hinsichtlich der Versorgung mit Mikronahrungsstoffen, also Mineralstoffen, Spurenelementen und Vitaminen wenig einleuchtend. Eine ganze Reihe von Faktoren, die unter dem Begriff „Lebensstil" zusammengefaßt werden können, kann diese Versorgungssituation jedoch negativ beeinträchtigen wie einseitige Ernährung (Fast food), Konsum von Genußgiften wie Alkohol oder Zigarettenabusus, Umweltbelastungen, Streßbelastung, Medikamenteneinnahme etc. Gleichzeitig sind spezifische Risikogruppen bezüglich einer Unterversorgung mit Mineralstoffen, Spurenelementen und Vitaminen bekannt, wie z.B. Jugendliche in Phasen rascher körperlicher Entwicklung, ältere, vor allem institutionalisierte Menschen, Schwangere und laktierende Frauen, Raucher, Alkoholkonsumenten usw.

Daneben können präexistierende Grunderkrankungen die Aufnahme, Resorption, Verteilung und Speicherung sowie die Ausscheidung von Mikronahrungsstoffen negativ beeinflussen. Erkrankungen des Gastrointestinaltrakts können zu gestörter Absorption oder erhöhten enteralen Verlusten führen. Endokrine Erkrankungen, wie ein Diabetes mellitus, gehen mit erhöhten renalen Verlu-

sten bestimmter Mineralstoffe und Spurenelemente einher. Bei konsumierenden Erkrankungen sind vielfach Aufnahme, Verteilung und Elimination von Mikronahrungsstoffen maßgeblich verändert. Dies sind nur wenige Beispiele, die zur Verdeutlichung der Problematik dienen mögen. Auch iatrogene Einflüsse auf die Biokinetik von Nahrungsstoffen können erhebliche Ausmaße annehmen. Laxanzien, Antazida, Diuretika, Antibiotika, Analgetika und viele andere zeigen Wechselwirkungen mit dem Status an Mikronahrungsstoffen. Demgemäß werden Unterversorgungen bzw. Dysbalancen bei Mineralstoffen, Spurenelementen und Vitaminen vergleichsweise häufig beobachtet.

Zumindest bei chronischen Erkrankungen sollte daher die Erhebung eines Mineralstoff- und Vitaminstatus zu den Basisuntersuchungen gehören, wobei es durchaus sinnvoll sein kann, **Profile** zu erstellen. So zeigen sich bei den Spurenelementen z.B. spezifische Interaktionen zwischen Elementen wie Kupfer, Zink, Eisen und Selen, so daß die Interpretation eines einzelnen erhobenen Werts schwierig ist.

Die Interpretation der Werte erfordert generell eine fundierte Kenntnis der physiologischen Grundlagen, die gleichzeitig unerläßlich sind, um die einzelnen Parameter gezielt, spezifisch und patientengerecht zur Anwendung zu bringen. Neben der Bewertung der einzelnen Laborwerte ist daher den einzelnen

Kapiteln eine Übersicht zu ernährungswissenschaftlichen Aspekten, Physiologie, Mangel und Toxizität vorangestellt.

10.2 Vitamine

10.2.1 Vitamin A

10.2.1.1 Vorkommen und Bedarf

Der Vitamin-A-Bedarf wird aus zwei Quellen gedeckt. Zum einen über die Aufnahme von Retinol beziehungsweise von Retinylestern, zum anderen über Karotinoide, die vom menschlichen Organismus in Vitamin A umgewandelt werden können.

Bei normaler gemischter Kost wird der überwiegende Anteil des Vitamin A durch Retinylester aus tierischen Produkten gedeckt, wobei besonders die Leber verschiedener Tiere reich an Vitamin A ist.

Von den insgesamt über fünfhundert bekannten Karotinoiden können nur etwa fünfzig in Vitamin A umgewandelt und damit als Provitamine A angesehen werden. Davon weist das β-Karotin die höchste Provitamin-A-Aktivität auf. Karotinoide tragen etwa zu einem Drittel zur Vitamin-A-Versorgung bei. Der Bedarf des erwachsenen Menschen beträgt 5000–6000 IE/d, Kinder zwischen ein und vier Jahren benötigen 2000–2500, zwischen vier und zehn Jahren 2500–3000 und zwischen zehn und achtzehn Jahren 4500–5000 IE/d.

10.2.1.2 Physiologische Funktionen

Eine einheitliche Beschreibung der Vitamin-A-Funktionen im menschlichen Organismus ist schwierig, da die einzelnen Derivate unterschiedliche Aktivitäten aufweisen. Die wichtigsten Funktionen können wie folgt zusammengefaßt werden:

- Sehvorgang: Hier spielt im Rahmen des Rhodopsin-Zyklus die Reduktion von Retinal zu Retinol eine wesentliche Rolle, so daß Vitamin A in den Sehvorgang involviert ist, insbesondere in das Dämmerungssehen

- Wachstum, Zellteilung und Zelldifferenzierung bei epithelialen und mesenchymalen Geweben
- Über die Differenzierung und Ausreifung von Zellen greift Vitamin A auch in Reproduktionsvorgänge ein, und beschleunigt Spermatogenese und Oogenese. Auch die Entwicklung der Plazenta sowie die Fötalentwicklung wird beeinflußt
- Beeinflussung der Glykoproteinsynthese
- Beeinflussung der Testosteronproduktion
- Immunmodulatorische Wirkungen.

10.2.1.3 Ursachen und Folgeerscheinungen von Mangelzuständen

Ursachen.
- Nutritiv bedingter Mangel, vorwiegend in Entwicklungsländern
- Gastrointestinale Erkrankungen, wie M. Crohn, Sprue, chronische Diarrhö, Malabsorption, Maldigestion
- Erhöhter Proteinbedarf wie bei Schwangerschaft, Streß
- Alkoholismus, toxische Leberschäden
- Chronisch-entzündliche Erkrankungen mit (passageren) Erniedrigungen der Plasma-Retinolspiegel z.B. bei rezidivierenden Infekten und Infektionserkrankungen wie Masern
- Totale parenterale Ernährung.

Folgeerscheinungen. Das klinische Bild eines manifesten schweren Vitamin-A-Mangels ist vordergründig durch ophthalmologische Störungen gekennzeichnet (siehe Tabelle). Daneben finden sich Veränderungen an den Schleimhäuten sowie auch an anderen epithelialen Strukturen, wobei z.B. eine follikuläre Hyperkeratose der Haut auffällig sein kann.

Die Symptomatik eines ausgeprägten Vitamin-A-Mangels ist im folgenden aufgelistet:
- Auge: Störung der Dunkeladaptation, konjunktivale Xerose, Bitot-Flecke, korneale Xerose, Keratomalazie, Erblindung

- Nase: herabgesetzte Geruchsempfindlichkeit
- Zunge: Geschmacksstörungen
- Blut: hypochrome Anämie
- Knochen, Zähne: Dentinationsstörungen, Wachstumsstörungen
- Haut, Schleimhäute: Eintrocknung bis Verhornung von Schleimhäuten, Atrophie von Speichel- und Schleimdrüsen im Bereich von Trachea und Kehlkopf. Dadurch gehäuft: Gingivitis, Stomatitis, Bronchitis, Pneumonie, Atrophie des Darmepithels
- ZNS: Erhöhung des intrazellulären Drucks; Hydrozephalus bei Neugeborenen
- Keimdrüsen: Störungen der Spermatogenese.

> Zahlreiche epidemiologische Untersuchungen haben gezeigt, daß Tumorpatienten häufig schon mehrere Jahre vor dem Auftreten beziehungsweise der Diagnose ihrer Tumorerkrankung erniedrigte Vitamin-A-Konzentrationen im Plasma aufweisen, so daß auch in diesem Zusammenhang eine Erniedrigung der Vitamin-A-Konzentration im Plasma als Risikofaktor verstanden werden kann.

Auch akute und chronisch-rezidivierende Infektionserkrankungen können erhöhte Bedarfssituationen mit nachfolgender Depletierung der Speicher induzieren.

10.2.1.4 Toxizität und Überschußsymptome

Da Vitamin A, anders als die wasserlöslichen Vitamine, in größeren Mengen im menschlichen Organismus gespeichert werden kann, können hochdosierte Vitamin-A-Gaben zu einer Hypervitaminose führen.
Akute Vergiftungen sind z.B. nach dem Konsum von Eisbären- und Robbenleber beschrieben worden, die besonders reich an Vitamin A sind. Hier kommt es zu einer akuten Hypervitaminose, die sich zunächst in Kopfschmerzen infolge eines gesteigerten Liquordrucks äußert. Weiterhin treten Erbrechen und Schwindel sowie Hautabschuppungen auf. Dazu sind jedoch in der Regel sehr hohe Aufnahmen erforderlich.

> Im Hinblick auf chronische Vitamin-A-Intoxikationen sind insbesondere Kinder zu beachten, die hierfür besonders sensibel sind.

Es kann zu Schälreaktionen der Haut, Schlafstörungen, Appetitlosigkeit und Gewichtsverlust sowie auch zu Hämorrhagien, zu Hepatomegalie und einem Anstieg der Leberenzyme kommen.

> Teratogene Wirkungen wurden beim Menschen in bisher ca. 20 bis 25 Fällen beschrieben, bei denen eine hochdosierte Vitamin-A-Einnahme im ersten Trimenon der Schwangerschaft vorlag.

Die kritische Dosis kann dabei schon bei ca. 25 000 IE/d liegen. Die beschriebenen Fehlbildungen betreffen z.B. Ohrmuschel-Dys- und -Aplasien sowie Lippen-, Kiefer- und Gaumenspalten. Für schwangere Frauen wird daher eine Begrenzung der täglichen Zufuhr auf 10 000 IE empfohlen. Gleiches gilt für Frauen im gebärfähigen Alter ohne ausreichenden Konzeptionsschutz.

10.2.1.5 Untersuchungsparameter

- Vitamin-A-Alkohol (Retinol)
- Retinolbindendes Protein (RBP)
- Molares Verhältnis Retinol/RBP.

Bestimmungsmethoden
- Retinol: Hochdruckflüssigkeitschromatographie nach Enteiweißung der Probe und Extraktion von Retinol in n-Hexan
- RBP: Radiale Immundiffusion oder Enzymimmunoassay.

Steckbrief Vitamin A/retinolbindendes Protein (RBP)

Präanalytik
– Nüchternblut (12 h Nahrungskarenz)
– Venöse Blutentnahme. Hämolyse vermeiden
– 1 ml Serum/Plasma durch Zentrifugation gewinnen
– Vitamin A ist ein licht- und wärmeempfindlicher Plasmabestandteil. Serum- bzw. Plasmagewinnung innerhalb von 30 min nach Blutentnahme empfohlen. Gekühlte Lagerung bis zum Versand empfohlen. Beim Probenversand lichtgeschützte und schnelle Einsendung an das Labor erforderlich

Normalbereich
Retinol:
– Männer: 425–830 µg/l, Frauen: 400–700 µg/l
– Kinder über 4 und Jugendliche bis 14 Jahre: Werte unter 250 µg/l können als Indikator eines relativen Vitamin-A-Defizits angesehen werden.
Retinolbindendes Protein:
– 30–60 mg/l
Retinol/retinolbindendes Protein: Ein molares Verhältnis von unter 0,7 ist ein Hinweis auf das Vorliegen eines Vitamin-A-Mangels.

Beeinflussungen/Verfälschungen von Meßergebnissen
Orale Kontrazeptiva sowie **Östrogenpräparate** können zu einer erhöhten Ausschleusung von Vitamin A aus den Speicherzellen der Leber sowie zu einer rascheren Entleerung dieser Speicher führen. **Alkoholabusus** kann ebenfalls eine verstärkte Mobilisierung von Vitamin A aus der Leber bewirken und erhöhte Serum-Retinolspiegel induzieren.

Beurteilung
Plasma-Konzentrationen von Vitamin A sind nur ein Parameter zur Ermittlung eines Vitamin-A-Defizits. Da unter normalen Bedingungen bei einem gesunden Erwachsenen ca. 90% des gesamten Vitamin A in der Leber gespeichert sind, ist die alleinige Bestimmung der Plasma-Konzentration von Vitamin A nicht ausreichend zur Absicherung eines Defizits. Zusätzliche Informationen lassen sich über die Bestimmung des retinolbindenden Proteins gewinnen, das für die Ausschleusung von Vitamin A aus den Speicherzellen der Leber erforderlich ist, insbesondere auch durch die Ermittlung der molaren Verhältnisse von Vitamin A zum retinolbindenden Protein. Liegt dieses molare Verhältnis unter 0,7, so ist dies ein wichtiger Hinweis auf das Vorliegen eines Vitamin-A-Mangels.
Bei **erhöhter Plasmakonzentration** ist zunächst eine überhöhte Vitamin-A-Zufuhr, z.B. auch im Rahmen von Selbstmedikationsmaßnahmen mit (Multi-)Vitaminpräparaten sowie Verzehr erhöhter Mengen von Leber auszuschließen. Die Einnahme von Östrogenpräparaten sowie Alkoholabusus kann zu einer (passageren) Erhöhung der Vitamin-A-Konzentration im Plasma führen.

Weiterführende Untersuchungen bei pathologischen Befunden
Die Diagnostik eines marginalen Vitamin-A-Mangels ist schwierig, da die Retinolwerte im Serum/Plasma den Gesamtkörperstatus nur unzureichend widerspiegeln. Bei Verdacht auf Vitamin-A-Mangel bzw. bei auffälligen Befunden der o.g. Laborparameter können die nachfolgenden Untersuchungen zur diagnostischen Absicherung von Bedeutung sein:
- **Relativ-Dose-Response-Test,** d.h. Prüfung des prozentualen Anstiegs des Serum-Retinols fünf Stunden nach Belastung
- Bestimmung der **Retinylester.**

10.2.2 Vitamin E

10.2.2.1 Vorkommen und Bedarf

Vitamin E ist der Gruppenname für alle Tokopherole und Tokotrienole mit biologischer Vitamin-E-Aktivität. Im engeren Sinne versteht man unter Vitamin E das natürlich vorkommende D-alpha-Tokopherol und seine Ester sowie das synthetisch herstellbare DL-alpha-Tokopherol und seine Ester. Insgesamt sind acht Stereo-Isomere des Tokopherols bekannt, wobei das einzig natürlich vorkommende Isomer, das D-alpha-Tokopherol die höchste Aktivität besitzt. Die biologische Aktivität des in vielen Präparaten verwendeten synthetischen DL-alpha-Tokopherol-Azetats beträgt 67% der Aktivität von D-alpha-Tokopherol.

Die Vitamin-E-Konzentrationen in Nahrungsmitteln pflanzlicher Herkunft sind meist deutlich höher als in solchen tierischer Herkunft. Besonders reich an Vitamin E sind verschiedene Pflanzenöle, insbesondere Weizenkeimöl, aber auch Sonnenblumen-, Soja-, Erdnuß- und Olivenöl. Bereits deutlich niedriger liegen die Konzentrationen in Getreideprodukten, doch können auch diese noch eine wichtige Quelle für die Vitamin-E-Versorgung sein.

In pflanzlichen Nahrungsmitteln sind grüne Pflanzenanteile reicher an Vitamin E als nicht-grüne Pflanzen. Zu erwähnen sind auch noch Nüsse, die ebenfalls vergleichsweise viel Vitamin E enthalten.

Die Deutsche Gesellschaft für Ernährung empfiehlt für den erwachsenen Menschen eine wünschenswerte tägliche Aufnahme von 12 mg Vitamin E (D-alpha-Tokopherol-Äquivalente) sowie in der Schwangerschaft einen Mehrbedarf von 2 mg und in der Stillzeit von 5 mg pro Tag.

10.2.2.2 Physiologische Funktionen

Die Funktionen von Vitamin E werden im wesentlichen auf seine **antioxidative** Wirkung zurückgeführt. Diese Schutzwirkung richtet sich gegen den schädigenden Einfluß hochreaktiver Sauerstoffverbindungen, die als Nebenprodukt des Sauerstoffmetabolismus sowie im Rahmen von Phagozytoseprozessen, aber auch durch exogene Einflüsse, wie z.B. Strahlung entstehen können. Besonders oxidationsempfindlich sind die Lipide der Zellmembran und gerade in dieser Lipidphase sind die Tokopherole die wichtigsten Antioxidanzien. Sie schützen daher die Zellmembran, indem sie einen Abbruch von Radikal-Kettenreaktionen bewirken. Über einen Oxidationsschutz von LDL-Cholesterin dürfte Vitamin E auch in den Cholesterinstoffwechsel eingreifen und es mehren sich die Hinweise darauf, daß Vitamin E eine wichtige Rolle in der Prävention der Arteriosklerose spielen kann.

Vitamin E greift in den Arachidonsäuremetabolismus über eine Inhibierung der Thromboxan-Biosynthese sowie eine Erhöhung der Prostazyklinbiosynthese ein.

10.2.2.3 Ursachen und Folge-erscheinungen von Mangelzuständen

Ursachen.
- Unzureichende Vitamin-E-Zufuhr, z.B. infolge von Reduktionsdiäten, vor allem parenterale Ernährung
- Gastrointestinale Störungen mit verminderter Absorption fettlöslicher Vitamine, z.B. infolge von Malabsorption, Maldigestion, exokriner Pankreasinsuffizienz etc.
- Erhöhte Verbrauchssituation bezüglich Vitamin E infolge erhöhter oxidativer Belastung

Folgeerscheinungen. Es lassen sich verschiedene Stadien des Mangels abgrenzen:
- Biochemische Veränderungen mit gehäuftem Auftreten freier Radikale und dadurch verstärkter Lipidperoxidation. Meßbar ist eine vermehrte Bildung von Malondialdehyd
- Klinisch manifeste Mangelerscheinungen treten erst nach lang anhaltender Unterversorgung auf. Sie sind charakterisiert durch neuromuskuläre Ausfallerscheinungen,

Hämolyse, Bildung von Heinz-Innenkörpern, Muskelschwäche, vermehrte Lipofuszinbildung mit Lipopigmentablagerung und degenerativen Veränderungen am Rückenmark

10.2.2.4 Toxizität und Überschuß-symptome

> Untersuchungen an 202 Probanden bei einer täglichen Zufuhr von 600 mg Vitamin E ergaben keine negativen Einflüsse auf Laborwerte, die gastrointestinale Verträglichkeit sowie das allgemeine Befinden.

Die Verträglichkeit von Vitamin E kann insgesamt als gut und die therapeutische Breite als groß bezeichnet werden.

Im Hinblick auf den Einfluß von Vitamin E auf das Gerinnungssystem ist bei Patienten mit Störungen der Blutgerinnung oder unter Therapie mit Gerinnungshemmern jedoch eine gewisse Zurückhaltung geboten.

10.2.2.5 Untersuchungsparameter

Alpha-Tokopherol.

Bestimmungsmethoden
Hochdruckflüssigkeitschromatographie nach Enteiweißung der Probe und Extraktion von Alpha-Tokopherol in n-Hexan.

Steckbrief Vitamin E

Präanalytik
- Nüchternblut (12stündige Nahrungskarenz). Venöse Blutentnahme
- Serum/Plasma durch Zentrifugation gewinnen
- Probe vor Licht schützen. Die Alpha-Tokopherol-Konzentrationen im Serum sind auch bei Lagerung bei Raumtemperatur bis zu einer Woche stabil. Der Probenversand ist damit ohne weiteres möglich. Stabilität bei 4 °C ca. 4 Wochen

Normalbereich
Alpha-Tokopherol im Serum/Plasma:
Männer: 8,9–18,3 mg/l
Frauen: 9,4–15,0 mg/l

Beeinflussungen/Verfälschungen von Meßergebnissen
Vitamin E wird im Plasma gebunden an Lipoproteide transportiert. Es bestehen daher Korrelationen zu den Lipid-, insbesondere den Cholesterinkonzentrationen. Eine Standardisierung auf Cholesterin kann daher sinnvoll sein (molares Verhältnis von Vitamin E/Cholesterin).

Beurteilung
Interpretation erniedrigter Werte. Erniedrigte Vitamin-E-Konzentrationen können einerseits eine unzureichende Zufuhr von Vitamin E widerspiegeln, andererseits aber auch eine erhöhte Verbrauchssituation infolge erhöhter oxidativer Belastungen.

Weiterführende Untersuchungen bei pathologischen Befunden.
* Erniedrigte Konzentrationen:
  - Ausschluß von Absorptionsstörungen
  - Abklärung eines erhöhten oxidativen Stresses, z.B. durch Bestimmung geeigneter Parameter wie u.a. Malondialdehyd.
* Erhöhte Konzentrationen:
  - Unkontrollierte Selbstmedikation ausschließen
  - Abklärung des Lipidstoffwechsels.

10.2.3 Vitamin D

10.2.3.1 Vorkommen und Bedarf

Vitamin D ist ein Gattungsname für eine Gruppe von 9,10-Seco-Steroiden mit der biologischen Wirkung von Vitamin D. Zu unterscheiden sind zunächst das Vitamin D_2 (Ergocalciferol) und sein Provitamin, das Ergosterin sowie das Vitamin D_3 (Cholecalciferol) und sein Provitamin, das 7-Dehydrocholesterin. Durch Hydroxylierungsschritte entstehen im Organismus die Metabolite 25-Hydroxycholecalciferol (25-OH-D_3, Calcidiol) und 1,25-Dihydroxycholecalciferol (1,25(OH)$_2$$D_3$-Calcitriol).

> Für Vitamin D ist eine Internationale Einheit definiert (IE). Eine IE entspricht 0,025 µg Vitamin D beziehungsweise 1 µg Vitamin D entspricht 40 IE.

Da Vitamin D_3 in der Haut unter Einwirkung von UV-Licht aus seinem Provitamin gebildet werden kann, entspricht Vitamin D im klassischen Sinne nicht der Definition eines Vitamins. Gleichzeitig sind Art und Weise seiner physiologischen Wirkungen im Kalzium- und Phosphatstoffwechsel ähnlich denen eines Hormons.

Während Vitamin D_2 und sein Provitamin vorwiegend in Nahrungsmitteln pflanzlicher Herkunft vorkommen, sind Vitamin D_3 und sein Provitamin überwiegend tierischen Ursprungs.

Sehr reich an Vitamin D_3 ist Fischleberöl, das bis zu 300 µg/100 g enthält. Auch verschiedene Seefischarten wie Lachs, Sardinen und Heringe sind reich an Vitamin D und enthalten zwischen 5 und 20 µg/100 g. Die meisten anderen Nahrungsmittel sind relativ arm an Vitamin D. Bei Milch und Butter hängt der Vitamin-D-Gehalt wesentlich von der Jahreszeit ab, wobei die Werte im Sommer höher sind als im Winter.

Die Festlegung von Zufuhrempfehlungen beim Vitamin D ist nicht einfach, da der gesunde Erwachsene in der Lage ist, bei entsprechender Sonnenexposition seinen Bedarf durch eigene Synthese aus 7-Dehydrocholesterin zu decken. Bereits in einem Quadratzentimeter Haut, der eine Stunde lang dem Sonnenlicht ausgesetzt wird, können ca. 10 IE Vitamin D_3 gebildet werden. Hier bestehen jedoch erhebliche jahreszeitliche Unterschiede. Zudem ist die UV-Einstrahlung geographisch stark unterschiedlich. Gerade in nördlichen Ländern und in Großstädten (reduzierte UV-Einstrahlung durch Dunstglocke) sind im Winter und Frühjahr die Versorgungslagen bezüglich Vitamin D häufig kritisch.

> Die Bedeutung einer Vitamin-D-Prophylaxe bei Säuglingen wird durch das noch immer vorkommende Auftreten einer Rachitis begründet. Dabei sind die Vitamin-D-Gehalte von Muttermilch und Kuhmilch häufig nicht ausreichend, um den Bedarf zu decken, so daß gebräuchliche Säuglingsnahrungen mit Vitamin D angereichert werden.

Nach Empfehlungen der DGE wird bei Kindern unter einem Jahr eine tägliche Aufnahme von 10 µg Vitamin D empfohlen, bei größeren Kindern und Erwachsenen 5 µg, bei Schwangeren und Stillenden 10 µg.

Ein durchschnittlicher Bedarf von 5 µg Vitamin D ist z.B. in 5 g Aal, 32 g Hering, 3,4 g geräuchertem Lachs, 65 g Butter und 650 ml Vollmilch und in 3 ml Lebertran enthalten.

10.2.3.2 Physiologische Funktionen

Vitamin D wird zum einen über die Nahrung aufgenommen, zum anderen in der Haut unter der Einwirkung von UV-Licht gebildet. Die biologisch aktiven Vitamin-D-Metabolite werden dann in weiteren Metabolisierungsschritten erzeugt. Zuerst wird Cholecalciferol in der Leber zum 25-OH-D_3 (Calcidiol) und dann in der Niere zum 1,25-$(OH)_2$-D_3 (Calcitriol) hydroxyliert. Calcitriol ist der metabolisch wirksame Metabolit, wobei allerdings auch andere Metabolite, wie z.B. 24,25-$(OH)_2$-D_3 eine Rolle spielen dürften (Abb. 10-1).

Die wesentliche physiologische Funktion von Vitamin D liegt in der Regulation des Kalzium- und Phosphatstoffwechsels im Zusammenwirken mit Parathormon, Kalzitonin und anderen Regulatoren. Diese regulatorischen Funktionen finden in verschiedenen Organen und Geweben statt:

- **Darm:** Im Dünndarm stimuliert Calcitriol die Resorption und den Transport von Kalzium und Phosphat durch die Mukosazellen. Dabei dürfte die Induktion der Synthese eines Kalzium-bindenden Proteins eine Rolle spielen.
- **Knochen:** Calcitriol führt zu einer verstärkten Mobilisierung von Kalzium und Phosphat, so daß die Demineralisation gefördert wird. Andere Vitamin-D-Metabolite, wie etwa 24,25-$(OH)_2$-D_3 dürften hingegen für die Mineralisation erforderlich sein.
- **Niere:** In der Niere stimuliert Calcitriol die Rückresorption von Kalzium und Phosphat in den Tubuli. Dies dürfte jedoch gegenüber Vitamin-D-unabhängigen Mechanismen eine untergeordnete Rolle spielen.

In vereinfachter Zusammenfassung können diese Mechanismen wie folgt dargestellt werden: Ein Absinken des Serum-Kalzium-Spiegels unter den Normalbereich stimuliert die Nebenschilddrüse zur Parathormon-Produktion, dieses stimuliert dann die Hydroxylierung von Calcidiol in der Niere zu Calcitriol. Calcitriol erhöht die Kalzium-Aufnahme aus dem Darm und die Kalzium-Mobilisierung aus den Knochen, der Serum-Kalzium-Spiegel steigt an. Bei Überschreiten des Normalbereiches sezernieren die C-Zellen der Schilddrüse Kalzitonin, welches das überschüssige Kalzium in Knochen einbaut.

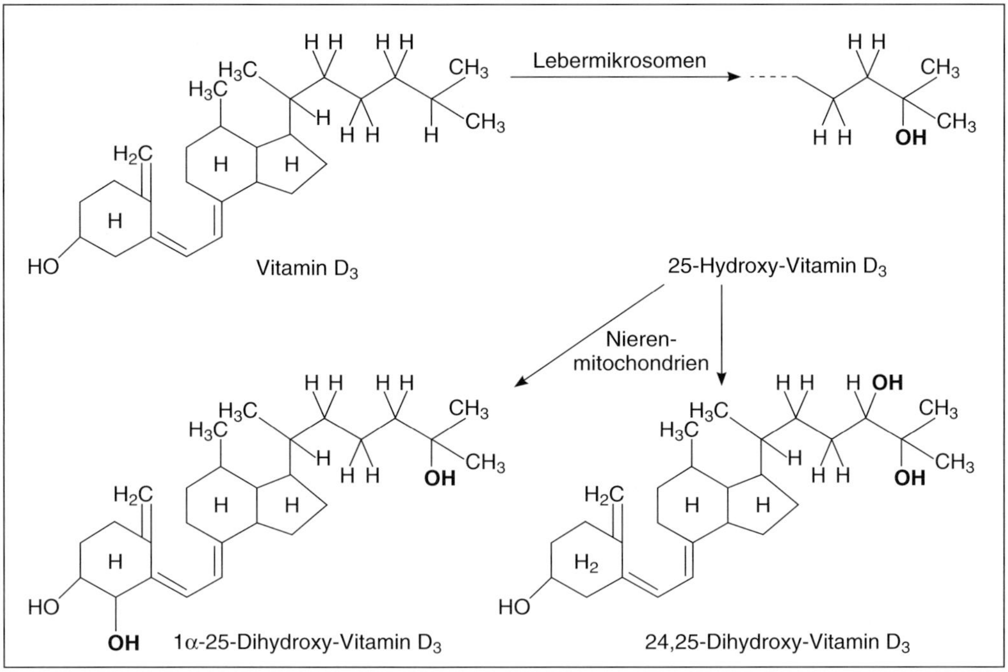

Abb. 10-1 Hydroxylierungsschritte von Vitamin D in der Leber und den Nieren.

10.2.3.3 Ursachen und Folge-erscheinungen von Mangelzuständen

Ursachen.
- Disposition
- erhöhter Bedarf (Kind, Schwangerschaft)
- mangelnde UV-Bestrahlung
- mangelnde orale Zufuhr (Vegetarier?)
- mangelhafte Resorption (Magen- oder Darmresektion, Sprue, exokrine Pankreasinsuffizienz, chronische Cholestase, Morbus Crohn, medikamentös – Cholestyramin)
- Störungen des Vitamin-D-Metabolismus (Niereninsuffizienz – 1α-Hydroxylasemangel, primär biliäre Zirrhose – 25-Hydroxylasemangel, Antikonvulsiva – Phenobarbital, Diphenylhydantoin)
- Vitamin-D-Resistenz (Pädiatrie: durch angeborene intestinale oder renale Defekte).

Mangelerscheinungen. Biochemisch kommt es zu einer ungenügenden Resorption und re-

nalen Reabsorption von Kalzium und Phosphat. In der Folge finden sich verminderte Kalzium- und Phophatspiegel im Serum sowie ein Aktivitätsanstieg der alkalischen Phosphatase. Im marginalen Mangel kann es zunächst zu unspezifischen Symptomen wie Muskelschwäche kommen. Kinder zeigen nicht selten Symptome wie Unruhe, Reizbarkeit und Schwitzen.

Der manifeste Mangel zeigt sich in charakteristischen Symptomen am Knochen- und Nervensystem:

- Rachitis beim Säugling und Kleinkind infolge einer mangelnden Kalkeinlagerung mit Symptomen wie Kraniotabes, verzögertem Fontanellenschluß, Deformierungen der Wirbelsäule wie Skoliose und Kyphose
- Osteomalazie beim Erwachsenen mit Skelettdeformierungen wie Trichterbrust und Kyphose sowie erhöhter Neigung zu Spontanfrakturen

- Am Nervensystem äußert sich der Kalziummangel in einer latenten und manifesten Spasmophilie. Es treten Symptome auf wie Tetanie mit Muskelspasmen an Händen und Füßen (Pfötchenstellung), generalisierte Krämpfe und schwere EKG-Veränderungen.

geistige Störungen, zerebrale Ataxie, Apathie und Interessenlosigkeit.

> Hohe Vitamin-D-Dosen in der Schwangerschaft können zu Spontanaborten oder schweren Formen einer idiopathischen Hyperkalzämie führen.

10.2.3.4 Toxizität und Überschußsymptome

Eine Vitamin-D-Substitution ist kontraindiziert bei Vorliegen einer Hypervitaminose D sowie einer Hyperkalzämie.

Bei Behandlung mit hohen Vitamin-D-Dosen kann es zu einer **Hyperkalzämie** sowie zu einer **Hypophosphatämie** kommen. Dabei können verschiedene unerwünschte Nebenwirkungen auftreten, wie z.B. eine Pankreatitis durch Verkalkung der Pankreasgänge, Ablagerungen infolge der Hyperkalzämie in Kornea und Konjunktiva, die meist irreversibel sind sowie allgemeine Symptome wie

10.2.3.5 Untersuchungsparameter

Zur Diagnostik des Vitamin-D-Stoffwechsels werden beide folgende Parameter herangezogen:

- 25-Hydroxy-Vitamin D_3, Calcidiol
- 1,25-Dihydroxy-Vitamin D_3, Calcitriol.

Bestimmungsmethoden

- 25-Hydroxy-Vitamin D_3: Radioimmunoassay oder Hochdruckflüssigkeitschromatographie
- 1,25-Dihydroxy-Vitamin D_3: Radioimmunoassay.

Steckbrief Vitamin D

Präanalytik
- Nüchternblut (12 h Nahrungskarenz)
- Venöse Blutentnahme. 1 ml Serum durch Zentrifugation gewinnen
- Probenstabilität: Mindestens 48 h bei Raumtemperatur

Normalbereich
- **25-Hydroxy-Vitamin D_3:** Es liegen jahreszeitliche Unterschiede mit nachfolgenden Normalbereichen vor:
  - Sommer: 50–300 nmol/l
  - Winter: 25–125 nmol/l
- **1,25-Dihydroxy-Vitamin D_3:**
  - Erwachsene: 75–175 pmol/l
  - Kinder: 100–250 pmol/l

Beeinflussungen/Verfälschungen von Meßergebnissen
1,25-Hydroxy-Vitamin D_3 ist der physiologisch aktivste Metabolit und es können sich insbesondere bei Niereninsuffizienz selektive Defizite ergeben, was über die Bestimmung dieses dihydroxylierten Vitamins erfaßt werden kann. Bei Schwangeren werden erhöhte Werte gefunden. Bei Hyperlipoproteinämien kann es zu Störungen der Meßergebnisse kommen.

Beurteilung

25-Hydroxy-Vitamin D_3 stellt den Hauptpool der Vitamin-D-Metabolite im Plasma dar und eignet sich zur Feststellung eines Vitamin-D-Mangels infolge unzureichender Versorgung oder reduzierter UV-Exposition.

Hinweis: Der Radioimmunoassay auf der Basis einer kompetitiven Protein-Bindungs-analyse unterscheidet nicht zwischen 25-Hydroxy-Vitamin D_2 und 25-Hydroxy-Vitamin D_3.

Bewertung erhöhter Konzentrationen

- 25-Hydroxy-Vitamin D_3: Häufigste Ursache ist eine Überdosierung von Vitamin D_3.
- 1,25-Hydroxy-Vitamin D_3:
  - Hypophosphatämie, z.B. bei Hyperparathyreoidismus
  - Sarkoidose und andere granulomatöse Erkrankungen mit Nachweis extrarenaler 1-Hydroxylaseaktivität
  - dosisabhängig bei Therapie mit 1-Hydroxy-Vitamin-D-Präparaten
  - Vitamin-D-abhängige Rachitis Typ II
  - Wachstum und Schwangerschaft.

Interpretation erniedrigter Werte

- **25-Hydroxy-Vitamin D_3:**
  Erniedrigte Werte weisen auf eine unzureichende nutritive Versorgung mit Vitamin D, ungenügende Sonnenexposition, erhöhten Verbrauch oder erhöhte Verluste hin, wie z.B. bei
  - mangelnder Zufuhr oder Absorption von Vitamin D, verminderter Sonnenlichtexposition, häufig nachzuweisen bei alten Menschen
  - erhöhten Vitamin-D-Verbrauch, häufig zu beobachten bei chronischer Einnahme von Antikonvulsiva
  - erhöhten Vitamin-D-Verlusten, wie z.B. beim nephrotischen Syndrom, dies basierend auf erhöhten Verlusten von Transcalciferin, dem Transportvitamin für 25-Hydroxy-Vitamin D_3
  - schweren Leberparenchymschäden mit gestörter Synthese von 25-Hydroxy-Vitamin D_3.
- **1,25-Dihydroxy-Vitamin D_3:**
  Verminderte Werte können bei schwerem Mangel der metabolischen Vorstufe, 25-Hydroxy-Vitamin D_3, sowie reduzierter Aktivität des nierenständigen Enzyms 1-Hydroxylase gemessen werden. Diese kann auftreten bei fortgeschrittener Niereninsuffizienz.
  Erniedrigte Werte werden auch bei Vitamin-D-abhängiger Rachitis Typ I (Störung der 1-Hydroxylase) gefunden.

Weiterführende Untersuchungen bei pathologischen Befunden. Zusätzliche Parameter des Knochenstoffwechsels wie Kalzium, Phosphat, knochenspezifische alkalische Phosphatase, Parathormon. Ausschluß schwerer Leberfunktionsstörungen bei Mangel an 25-Hydroxy-Vitamin D_3. Ausschluß einer Niereninsuffizienz (Serumkreatinin > 2 mg/dl) bei erniedrigten Werten von 1,25-Hydroxy-Vitamin D_3.

10.2.4 Vitamin K

10.2.4.1 Vorkommen und Bedarf

Vitamin K ist ein Gruppenname für 2-Methyl-1,4-Naphthochinon und alle Derivate mit antihämorrhagischer Aktivität. Vitamin K ist keine einheitliche Substanz, sondern kommt in **drei strukturellen Varianten** vor. Vitamin K_1 (Phyllochinon) enthält in der C3-Stellung drei gesättigte und eine ungesättigte Isopreneinheit. Vitamin K_2 (Menachinone) werden von verschiedenen Bakterien gebildet und besitzen eine Seitenkette mit variierenden Isoprenresten. Vitamin K_3 (2-Methyl-1,4-Naphthochinon) und sein wasserlösliches Derivat, das Menadionnatriumhydrogensulfit, sind synthetische Produkte.

> Die Angaben zu den Vitamin-K-Konzentrationen in Lebensmitteln schwanken außerordentlich stark. Besonders reich an Vitamin K sind gelbe und grüne Blattgemüse, die 50–800 µg Vitamin K pro 100 g enthalten.

In Pflanzen kommt Vitamin K in Form von Vitamin K_1 vor. Des weiteren sind Darmbakterien in der Lage, zahlreiche Menachinone (Vitamin K_2) zu synthetisieren und etwa die Hälfte der täglichen Vitamin-K-Aufnahme dürfte auf die bakterielle Synthese zurückzuführen sein.

Die DGE-Empfehlungen liegen für den erwachsenen Mann bei 70–80, für die erwachsene Frau bei 60–65 µg Vitamin K pro Tag. Unter normalen Ernährungsbedingungen liegt die Aufnahme beim gesunden erwachsenen Menschen höher. Dadurch, daß gleichzeitig eine endogene Synthese besteht, sind Vitamin-K-Mangelerscheinungen beim gesunden Erwachsenen selten. Kritisch kann die Versorgungslage beim Neugeborenen sein, da einerseits die Muttermilch relativ arm an Vitamin K ist und andererseits eine endogene Vitamin-K-Produktion durch die geringe Bakterienbesiedlung des Darms noch nicht in ausreichendem Maße stattfindet.

10.2.4.2 Physiologische Funktionen

- Vitamin K ist ein essentieller Faktor für die **Karboxylierung** von Glutaminsäureresten zu Carboxyglutaminsäureresten in zahlreichen Proteinen
- **Blutgerinnung:** Prothrombin ist das wichtigste Vitamin-K-abhängige Protein im Gerinnungssystem (s. S. 58). Bei Vitamin-K-Mangel sind erniedrigte Plasmakonzentrationen von Prothrombin zu beobachten. Zahlreiche weitere Gerinnungsfaktoren sind ebenfalls Vitamin-K-abhängig, so die Faktoren VII, IX und X sowie die Proteine C, M, S und Z. Ein zentraler Schritt des Gerinnungsprozesses ist die Umwandlung von Prothrombin, die durch Faktor X vermittelt wird. Alle Vitamin-K-abhängigen Proteine sind charakterisiert durch die Anwesenheit von Gamma-Carboxyglutamyl-Gruppen. Diese Gruppen erlauben sowohl die Bindung an Kalziumsalze, wie auch an Phospholipide (Abb. 10-2)
- Andere Vitamin-K-abhängige Proteine: Solche gerinnungsneutralen Proteine wurden aus Knochen, Zähnen, Nieren und anderen Geweben isoliert. Das wahrscheinlich bedeutendste ist das Osteocalcin, die nach Collagen mengenmäßig häufigste Proteinkomponente der Knochenmatrix.

10.2.4.3 Ursachen und Folgeerscheinungen von Mangelzuständen

Ursachen. Beim Neugeborenen und Säugling:
- Einnahme von Antikonvulsiva, Tuberkulostatika und Cumarinderivaten durch die Mutter während Schwangerschaft und Stillzeit
- Frühgeburt
- später Fütterungsbeginn
- unzureichende Fütterung
- ausschließliche Muttermilchernährung.

In allen Altersgruppen:
- parenterale Ernährung
- Malabsorptionssyndrom
- entzündliche Magen-Darm-Erkrankungen

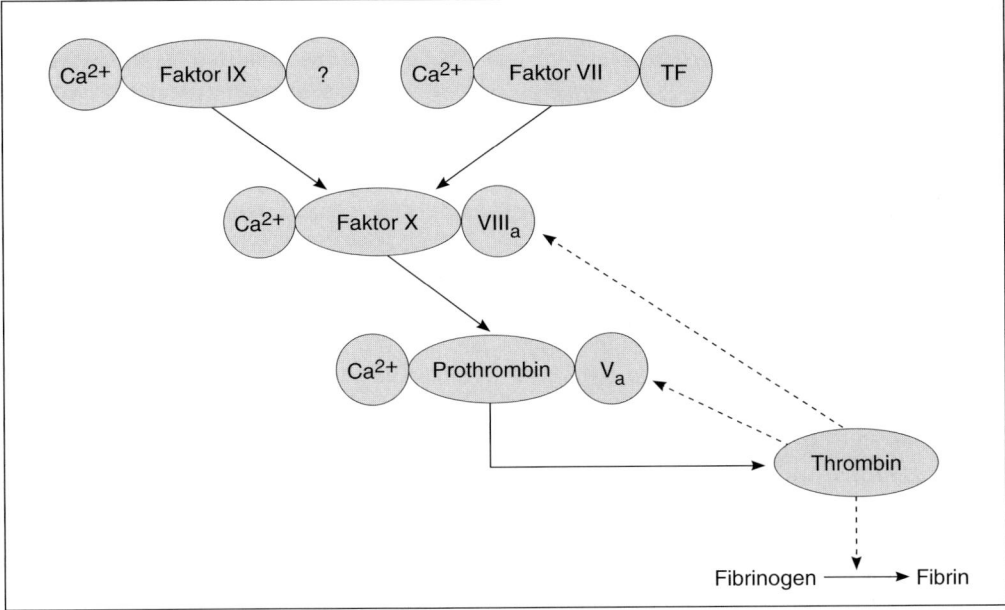

Abb. 10-2 Einfluß Vitamin-K-abhängiger Faktoren in der Blutgerinnung.

- schwere Leber-Galle-Erkrankungen wie Hepatitis, Leberzirrhose, Gallengangsatresie, Verschlußikterus usw.
- Fett-Malabsorption, z.B. infolge einer Pankreaserkrankung
- andere Faktoren wie Abetalipoproteinämie, α_1-Antitrypsinmangel, Mukoviszidose, Zytomegalie-Virusinfektionen
- Therapie mit Antibiotika (Cephalosporin, Sulfonamide, Salicylate), Cumarinderivaten, Antikonvulsiva (Phenobarbital, Primidon, Diphenylhydantion).

Häufigste Ursache bei der Entwicklung eines Vitamin-K-Mangels dürfte die Therapie mit Vitamin-K-Antagonisten wie Dicumarol, Marcumar, Thromexan, Warfarin oder Bromdifenacoum sein.

Folgeerscheinungen. Beim gesunden Erwachsenen sehr selten, da in der Nahrung hohe Konzentrationen vorhanden sind und normalerweise eine ausreichende Bildung durch die Darmbakterien erfolgt.

- Hypoprothrombinämie
- Blutgerinnungsstörung mit Defekt der Prothrombinsynthese
- Hämatome (Blutergüsse in Weichteile und Zwischengewebsräume)
- Menorrhagien (zu lange dauernde, verlängerte Regelblutung)
- Schleimhautblutungen
- Verletzungsblutungen
- Magen-Darm-Blutungen
- Blutungen in Muskel- und Unterhautzellgewebe
- Blutgerinnungsstörungen bei Neugeborenen (Morbus haemorrhagicus neonatorum): in den ersten 6 Lebenstagen erhöhte, in schweren Fällen lebensbedrohliche Blutungsneigungen durch Synthese eines nicht-karboxylierten und daher nicht funktionsfähigen Prothrombins bzw. Darm-, Leberunreife, zu geringe Resorption fettlöslicher Stoffe oder vermindertem Vitamin-K-Gehalt der Muttermilch.

10.2.4.4 Toxizität und Überschuß-symptome

Vitamin K_1 (Phyllochinon) und Vitamin K_2 (Menachinon) sind selbst in hohen Dosierungen praktisch untoxisch.

Gravierende Nebenwirkungen sind für Vitamin K_3 (Menadion) sowie für seine wasserlöslichen Derivate bekannt. Bei Neugeborenen und Patienten mit Glukose-6-phosphatdehydrogenase-Mangel sind Fälle hämolytischer Anämien, Hyperbilirubinämien und Kernikterus beobachtet worden, die letal verlaufen können. Eine Anwendung von Vitamin K_3 und seinen Derivaten ist daher abzulehnen. Bei intravenöser Applikation von Vitamin K_1 sind schockartige Zwischenfälle aufgetreten, die jedoch auf einen verwendeten Hilfsstoff, einen Emulgator, zurückgeführt werden konnten.

Hinsichtlich der parenteralen Gabe von Vitamin K_1 bei Neugeborenen wurde ein in den Folgejahren auftretendes erhöhtes Krebsrisiko diskutiert. Es wird daher heute bevorzugt die orale Prophylaxe durchgeführt.

10.2.4.5 Untersuchungsparameter

Zur Erfassung des Vitamin-K-Status wird das Vitamin K_1 (Phyllochinon) herangezogen.

Bestimmungsmethoden

Die Bestimmung von Vitamin K_1 erfolgt mittels Hochdruckflüssigkeitschromatographie mit elektrochemischer oder Fluoreszenzdetektion nach Fällung der Lipoproteine und n-Hexan-Extraktion.

Steckbrief Vitamin K

Präanalytik
- Nüchternblut (12 h Nahrungskarenz)
- Venöse Blutentnahme; 1 ml Serum oder Plasma durch Zentrifugation gewinnen
- Die Proben müssen vor direktem Licht geschützt sein. Bei –20 °C beträgt die Haltbarkeit mindestens ein Jahr

Normalbereich
Nach ersten Studien werden Referenzbereiche von 0,09–2,12 µg/l bzw. 0,17–0,68 µg/l für Nüchternblut benannt. Die Daten bedürfen der Absicherung an größeren Kollektiven.

Beeinflussungen/Verfälschungen von Meßergebnissen
Siehe Präanalytik. Auf Vitamin-K-Substitution achten. Sonst keine weiteren Störungen bekannt.

Beurteilung
Interpretation erniedrigter Werte. Bei Vitamin-K-Mangel, z.B. induziert durch Behandlung mit Vitamin-K-Antagonisten, werden unreife Vorstufen von Gerinnungsfaktoren in der Leberzelle gebildet, die an den Syntheseorten retiniert werden. Diesen fehlt die Fähigkeit, mit Hilfe von Kalziumionen an Phosphatidylserin oder Äthanolaminreste zu binden. In der Initialphase des Mangels fallen Faktor VII und Protein C ab, in der weiteren Folge kommt es auch zu einer Verminderung von Protein S sowie den Faktoren VII, IX und X.

Weiterführende Untersuchungen bei pathologischen Befunden. Ein wichtiger Hinweis auf das Vorliegen eines Vitamin-K-Mangels ist der Nachweis von Acarboxy-Vorstufen von Gerinnungsfaktoren sowie (weniger empfindlich) eine Verlängerung der Gerinnungszeiten. Bei nachgewiesenem Vitamin-K-Mangel sollten Gerinnungsfaktoren wie Faktor VII, IX und X ebenso geprüft werden, wie die Proteine C und S.

10.2.5 Vitamin C

10.2.5.1 Vorkommen und Bedarf

Während die meisten Tierspezies in der Lage sind, Vitamin C auf enzymatischem Wege zu synthetisieren, sind der Mensch sowie Primaten, Meerschweinchen und einige Vögel nicht dazu befähigt und benötigen Vitamin C (L-Ascorbinsäure) als essentiellen Nahrungsfaktor.

Die wichtigsten Quellen für Vitamin C sind frische Früchte und Gemüse, in denen zwischen 10 und 100 mg des Vitamins pro 100 g enthalten sind. Einige exotische Früchte, wie die Akerola-Kirsche enthalten über 1 g Vitamin C/100 g.

Der Bedarf beim Menschen zur Vermeidung von Skorbut liegt bei etwa 10 mg pro Tag. Da Skorbut eine extreme Form des Vitamin-C-Mangels ist, kann dieser Bedarf nicht als Grundlage für eine optimale Versorgung herangezogen werden. Die Deutsche Gesellschaft für Ernährung empfiehlt für den erwachsenen Menschen 75 mg Vitamin C pro Tag, für Schwangere und Stillende 100 bzw. 125 mg. Eine erhöhte Bedarfssituation ist bei Rauchern bekannt, hier werden 140 mg/d empfohlen.

Epidemiologische Untersuchungen zum Auftreten von koronaren Herzerkrankungen und Tumorerkrankungen geben Hinweise darauf, daß für den erwachsenen nichtrauchenden Menschen eine Zufuhr von 100–120 mg als optimal in präventiver Hinsicht angesehen werden kann.

10.2.5.2 Physiologische Funktionen

Vitamin C hat eine Vielzahl biochemischer und physiologischer Funktionsleistungen, von denen die wichtigsten nachfolgend dargestellt sind:

- Begünstigende Wirkung auf die Eisenabsorption
- Stabilität des Bindegewebes. Vitamin C ist für die Biosynthese des Kollagens unerläßlich, insbesondere für Hydroxylierungsreaktionen. In Abwesenheit von Vitamin C kommt es zu Kollagensynthesestörungen, die gerade auch für Skorbut typisch sind
- Immunmodulation. Leukozyten enthalten 10- bis 40mal höhere Vitamin-C-Konzentrationen als das Plasma und sowohl die Chemotaxis wie auch die Phagozytoseleistung sind abhängig von Vitamin C
- Neuromodulatorische Wirkungen, da Vitamin C in die Biosynthese zahlreicher Neurohormone und Neutransmitter eingreift
- Synthese des Karnitins. Die Biosynthese von Karnitin aus Lysin und Methionin ist Vitamin-C-abhängig

- Entgiftende Wirkung gegenüber Nitrosaminen.

10.2.5.3 Ursachen und Folgeerscheinungen von Mangelzuständen

Ursachen.
- Ungenügende Zufuhr
- verminderte Absorption infolge gastrointestinaler Erkrankungen
- erhöhter Turnover bei chronischen Lebererkrankungen, Tumorerkrankungen, entzündlich-rheumatischen Erkrankungen
- Alkoholismus
- Nikotinabusus
- erhöhte Verluste, z.B. bei Dialysepatienten
- erhöhter Bedarf während Schwangerschaft und Laktation
- Wechselwirkungen unter Einnahme verschiedener Präparate wie Acetylsalicylsäure, verschiedene Diuretika, Indometacin, Tetracyclin, Prednison und Östrogene, die zu einem erhöhten Vitamin-C-Bedarf führen können.

Folgeerscheinungen.
Die frühen Symptome eines Vitamin-C-Mangels sind Müdigkeit, Leistungsschwäche, Appetitlosigkeit, verzögerte Wundheilung, Abwehrschwäche und reduzierte Eisenresorption.
Erst ein längerer Entzug von Vitamin C führt zu Skorbut, der durch eine Schwächung der Kollagenstrukturen charakterisiert ist. Das klinische Bild beinhaltet über den ganzen Körper verteilte Kapillarblutungen, wobei Gingivitis und Zahnausfall häufig erste Zeichen sind. Später kommt es auch zu Blutungen in Muskulatur, Gelenken, Pleurahöhle und Myokard.

10.2.5.4 Toxizität und Überschußsymptome

Vitamin-C-Gaben in einer Dosierung von 1–10 g/d wurden zur Therapie bzw. zur adju-vanten Behandlung verschiedenster Krankheitsbilder eingesetzt. Diese Dosierungen liegen um den Faktor 10 bis 100 über dem täglichen Vitamin-C-Bedarf. Auch unter diesen Bedingungen wurden mit Ausnahme passagerer Diarrhöen keine Nebenwirkungen beobachtet. Einzelne anekdotische Fallberichte weisen auf ein Auftreten von Oxalatsteinen unter Vitamin-C-Therapie hin. In neueren Studien konnte jedoch gezeigt werden, daß die Metabolisierung von Ascorbinsäure zu Oxalat streng limitiert ist und auch unter hochdosierter Vitamin-C-Gabe nur eine durchschnittliche Steigerung der Oxalsäure-Ausscheidung im Harn von 50 auf 87 mg/d auftritt. Dennoch ist bei bekannter Oxalatstein-Anamnese Zurückhaltung gegenüber hochdosierten Vitamin-C-Gaben zu erwägen.

> Fötotoxische oder teratogene Effekte einer Vitamin-C-Therapie wurden nicht beobachtet, so daß eine Vitamin-C-Gabe in physiologischen Dosierungen während der Schwangerschaft und Laktation nicht kontraindiziert ist.

10.2.5.5 Untersuchungsparameter

Vitamin C kann in Vollblut, Plasma, Erythrozyten und Leukozyten mittels Hochdruckflüssigkeitschromatographie bzw. im Plasma auch mit einer Fluoreszenzmethode bestimmt werden. Die Konzentration in den Leukozyten spiegelt den Gesamtkörpergehalt am besten wider. Die Untersuchung ist jedoch in der Routinediagnostik wenig praktikabel.

> Der wichtigste Parameter zur Bestimmung des Vitamin-C-Status ist daher die Bestimmung von Vitamin C in Plasma/Serum.

Bestimmungsmethoden

- Fluoreszenzspektrometrische Bestimmung nach Oxidation der Ascorbinsäure durch Jod zu Dihydroascorbinsäure und Derivatisierung mit o-Phenylendiamin

- Durch Hochdruckflüssigkeitschromatographie mit Fluoreszenzdetektion nach Proteinfällung und Derivatisierung mit o-Phenylendiamin.

Steckbrief Vitamin C

Präanalytik
- Keine besondere Patientenvorbereitung
- Venöse Blutentnahme, nüchtern (12stündige Nahrungskarenz)
- Serum/Plasma durch Zentrifugation gewinnen
- Vitamin C ist ein licht- und wärmeempfindlicher Plasmabestandteil und unterliegt einem relativ raschen Abbau. Ohne Stabilisierung ist Vitamin C in Serum-/Plasma-Proben bereits 3 h nach Blutentnahme praktisch nicht mehr nachweisbar. Schnellstmöglich, spätestens jedoch innerhalb von 30 min nach Blutentnahme muß das abzentrifugierte Serum bzw. Plasma in 5% Trichloressigsäure oder 5% Meta-Phosphorsäure stabilisiert werden. Auch bei Raumtemperatur werden dann unter diesen Bedingungen in einem Zeitraum von 7 Tagen keine relevanten Verluste beobachtet. Hämolyse stört die fluoreszenzspektrometrische Methode.

Normalbereich
Vitamin C im Serum/Plasma: 4–15 mg/l.

Beeinflussungen/Verfälschungen von Meßergebnissen
Beachte Präanalytik: Unsachgemäße Probenvorbereitung kann ein Defizit vortäuschen. Ein erhöhtes Lebensalter geht oftmals mit erniedrigten Vitamin-C-Spiegeln einher. Sonst keine verändernden Faktoren bekannt.

Beurteilung
Erniedrigte Vitamin-C-Konzentrationen im Serum/Plasma weisen auf ein Vitamin-C-Defizit hin, z.B. infolge unzureichender Zufuhr, erhöhten Bedarfs oder verstärkten Verbrauchs. **Erhöhte** Vitamin-C-Konzentrationen im Serum/Plasma werden nur äußerst selten beobachtet, da auch bei hochdosierter oraler Vitamin-C-Gabe Vitamin C rasch unmetabolisiert renal eliminiert wird. Überschreitungen des oberen Normalbereichs können praktisch nur unter parenteraler Vitamin-C-Gabe beobachtet werden. Über die Bewertung solch erhöhter Konzentrationen liegen bisher keine gesicherten Daten vor.

Weiterführende Untersuchungen bei pathologischen Befunden. Erniedrigte Werte im Plasma/Serum: Gegebenenfalls Bestimmung der Leukozytenkonzentration.
Erhöhte Werte im Plasma/Serum: Gegebenenfalls Bestimmung der Vitamin-C-Ausscheidung im Harn.

10.2.6 Vitamin B$_1$

10.2.6.1 Vorkommen und Bedarf

> Getreide und Getreideprodukte sind die wichtigsten Thiaminquellen des Menschen und decken rund 40% des Bedarfs ab.

Das Thiamin befindet sich im Getreide im Keim und der Aleuronschicht. Gegenüber dem ganzen Getreidekorn enthalten daher Weißmehl oder polierter Reis nur noch geringe Thiamingehalte. Neben Getreide ist auch tierisches Eiweiß eine wichtige Thiaminquelle, gefolgt von manchen Gemüsearten (Erbsen, weiße Bohnen), während die meisten Früchte arm an Thiamin sind.

> Aufgrund der geringen Speichermöglichkeit muß dem Körper ständig Vitamin B$_1$ zugeführt werden.

Der Bedarf steht in Relation zum Energieumsatz und ergibt sich aus der kohlenhydratstoffwechselregulierenden Funktion. Je mehr Kohlenhydrate die Nahrung enthält, um so größer ist der Thiaminbedarf. Die deutsche Gesellschaft für Ernährung nennt für den erwachsenen Mann einen Thiaminbedarf von 1,6 mg, für die erwachsene Frau von 1,4 mg. Zulagen werden während Schwangerschaft und Stillzeit empfohlen.

10.2.6.2 Physiologische Funktionen

Im menschlichen Organismus kann Vitamin B$_1$ in vier Formen vorkommen: Als freies Thiamin, sowie in Form der Phosphatester Thiaminmonophosphat (TMP), Thiamindiphosphat (TDP) und Thiamintriphosphat (TTP). Die hauptsächlich vorkommende Form (80–85%) ist TDP.
Vitamin B$_1$ spielt im menschlichen Organismus eine wichtige Rolle als **Koenzym.** Bisher sind 24 Enzyme bekannt, die Thiamin als prosthetische Gruppe enthalten. Seine zentrale Bedeutung liegt im Kohlenhydratstoffwechsel, wo es als Koenzym bei oxidativen Dekarboxylierungen und bei Transketolasereaktionen wirksam ist.
Daneben hat Thiamin vielfältige Funktionen im Nervengewebe, wobei die hauptsächliche neurophysiologisch wirksame Form des Thiamins das TTP sein dürfte. Auf elektrische und chemische Reize wird Thiamin im Nervengewebe aus TDP und TTP freigesetzt. Freies Thiamin regeneriert die Fähigkeit, wieder Aktionspotentiale auslösen zu können und reguliert bzw. stimuliert die Fettsäure- und Cholesterinsynthese im Nervengewebe.

10.2.6.3 Ursachen und Folgeerscheinungen von Mangelzuständen

Ursachen.
- Mangel und Fehlernährung
- Absorptionsstörungen infolge gastrointestinaler Erkrankungen
- Alkoholabusus
- erhöhte Bedarfssituationen (Schwangerschaft, Stillzeit)
- iatrogene Einflüsse, Beeinflussung der Resorption durch Antazida, Hemmung der Phosphorylierung von Thiamin durch 5-Fluorouracil. Weitere Interaktionen sind bekannt mit Neuroleptika, Antiepileptika sowie auch oralen Kontrazeptiva.

Folgeerscheinungen. Zu unterscheiden sind:
- Klinisch manifeste Mangelzustände
- Latente oder subklinische Mangelzustände.
Die klinische Symptomatik des schweren Vitamin-B$_1$-Mangels ist durch **drei Symptomgruppen** gekennzeichnet:
- Kardiovaskuläre Störungen mit Beklemmungsgefühlen, Tachykardien, EKG-Veränderungen, Ödemen und akutem Herz-/Kreislaufversagen
- Neurologische Störungen mit Nervenentzündungen, Muskelschwäche, Muskelschmerzen, Krämpfen und Lähmungen

- Zerebrale Störungen im Sinne einer Wernicke-Enzephalopathie und dem Korsakow-Syndrom mit zentralbedingten Koordinationsstörungen, Augenmuskellähmungen, Verlust des Kurzzeitgedächtnisses und kompensatorischer Konfabulation.

Beriberi als die klassische Vitamin-B_1-Avitaminose ist in den industrialisierten Ländern selten, tritt jedoch nach wie vor in Ländern der dritten Welt auf. Man unterscheidet zwischen feuchter Beriberi (im Vordergrund: kardiovaskuläre Schäden), trockener Beriberi (im Vordergrund: neurologische Störungen) und der infantilen Form.

> In den industrialisierten Ländern sind Alkoholiker die am meisten gefährdete Gruppe hinsichtlich des Auftretens einer Wernicke-Enzephalopathie bzw. eines Korsakow-Syndroms.

Beim **latenten Vitamin-B_1-Mangel** kommt es zunächst zu einer Abnahme der Aktivitäten der Vitamin-B_1-abhängigen Enzyme. Die Vitamin-B_1-Konzentrationen in Blut und Harn sind vermindert. In der weiteren Folge kommt es zu **unspezifischen Symptomen** wie z.B.:

- Appetitmangel
- Reizbarkeit
- Müdigkeit
- Schlaflosigkeit
- Verdauungsstörungen.

10.2.6.4 Toxizität und Überschußsymptome

> Bei oraler Gabe besteht eine hohe Anwendungssicherheit bezüglich der Vitamin-B_1-Präparate. Auch Dosierungen, die mehr als das Einhundertfache des Tagesbedarfs betragen, werden gut toleriert.

Die lipidlöslichen Thiaminformen (Allithiamine, Benfothiamin) werden besser resorbiert und länger retiniert als die wasserlöslichen Verbindungen.

> Unter parenteraler Vitamin-B_1-Applikation wurden einige Fälle von Überempfindlichkeitsreaktionen beschrieben, was bis hin zum anaphylaktischen Schock gehen kann.

Fototoxische oder embryotoxische Wirkungen konnten bisher nicht beobachtet werden, so daß sich keine Hinweise auf Teratogenität oder Mutagenität ergeben.

10.2.6.5 Untersuchungsparameter

Die wichtigsten Untersuchungsparameter sind:

- Bestimmung von Thiamin im Vollblut
- In-vitro-Aktivierung des Thiamin-abhängigen Enzyms Transketolase des Erythrozyten durch TPP.

Bestimmungsmethoden

- **Thiaminkonzentration im Vollblut:** Nach enzymatischem Abbau der Phosphatester zum freien Thiamin und Extraktion mit Trichloressigsäure erfolgt die Bestimmung von Vitamin B_1 durch Hochdruckflüssigkeitschromatographie. Nach Nachsäulenderivatisierung zum Thiochrom ist eine empfindliche Fluoreszenz-Detektion möglich
- **Transketolasetest:** Die Aktivität des erythrozytären Enzyms Transketolase wird durch TPP stimuliert. Messung der Aktivität des Enzyms vor und nach Zugabe von TPP dient zum indirekten Nachweis eines Vitamin-B_1-Mangels. Die Werte werden als Koeffizient (Enzymaktivität nach/Enzymaktivität vor TPP-Zugabe) ausgedrückt, wobei hohe Werte auf einen Vitamin-B_1-Mangel hinweisen.

Steckbrief Vitamin B$_1$

Präanalytik
- Nüchternblut (12 h Nahrungskarenz)
- Venöse Blutentnahme
- Thiaminbestimmung im Vollblut: Vollblut
- Transketolaseaktivitätstest: Erythrozytenhämolysat
- Probenversand möglichst lichtgeschützt (Alufolie, Stabilität bei Raumtemperatur: Mindestens 3 Tage, bei −20 °C mindestens 2 Monate)

Normalbereich
- Thiamin im Vollblut: 29–52 µg/l
- Transketolaseaktivitätstest: Werte über 1,25 weisen auf einen Vitamin-B$_1$-Mangel hin, Werte zwischen 1,20 und 1,25 sind als grenzwertig anzusehen

Beeinflussungen/Verfälschungen von Meßergebnissen
Beachte Präanalytik. Sonst keine weiteren Faktoren bekannt.

Beurteilung
Interpretation erniedrigter Werte. Ein Unterschreiten des Normalbereichs der Thiaminkonzentration im Vollblut bzw. eine Erhöhung im Transketolasetest weisen zunächst auf eine Abnahme des Vitaminvorrats des Körpers sowie einer Reduktion der Aktivität Vitamin-B$_1$-abhängiger Enzyme hin, ohne daß klinische Anzeichen vorliegen müssen. Erst bei zunehmender Depletierung können die unter 10.2.6.3 (s.S. 320 f.) aufgelisteten klinischen Symptome auffällig werden.

Interpretation erhöhter Werte. Erhöhte Thiaminkonzentrationen im Vollblut können praktisch nur unter Therapie mit Vitamin-B$_1$- bzw. Vitamin-B-Komplex-Präparaten beobachtet werden. Auch bei einer Zufuhr, die bis zum Zehnfachen des Tagesbedarfs gehen kann, findet sich zunächst nur ein moderater Anstieg der Thiaminkonzentration im Vollblut, der bis zum Dreifachen des oberen Normalbereichs gehen kann.

Weiterführende Untersuchungen bei pathologischen Befunden. Thiaminausscheidung im Harn unter hochdosierter Zufuhr.

10.2.7 Vitamin B$_2$

10.2.7.1 Vorkommen und Bedarf

Unter dem Begriff Vitamin B$_2$ faßt man die drei Verbindungen freies Riboflavin, Riboflavin-5'-Phosphat (Flavinmononukleotid, FMN) und Flavinadenindinukleotid (FAD) zusammen.

Riboflavin ist in seiner freien Form oder als FMN und FAD Bestandteil sämtlicher pflanzlicher und tierischer Organismen. Einen besonders hohen Gehalt an Riboflavin weisen Hefe, Milch, Eier, Fleisch (vor allem Leber) und schnell wachsende Vegetabilien, wie z.B. Brokkoli, auf. Milch und Milchprodukte nehmen eine zentrale Rolle bei der Riboflavinversorgung ein. Circa 30% der gesamten

Riboflavinzufuhr stammen aus dem Verzehr von Milch und Milchprodukten.

Im Weizenkorn enthalten Keimling und Aleuron den Hauptteil des Riboflavins. Durch den hohen Ausmahlungsgrad von Weißmehl besitzt dieses nur noch 35% des Riboflavingehaltes eines Weizenvollkorns.

Nach Angaben des Ernährungsberichtes sind besonders bei Senioren und jüngeren Frauen häufig Versorgungslücken nachzuweisen. Bei jungen Frauen im Alter von neunzehn bis fünfunddreißig Jahren wird von ca. 71% die wünschenswerte Höhe der Riboflavinzufuhr nicht erreicht.

Tägliche Gaben von 0,8–0,9 mg beim Erwachsenen verhindern das Auftreten charakteristischer Mangelerscheinungen. Diese Versorgung muß jedoch noch als marginal angesehen werden. Die Deutsche Gesellschaft für Ernährung empfiehlt für den erwachsenen Mann 1,7 und für die erwachsene Frau 1,5 mg/d, wobei für die Schwangerschaft ein Mehrbedarf von 0,3 mg/Tag und für die Stillzeit von 0,8 mg/Tag angesetzt werden.

10.2.7.2 Physiologische Funktionen

Riboflavin in der Form von FMN bzw. FAD hat eine funktionelle Rolle als Koenzym bzw. prosthetische Gruppe einer großen Zahl von Oxyreduktasen und ist damit an der Katalyse einer Vielzahl biologischer Oxidoreduktionsreaktionen beteiligt. Aufgrund dieser Funktionen sind Riboflavin und seine Derivate eng einbezogen in den Stoffwechsel der Kohlenhydrate, Aminosäuren, Fettsäuren und Purine, sowie auch anderer Vitamine. Eine der wichtigsten Aufgaben ist die Beteiligung an der Atmungskette, wobei Flavoproteine Substratwasserstoff auf Ubichinon übertragen können. In der Atmungskette laufen letztendlich die Abbaureaktionen von Kohlenhydraten, Aminosäuren und Fettsäuren zusammen, so daß Vitamin B_2 in alle diese essentiellen Stoffwechselwege involviert ist.

10.2.7.3 Ursachen und Folgeerscheinungen von Mangelzuständen

Ursachen.
- Mangel- und Fehlernährung
- Malabsorption, z.B. bei entzündlichen Darmerkrankungen
- Alkoholabusus mit beeinträchtigter Riboflavin-Utilisation
- Einnahme oraler Kontrazeptiva
- Präexistierende Grunderkrankungen, wie Schilddrüsendysfunktionen, Diabetes mellitus
- Phototherapie einer Hyperbilirubinämie von Säuglingen mit verstärktem Riboflavinabbau
- Borsäure und Chlorpromacin führen zu gesteigerten renalen Verlusten von Riboflavin.

Folgeerscheinungen. Die ersten Mangelsymptome eines Vitamin-B_2-Mangels sind relativ unspezifisch und schließen insbesondere Müdigkeit und Antriebsschwäche ein. Unter längerem Vitamin-B_2-Entzug treten dann jedoch relativ spezifische klinische Veränderungen auf, die durch die nachfolgend aufgelistete Symptomatik charakterisiert sind:
- Orale Veränderungen, wie Entzündungen der Mund- und Nasenschleimhaut, Veränderungen an Lippen, Zunge und Magen-Darm-Trakt wie Stomatitis, Glossitis und Cheilosis
- Kutane Veränderungen mit pellagraähnlichem Erscheinungsbild. Dies beinhaltet Läsionen der Mundwinkel (Mundwinkelrhagaden), Dermatitis und Pruritus an Scrotum, Vulvae und der übrigen Körperhaut
- Korneale Veränderungen mit Keratitis, Linsentrübung und Katarakt.

10.2.7.4 Toxizität und Überschußsymptome

Absolute und relative Gegenanzeigen für eine Therapie mit Vitamin B_2 sind nicht bekannt.

Die therapeutische Breite für Vitamin-B$_2$-Gaben ist sehr groß.

> Auch Dosierungen in einem Bereich vom einhundertfachen des Tagesbedarfs werden ohne Nebenwirkungen toleriert.

Embryotoxische oder fötotoxische Effekte sind nicht bekannt. Bezüglich der Gabe von Riboflavin während Schwangerschaft und Stillzeit bestehen keine Bedenken.

Unter hoher Zufuhr von Riboflavin tritt eine Gelbfärbung des Harns auf, die als harmlos anzusehen ist.

10.2.7.5 Untersuchungsparameter

Zur Bestimmung des Vitamin-B$_2$-Status werden folgende Parameter herangezogen:
- Bestimmung von Gesamtriboflavin im Vollblut, ersatzweise von FAD im Vollblut
- Bestimmung der Aktivität der erythrozytären Glutathionreduktase (EGR) nach In-vitro-Stimulation mit FAD.

Bestimmungsmethoden
- **Riboflavin im Vollblut:** Nach enzymatischem Abbau von FMN und FAD zu freiem Riboflavin und nachfolgender Proteinfällung kann das gesamte Vitamin B$_2$ durch Hochdruckflüssigkeitschromatograpie mit Fluoreszenzdetektion bestimmt werden
- **Erythrozytärer Glutathionreduktase-(EGR-)Stimulationstest:** Das erythrozytäre Enzym EGR wird durch FAD aktiviert. Zur Erfassung des Riboflavinstatus kann daher die Messung der Aktivität der EGR ohne und mit Zusatz von FAD herangezogen werden. Die Ergebnisse werden ausgedrückt in einem Aktivitätskoeffizient (Aktivität mit FAD-/Aktivität ohne FAD-Zusatz). Hohe Werte weisen auf Mangelsituationen hin.

Steckbrief Vitamin B$_2$

Präanalytik
- Nüchternblut (12 h Nahrungskarenz)
- Venöse Bluentnahme. Vollblut für die Riboflavinbestimmung, Erythrozytenhämolysat für den EGR-Aktivitätstest
- Probenversand möglichst lichtgeschützt (Alufolie). Stabilität im Vollblut bei Raumtemperatur: 3 Tage, Stabilität bei –20 °C: mindestens 2 Monate.

Normalbereich
- Riboflavin im Vollblut: 33–56 µg/l
- EGR-Aktivität: Werte über 1,3 werden als Zeichen eines Mangels angesehen, Werte zwischen 1,20 und 1,29 sind als grenzwertig zu interpretieren.

Beeinflussungen/Verfälschungen von Meßergebnissen
Beachte Präanalytik. Sonst keine weiteren Faktoren bekannt.

Beurteilung
Interpretation erniedrigter Werte. Erniedrigte Riboflavinkonzentrationen im Vollblut bzw. ein erhöhter Aktivitätskoeffizient der EGR weisen auf einen unzureichenden Vitamin-B$_2$-Status hin.

Interpretation erhöhter Werte. Erhöhte Riboflavinkonzentrationen im Vollblut werden in der Regel nur im Zusammenhang mit einer vorausgegangenen Therapie mit Vitamin-B_2- bzw. mit Vitamin-B-Komplex-Präparaten beobachtet.

Weiterführende Untersuchungen bei pathologischen Befunden. Keine relevanten Zusatzuntersuchungen zur Bestimmung des Vitamin-B_2-Status. Die Bestimmung des Serumspiegels von Riboflavin ist sehr variabel und direkt von der Nahrungsaufnahme abhängig. Die Urinausscheidung unterliegt ebenfalls einer sehr hohen Variabilität und kann kaum zur Diagnostik des Vitamin-B_2-Status herangezogen werden.

10.2.8 Vitamin B_6

10.2.8.1 Vorkommen und Bedarf

Die Gruppe der B_6-Vitamine umfaßt sechs Verbindungen: Pyridoxin, Pyridoxal, Pyridoxamin sowie die jeweiligen 5'-Phosphate. Die B_6-Vitamine kommen in nahezu sämtlichen tierischen und pflanzlichen Nahrungsmitteln vor, wobei vor allem tierisches Eiweiß, insbesondere Innereien reich an B_6-Vitaminen sind. Aber auch Kartoffeln und Getreideprodukte sowie verschiedene Gemüse, wie z.B. Karotten, enthalten vergleichsweise hohe Vitamin-B_6-Konzentrationen. Der Vitamin-B_6-Bedarf ist keine konstante Größe, sondern hängt vor allem vom Proteinumsatz ab, was sich aus der Beteiligung des Pyridoxins am Stoffwechsel der Aminosäuren ergibt. Empfohlen wird eine Aufnahme von 0,02 mg Vitamin B_6 pro Gramm Nahrungsprotein. Unter der Voraussetzung einer mittleren Proteinaufnahme empfiehlt die Deutsche Gesellschaft für Ernährung eine tägliche Aufnahme von 1,8 mg Vitamin B_6 für den erwachsenen Mann und 1,6 mg für die erwachsene Frau. Während der Schwangerschaft wird eine zusätzliche Zufuhr von 1,0 mg und während der Stillzeit von 0,6 mg empfohlen.

10.2.8.2 Physiologische Funktionen

Vitamin B_6 ist Kofaktor zahlreicher Enzyme, die überwiegend im Aminosäurenstoffwechsel eine Rolle spielen, wie z.B. Aminotransferasen, L-Aminosäuredecarboxylasen, Cystathionin-β-synthase u.a. Als Bestandteil der δ-Aminolävulinsäure-Synthase ist Vitamin B_6 in die Biosynthese von Porphyrinen, Chlorophyll und Kobalamin eingebunden. Auch die Bindung von Neurotransmittern an die postsynaptische Membran wird durch Vitamin B_6 beeinflußt.

Als Folge kongenitaler Defizienzen B_6-abhängiger Enzyme kommt es zu einer ganzen Reihe von Stoffwechselanomalien, wie z.B. Homocystinämie, Hyperglycinämie und Hyperhistidinämie.

10.2.8.3 Ursachen und Folgeerscheinungen von Mangelzuständen

Ursachen.
- Mangel- und Fehlernährung
- gastrointestinale Erkrankungen, wie z.B. entzündliche Darmerkrankungen
- Laxanzienabusus
- chronischer Alkoholismus
- erhöhter Bedarf, z.B. bei Schwangerschaft und Laktation
- genetische Defekte wie Homocystinurie, Cystathioninurie und Hyperoxalurie (Typ I)
- langfristige Einnahme bestimmter Arzneimittel wie hormonale Kontrazeptiva, Isoniacid, D-Penicillamin.

Folgeerscheinungen. Hinsichtlich der klinischen Symptomatik eines Vitamin-B_6-Mangels stehen im Vordergrund:

- Seborrhoische Dermatitis im Nasen-Augen-Mund-Bereich
- Erosionen der Mundschleimhaut und Mundregion
- Nervöse Störungen im Sinne peripherer Neuritiden und Sensibilitätsstörungen
- Epileptiforme Krämpfe beim Säugling
- hypochrome Anämie
- Hyperoxalurie mit Steinbildung im Bereich der ableitenden Harnwege. Primäre Hyperoxalurien vom Typ I sind genetisch bedingte Störungen, die auf einem Defekt der peroxisomalen Alanin-Glyoxylat-Aminotransferase beruhen. Dadurch wird verstärkt Glyoxylat akkumuliert, das zu Oxalsäure oxidiert werden kann. Eine Vitamin-B_6-abhängige Transaminierung zum Glycin ist ein wesentlicher metabolischer Abbauweg von Glyoxylat. Dabei gibt es pyridoxinresistente und mit Pyridoxin (150–1500 mg/d) therapierbare Formen.

Die genetisch bedingten Störungen des Vitamin-B_6-abhängigen Stoffwechsels sind relativ selten und werden hier nicht im einzelnen behandelt.

10.2.8.4 Toxizität und Überschußsymptome

> Die therapeutische Breite von Vitamin-B_6-Präparaten ist groß. In einem Dosierungsbereich von bis zu 300 mg Vitamin B_6 pro Tag bei oraler Gabe sind Nebenwirkungen nicht bekannt geworden.

Erst bei Vitamin-B_6-Gaben von 1 g pro Tag und mehr können vereinzelt sensorische Neuropathien beobachtet werden.

Hinweise auf fötotoxische oder mutagene Wirkungen haben sich bisher nicht ergeben.

Bei der oralen Gabe von Vitamin B_6 als Prophylaxe zur Verhütung eines Mangels in einem Bereich bis 25 mg/d bestehen keine Bedenken während Schwangerschaft und Stillzeit.

Erhöhte Werte für Vitamin B_6 im Blut werden praktisch nur unter entsprechender Substitution von Vitamin-B_6- bzw. Vitamin-B-Komplex-Präparaten beobachtet. Unter Substitution werden rasche Konzentrationsanstiege erreicht, da die Resorption einer passiven Diffusion ohne Sättigungskinetik folgt. Es können dabei Werte bis zum Zehnfachen des oberen Normalbereichs erreicht werden.

10.2.8.5 Untersuchungsparameter

Die Gruppe der B_6-Vitamine umfaßt insgesamt sechs Verbindungen: Pyridoxin, Pyridoxal, Pyridoxamin sowie die jeweiligen 5'-Phosphate. Zur Untersuchung können folgende Parameter herangezogen werden:

- Die Bestimmung von Gesamt-Vitamin-B_6 bzw. Pyridoxal-5'-Phosphat (PLP) im Plasma/Serum und Vollblut. Da PLP im menschlichen Blut der mit Abstand am häufigsten vorkommende Vitamin-B_6-Metabolit ist, beschränkt man sich meist auf die alleinige Bestimmung von PLP
- In-vitro-Aktivierung der erythrozytären Aspartataminotransferase durch PLP.

Bestimmungsmethoden

- **PLP:** Nach Enteiweißung der Serum-/Plasma- bzw. Vollblutproben und Umsetzung zum Semicarbazon erfolgt die PLP-Bestimmung durch Hochdruckflüssigkeitschromatographie mit Fluoreszenzdetektion
- **Stimulierung der erythrozytären Aspartataminotransferase (AST):** In einem enzymatischen UV-Test wird die Aktivität dieses Enzyms ohne bzw. mit Zugabe von PLP bestimmt und es wird ein Aktivierungskoeffizient (AST stimuliert/AST basal) ermittelt.

Steckbrief Vitamin B$_6$

Präanalytik
- Nüchternblut (12 h Nahrungskarenz)
- Venöse Blutentnahme
  - PLP: Serum/Plasma sowie Vollblut
  - AST-Aktivierung: Erythrozytenhämolysat
- Lichtgeschützte Probenlagerung und -versand wichtig. Stabilität bei Raumtemperatur: ca. 3 Tage, bei –20 °C mindestens zwei Monate

Normalbereich
- PLP im Serum/Plasma: 3,3–9,2 µg/l
- PLP im Vollblut: 11,3–22,5 µg/l
- AST-Aktivierungs-Koeffizient: Werte über 2,0 werden als Risikoindikator für einen Vitamin-B$_6$-Mangel angesehen

Beeinflussungen/Verfälschungen von Meßergebnissen
Beachte Präanalytik. Sonst keine weiteren Faktoren bekannt.

Beurteilung
Interpretation erniedrigter Werte. Erniedrigte Werte für PLP in Serum/Plasma bzw. Vollblut sowie ein erhöhter AST-Aktivierungskoeffizient weisen auf ein Vitamin-B$_6$-Defizit hin und stellen eine Therapieindikation dar.

Weiterführende Untersuchungen bei pathologischen Befunden. Bestimmung der Pyridoxinausscheidung: begrenzte Aussagekraft, stark nahrungsabhängig.
Tryptophanbelastungstest: Bestimmung der Urinausscheidung von Vitamin B$_6$ nach Tryptophanbelastung, aussagekräftig, jedoch erst bei deutlich reduzierten Gesamtkörperreserven.

10.2.9 Vitamin B$_{12}$

10.2.9.1 Vorkommen und Bedarf

Die Aufnahme von Vitamin B$_{12}$ erfolgt praktisch ausschließlich über tierische Nahrungsmittel, wobei Fleisch, insbesondere Innereien reich an Vitamin B$_{12}$ sind. Weitere Quellen sind Fisch, Eier und Milchprodukte. Nahrungsmittel pflanzlicher Herkunft können nicht in relevanter Weise zur Vitamin-B$_{12}$-Versorgung beitragen.
Der Bedarf des erwachsenen Menschen wird mit 2 µg pro Tag angegeben. Über den enterohepathischen Kreislauf werden circa 65–75 % des via Galle abgegebenen Vitamin B$_{12}$ rückresorbiert. Gleichzeitig liegen Speicher in der Leber von circa 1–3 mg Vitamin B$_{12}$ vor. Dieser Körpervorrat reicht aus, um den Erwachsenen über mehrere Jahre auch bei Perioden unzureichender Vitamin-B$_{12}$-Zufuhr vor einem Mangel zu schützen. Anders ist dies bei Kindern und Säuglingen, die einen wesentlich geringeren Körperpool haben.

> Eine rein vegetarische Kost ist nahezu frei von Vitamin B$_{12}$ und muß damit als Risikofaktor für die Entwicklung eines Vitamin-B$_{12}$-Mangels angesehen werden.

10.2.9.2 Physiologische Funktionen

Bei Vitamin B_{12} handelt es sich um ein sehr komplexes Molekül, das als Kernstruktur ein Corrin-Ringsystem mit einem zentralen Kobaltatom enthält (Abb. 10-3). Im menschlichen Organismus sind verschiedene Kobalamine biologisch aktiv, insbesondere Hydroxocobalamin, Adenosylcobalamin und Methylcobalamin. Cyanocobalamin ist eine synthetische Form von Vitamin B_{12}, die aufgrund ihrer Verfügbarkeit und Stabilität breite klinische Anwendung findet und die im Körper in die aktiven Vitamin-B_{12}-Formen umgewandelt wird.

Die biochemischen Funktionen von Vitamin B_{12} sind gebunden an die beiden Koenzyme Methylcobalamin, das im Zytosol vorkommt, und Adenosylcobalamin, das in den Mitochondrien vorkommt. Obwohl beim Menschen nur vier Vitamin-B_{12}-abhängige Stoffwechselreaktionen bekannt sind, führt ein Mangel doch zu gravierenden Folgen. Im einzelnen handelt es sich um folgende Reaktionen:

- Methylcobalamin ist Methylgruppenüberträger bei der Synthese von Methionin aus Homocystein, wobei Methyltetrahydrofolsäure als Methyldonator wirksam ist. Methylcobalamin ist eng mit dem Folatkreislauf verknüpft und durch die Biosynthese der Purin- und Pyrimidinbasen sowie des Methionins indirekt an der Nukleinsäure- und Proteinsynthese beteiligt
- Adenosylcobalamin katalysiert beim Menschen drei Reaktionen:
  - Umwandlung von Methylmalonyl-Koenzym A zu Succinyl-Koenzym A
  - Reversible Umwandlung von Leucin in 3-Aminoisocapronsäure. Diese Reaktion ist Teil des intrazellulären Leucinabbaus und eine Störung dieses Abbaus führt zur Ahornsirupkrankheit
  - Katalyse der Bildung von Desoxyribonukleosidtriphosphat aus Ribonukleosidtriphosphat.

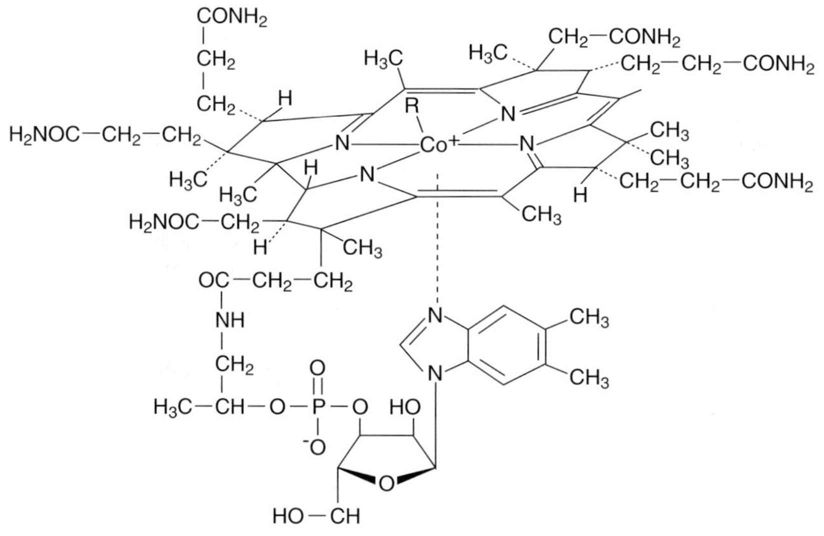

Abb. 10-3 Strukturformel von Vitamin B_{12}.

Aus diesen Funktionen ist der Einfluß von Vitamin B_{12} auf Hämatopoese, Wachstum, Aminosäurenstoffwechsel, Eiweißbilanz und Zellteilung sowie seine lipotrope Wirkung ersichtlich.

10.2.9.3 Ursachen und Folgeerscheinungen von Mangelzuständen

Ursachen. Durch seinen hohen Gesamtkörpergehalt und den geringen Turnover ist der Erwachsene vor einem klinischen Vitamin-B_{12}-Mangel relativ gut gesichert. Defizite können bei vegetarischer Ernährung über längere Zeiträume auftreten. Häufiger sind Vitamin-B_{12}-Defizite infolge einer unzureichenden Bildung von Intrinsic-Faktor. Dieses Glykoprotein wird von den Parietalzellen der Magenschleimhaut gebildet und die aktive Resorption von Vitamin B_{12} erfolgt nach Bindung an den Intrinsic-Faktor und Weitertransport dieses Komplexes zum Ileum. Nur bei sehr hohen oralen Dosen kann Vitamin B_{12} unabhängig vom Intrinsic-Faktor durch passiven Transport resorbiert werden (Resorption jedoch nur ca. 1%). Derartige Mangelsituationen an Intrinsic-Faktor können auftreten bei chronischen Magenerkrankungen mit atrophischen Veränderungen der Korpusschleimhaut, bei Magenresektion, bei Magenkarzinomen sowie bei der verstärkten Bildung von Antikörpern gegen Intrinsic-Faktor. Auch Dünndarmerkrankungen wie z.B. Colitis ulcerosa, Morbus Crohn, Sprue etc. können über eine Resorptionsbeeinträchtigung einen Vitamin-B_{12}-Mangel auslösen.

Folgeerscheinungen. Mangelerscheinungen bezüglich Vitamin B_{12} umfassen hämatologische und Störungen des Nervensystems sowie Beeinträchtigungen der Kobalamin-abhängigen Reaktionen. Die hämatologischen Störungen äußern sich in einer megaloblastären oder perniziösen Anämie, gekenn-

zeichnet durch vergrößerte, unreife rote Blutkörperchen.

Von einer perniziösen Anämie spricht man, wenn die megaloblastäre Anämie als Folge eines Intrinsic-Faktor-Mangels durch funktionsuntüchtige Parietalzellen auftritt.

Innerhalb des Nervensystems werden beim Vitamin-B_{12}-Mangel vor allem das Rückenmark und die sensorischen Nerven durch einen Abbau der Myelinscheiden geschädigt. Dies kann zu funikulären Spinalerkrankungen mit peripheren Lähmungen und Sensibilitätsausfällen führen, wobei diese Erkrankung durch eine rechtzeitige Therapie mit Vitamin B_{12} rückbildungsfähig ist. Gleichzeitig kann es zu verschiedenen Allgemeinsymptomen wie Schwäche, Müdigkeit, Glossitis, Gewichtsverlust, Zittern und Taubheitsgefühl, Verlust des Geschmacks- und Geruchssinns sowie Gedächtnisstörungen kommen.

10.2.9.4 Toxizität und Überschußsymptome

Die Verträglichkeit von Vitamin-B_{12}-Präparaten ist in aller Regel gut. Auch bei monatelanger hoher Kobalamindosis werden in der Regel keine Zeichen einer Hypervitaminose beobachtet.

Unter parenteraler Applikation sind einzelne Fälle von allergischen Reaktionen, bis hin zum anaphylaktischen Schock beschrieben worden. Diese sind jedoch sehr selten. Hinweise auf Teratogenität und Mutagenität gibt es nicht.

10.2.9.5 Untersuchungsparameter

Vitamin B_{12}.

Bestimmungsmethoden
Radioimmunoassay oder Lumineszenzimmunoassay. Mikrobiologische Verfahren müssen heute als überholt angesehen werden.

Steckbrief Vitamin B$_{12}$

Präanalytik
– Keine besondere Patientenvorbereitung
– Nüchternblut (12stündige Nahrungskarenz)
– Venöse Blutentnahme. Serum oder EDTA-Plasma durch Zentrifugation gewinnen
– Probengewinnung und Lagerung: hämolysefreies Serum oder EDTA-Plasma erforderlich. Probe bis zum Versand kühl lagern und auf kurze Transportwege achten

Normalbereich
240–1000 ng/l
In Abhängigkeit vom verwendeten Testkit kann eine Modifikation des Normalbereichs erforderlich sein. Zu beachten sind die Angaben des jeweiligen Kit-Herstellers.

Beeinflussungen/Verfälschungen von Meßergebnissen
– Störungen: Heparin kann u.U. in Abhängigkeit vom verwendeten Testkit die Bestimmung stören. Störungen durch Hämolyse und Lipämie sind unwesentlich
– Testkits: Es ist darauf zu achten, daß Testkits mit hochgereinigtem Intrinsic-Faktor, frei von R-Proteinen, verwendet werden
– Sonstiges: Aufgrund der langen Halbwertszeiten von Vitamin B$_{12}$ verfälscht eine jegliche parenterale Vitamin-B$_{12}$-Gabe in den drei Monaten vor Blutentnahme das Ergebnis, da zu hohe Werte gefunden werden.

Beurteilung
Interpretation erniedrigter Werte. Eine erniedrigte Vitamin-B$_{12}$-Konzentration im Serum/Plasma weist auf einen Mangelzustand hin.
Mit Ausnahme der degenerativen Veränderungen am Rückenmark ist die Symptomatik des Vitamin-B$_{12}$-Mangels ähnlich dem des Folsäuremangels. Wird daher bei einer megaloblastären Anämie, die auf einem Vitamin-B$_{12}$-Defizit beruht, irrtümlicherweise ein Folsäuremangel als Grund angenommen und nur Folsäure substituiert, so kann es zu weiteren irreversiblen Schädigungen des Nervensystems kommen. Es ist daher unbedingt erforderlich, durch entsprechende diagnostische Untersuchungen zwischen Vitamin-B$_{12}$- und Folsäuredefiziten zu differenzieren.

Interpretation erhöhter Werte. Überschreitungen des oberen Normalbereichs können bei oraler Vitamin-B$_{12}$-Gabe nur bei sehr hohen Dosierungen erreicht werden. Unter parenteraler Vitamin-B$_{12}$-Gabe kommt es jedoch zu einem raschen Ansteigen der Werte, wobei nicht selten der obere Normalbereich bis zum Faktor 30 überschritten werden kann. Die parenterale Vitamin-B$_{12}$-Gabe setzt eine gesicherte Indikationsstellung voraus.

Weiterführende Untersuchungen bei pathologischen Befunden. Vitamin-B$_{12}$-Resorptionstest (Shilling-Test): Bestimmung der Ausscheidung von radioaktiv-markiertem Vitamin B$_{12}$ nach oraler Gabe von ^{57}Co-Vitamin B$_{12}$. Eine Ausscheidung von < 10% der verabreichten Dosis innerhalb der ersten 24 h wird als beweisend für eine Resorptionsstörung bezüglich Vitamin B$_{12}$ infolge Mangels an Intrinsic-Faktor oder einer bestehenden Dünndarmerkrankung angesehen.

10.2.10 Folsäure

10.2.10.1 Vorkommen und Bedarf

Die Literaturangaben zum Folsäuregehalt in Nahrungsmitteln schwanken stark, was auf unterschiedliche Verteilungen hinweisen kann. Wichtige Folsäurelieferanten sind Cerealien und vor allem Gemüse, wobei eine ganze Reihe von Gemüsen einen vergleichsweise hohen Folsäuregehalt aufweisen.

Fleisch ist relativ arm an Folsäure, eine Ausnahme machen Innereien wie Leber. Folsäure kann in den Nahrungsmitteln in verschiedenen Formen vorliegen, wobei Folsäure in Form von Monoglutamaten praktisch quantitativ resorbierbar ist, während Polyglutamate nur zu ca. 20% verfügbar sind. Aus dieser Problematik heraus wurde der Begriff „Folatäquivalent" eingeführt, um verschiedene Folsäurederivate in die biologische Aktivität freier Folsäure umzurechnen.

Der Folsäurebedarf des erwachsenen Menschen wird mit 300 µg Gesamtfolat beziehungsweise 150 µg Folatäquivalenten angegeben. Deutlich erhöhte Bedarfssituationen bestehen während der Schwangerschaft, wo die Zufuhrempfehlungen 600 µg Folat beziehungsweise 300 µg Folatäquivalent betragen sowie während der Stillzeit (450 µg Gesamtfolat beziehungsweise 225 µg Folatäquivalent).

10.2.10.2 Physiologische Funktionen

Folsäure (Pteroylglutaminsäure) besteht aus einem Pteridinring, an den über eine Methylgruppe p-Aminobenzoesäure und über deren Karboxylgruppe wiederum eine Glutaminsäure gebunden ist. Die Koenzymformen haben reduzierten Status und können bis zu sieben Glutamatreste enthalten. Besondere Bedeutung hat die 5,6,7,8-Tetrahydrofolsäure (THF), die im menschlichen Organismus z.B. als 5-Methyl-THF, 5,10-Methylen-THF und auch in Form anderer Verbindungen vorkommt.

Biologisch aktiv sind die 5,6,7,8-Tetrahydrofolsäure und ihre Derivate. Die biochemischen Funktionen der Folsäure beruhen im wesentlichen auf ihrer Rolle als Akzeptor und Überträger von Hydroxymethylgruppen und Formylgruppen, sog. C_1-Resten. Diese verschiedenen C_1-Reste werden benötigt für die Purinsynthese, für die DNA-Synthese und für die Methylierung von Homocystein zu Methionin. Folsäure greift damit in eine Vielzahl von zentralen Stoffwechselvorgängen ein (Abb. 10-4).

10.2.10.3 Ursachen und Folgeerscheinungen von Mangelzuständen

Ursachen. Siehe Abbildung 10-5.

Folgeerscheinungen. Es bestehen verschiedene Stadien des Folsäuremangels, wobei zunächst ein latenter Bereich zu beachten ist, der charakterisiert ist durch eine verminderte Folatausscheidung im Urin und nach etwa 3 bis 4 Wochen durch einen Abfall der Folatkonzentrationen in Serum und Erythrozyten. Nach 10 bis 12 Wochen kann als erste morphologische Störung eine Übersegmentierung der neutrophilen Granulozyten beobachtet werden.

Im weiteren Verlauf (nach ca. 4–5 Monaten) des Folatmangels führt eine erniedrigte DNA-Synthese in den erythropoetischen Zellen des Knochenmarks zu einer unvollständigen Zellreduplikation. Dies äußert sich in vergrößerten erythropoetischen Zellen, sogenannten Megaloblasten. Diese werden als megaloblastisch veränderte Erythrozyten ins Blut abgegeben und es findet sich eine megaloblastische Anämie. Daher auch wichtig: Eine durch Vitamin-B_{12}-Mangel ausgelöste perniziöse Amämie muß diagnostisch abgegrenzt werden, da hämatologisch ähnliche Bilder vorliegen.

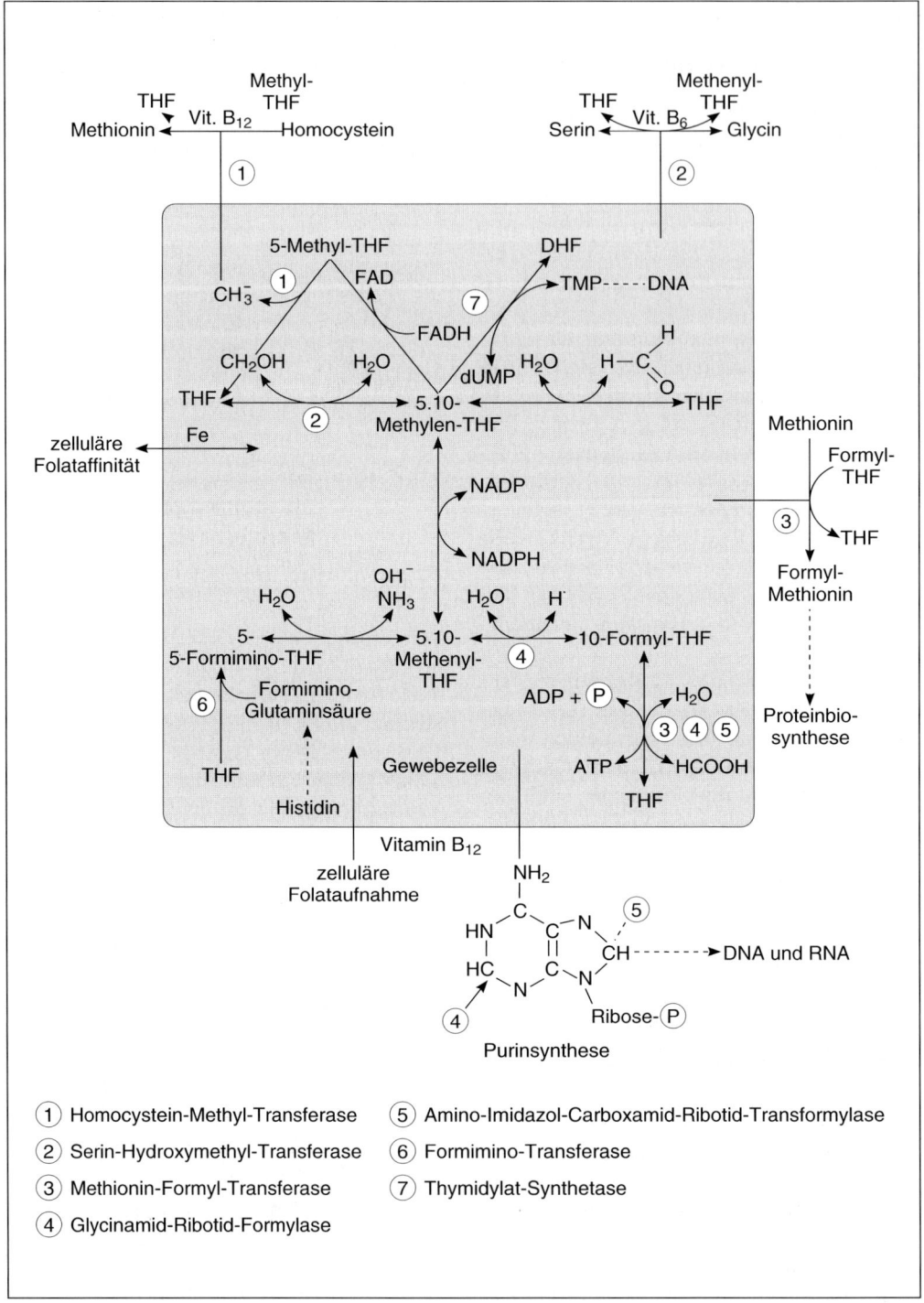

Abb. 10-4 Folatabhängige Stoffwechselreaktionen (nach [36]).

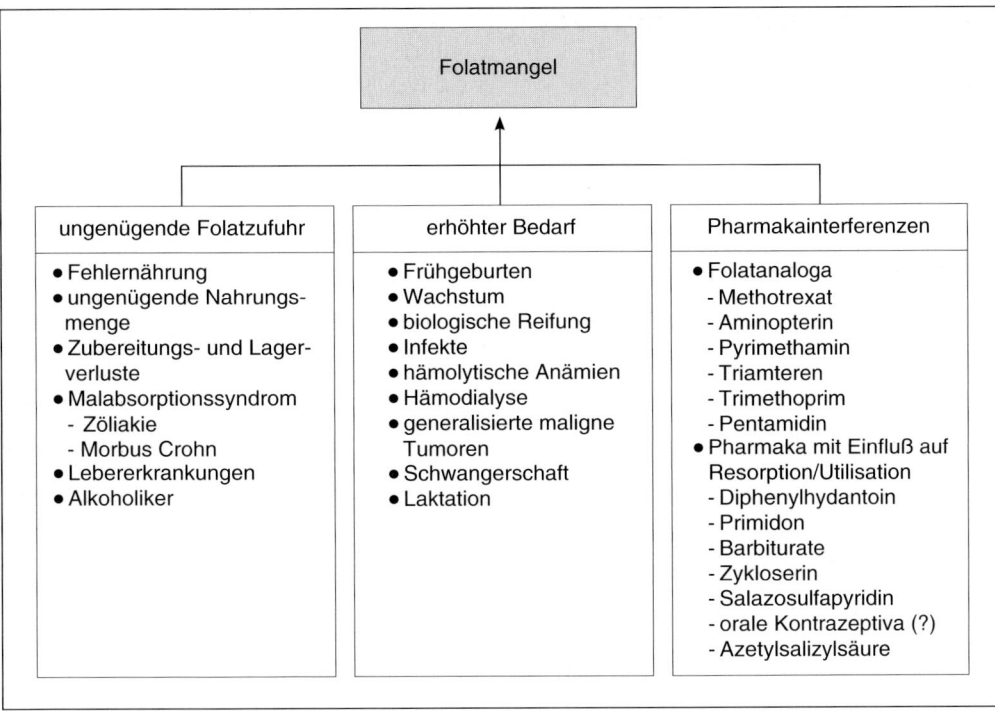

Abb. 10-5 Ursachen des Folsäuremangels (nach [36]).

Neben dem Auftreten einer megaloblastischen Anämie kann es zu weiteren unspezifischen klinischen Zeichen kommen, wie Schleimhautveränderungen im Bereich der Mundhöhle, Anorexia, Nausea, Diarrhö, Haarausfall und Dermatitis.

10.2.10.4 Toxizität und Überschußsymptome

Absolute Gegenanzeige ist eine Megaloblastenanämie infolge eines isolierten B_{12}-Mangels. Bei Megaloblastenanämie unklarer Genese muß in jedem Fall ein Vitamin-B_{12}-Mangel sicher ausgeschlossen werden.

Hohe Dosierungen von 15 mg Folsäure können zu Gemütsstörungen, Schlaflosigkeit, Reizbarkeit und gastrointestinalen Störungen führen. Teilweise wurden bei Einnahmen von 1–15 mg Folsäure pro Tag allergische Reaktionen beschrieben, die sich in Veränderungen der Haut, Juckreiz und anaphylaktischen Reaktionen äußern können. Sowohl bei oraler, wie auch bei parenteraler Gabe ergeben sich schnelle Konzentrationsanstiege der Folsäurekonzentrationen im Bereich von 1,5–2 h und bereits innerhalb von 12 h wird der Basiswert wieder erreicht. 80% einer parenteralen Folsäureverabreichung werden innerhalb von 6 h und weitere 17% innerhalb von 4 h wieder ausgeschieden, so daß nach einmaliger Folsäuresubstitution relativ rasch wieder normale Plasmaspiegel erreicht werden können.

10.2.10.5 Untersuchungsparameter

Folsäure im Serum/EDTA-Plasma sowie Folsäure im Erythrozyten.

Bestimmungsmethoden

Radioimmunoassay in Form einer kompetitiven Proteinbindungsanalyse oder Lumineszenzimmunoassay.

Steckbrief Folsäure

Präanalytik
– Nüchternblut (12stündige Nahrungskarenz)
– Mindestens 3 Tage vor Blutentnahme Absetzen aller Medikamente
– Venöse Blutentnahme. Serum/EDTA-Plasma bzw. Vollbluthämolysat für die Bestimmung von Folsäure im Erythrozyten
– Lichtgeschützte und gekühlte Lagerung erforderlich. Rascher Probenversand erforderlich. Stabilität: 2 Tage bei Raumtemperatur, 3 Tage bei + 4 °C, bis zu einem Jahr bei –20 °C.

Normalbereich
– **Serum/Plasma:** 2,3–17 µg/l, wobei jedoch bereits Werte unter 4 µg/l verdächtig auf einen Folsäuremangel sind.
– **Erythrozyten:** 175–700 µg/l
In Abhängigkeit der verwendeten Testkits sind Modifikationen der Normalbereiche z. T. erforderlich. Zu beachten sind die Angaben der Hersteller der einzelnen Testkits.

Beeinflussungen/Verfälschungen von Meßergebnissen
Die Bestimmung der Erythrozytenfolsäure erfordert die vorausgegangene Ermittlung des Hämatokrit-Werts. Wenn die Herstellung des Vollbluthämolysats mit Ascorbinsäure erfolgt, ist zu beachten, daß eine eventuell parallel angeforderte Vitamin-B_{12}-Bestimmung durch Ascorbinsäure gestört werden kann.

Medikamentenstörungen. Keine diagnostisch verwertbaren Ergebnisse bei Metotrexat- und Leukovorintherapie wegen Kreuzreaktivitäten zum Bindungsprotein.

Beurteilung
Interpretation erniedrigter Werte. Die Folsäurekonzentration in den Erythrozyten liegt um den Faktor 20 bis 30 über der des Serums und die Werte sind unterschiedlich zu interpretieren. Die Folsäurekonzentration des Serums spiegelt die kurzfristige Versorgungslage wider, d.h. die Aufnahme der letzten Stunden.
Erythrozytenwerte können hingegen als Langzeitparameter angesehen werden. Eine gemeinsame Erniedrigung der Folsäure in Serum und Erythrozyten weist auf einen manifesten Folsäuremangel hin.
Bei Vorliegen einer megaloblastischen Anämie muß in jedem Fall gleichzeitig ein Vitamin-B_{12}-Mangel ausgeschlossen werden, da sonst bei alleiniger Folsäuregabe die Gefahr irreversibler neurologischer Schädigungen besteht.

Weiterführende Untersuchungen bei pathologischen Befunden. Bestimmung der Segmentationsrate der polymorphkernigen Granulozyten als weiteres wichtiges sensitives diagnostisches Kriterium.
Bei Folsäuremangelanämie Bestimmung eines großen Blutbildes und gegebenenfalls zytologische Knochenmarksuntersuchung.

10.2.11 Biotin

10.2.11.1 Vorkommen und Bedarf

Biotin kommt in nahezu sämtlichen Nahrungsmitteln vor, wenngleich in relativ niedriger Konzentration. Reich an Biotin sind Innereien, vor allem Leber, Nüsse, Sojabohnen, Blumenkohl, Eigelb und Bierhefe.

Da zudem eine endogene Biotinsynthese möglich ist, sind rein nutritiv bedingte Defizienzen eher selten.

Der Biotinbedarf für den erwachsenen Menschen liegt bei 100–200 µg/d.

10.2.11.2 Physiologische Funktionen

Bis heute sind neun biotinabhängige Enzyme bekannt, die in die Gruppen der Carboxylasen und Decarboxylasen eingeteilt werden können. Vier dieser Enzyme werden beim Menschen gefunden.

- Die Pyruvatcarboxylase katalysiert die Carboxylierung von Pyruvat zu Oxalacetat. Diese Reaktion stellt den initialen Schritt in der Glukoneogenese dar
- Die Propionyl-CoA-Carboxylase ist in den Mitochondrien lokalisiert und spielt eine wesentliche Rolle im Isoleucin- und Valinabbau
- Die β-Methylcrotonyl-CoA-Carboxylase ist in den Leucinabbau involviert
- Die im Zytosol vorkommende Acetyl-CoA-Carboxylase katalysiert die Synthese von Malonyl-CoA zu Acetyl-CoA und spielt damit eine wesentliche Rolle bei der De-novo-Synthese von Fettsäuren.

Die vier vorgenannten Enzyme greifen damit in eine Vielzahl zentraler Stoffwechselprozesse wie Glukoneogenese, Kohlenhydratstoffwechsel, Biosynthese von Fettsäuren und Aminosäurenstoffwechsel ein.

10.2.11.3 Ursachen und Folgeerscheinungen von Mangelzuständen

Ursachen. Bei normaler Ernährung ist ein Biotinmangel vergleichsweise selten. Er kann jedoch ausgelöst werden durch hohe Zufuhr von Biotinantagonisten, z.B. durch hohen Konsum von rohem Eiweiß. Dieses enthält den Biotinantagonisten Avidin, der Biotin komplexartig derart fest bindet, daß auch durch die Enzyme des Verdauungstrakts eine Spaltung nicht möglich ist. Auch bei bestimmten Risikogruppen, z.B. bei Schwangeren, Dialysepatienten, nach längerfristiger oraler Einnahme von Antibiotika sowie beim chronischen Alkoholismus kann die Biotinbedarfsdeckung kritisch sein.

Folgeerscheinungen. Die Symptomatik eines Biotinmangels ist zunächst charakterisiert durch Dermatitiden. Weiterhin zeigen sich Muskelschmerzen, Glossitis, Depressionen, Anorexie und Übelkeit. Auch Haarausfall wird nicht selten beobachtet. Daneben sind angeborene Störungen des Biotinstoffwechsels bekannt, bei denen es sich um einen genetisch bedingten Mangel verschiedener biotinabhängiger Enzyme handelt. So sind z.B. bei der Propionyl-CoA-Carboxylase mehrere Dutzend Fälle eines angeborenen Mangels beschrieben worden, wobei die Symptomatik der Erkrankung in der Regel bereits im ersten Lebensjahr auftritt und sich in Ketoazidose, Erbrechen und Hyperventilation sowie in schweren neurologischen Ausfällen äußern kann. Auch ein angeborener Mangel bezüglich der β-Methylcrotonyl-CoA-Carboxylase sowie der Pyruvatcarboxylase ist beschrieben worden. Daneben kommen Formen eines multiplen Carboxylasemangels vor, die in der Regel auf Biotingaben gut ansprechen.

10.2.11.4 Toxizität und Überschußsymptome

Biotingaben in einer Dosierung von bis zu 40 mg pro Tag in oraler beziehungsweise parenteraler Gabe wurden zur Behandlung genetisch bedingter Störungen im Biotinstoffwechsel eingesetzt, ohne daß sich Hinweise auf unerwünschte Nebenwirkungen ergeben haben.

Eine spezifische Kontraindikation für Biotingaben besteht nach derzeitiger Erkenntnis nicht. Auch spezifische Nebenwirkungen unter hochdosierter Biotingabe sind bisher nicht beobachtet worden. Hinweise darauf, daß eine Biotingabe während der Schwangerschaft als kontraindiziert zu erachten wäre, liegen bisher nicht vor.

10.2.11.5 Untersuchungsparameter

Biotin.

Bestimmungsmethoden

Radioimmunoassay oder Enzymimmunoassay nach Bindung an Streptavidin.

Steckbrief Biotin

Präanalytik
– Keine besondere Patientenvorbereitung
– Venöse Blutentnahme. Nüchternblut (12stündige Nahrungskarenz). Serum durch Zentrifugation gewinnen
– Probenstabilität bei Raumtemperatur mindestens 3 Tage, bei –20 °C mindestens 2 Monate

Normalbereich
200–1000 ng/l

Beeinflussungen/Verfälschungen von Meßergebnissen
Unbekannt.

Beurteilung
Interpretation erniedrigter Werte. Biotinkonzentrationen unter 200 ng/l weisen auf einen Biotinmangel hin. Werte zwischen 200 und 300 ng/l sind bereits als marginal anzusehen und können mit einer reduzierten Aktivität Biotin-abhängiger Enzyme korreliert sein, so daß bereits hier Substitutionsmaßnahmen angezeigt sein können.

Interpretation erhöhter Werte. Werte über 1000 ng/l könnten praktisch nur unter Biotingabe erreicht werden. Unter Gabe von 5 mg Biotin/d werden typischerweise Konzentrationen in einer Größenordnung von ca. 4000–6000 ng/l erreicht.

Weiterführende Untersuchungen bei pathologischen Befunden. Bei Verdacht auf multiplen Carboxylasemangel bzw. auch als Screening-Test bei Neugeborenen: Biotinidase-Screening, ein photometrischer Test, der die Aktivität des Enzyms Biotinidase prüft.

10.2.12 Niacin

10.2.12.1 Vorkommen und Bedarf

Unter dem Oberbegriff Niacin sind Nikotinsäure und Nikotinamid sowie die biologisch aktiven Wirkformen, die Pyridinnukleotide Nikotinamidadenindinukleotid (NAD) und Nikotinamidadenindinukleotidphosphat (NADP) zu verstehen.

Reich an freiem Nikotinamid sind tierisches Eiweiß sowie bestimmte Hefen. Nikotinsäure ist vorwiegend in Cerealien vorzufinden, aus denen es allerdings schlecht bioverfügbar ist. NAD und NADP sind die Hauptquelle für

Nikotinamid, das aus diesen Nukleotiden im Gastrointestinaltrakt freigesetzt werden kann. Tryptophan kann ebenfalls zur Niacinversorgung beitragen, da eine Biosynthese von NAD aus Tryptophan in der Leber möglich ist. Zirka 60 mg L-Tryptophan entsprechen 1 mg Niacin-Äquivalent.

Der Tagesbedarf bezüglich Niacin kann nur geschätzt werden, da infolge der Eigenproduktion von NAD aus Tryptophan exakte Angaben nicht möglich sind. Ein erhöhter Leucingehalt der Nahrung beeinträchtigt den Tryptophanstoffwechsel, führt zu einer verminderten Bildung von NAD und damit zu einem erhöhten Niacinbedarf.

Die Deutsche Gesellschaft für Ernährung nennt für den erwachsenen Mann einen Tagesbedarf von 18 und für die erwachsene Frau von 15 mg Niacin-Äquivalenten.

10.2.12.2 Physiologische Funktionen

NAD und NADP sind als Koenzyme in Verbindung mit spezifischen Enzymen an einer Vielzahl von Oxidations- und Reduktionsreaktionen beteiligt, bei denen sie Reduktions-Äquivalente reversibel aufnehmen und abgeben. Bis heute sind mindestens 200 Dehydrogenasen bekannt, die auf NAD oder NADP als Koenzyme angewiesen sind. NAD und NADP spielen damit eine zentrale Rolle bei der Synthese von Kohlenhydraten, Fettsäuren und Aminosäuren.

10.2.12.3 Ursachen und Folge-erscheinungen von Mangelzuständen

Ursachen.
- Unzureichende Zufuhr bei einseitigen Ernährungsformen, Reduktionsdiäten, parenteraler Ernährung
- Malabsorptionssyndrome wie bei zystischer Fibrose, hepatobiliären Erkrankungen, Pankreasinsuffizienz, Zöliakie, Alkoholismus etc.

- erhöhte gastrointestinale Verluste, wie z.B. Erbrechen und Diarrhöen
- genetisch bedingte Störungen: Hartnup-Erkrankung
- erhöhter Bedarf bei Schwangerschaft, Stillzeit, Wachstumsphasen
- erhöhte Stoffwechselaktivität bei Infektionserkrankungen, Tumorerkrankungen etc.

Folgeerscheinungen. Das klassische Bild des ausgeprägten Niacinmangels ist die Pellagra, wobei häufig ein kombinierter Mangel mehrerer B-Vitamine vorliegt. Die Pellagra ist durch die nachfolgend aufgeführten Symptome gekennzeichnet:
- Dermatologische Störungen an Gesicht, Hals und Extremitäten im Sinne von braunen Hautpigmentierungen und insbesondere entzündlichen Erythemen, die besonders nach starker Sonnenexposition auftreten
- Gastrointestinale Störungen mit chronischen Entzündungen der Schleimhäute des Verdauungstraktes und massiven Diarrhöen
- Störungen des zentralen Nervensystems mit Ataxie, Halluzinationen und Demenz
- Entwicklung einer makrozytären, teilweise auch normozytären, hyperchromen Anämie

10.2.12.4 Toxizität und Überschuß-symptome

Teratogene, mutagene oder kanzerogene Wirkungen für Nikotinsäure oder Nikotinamid konnten bisher nicht nachgewiesen werden. Infolge rascher renaler Eliminierung ist eine Überschußsymptomatik bei der Gabe von **Nikotinamid** selten.

Anders ist es bei hochdosierter Gabe von **Nikotinsäure,** wobei das Nebenwirkungsprofil im wesentlichen durch die vasodilatorische Wirkung bestimmt wird. Dies kann sich äußern in Hitzewallungen, Kopfschmerzen, gastrointestinalen Störungen mit Übelkeit und Erbrechen, dermatologischen Störungen mit trockener Haut und Pruritus.

Eine Beeinträchtigung der Glukosetoleranz wird in der Literatur diskutiert.

10.2.12.5 Untersuchungsparameter

Zur Erhebung des Niacinstatus wurden u.a. folgende Untersuchungen vorgeschlagen:

- Bestimmung von Nikotinamid im Serum
- Bestimmung der Harnausscheidung der Metabolite 1-Methylnicotinamid und 1-Methyl-6-Pyridon-3-Carbonsäureamid.

Bestimmungsmethoden

Die Bestimmung von Nikotinamid im Serum/Plasma und Vollblut sowie auch die Bestimmung der Metabolite im Harn erfolgt heute in der Regel durch Hochdruckflüssigkeitschromatographie. Mikrobiologische Methoden mit Lactobacillus plantarum sind in den Hintergrund getreten.

Steckbrief Niacin

Präanalytik
– Keine besondere Patientenvorbereitung
– Serum/Plasma bzw. Vollblut für die Bestimmung von Nikotinamid
– Urin für die Bestimmung verschiedener nierengängiger Metabolite

Normalbereich
Gesicherte Referenzbereiche, die anhand ausreichend großer Kollektive erhoben wurden, liegen bisher nicht vor. Anhand der publizierten Daten können folgende Orientierungswerte angegeben werden:
Harnmetabolite: Wenn der Quotient der Konzentrationen von 1-Methylnicotinamid und 1-Methyl-6-Pyridon-3-Carbonsäureamid einen Wert von 0,5 unterschreitet, wird dies als Zeichen eines Mangels angesehen.

Beeinflussungen/Verfälschungen von Meßergebnissen
Keine gesicherten Daten.

Beurteilung
Interpretation erniedrigter Werte. Keine gesicherten Daten.

Weiterführende Untersuchungen bei pathologischen Befunden. Keine Angaben.

10.2.13 Pantothensäure

10.2.13.1 Vorkommen und Bedarf

Pantothensäure kommt in nahezu sämtlichen Nahrungsmitteln vor und beim Menschen sind isolierte Mangelerscheinungen nicht bekannt. Besonders reich an Pantothensäure sind Innereien, tierisches Eiweiß, bestimmte Hefen und Erdnüsse.

Der Bedarf des erwachsenen Menschen wird mit 8 mg/d angegeben.

10.2.13.2 Physiologische Funktionen

Unter dem Begriff Pantothensäure versteht man sowohl die freie Säure, als auch ihr Kalziumsalz, das Kalziumpantothenat. Daneben ist auch der Alkohol, D-Panthenol bzw. Dexpanthenol biologisch aktiv.

Die physiologischen Funktionen der Pantothensäure beziehen sich im wesentlichen auf die essentielle Rolle dieses Vitamins als Bestandteil von Koenzym A und Acylcarrier-Protein. Koenzym A überführt Essigsäure und andere Karbonsäuren in aktivierte Verbindungen und spielt eine wichtige Rolle bei einer Vielzahl anderer Acetylierungsreaktionen (Abb. 10-6).

10.2.13.3 Ursachen und Folge- erscheinungen von Mangelzuständen

Ursachen. Pantothensäure ist in der Natur ubiquitär verbreitet und isolierte Mangelsituationen sind äußerst selten. Prädisponierende Faktoren sind überhöhter Alkoholkonsum, Darmdysbiosen, Mangel- und Fehlernährung.

Folgeerscheinungen. Ein experimenteller Pantothensäuremangel läßt sich durch die Gabe von Pantothensäureantagonisten, wie z.B. ω-Methylpantothensäure auslösen. Dabei kommt es zu Symptomen wie Hautsensationen, Erbrechen, Depressionen, Müdigkeit, Schlaflosigkeit, Kopfschmerzen und motorischen Störungen im Sinne von Parästhesien. Biochemisch kommt es im Pantothensäuremangel zunächst zu einer Verminderung von Koenzym A.

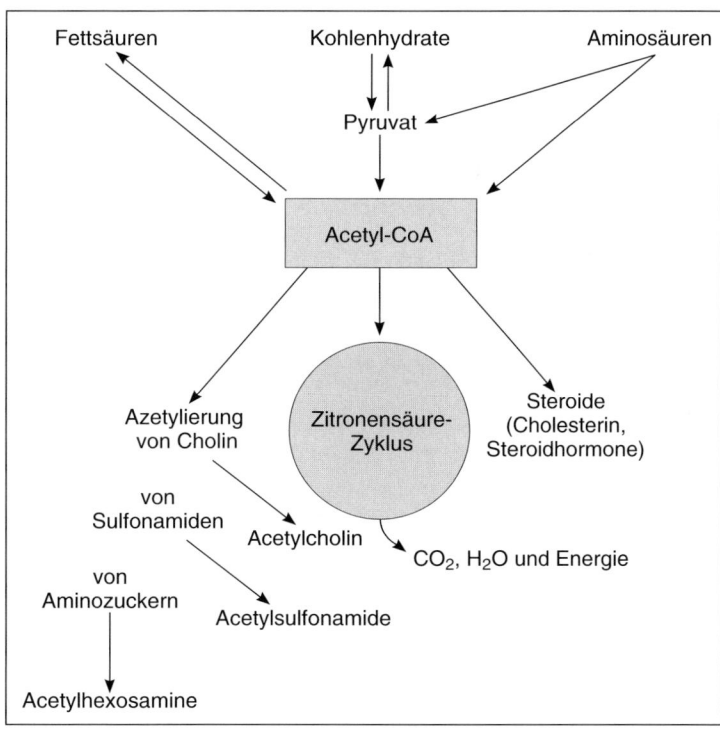

Abb. 10-6 Rolle von Acetyl-Koenzym-A im Intermediärstoffwechsel.

10.2.13.4 Toxizität und Überschußsymptome

Toxische Wirkungen konnten bisher auch bei hochdosierter oraler und parenteraler Gabe nicht beobachtet werden.

Unter Gabe von 10 g Pantothensäure pro Tag kann es zu leichten Darmstörungen und passageren Diarrhöen kommen.

10.2.13.5 Untersuchungsparameter

Pantothensäure.

Bestimmungsmethoden

Gaschromatographie, Hochdruckflüssigkeitschromatographie.

Die in der Literatur beschriebenen radioimmunologischen Methoden sind derzeit kommerziell nicht verfügbar.

Steckbrief Pantothensäure

Präanalytik
– Keine besondere Patientenvorbereitung
– Venöse Blutentnahme. Vollblut
– Urin

Normalbereich
Gesicherte Angaben zu Referenzbereichen anhand ausreichend großer Kollektive liegen bisher nicht vor.

Für das Vollblut wurde ein Bereich von 0,37 ± 0,11 µg/l genannt.

Eine Pantothenausscheidung von weniger als 1 mg/d im Urin soll auf eine unzureichende Zufuhr hinweisen.

Beeinflussungen/Verfälschungen von Meßergebnissen
Keine Angaben.

Beurteilung
Interpretation erniedrigter Werte. Keine gesicherten Erkenntnisse.

Weiterführende Untersuchungen bei pathologischen Befunden. Keine Angaben.

10.2.14 β-Karotin

10.2.14.1 Vorkommen und Bedarf

Bis heute sind circa 550 unterschiedliche Karotinoide identifiziert und isoliert worden, von denen nur circa 50 eine Provitamin-A-Funktion haben, d.h., im menschlichen Organismus in Vitamin A umgewandelt werden können. Der wichtigste Vertreter dieser Verbindungsklasse ist das β-Karotin, das im Gastrointestinaltrakt des Menschen in zwei Moleküle Vitamin A umgewandelt werden kann. Karotinoide sind in erster Linie in pflanzlichen Produkten nachweisbar, wobei neben Karotten insbesondere auch gelbe und grüne Blattgemüse einen vergleichsweise hohen Gehalt an β-Karotin aufweisen.

Die Resorption von Karotinoiden ist eng mit der Fettzufuhr verknüpft, so daß Karotinoide aus pflanzlichen Quellen nur dann optimal absorbiert werden, wenn gleichzeitig eine ausreichende Fettzufuhr vorliegt. Eine genaue Bedarfsangabe ist schwer möglich. Vorläufige Schätzungen gehen von einem täglichen β-Karotin-Bedarf in einer Größenordnung von 2–5 mg aus.

10.2.14.2 Physiologische Funktionen

Prinzipiell unterschieden werden müssen die beiden folgenden Ansatzpunkte einer β-Karotin-Wirkung.

- Retinoidwirkung nach Umwandlung in Vitamin A beziehungsweise eines seiner Derivate, d.h. Provitamin-A-Wirkung
- Direkte Wirkungen von β-Karotin, z.B. als Antioxidanz, unabhängig von Vitamin-A-Wirkungen.

β-Karotin scheint eine wesentliche Rolle bei der Entgiftung freier Radikale, z.B. reaktiver Nebenprodukte des Sauerstoffwechsels zu spielen, so daß β-Karotin als Radikalfänger beziehungsweise als Singulett-Sauerstoff-Quencher angesehen werden kann.

Die Wirkung von β-Karotin dürfte insbesondere Gewebe mit niedrigem Sauerstoffpartialdruck betreffen. Es bestehen synergistische Wirkungen mit den Vitaminen C und E sowie auch mit biologisch aktiven Thiolen.

Gleichzeitig dürfte dem β-Karotin eine wichtige Rolle bei der Inhibierung von Kanzerogenen zukommen. In verschiedenen experimentellen Studien konnte gezeigt werden, daß β-Karotin eine durch DMBA-induzierte maligne Transformation von Brustzellen der Maus hemmen kann. Zahlreiche epidemiologische Studien haben ergeben, daß unter den Zeichen einer niedrigen Zufuhr von Karotinoiden beziehungsweise bei erniedrigten β-Karotin-Konzentrationen im Plasma eine

erhöhte Inzidenz von Tumorerkrankungen zu beobachten ist.

10.2.14.3 Ursachen und Folgeerscheinungen von Mangelzuständen

Ursachen. Eine unzureichende Versorgung mit β-Karotin bzw. generell mit Karotinoiden ist infolge von Reduktionsdiäten etc. bzw. bei gestörter Resorption möglich. Alle Erkrankungen, die die Fettresorption negativ beeinflussen, können auch zu einer reduzierten Resorption von β-Karotin führen.

Folgeerscheinungen. Spezifische Mangelerscheinungen bezüglich β-Karotin beim Menschen sind bisher nicht bekannt geworden. Wie bereits erwähnt, weisen jedoch zahlreiche epidemiologische Untersuchungsergebnisse darauf hin, daß eine unzureichende Versorgung mit β-Karotin beziehungsweise anderen Karotinoiden mit einer erhöhten Tumorinzidenz korreliert.

In allen vorliegenden Studien ist es jedoch nicht zweifelsfrei gelungen, die β-Karotin-Wirkung von der Vitamin-A-Wirkung abzugrenzen. Gleichzeitig kann es nicht ausgeschlossen werden, daß β-Karotin nur eine Indikatorfunktion für eine Ernährungsweise darstellt, die z.B. reich an Vegetabilien ist und die per se mit einer reduzierten Inzidenz von Tumoren einhergeht. Verschiedene neuere Interventionsstudien bei ausreichend mit Karotinoiden versorgten Probanden haben gezeigt, daß eine zusätzliche β-Karotin-Gabe nicht zu einer Verminderung der Inzidenz von Tumorerkrankungen führt.

10.2.14.4 Toxizität und Überschußsymptome

Bei einer täglichen Gabe von mehr als 30 mg β-Karotin wird eine Gelbfärbung der Haut beobachtet, wobei zunächst die Handinnenflächen betroffen sind. Diese Nebenwirkung ist reversibel und läßt sich durch eine Dosisreduzierung beheben.

> Embryotoxische Wirkungen wurden bisher nicht beobachtet. Selbst bei hoher Zufuhr über Jahre vor und während der Schwangerschaft sind Fehlbildungen nicht beschrieben worden.

Die Verträglichkeit von β-Karotin kann damit insgesamt als sehr gut eingestuft werden, so daß eine große therapeutische Breite besteht. Aufgrund der direkten Korrelation zur Zufuhr können unter β-Karotin-Gabe relativ rasch Konzentrationserhöhungen bis zum Fünf- bis Siebenfachen des oberen Normalbereiches erreicht werden.

10.2.14.5 Untersuchungsparameter

β-Karotin.

Bestimmungsmethoden

Hochdruckflüssigkeitschromatographie mit UV-Detektion nach Enteiweißung der Serum-/Plasmaproben und nachfolgender Extraktion von β-Karotin in n-Hexan.

Steckbrief β-Karotin

Präanalytik
– Keine besondere Patientenvorbereitung
– Venöse Blutentnahme. Nüchternblut (12stündige Nahrungskarenz). Serum- oder Heparinplasma durch Zentrifugation gewinnen
– Die Proben sind lichtgeschützt zu lagern und zu versenden. Unter diesen Bedingungen beträgt die Stabilität bei Raumtemperatur mindestens 7 Tage, bei –20 °C mindestens 6 Monate. Signifikante Störungen durch Hämolyse sind nicht bekannt.

Normalbereich
Männer: 143–554 µg/l, Frauen 176–758 µg/l

Beeinflussungen/Verfälschungen von Meßergebnissen
Beachte Präanalytik. Sonst keine weiteren Angaben.

Beurteilung
Interpretation erniedrigter Werte. Die Serumwerte sind in weitem Bereich linear mit der Zufuhr korreliert und erniedrigte Werte zeigen eine unzureichende Versorgung mit β-Karotin bzw. eine Resorptionsstörung an.

Weiterführende Untersuchungen bei pathologischen Befunden. Keine Angaben.

10.3 Mineralstoffe und Spurenelemente

10.3.1 Einleitung

Während die Bestimmung von Elementen wie Natrium, Kalium, Kalzium und Eisen schon lange Bestandteil der klinisch-chemischen Routinediagnostik ist, ist die Bedeutung der Untersuchung von Spurenelementen wie z.B. Kupfer, Zink und Selen erst in den letzten beiden Jahrzehnten in den Vordergrund gerückt. In diesem Zeitraum konnten zahlreiche Erkrankungen beobachtet und beschrieben werden, die mit Veränderungen dieser Spurenelemente korrelieren.

Die Erforschung der Spurenelemente ging einher mit der Entwicklung und Ausreifung apparativer Untersuchungsmethoden, vor allem der **Atomabsorptionsspektrometrie,** die es ermöglichten, in immer niedrigere Konzentrationsbereiche vorzudringen. Damit wurden auch die Probleme solcher Spurenanalysen deutlich, da, bei immer kleiner werdender nachzuweisender Konzentration, die Gefahr von Kontaminationen durch ungeeignete Probengefäße, bei der Probenaufbereitung etc. enorm groß ist. So mußten, um nur ein Beispiel zu nennen, für das Element Chrom in den letzten zwanzig Jahren die in der Literatur publizierten „Normalbereiche" um den Faktor 100 (!) nach unten korrigiert werden. Diese Problematik kann heute, zumindest in hierfür spezialisierten Laboratorien beherrscht werden, erfordert jedoch auch vom Therapeuten, alle Hinweise zur Präanalytik bei Probennahme, -lagerung und -versand zu beachten.

Es hat sich weiterhin herausgestellt, daß die alleinige Erhebung von Serumwerten bei manchen Elementen problematisch ist. Dies betrifft vor allem diejenigen Elemente, die zellulär konzentriert sind, wie etwa Magnesium und Zink, und bei denen durchaus bereits auf zellulärer Ebene schon Defizite vorliegen können, obwohl die Serumkonzen-

trationen noch in den Normalbereichen angesiedelt sind. Diese Aspekte werden in den folgenden Kapiteln im einzelnen weiter beleuchtet.

10.3.2 Natrium

10.3.2.1 Vorkommen und Bedarf

Natrium ist ein ubiquitäres Element und kommt überwiegend als Kochsalz vor. Die Hauptmenge an Natrium findet sich im Meerwasser, das ca. 2,5–3,0% Natrium enthält.

Der Gesamtgehalt des menschlichen Organismus wird beim Erwachsenen auf ca. 80 g Natrium geschätzt. Natrium kommt zu 97,6% extrazellulär und nur zu 2,3% intrazellulär vor. Der Konzentrationsgradient wird durch eine Natrium-Kalium-stimulierbare ATPase der Zellmembranen aufrechterhalten. Natrium ist damit mengenmäßig das Hauptkation des Extrazellularraumes. Der Natriumstoffwechsel ist eng mit dem Säure-Basen-Haushalt sowie dem Wasserhaushalt verknüpft.

Die meisten Nahrungsmittel enthalten natürlicherweise relativ niedrige Natriumkonzentrationen, wobei die Werte z.B. in Obst und Gemüse in aller Regel unter 50 mg/100 g liegen. Das Natrium wird primär durch die **Aufbereitung von Nahrungsmitteln** eingebracht. Kochsalz wird praktisch sämtlichen Wurst- und Backwaren zugesetzt. Durch seine Verwendung als Konservierungsmittel enthalten bestimmte Nahrungsmittel, wie z.B. Salzheringe über 5 g Natrium/100 g.

Der Natriumbedarf des erwachsenen Menschen liegt theoretisch in einer Größenordnung von 3–5 g pro Tag. Die normale mitteleuropäische Mischkost enthält zwischen 5 und 15 g Natrium.

10.3.2.2 Physiologische Funktionen

Die Resorption von Natrium findet im mittleren und unteren Ileum statt. Der Natriumstoffwechsel unterliegt einem effektiven Regulationsmechanismus mit folgenden **Systemen:**

- ADH-Durst-System. Ausgelöst durch eine Hypernatriämie wird ein erhöhter Durst-Mechanismus aktiviert und die Ausschüttung von ADH bewirkt. Durch verstärktes Trinken und vermehrte Reabsorption von Wasser über den Tubulusapparat wird eine Normalisierung hergestellt
- Das Renin-Angiotensin-II-Aldosteron-System, das über eine vermehrte Rückresorption von Natrium und Wasser im distalen Tubulus wirksam wird
- Atriales natriuretisches Peptid. Dieses bewirkt eine verstärkte Natriurese.

Die Ausscheidung von Natrium erfolgt zu 95% über die Nieren. Etwa 85% des glomerulär filtrierten Natriums werden im proximalen, ca. 14,5% im distalen Tubulus rückresorbiert, so daß nur etwa 0,5% des primär filtrierten Natriums im Urin erscheinen.

Funktionen im menschlichen Organismus:

- Als Leitungsträger für die Wirkungsweise von Biopotentialen wichtig
- Bedeutung für die Osmoregulation zwischen Intra- und Extrazellularraum
- Enge Verknüpfung mit dem Wasser- und dem Säure-Basen-Haushalt
- Natrium wirkt als Kofaktor fördernd auf die Glukoseresorption und hemmend auf Glykolyse und Lipolyse.

10.3.2.3 Ursachen und Folgeerscheinungen von Mangelzuständen

Ursachen.

- Bilanzstörungen durch Wasserüberschuß (Verdünnungshyponatriämien). Ursächlich kommen vermehrtes Trinken und inadäquate Infusionen mit Glukose- und Fruktoselösungen in Frage
- Bilanzstörungen durch vermehrte Natriumverluste: Erbrechen und/oder Durchfälle; Fieber und starkes Schwitzen; osmotische Diurese (Hyperglykämie, Coma diabeticum); Diuretika

- Endokrine Störungen. Morbus Addison (Nebennierenrindeninsuffizienz), schwere Hypothyreose, Myxödem, Tumoren mit ektoper ADH-Bildung, Bartter-Syndrom mit Überstimulation der Reninsekretion, Reset-Osmostat.

Folgeerscheinungen. In Abhängigkeit des Ausmaßes der Störung können Bewußtseinseintrübungen bis zum Koma, Anorexie, Erbrechen, Krämpfe und erniedrigte Körpertemperatur auftreten. Klinische Symptome können jedoch auch fehlen.

10.3.2.4 Toxizität und Überschußsymptome

Ursachen von Hypernatriämien.

- Bilanzstörungen mit Natriumüberschuß: inadäquate Zufuhr von Kochsalz (Meerwasser bzw. Kochsalzinfusionen), Diabetes insipidus zentralis sive renalis (Exsikkose!), Durchfälle bei gleichzeitiger Natrium-Zufuhr ohne ausreichende Wassersubstitution
- Lithium (Verteilungsstörung infolge Natriumverdrängung), chronische Niereninsuffizienz, besonders bei Zystennieren, Intoxikation (Digitalis, Vinblastin, Sulfonylharnstoffe), Reset-Osmostat, Kortisol-Überproduktion oder Kortison-Therapie, Conn-Syndrom.

Die klinische Symptomatik kann vielfältig sein und schließt zunächst Polyurie, Polydipsie sowie erhöhtes Durstgefühl ein. Auch Erbrechen, Fieber und forcierte Atmung sind möglich, ebenso wie ein getrübtes Sensorium bis hin zum Koma.

10.3.2.5 Untersuchungsparameter

Natrium.

Bestimmungsmethoden

- Atomabsorptionsspektrometrie bei 589,0 nm
- Flammenphotometrie (Atomemissionsspektrometrie) bei 589,0 nm
- Natrium-sensitive Elektroden mit direkten und indirekten potentiometrischen Verfahren.

Steckbrief Natrium

Präanalytik
- Keine besondere Patientenvorbereitung
- Venöse Blutentnahme. Bei Kindern auch kapillär
- Serum oder Vollblut

Normalbereich
- Serum: Erwachsene: 135–145 mmol/l, Kinder: 130–145 mmol/l
- Vollblut: 80–90 mmol/l

Beeinflussungen/Verfälschungen von Meßergebnissen
Probenstabilität. Für die direkte Potentiometrie sind nur frische Seren geeignet. Bei Durchführung der Bestimmung mit Flammenphotometrie oder Atomabsorption ist die Probenstabilität unproblematisch.
Erhöhte Lipoprotein- und Proteinkonzentrationen können bei der Flammenphotometrie die Werte im Sinne zu niedriger Ergebnisse verfälschen.

Beurteilung
Interpretation erniedrigter Werte. Das Serum-Natrium wird in der Regel in einem relativ engen Bereich konstantgehalten. Bei Unterschreitungen des Normalbereichs im Serum ist anhand zusätzlicher Untersuchungen generell festzustellen, ob es sich um eine euvolämische, hypervolämische oder hypovolämische Störung der Natriumbilanz mit normalem, vermindertem oder vermehrtem extrazellulärem Flüssigkeitsvolumen handelt.

Weiterführende Untersuchungen bei pathologischen Befunden. Normalwertabweichungen der Natriumkonzentration müssen generell im Zusammenhang mit den Werten anderer Elektrolyte (vor allem Kalium, Kalzium, Magnesium), der Urinausscheidung dieser Elektrolyte sowie auch in Korrelation zum Säure-Basen-Haushalt gesehen werden. Diese Verhältnisse müssen bei der Interpretation entsprechender Befunde berücksichtigt werden.

10.3.3 Kalium

10.3.3.1 Vorkommen und Bedarf

Kalium ist in nahezu sämtlichen Lebensmitteln enthalten, wobei insbesondere verschiedene Früchte (z.B. Bananen) relativ reich an Kalium sind. Einen wichtigen Beitrag können auch Fruchtsäfte leisten. So weist schwarzer Johannisbeersaft Kaliumkonzentrationen von ca. 3 g/l auf. Bei einem durchschnittlichen Kaliumgehalt von ca. 300–400 mg/100 g leisten Kartoffeln einen zentralen Beitrag zur Kaliumversorgung, da sie in vergleichsweise großen Mengen verzehrt werden. Alle zellulären Strukturen enthalten Kalium und so weisen auch Fleisch und Fisch Kaliumkonzentrationen von ca. 300–400 mg/100 g auf. Aufgrund der ubiquitären Verbreitung von Kalium in nahezu sämtlichen Nahrungsmitteln ist in Mitteleuropa eine Unterdeckung unter normalen Ernährungsgewohnheiten selten. Der Kaliumbedarf für den erwachsenen Menschen wird mit 3–4 g pro Tag angegeben.

Erhöhte Bedarfssituationen sind bei intensiver körperlicher Arbeit sowie erhöhten Schweißverlusten gegeben.

10.3.3.2 Physiologische Funktionen

Während Natrium das häufigste Ion des Extrazellularraumes ist, ist Kalium das Hauptkation des Intrazellularraumes und kommt im Extrazellularraum nur in geringen Mengen vor. Der Gesamtkörperbestand von ca. 130–150 g Kalium verteilt sich zu 98 % auf den Intrazellularraum und zu nur 2 % auf den Extrazellularraum. Dieser Konzentrationsgradient wird durch eine Natrium-Kalium-stimulierbare ATPase der Zellmembran aufrechterhalten.

Hauptort der Kaliumresorption ist der proximale Abschnitt des Dünndarms mit einer fast vollständigen Aufnahme der unter physiologischen Bedingungen zugeführten Kaliummenge. Die Kaliumbilanz des Extrazellularraumes wird durch die Nieren reguliert, wobei eine Adaptation an die orale Zufuhr erfolgt. Sie unterliegt dem Einfluß von Mineralokortikoiden, insbesondere von Aldosteron, und wird moduliert durch die Menge des zugeführten Kaliums in der Nahrung und dem aktuellen Säure-Basen-Status. Im Intrazellularraum erfolgt ein aktiver Ionentransport gegenläufig zu Natrium. Ein vermehrter Kaliumaustritt aus der Zelle führt zu einem Kaliumanstieg im Plasma sowie zu einem Einstrom von Natrium und Kalzium in die Zelle.

Die Ausscheidung von Kalium erfolgt zu 80–95 % über den Harn. Der Rest wird mit dem Stuhl ausgeschieden. Verluste mit dem Schweiß sind normalerweise klein, können jedoch unter starker körperlicher Belastung sowie Hitzeeinwirkung erhebliche Ausmaße annehmen. Kalium hat eine ganze Reihe wichtiger physiologischer Funktionen im menschlichen Organismus:

- Kalium ist als Leitungsträger für die **Aufrechterhaltung von Biopotentialen** mit verantwortlich und in dieser Hinsicht ein Antagonist zum Natrium

- Kalium ist als Kofaktor für **biologische Synthesevorgänge,** wie Aktivierung von Enzymen sowie für die Energiegewinnung von Bedeutung
- Kalium beeinflußt die **Reizleitung im Nervengewebe** durch eine Initiierung der Freisetzung von Acetylcholin
- Kaliumbewegungen zwischen intra- und extrazellulärem Raum sind eng mit **Erregungs-** und **Kontraktionsprozessen von Muskelzellen** verbunden. Am Herzen hat Kalium wichtige Funktionen bei Reizbildung und Reizleitung.

10.3.3.3 Ursachen und Folgeerscheinungen von Mangelzuständen

Ursachen. Neben einer unzureichenden Kaliumaufnahme über die Nahrung, was jedoch nur bei sehr einseitigen Ernährungsgewohnheiten sowie bei Reduktionsdiäten zu beobachten ist, gibt es eine ganze Reihe weiterer Ursachen für die Entwicklung eines Kaliummangels.

- Erhöhte Verluste im gastrointestinalen Bereich durch Erbrechen, Durchfall (Kolitis, Malabsorptionssyndrome), aber auch iatrogen durch Laxanzienabusus
- Erhöhte Verluste über den Schweiß bei intensiver körperlicher Arbeit sowie beim Ausdauersport
- Erhöhte renale Verluste bei chronischen Nierenerkrankungen (polyurische Phase der Niereninsuffizienz), Diabetes mellitus und Abusus von Saluretika
- Erhöhte Verluste durch Erkrankungen im Bereich des Endokrinums (primärer und sekundärer Hyperaldosteronismus, Hyperkortizismus)
- Verteilungsstörungen zwischen intra- und extrazellulärem Raum, z.B. beim Coma diabeticum.

Folgeerscheinungen. Die Symptomatik eines Kaliummangels kann vielfältig sein:

- Neuromuskuläre Symptomatik: Muskelschwäche, Reflexabschwächungen, Lähmungen
- Kardiovaskuläre Symptomatik: Neigung zu Tachykardie, Hypotonie und Extrasystolie. Erhöhte Digitalisempfindlichkeit. Im EKG ST-Senkung, TU-Verschmelzungswelle, scheinbare QT-Verlängerung. T-Negativierung. Vorfall von S II (Hegglin-Syndrom)
- Magen-Darm-Symptomatik: Schluckstörungen, Magenatonie, Obstipation, paralytischer Ileus
- Nierenfunktion: Störungen der tubulären Funktion. Unfähigkeit zur Ansäuerung des Urins, oft kombiniert mit metabolischer Alkalose (vergl. Gegensatz zur renalen tubulären Azidose).

10.3.3.4 Toxizität und Überschußsymptome

Da die Nieren das zentrale Schlüsselorgan in der Regulation des Kaliumstoffwechsels sind, sind die Ursachen eines akuten Kaliumüberschusses häufig ein akutes Nierenversagen oder das Terminalstadium einer chronischen Niereninsuffizienz. Weiterhin kommen in Frage:

- Kaliumüberdosierung, z.B. durch parenterale Kaliumgabe
- Endokrine Störungen wie Morbus Addison, Hämolysen
- Akute metabolische Azidose.

Im Kaliumüberschuß zeigen sich Veränderungen der neuromuskulären Erregbarkeit, wobei kardiovaskuläre Störungen im Vordergrund stehen, wie Neigung zu Bradykardie und Herzrhythmusstörungen. Bei Kaliumwerten über 6 mmol/l im Serum ist im EKG ein spitzes hohes T nachweisbar, später finden sich schenkelblockartige QRS-Verbreiterungen, ST-Anhebung wie bei frischem Infarkt oder Perikarditis. Gelegentlich muskuläre Lähmungserscheinungen.

Bei Kaliumwerten über 10 mmol/l im Serum kommt es zu Kammerflimmern und es droht Herzstillstand.

10.3.3.5 Untersuchungsparameter

Kalium.

Bestimmungsmethoden

Atomabsorptionsspektrometrie bei 766,5 bzw. bei 404,4 nm, Flammenphotometrie (Atomemission) bei 766,5 nm.

Kalium-sensitive Elektroden mit direkter bzw. indirekter Potentiometrie.

Steckbrief Kalium

Präanalytik
– Keine besondere Patientenvorbereitung
– Venöse Blutentnahme. Kapillarblutuntersuchungen unzuverlässig
– Serum/Ammoniumheparinat-Plasma bzw. -Vollblut
– Probenstabilität: Unproblematisch bei Atomabsorptionsspektrometrie oder Flammenphotometrie: mindestens 2 Wochen bei Raumtemperatur. Bei der direkten Potentiometrie kann nur frisches Serum/Plasma verwendet werden.

Normalbereich
– Serum: Erwachsene: 3,6–5,0 mmol/l; Kinder ab 1 Jahr: 3,2–5,4 mmol/l
– Vollblut: 43,5–48,7 mmol/l

Beeinflussungen/Verfälschungen von Meßergebnissen

Serumwerte sind im Mittel um 0,3 mmol/l höher als Werte aus Heparinplasma, da während des Gerinnungsvorganges aus zellulären Blutbestandteilen Kalium freigesetzt wird.

Hämolyse führt zu massiven Verfälschungen der Kaliumwerte in Serum/Plasma im Sinne einer Erhöhung der Werte. Die Kaliumkonzentration der Erythrozyten liegt um den Faktor 25 bis 30 höher als die des Plasmas, so daß bereits moderate Hämolysen zu einer deutlichen Erhöhung der Kaliumkonzentration im Plasma führen.

Die Verwendung kaliumhaltiger Antikoagulanzien, z.B. K-EDTA führt verständlicherweise zu einer absoluten Verfälschung der Meßwerte im Sinne einer Erhöhung der Konzentrationen und zwar sowohl im Serum/Plasma wie auch im Vollblut.

Beurteilung

Interpretation erniedrigter Werte. Die Kaliumkonzentraton des Extrazellularraumes ist mit 80 mmol/l gegenüber dem zellulären Anteil von ca. 3000–4000 mmol/l vergleichsweise gering, so daß die alleinige Bestimmung des Serumkaliums Rückschlüsse auf den zellulären Bereich erschwert. Eine Bewertung des Serumkaliums erfordert des weiteren eine Kenntnis des Säure-Basen-Haushalts.

Zusätzliche Informationen lassen sich über die Bestimmung der erythrozytären Kaliumkonzentration bzw. deren Abschätzung über eine Kaliumvollblutanalyse gewinnen.

Weiterführende Untersuchungen bei pathologischen Befunden. Eine Bewertung der Kaliumkonzentrationen sollte stets im Zusammenhang mit den anderen wesentlichen Elektrolyten (Natrium, Kalzium, Magnesium) sowie des Säure-Basen-Haushalts erfolgen.

Spezialuntersuchungen mittels des natürlich vorkommenden ^{40}K-Isotops ermöglichen eine Bestimmung des Gesamtkörperbestands von Kalium.

10.3.4 Kalzium

10.3.4.1 Vorkommen und Bedarf

Milch und Milchprodukte sind die wichtigsten Quellen für die Kalziumversorgung. Ein Liter Milch enthält ca. 1,1–1,2 g Kalzium und ist damit in der Lage, den Tagesbedarf eines erwachsenen Menschen zu decken. Käsesorten wie Edamerkäse, Chesterkäse und Emmentalerkäse enthalten zwischen 700 und 1200 mg/100 g. Auch verschiedene Gemüsesorten enthalten vergleichsweise viel Kalzium, wie z.B. Grünkohl (230 mg/100 g) oder Sojabohnen (260 mg/100 g). Fleisch- und Wurstwaren enthalten hingegen relativ wenig Kalzium.

Die wünschenswerte tägliche Zufuhr beim Erwachsenen wird mit 0,8–1,0 g Kalzium angegeben. Verschiedene Studien weisen darauf hin, daß bereits bei einer Zufuhr von ca. 600 mg eine ausgeglichene Bilanz aufrechterhalten werden kann. Während Schwangerschaft und Stillzeit wird eine zusätzliche Kalziumzufuhr von 400 mg pro Tag empfohlen.

Es gibt einige Hinweise darauf, daß es aufgrund der hormonellen Umstellungen bei **postmenopausalen** Frauen zu erhöhten renalen Kalziumverlusten sowie zu einem Absinken der intestinalen Resorptionsrate kommt. Für diese Personengruppe wurde eine Empfehlung von 1200 mg Kalzium pro Tag ausgesprochen, soweit keine Östrogenzufuhr durchgeführt wurde.

Aufgrund des Aufbaus der Skelettmasse kann in der **Adoleszenz** (9 bis 17 Jahre) eine alimentäre Zufuhr von 1200 mg pro Tag empfohlen werden, da unter diesen Bedingungen eine maximale Retention erreicht wird.

10.3.4.2 Physiologische Funktionen

Die Absorption von Kalzium erfolgt im Duodenum und Jejunum durch ein kalziumbindendes Protein, dessen Bildung durch 1,25-Dihydroxy-Vitamin D_3 induziert wird.

Das Gesamtkalzium im Serum verteilt sich zu ca. 50% auf ionisiertes Kalzium, zu 45% auf an Eiweiß gebundenes Kalzium (vorwiegend an Albumin) und zu ca. 5% auf an Anionen gebundenes Kalzium (Phosphat, Citrat, etc.). Das ionisierte Kalzium stellt den physiologisch aktiven Anteil dar. Wichtigster Regulationsfaktor für die Aufrechterhaltung der Kalziumkonzentration im Extrazellularraum ist das Parathormon. Es bewirkt eine Mobilisie-

rung von Kalzium und Phosphat aus dem Skelettsystem und in der Niere eine verstärkte Rückresorption von Kalzium. Es reagiert mit einer Latenz von wenigen Stunden auf das Absinken der Kalziumkonzentration im Plasma.

An der Autoregulation des Kalziumgradienten zwischen Plasma und Zelle sind neben Plasmamembran und Mitochondrien, bei Muskelzellen auch das sarkoplasmatische Retikulum beteiligt.

Die Mobilisierung von Kalzium aus dem Skelettsystem wird gefördert durch Parathormon, 1,25-Dihydroxy-Vitamin D_3 und Katecholamine, sie wird gehemmt durch Kalzitonin und Östrogene (Abb. 10-7).

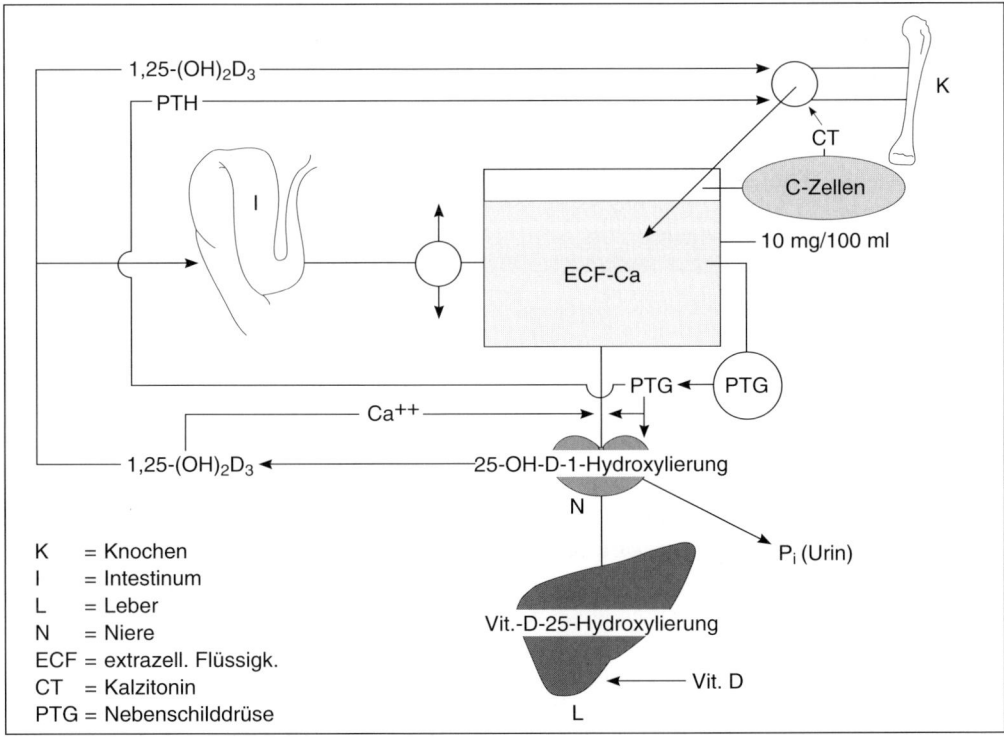

K = Knochen
I = Intestinum
L = Leber
N = Niere
ECF = extrazell. Flüssig.
CT = Kalzitonin
PTG = Nebenschilddrüse

Abb. 10-7   Einfluß von Calcitriol, PTH und CT auf den Kalziumstoffwechsel. Ein Absinken des Serum-Ca-Spiegels unter 10 mg/100 ml stimuliert die Nebenschilddrüse zu PTH-Produktion, dieses stimuliert dann die Hydroxylierung von Calcidiol in der Niere zu Calcitriol. Calcitriol erhöht die Ca-Aufnahme aus dem Dünndarm und die Ca-Mobilisierung aus den Knochen, der Serum-Ca-Spiegel steigt an. Liegt er über 10 mg/100 ml sezernieren die C-Zellen der Schilddrüse CT, welches das überschüssige Ca in Knochen einbaut (nach [67]).

Neben der Bedeutung von Kalzium für Knochengewebe und Zähne ist auch der extraossäre Anteil von nur ca. 1% von großer Bedeutung für eine Reihe wichtiger Funktionen im Organismus:

- Aufrechterhaltung der Erregbarkeit von Nerven und Muskeln
- Gewährleistung der Muskelkontraktion
- Beeinflussung der Membranpermeabilität
- Aktivierung und Inhibierung von Enzymsystemen
- Einfluß auf die Blutgerinnung.

10.3.4.3 Ursachen und Folgeerscheinungen von Mangelzuständen

Ursachen. Kalziumdefizite können infolge einer ganzen Reihe von Ursachen auftreten:

- Kalziumabsorptionsstörung, z.B. bei Vitamin-D-Mangel, Malabsorptionssyndrom, chronischer Pankreatitis
- Primärer und sekundärer Hypoparathyreoidismus
- Chronische Niereninsuffizienz
- Nephrotisches Syndrom
- Leberzirrhose
- Unterversorgungen bei Reduktionsdiäten, einseitiger Ernährung etc. sowie erhöhte Bedarfssituationen während Schwangerschaft und Stillzeit sind zu beachten.

Folgeerscheinungen. Die Symptomatik eines Kalziummangels kann vielfältig sein:

- Erhöhte neuromuskuläre Erregbarkeit mit Tetanie. Oft sind symmetrische Verkrampfungen, besonders an den Extremitäten zu beobachten
- Vergleichsweise unspezifische Allgemeinsymptome wie Kopfschmerzen, Abgeschlagenheit, Leistungsschwäche
- Trophische Störungen an Haut und ektodermalem Gewebe
- Kalkablagerungen in verschiedenen Organen, Weichteilverkalkungen
- EKG-Veränderungen (QT-Verlängerung).

10.3.4.4 Toxizität und Überschußsymptome

Hyperkalzämien können beobachtet werden bei:

- Primärem Hyperparathyreoidismus und Pseudo-Hyperparathyreoidismus
- Vitamin-D-Überdosierung
- Hyperthyreosen
- Osteolytischen Prozessen, vor allem bei neoplastischen Syndromen.

Unter den Bedingungen einer Hyperkalzämie zeigen sich nicht selten unspezifische Beschwerden wie Appetitlosigkeit, Gewichtsverlust, Neigung zu Übelkeit und Erbrechen. Als urologische Manifestation ist eine Urolithiasis als Kalziumphosphat- oder Kalziumoxalaturolithiasis zu beachten. Als Skelettmanifestation kann eine Ostitis fibrosa generalisata auftreten. Kardiale Manifestationen schließen Bradykardien, QT-Verkürzung und Neigung zum Herzstillstand ein.

Aufgrund der vielfältigen möglichen Ursachen einer Hyperkalzämie ist eine eingehende weitere differentialdiagnostische Abklärung unerläßlich. Die beiden hauptsächlichen Ursachen sind der primäre Hyperparathyreoidismus sowie die neoplastisch bedingte Hyperkalzämie. Zur Unterscheidung dieser beiden Formen ist die Bestimmung des intakten Parathormons ein wesentliches diagnostisches Kriterium.

10.3.4.5 Untersuchungsparameter

- Gesamtkalzium in Serum/Plasma
- Ionisiertes Kalzium im Plasma
- Gesamtkalzium im Vollblut
- Kalziumausscheidung im Harn.

Bestimmungsmethoden

- **Gesamtkalzium in Serum/Plasma und Vollblut:** Atomabsorptionsspektrometrie als anerkannte Referenzmethode zur Bestimmung von Gesamtkalzium bzw. ersatzweise Flammenphotometrie. Auch photometrische Methoden sind beschrieben, wie die Bestimmung mit o-Kresolphthalein-Komplexen, das mit Kalzium einen roten Komplex bildet, der bei 570 nm gemessen werden kann. Diese Methode eignet sich nur für Serum/Plasma, nicht für Vollblut

- **Ionisiertes Kalzium:** Kalzium-Ionen-selektive Elektrode mit einem Ionenaustauscher als aktive Phase der Meßelektrode
- **Kalziumausscheidung im Harn:** Atomabsorptionsspektrometrie.

Steckbrief Kalzium

Präanalytik
- Keine besondere Patientenvorbereitung
- Probennahme: Zur Bestimmung des ionisierten Kalziums ist eine anaerobe Blutentnahme zur Vermeidung von CO_2-Verlusten wichtig (evakuierte Vakutainer).
- Untersuchungsmaterial:
  - Serum/Plasma für die Bestimmung von Gesamtkalzium im Serum
  - Plasma für die Bestimmung des ionisierten Kalziums
  - Heparinvollblut für die Bestimmung von Kalzium im Vollblut
  - 24-h-Sammelurin ohne Zusatz für die Bestimmung der Kalziumausscheidung
- Probenstabilität:
  Gesamtkalzium in Serum und Vollblut: Unproblematisch, mindestens 7 Tage bei Raumtemperatur. Ionisiertes Kalzium: 8 h bei 4 °C
  Kalziumausscheidung im Harn: Bei nichtangesäuertem Urin besteht die Gefahr einer Alkalisierung durch bakterielle Aktivitäten mit nachfolgender Ausfällung von Kalziumphosphat. Untersuchungsmaterial: 24-h-Sammelurin ohne Zusatz, wobei dann im Labor eine Zugabe von 10 ml konzentrierter Salzsäure und Erwärmung zur Auflösung von ausgefallenem Kalziumoxalat erforderlich ist
- Sonstiges: Die flammenphotometrische Kalziumbestimmung wird durch verschiedene andere Probenbestandteile beeinflußt, was vor allem bei der komplexen Zusammensetzung von Harnproben einer genauen Kompensation solcher Einflüsse bedarf. Die Atomabsorptionsspektrometrie als Referenzmethode ist weitgehend störungsfrei.

Normalbereich
- Kalzium im Serum/Plasma: Erwachsene: 2,20–2,65 mmol/l, Kinder und Jugendliche bis 21 Jahren: 2,15–2,65 mmol/l
- Ionisiertes Kalzium: 1,15–1,35 mmol/l
- Kalzium ionisiert/Kalzium gesamt: 47–57%
- Kalzium im Vollblut: 1,45–1,55 mmol/l
- Kalziumausscheidung im 24-h-Harn: Männer: 50–300 mg/24 h, Frauen: 50–250 mg/24 h

Beeinflussungen/Verfälschungen von Meßergebnissen
Beachte Präanalytik.

Beurteilung
Interpretation erniedrigter Werte. Die Ursachen einer Hypokalzämie können außerordentlich vielfältig sein (s. S. 350) und bedürfen einer eingehenden differentialdiagnostischen weiteren Abklärung. Dazu sind die nachfolgend genannten weiterführenden Untersuchungen unbedingt erforderlich.

Weiterführende Untersuchungen bei pathologischen Befunden. Zur weiteren diagnostischen Abklärung einer Hypokalzämie, die in jedem Fall unerläßlich ist, ist zunächst eine Bestimmung von 25-Hydroxy-Vitamin D und 1,25-Dihydroxy-Vitamin D_3 sowie von Parathormon vorzunehmen. Auch eine Phosphatbestimmung ist angezeigt.

In Abhängigkeit von den Ergebnissen dieser weiterführenden Untersuchungen und dem klinischen Krankheitsbild kommt dann zusätzlich die Bestimmung spezifischer Anbau- und Abbauparameter des Knochenstoffwechsels in Frage, wie knochenspezifische alkalische Phosphatase sowie Ausscheidung von Hydroxyprolin und Pyridinium-Crosslinks.

10.3.5 Magnesium

10.3.5.1 Vorkommen und Bedarf

Magnesium ist ein ubiquitäres Element und kommt in nahezu sämtlichen Lebensmitteln vor. Besonders magnesiumhaltig sind Nüsse (135–270 mg/100 g) sowie verschiedene Gemüse wie Erbsen, Bohnen und Sojabohnen. Auch Getreideprodukte können einen wesentlichen Beitrag zur Magnesiumversorgung leisten. Verschiedene Formen von Brot enthalten zwischen 20 und 100 mg Magnesium/ 100 g. Muskelgewebe enthält zwischen 15 und 30 mg Magnesium/100 g und damit ist auch Fleisch eine wichtige Quelle für Magnesium.

Neben der Aufnahme über die Nahrung ist auch die Magnesiumzufuhr über das Trinkwasser von Bedeutung, da verschiedene Mineral- und Heilwässer zum Teil erhebliche Magnesiummengen enthalten. Besonders magnesiumhaltig ist z.B. die Bad Mergentheimer Albertquelle, die 735 mg Magnesium/kg enthält, aber auch zahlreiche andere Quellen enthalten Magnesiumkonzentrationen in einem Bereich von 100–300 mg Magnesium/kg. Über eine gezielte Auswahl der Mineralwässer kann damit ein wesentlicher Teil des täglichen Magnesiumbedarfs gedeckt werden.

Die wünschenswerte tägliche Zufuhr wird von der Deutschen Gesellschaft für Ernährung derzeit mit 300 mg für erwachsene Frauen sowie mit 350 mg für erwachsene Männer angegeben. Während der Stillzeit werden 375 mg Magnesium empfohlen. Dabei ist zu berücksichtigen, daß diese Empfehlungen für den gesunden Menschen gelten. Bei einer ganzen Reihe von Grunderkrankungen muß, wie im folgenden noch ausgeführt wird, mit verminderter Resorption oder erhöhten renalen Verlusten gerechnet werden, so daß die hier genannten Zufuhrempfehlungen dann nicht mehr gültig sind.

10.3.5.2 Physiologische Funktionen

Nur ca. 30% des zugeführten Magnesiums werden im Dünndarm absorbiert, 70% werden mit dem Stuhl ausgeschieden. Aus diesem Grunde wurde Magnesium auch als „Stuhlion" bezeichnet.

Der Gesamtbestand des menschlichen Organismus beträgt zwischen 27 und 38 mg Magnesium. Davon entfallen 95% auf den Intrazellularraum und nur 5% auf den Extrazellularraum. Im Intrazellularraum befinden sich ca. 60% im Skelett und 40% im Weichteilgewebe. Die **Niere** nimmt eine zentrale Bedeutung in der Regulation des Magnesiumstoffwechsels ein, wobei die tubuläre Rückresorption der Hauptregulationsmechanismus für Magnesium im Bereich der Niere ist.

Magnesium ist für zahlreiche Funktionen im menschlichen Organismus von eminenter Bedeutung:

- Als Aktivator von Enzymen, z.B. im Kohlenhydratstoffwechsel, im Zitronensäurezyklus und bei verschiedenen Phosphatasen
- Durch seine Reaktion mit Substraten (ATP) ist es für die oxidative Phosphorylierung, also die Bereitstellung energiereicher Phosphate unentbehrlich
- Im Fettstoffwechsel aktiviert es die Cholesterinesterasen

- Am Nervensystem übt es zentral einen beruhigenden Einfluß aus, peripher hemmt es die Erregungsüberleitung von den Endigungen des vegetativen Nervensystems auf den Muskel

- Am kardiovaskulären System aktiviert es die für die Energiebereitstellung wichtige oxidative Phosphorylierung und verbessert die Sauerstoffausnutzung.

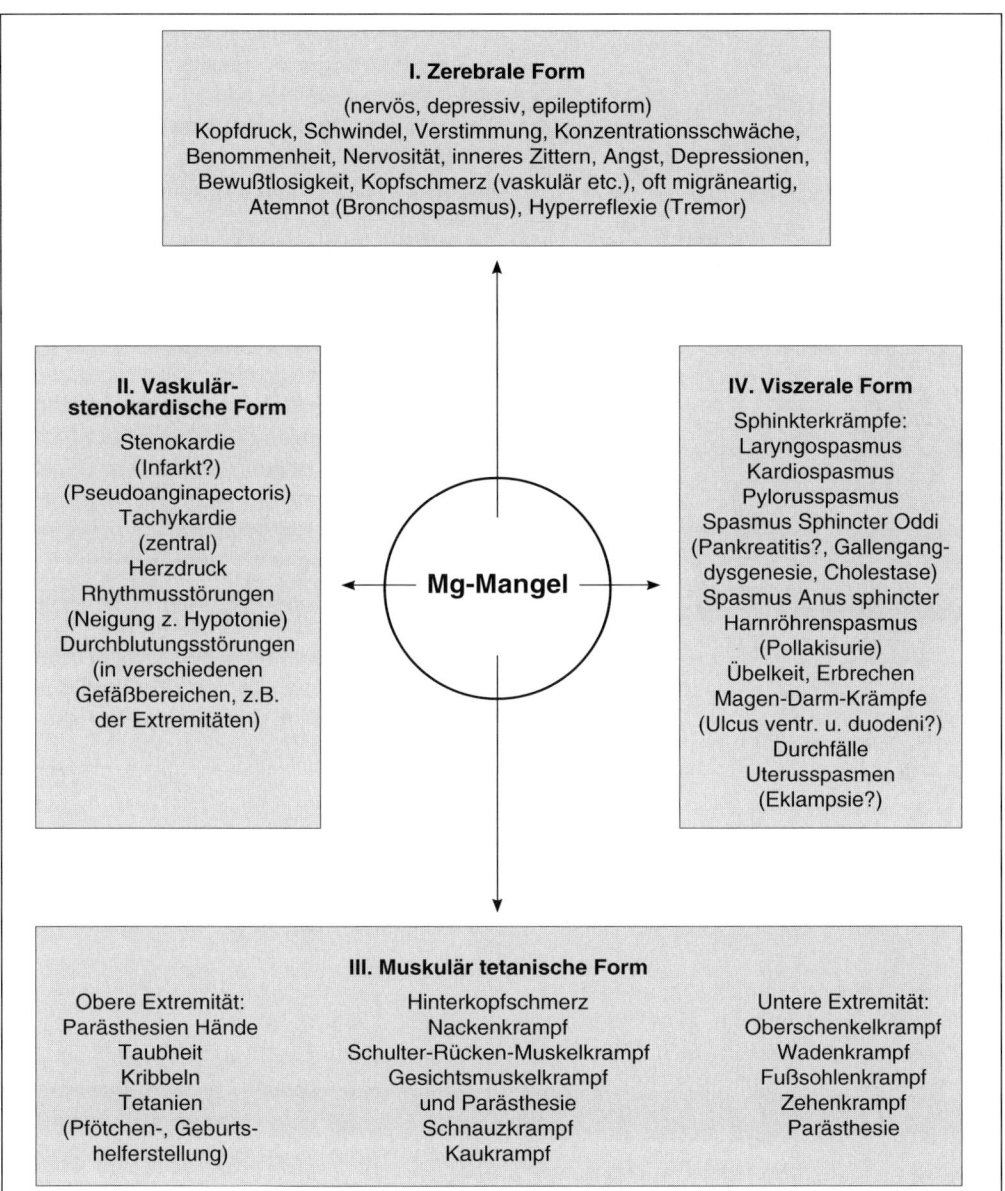

Abb. 10-8   Symptomatik des Magnesiummangels (nach [41]).

10.3.5.3 Ursachen und Folge- erscheinungen von Mangelzuständen

Ursachen. Als Ursache für einen Magnesium-mangel kommen in Frage:
- Ungenügende Zufuhr, z.B. bei einseitiger Ernährung und Reduktionsdiäten
- Erhöhter Bedarf, z.B. während Gravidität und Laktation
- Verminderte Resorption oder erhöhte enterale Verluste, z.B. durch Malabsorptionssyndrome und Durchfallerkrankungen
- Erhöhte renale Verluste, z.B. während der polyurischen Phase einer Niereninsuffizienz, beim Diabetes mellitus, beim längeren Gebrauch von Diuretika und bei Alkoholismus
- Bei endokrinen Störungen wie Hyperthyreose, Morbus Addison, Hyperparathyreoidismus und Diabetes mellitus
- Sonstige Erkrankungen, wie Lebererkrankungen und Pankreatitis, insbesondere im Zusammenhang mit Steatorrhö.

Folgeerscheinungen. Die Symptomatik eines Magnesiummangels kann sehr vielfältig sein, wie dies in Abbildung 10-8 (s.S. 353) dargestellt ist.

10.3.5.4 Toxizität und Überschuß- symptome

Hypermagnesiämien sind vergleichsweise selten. Da die Niere eine zentrale Rolle in der Regulation des Magnesiumstoffwechsels spielt, ist die **chronische Niereninsuffizienz** (Kreatinin über 2 mg/dl) die häufigste Ursache für eine erhöhte Magnesiumkonzentration im Vollblut bzw. Serum/Plasma. Daneben ist an eine überhöhte orale oder parenterale Zufuhr zu denken. Auch ausgeprägte Polyglobulien können mit einer erhöhten Magnesiumkonzentration im Vollblut korreliert sein.

10.3.5.5 Untersuchungsparameter

Magnesium.

Bestimmungsmethoden

Referenzmethode für die Bestimmung von Magnesium in biologischen Proben (Vollblut, Serum/Plasma, Harn, Gewebeproben) ist die Atomabsorptionsspektrometrie mit Flammenanregung und Messung bei der spezifischen Wellenlänge 285,2 nm.

Daneben werden auch Testkits auf der Basis photometrischer Bestimmungen, z.B. mit Xylidylblau angeboten. Diese Methoden sind bei hämolytischen und lipämischen Seren problematisch und nicht geeignet zur Bestimmung von Magnesium im Vollblut bzw. im Harn.

Steckbrief Magnesium

Präanalytik
- Keine besondere Patientenvorbereitung
- Untersuchungsmaterial: a) Vollblut b) Serum/Plasma c) 24-h-Urin. Die verschiedentlich publizierte Bestimmung von Magnesium in Lymphozyten liefert wissenschaftlich interessante Daten, ist aber aufgrund der aufwendigen Zellisolierung für die Routinediagnostik wenig geeignet
- Probenentnahme: Venös, auf kurze Venenstauung achten. Bei länger anhaltender Venenstauung können die Mg-Werte bis zu 5% ansteigen
- Probenstabilität: Unproblematisch, mindestens eine Woche bei Raumtemperatur

Normalbereich
- Vollblut: 1,38–1,50 mmol/l
- Serum/Plasma: 0,80–1,05 mmol/l
- 24-h-Urin: 3,0–6,0 mmol/d

Beeinflussungen/Verfälschungen von Meßergebnissen
Hämolyse führt zu falsch-hohen Magnesiumwerten für die Bestimmung im Serum/Plasma, da die Erythrozyten dreimal so viel Magnesium enthalten wie das Plasma.

Beurteilung
Interpretation erniedrigter Werte. Magnesium kommt zu über 90% intrazellulär vor und die wesentlichen physiologischen Funktionen von Magnesium spielen sich auf zellulärer Ebene ab. Das Serum-Magnesium zeigt nur geringgradige Korrelationen zur Magnesiumaufnahme sowie auch zu den Magnesiumkonzentrationen bestimmter Zielorgane, wie dem Herzmuskel. Serum-Magnesiumkonzentrationen müssen daher kritisch bewertet werden. Tiefe Werte weisen auf eine Mangelsituation hin, während jedoch normale Werte einen Mangel, insbesondere auf zellulärer Ebene, nicht ausschließen lassen.
Die Bestimmung von Magnesium im Vollblut bzw. in erythrozytären Bestandteilen kann daher wesentliche zusätzliche Informationen zur Diagnostik eines Magnesiummangels liefern, wobei sich direkte Korrelationen zwischen den Vollblutwerten und den erythrozytären Konzentrationen nachweisen lassen.

Weiterführende Untersuchungen bei pathologischen Befunden
- Magnesiumausscheidung im 24-h-Urin
- Abklärung einer Niereninsuffizienz bei erhöhten Werten.
Magnesiumdefizite treten häufig kombiniert mit Mangelsituationen bei anderen Mineralstoffen, vor allem bei Kalzium und Kalium auf, so daß bei verminderten Magnesiumwerten auch die Bestimmung der anderen Elektrolyte (Na, K, Ca) zu empfehlen ist.

10.3.6 Phosphor

10.3.6.1 Vorkommen und Bedarf

Milch und Milchprodukte sind wichtige Quellen für die Phosphorversorgung, wobei verschiedene Käsesorten wie Parmesan und Emmentalerkäse 800–900 mg Phosphor pro 100 g enthalten. Auch Fleisch ist mit ca. 150–350 mg Phosphor/100 g ein wichtiger Phosphorlieferant. Letztendlich enthalten auch verschiedene Gemüse, insbesondere Erbsen, Bohnen und Linsen sowie auch Nüsse vergleichbar hohe Phosphorgehalte in einem Bereich von ca. 300–600 mg Phosphor/100 g. In aller Regel ist der Phosphorbedarf über die Nahrung gedeckt.

Der tägliche Phosphorbedarf wird mit ca. 800–900 mg/d angegeben. Eine Adaptation an die Kalziumzufuhr wird empfohlen, so daß unter Berücksichtigung dieser Situationen eine tägliche Zufuhr von 1–2 g Phosphor pro Tag als empfehlenswert erscheint.

10.3.6.2 Physiologische Funktionen

Die Resorption erfolgt überwiegend als anorganisches Phosphat. Organische Phosphorverbindungen werden dabei hydrolisiert.
Ca. 70% der zugeführten Menge werden absorbiert. Die Resorption von Phosphat wird durch Parathormon unter dem Einfluß von 1,25-Dihydroxy-Vitamin D_3 gefördert. Parat-

hormon hemmt die tubuläre Rückresorption von Phosphat, was zu einer erhöhten renalen Phosphatausscheidung führt. Hinsichtlich des anorganischen Phosphats spielt die Niere damit eine wesentliche Rolle im Bereich der Regulationsmechanismen.

Die physiologischen Funktionen von Phosphor im menschlichen Organismus sind vielfältig und beinhalten:

- Anorganisches Phosphat spielt als Puffersubstanz eine wesentliche Rolle bei der Regulation der Säure-Basen-Verhältnisse und zwar sowohl im Plasma, wie auch im Urin
- Phosphat ist unerläßlich für den Knochenstoffwechsel
- Phosphate sind in Form von Verbindungen wie ATP, Kreatinphosphat und cAMP essentiell am Zellstoffwechsel und an der Energiegewinnung beteiligt
- Organische Phosphorverbindungen wie Phospholipide sind unersetzlich für die Integrität der Zellmembran.

10.3.6.3 Ursachen von Mangelerscheinungen

Bei normalen Ernährungsverhältnissen ist nicht mit einem Mangel an Phosphorverbindungen zu rechnen, es sei denn, es lägen starke Resorptionsstörungen oder genetische Defekte der Tubulusfunktion vor. Unter folgenden Bedingungen sind jedoch Mangelzustände bekannt:

- Verminderte Zufuhr bei Hungerzuständen, Resorptionsstörungen und Malassimilation

- Iatrogene Störungen infolge von Resorptionsminderungen durch Aluminiumhydroxid, durch Eisenmedikation oder Östrogentherapie
- Krankheitsbedingt durch primären Hyperparathyreoidismus und Vitamin-D_3-Mangel
- Spezifische Reduktionen der Phospholipide sind bekannt bei Mangelernährung, bei Kachexie und fortgeschrittenen Tumorerkrankungen.

10.3.6.4 Toxizität und Überschußsymptome

Eine Phosphatintoxikation ist äußerst selten und wird erst bei Mengen von mehr als 6 g Phosphat pro Tag erreicht. Dies kann zu Kalziumphosphatablagerungen führen (Milch-Alkali-Syndrom). Entsprechende Gewebeschädigungen sind nicht reversibel.

10.3.6.5 Untersuchungsparameter

- Anorganisches Phosphat im Serum
- Gesamtphosphor im Vollblut.

Bestimmungsmethoden

Photometrische Methoden, wie z.B. über den Nachweis eines Phosphor-Molybdänsäure-Komplexes nach Zugabe von Molybdänsäure zur enteiweißten Serumprobe. Die Untersuchung von Vollblutproben setzt eine oxidative Veraschung der Probe voraus.

Steckbrief Phosphor

Präanalytik
- Keine besondere Patientenvorbereitung
- Venöse Blutentnahme. Serum/Plasma, Vollblut
- Probenstabilität: Die Stabilität im Serum beträgt mindestens drei Tage bei +4 °C, die Stabilität im Vollblut ist unproblematisch. Hämolyse führt zu einer Erhöhung der Werte im Serum/Plasma. Aus diesem Grund muß eine Zentrifugation innerhalb der ersten zwei Stunden nach Blutentnahme vorgenommen werden

Normalbereich
- **Anorganisches Phosphat im Serum:**
  Erwachsene: 0,8–1,5 mmol/l, Kinder (bis 10. Lebensjahr) 1,15–1,9 mmol/l
- **Gesamtphosphor im Vollblut:**
  11,3–12,6 mmol/l

Beeinflussungen/Verfälschungen von Meßergbnissen
Alters- und geschlechtsabhängige Normalbereiche sind zu beachten.
Citrat und Oxalat können die photometrische Bestimmung stören.

Beurteilung
Interpretation erniedrigter Werte. Die alleinige Interpretation eines Phosphorwerts ist schwierig. Bei erniedrigten Werten ist gleichzeitig die Kalziumkonzentration im Serum/Plasma sowie eine Ermittlung der Phosphat- und Kalziumausscheidung erforderlich.
Bei erhöhten Werten ist differentialdiagnostisch die Bestimmung des Kreatinins von Bedeutung, ebenso die Kalziumkonzentration im Serum sowie die Aktivität der alkalischen Phosphatase.

Interpretation erhöhter Werte. Eine Vitamin-D-Überdosierung kann zu einer vermehrten Phosphatresorption führen.
Hypoparathyreoidismus kann zu einer Erhöhung von Phosphat im Plasma führen.
Die renale Phosphatausscheidung kann bei schwerer Niereninsuffizienz reduziert sein, was zu einem Anstieg von Phosphat im Plasma führt.
Spezifische Erhöhungen der Phospholipide finden sich bei Gallenabflußstörungen intra- und extrahepatischer Genese. Bei Patienten mit Leberzirrhose werden zum Teil exzessive Anstiege der Phosphorkonzentrationen im Vollblut beobachtet.

Weiterführende Untersuchungen bei pathologischen Befunden. Phosphat-Clearance im Urin.
Bei erhöhten Werten: Kalziumkonzentration im Serum und Harn, alkalische Phosphatase.
Bei erniedrigten Werten: Kalziumkonzentration im Serum, Phosphat- und Kalziumausscheidung, gegebenenfalls Phosphat-Clearance.

10.3.7 Eisen

10.3.7.1 Vorkommen und Bedarf

Unter den Bedingungen einer ausgewogenen Ernährung sind rein nutritiv bedingte Eisenmangelzustände in den industrialisierten Ländern eher selten, wenn man von Situationen stark gesteigerten Bedarfs, wie z.B. der Schwangerschaft, absieht. Eisen ist in einer Vielzahl von Nahrungsmitteln in vergleichsweise hoher Konzentration enthalten, also nicht nur, wie allgemein bekannt ist, in Fleisch und Fleischprodukten. Hier finden sich, mit Ausnahme der Innereien, typischerweise Konzentrationen von 2–3 mg/100 g. Aber auch zahlreiche Gemüse enthalten Eisenkonzentrationen zwischen 2 und 6 mg/100 g. Sehr reich an Eisen sind Sojamehl, Sesamsamen und Schnittlauch. Auch Getreideprodukte enthalten relevante Mengen an Eisen, wobei z.B. für Weizen- und Roggenvollmehl typischerweise Werte zwischen 2,5 und 3,5 mg/100 g gefunden werden.

Der Eisenbedarf des erwachsenen Menschen wird mit 10 mg für den erwachsenen Mann und mit 15 mg für die Frau zwischen Menarche und Menopause angegeben. Für die nichtmenstruierende Frau werden ebenfalls 10 mg pro Tag angesetzt. Dieser Bedarf ist, wie bereits oben erwähnt, durch eine vernünftig ausgewählte Mischkost in der Regel problemlos zu decken. Anders liegen die Verhältnisse während der **Schwangerschaft**, wobei die Deutsche Gesellschaft für Ernährung 30 mg Eisen empfiehlt. Diese Menge ist durch die Nahrung allein schwer zu decken, so daß es während der Schwangerschaft zu einem Rückgriff auf die Eisenspeicher kommt. Hier ist eine Substitution zu empfehlen.

10.3.7.2 Physiologische Funktionen

Die Eisenresorption erfolgt im Dünndarm, wobei durchschnittlich nur etwa 10% der zugeführten Eisenmenge absorbiert werden. Die Aufnahme wird durch den Eisenstatus des Organismus beeinflußt und kann bei Anämien auf bis zu 40% ansteigen. Die Eisenabsorption erfolgt vorwiegend in der Form von $Eisen^{2+}$, kann aber auch in geringerem Umfang über $Eisen^{3+}$ erfolgen. Über die Nahrung zugeführtes dreiwertiges Eisen wird im Magen zu zweiwertigem Eisen reduziert. Die Eisenabsorption wird durch zahlreiche andere Nahrungsbestandteile beeinflußt. Phosphat, Phytin und Oxalat hemmen die Eisenresorption, so daß im allgemeinen die Verfügbarkeit aus pflanzlichen Nahrungsmitteln schlechter ist als aus tierischen Quellen. Das gleichzeitige Vorhandensein von ausreichend **Ascorbinsäure** führt jedoch zu einer erheblichen **Verbesserung der Eisenresorption,** so daß sich auch aus pflanzlichen Nahrungsquellen zufriedenstellende Resorptionsraten erreichen lassen. Die Eisenresorption spielt eine zentrale Rolle in der Regulation der Eisenhomöostase. Bei verminderter Zufuhr und/oder verminderter Absorption kommt es zum Eisenmangel, bei überhöhter Resorption zu Eisenspeichererkrankungen.

Nach Durchtritt durch die Darmmukosa wird Eisen überwiegend an Transferrin gebunden und zu den Zielzellen transportiert. Ein weiteres wichtiges Eisentransport- und Speicherprotein ist das Ferritin, das sich in einem Gleichgewicht mit dem Reserve-Eisen-Pool befindet und damit zur Bestimmung der Gesamt-Eisen-Reserve diagnostisch verwendet werden kann. Der Gesamtbestand an Eisen im menschlichen Organismus beträgt ca. 3–5 g, wobei 65–73% auf das Hämoglobin, 3,3% auf das Myoglobin und 15–20% auf Hämosiderin plus Ferritin entfallen. Sonstige Eisenverbindungen betragen ca. 7%. Der Organismus geht normalerweise sehr ökonomisch mit seinen Eisenvorräten um. Das Eisen, das nach dem Hämoglobinabbau aus gealterten Erythrozyten frei wird, wird vom Organismus wieder nahezu vollständig verwertet. Die zwischen Erythrozyten, Plasma, retikuloendothelialen Speichern und Knochenmark zirkulierende Eisenmenge wird auf ca. 20–30 mg geschätzt (Abb. 10-9). Die Eisenverluste über Galle, Urin und Haut sind vergleichsweise gering und liegen in der Regel unter 1 mg pro Tag. Bei Frauen zwischen Menarche und Menopause sind zusätzliche Eisenverluste durch die Menses in einer Höhe von 0,4–1 mg pro Tag zu berücksichtigen, was immerhin mit 11–28 mg pro Monat zu Buche schlägt.

Eisen hat eine Vielzahl physiologischer Funktionen im menschlichen Organismus:

* Als Bestandteil von Hämoglobin und Myoglobin spielt Eisen eine zentrale Rolle beim lebensnotwendigen Sauerstofftransport
* Hämoglobin ist am CO_2-Abtransport beteiligt. In den Erythrozyten anfallendes CO_2 wird durch das zinkhaltige Enzym Carboanhydrase hydratisiert und dissoziiert zu HCO_3^-. Die freien Protonen werden vom Hämoglobinmolekül gebunden. Hämoglobin spielt damit eine wichtige Rolle im Säure-Basen-Stoffwechsel
* Die terminale Reaktion der Atmungskette, bei der eine Reduktion des molekularen Sauerstoffs zu zwei Molekülen Wasser stattfindet, benötigt das kupfer- und eisen-

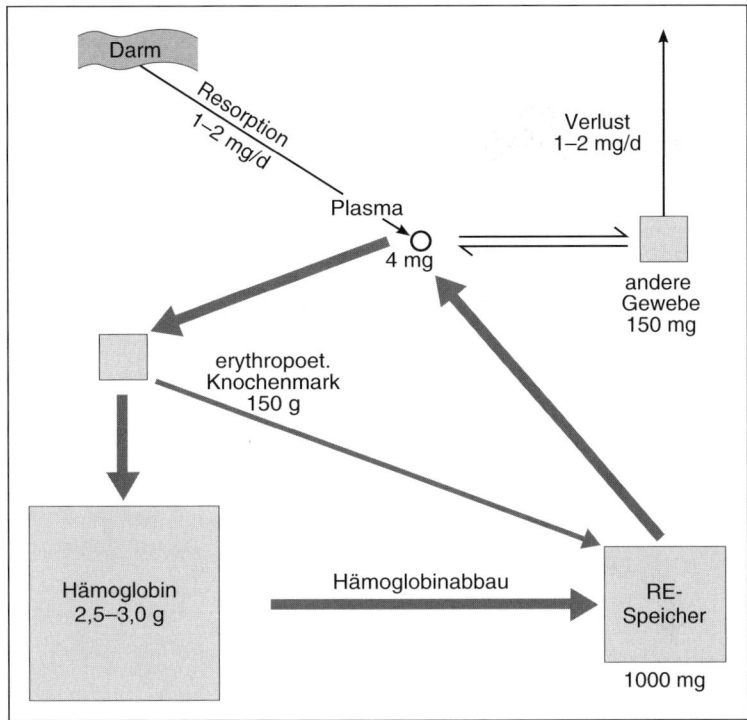

Abb. 10-9 Schematisierte Darstellung des Eisenstoffwechsels.

haltige Enzym Zytochromoxidase, so daß Eisen auch in die Atmungskette und nicht zuletzt in die Bereitstellung energiereicher Phosphate eingebunden ist

- Zahlreiche Enzyme enthalten Eisen, wobei zwischen Häm- und Nicht-Häm-Enzymen unterschieden werden muß. Eisenhaltige Enzyme sind in einer Vielzahl von Reaktionen beteiligt, die z.B. die Bildung und Entgiftung von Sauerstoffradikalen betreffen. Eisen ist damit auch in die Gesamtheit des Abwehrsystems eingebunden.

10.3.7.3 Ursachen und Folgeerscheinungen von Mangelzuständen

Ursachen. Zahlreiche Ursachen können zur Entstehung eines Eisenmangels beitragen:
- Eine Unterversorgung infolge einseitiger Ernährung, z.B. bei Reduktionsdiäten sowie eine reine Kuhmilchernährung der

Neugeborenen. Vegetarier sind häufiger von einem Eisenmangel betroffen als Personen, die sich durch eine gemischte Kost ernähren. Chronische Mangelzustände sind auch bei Alkoholismus zu beobachten
- Resorptionsstörungen infolge von Magen-Darm-Resektionen und Malabsorptionssyndromen
- Erhöhter Bedarf während Schwangerschaft und Laktation
- Erhöhte Verluste infolge von Hypermenorrhö, häufigem Blutspenden, Hämorrhoidalblutungen, okkulten Blutverlusten
- Hypo- und Atransferrinämie infolge eines nephrotischen Syndroms oder einer exsudativen Enteropathie
- Eisenverteilungsstörungen infolge akuter und chronischer Infekte, Myokardinfarkt und Neoplasie. Hier kommt es nicht selten zu einem Abfall der Eisenkonzentration im Serum, ohne daß das Speichereisen vermindert ist.

Folgeerscheinungen. Es sind drei verschiedene Stadien des Eisenmangels zu unterscheiden, die wie folgt eingeteilt werden:

- **Prälatenter** Eisenmangel: keine klinische Symptomatik, labordiagnostisch feststellbar: leicht erniedrigtes Serum-Ferritin, erhöhte intestinale ^{59}Fe-Resorption
- **Latenter** Eisenmangel: Labor: Niedriges Ferritin, erniedrigte Transferrinsättigung. Klinische Symptomatik: noch keine Anämie, aber unspezifische Symptome wie Ermüdbarkeit, vegetative Labilität, Neigung zu Kopfschmerzen
- **Manifester** Eisenmangel: Labor: erniedrigtes Serum-Ferritin, erniedrigte Transferrinsättigung, Verminderung von Hämoglobin, MCH und häufig auch Serum-Eisen. Klinische Symptomatik: Im Vordergrund steht die Anämie. Zusätzlich treten Atrophien der Mund- und Zungenschleimhaut, Dysphagie und Mundwinkelrhagaden auf, ebenso wie gastrointestinale Störungen mit Obstipation und Diarrhö. Auch eine erhöhte Infektanfälligkeit ist nicht selten zu beobachten.

10.3.7.4 Toxizität und Überschußsymptome

Erhöhte Eisenwerte werden gefunden bei idiopathischen Hämochromatosen sowie sekundären Hämochromatosen wie sie bei sideroblastischer Anämie, Alkoholzirrhose, Porphyria cutanea tarda, massiv gehäuften Bluttransfusionen sowie nutritiven Eisenüberladungen auftreten können.

Klinisch zeigen sich Lebervergrößerungen, Kardiomyopathie, endokrine Störungen und graue Hautpigmentierungen an den Handinnenflächen.

10.3.7.5 Untersuchungsparameter

Die Regulation des Eisenstoffwechsels ist sehr komplex und die Diagnosestellung eines Eisenmangels erfordert die Berücksichtigung einer Vielzahl von Laborparametern, von denen die wichtigsten nachfolgend aufgeführt sind.

- Eisenkonzentration im Serum
- Eisenkonzentration im Vollblut
- Transferrin
- Ferritin
- rechnerische Parameter wie totale Eisenbindungskapazität und Transferrinsättigung
- rotes Blutbild.

Bestimmungsmethoden

- **Eisen im Serum:** Die Bestimmung von Eisen im Serum erfolgt durch photometrische Testreaktionen mit Chelatbildnern, wobei besonders häufig Bathophenantrolin und Ferrocin zur Anwendung kommen. Zu unterscheiden sind Tests, denen eine Enteiweißung der Probe vorangeht und solche, die mit einer Freisetzung von Eisen aus seinen Bindungsformen arbeiten. Tests, die eine Enteiweißung voranstellen, sind zumindest bei hämolytischen Proben weniger störanfällig
- **Eisen im Vollblut:** Atomabsorptionsspektrometrie mit Flammenanregung bei den spezifischen Wellenlängen 248,3 bzw. 271,9 nm
- **Transferrin:** radiale Immundiffusion, Immunnephelometrie
- **Ferritin:** Radioimmunoassays, immunoradiometrische Assays, Enzymimmunoassays oder Lumineszenz-Immunoassays
- **Totale Eisenbindungskapazität** und **Transferrinsättigung** sind rechnerische Parameter, die wie folgt erhalten werden:
  Totale Eisenbindungskapazität (TEBK) in der Einheit µg/dl:

$$\text{Transferrin (mg/dl)} \times 1{,}41$$

Transferrinsättigung (%):

$$\frac{\text{Serum-Eisen (µg/dl)}}{\text{Transferrin (mg/dl)}} \times 70{,}9$$

Die chemische Bestimmung der Eisenbindungskapazität ist mit größeren Fehlern behaftet als die direkte Bestimmung des Transferrins und daher heute in den Hintergrund getreten.

Steckbrief Eisen

Präanalytik
– Venöse Blutentnahme morgens nüchtern nach 12 h Nahrungskarenz
– Untersuchungsmaterial: **Serum** für die Bestimmung der Eisenkonzentration im Serum sowie für Transferrin und Ferritin, **Vollblut** für die Eisenbestimmung im Vollblut
– Hämolyse vermeiden (Eisen im Serum)

Normalbereich
– **Eisen im Serum:**
  Frauen: 40–140 µg/dl, Männer: 60–160 µg/dl
  Kinder zwischen 1 und 12 Jahren können niedrigere Werte aufweisen, ebenso wie post partum tiefere Eisenkonzentrationen im Serum gefunden werden.
– **Eisen im Vollblut:**
  Frauen: 420–460 mg/l, Männer: 440–500 mg/l
– **Transferrin:**
  Männer: 210–340 mg/dl, Frauen: 200–310 mg/dl
– **Ferritin:**
  Erwachsene im Alter von 20 bis 50 Jahren: Männer: 35–217 µg/l, Frauen: 23–110 µg/l.
  Im Alter über 60 Jahren werden größere Schwankungsbreiten beobachtet. Kinder zwischen 1 und 15 Jahren weisen Werte zwischen 10 und 140 µg/l auf.
  Die Normalbereiche für die Ferritinkonzentration sind stark abhängig vom verwendeten Testsystem und müssen generell auf dieses bezogen werden. Ein Vergleich von Werten unterschiedlicher Testsysteme ist häufig nicht möglich.
– **Totale Eisenbindungskapazität:**
  Erwachsene: Männer: 270–440 µg/dl, Frauen: 260–400 µg/dl
– **Transferrinsättigung (%):**
  Erwachsene: 16–45 %

Beeinflussungen/Verfälschungen von Meßergebnissen
Probenstabilität. Die Probenstabilität für die Bestimmung von Eisen in Serum und Vollblut sowie von Transferrin und Ferritin ist im wesentlichen unproblematisch und beträgt bei Raumtemperatur ca. eine Woche.

Störungen. Die Eisenkonzentration im Serum unterliegt starken zirkadianen Rhythmen, wobei am Abend in der Regel höhere Werte gemessen werden. Hämolytische Proben liefern falsch-hohe Eisenwerte im Serum, insbesondere bei Methoden ohne Enteiweißungsschritt. Eine Serumabtrennung für die Eisenbestimmung im Serum innerhalb der ersten 2 h nach Probennahme wird empfohlen.
Die immunchemische Bestimmung von Transferrin ist im wesentlichen störungsfrei.
Bei der Bestimmung von Ferritin kann eine Hämolyse zu hohe Werte vortäuschen. Manche ELISA-Methoden weisen einen sogenannten „High dose hook-Effekt" auf, d.h., die Eichkurve fällt bei hohen Ferritinkonzentrationen wieder ab. Dies kann dazu führen, daß bei Seren mit sehr hohen Ferritinkonzentrationen fälschlicherweise normale Werte gefunden werden. Abhilfe: Messung mit zwei verschiedenen Verdünnungen.

Beurteilung

Bewertung pathologischer Werte.

– Die Diagnostik von Störungen des Eisenstoffwechsels erfordert in jedem Falle die Einbeziehung hämatologischer Untersuchungen, insbesondere rotes Blutbild mit Hämoglobin, Erythrozytenzahl, Hämatokrit und rechnerischen Werten wie MCV und MCH (s.S. 23 ff.)
– Serum-Eisen: Erniedrigte Serum-Eisenwerte werden gefunden bei nutritiver Unterversorgung, erhöhten Bedarfssituationen, wie z.B. bei Schwangerschaft und Laktation, Resorptionsstörungen, vermehrten Eisenverlusten infolge von Meno- und Metrorrhagien, gastrointestinalen Störungen, gehäuften Blutspenden und Hämoglobinurie, Eisenverteilungsstörungen wie bei Infekten, chronischen Entzündungen, Neoplasien und Urämie.
Erhöhte Eisenkonzentrationen im Serum sind nachzuweisen bei idiopathischen und sekundären Hämochromatosen

Cave! Ein erniedrigter Eisenwert im Serum ist nicht gleichbedeutend mit einem Eisenmangel. Plasma-/Serum-Eisenwerte können daher nur als Orientierungswerte dienen.

– Eisenkonzentrationen im Vollblut: Verminderte Eisenkonzentrationen im Vollblut sind ein wichtiger Hinweis auf das Vorliegen einer Anämie. Erhöhte Werte werden beobachtet bei Eisenüberladungserkrankungen, aber auch z.B. bei Hämokonzentrationen und Polycythaemia vera
– Transferrin: Erniedrigte Transferrinwerte bzw. eine verminderte TEBK werden gefunden bei Hämochromatosen, Infekten, chronischen Entzündungen, Neoplasien, renalen und enteralen Proteinverlusten, verminderten Proteinsynthesen, z.B. bei Leberzirrhose.
Erhöhte Werte werden regelmäßig gefunden im manifesten Eisenmangel, nur teilweise im latenten Eisenmangel. Auch in der Schwangerschaft kann eine erhöhte Transferrinsynthese gegeben sein
– Ferritin: Verminderte Ferritinkonzentrationen werden im latenten und manifesten Eisenmangel beobachtet, z.B. infolge unzureichender nutritiver Versorgung, Absorptionsstörungen infolge gastrointestinaler Erkrankungen, wobei verminderte Werte praktisch beweisend für einen Eisenmangel sind.
Erhöhte Serum-Ferritinwerte sind hingegen vieldeutig und können auftreten bei Eisenüberladungsstörungen, z.B. im Sinne einer Hämochromatose, aber auch bei Leberparenchymschäden und malignen Erkrankungen und zwar sowohl bei Lymphomen wie auch bei soliden Tumoren. Abbildung 10-10 zeigt die Parameter zur Beurteilung des Eisenstatus bei verschiedenen Grunderkrankungen.

Weiterführende Untersuchungen bei pathologischen Befunden.

– Hämatologische Diagnostik wie bereits oben erwähnt
– Bestimmung von Transferrinrezeptoren im Serum, insbesondere zur Diagnostik eines latenten Eisenmangels
– Gegebenenfalls Bestimmung von Zink-Protoporphyrin
– ^{59}Eisen-Ganzkörper-Resorptionstest
– Kontrolle der Elemente Zink, Kupfer und Selen.

	Eisen im Serum	Transferrin	Transferrin-Sättigung	Ferritin
latenter Eisenmangel	↓	↑	↓	↓
manifester Eisenmangel	↓	↑	⇓	⇓
Entzündungen, Tumoren	↓	↓	N - ↓	N - ↑
Eisenüberladung Hämochromatose	↑	↓	↑	↑

N = Normal   ↓ = vermindert   ⇓ = stark vermindert   ↑ = erhöht

Abb. 10-10 Verhalten wichtiger Parameter des Eisenstoffwechsels bei verschiedenen Grunderkrankungen.

10.3.8 Kupfer

10.3.8.1 Vorkommen und Bedarf

Kupfer kommt in zahlreichen Lebensmitteln in einem Konzentrationsbereich von ca. 0,1–5 mg/100 g vor. Besonders reich an Kupfer sind Fleisch, insbesondere Innereien, Fische, Nüsse und einige Gemüse.
Die durchschnittliche Zufuhr in Deutschland liegt für den erwachsenen Mann bei 2,25 mg/Tag beziehungsweise für die erwachsene Frau bei 1,84 mg/Tag. Die Bedarfsschätzungen bewegen sich in einem Bereich von 1,5–3,0 mg. Die Möglichkeit einer ernährungsbedingten suboptimalen Kupferversorgung ist dabei nicht auszuschließen.

10.3.8.2 Physiologische Funktionen

Die Absorption des Kupfers findet im Magen und in den oberen Bereichen des Dünndarms statt und beruht zumindest teilweise auf einem aktiven Transportmechanismus. Nach Übertritt in das Plasma wird Kupfer zuerst an Albumin gebunden und dann relativ rasch in die Leber eingelagert.
Die **Leber** ist Schlüsselorgan des Kupferstoffwechsels, da sie folgende Funktionen übernimmt:
- Hauptspeicherorgan
- Synthese von kupferhaltigen Metalloenzymen, wie z.B. Coeruloplasmin
- Ausscheidung von Kupfer.

In der Leber wird Kupfer in Form der Proteine Hepatocuprein und Metallothionein reversibel gebunden und gespeichert. In den Mikrosomen und dem endoplasmatischen Retikulum erfolgt die Synthese kupferhaltiger Metalloenzyme für intrazelluläre Funktionen des Hepatozyten sowie von Serumproteinen. Im Plasma kommt Kupfer zu ca. 95% als Coeruloplasmin vor. In den Erythrozyten liegt Kupfer zu ca. 60% in Form des Enzyms Superoxiddismutase vor. Die Ausscheidung von Kupfer erfolgt überwiegend, nämlich zu über 90%, über die Galle.

Eine wichtige genetisch bedingte Störung des Kupferstoffwechsels liegt beim Morbus Wilson vor. Infolge einer Beeinträchtigung der Coeruloplasminsynthese kommt es zu einer gesteigerten Einlagerung von Kupfer in Leber (Leberzirrhose), Gehirn und Hornhaut des Auges (Fleischer-Kayser-Kornealring).

Kupfer hat eine Vielzahl wichtiger physiologischer Funktionen im menschlichen Organismus, die im wesentlichen auf seine Rolle als integraler Bestandteil von Metalloproteinen zurückzuführen sind:

- Als Bestandteil von Zytochrom a_3, einer Oxidase mit hohem Redoxpotential, die am Ende der biologischen Oxidationskette steht und damit eine Schlüsselposition bei der Übertragung von Elektronen auf Sauerstoff einnimmt
- Als Bestandteil der Monoaminoxidase, die den biologischen Abbau von Katecholaminen einleitet
- Als Bestandteil der Tyrosinase, die für die Biosynthese von Melanin unerläßlich ist
- Als Bestandteil von Enzymen wie Katalase und Superoxiddismutase ist Kupfer unerläßlich für die Entgiftung von Peroxidradikalen und anderen hochreaktiven Sauerstofformen
- Als Bestandteil von Coeruloplasmin ist Kupfer für die Oxidation von zweiwertigem zu dreiwertigem Eisen erforderlich, bevor dann die Bindung des Eisens an Transferrin erfolgen kann. Coeruloplasmin oxidiert auch Diamine
- Als Bestandteil der Lysyloxidase ist Kupfer für die Quervernetzung und Stabilisierung von Kollagen erforderlich.

10.3.8.3 Ursachen und Folge-
erscheinungen von
Mangelzuständen

Ursachen. Kupfer-Mangelzustände können verschiedene Ursachen haben:
- Unzureichende Zufuhr, z.B. bei einseitiger Ernährung und Reduktionsdiäten sowie bei totaler parenteraler Ernährung

- Verminderte enterale Resorption bei Malabsorptionssyndromen und rezidivierenden Diarrhöen
- Erhöhte Ausscheidung bei Nierenerkrankungen und Therapie mit Chelatbildnern
- Erblich bedingte Störungen im Kupferstoffwechsel, wie z.B. beim Menke-Kinky-Hair-Syndrom, wo stark erniedrigte Serumkupfer- und Coeruloplasminkonzentrationen vorgefunden werden. Diese Störung kann X-chromosomal-rezessiv vererbt werden. Infolge einer verminderten Aktivität kupferabhängiger Enzyme kommt es zu einer defekten Kollagen- und Elastinbildung mit Wachstums- und Pigmentationsstörungen der Haare. Die Erkrankung tritt in den ersten Lebensmonaten auf. Einzelne Untersuchungen berichten über eine Besserung unter Kupfertherapie, in anderen Studien wird dieses verneint
- Morbus Wilson: Die Vererbung des Morbus Wilson erfolgt autosomal-rezessiv, die Prävalenz der erkrankten Homozygoten in der Gesamtbevölkerung liegt bei 1:200 000, diejenige der heterozygoten Merkmalsträger bei 1:200. Die meisten Patienten werden bereits im jugendlichen Alter auffällig. Aufgrund einer starken Bindung von Kupfer im leberständigen Metallothionein wird Kupfer nicht in normalem Umfang in Apocoeruloplasmin eingebaut und es finden sich daher erhöhte Konzentrationen in der Leber und später in anderen Organen. Die Kupferausscheidung über die Galle ist vermindert, infolge einer erhöhten Bindung von Kupfer im Plasma an Albumin und Aminosäuren ist die renale Ausscheidung von Kupfer erhöht. Da es sich hier um einen Defekt in der Coeruloplasminsynthese handelt, ist eine Kupfergabe streng kontraindiziert. Die Erkrankung kann vielmehr durch die Gabe von Komplexbildnern, die Kupfer verstärkt renal eliminieren, positiv beeinflußt werden.

Folgeerscheinungen

Ein nutritiv, durch Absorptionsstörungen oder erhöhte Verluste bedingter Kupfermangel kann sich in folgenden Symptomen äußern: eisentherapieresistenten Anämieformen, Neutropenie, gestörter Eisenverwertung, Störungen der Knochenbildung mit Skelettveränderungen, herabgesetzter Pigmentation von Haut und Haaren, neurologischen Störungen, erhöhter Infektanfälligkeit.

10.3.8.4 Toxizität und Überschußsymptome

Für den erwachsenen Menschen ist Kupfer verhältnismäßig ungiftig, so daß auch bei Arbeitern in kupferhaltigen Bergwerken Kupfer-Intoxikationen selten sind. Akut toxisch ist z.B. 1 g Kupfersulfat, was sich zunächst in Reizwirkungen im Gastrointestinaltrakt mit Erbrechen äußert. Dies bietet einen gewissen Schutz vor resorptiver Vergiftung.

Verschiedene Fälle von Kupfervergiftungen bei **Säuglingen** mit letalem Ausgang haben das Augenmerk auf toxische Kupferwirkungen gerichtet. Derartige Fälle sind bei Säuglingen aufgetreten, die mit Flaschennahrung ernährt wurden, die mit stark kupferhaltigem Trinkwasser zubereitet wurde. Da ein Säugling seinen kalorischen Bedarf praktisch ausschließlich durch Milch deckt, nimmt er unter diesen Bedingungen weitaus höhere relative Kupferdosierungen auf, als dies beim Erwachsenen möglich ist. Entsprechende Erkrankungen mit Leberzirrhose wurden jedoch bei solchen Kindern nicht beobachtet, die erst nach dem neunten Lebensmonat stark kupferhaltiges Trinkwasser erhielten. Dies weist darauf hin, daß Säuglinge besonders empfindlich auf Kupferbelastungen reagieren, da hier möglicherweise verschiedene Bindungsproteine noch nicht in ausreichender Menge vorliegen. Wahrscheinlich sind auch die Ausscheidungsmechanismen über die Galle in diesem Alter noch nicht voll funktionsfähig.

10.3.8.5 Untersuchungsparameter

Kupfer, Coeruloplasmin.

Bestimmungsmethoden

Kupfer. Flammen-Atomabsorptionsspektrometrie zur Bestimmung von Kupfer in Serum und Vollblut. Atomabsorptionsspektrometrie mit Graphitrohrofentechnik für die Bestimmung von Kupfer im Harn. Für die Bestimmung von Kupfer im Serum existiert weiterhin eine photometrische Methode, bei der Kupfer aus seiner Eiweißbindung freigesetzt, zu Kupfer I reduziert und mit Bathocuproindisulfonat zu einem Farbkomplex umgesetzt wird. Diese Methode läßt sich nicht auf Vollblut und Urin anwenden.

Coeruloplasmin. Radiale Immundiffusion und Immunnephelometrie sowie Immunturbidimetrie.

Steckbrief Kupfer

Präanalytik
- Keine besondere Patientenvorbereitung
- Venöse Blutentnahme
- Untersuchungsmaterial: Serum/Plasma für die Bestimmung von Kupfer und Coeruloplasmin, Heparinvollblut für die Bestimmung von Kupfer im Vollblut. 24-h-Urin
- Die Probenstabilität bezüglich Kupfer für Serum und Vollblut ist unproblematisch und beträgt mindestens sieben Tage bei Raumtemperatur. 24-h-Urin sollte angesäuert werden

Normalbereich
- Kupfer im Serum: 0,80–1,25 mg/l
- Kupfer im Vollblut: 1,00–1,30 mg/l
- Kupfer im 24-h-Harn: 10–60 µg/d
- Coeruloplasmin im Serum: 0,20–0,60 g/l

Beeinflussungen/Verfälschungen von Meßergebnissen
Es besteht eine Kontaminationsgefahr durch Probengefäße und Nadeln, die Kupfer abgeben können. Probengefäße sind generell auf ihre Eignung zur Kupferbestimmung zu prüfen.

Beurteilung
Interpretation erniedrigter Werte. Erniedrigte Kupferkonzentrationen im Blut erfordern eine eingehende differentialdiagnostische Abklärung, wobei wie folgt unterschieden werden muß:
- Nutritiv-bedingte bzw. durch erhöhte Verluste (Enteropathie, Proteinurie) verursachte erniedrigte Kupferkonzentrationen. Unter diesen Bedingungen finden sich in aller Regel normale Coeruloplasminkonzentrationen sowie eine Kupferausscheidung im 24-h-Urin von < 100 µg/d
- Menke-Kinky-Syndrom: Neben erniedrigten Kupferkonzentrationen ist auch die Coeruloplasminkonzentration im Serum unter 0,2 g/l vermindert, die Kupferausscheidung im Harn liegt unter 100 µg/d
- Morbus Wilson: Erniedrigte Kupfer- und Coeruloplasminkonzentrationen im Serum, erhöhte Kupferausscheidung im 24-h-Urin, > 100 µg/d, Erhöhung der Kupferausscheidung auf das Drei- bis Fünffache der basalen Exkretion nach oraler Gabe von 4 × 250 mg Penicillamin.

Interpretation bei erhöhten Werten. Eine Kupfererhöhung im Vollblut oder Plasma ist in aller Regel nicht im Sinne einer Kupferintoxikation zu interpretieren. Hohe Kupferkonzentrationen im Blut kommen vor bei akuten Infekten, im akuten Schub einer rheumatischen Erkrankung sowie (stadienabhängig) auch bei Tumorerkrankungen. Aufgrund der stadienabhängigen Reaktionen des Kupferspiegels sind diese Verläufe diagnostisch bedeutsam. Gleichzeitig sind auch während der Schwangerschaft, insbesondere im zweiten und dritten Trimester sowie unter der Einnahme von Östrogenpräparaten, hohe Kupferkonzentrationen nachweisbar und zwar als Folge einer Stimulierung der Coeruloplasminsynthese unter der Hormoneinwirkung. Erhöhte Kupferkonzentrationen im Blut können auch beobachtet werden bei Störungen des Gallenabflusses intra- oder extrahepatischer Genese, da Kupfer zu über 90% über die Galle ausgeschieden wird.

Weiterführende Untersuchungen bei pathologischen Befunden.
- Nutritiv oder durch erhöhte Verluste bedingter Kupfermangel: Differentialblutbild, Diagnostik gastrointestinaler Störungen, Abklärung eventuell erhöhter Proteinverluste
- Verdacht auch Menke-Kinky-Syndrom: Nachweis eines erhöhten ^{64}Kupfer-Einbaus in Fibroblasten, Nachweis eines erhöhten Kupfergehaltes in der Duodenalschleimhaut
- Verdacht auf Morbus Wilson: Bestimmung von Leber-Kupfer, in der Regel erhöht, > 250 µg/g Trockengewicht
- Kontrolle der Elemente Zink, Selen und Eisen.

10.3.9 Zink

10.3.9.1 Vorkommen und Bedarf

Zink kommt in nahezu sämtlichen Nahrungsmitteln vor, doch werden sehr unterschiedliche Verteilungen beobachtet. Besonders reich sind Nahrungsmittel tierischer Herkunft, also Fleisch, insbesondere Innereien. Nahrungsmittel pflanzlicher Herkunft enthalten in der Regel geringere Zinkgehalte. Vergleichsweise reich an Zink sind auch Getreide, wo z.B. Weizenvollmehl ca. 3 mg Zink/100 g enthält. Bei der Verarbeitung zu Feinmehl kann jedoch mehr als zwei Drittel des Zinks verlorengehen. Bei Kleinkindern muß davon ausgegangen werden, daß die Zinkversorgung über die Muttermilch erheblich besser ist als bei der Verwendung von Fertignahrung.

Der Zinkbedarf wird von der Deutschen Gesellschaft für Ernährung für den erwachsenen Menschen mit 15 mg angegeben, für die Schwangere werden 20 mg, für die Stillende 25 mg empfohlen. Nach neueren Angaben liegt die Zinkaufnahme in Deutschland für Männer bei durchschnittlich 12,1 mg, für Frauen bei durchschnittlich bei 9,7 mg/d. Es kann damit nicht ausgeschlossen werden, daß sich relevante Teile unserer Bevölkerung in einer marginalen Versorgungssituation bewegen.

Gleichzeitig ist festzustellen, daß sich die Zufuhrempfehlungen auf den gesunden Menschen beziehen. Nicht berücksichtigt sind erhöhte Bedarfssituationen, wie sie infolge verschiedenster Erkrankungen auftreten können.

10.3.9.2 Physiologische Funktionen

Die Absorption von Zink erfolgt im oberen Dünndarm, in geringerem Maße auch im Ileum. Es wird von einer durchschnittlichen Resorptionsrate von 20–30 % bezüglich des zugeführten Zinks ausgegangen. Die Aufnahme von Zink ist stark von der **Zusammenset-**zung der Nahrung abhängig. Aus Nahrungsmitteln tierischer Herkunft, die zudem meist reiche Zinkquellen darstellen, wird es im allgemeinen besser absorbiert als aus pflanzlichen Proteinquellen und Cerealien. Dieser Unterschied beruht vor allem auf dem Phytatanteil der pflanzlichen Nahrungsmittel, der die Zinkabsorption negativ beeinträchtigt. Gleichzeitig ist die Absorption von der Höhe der Zufuhr abhängig. Bei steigender Zufuhr verringert sich die prozentuale Aufnahme von Zink.

Im Organismus liegen über 95 % des Zinks intrazellulär vor und nur eine relativ kleine Zinkmenge ist im Extrazellularraum zu finden. **Hauptspeicher** sind Knochen und Muskelgewebe. In den Blutbestandteilen kommt Zink ebenfalls intrazellulär vor. Zirka 90 % des Zinks sind in Erythrozyten und Leukozyten konzentriert, während das Blutserum nur ca. 10 % (vorwiegend gebunden an Albumin und α_2-Makroglobulin) enthält.

Die **Ausscheidung** von Zink erfolgt überwiegend auf enteralem Wege durch Desquamation von Epithelzellen sowie durch Zinkausscheidungen über Verdauungssekrete wie Galle, Pankreas und Darmsekret. Die Zinkausscheidung über den Harn ist relativ konstant und liegt in einem Bereich von 0,2–1,5 mg/24 h. Sie wird durch nutritive Faktoren kaum beeinflußt. Deutlich erhöhte renale Verluste treten bei verstärktem Proteinkatabolismus, z.B. bei Reduktionsdiäten auf, ebenso wie unter verschiedenen Krankheitsbedingungen, wie bei Diabetes mellitus und auch bei Tumorerkrankungen. Die Ausscheidung über den Schweiß ist normalerweise gering, kann jedoch während intensiver körperlicher Arbeit und beim Leistungssport deutlich ansteigen.

Zink hat eine ganze Reihe wichtiger physiologischer Funktionen im menschlichen Organismus, die im wesentlichen darauf beruhen, daß Zink integraler Bestandteil von Metalloenzymen ist. Bisher sind bereits siebzig solcher Enzyme bekannt. Die bekanntesten sind Carboanhydrase, alkalische Phosphatase, Alkoholdehydrogenase und Carboxypeptidase. Zink ist in den Protein- und Nukleinsäurenstoffwechsel einbezogen und spielt eine fundamentale Rolle bei der Zellteilung.

Die Bedeutung des Zinks für Hormone läßt sich am Beispiel des Insulins, das ca. 0,5% Zink enthält, zeigen. Insulin ist in den Langerhans-Inseln des Pankreas in Form eines Zink-Insulin-Komplexes gespeichert. Andere Beispiele sind Wachstums- und Sexualhormone.

Interaktionen zwischen Zink und **Vitamin A** sind zu berücksichtigen. Hier wird für die Mobilisierung von Vitamin A aus der Leber ein spezifisches Bindungsprotein, das retinolbindende Protein benötigt, dessen Synthese zinkabhängig ist.

Sehr gut untersucht ist die Wirkung von Zink auf das Abwehrsystem, wobei insbesondere **zelluläre Abwehrleistungen** durch Zinkmangel beeinträchtigt werden.

10.3.9.3 Ursachen und Folgeerscheinungen von Mangelzuständen

Ursachen. Eine Vielzahl von Ursachen kann zur Entwicklung eines Zinkmangels führen.

- Unzureichende Zufuhr, wie z.B. bei Kleinkindern infolge einer Ernährung auf reiner Kuhmilchbasis, bei einseitigen Ernährungsgewohnheiten und Reduktionsdiäten, insbesondere bei parenteraler Ernährung mit zinkarmen Infusionslösungen
- Absorptionsstörungen infolge von Pankreasinsuffizienz, insbesondere in Verbindung mit Stearrhö (unlösliche Komplexe zwischen Zink, Fett und Phosphat), entzündlichen Darmerkrankungen wie Enteritis regionalis, Malabsorptionssyndrome
- Genetische Resorptionsstörungen in Form einer Akrodermatitis enteropathica
- Erhöhte renale Zinkverluste infolge von Alkoholismus, Diabetes mellitus, hämolytischen Anämien, katabolen Stoffwechsellagen sowie iatrogen unter Therapie mit Präparaten wie Penicillamin

- Erhöhte Zinkverluste über den Schweiß beziehungsweise erhöhte Zinkabgabe während der Laktation über die Muttermilch
- Situationen eines erhöhten Bedarfs wie Schwangerschaft, Stillzeit, Leistungssport
- Verteilungsstörungen von Zink nach Verbrennungen, Operationen und Herzinfarkt sowie auch bei akuten Infektionen und Neoplasien.

Folgeerscheinungen. Die klinische Symptomatik eines Zinkmangels kann vielfältig sein. Eine der bekanntesten Zinkmangelerkrankungen ist die Akrodermatitis enteropathica, eine genetisch bedingte Störung der Zinkabsorption. Sie tritt in der Regel bei Kleinkindern, vor allem nach dem Abstillen, auf und ist charakterisiert durch massive Hautläsionen, sowie in der weiteren Folge durch eine erhöhte Infektanfälligkeit, was früher in aller Regel zu einem frühen Tod dieser Kinder geführt hat. Die Krankheit ist heute durch Zinksubstitution beherrschbar.

Das Gesamtbild der klinischen Symptomatik kann wie folgt zusammengefaßt werden:

- dermatologische Störungen, z.B. im Sinne von Parakeratosen
- Haarausfall
- reduzierter Appetit
- reduziertes Geschmacks- und Geruchsempfinden
- verzögerte Wundheilung
- Beeinträchtigung der Fortpflanzungsfähigkeit
- Immundefizienz mit erhöhter Anfälligkeit für Infektionen
- beim Heranwachsen sind besonders eine Wachstumsverzögerung sowie eine verzögerte sexuelle Reifung auffällig.

10.3.9.4 Toxizität und Überschußsymptome

Die Toxizität von Zink ist vergleichsweise gering. Die letale Dosis wird mit 3–5 g Zinksulfat beziehungsweise 6–10 g Zinkchlorid angegeben. Betrachtet man die täglich empfohlene Zinkzufuhr beim Erwachsenen von 15 mg, so erkennt man, daß eine breite Sicherheitsspanne besteht.

Akute Zinkintoxikationen äußern sich zunächst durch Übelkeit, Erbrechen, Gastroenteritis, abdominelle Beschwerden, Schwindel, Lethargie und muskuläre Koordinationsstörungen.

10.3.9.5 Untersuchungsparameter

Zink.

Bestimmungsmethoden

Die Bestimmung von Zink in Serum, Vollblut und Harn erfolgt in der Regel mit der **Flammen-Atomabsorptionsspektrometrie** bei der spezifischen Wellenlänge von 213,8 nm.

Neuerdings ist auch ein photometrischer Test verfügbar, der jedoch nur für Serum anwendbar ist.

In der Literatur wird häufig von **Serumzink-Analysen** gesprochen. Wie bereits erwähnt, befindet sich der Hauptteil des Zinks intrazellulär. Hier sind wiederum zwei unterschiedliche Formen der Bindung zu unterscheiden: Ein Teil des Zinks ist schwach gebunden und steht in einer Wechselbeziehung zum Zinkgehalt außerhalb der Zelle (rasche homöostatische Regulierung von intrazellulär nach extrazellulär), der andere Teil ist fest gebunden und reagiert nur träge mit dem Extrazellularraum. Der Zinkserumgehalt ist letztlich für den Praxisalltag von untergeordneter Bedeutung. So gibt es biologisch bedingte Schwankungen des Zinkserumspiegels, die von bestimmten Rhythmen, von Streßzuständen, von Medikamenten und sogar von der Körperlage abhängig sein können. Es konnten über 20 Einflußgrößen identifiziert werden, die den Plasmazinkspiegel beeinflussen. Liegt eine unzureichende alimentäre Zinkzufuhr vor, wird infolge homöostatischer Regulationsmechanismen das Metall vermehrt aus der Zelle mobilisiert und in das Plasma abgegeben. Hier finden wir dann zunächst über einen längeren Zeitraum (falsch-)normale Werte, was zwangsläufig zu einer Fehleinschätzung des tatsächlichen Zinkversorgungsstatus führt. Außerdem kann durch den Zerfall von Blutzellen (Hämolyse) innerhalb der Probe der Zinkspiegel durch das Freiwerden von intrazellulärem Zink erhöht werden. Erfahrungsgemäß finden wir nicht selten auch bei ausgeprägten intrazellulären Zinkdefiziten normale Serumwerte.

Steckbrief Zink

Präanalytik

– Keine besondere Patientenvorbereitung
– Untersuchungsmaterial: Serum, Heparinplasma, Vollblut, 24-h-Urin
– Die Stabilität von Zink in Serum/Plasma und Vollblut ist im wesentlichen unproblematisch und beträgt mindestens eine Woche bei Raumtemperatur. Um bei der Urinsammlung eine Ausfällung von Zink zu verhindern, sollte der Harn angesäuert werden

Normalbereich

– Zink im Serum: 0,8–1,4 mg/l
– Zink im Vollblut: 7,0–8,0 mg/l
– Zink im 24-h-Urin: 0,2–0,8 mg/l

Beeinflussungen/Verfälschungen von Meßergebnissen

Zirka 90% des Zinks im Blut liegt in den zellulären Blutbestandteilen vor. Bereits eine geringgradige Hämolyse kann daher zu einer deutlichen Verfälschung der Serum-/Plasmawerte führen. Bei 1% Hämolyse ist mit einer Erhöhung dieser Werte um ca. 15% zu rechnen.

Entsprechende Störungen für Vollblut sind nicht gegeben.

Interpretation erniedrigter Werte. Zink ist ein zellulläres Element und kommt zu über 90% intrazellulär vor und die wesentlichen physiologischen Funktionen von Zink spielen sich auf zellulärer Ebene ab. Die alleinige Bestimmung von Zink im Serum hat damit nur eingeschränkte Aussagekraft. Erniedrigte Werte weisen auf einen Zinkmangel hin, normale Werte schließen diesen nicht aus. Eine Korrelation zwischen Zink im Serum und Zink in den Erythrozyten besteht nicht. Weitergehende Informationen können über die Bestimmung von Zink in den Erythrozyten bzw. über eine Abschätzung dieser Konzentration durch die Vollblutanalyse gewonnen werden.

Auch eine erniedrigte Zinkausscheidung im 24-h-Harn ist ein wichtiger Hinweis auf das Vorliegen eines Zinkmangels.

Interpretation erhöhter Werte. Erhöhte Zinkkonzentrationen im Serum/Plasma sowie auch im Vollblut können beobachtet werden bei Hyperthyreosen, essentieller Hypertonie, Eosinophilie, experimentell erzeugtem Fieber, Polyglobulie und Polycythaemia vera.

Eine Bewertung erhöhter Zinkausscheidungen im Harn nach Gabe von Komplexbildnern ist schwierig. Gesicherte Grenzbereiche für solche Provokationsteste liegen bisher nicht vor.

Weiterführende Untersuchungen bei pathologischen Befunden.

– Zinkbindungskapazität
– Metallothionin im Serum
– Bestimmung der alkalischen Phosphatase im Serum vor und drei Tage nach einer Zinkinjektion mit Beurteilung der Aktivitätserhöhung dieses zinkhaltigen Enzyms. Starke Aktivitätserhöhungen weisen auf das Vorliegen einer Zinkunterversorgung hin.
– Kontrolle der Elemente Kupfer, Eisen und Selen.

10.3.10 Selen

10.3.10.1 Vorkommen und Bedarf

Die Selengehalte der Böden variieren weltweit außerordentlich stark und auch die Verfügbarkeit des Selens in Böden und Nahrungsmitteln ist sehr unterschiedlich. Selbst in einzelnen Ländern, wie z.B. China, sind Gegenden mit extrem hoher bzw. extrem niedriger Versorgung bekannt. In Deutschland fällt ein ausgesprochenes Nord-Süd-Gefälle der Selengehalte von Ackerland auf mit den tiefsten Werten in den süddeutschen Ländern. Dieses Gefälle läßt sich jedoch bei Selenbestimmungen beim Menschen nicht bestätigen.

Besonders selenreich sind **proteinreiche** Lebensmittel wie Fleisch und Fisch sowie verschiedene Getreideprodukte, während Obst und Gemüse keinen wesentlichen Beitrag zur Selenversorgung leisten.

Die starken Schwankungen der Selengehalte der Böden führen zu sehr unterschiedlichen täglichen Aufnahmen, die in einem Bereich zwischen 10 und über 1000 μg liegen. Im weltweiten Vergleich weisen die mitteleuropäischen Länder relativ niedrige Selenversorgungen auf. Neuere Untersuchungen aus Deutschland ergeben eine durchschnittliche tägliche Selenaufnahme von 47 μg für den erwachsenen Mann und von 38 μg für die erwachsene Frau.

Trotz zahlreicher Studien in verschiedenen Ländern der Erde mit unterschiedlicher Selenversorgung ist die genaue Definition des Selenbedarfs des Menschen nach wie vor nicht eindeutig geklärt. Offensichtlich ist der menschliche Organismus aufgrund homöostatischer Regulationsmechanismen in der Lage, eine ausgeglichene Selenbilanz unter erheblich unterschiedlichen Selenaufnahmen aufrechtzuerhalten. Neuere amerikanische Empfehlungen nennen eine wünschenswerte tägliche Selenaufnahme von 70 μg für den erwachsenen Mann beziehungsweise von 55 μg für die erwachsene Frau. Einzelne Studien weisen darauf hin, daß möglicherweise eine höhere Zufuhr im Bereich von 100–150 μg pro Tag erforderlich ist, um eine maximale Aktivität des selenhaltigen Enzyms Glutathionperoxidase zu gewährleisten.

10.3.10.2 Physiologische Funktionen

Die Darstellung der Regulationsmechanismen und der Biokinetik von Selen wird dadurch erschwert, daß verschiedene Selenverbindungen wie Selenit, Selenat, Selenomethionin, Selenozystein und andere selenorganische Verbindungen zu berücksichtigen sind, die hinsichtlich Absorption, Organverteilung und Ausscheidung sehr unterschiedlich metabolisiert werden. In Nahrungsmitteln liegt Selen vorwiegend in Form selen-

haltiger Aminosäuren vor, während anorganische Selenverbindungen z.B. in der Selentherapie zum Einsatz kommen.

Die **Selenabsorption** findet im **Dünndarm** statt, wobei für Selenomethionin und für Selenat ein aktiver Transportmechanismus nachgewiesen wurde. Bei Selenomethionin wurden Absorptionsraten von 96–97% beschrieben, natürlich vorkommendes Selen in Nahrungsmitteln wird zu ca. 55% absorbiert und Selenit zwischen 44 und 70%. In den Blutbestandteilen findet sich Selen in höherer Konzentration in den Erythrozyten als im Serum, wobei Selen sowohl in Form des selenhaltigen Metalloenzyms Glutathionperoxidase, wie auch an Hämoglobin gebunden vorliegt.

Bei den Organen weist die **Niere** die **höchsten Selengehalte** auf, gefolgt von Leber, Testes und Milz. Andere Untersuchungen zeigen auch für die Schilddrüse hohe Selenkonzentrationen. Studien an depletierten und repletierten Tieren zeigen, daß in der Depletion Herz, Muskel und Leber zunächst an Selen verarmen, während der Rückgang der Selengehalte in den reproduktiven und endokrinen Organen langsamer stattfindet. Bei der Repletion geht Selen zunächst in das Gehirn und die reproduktiven und endokrinen Organe, während die Konzentrationen in Herz und Muskel erst später ansteigen.

Die **Ausscheidung** von Selen erfolgt über Stuhl, Harn und Atemluft. Der Harn ist dabei der primäre Ausscheidungsweg und die Ausscheidung erfolgt überwiegend in Form des Trimethylseleniumions.

Selen hat eine Vielzahl von physiologischen Funktionen im menschlichen Organismus, die zum großen Teil auf die Rolle des Selens als integraler Bestandteil wichtiger Metalloenzyme zurückzuführen ist. Besonders hervorzuheben sind dabei:

- Das selenhaltige Enzym Glutathionperoxidase spielt eine zentrale Rolle als antioxidativer Schutzfaktor gegen hochreaktive Sauerstoffspezies, insbesondere auch gegen Lipidperoxide. Es stellt damit einen

wesentlichen Faktor bei der Protektion der Zellmembran gegen oxidative Schädigungen dar
- Aufgrund der Anreicherung der Glutathionperoxidase in den Thrombozyten scheint dieses Enzym offensichtlich auch in den Prostaglandinstoffwechsel einzugreifen und kann damit einen gewissen Schutzfaktor gegen eine erhöhte Thrombozyten-Aggregation darstellen
- In den letzten fünf Jahren konnte nachgewiesen werden, daß auch verschiedene Typ-I- und Typ-II-Jodthyronin-Dejodasen Selenoenzyme sind, beziehungsweise Selen als Kofaktor benötigen. So katalysiert die Typ-I-5'-Jodthyronin-Dejodase die Bildung des biologisch aktiven Schilddrüsenhormons T_3 aus seinem Prohormon T_4
- Zahlreiche Studien zeigen die Wirkung von Selen auf humorale und zelluläre Immunparameter, wie z.B. Stimulierung der Antikörperproduktion, Erhöhung von Phagozytoseleistung und Chemotaxis und Stimulierung von NK-Zellen.

10.3.10.3 Ursachen und Folgeerscheinungen von Mangelzuständen

Ursachen. Die Ursachen eines Selenmangels können vielfältiger Natur sein:
- Unzureichende Selenzufuhr, vor allem in Gegenden mit niedrigen Selengehalten der Böden sowie der Nahrungsmittel infolge der weltweit sehr unterschiedlichen Verteilung dieses essentiellen Spurenelements. Nutritive Unterversorgungen sind auch zu beobachten bei einseitiger Ernährung, insbesondere unter langzeitparenteraler Ernährung
- Verminderte Absorption infolge gastrointestinaler Erkrankungen wie Malabsorptionssyndrome, rezidivierender Diarrhöen etc.

- Erhöhte Verbrauchssituationen, worauf sich Hinweise bei verschiedenen Erkrankungen ergeben haben, wie z.B. bei Tumorerkrankungen, entzündlich-rheumatischen Erkrankungen sowie Erkrankungen mit ausgedehnten entzündlichen Veränderungen, wie z.B. bei der akuten Pankreatitis. Bei der letztgenannten Erkrankung scheint gleichzeitig eine erhöhte Bedarfssituation bezüglich verschiedener anderer Antioxidanzien vorzuliegen.

Folgeerscheinungen. Die Symptomatik eines Selenmangels beim Menschen konnte sowohl anhand von Untersuchungen aus Selenmangelgebieten in China, wie auch unter den Bedingungen einer langzeitparenteralen Ernährung erforscht werden. Im Vordergrund stehen folgende Symptome:
- Kardiale Veränderungen im Sinne einer dilatativen Kardiomyopathie mit multifokalen Nekrosen und Herzvergrößerung
- Im schweren Selenmangel: endemische Osteoarthropathie mit schweren degenerativen Gelenkveränderungen
- Pseudo-Albinismus mit Aufhellung von Haut und Haaren sowie Veränderungen der Haarstruktur
- Muskuläre Störungen im Sinne von Muskelschwäche sowie Desintegration der Myofibrillenstruktur
- Laborchemisch findet sich neben der Erniedrigung der Selenkonzentration eine Verminderung der Glutathionperoxidaseaktivität, eine Erhöung der Kreatinkinaseaktivität sowie hämatologische Veränderungen im Sinne einer Erhöhung des mittleren Zellvolumens mit Makrozytose.

10.3.10.4 Toxizität und Überschußsymptome

Fälle akuter Selentoxizität beim Menschen wurden bei Industriearbeitern in Kupferschmelzen beobachtet. Die **Symptomatik** wird bestimmt durch eine Irritation der Schleimhäute der oberen Atemwege, Kopfschmerz, Schwindel, Müdigkeit und Erbrechen. Häufig findet sich ein knoblauchartiger Geruch der Ausatmungsluft. In schweren Fällen muß Kreislaufversagen und Lebernekrose festgestellt werden. In den meisten Fällen handelt es sich jedoch um reversible Schädigungen.

Weitaus bedeutsamer ist die Bewertung der **chronischen** Toxizität von Selen beim Menschen. Hierzu liegen ausführliche Studien aus China vor, da in verschiedenen Provinzen Chinas sehr hohe Selengehalte in den Böden und in der Nahrung gefunden werden. Dabei zeigen neuere Untersuchungen, daß bei Selenaufnahmen von mehr als 750 µg/d laborchemisch eine Verlängerung der Prothrombinzeit sowie ein Anstieg der Leukozytenzahlen beobachtet wird. Klinisch zeigen sich Veränderungen der Fingernägel sowie Haar- und Nagelverlust. Weitere Symptome einer chronischen Selenbelastung können metallischer Geschmack im Mund, knoblauchartiger Geruch der Ausatmungsluft, Rötungen und Schwellungen der Haut, Erbrechen und Durchfälle sein.

Aufgrund dieser Daten werden die nachfolgend angegebenen **Dosierungen** als sicher im Hinblick auf das Auftreten toxischer Wirkungen angesehen:

- Orale **Einmal**gabe beim Erwachsenen: maximal 0,05 mg Selen/kg KG
- Orale Gabe über längere Zeit beim Erwachsenen: maximal 5 µg Selen/d/kg KG.

Bei einem 70 kg schweren Menschen entspricht dies einer täglichen Selenaufnahme von 350 µg. Andere Untersuchungen nennen tägliche Selenzufuhren von 400 µg bzw. 500 µg als sicher.

10.3.10.5 Untersuchungsparameter

Selen.

Bestimmungsmethoden

Atomabsorptionsspektrometrie mit Graphitrohrofentechnik bei der spezifischen Selenwellenlänge von 196,0 nm. Eine Matrixmodifikation, z.B. mit Palladiumnitrat/Magnesiumnitrat, ist erforderlich. Alternativ kann Selen auch nach oxidierendem Naß-Aufschluß mit Atomabsorptionsspektrometrie und Hybridtechnik bestimmt werden. Dabei wird das in der Probe enthaltene Selen mit Natriumborhydrid zu Selenwasserstoff reduziert und in die Meßküvette des Atomabsorptionsspektrometers überführt.

Steckbrief Selen

Präanalytik
- Keine besondere Patientenvorbereitung
- Untersuchungsmaterial: Serum/Plasma und Vollblut
- Probenstabilität: unproblematisch, die Probenstabilität beträgt mindestens eine Woche bei Raumtemperatur

Normalbereich
- Serum: 60–100 µg/l
- Vollblut: 80–130 µg/l

Beeinflussungen/Verfälschungen von Meßergebnissen
Die angegebenen Referenzbereiche gelten für Mitteleuropa. Die Selenkonzentrationen zeigen starke regionale Unterschiede und es sind Länder bekannt, in denen physiologischerweise sowohl erheblich höhere, wie auch deutlich niedrigere Selenkonzentrationen gefunden werden.

Interpretation erniedrigter Werte. Ein Unterschreiten des Normalbereichs weist auf eine unzureichende Versorgungslage bzw. erhöhte Verluste oder erhöhte Verbrauchssituationen hin und ist korreliert mit einer reduzierten Aktivität selenabhängiger Enzyme, vor allem der Glutathionperoxidase.
Die klinisch evidente Symptomatik eines Selenmangels ist erst bei ausgeprägten Konzentrationsminderungen zu erwarten.
Aufgrund der relativ langen Lebenszeit der Erythrozyten kann der Selengehalt im Vollblut als Langzeitparameter angesehen werden, während die Selenwerte im Serum/Plasma kurzfristige Veränderungen widerspiegeln können.

Interpretation erhöhter Werte. Bezogen auf die Vollblutkonzentrationen sollte ein Bereich von ca. 400 µg/l aus Sicherheitsgründen nicht überschritten werden. Bei Vollblutkonzentrationen in einem Bereich von 800–1000 µg/l muß mit dem Auftreten spezifischer Nebenwirkungen von Selen gerechnet werden.

Weiterführende Untersuchungen bei pathologischen Befunden. Bestimmung der Glutathionperoxidase-Aktivität des Erythrozyten als biochemische Meßgröße des Selenstatus. Dieses Untersuchungsverfahren ist vor allem im Selenmangel von Bedeutung, während bei hohen Zufuhren keine Korrelationen zwischen der Selenaufnahme und der Aktivität dieses Enzyms bestehen.
Kontrolle der Elemente Zink, Kupfer und Eisen.

10.3.11 Chrom

10.3.11.1 Vorkommen und Bedarf

Chrom ist in nahezu sämtlichen Lebensmitteln enthalten, wobei die Chromgehalte bei der Mehrzahl der Nahrungsmittel zwischen 20 und 80 µg/100 g Nahrungsmittel schwanken. Bei der Verarbeitung von Lebensmitteln, wie der Raffinierung von Zucker und dem Ausmahlen von Getreideprodukten werden erhebliche Chrommengen verloren. In Europa werden über die Nahrung zwischen 25 und 200 µg Chrom zugeführt, wobei die Absorptionsrate relativ niedrig ist.

Die Zufuhrempfehlungen betragen 50–200 µg/Tag.

10.3.11.2 Physiologische Funktionen

Oral zugeführtes Chrom wird im oberen Teil des Dünndarms absorbiert, wobei die Absorptionsrate bei 1–2% der zugeführten Menge liegt. Das Plasma-Chrom wird gebunden an Albumin und Transferrin transportiert. Die **Ausscheidung** von Chrom erfolgt hauptsächlich über den Urin, nur in sehr geringem Umfang über Galle und Haut. Glukose- und Insulinbelastungen erhöhen die renale Ausscheidung, ebenso wie intensive körperliche Tätigkeit.

Chrom ist ein essentielles Spurenelement, dessen hauptsächliche Bedeutung in der **Aktivierung der Insulinwirkung** liegen dürfte. Bereits vor vierzig Jahren wurde ein „Glukosetoleranzfaktor (GTF)" beschrieben, der sich als wirksam gegen eine Glukoseintoleranz erwies. Dieser enthält Chrom (III) als integralen Bestandteil. Die Bedeutung von Chrom für den Kohlenhydratstoffwechsel wird auch dadurch gestützt, daß sich hypoglykämische Erscheinungen unter Chromsupplementierung normalisierten. Daneben dürfte Chrom auch eine Rolle im Lipidstoffwechsel spielen, da in verschiedenen Studien durch Chromgaben eine Absenkung von Triglyceridwerten sowie eine Anhebung von HDL-Cholesterin nachgewiesen werden konnte.

10.3.11.3 Ursachen und Folgeerscheinungen von Mangelzuständen

Ursachen. Verschiedene Ursachen können zur Entstehung von Chrommangel beitragen:

- Unzureichende Zufuhr bei Reduktionsdiäten, vor allem aber auch bei der parenteralen Ernährung
- Verminderte Absorption infolge gastrointestinaler Erkrankungen
- Erhöhte Bedarfssituationen, z.B. während Schwangerschaft und Stillzeit sowie unter hoher körperlicher Belastung
- Hohe Kohlenhydratzufuhr mit nachfolgend erhöhter renaler Ausscheidung von Chrom.

Folgeerscheinungen. Berichte über manifeste Chromdefizite beim Menschen sind selten und beziehen sich vor allem auf parenteral ernährte Patienten. Symptome wie Neuropathie, Ataxie, Gewichtsverlust und Glukoseintoleranz bei normalem Insulinspiegel konnten durch Chromgaben behoben wer-

den. Die nachfolgenden Veränderungen wurden mit Chromdefiziten in Zusammenhang gebracht:

- Verminderte Glukosetoleranz
- Glukosurie
- Hypoglykämie
- Hyperglykämie
- Erhöhte Plasmalipidwerte
- Neuropathie
- Enzephalopathie.

10.3.11.4 Toxizität und Überschußsymptome

Sechswertiges Chrom besitzt nach bisherigen Erkenntnissen eine weitaus höhere Toxizität als dreiwertiges. Dies ist möglicherweise zum Teil dadurch bedingt, daß sechswertiges Chrom besser resorbiert wird und auch die Zellmembranen leichter passiert. Die orale Gabe von 50 ppm Chromat führt im Tierexperiment zu einer Abnahme des Längenwachstums sowie zu Leber- und Nierenschäden. Chrom (VI) wird in biologischem Material zu Chrom (III) reduziert und auch für Chrom (III) wird ein mutagenes und möglicherweise kanzerogenes Potential vermutet. Eine einmalige orale Dosis von 0,5–1,0 g Kaliumdichromat hat für den Menschen letale Wirkung. Für dreiwertiges Chrom werden deutlich höhere Mengen genannt, die bei oraler Aufnahme noch keine toxischen Wirkungen zeigen. Folgende Vergiftungserscheinungen wurden für Chrom beschrieben: Durchfälle, Magen- und Darmblutungen, Leber- und Nierenschäden.

10.3.11.5 Untersuchungsparameter

Chrom.

Bestimmungsmethoden

Die Bestimmung von Chrom erfolgt praktisch ausschließlich durch flammenlose Atomabsorptionsspektrometrie mit der Graphitrohrküvette bei der spezifischen Wellenlänge des Chroms von 357,9 nm.

Steckbrief Chrom

Präanalytik

– Keine besondere Patientenvorbereitung
– Venöse Blutentnahme
– Untersuchungsmaterial: Serum/Plasma und Vollblut
– Es ist streng darauf zu achten, daß die Probengefäße kein Chrom an die Proben abgeben. Während Präanalytik und Analytik sind alle Anforderungen der Ultraspurenanalyse strengstens zu beachten
– Die Probenstabilität ist a priori als unkritisch zu betrachten

Normalbereich

Die Literaturangaben zu den Referenzbereichen von Chrom schwanken außerordentlich stark und es können daher nur vorläufige Angaben gemacht werden:
– Serum: 0,05–0,15 µg/l
– Vollblut: 0,12–0,34 µg/l

Beeinflussungen/Verfälschungen von Meßergebnissen

Gravierende Verfälschungen der Chromwerte sind bei der Blutentnahme durch Einschleppung von Chrom aus Metallkanülen möglich. Dabei können Werte resultieren, die um ein bis zwei Zehnerpotenzen über den wirklichen Chromkonzentrationen liegen. Seit 1948 mußten die „Referenzwerte" für Chrom aufgrund der verbesserten Analytik und der Kenntnis der Kontaminationsgefahren um fast den Faktor 1000 nach unten korrigiert werden.

Weiterführende Untersuchungen bei pathologischen Befunden. Eingehende Abklärung des Kohlenhydratstoffwechsels inklusive Glukosebelastungstest.
Lipidstatus: Triglyceride, Cholesterin, HDL- und LDL-Cholesterin.

10.3.12 Mangan

10.3.12.1 Vorkommen und Bedarf

Getreide und Getreideprodukte sind die wichtigsten Quellen für die Manganversorgung und auch Früchte und Vegetabilien enthalten nennenswerte Mangangehalte. Tierisches Eiweiß weist vergleichbar niedrigere Konzentrationen auf.

Die Zufuhrempfehlungen für Mangan betragen 2–5 mg/d und der Manganbedarf dürfte im allgemeinen gedeckt sein.

10.3.12.2 Physiologische Funktionen

Die Absorption von Mangan erfolgt im Dünndarm und die Resorptionsrate beträgt ca. 10–20% der zugeführten Menge. Es besteht ein enterohepatischer Kreislauf mit Reabsorption des biliär ausgeschiedenen Mangans. Ausscheidung und Homöostaseregelung erfolgen damit ganz überwiegend über die Sekretion durch die Galle, während die Manganverluste mit Urin und Schweiß eine untergeordnete Rolle spielen.

Die physiologischen Funktionen von Mangan beziehen sich im wesentlichen auf seine Rolle in manganabhängigen Enzymen, wie Superoxiddismutase, Pyruvatcarboxylase, Glykosyltransferase und alkalische Phosphatase der Leber. Mangan greift damit in zahlreiche Stoffwechselvorgänge ein. So beeinflußt die Pyruvatcarboxylase die Glukosebildung aus Laktat, Glykosyltransferasen sind essentiell für die Biosynthese von Muko-polysacchariden und Superoxiddismutasen spielen eine wesentliche Rolle bei antioxidativen Abwehrmechanismen.

10.3.12.3 Ursachen und Folge-erscheinungen von Mangelzuständen

Manganmangelerscheinungen beim Menschen wurden in der Literatur bisher nur äußerst sporadisch beschrieben und auch hier nur bei am Menschen durchgeführten Depletionsstudien. Diese Studien wurden hinsichtlich ihrer methodischen Durchführung kritisiert und es können bisher keine für einen Manganmangel charakteristischen Symptome genannt werden.

Im Tierversuch konnten verschiedene Folge-erscheinungen eines Manganmangels nach-gewiesen werden, wie Skelettstörungen infolge einer Einschränkung der Mukopoly-saccharidsynthese, eingeschränkte Repro-duktionsfunktionen und Veränderungen der Glukosetoleranz.

10.3.12.4 Toxizität und Überschuß-symptome

Mangan gehört zu den am wenigsten toxischen Schwermetallen und Intoxikationen sind nur bei langer, kontinuierlicher Aufnahme von Manganverbindungen beobachtet worden. Bei Minenarbeitern sind jedoch Manganvergiftungen beschrieben worden, wobei psychische und neurologische Manifestationen auftraten mit einem klinischen Bild, das der Parkinson-Erkrankung ähnelt.

10.3.12.5 Untersuchungsparameter

Mangan.

Bestimmungsmethoden

Atomabsorptionsspektrometrie mit Graphit-rohrofentechnik bei der manganspezifischen Wellenlänge 279,5 nm.

Steckbrief Mangan

Präanalytik
- Keine besondere Patientenvorbereitung
- Venöse Blutentnahme
- Untersuchungsmaterial: Serum/Plasma und Vollblut
- Stabilität der Probe mindestens eine Woche bei Raumtemperatur

Nomalbereich
- Serum: 0,4–1,0 µg/l
- Vollblut: 5–15 µg/l

Beeinflussungen/Verfälschungen von Meßergebnissen
Durch Mangankontamination aus Kanülenmaterial sowie aus den verwendeten Proben-gefäßen können erhebliche Verfälschungen der Werte eintreten, was sich insbesondere bei Serum-/Plasmaproben negativ bemerkbar macht, da diese Konzentrationen um ca. den Faktor 10 unter denen des Vollblutes liegen.

Zudem ist Mangan ein überwiegend intrazellulär vorkommendes Element und auch die physiologischen Funktionen von Mangan spielen sich auf zellulärer Ebene ab. Die Bestimmung von Mangan im Vollblut ist daher eine praktikable Methode zur Erhebung des Manganstatus.

Weiterführende Untersuchungen bei pathologischen Befunden. Keine Angaben.

Literatur

[1] Anderson, R. A.: Chrom und körperliche Leistungsfähigkeit. VitaMinSpur 4, 14–18 (1989).

[2] Anderson, R. J., et al.: Hyponatriaemia: a prospective analysis of its epidemiology and the pathogenetic role of vasopressin. Ann. Int. Med. 102, 164 (1985).

[3] Anonymous: Results of two major trials at β-carotene supplementation. Antioxidant Vitamins Newsletter 17, 10–13 (1996).

[4] Bässler, K. H.: Vitamin A und Retinoide. DAZ 128, 2665 (1988).

[5] Bässler, K. H., et al.: Vitamin-Lexikon. Fischer, Stuttgart 1992.

[6] Bayer, W.: Zur Mangan-Bestimmung im Vollblut. In: Welz, B. (Hrsg.): Fortschritte in der atomspektrometrischen Spurenanalytik. Band 2, vch, Weinheim 1986.

[7] Bayer, W., Schmidt, K.: Vitamine in Prävention und Therapie. Hippokrates, Stuttgart 1991.

[8] Berti, G., et al.: Enzymatic colometric method for the determination of inorganic phosphorus in serum and urine. J. clin. Chem. clin. Biochem. 26, 399 (1988).

[9] Biesalski, H. K.: Die Bestimmung von Vitamin A (Retinol) und retinolbindendem Protein (RBP) im Serum hörgestörter Kinder. Laryng. Rhinol. 60, 631–635 (1981).

[10] Biesalski, H. K.: Comparative assessment of the toxicology of Vitamin A (retinol) and Vitamin A acid derivates. Toxicology 57, 117–161 (1989).

[11] Biesalski, H. K.: Wirksamkeit von β-Carotin bei der Prävention von Krebs. Wunsch oder Wirklichkeit? VitaMinSpur 5, Supp. I, 1–20 (1990).

[12] Bihl, P.: Wie wichtig ist das Vitamin D in der Nahrung? Ernährungs-Umschau 33, 306 (1986).

[13] Bitsch, R., et al.: Biotin assessment in foods and body fluids by a protein binding assay. Int. J. Vitamin Nutr. Res. 59, 59–64 (1989).

[14] Blankenkorn, G., Fischer, I.: Vitamin E als Arzneimittel – eine Bestandsaufnahme. Fette, Seifen, Anstrichmittel 87, 577 (1985).

[15] Bötticher, B., Bötticher, D.: A new HPLC method for the simultaneous determination of B1-, B2- and B6-vitamins in serum and whole blood. Int. J. Vitamin Nutr. Res. 57, 273–278 (1987).

[16] Bonjour, J. P.: Biotin in mans nutrition and therapy – a review. Int. J. Vitamin Nutr. Res. 47, 107–118 (1977).

[17] Bradley, D. W.: Vitamin C in plasma: a comparative study of the vitamin stabilized with trichloroacetic acid and the effect of storage at –70°, –20°, 4° and 25° on the stabilized vitamin. Clin. chim. Acta 44, 47–52 (1973).

[18] Brubacher, G., Vuilleumier, J. P.: Vitamin C. In: Curtius, H. C., Roth, M. (Hrsg.): Clinical Biochemistry, Principles and Methods. Vol. II, 989–997, de Gruyter, Berlin–New York 1974.

[19] Classen, H. G., et al.: Magnesium: Indikationen zur Diagnostik und Therapie in der Humanmedizin. Magn. Bull 8, 127–135 (1986).

[20] Claussen, J.: Chromium induced clinical improvement in symptomatic hypoglycemia. Biol. Trace Elem. Res. 17, 229–236 (1988).

[21] Close, G. C.: Vegetarian diet and vitamin B12 deficiency. Europ. J. Pediat. 147, 333 (1988).

[22] Domstad, P. A., et al.: Reliability of the dual isotope Schilling test for the diagnosis of pernicious anemia or malabsorption sydrome. Amer. J. clin. Path. 75, 723 (1981).

[23] Eissenstat, B. R., et al.: Pantothenic acid states of adolescents. Amer. J. clin. Nutr. 44, 931–937 (1986).

[24] Elmadfa, F., Bosse, W.: Vitamin E – Eigenschaften, Wirkungsweise und therapeutische Bedeutung. WVG, Stuttgart 1985.

[25] Evans, G. W.: Copper homeostasis in the mammalian system. Physiol. Rev. 53, 535–570 (1973).

[26] Finch, C. A., Huebers, H. A.: Iron metabolism. Clin. Physiol. Biochem. 4, 5 (1986).

[27] Floersheim, G. L.: Prüfung der Wirkung von Biotin auf Haarausfall und Haarqualität. Z. Hauterkr. 67, 246–255 (1992).

[28] Friedrich, W.: Handbuch der Vitamine. Urban & Schwarzenberg, München 1987.

[29] Gehl, W.: Die Pantothensäure im Dienste der Wundheilung. Med. Welt, 1342–1343 (1950).

[30] Gessler, U.: Kaliummangel und Kaliumsubstitution. MMW 121, 1103 (1979).

[31] Gey, F., et al.: Plasma levels of antioxidant vitamins in relation to ischemic heart disease and cancer. Amer. J. clin. Nutr. 45, 1368–1377 (1987).

[32] Graßmann, E.: Kupferversorgung. In: Wolfram, G., Kirchgeßner, M. (Hrsg.): Spurenelemente und Ernährung. Wissenschaftliche Verlagsgesellschaft, Stuttgart 1990.

[33] Gürtler, L. G., et al.: Ionisiertes Kalzium und Gesamtcalcium im Serum – vergleichende Bestimmung beider Parameter bei Normalpersonen und Patienten mit verschiedenen Krankheiten. Ärztl. Lab. 30, 197 (1984).

[34] Guyatt, G. H., et al.: Diagnosis of iron deficiency anemia in the elderly. Amer. J. Med. 88, 205 (1990).

[35] Haas, H. G.: Knochenstoffwechsel und Parathyreoideaerkrankungen. Thieme, Stuttgart 1966.

[36] Hages, H., et al.: Folsäure – ein kritisches Vitamin. Eine Übersicht zum aktuellen Stand der Folatforschung. VitaMinSpur 2, 155 (1987).

[37] Haroon, Y., et al.: Liquid chromatographic determination of vitamin K_1 in plasma with fluorometric detection. Clin. Chem. 32, 1925–1929 (1986).

[38] Heilmann, E.: Therapie des Vitamin-B12-Mangels. Dtsch. med. Wschr. 104, 1114 (1979).

[39] Herbert, V.: Recommended dietary intake of vitamin B12 in humans. Amer. J. clin. Nutr. 45, 671 (1987).

[40] Hollis, B. W.: Assessment of vitamin D nutritional and hormonal status: What to measure and how to do it. Calcif. Tissue 58, 4–5 (1996).

[41] Holtmeier, H. J.: Das Magnesium-Mangel-Syndrom. Hippokrates, Stuttgart 1988.

[42] Holtmeier, H. J.: Bedeutung von Natrium und Chlorid für den Menschen. Springer, Berlin–Heidelberg–New York 1992.

[43] Holtmeier, H. J.: Kalium-Analytik, Physiologie, Pathophysiologie und Klinik des Kaliumstoffwechsels beim Menschen. Wissenschaftliche Verlagsgesellschaft, Stuttgart 1992.

[44] Holtmeier, H. J.: Kalzium: Physiologie, Pathophysiologie und Klinik. In: Holtmeier, H. J. (Hrsg.): Magnesium und Kalzium. Wissenschaftliche Verlagsgesellschaft, Stuttgart 1993.

[45] Horstmann, M.: Simple high performance liquid chromatographic method for rapid determination of nicotin and cotinine in urine. J. Chromatogr. 344, 391–396 (1985).

[46] Horwitt, M. K., et al.: Niacin – tryptophan relationships for evaluation niacin equivalents. Amer. J. clin. Nutr. 23, 423 (1981).

[47] Kaltwasser, J. P.: Indikation zur Serumferritinbestimmung. Dtsch. Med. Wschr. 105, 319 (1980).

[48] Kirchgeßner, M., et al.: Zink – Funktion, Bedarf, Versorgung und Diagnose. Dtsch. Apoth. Ztg. 131, 1039–1047 (1991).

[49] Knekt, P., et al.: Vitamin E and cancer prevention. Amer. J. clin. Nutr. 53, 283–286 (1991).

[50] Künzer, W., Niederhoff, H.: Vitamin-K-Versorgung der Neugeborenen. DMW 113, 432–438 (1988).

[51] Lacroix, B., et al.: Role of pantothenic and ascorbic acid in wound healing processes; in vitro study on fibroblasts. Int. J. Vitamin Nutr. Res. 58, 407–413 (1988).

[52] Linkesch, W.: Physiologie und Pathophysiologie des Eisen-Stoffwechsels. Wien. Med. Wschr. 134, 59 (1984).

[53] Loew, D., et al.: Zur Plasmakinetik und Elimination der Folsäure. Klin. Wschr. 65, 520 (1987).

[54] Löhr-Schwaab, S., et al.: Hypophosphatämische Osteomalazie im Erwachsenenalter. Dtsch. Med. Wschr. 144, 538 (1989).

[55] Lux-Sparschuh, K.: Kalium – Biochemie, Klinik, Therapie. Hippokrates, Stuttgart 1989.

[56] Meissner, D., et al.: Zur Bestimmung und klinischen Bedeutung von Mangan. Zbl. Pharm. 121, 432 (1982).

[57] Merrill, A. H., Henderson, J. M.: Diseases associated with defects in vitamin B6 metabolism or utilization. Ann. Rev. Nutr. 7, 137–156 (1987).

[58] Neve, J.: Human selenium supplementation as assessed by changes in blood selenium concentrations and glutathione peroxidase activity. J. Trace Elem. Electrolytes Health Dis. 9, 65–73 (1995).

[59] Neve, J.: Methods in determination of selenium status. J. Trace Elem. Electrolytes Health Dis. 5, 1–17 (1991).

[60] Norman, A. W.: Vitamin D. The calcium homeostatic steroid hormone. Academic Press, New York 1984.

[61] Offenbacher, E. G., Pi-Sunyer, F. X.: Chromium in human nutrition. Ann. Rev. Nutr. 8, 543–563 (1988).

[62] Oster, O.: Präanalytische und analytische Probleme einer teilmechanisierten photometrischen Serumzinkbestimmung. Ärztl. Lab. 33, 177–185 (1987).

[63] Pauling, L.: Vitamin C and the common cold. W.H. Freeman, San Francisco 1970.

[64] Pietrzik, K., et al.: Biochemische und hämatologische Maßstäbe zur Beurteilung des Folatstatus beim Menschen. Int. J. Vitamin Nutr. Res. 48, 391 (1978).

[65] Price, P. A.: Role of vitamin K dependent proteins in bone metabolism. Ann. Rev. Nutr. 8, 563–583 (1988).

[66] Reichel, H., et al.: The role of the vitamin D endocrine system in health and disease. N. Engl. J. Med. 320, 980–991 (1989).

[67] Reuter, H. D.: Vitamin D. Dtsch. Ärztezeitung, Beilage Forschung und Praxis 9, 102 (1990).

[68] Rimbach, G., et al.: Zink – Update eines essentiellen Spurenelementes. Z. Ernährungswiss. 35, 123–142 (1996).

[69] Ringe, J. D.: Steigerung der oralen Kalziumzufuhr – Nutzen oder Risiko? Dtsch. Med. Wschr. 113, 1329 (1988).

[70] Roth, K. S.: Biotin in clinical medicine – a review. Amer. J. clin. Nutr. 34, 1967–1974 (1981).

[71] Sandström, B., et al.: Manganese absorption and metabolism in man. Acta Pharm.Toxicol. 59, Suppl. 7, 60 (1987).

[72] Saupe, J., Shearer, M.A.: Bestimmungsmethode für Vitamin K_1 (Phyllochinon) und Möglichkeiten der Vitamin K_2(Menachinon)-Bestimmung. Klin. Lab. 38, 47–50 (1992).

[73] Schimmelpfennig, W., Dieter, H. H.: Kupfer und frühkindliche Leberzirrhose. Bundesgesundhbl. 38, 2–10 (1995).

[74] Schmidt, K., Bayer, W.: Die Bedeutung des Zinks in der Medizin. Verlag für Medizin, Heidelberg 1983.

[75] Schmidt, K., Bayer, W.: Magnesium: Nutritive, metabolische und therapeutische Aspekte. Verlag für Medizin, Heidelberg 1986.

[76] Schmidt, K., Bayer, W.: Mineralstoffwechsel und Abwehrsystem. Verlag für Medizin, Heidelberg 1982.

[77] Schmidt, K., Bayer, W.: Selen – aktueller wissenschaftlicher Erkenntnisstand. VitaMinSpur 7, Suppl. 1, 1–23 (1992).

[78] Schmidt, K., Bayer, W.: Zink in der Medizin – aktueller wissenschaftlicher Erkenntnisstand. VitaMinSpur 11, 159–185 (1996).

[79] Schrauzer, G. N.: Selen – Neuere Entwicklungen aus der Biologie, Biochemie und Medizin. Verlag für Medizin, Heidelberg 1983.

[80] Schröcksnadel, W., Gabl, F.: Die Diagnostik des gestörten Eisenstoffwechsels. Wien. Med. Wschr. 314, 63 (1984).

[81] Seibel, M. J., Raue, F.: Biochemische Marker des Knochenstoffwechsels und ihre Bedeutung bei der Osteoporose. Diagnostik. Clin. Lab. 42, 135–140 (1996).

[82] Shephard, G. S., et al.: Analysis of vitamin B6 vitamer analysis in human plasma. Amer. J. clin. Nutr. 34, 947–950 (1981).

[83] Shibata, K., et al.: Microdetermination of N^1-methyl-2-pyridone-5-carboxamide, a major metabolite of nicotinic acid and nicotinamide in urine by high performance liquid chromatography. J. Chromatogr. 417, 173–177 (1987).

[84] Sies, H.: Vitamin E. Dt. Ärzteblatt 86, 1293–1294 (1989).

[85] Sorenson, J. R. J.: Inflammatory diseases and copper. Humana Press, Clifton–New Yersey 1982.

[86] Speck, A. J., et al.: Fluorimetric determination of total Vitamin C in whole blood by high performance liquid chromatography with pre-column derivatization. J. Chromatogr. 305, 53–60 (1984).

[87] Staehelin, H. B., et al.: Cancer, vitamins and plasma lipids: prospective basel study. J. Nath. Cancer Inst. 73, 1463–1468 (1984).

[88] Stein, G., Ritz, E.: Klinik und Diagnostik der Hyperkaliämie. Dtsch. Med. Wschr. 115, 899 (1990).

[89] Tallaksen, C. M. E.: Concomitant determination of thiamin and ist phosphate esters in human blood by high performance liquid chromatography. J. Chromatogr. 564, 127–136 (1991).

[90] Tischler, U.: Chrom – ein essentielles Spurenelement. Teil I: Biokinetik, Bedarf, Mangel und Toxizität. VitaMinSpur 3, 14–22 (1988).

[91] Tischler, U.: Chrom – ein essentielles Spurenelement. Teil II: Metabolische Funktionen. VitaMinSpur 3, 75–82 (1988).

[92] Völger, K.-D., Mutschler, E.: Magnesium – ein überschätztes oder unterbewertetes Pharmakon. DAZ 131, 589–598 und 1145–1157 (1991).

[93] Vuilleumier, J. P., et al.: Clinical chemical methods for the routine assessment of the vitamin status in human populations. Part I.: The fat soluble vitamins A and E, and β-carotene. Int. J. Vitamin Nutr. Res. 53, 265–272 (1983).

[94] Vuilleumier, J. P., et al.: Clinical chemical methods for the determination of the vitamin status in human populations. Part II: The water soluble vitamins B1, B2 and B6. Int. J. Vitamin Nutr. Res. 53, 359–370 (1983).

[95] Waxman, S., Schreiber, C.: Determination of folate by use of radioactive folate and binding proteins. Meth. Enzymol. 66 E, 468 (1980).

[96] Westarp, M. E., et al.: Erhöhte Mangan-Serumspiegel bei einzelnen Patienten mit Parkinson-Syndrom. VitaMinSpur 7, 73–79 (1992).

[97] Whang, R., Ryder, K. W.: Frequency of hypomagnesemia and hypermagnesemia. J. Amer. Med. Ass. 263, 3063 (1990).

[98] Wintermayer, M.: Vitamin C. Deutscher Apotheker Verlag, Stuttgart 1985.

[99] Wyse, B., et al.: Radioimmunassay for pantothenic acid in blood and other tissues. Clin. Chem. 25, 108–111 (1979).

[100] Yang, G., Zhow, R.: Further observations on the human maximum safe dietary selenium intake in a seleniferous area of China. J. Trace Elem.Electrolytes Health Dis. 8, 159–166 (1994).

11

HARNDIAGNOSTIK

FELICITAS REGLIN

11.1 Einleitung

Harn enthält neben Wasser v.a. niedermolekulare Stoffwechselendprodukte (v.a. Harnstoff, Harnsäure, Kreatinin), weitere organische Substanzen (z.B. Aminosäuren), exogene
Stoffe (Pharmaka, Toxine) und anorganische
Bestandteile (Mineralsalze). Die Harnbildung und -ausscheidung trägt damit wesentlich zur Entgiftung des Organismus, der
Regulation des Mineralstoff- und Wasser-
haushaltes sowie zur Aufrechterhaltung normaler Säure-Basen-Verhältnisse bei.

Veränderungen in Menge und Zusammensetzung des Harns haben ihre Ursache letztlich
entweder in einer Erkrankung des Urogenitaltrakts oder aber in einer Belastung des Organismus bzw. des Blutes mit bestimmten
Stoffwechselprodukten, für die unterschiedlichsten körperliche Störungen außerhalb der
Niere verantwortlich gemacht werden können.

Die Tatsache, daß Abweichungen von der
normalen Harnbeschaffenheit mit bestimmten Krankheitszuständen in Verbindung zu
bringen sind, ist seit der Antike bekannt. Be-

reits GALEN (129 bis 199), der berühmte Leibarzt des römischen Kaisers Mark Aurel, betrachtete den Urin als Spiegel für die Zusammensetzung aller Körpersäfte. Im Mittelalter zählte die Harnschau zu den wichtigsten diagnostischen Methoden. Allerdings wurde sie in dieser Epoche auch zu nicht-medizinischen Zwecken, so z.B. für Zukunftsprophezeiungen, benutzt.

Die Anfänge der wissenschaftlichen Harnanalyse liegen im 17. Jahrhundert. Ab dieser Zeit wurden zahlreiche chemische Substanzen aus dem Urin isoliert und zunehmend chemische Nachweismethoden entwickelt, so von DECKER die Kochprobe zum Eiweißnachweis sowie später im 19. Jahrhundert von HELLER die Ringprobe auf Eiweiß, die Diazo-Reaktion nach EHRLICH und der Zuckernachweis nach FEHLING. Auch die Entdeckung der Harnzylinder als pathologische Sedimentbestandteile fällt ins 19. Jahrhundert, während zelluläre Elemente und Kristalle schon früher beschrieben wurden. Der erste spezifische enzymatische Test zur Bestimmung der Glukose wurde 1957 entwickelt.

Mittlerweile lassen sich eine große Vielzahl von Parametern mit Hilfe von Teststreifen und anderer moderner Labormethoden zuverlässig erfassen und machen die Harnanalyse mehr denn je zu einem aufschlußreichen Diagnoseinstrument für die tägliche Praxis.

11.2 Entnahme und Aufbewahrung von Urinproben

Bereits bei der Entnahme und Aufbewahrung des Harns gibt es eine Reihe von Fehlermöglichkeiten, die zu falsch-positiven oder falsch-negativen Ergebnissen führen können. Eine sorgfältige Gewinnung und Weiterbehandlung der Probe stellt daher die erste wesentliche Voraussetzung dar, um brauchbare Meßwerte zu erhalten.

11.2.1 Gewinnungsarten

Hinsichtlich der Art und des Zeitpunktes der Uringewinnung unterscheidet man Spontanurin, Mittelstrahlurin und Morgenurin.

Spontanurin. Hierunter versteht man Urin, der vom Patienten direkt und ohne besondere Vorsichtsmaßregeln in einem sauberen Gefäß gesammelt wird. Spontanurin wird meist bei Routine- und Screening-Untersuchungen benutzt.

> Insbesondere bei Frauen ist allerdings im Falle von Spontanurin in einem hohen Prozentsatz mit Beimengungen aus dem Genitaltrakt (z.B. Leukozyten, Blut bei der Menstruation) zu rechnen, so daß hier Mittelstrahlurin (s.u.) auf alle Fälle vorzuziehen ist.

Bei Kleinkindern muß man in der Regel auf Spontanurin aus dem Töpfcheninhalt zurückgreifen. Um eine Kontamination des Urins mit fäkalen Bakterien zu verhindern, reicht es aus, das Töpfchen zuvor gründlich mit warmem Wasser und Geschirrspülmittel zu reinigen. Bakteriologische Untersuchungen sind davon allerdings ausgeschlossen.

Mittelstrahlurin. Bei der Gewinnung von Mittelstrahlurin erfolgt zunächst eine gründliche Reinigung des Genitalbereichs. Während des Harnlassens wird der erste Teil der Urinportion verworfen und der zweite Teil in einem sauberen bzw. für die bakteriologische Untersuchung in einem sterilen Gefäß aufgefangen. Dabei ist darauf zu achten, daß der Harnstrahl während der Blasenentleerung nicht unterbrochen wird. Mittelstrahlurin, der unter diesen Bedingungen gewonnen wird, liefert zuverlässige Ergebnisse.

Morgenurin. Der Morgenurin ist der erste morgens nach der Bettruhe gelassene Urin. Er eignet sich für zahlreiche Untersuchungen, da die Urinverweildauer in der Blase in der Regel so lang ist, daß er pathologische Bestandteile in so hoher Konzentration enthält, daß sie problemlos nachweisbar sind. Darüber hinaus ist seine Zusammensetzung unabhängig von Schwankungen, wie sie durch Nahrungs- und Flüssigkeitszufuhr oder körperliche Betätigungen verursacht werden. Morgenurin hat aber auch noch einen weiteren Vorteil, er besitzt zumeist einen sauren pH-Wert, der sich günstig auf die Haltbarkeit der Sedimentbestandteile auswirkt. Für den Nachweis von Glukose bei Verdacht auf Diabetes mellitus kommt Morgenurin nicht in Frage. Hierzu wird am besten Urin genommen, der 2 Stunden nach einer kohlenhydrathaltigen Mahlzeit gewonnen wurde.

24-h-Urin. Sowohl zur Bestimmung der Harnmenge als auch für quantitative chemische Untersuchungen ist das Sammeln von 24-h-Urin notwendig. Die Sammelperiode beginnt und endet nach dem Morgenurin, d.h., die erste Urinportion wird verworfen. Ab dann beginnt man mit der Zeitzählung. Die letzte Urinportion wird exakt nach 24 h in die Untersuchung miteinbezogen.

11.2.2 Aufbewahrung

> Harn ist nach der Gewinnung so rasch wie möglich zu untersuchen, da mit zunehmender Aufbewahrungszeit eine Vermehrung von Bakterien, ein Zerfall von Leukozyten, Erythrozyten und Zylindern sowie eine Veränderung von Harninhaltsstoffen stattfindet.

Für **Teststreifen-Untersuchungen** sollte der Urin nicht älter als 4 h sein. Ist eine längere Aufbewahrung nicht zu vermeiden, so muß die Probe bei +4 °C unter Lichtausschluß gelagert werden. Bei der Anwendung von Konservierungsmitteln ist Zurückhaltung geboten, da hierdurch die Resultate verfälscht werden können. So kann z.B. Formaldehyd zu falsch-positiven Ergebnissen beim Leuko-

zytentest führen und den Urobilinogen-Nachweis hemmen.

Auch **Sedimentanalysen** sollten unverzüglich, spätestens jedoch bis zu 4 h nach der Urinentnahme vorgenommen werden. Der Grund hierfür liegt darin, daß – wie bereits oben erwähnt – viele Sedimentbestandteile rasch zerfallen und damit nicht mehr nachweisbar sind. Insbesondere bei alkalischem Urin schreitet die Lyse von Blutzellen rasch fort. Bei längeren Standzeiten des Urins ist daher zunehmend mit falsch-negativen Ergebnissen zu rechnen. Allerdings wirft die Forderung nach einer sofortigen Sedimentanalyse insofern Probleme auf, als viele Praxen diese Untersuchung aufgrund von Zeitmangel, fehlender Ausrüstung oder Erfahrung gar nicht selbst durchführen und daher auf ein Labor angewiesen sind. Um hier die Zeitverzögerung bis zur Untersuchung in Grenzen zu halten, sollte ein Labor mit Abholdienst gewählt werden. Zudem sollten in Kenntnis der Tatsache, daß die Sedimentbestandteile außerordentlich instabil und kurzlebig sind, die Ergebnisse nie für sich allein, sondern nur in Kombination mit denen des Teststreifens und/oder anderer Untersuchungen beurteilt werden.

Bei der Sammlung von **24-h-Urin** ist dieser – je nach Verwendungszweck – entweder mit dem für die jeweilige Untersuchung vorgesehenen und vom Labor angegebenen Konservierungsmittel zu versetzen, oder aber, wenn keine Konservierungsmittel notwendig sind, während der Sammelperiode kühl zu lagern.

Beeinflussungen/Verfälschungen von Meßergebnissen

Fehlerhafte Untersuchungsergebnisse können entstehen, wenn:

- die Sammelgefäße nicht sauber bzw. für die bakteriologische Untersuchung nicht steril sind
- das Gefäß Reste von Reinigungs- oder Desinfektionsmitteln enthält. Diese wirken oxidativ und können daher den Blut- und Glukose-Nachweis stören

- die Teststreifen und Reagenzien nicht vorschriftsmäßig gelagert und/oder nicht innerhalb der Haltbarkeitsdauer verwendet werden
- ungeeignete Konservierungsmittel zugesetzt werden (s.o.)
- der Urin zu lange gelagert wird (s.o.)
- der 24-h-Urin unvollständig gesammelt wird
- die Blasenverweildauer zu kurz oder die Diurese zu stark und damit der Urin zu verdünnt ist. In diesem Fall werden möglicherweise zu niedrige Werte gemessen, die bei konzentriertem Harn bereits im pathologischen Bereich liegen würden
- der Patient Arzneimittel einnimmt. Von vielen, jedoch nicht allen Medikamenten ist bekannt, daß sie Harnnachweise stören. Im Zweifelsfall ist das Medikament – falls verantwortbar – vor der Urinuntersuchung abzusetzen
- der Harn höhere Ascorbinsäure-Mengen enthält (s. S. 393).

11.3 Einfache Harnuntersuchungen in der eigenen Praxis

Zu den in der Praxis einfach und ohne technischen Aufwand durchführbaren Harnuntersuchungen zählen die **sensorische** Überprüfung des Urins (Farbe, Geruch, Trübung), die **Messung** von Harnmenge und spezifischem Gewicht sowie chemische Bestimmungen auf der Basis von **Schnelltests,** mit denen sich eine Vielzahl wichtiger Parameter qualitativ oder halb-quantitativ nachweisen lassen. Für die Routineuntersuchung am besten geeignet sind handelsübliche Mehrfach-Teststreifen. Für Kontrolluntersuchungen oder spezielle Fragestellungen stehen Spezial-Teststreifen, die nur einen bestimmten Parameter oder eine bestimmte Parameterkombination enthalten, sowie z.T. Reagenzglas-Schnelltests zur Verfügung.

11.3.1 Allgemeine Harnuntersuchung

11.3.1.1 Harnmenge

Die normale Harnmenge beträgt in 24 h durchschnittlich 1–1,5 l; sie kann jedoch je nach Flüssigkeitsaufnahme starken Schwankungen unterliegen. Als krankhaft sind Urinmengen unter 500 ml (= Oligurie; unter 100 ml = Anurie) und über 1,5–2 l (Polyurie) zu werten.

Eine **Oligurie** kann prärenal, renal oder postrenal bedingt sein. Zu den prärenalen Ursachen zählen Schocksituation, Flüssigkeits- und Mineralverluste durch Erbrechen oder Diarrhö und Herzinsuffizienz. Bekanntestes Beispiel für die renale Oligurie ist die akute Glomerulonephritis. Daneben spielen Nephrotoxine und Nierengefäßverschlüsse eine Rolle. Die postrenale Oligurie kommt durch mechanische Abflußstörungen z.B. bei Nierensteinen oder Prostatahypertrophie zustande.

Als Ursache einer **verstärkten Harnproduktion** müssen neben der polyurischen Niereninsuffizienz (Schrumpfniere) v.a. endokrine Störungen angenommen werden. Hierunter ist als erstes der Diabetes insipidus zu nennen, der durch einen Mangel an Adiuretin zur Ausscheidung großer Flüssigkeitsmengen (bis zu 20 l/d) führt. Darüber hinaus kommt es beim Diabetes mellitus infolge einer osmotischen Diurese zur Polyurie.

Das Conn-Syndrom zeigt durch die hormonbedingten Mineralstoffverschiebungen ebenfalls als Symptom u.a. eine erhöhte Urinmenge. Beim Hyperparathyreoidismus führt die durch Überproduktion des Parathormons hervorgerufene Hyperkalzämie zur Hemmung des Adiuretins und infolge davon zu einer Polyurie. Schließlich ist auch die harnfördernde Wirkung von Medikamenten, z.B. Glykosiden und Diuretika, zu berücksichtigen. Ein rascher Wechsel zwischen Oligurie und Polyurie spricht für einen intermittierenden Harnwegsverschluß.

11.3.1.2 Harntrübung

Normaler frisch gelassener Harn ist klar. Beim Stehen setzen sich meist kleine Flöckchen bzw. Wölkchen im unteren Teil des Sammelgefäßes ab, die aus Schleimstoffen bestehen und als **Nubecula** bezeichnet werden. Sie haben keinen Krankheitswert. Zudem bilden sich häufig Trübungen beim Abkühlen des Urins von der Körper- auf die Zimmertemperatur, die durch einen Salzniederschlag bedingt sind. Auch Trübungen, die sich erst nach längerem Stehen entwickeln, haben keine diagnostische Bedeutung.

> Weist jedoch bereits frisch gelassener Urin eine verminderte Transparenz auf, so verbirgt sich meist eine Krankheit dahinter.

Die häufigste Ursache ist dabei eine **Pyurie** (Eiterbeimischung). Pyurien findet man bei Entzündungen des Nieren- und Harnwegssystems. Eine solche Probe ist daher sofort mittels Teststreifen auf Leukozyten, Blut und Bakterien hin zu überprüfen. Eine stark milchige Trübung zeigt sich, wenn Chylus, d.h. Inhalt der Magen- und Darmlymphgefäße, in den Urin gelangt ist. Eine Chylurie ist äußerst selten und läßt sich v.a. auf Lymphabflußstörungen durch Entzündungen oder Lymphknoten-Metastasen zurückführen.

11.3.1.3 Schaum

Schaum, der nach intensivem Schütteln des Urins auftritt, ist normal. Bildet sich hingegen schon nach kurzem Schütteln eine mindestens 3 mm hohe stabile Schaumzone, so ist eine Erkrankung in Betracht zu ziehen. Dabei weist eine Schaumbildung bei normalfarbigem Urin auf eine **Proteinurie** (s.S. 389), und eine gelbbraune Verfärbung des Schaums auf eine erhöhte Ausscheidung von **Bilirubin** (s.S. 392) hin.

> Urinproben mit stabiler Schaumzone müssen daher auf alle Fälle weiteren Untersuchungen unterzogen werden.

Falsch-positive Befunde können durch Detergenzienreste nach unzureichender Reinigung der Sammelgefäße hervorgerufen werden.

11.3.1.4 Geruch

Der typische Geruch frisch gelassenen Urins ist aromatisch und beruht auf seinem Gehalt an flüchtigen organischen Substanzen. Geruchsveränderungen des Urins können entstehen durch:
- Aufnahme bestimmter Nahrungsmittel (z.B. Spargel, Knoblauch, tropische Früchte)
- Medikamente (z.B. birnenartiger Geruch durch das Hypnotikum Chloralhydrat, Geruch nach weißer Schokolade durch Multivitamin-Präparate)
- Intoxikationen (z.B. Geruch nach bitteren Mandeln durch Cyanid-Intoxikation)
- Stoffwechselerkrankungen (Azetongeruch bei Diabetes mellitus)
- Infektionen der Harnwege (Ammoniakgeruch bei Vorkommen harnstoffspaltender Bakterien, Schwefelwasserstoffgeruch durch Fäulniserreger bei gleichzeitiger Proteinurie)
- Nach längerem Stehen (Zersetzung von Inhaltsstoffen).

11.3.1.5 Farbe

> Frisch gelassener Harn ist bei normaler Flüssigkeitszufuhr hell bis goldgelb.

Harn kann endogen und exogen bedingte Farbveränderungen aufweisen, die sofort oder erst nach einigem Stehenlassen in Erscheinung treten. Das Phänomen des Nachdunkelns von Urin beim Stehen kann durch Einblasen von Luft oder Zusatz von Oxidationsmittel (Wasserstoffperoxid) beschleunigt werden. Umgekehrt wird das Nachdunkeln durch im Urin enthaltene reduzierend wirkende Stoffe (z.B. Ascorbinsäure) gehemmt.

Zu den wichtigsten endogen bedingten Farbveränderungen zählen die **Braunfärbung** durch Gallenfarbstoffe (s.S. 392) sowie die **Rotfärbung** durch Blut bzw. Hämoglobin (s.S. 389). Ferner kann die verstärkte Produktion und Ausscheidung von Vorstufen der Hämsynthese eine Rotfärbung hervorrufen. Vorstufen der Hämsynthese (z.B. Porphobilinogen, Porphyrine) finden sich bei einer Gruppe von Stoffwechselerkrankungen im Urin, die als Porphyrien bezeichnet werden. Bei den meisten Formen der Porphyrie ist oder wird der Urin beim Stehen dunkelrot. Bei Verdacht auf eine Porphyrie müssen quantitative Analysen der Porphyrine und ihrer Vorstufen in Urin und Stuhl vorgenommen werden (s.S. 400 f.).

Dunkelbrauner Urin, der unter Lichteinfluß beim Stehen schwarz wird, lenkt den Verdacht auf eine Alkaptonurie oder Melanurie. Bei der Alkaptonurie handelt es sich um eine erblich bedingte Störung im Stoffwechsel der Aminosäure Tyrosin. Tyrosin kann bei dieser Erkrankung aufgrund eines Enzymmangels nicht vollständig abgebaut werden. Dabei entstehen größere Mengen des Stoffwechselzwischenprodukts Homogentisinsäure, die mit dem Urin ausgeschieden wird. Hieraus entwickelt sich an der Luft als dunkles Oxidationsprodukt Alkapton. Auch bei schwerem Vitamin-C-Mangel kann eine Alkaptonurie beobachtet werden, da Tyrosin hier ebenfalls nur bis zur Stufe der Homogentisinsäure abgebaut werden kann. Zu einer Melanurie kann es beim Melanosarkom und Melanokarzinom kommen. Der Urin enthält dann zunächst farblose Phenol- und Indolderivate der Melaninsynthese, die an der Luft zu braun-schwarzen Farbstoffen (Melanin) oxidiert werden.

Exogen bedingte Verfärbungen des Urins beruhen v.a. auf der Einnahme von Medikamenten. Hier können sich – je nach Pharmakon – die unterschiedlichsten Pigmentierungen von Gelb, Rot, Braun bis hin zu Blau und Grün ergeben. Darüber hinaus können durch Vitamine (gelb-grüne Fluoreszenz) oder Nahrungsmittelfarbstoffe (z.B. Rote Bete) Farbveränderungen auftreten.

11.3.1.6 Spezifisches Gewicht

Das spezifische Gewicht gilt als Maß für die Menge der im Harn gelösten Substanzen. Es liefert Hinweise auf die **Tubulusfunktion,** da die Konzentrationsarbeit der Nieren hauptsächlich in den distalen Tubuli vor sich geht. Im Normalfall schwanken die Werte zwischen 1.001 und 1.040. Bei der Hyposthenurie ist das Konzentrierungsvermögen der Niere so weit eingeschränkt, daß nur ein spezifisches Gewicht von maximal 1.025 erreicht wird. Ein solches Verhalten findet sich vorwiegend bei chronischen Nierenentzündungen. Eine Fixation des spezifischen Gewichtes auf 1.010–1.012 wird als Isosthenurie bezeichnet und ist bei Niereninsuffizienz als Zeichen starker Funktionseinschränkung zu beobachten. Schließlich versteht man unter Asthenurie die Unfähigkeit der Niere zur Harnkonzentrierung, wobei Werte von 1.001 gemessen werden. Solche Befunde treten beim Diabetes insipidus auf (Abb. 11-1).

> Den besten Aufschluß über die Konzentrationsfähigkeit der Niere gibt der Morgenurin, dessen Wert nicht unter 1.025 liegen sollte.

Die Messung des spezifischen Gewichts erfolgt mit dem **Urometer.** Dieses wird in einen mit Harn gefüllten Meßzylinder freischwimmend eingetaucht. Der Skalenwert wird am unteren Meniskusrand abgelesen. Da das Urometer auf eine Temperatur von 15 °C geeicht ist, ist bei Abweichungen von dieser

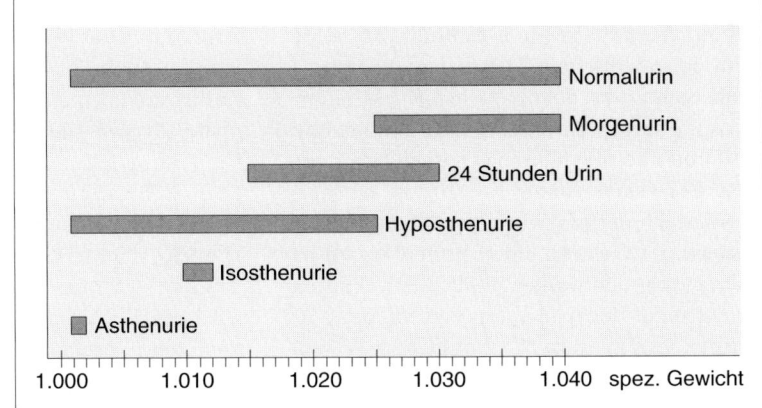

Abb. 11-1 Spezifische Gewichte des Urins unter verschiedenen physiologischen und pathologischen Bedingungen [13].

Temperatur der Wert pro ± 3 °C um ± 0.001 zu korrigieren. Eine Korrektur des spezifischen Gewichts muß ebenfalls bei eiweiß- und zuckerhaltigem Urin erfolgen. Es sind pro g% Eiweiß 0.003 und pro g% Glukose 0.004 abzuziehen.

11.3.2 Chemische Untersuchungen mit Hilfe des Mehrfach-Teststreifens

In den letzten zwei Jahrzehnten wurden zahlreiche Reagenzglasuntersuchungen durch Teststreifen-Methoden ersetzt. Hierbei sind die für den Nachweis erforderlichen Chemikalien bereits auf den Reaktionsfeldern der Streifen enthalten. Die Teststreifen werden maximal eine Sekunde in den Urin eingetaucht (ansonsten besteht das Risiko, daß sich die Chemikalien ablösen) und dann am Gefäßrand abgestreift. Nach der vorgeschriebenen Wartezeit (in der Regel 60 s, Leukozytenfeld 60–120 s) werden die Reaktionsfelder mit den Farbskalen auf der Packung verglichen.

11.3.2.1 pH-Wert

Der pH-Wert des Urins liegt in der Regel zwischen 5 und 7,4. Er zeigt physiologischerweise im Laufe des Tages Schwankungen, so daß eine einmalige Messung nur sehr grobe Auskünfte liefert. Am tiefsten sind die Werte zwischen Mitternacht und 6.00 Uhr morgens. Morgenurin reagiert damit typischerweise sauer. Tagsüber liegt der pH-Wert etwa 1 bis 2 Einheiten über dem des Morgenurins. Vor allem im Anschluß an die einzelnen Mahlzeiten steigt er für einige Zeit an. Man spricht hier von sog. **Basenfluten** (Abb. 11-2).

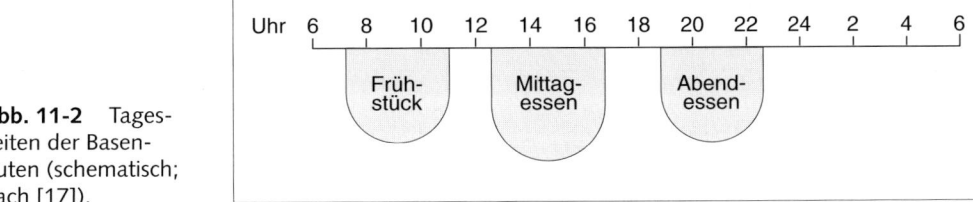

Abb. 11-2 Tageszeiten der Basenfluten (schematisch; nach [17]).

Darüber hinaus wird der pH-Wert stark von der Art der **Ernährung** beeinflußt. So ist der Urin bei reichlichem Fleischverzehr vorwiegend sauer, da der im Eiweiß enthaltene Phosphor und Schwefel zu Säuren metabolisiert und über die Nieren ausgeschieden werden. Bei vegetarischer Ernährung hingegen bewegt sich der pH-Wert eher im alkalischen Bereich, da Gemüse einen hohen Anteil basisch wirkender Stoffe enthält. Auch Pharmaka können den pH-Wert verschieben. Zu nennen sind hier v.a. Carboanhydrase-Hemmer, die zu einer Alkalisierung, und Methionin, das zu einer Ansäuerung des Harns führt. Schwere Erkrankungen, die sich durch eine erhebliche pH-Wert-Veränderung bemerkbar machen, sind maligne Prozesse (erhöhter Eiweißzerfall) und die diabetische Azidose mit pH-Werten unter 4,5 sowie respiratorische und metabolische Alkalosen mit deutlich basischen pH-Werten.

> Von besonderer pathogenetischer Bedeutung ist die Tatsache, wenn der Urin-pH-Wert eine Abschwächung oder Aufhebung der normalen tageszeitlichen Schwankungen zeigt.

Nach Untersuchungen des Säure-Basen-Forschers SANDER deutet eine Abschwächung der tageszeitlichen Schwankungen mit einer Verschiebung des pH-Werts in den sauren Bereich auf eine latente Azidose, d.h. eine Azidose des Bindegewebes, hin. SANDER entwickelte eine Methode zur Messung latenter Azidosen durch den **Aziditätsquotienten** im Urin. Zur Durchführung dieser Methode sei auf das Buch FRIEDRICH F. SANDER: Der Säure-Basen-Haushalt des menschlichen Organismus, verwiesen.

Eine komplette Aufhebung der tageszeitlichen Schwankungen ist bei der **idiopathischen Harnsäuresteindiathese** anzutreffen. Hier liegt der pH-Wert konstant bei 5,5. Als Ursache für diese „Säurestarre" des Urins wird ein Enzymmangel bzw. -defekt im Bereich der Nierentubuluszellen diskutiert. Obwohl die Harnsäurekonzentrationen in Serum und Urin bei diesem Krankheitsbild nicht erhöht sein müssen, bilden sich vermehrt Harnsäuresteine, da Harnsäure in diesem niedrigen pH-Bereich nur sehr schwer löslich ist.

Liegt der pH-Wert von frischem Urin hingegen ständig im basischen Bereich, so sollte ein Harnwegsinfekt in Betracht gezogen werden. Der hohe pH-Wert kommt dadurch zustande, daß verschiedene pathogene Keime (Proteus vulgaris, Enterokokken) in der Lage sind, den Harnstoff des Urins zu alkalisch reagierendem Ammoniak zu spalten.

Außer für direkte diagnostische Zwecke besitzt die pH-Wert-Messung des Urins auch zur Überwachung ernährungs- bzw. pharmakotherapeutischer Maßnahmen einen hohen Stellenwert. Im Vordergrund steht hier zum einen die Rezidivprophylaxe bei Nierenstein-Patienten, wo man versucht, den pH-Wert in einen Bereich zu verschieben, in dem die jeweilige Steinart, zu der der Patient neigt, nicht ausfällt (Tab. 11-1). Zum anderen kann

pH	schwer löslich	wenig löslich	leicht löslich
5,5	Harnsäure	Oxalat	Phosphat
6,0	Oxalat	Harnsäure	Phosphat
6,5	Oxalat	Phosphat	Harnsäure
7,0	Phosphat	Oxalat	Harnsäure

Tabelle 11-1   Löslichkeit von Harnsäure, Calciumoxalat und Phosphat in Abhängigkeit vom pH-Wert des Harns.

durch eine engmaschige pH-Wert-Kontrolle eine alkalisierende Therapie, wie sie im Rahmen der latenten Azidose durchgeführt wird, auf ihren Erfolg hin überprüft werden.

11.3.2.2 Eiweiß

Beim ersten Schritt der Harnbildung, der glomerulären Filtration, bei der das Blut durch die Glomerulus-Membran gepreßt und in die Bowmann-Kapsel abgesondert wird, wird der größte Teil der nieder- und insbesondere der hochmolekularen Eiweiße vom glomerulären Filter zurückgehalten. Diese Eiweiße erscheinen daher unter normalen Umständen nur in sehr geringen Konzentrationen im Endharn. Proteine mit sehr niedrigem Molekulargewicht besitzen eine höhere glomeruläre Permeabilität. Sie werden daher in gewissen Mengen ins Tubulus-Lumen ausgeschieden, dort aber physiologischerweise von den Tubuluszellen wieder aufgenommen. Eine vermehrte Ausscheidung von Proteinen im Urin kann damit entweder durch eine verstärkte Durchlässigkeit der Glomerulus-Membran oder aber eine beeinträchtigte tubuläre Rückresoprtion von Eiweißen zustande kommen.

Für die Proteinausscheidung Gesunder wird eine Grenzkonzentration von bis zu 30 mg/dl im Morgenurin angegeben. Dies entspricht dem ersten positiven Befund auf dem Mehrfach-Teststreifen. Erst Farbänderungen, die eindeutig diesen Wert erreichen, sind als pathologisch zu beurteilen. Die Untersuchung auf Proteine erfolgt sinnvollerweise im Morgenurin, da eine Reihe von Faktoren, wie Orthostase, körperliche Anstrengung, Erhitzung, Unterkühlung, emotionaler Streß, die Proteinausscheidung während des Tages erhöhen können. In all diesen Fällen spricht man von gutartigen Proteinurien.

Die wichtigsten Ursachen für eine pathologische Proteinurie liegen im urologischen Bereich. So können fast alle Nierenerkrankungen von der Glomerulonephritis über vaskuläre Nephropathien (z.B. Glomerulo-

sklerose), Pyelonephritis bis hin zu medikamentös bzw. toxisch bedingten Nierenleiden mit einer mehr oder weniger starken Eiweißausscheidung einhergehen. Darüber hinaus können extrarenale Erkrankungen wie Herzinfarkt, Herzinsuffizienz (Stauungsproteinurie), fieberhafte Zustände, einen positiven Proteinnachweis liefern. Zur Ausscheidung von Bence-Jones-Eiweiß, siehe S. 398 f. Ist der Proteintest wiederholt positiv, so ist eine eingehende nephrologische Diagnostik erforderlich (s. S. 397 f.). Zudem gehen bei einer Albuminurie größere Zinkmengen über den Urin verloren, so daß in diesem Falle auch der Zinkhaushalt zu kontrollieren ist. Falschpositive Befunde können bei Resten von Desinfektionsmitteln im Sammelgefäß auftreten.

11.3.2.3 Erythrozyten und Hämoglobin

Die Ausscheidung von Erythrozyten wird bis zu einer Zahl von 3/µl Urin als normal betrachtet. In den Bereich der pathologischen **Mikrohämaturie** fallen Erythrozytenzahlen zwischen 5 und 10/µl Urin. Mikrohämaturien haben keinen Einfluß auf die Harnfarbe und sind daher nur chemisch oder mikroskopisch nachweisbar.

Von einer **Makrohämaturie** spricht man, wenn die Blutbeimengungen durch Rotfärbung des Urins makroskopisch sichtbar werden. Hier sind bereits mehr als 0,5 ml Blut/l Harn bzw. ca. 2500 Erythrozyten/µl Harn vorhanden.

Als Ursache für eine **Hämaturie** kommen neben hämorrhagischen Diathesen (prärenale Hämaturie) v.a. Erkrankungen der Nieren (renale Hämaturie) und der ableitenden Harnwege (postrenale Hämaturie) in Frage (Tab. 11-2).

> Eine schmerzlose isolierte Mikrohämaturie ist oft das erste und einzige Symptom eines Steinleidens oder eines Tumors im Blasen- und Nierenbereich.

Tabelle 11-2	Ursachen der Hämaturie.
Prärenal	hämorrhagische Diathesen
	Antikoagulanzien
	Infektionen, Vergiftungen
Renal	Glomerulonephritis
	Pyelonephritis
	Nierenkarzinom
	Hypernephrom
	Niereninfarkt
	Papillennekrose
	Nierentrauma
	Nierenbeckensteine
Postrenal	entzündliche und maligne Blasenerkrankungen
	Blasensteine
	Harnleitersteine
	entzündliche oder maligne Prozesse am Harnleiter

Sie bedarf in jedem Fall einer weiteren Abklärung durch Sedimentanalyse, quantitativer Bestimmung verschiedener Nierenparameter und einer Röntgendiagnostik. Findet sich trotz intensiver Suche keine Ursache für eine asymptomatische isolierte Mikrohämaturie, so wird sie in der Regel als Befund ohne Krankheitswert interpretiert. Ihr Ausgangspunkt liegt zumeist im glomerulären Bereich. Kontrolluntersuchungen sind in größeren Abständen angesagt.

Im Gegensatz zur Hämaturie, bei der intakte Erythrozyten in den Harn übertreten, handelt es sich bei der **Hämoglobinurie** um die Ausscheidung von freiem Hämoglobin. Voraussetzung für eine Hämoglobinurie ist ein vorheriger Zerfall von Erythrozyten (Hämolyse) der intravasal, intrarenal, aber auch erst durch längeres Stehenlassen des Urins stattfinden kann. Wichtige Ursachen für eine Hämoglobinurie sind hämolytische Anämien, Vergiftungen und schwere Infekte. Bekannt

ist darüber hinaus die sog. Marschhämoglobinurie, die möglicherweise durch eine mechanische Schädigung der Erythrozyten in den Gefäßen der Fußsohle mit anschließender Lyse dieser Blutzellen entsteht. Eine Unterscheidung zwischen Hämaturie und Hämoglobinurie ist mit Hilfe des Combur-9-Tests® möglich, der für jeden der beiden Parameter ein gesondertes Testfeld enthält. Während die Erythrozyten (ab ca. $5–10/\mu l$) als grüne Punkte auf dem Testfeld erscheinen, wird freies Hämoglobin durch eine homogene Färbung angezeigt. Ascorbinsäure kann bei einigen Teststreifen den Nachweis stören.

11.3.2.4 Leukozyten

Leukozytenzahlen unter $10/\mu l$ Urin werden in der Regel noch als physiologisch angesehen. Zahlen zwischen $10–20$ Zellen/μl Urin gelten als suspekt, eine Leukozyturie von über 20 Zellen/μl Urin als sicher pathologisch. Mit Hilfe des Teststreifens lassen sich Leukozytenzahlen bereits im Grenzbereich von $10–25/\mu l$ Urin feststellen. Der Nachweis der Leukozyten beruht auf der Bestimmung der Esterase-Aktivität von Granulozyten. Mit dieser Methode werden daher auch bereits zerfallene Leukozyten, die der mikroskopischen Untersuchung entgehen, sicher erfaßt. **Erhöhte Leukozytenzahlen** im Urin stellen ein wesentliches Symptom bei entzündlichen Erkrankungen des Nieren- und Harnwegssystems dar. Man findet sie hauptsächlich bei bakteriellen Infekten, wie Zystitis und Pyelonephritis.

> Insbesondere bei der chronischen Pyelonephritis ist die Leukozyturie oft das einzige Symptom zwischen den akuten Schüben.

Als weitere Ursachen sind Analgetikanephropathien und Glomerulonephritiden in Betracht zu ziehen. Wenig bekannt ist, daß bei Kindern in etwa 10% der Fälle im Fieberzustand eine Leukozyturie als eigenständiges, nicht behandlungsbedürftiges Phänomen ohne Bezug zu einem Harnwegsinfekt auftritt.

Beeinflussungen/Verfälschungen der Meßergebnisse

Da die Gefahr der **Kontamination** der Urinprobe durch Leukozyten aus dem Genitaltrakt (Vaginalsekret, Vorhautsack) sehr hoch ist, sollte auf alle Fälle Mittelstrahlurin verwendet werden. So wiesen z.B. in einer Reihenuntersuchung von KUTTER 48% der Frauen und 14% der Männer im Spontanurin Leukozyten auf. Durch eine Reinigung des Genitalbereichs verminderte sich die Rate bei Frauen auf 6% und bei Männern auf 2%.

Auch **Antibiotika** können eine Leukozyturie vortäuschen. Zu den Pharmaka, die den Test falsch-positiv ausfallen lassen, zählen Imipenem, Cilastatin, Clavulansäure und Amoxicillin. Andererseits ist bekannt, daß einige Antibiotika die Testreaktion abschwächen (Doxycyclin, Gentamicin, Cefalexin). Das gleiche gilt für hohe Oxalat-, Ascorbinsäure- und Albuminwerte im Harn. Eine wiederholt nachgewiesene Leukozyturie ist unbedingt weiter abzuklären (Sedimentuntersuchung, Prüfung auf Bakterien, Blut und Eiweiß).

11.3.2.5 Nitrit

Die Anwesenheit von Nitrit im Urin deutet auf eine **Bakteriurie** und damit einen Infekt der Nieren oder ableitenden Harnwege hin. Der Nitrit-Test beruht auf der Tatsache, daß Harn in der Regel Nitrat enthält und die meisten wichtigen harnpathogenen Keime (z.B. E. coli, Proteus, Klebsiellen) in der Lage sind, Nitrat in Nitrit umzuwandeln. Dieses Nitrit wird durch eine Rosafärbung des Reaktionsfeldes auf dem Teststreifen angezeigt. Wie eine Untersuchung ergeben hat, weist der Nitrit-Test bei einer Keimzahl von 10^7/ml Urin in etwa 80–90% der Fälle einen positiven Befund auf. Da bereits Keimzahlen von über 10^5/ml Urin als signifikant bezeichnet

werden, ist somit jede auch noch so leichte Rosafärbung als verdächtig anzusehen. Vor allem der zusätzliche Nachweis von Leukozyten und Blut sichert die Diagnose Nieren- oder Harnwegsinfekt. Leukozyten und Bakterien im Urin können zudem, was oft übersehen wird, ein Indiz für eine Prostatitis sein. Nicht selten ist allerdings auch eine isolierte asymptomatische Bakteriurie anzutreffen. Diese tritt v.a. im Alter bei beiden Geschlechtern zunehmend häufig auf (Prävalenz bei über 65jährigen ca. 20%).

> Isolierte, asymptomatische Bakteriurien gelten in der Regel als Befund ohne Krankheitswert und bedürfen keiner Behandlung.

Ausnahmen bilden bestimmte Risikogruppen, wie Personen mit obstruktiven Veränderungen der Harnwege, Schwangere und Kinder. Hier ist eine Therapie und weitere Kontrolle notwendig.

Beeinflussungen/Verfälschungen von Meßergebnissen

Beim Nitrit-Test gilt es, eine Reihe von potentiellen Störfaktoren zu beachten. So kann **ungenügender** oder **fehlender Nitrat-Gehalt** des Urins zu falsch-negativen Befunden führen. Ein praktischer Ausweg ist die Aufnahme gemüsehaltiger Nahrung am Tag vor der Untersuchung. Hierdurch wird in der Regel ein ausreichend hoher Nitratgehalt gesichert.

Ebenfalls falsch-negative Ergebnisse finden sich bei **ungenügender Verweildauer des Urins in der Blase,** da die Zeit zur Nitrit-Bildung nicht ausreicht. Zur Untersuchung sollte daher Morgenurin benutzt werden.

Als dritte Fehlerquelle ist die **Verwendung abgestandenen Urins** zu nennen. Hier können zum einen falsch-positive Resultate auftreten, wenn das Nitrit durch nachträgliche Bakterienkontamination entstanden ist, aber auch falsch-negative, wenn das vorhandene Nitrit durch die Keime schon zu Stickstoff weiter reduziert worden ist. Schließlich kann auch ein **Ascorbinsäure-reicher Urin** ein falsches Ergebnis vortäuschen.

> Fällt der Nitrit-Test negativ aus, so ist damit ein Harnwegsinfekt nicht ausgeschlossen, da nicht alle Erreger Nitrit bilden können.

11.3.2.6 Urobilinogen/Bilirubin

Bilirubin entsteht beim Abbau von Hämoglobin. Es wird von der Leber aufgenommen, mit Glucuronsäure konjugiert und an die Gallenflüssigkeit abgegeben. Im Darm erfolgt ein Umbau zu Urobilinogen, das im enterohepatischen Kreislauf rückresorbiert wird.

Eine **vermehrte Urobilinogen-Ausscheidung** (über 1 mg%) ist auf einen erhöhten Hämoglobinabbau oder eine beeinträchtigte Funktion der Leber zurückzuführen. Wichtigste Ursache für einen verstärkten Hämoglobinabbau sind die hämolytische und perniziöse Anämie. Hier werden durch den verstärkten Erythrozytenzerfall große Hämoglobin-Mengen freigesetzt, zu Bilirubin abgebaut und in der Folge zu Urobilinogen umgewandelt. Dieses Urobilinogen erscheint dann zum Teil im Urin. Ist die Leberleistung durch eine Erkrankung eingeschränkt, so kann das aus dem Darm durch die Pfortader zurückgeführte Urobilinogen auch in physiologischen Mengen von der Leberzelle nicht vollständig weiterverarbeitet werden und tritt vermehrt im Harn auf. Dies ist z.B. der Fall bei der Virushepatitis, chronischen Hepatitiden, toxischer Leberschädigung, Leberzirrhose und Stauungsleber (Herzinsuffizienz).

Bei fehlendem Gallefluß, z.B. durch Versiegen der Galleproduktion infolge toxischer Schädigung oder Gallenwegsverschlüssen, kann im Darm kein Urobilinogen gebildet werden. Dementsprechend fehlt es im Urin.

Bilirubin findet sich bei Leberschäden und Verschlußikterus im Urin. Das in der Leber konjugierte Bilirubin tritt durch Schädigung der Leberzellmembran, bzw. Gallenrückstau ins Blut über und gelangt aufgrund seiner Wasserlöslichkeit in den Harn.

Sowohl Urobilinogen als auch Bilirubin lassen sich mit Hilfe des Teststreifens feststellen. Aus der Kombination beider Werte resultiert das folgende bekannte Schema:

	Ikterus		
im Harn	prä-hepatisch	post-hepatisch	intra-hepatisch
	hämo-lytische Anämien	Leber-schädi-gungen	Gallen-wegs-verschluß
Bilirubin	–	±	±
Urobili-nogen	++	+	–(+)

Beeinflussungen/Verfälschungen von Meßergebnissen

Bei längerem Stehen des Urins im **Licht** werden sowohl Urobilinogen als auch Bilirubin oxidiert, so daß sie u.U. nicht mehr meßbar sind. Ferner stören hohe Ascorbinsäure-Mengen und Nitrit den Bilirubinnachweis. Das Auftreten von **Gallenfarbstoffen** im Urin macht eine weiterführende Diagnostik, insbesondere die Bestimmung der für Leber- und Gallenwegserkrankungen spezifischen Blutparameter, zwingend erforderlich (s. S. 185 ff.).

11.3.2.7 Glukose

Wenn der Blutzuckerspiegel eine Höhe von 160–180 mg% erreicht, wird die Nierenschwelle überschritten. Die Folge ist eine erhöhte Glukoseausscheidung im Urin. Eine Glukosurie dient als ein wichtiger Hinweis auf einen möglichen Diabetes mellitus. Darüber hinaus finden sich bei einer Reihe weiterer endokriner Erkrankungen, wie z.B. dem Morbus Cushing (Steroiddiabetes), dem Phäochromozytom und der Hyperthyreose, erhöhte Harnglukosemengen. Auch diese Erkrankungen gehen mit einem erhöhten Blutglukosespiegel einher. Während der erhöhte Blutglukosespiegel beim Diabetes mellitus durch die Hemmung der Glukoseaufnahme in die Körperzellen entsteht, kommt er bei den anderen hormonellen Störungen hauptsächlich durch einen verstärkten Abbau des Speicherkohlenhydrates Glykogen zu Glukose zustande.

Weitere Erkrankungen, die mit einem erhöhten Harnzucker einhergehen können, sind Pankreatitis, Herzinfarkt und Nierenschädigungen. Bei Auftreten einer Glukosurie ist eine umfassende weitergehende Diagnostik zur Klärung der Ursache notwendig (s. S. 285 f.).

Beeinflussungen/Verfälschungen von Meßergebnissen

> Bei älteren Menschen kann der Glukose-Test trotz erheblicher Störungen des Zuckerstoffwechsels negativ ausfallen.

Dies liegt daran, daß die Nierenschwelle im Alter ansteigt, so daß erst ab Blutwerten von 220–240 mg% eine Glukosurie einsetzt. Bei einigen Teststreifen können durch Ascorbinsäure (s.u.) falsch-negative Ergebnisse auftreten.

11.3.2.8 Ketone

Wird dem Organismus nicht genügend Energie in Form von Glukose zur Verfügung gestellt, so versucht er, dieses Defizit durch einen **verstärkten Abbau von Fettsäuren** auszugleichen. Hierbei fallen erhöhte Ketonmengen an, die mit dem Harn ausgeschieden werden und sich mit Hilfe des Teststreifens nachweisen lassen. Wichtigste Ursache einer Ketonurie ist die beim Diabetes mellitus bestehende Glukoseverwertungsstörung. Treten beim Diabetiker Ketone im Urin auf, so ist dies als Dekompensationserscheinung zu werten. Darüber hinaus führt auch ein alimentärer Glukosemangel zur Mobilisierung

der körpereigenen Fettreserven und zum verstärkten Abbau von Fettsäuren. Eine Ketonausscheidung kann daher ebenfalls bei Nahrungskarenz vorkommen.

11.3.2.9 Ascorbinsäure

Enthält der Harn Ascorbinsäure, so besteht die Gefahr, daß hierdurch verschiedene Testergebnisse beeinträchtigt werden. Vor allem der Blut- und Glukose-Nachweis können bereits bei niedrigen Ascorbinsäure-Konzentrationen falsch-negativ ausfallen. Beim Combur-9-Test® wurde diese Störmöglichkeit beseitigt.

Teststreifen, bei denen bei Vorhandensein von Ascorbinsäure mit einer Verfälschung der Befunde zu rechnen ist, besitzen ein Ascorbinsäure-Feld. Zeigt dieses eine positive Reaktion, so muß der Test 10 h nach der letzten Vitamin-C-Gabe wiederholt werden. Darüber hinaus können aber auch – allerdings erst bei Aufnahme und Ausscheidung größerer Ascorbinsäure-Mengen – der Nitrit-, Bilirubin- und Leukozyten-Test u.U. falsch reagieren.

> Es empfiehlt sich, vor jeder Urinprobe nach der Anwendung von Vitamin-C-Tabletten oder -Pulver zu fragen und den Test ggf. erst nach einer zehnstündigen Einnahmepause durchzuführen.

11.3.3 Weitere Urin-Schnelltests

11.3.3.1 Indikan

Normalerweise beträgt die Indikanausscheidung im Urin 5–20 mg/24 h. Steigt die Indikanausscheidung im Urin an, so ist dies ein Zeichen dafür, daß im Darm verstärkt Fäulnisprozesse stattfinden. Unter Fäulnis versteht man die bakterielle Umwandlung von Eiweiß in toxische Zersetzungsprodukte. Eines dieser Fäulnisprodukte ist das Indol.

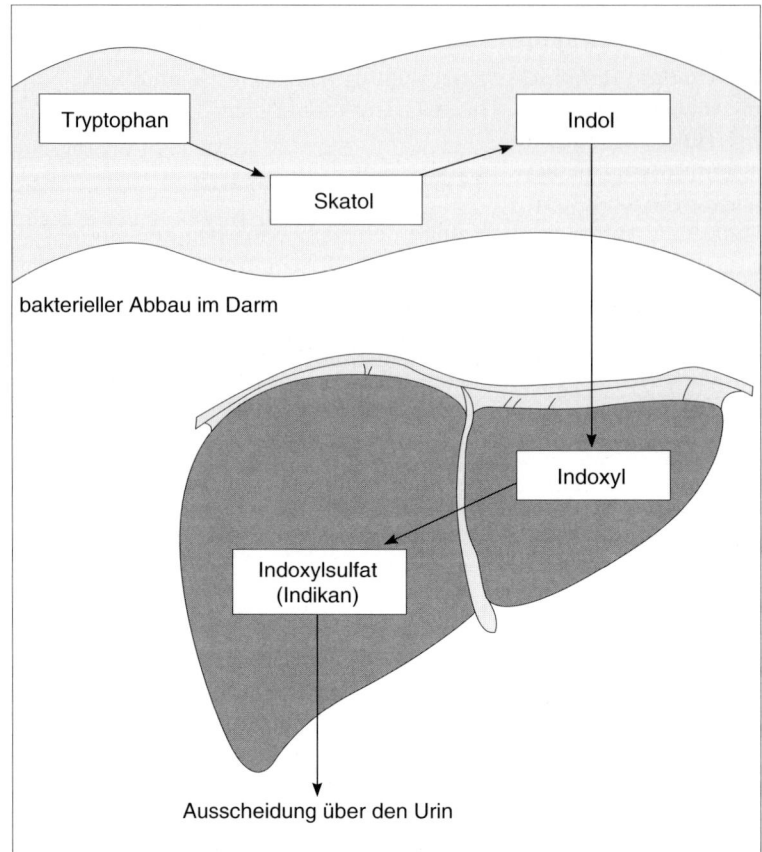

Tryptophan

Indol

Skatol

bakterieller Abbau im Darm

Indoxyl

Indoxylsulfat
(Indikan)

Ausscheidung über den Urin

Abb. 11-3 Abbau von Tryptophan zu Indikan im menschlichen Organismus.

Indol wird aus dem Darmtrakt resorbiert, gelangt über das Blut in die Leber, wo es durch Umwandlung in Indikan entgiftet und harnfähig gemacht wird (Abb. 11-3). Indikanerhöhungen bzw. verstärkte Fäulnisprozesse sind immer dann zu finden, wenn im Darm außergewöhnlich hohe Eiweißmengen anfallen und/oder die Darmflora zu viel fäulniserregende Keime enthält (Tab. 11-3).

Da es infolge erhöhter Fäulnisprozesse zu einer zunehmenden Reizung bzw. Schädigung des Darms und einer Leberbelastung kommt, die letztlich die Ursache für eine Vielzahl von Krankheitsbildern sein können, ist die Indikanbestimmung in der Naturheilpraxis von großer Bedeutung.

Tabelle 11-3 Ursachen für erhöhte Fäulnisprozesse im Darm.
1. Erhöhte Eiweißmengen im Darm
a. eiweißreiche Ernährung
b. vermehrte Entstehung von Eiweiß im Darm (Schleim, Eiter, Blut, Zelldetritus, bei entzündlichen Prozessen und Tumoren)
c. verminderte Eiweißverdauung (z.B. bei Achylie, Magenresektion, Pankreasinsuffizienz)
2. Erhöhte Eiweißverweildauer im Darm (durch Stenosen oder verminderte Peristaltik, z.B. bei Obstipation und Ileus)
3. Gestörte Darmflora

Für die Indikanbestimmung existiert ein Fertigtest[1], bei dem man 2,5 ml Morgen- oder 24-h-Urin in ein vom Hersteller vorbereitetes, mit Reagenzien gefülltes, verschließbares Röhrchen gibt. Nach kräftigem Schütteln läßt sich anhand des Farbumschlages ablesen, ob ein zu hoher Indikangehalt vorliegt.

11.3.3.2 Nebennierenfunktionstest

Der Nebennierenfunktionstest ist ein Fertigtest[2], der als ergänzendes Mittel zur Diagnose von Störungen der Aldosteron-Sekretion genutzt werden kann. Beeinträchtigungen des Aldosteron-Gleichgewichtes manifestieren sich v.a. im Bereich des Mineralstoffhaushalts, wo es bei einer erhöhten Aldosteronausschüttung zur Hypernatriämie und Hypokaliämie, und umgekehrt, bei einer reduzierten Hormonproduktion zur Hyponatriämie und Hyperkaliämie kommt. Auch im Urin lassen sich solche hormonellen Dysbalancen anhand von Mineralstoffverschiebungen nachvollziehen. Hierauf beruht das Prinzip des Nebennierenfunktionstests.

Bei dem Test vermischt man 10 Tropfen Urin mit 1 Tropfen Indikatorsubstanz und fügt danach so lange tropfenweise das Testreagens hinzu, bis eine orange- bis ziegelrote Färbung eintritt. Aus der notwendigen Menge an Testreagens lassen sich die entsprechenden Rückschlüsse ziehen. So sind etwa Frühstadien einer Nebennierenunterfunktion durch eine verstärkte Salzausscheidung und einen erhöhten Verbrauch an Testreagens gekennzeichnet. Eine Überfunktion kann dazu führen, daß Salz im Körper zurückgehalten wird, was sich in einem verringerten Verbrauch an Testreagens widerspiegelt.

---

[1] Erhältlich bei GESAR AG, CH-8235 Lohn, Tel.: 0041-52-6491810.
[2] Erhältlich bei GESAR AG, CH-8235 Lohn, Tel.: 0041-52-6491810.

11.4 Harnsediment

11.4.1 Allgemeine Bedeutung

Unter dem Harnsediment versteht man die festen organischen und anorganischen Bestandteile des Urins, die sich beim Zentrifugieren oder nach längerem Stehen am Boden absetzen. Die Untersuchung erfolgt mikroskopisch, wobei z.T. spezielle Färbemethoden zur Anwendung gelangen, um das Erkennen bestimmter Sedimentbestandteile zu erleichtern. Die Sedimentanalyse dient v.a. der ergänzenden bzw. weiterführenden Diagnose von Nieren- und Harnwegserkrankungen, wenn zuvor mittels Teststreifen bei den Parametern Protein, Blut, Nitrit und Leukozyten pathologische Befunde erhoben wurden.

Um möglichst genaue Ergebnisse zu erzielen, sollte konzentrierter (spezifisches Gewicht nicht unter 1.010), **saurer Mittelstrahlurin** untersucht werden. Idealerweise liegen zwischen Sammeln des Urins und Sedimentanalyse höchstens 4 h. Danach ist mit einem zunehmenden Zerfall der Sedimentelemente zu rechnen. Zudem ist darauf zu verweisen, daß die Identifizierung einzelner Sedimentbestandteile schwierig sein kann, so daß die korrekte Bewertung einige Übung und Erfahrung des Untersuchers voraussetzt. Es wird daher in den meisten Fällen sinnvoll sein, die Sedimentanalyse in einem Speziallabor oder einer urologischen Praxis durchführen zu lassen.

11.4.2 Sedimentbestandteile

Das Sediment enthält zum einen organisierte Bestandteile, zu denen Epithelzellen, Blutkörperchen, Zylinder und Mikroorganismen zählen, und zum anderen unorganisierte Bestandteile, die im wesentlichen aus mikroskopischen Kristallen anorganischer Salze bestehen.

Epithelzellen. Bei den Epithelzellen handelt es sich um:

- Plattenepithelien, die aus dem äußeren Genitalbereich oder der Harnröhre stammen. Sie sind diagnostisch bedeutungslos.
- Übergangsepithelien, die aus den ableitenden Harnwegen stammen. Sie weisen bei gleichzeitigem Vorliegen einer Leukozyturie auf entzündliche Vorgänge hin.
- Nieren- oder Tubulusepithelien. Sie sind Ausdruck einer tubulären Schädigung. Ihre Erkennung im Urin ist mitunter selbst für den erfahrenen Untersucher schwierig. Tubulusepithelien mit Einlagerung von Fetttröpfchen im Protoplasma werden als sog. Fettkörnchenzellen bezeichnet. Die Fette werden unter dem Mikroskop in Form sog. Malteserkreuze sichtbar. Fettkörnchenzellen sind ein typischer Befund beim nephrotischen Syndrom.

Blutkörperchen. Normalerweise sind im Sediment nur außerordentlich geringe Mengen an Erythrozyten (0-1/Gesichtsfeld) und Leukozyten (0-5/Gesichtsfeld) bei 400facher Vergrößerung zu finden. Höhere Zahlen sind als pathologisch zu beurteilen (weitere Angaben s.S. 389 ff.). Von besonderer Bedeutung bei den Leukozyten sind die sog. Sternheimer-Malbin-Zellen (Schilling-Zellen). Hierbei handelt es sich um eine Sonderform der Leukozyten, die nach entsprechender Färbung erkennbar wird.

> Ein Sediment mit einem Anteil von mehr als 10% Sternheimer-Malbin-Zellen an der Gesamt-Leukozytenzahl deutet auf eine Pyelonephritis hin.

Zylinder. Harnzylinder sind walzenförmige Ausgüsse der Nierentubuli. Sie bestehen aus einer homogenen Grundsubstanz, in die unterschiedliche Strukturen eingelagert sein können. Ihr Nachweis im Sediment legt das Vorhandensein einer Nierenerkrankung nahe. Dabei kommt v.a. der Größe der Zylin-

der ein wichtiger Stellenwert zu. So sind besonders dicke bzw. breite Zylinder kennzeichnend für eine schwere Niereninsuffizienz. Ursache für ihre Entstehung ist die bei schweren Nephropathien zunehmende Ausweitung der Tubuli. Breite Zylinder werden auch als Insuffizienz-Zylinder bezeichnet.

Je nach Zusammensetzung der Zylinder unterscheidet man

- Hyaline Zylinder:
  Sie bestehen aus einem Mucoprotein, das in der Niere selbst synthetisiert und danach in die Tubuli ausgeschieden wird. Dieses Mucoprotein ist normalerweise gelöst, kann aber unter bestimmten Umständen, z.B. bei Harnstauung, ausfallen und zur Bildung von Zylindern führen. Hyaline Zylinder können bei Nierenschäden auftreten. Eine Bedeutung erhalten sie allerdings erst im Zusammenhang mit anderen Befunden. So werden hyaline Zylinder mitunter auch beim Gesunden nach körperlicher Anstrengung, bei fieberhaften Infekten und nach Aufnahme von Diuretika (Furosemid, Etacrynsäure) gebildet und in den Harn abgegeben.
- Plasmaprotein-Zylinder:
  Hierzu zählen zum einen Granula-Zylinder, die aus einer hyalinen Matrix mit eingebetteten Granula aus Plasmaproteinen bestehen und zum anderen Wachs-Zylinder, die ausschließlich aus Plasmaproteinen zusammengesetzt sind. Sie besitzen ein homogenes Aussehen. Während Granula-Zylinder ein Indiz für alle akuten und chronischen Nierenerkrankungen sein können, sind Wachs-Zylinder typisch für fortgeschrittene chronische Nierenleiden.
- Zell-Zylinder:
  Hierbei handelt es sich um Zylinder mit Zelleinschlüssen. Differentialdiagnostisch bedeutsam sind v.a. Erythrozyten- und Leukozyten-Zylinder, die für die renale Genese einer Hämaturie bzw. Leukozyturie sprechen. Erythrozyten-Zylinder sind dabei pathognomisch für eine Glomerulo-

nephritis. Bei Leukozyten-Zylindern steckt meist eine Pyelonephritis, u.U. aber auch eine proliferative Glomerulonephritis, dahinter.

Mikroorganismen.

- Bakterien: Da für die normale Urinanalyse keine sterilen Gefäße verwendet werden, ist das Vorkommen von Bakterien nicht unbedingt als Hinweis auf einen Harnwegsinfekt zu sehen.
- Pilze: Dem Auftauchen von Pilzen im Urin wird in der Regel keine besondere diagnostische Bedeutung beigemessen. Eine Ausnahme bildet Candida albicans. Hier ist an eine Soor-Infektion im Bereich des Urogenitaltraktes zu denken. Candida albicans kann auch über den Dünndarm persorbiert und über die Niere wieder ausgeschieden werden.
- Trichomonaden: Sie sind ein Hinweis für einen vaginalen Trichomonaden-Infekt.

Kristalle. Zu den kristallinen Elementen des Sediments zählen v.a. Urat, Harnsäure, Kalziumoxalat, Ammonium-Magnesium-Phosphat und Kalziumkarbonat. Ihre Differenzierung hat keine große Bedeutung und ist im allgemeinen nur bei Nierensteinpatienten angesagt. Hier kann ein vermehrter Anteil bestimmter Salze auf die Zusammensetzung eines Nierensteins hindeuten. Dies ist jedoch nicht zwangsläufig der Fall. Neben Salzen können im Sediment Kristalle der Aminosäuren Tyrosin und Leucin auftauchen. Diese Aminosäuren sind charakteristisch für schwere Lebererkrankungen. Auch Arzneimittel, besonders Sulfonamide, werden mitunter in kristallisierter Form mit dem Urin ausgeschieden.

11.5 Quantitative Laborbestimmungen

11.5.1 Nieren- und Harnwegserkrankungen

Die weiterführende Labordiagnostik von Nieren- und Harnwegserkrankungen umfaßt eine Reihe von Serum- und Urinbestimmungen. Im Bereich der Urindiagnostik steht die quantitative Messung der **Eiweißausscheidung** im Vordergrund. Sie ist grundsätzlich bei jeder sicher festgestellten Proteinurie angezeigt. Beim Gesunden beträgt die Proteinausscheidung 40–80 mg/24 h. Werte ab 0,5 g/24 h werden als pathologisch angesehen. Wird eine Eiweißausscheidung von über 3 g/24 h gemessen, so spricht dies für eine glomeruläre Erkrankung, während die Werte bei der Pyelonephritis und anderen interstitiellen Nephritiden niedriger sind. Die quantitative Messung dient ferner der Verlaufskontrolle. Dabei gilt es allerdings zu berücksichtigen, daß nicht nur eine Besserung der Erkrankung, sondern auch eine fortschreitende Zerstörung der Glomeruli einen Rückgang der Proteinurie bewirken kann. Neben der Bestimmung der Gesamtproteinmenge lassen sich im Labor mit Hilfe der Elektrophorese die Harnproteine nach ihrem Molekulargewicht auftrennen. Anhand des Proteinverteilungsmusters sind Rückschlüsse darauf möglich, ob die Proteinurie eher glomerulären oder tubulären Ursprungs ist. So deutet die überwiegende Ausscheidung hochmolekularer Eiweiße auf eine glomeruläre und die Ausscheidung kleinmolekularer Proteine auf eine tubuläre Erkrankung hin.

Eine besonders wichtige Funktionsprüfung, mit der auch diskrete Nierenstörungen festgestellt werden können, stellt die **Kreatinin-Clearance** dar. Kreatinin ist ein Abbauprodukt des Muskelstoffwechsels, das im Plasma normalerweise in konstanter Konzentration enthalten ist und über den Urin ausgeschieden wird. Die Clearance-Untersuchung ist ein Maß für die Fähigkeit der Niere, eine bestimmte Substanz, in diesem Fall Kreatinin, auszuscheiden. Hierzu wird Kreatinin im 24-h-Urin gemessen und nach einer bestimmten Formel mit dem Plasmaspiegel in Beziehung gesetzt. Der Normalwert liegt bei 90–120 ml/min. Die Bestimmung der Kreatinin-Clearance wird überwiegend zur Verlaufskontrolle chronischer Nierenerkrankungen eingesetzt.

Bei Nierensteinleiden spielt v.a. die Bestimmung des **Harn-Kalziums** eine Rolle. Circa 70% aller Nierensteine enthalten Kalzium. Die mittlere Ausscheidung von Kalzium im 24-h-Urin ist bei Kalziumstein-Trägern signifikant höher als bei Kontrollpersonen. Eine Hyperkalziurie kann damit Hinweise auf ein Steinrisiko geben. Darüber hinaus kann die Urin-Magnesium-Ausscheidung wertvolle Aufschlüsse über die Entstehung eines Steinleidens liefern. Magnesium hemmt die Auskristallisation von Kalziumoxalat und stellt damit einen wichtigen Faktor zum Schutz vor Nierensteinen dar. Wie in verschiedenen Untersuchungen festgestellt wurde, besteht bei zahlreichen Patienten mit Kalziumoxalatsteinen eine Hypomagnesiurie.

> Eine regelmäßige Magnesiumbestimmung im Urin ist daher bei Steinpatienten unbedingt zu empfehlen.

Ein weiterer Parameter, der bei der Nephrolithiasis von Bedeutung ist, ist die Harnsäure, deren Konzentration bei Patienten mit Harnsäuresteinen im Urin erhöht sein kann.

11.5.2 Tumormarker

Der überwiegende Teil der Tumormarker wird im Serum bestimmt. Allerdings gibt es auch einige wichtige, die hauptsächlich oder ausschließlich im Urin gemessen werden. Hierzu zählen die folgenden.

Vanillinmandelsäure. Es handelt sich um ein Abbauprodukt des Adrenalins, das v.a. beim Phäochromozytom, einem adrenalinproduzierenden Tumor des Nebennierenmarks, verstärkt im Urin ausgeschieden wird. Die Werte können dabei von normalerweise 1–7 mg/24 h auf 20 mg/24 h ansteigen. Ein Phäochromozytom äußert sich in einer paroxysmalen oder Dauerhypertonie. Der Marker wird bei Verdacht auf ein Phäochromozytom bzw. zur Differentialdiagnose eines Bluthochdrucks unbekannter Ursache eingesetzt. Da die alleinige Bestimmung von Vanillinmandelsäure zu 30% falsch-negative Ergebnisse erbringt, sollten bei einem vermuteten Phäochromozytom auch andere Synthese- und Abbauprodukte der Katecholamine, wie Metanephrine, Adrenalin und Noradrenalin, im Urin mitbestimmt werden.

5-Hydroxy-Indolessigsäure. Die Substanz ist ein Abbauprodukt des Neurotransmitters Serotonin, das normalerweise in einer Menge von 2–8 mg/24 h im Urin ausgeschieden wird. Erhöhte Mengen sind beim Carcinoid zu beobachten. Das Carcinoid ist ein epithelialer Tumor, der primär meist im Magen-Darm-Trakt auftritt. Carcinoidgewebe ist zur Synthese von Serotonin befähigt, so daß der Serotonin-Pool bei Carcinoid-Patienten erhöht ist und die Ausscheidung von 5-Hydroxy-Indolessigsäure (5-HIES) ansteigt. Dabei sind Werte von 25 mg/24 h für das Carcinoid-Syndrom hochsignifikant. Werte über 350 mg/24 h sprechen für eine Metastasierung.

Bence-Jones-Eiweiß. Beim Bence-Jones-Eiweiß handelt es sich um Teile von Immunglobulin-Molekülen, und zwar um die sog. Leichtketten. Immunglobuline sind Glykoproteine mit je zwei über Disulfidbrücken verbundenen Schwer- und Leichtketten. Eine verstärkte Produktion von Leichtketten bzw. Bence-Jones-Proteinen findet man v.a. beim Plasmozytom, einer Systemerkrankung mit neoplastischer Vermehrung der Plasmazellen. Da es sich beim Bence-Jones-Protein um einen niedermolekularen Eiweißkörper handelt, der aufgrund seiner geringen Größe den Glomerus-Filter passieren kann, reichert sich das Protein nicht im Plasma an, sondern wird mit dem Urin ausgeschieden.

> Bence-Jones-Protein ist ein Eiweiß, das nicht mit Hilfe des Teststreifens nachweisbar ist, und daher im Labor bestimmt werden muß.

5-S-Cysteinyldopa.

> 5-S-Cysteinyldopa stellt den ersten biochemischen Marker für das maligne Melanom dar.

5-S-Cysteinyldopa ist eine Vorstufe des Hautfarbstoffs Melanin. Die Substanz wird physiologischerweise in gesunden Melanozyten gebildet. Melanomzellen produzieren 5-S-Cysteinyldopa jedoch in verstärktem Maße. Dieser Überschuß wird ans Blut abgegeben und über den Urin ausgeschieden. Bei Melanompatienten treten dementsprechend erhöhte Plasma- und Urinwerte an 5-S-Cysteinyldopa auf. Der vorgeschlagene Grenzwert im Urin liegt bei 400 µg/d (1,3 µmol/d). Bestimmt wird der Wert vom Labor Limbach und Kollegen, Heidelberg, Tel.: 06221-343 21 21.

Hydroxylamin. Bei Neoplasien aller Phänotypen enthält der Morgenharn an Eiweiß gebundenes Hydroxylamin. Dieses Phänomen, das von O. NEUNHOEFFER erkannt wurde, hat nach KLEMKE seine Ursache in einer Störung der mitochondrialen Atmungskette [11]. Aufgrund dieser Störung kommt es zu einer Anhäufung von Wasserstoffperoxid, das zur N-Hydroxylierung von Peptiden führt. Im Labor ist die Bestimmung des Hydroxylamins eine mit 94- bis 96%iger Sicherheit arbeitende Methode, mit deren Hilfe es möglich ist, maligne Tumoren und teilweise sogar schon

Präkanzerosen zu erkennen. Dabei werden Werte über 0,010 mg/24-h-Urin als Hinweis auf ein malignes Geschehen gewertet. Da das an Eiweiß gebundene Hydroxylamin im Harn jedoch ein Eluat aus dem gesamten Organismus ist, lassen sich keine genauen Angaben über die Lokalisation des Tumors machen. Die Bestimmung von Hydroxylamin kann im Biochemischen Forschungslabor Dr. R.-E. Klemke, Hilzingen, Tel.: 07739-5490, durchgeführt werden.

11.5.3 Neopterin

Siehe Kapitel 3.3.1, S. 103 ff.

11.5.4 Parameter des Knochenstoffwechsels

Telopeptide. Telopeptide sind Abbauprodukte der organischen Knochensubstanz, speziell des Skelettkollagens. Sie werden normalerweise über den Urin ausgeschieden. Bei einem verstärkten Abbau von Knochenmasse, wie z.B. bei der Osteoporose, steigen die Telopeptid-Werte im Harn an.

> Telopeptide dienen daher als Indikator für die aktuelle Knochenabbaurate und finden Anwendung in Situationen, die mit einem Verlust von Knochenmasse einhergehen.

Pyridinolin-Crosslinks. Pyridinolin-Crosslinks (Pyridinolin, Desoxypyridinolin) sind den Telopeptiden ähnliche Abbauprodukte der Knochensubstanz. Auch sie stellen einen spezifischen Marker zur Einschätzung des Knochenabbaus dar. Bei den Osteoporosen lassen sich mit Hilfe der Pyridinolin-Crosslinks v.a. solche mit raschem Knochenumsatz feststellen, wohingegen Osteoporosen mit geringem Knochenumsatz in der Regel normale Werte zeigen. Ein negativer Laborbefund bei den Pyridinolin-Crosslinks schließt eine Osteoporose daher nicht aus. Daneben sind

Tabelle 11-4 **Kalzium- und Phosphatwerte im 24-h-Urin bei wichtigen Knochen-erkrankungen [N = normal, ↑ = erhöht, ↓ = erniedrigt] (modifiziert nach [19]).**

Erkrankung	Kalzium 24-h-Urin	Phosphat 24-h-Urin
Osteoporose	N	N
„kompensierter" nutritiver Kalziummangel	↓ (N)	N
„Altersrachitis"	↓	N (↓)
Osteomalazie	↓	N (↓)
primärer Hyperparathyreoidismus	↑ (N)	↑ (N)
sekundärer Hyperparathyreoidismus	↓	↑
Hypoparathyreoidismus	↓	↓
Pseudohypoparathyreoidismus	↓ (N)	↓ (N)
Immobilisation	N	N
Knochenmetastasen	N (↑)	N (↑)

die Werte auch beim primären Hyperparathyreoidismus, einer Immobilisation und steroidinduzierten Osteopathien oft erhöht.

Der Referenzbereich für Pyridinolin beträgt bei Frauen 84–338 µg/g, bei Männern 76–232 µg/g Kreatinin, für Desoxypyridinolin bei Frauen 15–22 µg/g und bei Männern 15–69 µg/g Kreatinin.

Kalzium und Phosphat. Die Bestimmung von Kalzium und Phosphat im 24-h-Urin spielt in Ergänzung zu anderen Serumparametern (z.B. alkalische Phosphatase, Osteocalcin) bei einer Reihe von Knochenerkrankungen, so v.a. beim primären und sekundären Hypo- und Hyperparathyreoidismus eine Rolle. Differentialdiagnostische Hinweise hierzu sind in Tabelle 11-4 zu finden.

11.5.5 Parameter bei Störungen des Porphyrin-Stoffwechsels (Porphyrien)

Bei den Porphyrien handelt es sich um eine Gruppe von Stoffwechselerkrankungen, bei denen die Synthese von Porphyrinen im Körper gestört ist. Porphyrine werden vom Organismus zur Bildung des Hämoglobins benötigt. Ist die Porphyrin-Produktion gestört, so fallen vermehrt Porphyrin-Vorstufen an, die dann verstärkt mit dem Urin und über den Stuhl ausgeschieden werden. Ursache der Porphyrien sind zum einen genetisch bedingte Aktivitätsveränderungen der an der Porphyrin-Synthese beteiligten Enzyme. Zum anderen können Umwelttoxine, darunter v.a. Blei und das Fungizid Hexachlorbenzol, die Tätigkeit dieser Enzyme stören und zu einer erworbenen Porphyrie führen.

Porphyrien besitzen eine vielschichtige Symptomatik. Im Vordergrund stehen oft eine extreme Lichtempfindlichkeit sowie neurologische und psychische Erscheinungen. Je nachdem, an welchem Ort des Körpers die Synthese von Porphyrinen gestört ist, teilt man in erythropoetische (Knochenmark), erythrohepatische (Knochenmark, Leber) und hepatische Porphyrien ein. Während die erythropoetische und erythrohepatische Porphyrie meist bereits im Kindesalter manifest werden,

Tabelle 11-5   Renale Ausscheidung von Porphyrinen und Porpyhrinvorstufen bei verschiedenen Porphyrien [N = normal, ↑ = erhöht, ↓ = erniedrigt] (modifiziert nach [2]).

Porphyrie-Typ	Delta-Amino-Lävulinsäure	Porpho-bilinogen	Uro-porphyrin	Kopro-porphyrin
erythropoetische Porphyrie	N	N	↑↑	↑
erythrohepatische Porphyrie	N	N	N	↑
hepatische Porphyrie:				
– akute intermittierende P.	↑↑	↑↑	↑	↑
– Porphyria variegata	↑	↑	↑	↑
– P. cutanea tarda	N	N	↑↑	↑

kann die akut-intermittierende Porphyrie, eine hepatische Porphyrie, zeitlebens latent bleiben. Ein Ausbruch der Erkrankung, für den v.a. eine Reihe von Medikamenten verantwortlich gemacht werden, findet meist nach der Pubertät statt.

Bei der akuten intermittierenden Porphyrie werden v.a. die Porphyrin-Vorstufen Delta-Amino-Lävulinsäure (über 7 mg/24 h) und Porphobilinogen (über 2 mg/24 h) in vermehrtem Maße mit dem Urin ausgeschieden. Auch bei den erworbenen toxischen Formen der Porphyrie, so v.a. bei der Bleivergiftung, kommt es in erster Linie zu einer Mehrsynthese und Ausscheidung von Delta-Amino-Lävulinsäure. Weitere differentialdiagnostischen Hinweise sowie Angaben über die bei den einzelnen Porphyrien ausgeschiedenen Verbindungen finden sich in Tabelle 11-5.

Literatur

[1] Alken, C. E., et al.: Harnsteinleiden. 2. Aufl. Thieme, Stuttgart 1982.
[2] Buddecke, E.: Pathobiochemie. W. de Gruyter, Berlin–New York 1978.
[3] Buddecke, E.: Grundriß der Biochemie. 8. Aufl. de Gruyter, Berlin–New York 1989.
[4] Colombo, J.-P., Richterich, R.: Die einfache Urinuntersuchung. 2. Aufl. Huber, Bern 1982.
[5] Cordes, U.: Labordiagnostik des Phäochromozytoms und sympathischer Paragangliome. Bioscientia Bericht Nr. 50, Mainz 1991.
[6] Das „Teststreifensieb". Ein neues Konzept für die Urindiagnostik. Boehringer Mannheim GmbH, 1982.
[7] Edel, H.: Nephrologie: Befunde ohne Krankheitswert. Bay. Int. 16(2), 8–11 (1996).
[8] Engelhardt, A.: Klinische Chemie und Laboratoriumsdiagnostik. Schattauer, Stuttgart 1974.
[9] Harnanalyse mit Tests von Boehringer Mannheim, Wissenschaftliche Informationen der Boehringer Mannheim GmbH.
[10] Heintz, R., Althof, S.: Das Harnsediment. 3. Aufl. Thieme, Stuttgart 1980.
[11] Klemke, R. E.: The Tumosterone Concept and the Biochemical Reactivity of Tumosterone in Cancer. Journal für Orthomolekulare Medizin 2(3), 232–235 (1993).
[12] Losse, H., Wetzels, E. (Hrsg.): Rationelle Diagnostik in der inneren Medizin. 3. Aufl. Thieme, Stuttgart 1982.
[13] Reglin, F.: Möglichkeiten und Bedeutung der Harndiagnostik in der Naturheilpraxis. Naturheilkonzepte 2, 20–39 (1989).
[14] Reglin, F.: Indikantest erleichtert Diagnose von Darmstörungen. PRAXIS-telegramm 2(1), 11 (1992).
[15] Reglin, F.: Urin-Fertigtest gibt Hinweis auf Nebennierenfunktion. PRAXIS-telegramm 3(1), 14 (1993).
[16] Reglin, F.: 5-S-Cysteinyldopa als neuer Tumormarker. PRAXIS-telegramm 6(2), 22–23 (1996).
[17] Sander, F. F.: Der Säure-Basenhaushalt des menschlichen Organismus. 2. Aufl. Hippokrates, Stuttgart 1985.
[18] Seibel, M. J. et al.: Pyridinium-Crosslinks im Urin. Dtsch. med. Wschr. 119, 923–929 (1994).
[19] Tharandt, L.: Biologische Marker des Knochenmetabolismus. Stellenwert in der Osteopeniediagnostik. bioscientia Bericht Nr. 47, November 1990.

MIKROÖKOLOGIE DES DARMS

ANDREAS RÜFFER UND GERO BECKMANN

12.1 Einleitung

Labordiagnostische Untersuchungen von Stuhlproben auf enteropathogene Mikroorganismen (Salmonellen, Shigellen, Parasiten, Viren) zählen zu den mikrobiologischen Standardmethoden. Die quantitative Erfassung relevanter aerober, mikroaerophiler und anaerober Bakteriengattungen bzw. -arten der physiologischen Darmflora ist trotz eindeutiger Belege noch nicht entsprechend etabliert und wird v.a. in schulmedizinischen Kreisen sehr kontrovers diskutiert. Inmitten dieses emotionsgeladenen Glaubenskrieges stehen naturheilkundliche Ärzte und Heilpraktiker, die seit ewigen Zeiten das Wissen um den „Darm als Steuerzentrale des Wohlbefindens" in ihre täglichen therapeutischen Bemühungen einbeziehen.

> Bei zahlreichen Erkrankungen lassen sich enge Korrelationen zwischen Krankheitsbild und Veränderungen der Stuhlflora-Zusammensetzung finden.

12.2 Steckbrief Stuhlanalyse

Präanalytik
Siehe auch S. 419
– Der Stuhlabsatz sollte am besten auf einen in die WC-Schüssel plazierten Pappteller oder mehrere Lagen Toilettenpapier erfolgen (Stuhl darf nicht in Kontakt mit Spülwasser oder Urin kommen)
– Mit einem zusammenhängendem Stück der Stuhlsäule das Probenröhrchen zu drei Vierteln befüllen. Nicht im Stuhl herumstochern (Sauerstoff gelangt in die Probe und erschwert Anaerobier-Nachweis)
– Versanddauer von mehr als 2 Tagen vermeiden (kein Versand über das Wochenende bzw. über Feiertage hinweg)
– Bei der Untersuchung auf okkultes Blut im Stuhl sind einige Ernährungseinschränkungen zu beachten (s. S. 433)
– Um falsch-normale Ergebnisse bei der Chymotrypsin-Bestimmung im Stuhl zu vermeiden, müssen mindestens 3 Tage vor der Probennahme entsprechende Pankreasenzym-Präparate abgesetzt werden (s. S. 426)

Normalbereich
Stuhlflora (mit Routinemethoden erfaßbare Keimgattungen/-gruppen):

Keimart/-gattung	Norm-/Toleranzbereich (KbE/g Stuhl)
E. coli	10^6–10^7
E.-coli-Varianten	max. 10^5
sonst. Enterobacteriaceae (Proteus spp., Klebsiella spp., Enterobacter spp. etc.)	max. 10^5
Enterococcus spp.	10^6–10^7
andere Aerobe (Staphylokokken, Streptokokken, Bacillus spp., Pseudomonas spp.)	max. 10^4

Bacteroides-Prevotella-Porphyromonas-Gruppe	$10^8 - 10^{10}$
Clostridium spp.	max. 10^5
Bifidobacterium spp.	$10^8 - 10^{10}$
Lactobacillus spp.	$10^5 - 10^7$
Hefen und Schimmelpilze	max. 10^2

Ergänzende labordiagnostische Stuhluntersuchungen:

Parameter	Normbereich
Verdauungsparameter	
Chymotrypsin	> 6 U/g
pankreatische Elastase 1	> 200 µg/g
Milchsäure-D- und -L-Form	≤ 10 mg/g
Lipase	> 5 µg/g
Gesamtgallensäuren	$< 1,7$ µmol/g
Fett	$< 4,5$ g/100 g
Stickstoff	< 1 g/100 g
Entzündungsmarker	
PMN-Elastase	< 006 µg/g
Lysozym	$< 0,6$ µg/g
Immunparameter	
Faecales Immunglobulin A	$> 0,7$ mg/g

Beeinflussungen/Verfälschungen von Meßergebnissen

- Zu langer Probentransport (mehr als 3 Tage) kann zu Veränderungen in der Stuhlflora-Zusammensetzung führen
- Unter der Einnahme von mikrobiologischen Präparaten mit lebensfähigen, die Magenpassage überdauernden Keimen sind diese auch im Stuhl zu erwarten. Das gilt insbesondere für Hefepräparate, auch nichtarzneilicher Natur
- Bei gleichzeitiger Enzymsubstitution sind falsch-normale Ergebnisse bei der Chymotrypsinbestimmung möglich (s.S. 426)
- Die Untersuchung auf okkultes Blut kann bei bestimmten Ernährungsweisen, der Einnahme von bestimmten Arzneimitteln und einigen anderen Einflußfaktoren falsch-positive bzw. falsch-negative Ergebnisse ergeben (s.S. 433 f.).

Beurteilung

Stuhlflora-Befunde geben wichtige Hinweise auf den Zustand der Darmbarriere. Allerdings kann die Beurteilung nicht isoliert, sondern nur im Zusammenhang mit einer genauen Anamnese, Kenntnissen zur Ernährung sowie der klinischen Symptomatik erfolgen. Daneben müssen auch altersabhängige Veränderungen der Stuhlflora-Zusammensetzung berücksichtigt werden. Häufig ist eine Einordnung des mikrobiologischen Befundes nur mit Hilfe weiterführender Stuhluntersuchungen in Form von Verdauungsparametern, Entzündungsmarkern und Immunparametern möglich.

12.3 Grundlagen der intestinalen Mikroökologie

Der Darm stellt, verglichen mit der äußeren Haut, dem Atemtrakt und den weiteren zugänglichen Schleimhäuten mit seiner mehrere hundert Quadratmeter umfassenden Oberfläche das eigentliche **Kommunikations-** und **Kontaktorgan** des Körpers mit der Umwelt dar. Hierbei imponiert die entwicklungsgeschichtlich alte Doppelfunktion von Resorption/Sekretion auf der einen Seite – diese Funktion bedingt eine morphologisch-funktionelle „Durchlässigkeit" der Darmschleimhaut – und die Barrierefunktion (Abwehr von Mikroorganismen und anderen Antigenen) auf der anderen Seite. Letztere wird durch verschiedene Komponenten getragen: Darmflora, Darmschleimhaut, darmassoziiertes Immunsystem und die restlichen anatomischen Einrichtungen des Darmrohrs. Eine Übersicht der Darmbarriere-Komponenten gibt Abbildung 12-1.

12.3.1 Darmflora

Im Lauf der Individualentwicklung baut sich im Gastrointestinaltrakt eine relativ stabile bakterielle Besiedlung auf. Diese Flora wird als **obligate** (residente, autochthone, indigene) **Standortflora** bezeichnet.

Der Darm des Feten ist zunächst steril. Erst beim Geburtsvorgang erfolgt durch das Verschlucken von Fruchtwasser und Vaginalsekreten eine erste „Schluckimpfung" mit der mütterlichen Genitalflora. Diese besteht physiologischerweise überwiegend aus Laktoba-

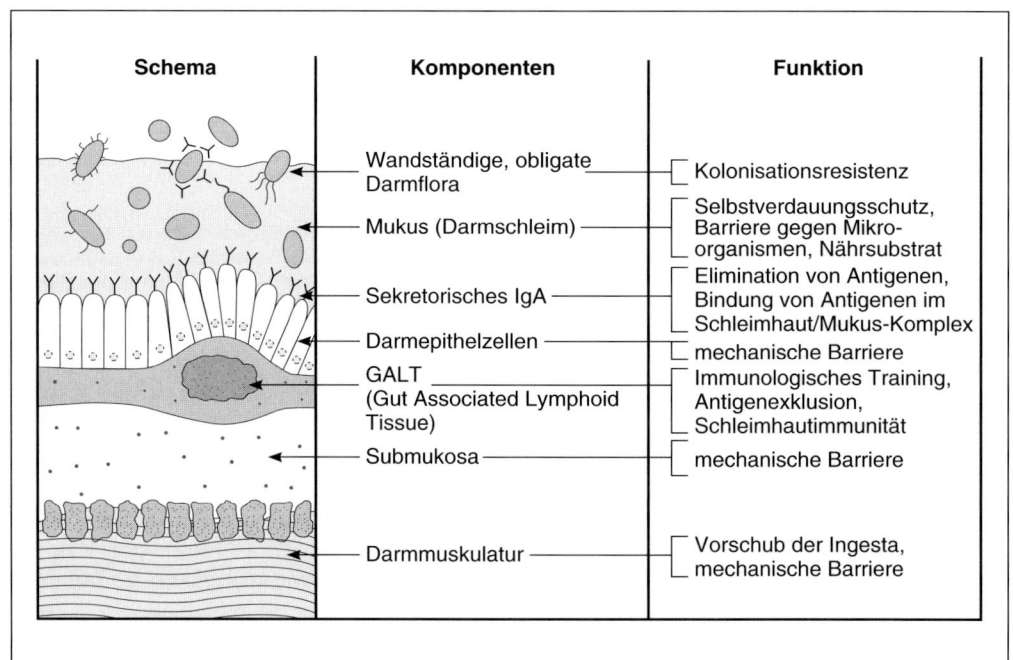

Abb. 12-1 Darmbarriere.

zillen, aber auch Bifidobakterien sowie in geringeren Mengen Streptokokken und Enterokokken. Dazu kommen Keime, die aus den üblicherweise bei einer Geburt per vias naturales stattfindenden fäkalen Kontaminationen der mütterlichen Perianalregion stammen (E. coli und andere Enterobacteriaceae, Laktobazillen, Bifidobakterien sowie Vertreter der anaeroben Bacteroides-Prevotella-Porphyromonas-Gruppe). Gemeinsam mit den Vertretern der die weibliche Mamille besiedelnden Mikroflora treffen sie auf ein steriles und vergleichsweise sauerstoffreisches Terrain. Daher nimmt es nicht wunder, daß zunächst die Zahlen der aeroben bzw. mikroaerophilen Keime, E. coli, Enterokokken und Laktobazillen, stark ansteigen. Die mikrobielle Sauerstoffzehrung führt zu einem partiell anaeroben Milieu. Dies erst ist die Voraussetzung für eine dauerhafte Ansiedlung z.B. von Bifidobakterien, später von strikten Anaerobiern, wie Vertretern der Bacteroides-Prevotella-Porphyromonas-Gruppe. Nach dem Abstillen tritt die Darmflora in ein relativ stabiles Äquilibrium, das bis zum 50. bis 60. Lebensjahr anhält, um sich dann in höherem Alter nochmals sinnfällig zu verändern (Abb. 12-2).

> Die absoluten Keimzahlen und die Artenvielfalt nehmen vom Magen ausgehend aboral zu.

Der Magen ist aufgrund der widrigen Verhältnisse nur schwach besiedelt, der Hauptteil der Darmflora ist mit 10^{11}–10^{12} KbE (= koloniebildende Einheiten [s.S. 420])/g Darminhalt und schätzungsweise 300 bis 400 Keimarten im Kolon zu finden (Abb. 12-3). Dabei dominieren nach Menge und Artendiversität die Anaerobier, also Bakterien, für die Sauerstoff aufgrund fehlender Entgiftungssysteme ein Zellgift darstellt. Das Verhältnis von Aerobiern zu Anaerobiern beträgt schätzungsweise 1:10 000. Mehr als 99,9% der Dickdarmflora, und damit auch der Stuhlflora, bestehen demnach aus Anaerobiern.

Neben der Anregung der Darmmotilität sowie der Förderung von Stoffwechsel und Durchblutung der Darmmukosa bis hin zur luminalen Ernährung der Enterozyten steht v.a. die **Barrierefunktion** im Vordergrund. Gemeinsam mit den anatomischen Einrichtungen des Darms trägt die obligate Darmflora maßgeblich zur „Kolonisationsresi-

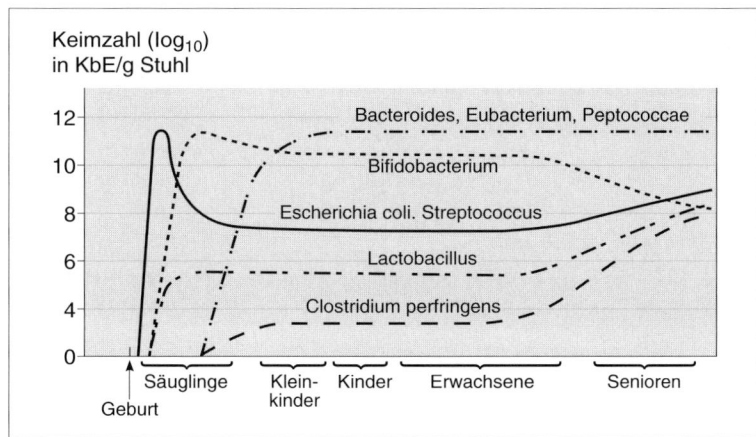

Abb. 12-2 Altersabhängige Entwicklung der Darmflora.

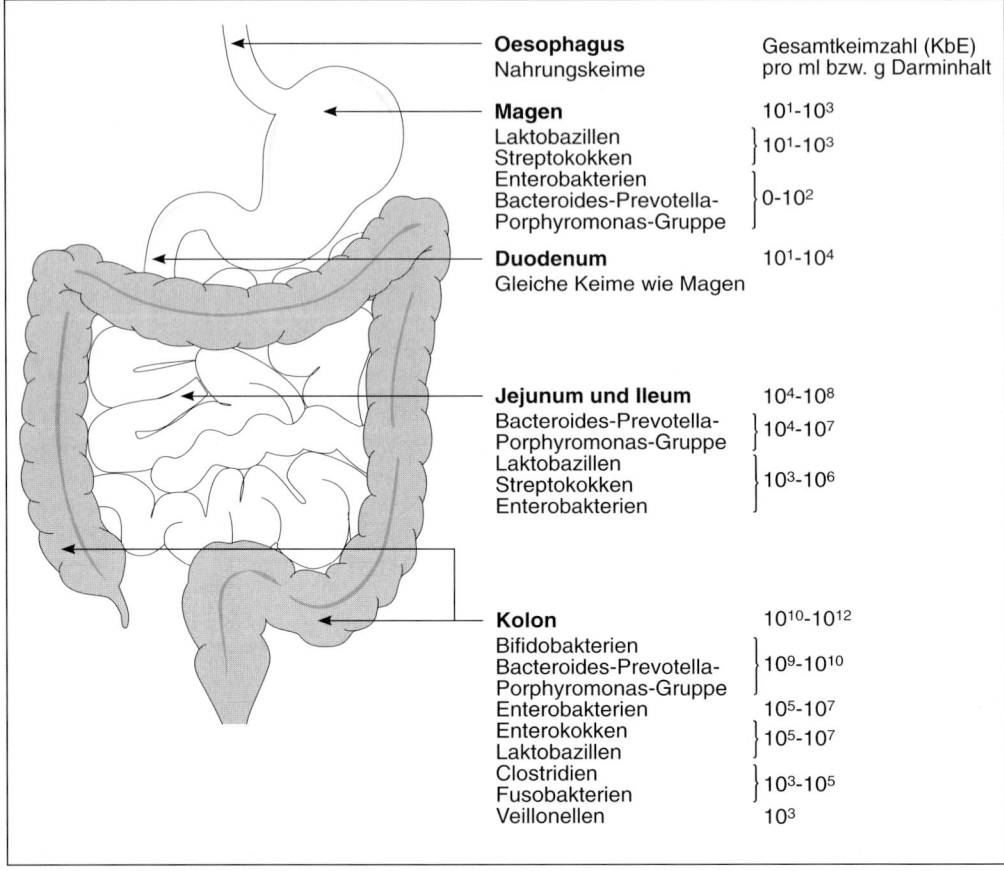

	Oesophagus Nahrungskeime	Gesamtkeimzahl (KbE) pro ml bzw. g Darminhalt
	Magen	10^1-10^3
	Laktobazillen Streptokokken	} 10^1-10^3
	Enterobakterien Bacteroides-Prevotella- Porphyromonas-Gruppe	} 0-10^2
	Duodenum Gleiche Keime wie Magen	10^1-10^4
	Jejunum und Ileum	10^4-10^8
	Bacteroides-Prevotella- Porphyromonas-Gruppe	} 10^4-10^7
	Laktobazillen Streptokokken Enterobakterien	} 10^3-10^6
	Kolon	10^{10}-10^{12}
	Bifidobakterien Bacteroides-Prevotella- Porphyromonas-Gruppe	} 10^9-10^{10}
	Enterobakterien	10^5-10^7
	Enterokokken Laktobazillen	} 10^5-10^7
	Clostridien Fusobakterien	} 10^3-10^5
	Veillonellen	10^3

Abb. 12-3 Bakterienbesiedelung des Gastrointestinaltrakts.

stenz" bei. Als solche bezeichnet man den Zustand der Integrität der Barrierefunktion des Darms.

Über die nachfolgend genannten **Mechanismen** wird die Ansiedlung von „fremden" Keimen im Darm verhindert:

- Beeinflussung des darmassoziierten Immunsystems durch antigen wirksame Zellwandstrukturen
- Verhinderung der Anheftung von „fremden" Keimen (Raumbeanspruchung, Nischenbesetzung, Rezeptorenblockade)

- Toxisch wirkende Stoffwechselprodukte, mikrobizide Substanzen (kurzkettige Fettsäuren, dekonjugierte Gallensäuren, Lysolecithin, Schwefelwasserstoff, Bacteriocine)
- Konkurrenz um Nährstoffe, Vitamine u.a. Wachstumsfaktoren
- pH-Absenkung (durch kurzkettige Fettsäuren als Endprodukte des fermentativen Kohlenhydratstoffwechsels)
- Absenkung des Sauerstoff-Partialdrucks
- Absenkung des Redoxpotentials.

12.3.2 Darmassoziiertes Immunsystem (Gut Associated Lymphoid Tissue = GALT)

Neben der überwiegend mechanischen Barriere des Darmmukus, der Darmschleimhaut und den restlichen Bestandteilen der Darmwand sind die immunologischen Einrichtungen des Darms von großer Bedeutung für die Barrierefunktion. Insbesondere aus der oben dargestellten, massiven Besiedlung des Gastrointestinaltrakts mit verschiedensten Mikroorganismen einerseits und der funktionellen Durchlässigkeit des Darmrohrs andererseits ergibt sich fast zwangsläufig, daß sich dort bedeutsame, phylogenetisch alte Immunfunktionen befinden müssen.

> Etwa 60% der gesamten Körperabwehr ist im Darm lokalisiert.

Spezialisierte Zellen in den Peyerschen Plaques des Dünndarms, sog. M-Zellen (*Microfold*-Zellen) nehmen laufend etwa 1% der passierenden Antigene auf und präsentieren diese subepithelial gelegenen Lymphozyten und Makrophagen. Nach antigener Stimulation transformieren die B-Lymphozyten zu Lymphoblasten, gelangen über Darmlymphgefäße in den Ductus thoracicus und anschließend in den Blutkreislauf, wo sie zirkulieren und zum Großteil wieder in die Lamina propria des Darms zurückkehren, um dort auszureifen („Homing"). Ein kleiner Teil der lymphozytären Zellen auf Wanderschaft (ca. 10%) siedelt sich an anderen Körperschleimhäuten ab (Respirationstrakt, Milchdrüse, Urogenitaltrakt). Die im Darm gereiften B-Lymphozyten produzieren überwiegend Antikörper der Klasse A. Diese werden als dimere Moleküle, versehen mit einem Fraßschutz (secretory chain = SC-Stück), an die Darmschleimhautoberfläche abgegeben. Hier überziehen sie die Darmschleimhaut in Form eines „Schutzanstrichs", dem sog. **„antibody painting"** (Abb. 12-4).

12.3.3 Bedeutung einzelner Keimgattungen

> Der gesamte menschliche Darm beherbergt 10^{14}–10^{15} Bakterien, die damit die Anzahl der Körperzellen um das 10- bis 100fache übersteigen. Diese Fülle von Keimen rekrutiert sich aus ca. 15 Gattungen mit etwa 300 bis 400 Arten bzw. Unterarten, eine Menge die sich selbstverständlich im Rahmen der Routinediagnostik nicht vollständig erfassen läßt.

Erschwerend kommt hinzu, daß der überwiegende Teil der Flora aus Anaerobiern besteht. Ihr Nachweis erfordert daher teilweise aufwendige Kultivierungsverfahren. Da jedoch viele dieser Keime weder immunologisch noch hinsichtlich ihrer Stoffwechselaktivität auffallen, erscheint ihre Erfassung zumindest für die Routinediagnostik nach dem jetzigen Kenntnisstand entbehrlich. Deshalb beschränken sich die nachfolgenden Ausführungen auf die Keime, deren Funktion im intestinalen Ökosystem weitgehend bekannt und deren Erfassung routinediagnostisch möglich ist und vor allem auch therapeutisch sinnvoll genutzt werden kann. Hierbei sollte jedoch nicht vergessen werden, daß selbstverständlich damit nur eine Facette dieses ausgesprochen komplexen Systems beleuchtet wird. Auch bislang nicht erfaßte Keimgruppen haben sicherlich nicht ohne Grund einen festen Platz innerhalb der intestinalen Mikroökologie. Intensive wissenschaftliche Arbeit ist vonnöten, um deren Funktion noch besser zu verstehen.

Zwangsläufig gelangen tagtäglich mit der Nahrung erhebliche Mengen an Fremdkeimen in den Gastrointestinaltrakt. Da diese in der Regel keine nützliche Wirkung besitzen, sondern häufig sogar schädliche Einflüsse auf den Wirtsorganismus entfalten können, werden sie durch die genannten Abwehrmechanismen an der Ansiedlung und Vermehrung im Darm gehindert. Bei intakter Darmbarrie-

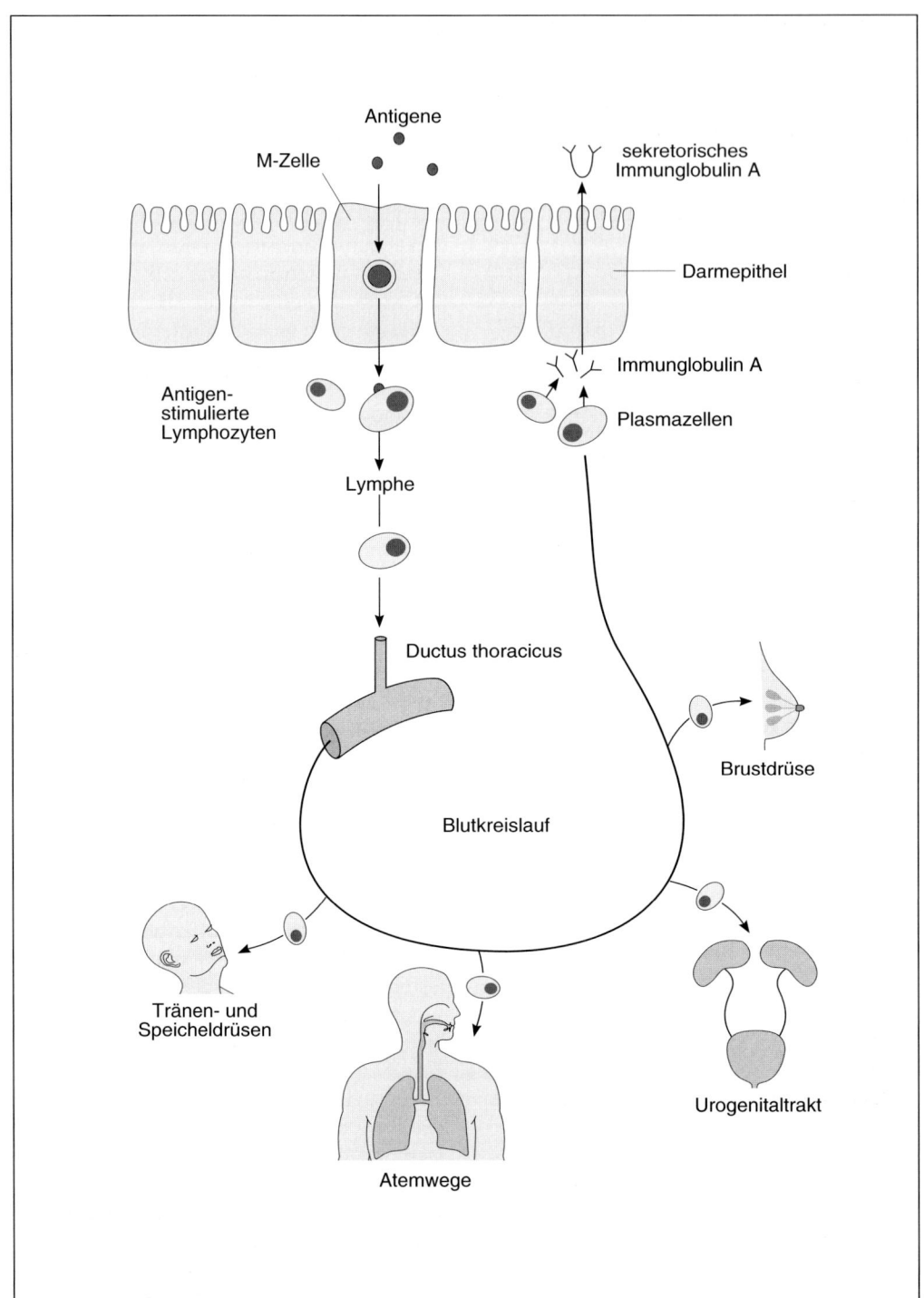

Abb. 12-4 GALT (Gut Associated Lymphoid Tissue).

re passieren solche Keime nur den Darm und werden daher als passagere oder transiente Keime bezeichnet. Sie werden neben den Vertretern der obligaten Flora ebenfalls bei der mikrobiologischen Stuhluntersuchung erfaßt.

Anhand der Wachstumsansprüche der Mikroorganismen hinsichtlich der atmosphärischen Bedingungen lassen sich zudem aerobe, anaerobe und mikroaerophile Bakterien innerhalb der bakteriellen Darmflora unterscheiden. Aerobe Bakterien wachsen in Normalatmosphäre, die beiden anderen Gruppen erfordern spezielle Anzuchtverfahren. Anaerobe Bakterien wachsen nur unter Sauerstoffausschluß, mikroaerophile Bakterien erfordern ein Milieu mit reduzierter Sauerstoffspannung. In Tabelle 12-1 sind die wichtigsten in der Routinediagnostik erfaßbaren

obligaten und passageren Darmkeime, aufgeteilt in aerobe, anaerobe und mikroaerophile Bakterien sowie die große Gruppe der Pilze, aufgelistet. Die einzelnen Keime werden nachfolgend kurz näher charakterisiert.

Wichtige Anmerkung: Die nachfolgenden Daten, insbesondere zum Stoffwechselspektrum, beziehen sich auf die jeweils dominierenden Eigenschaften. Ansonsten sei auf die umfangreiche Fachliteratur der allgemeinen und speziellen Mikrobiologie verwiesen.

12.3.3.1 Escherichia (E.) coli

1885 erstmalig von dem Kinderarzt THEODOR ESCHERICH als „Bacterium coli commune" beschrieben, galt E. coli aufgrund seiner vergleichsweise einfachen Kultivierung unter aeroben Verhältnissen lange Zeit als der

Tab. 12-1   Routinemäßig erfaßbare obligate und passagere Darmkeime.

	Obligate Darmkeime	Passagere Darmkeime
aerob wachsende Bakterien	E. coli Enterococcus spp.	E.-coli-Varianten (laktose-negativ, hämolysierend) sonstige Enterobacteriaceae (Klebsiella spp., Proteus spp., Enterobacter spp., Citrobacter spp. u. weitere Vertreter) andere aerob wachsende Bakterien (Pseudomonas spp., Bacillus spp., Staphylococcus spp., Streptococcus spp. u. weitere Vertreter)
mikroaerophil wachsende Bakterien	Lactobacillus spp.	
anaerob wachsende Bakterien	Keime der Bacteroides- Prevotella-Porphyromonas- Gruppe Bifidobacterium spp. Clostridium spp.	
Pilze		Hefen (Candida spp., Saccharomyces spp. u. weitere Vertreter) Schimmelpilze (Geotrichum spp., Mucor spp. u. weitere Vertreter)

wichtigste Darmkeim. Erst die Etablierung von anaeroben Kulturverfahren zeigte die zahlenmäßige Bedeutung der anaerob wachsenden Bakterien, die mehr als 99,9% der Dickdarmflora ausmachen. Ungeachtet dessen wird erstaunlicherweise auch heute noch von verschiedenen Seiten E. coli in das Zentrum der diagnostischen und therapeutischen Bemühungen gestellt.

Vorkommen. E. coli zählt zur obligaten Flora des Dickdarms bei Menschen und vielen Tieren.

Normbereich/Toleranzbereich.
10^6–10^7 KbE/g Stuhl.

Bedeutung im Darm. E. coli schafft mit den anderen aerob wachsenden Keimen durch Sauerstoffzehrung ein geeignetes Milieu für anaerob wachsende Bakterien. Daneben trägt E. coli mit der Produktion antagonistischer Substanzen (kurzkettige Fettsäuren, Colicine = mikrobizide Proteine) zur Abwehr von Fremdkeimen im Rahmen der Kolonisationsresistenz bei. Über antigen wirksame Zellwandbestandteile wird zudem permanent das darmassoziierte Immunsystem trainiert.

Stoffwechselspektrum. Das Stoffwechselspektrum von E. coli ist relativ breit gefächert. Einerseits können Kohlenhydrate umgesetzt werden. Dabei entstehen kurzkettige Fettsäuren sowie gasförmige Metaboliten (Wasserstoff und Kohlendioxid). Aber auch Proteine werden bei entsprechendem Substratangebot verwertet. Als Endprodukte entstehen verschiedene den Wirtsorganismus belastende Metabolite wie Ammoniak und biogene Amine.

12.3.3.2 Escherichia coli-Varianten

E. coli-Varianten weichen in ihrem Stoffwechselverhalten von den Vertretern der obligaten Flora ab. In der bakteriologischen Routinediagnostik lassen sich auf einfache Weise zwei Stoffwechselvarianten nachweisen:

- **Laktosenegative** E. coli-Varianten: Diese Stämme können den Zucker Laktose nicht verwerten (**wichtig:** Der Nachweis steht in keinem Zusammenhang mit einer Laktose-Intoleranz des Wirtsorganismus!). Der Nachweis erfolgt auf laktosehaltigen Nährböden.
- **Hämolysierende** E. coli-Varianten: Diese Stämme können Erythrozyten lysieren. Der Nachweis erfolgt anhand der Hämolyse auf bluthaltigen Nährböden.

Vorkommen. E. coli-Varianten treten als passagere Keime nach der oralen Aufnahme mit der Nahrung vorübergehend und in geringen Keimzahlen auch bei Darmgesunden auf.

Normbereich/Toleranzbereich.
Max. 10^5 KbE/g Stuhl.

Bedeutung im Darm. E. coli-Varianten besitzen keine belegten positiven Effekte in der intestinalen Ökologie. Sie sind zwar nicht per se pathogen, eine Keimzahl über 10^5 KbE/g gibt allerdings einen Hinweis auf eine Störung der Kolonisationsresistenz. Zudem exprimiert ein höherer Prozentsatz gerade der hämolysierenden E. coli-Stämme neben verschiedenen Hämolysinen noch weitere Pathogenitätsfaktoren wie Kolonisationsfaktoren oder verschiedene Toxine. Die Erkennung solcher pathogener E. coli-Stämme im Stuhl erfordert allerdings eine über die kulturelle Erfassung hinausgehende Diagnostik. Sinnvoll sind solche auf dem immunologischen Nachweis bestimmter Oberflächenstrukturen bzw. auf Toxinnachweisen beruhenden Verfahren aber nur bei Durchfallsymptomatik oder bei Verdacht auf HUS (= hämolytisch urämisches Syndrom; s.S. 436).

Stoffwechselspektrum. Das biochemische Verhalten der E. coli-Varianten entspricht weitgehend dem der obligaten E. coli-Stämme. Im Vordergrund steht die Nutzung von

Eiweißen, v.a. im Zusammenhang mit Fehlernährungen oder Verdauungsinsuffizienzen. Als Endprodukte entstehen Ammoniak und verschiedene biogene Amine (Histamin, Putrescin, Tyramin etc.).

12.3.3.3 Sonstige Enterobacteriaceae

Neben E. coli lassen sich im Stuhl auch weitere Vertreter der Familie der Enterobacteriaceae, die mittlerweile ca. 80 Spezies umfaßt, nachweisen. Dabei treten insbesondere Klebsiella spp., Proteus spp., Enterobacter spp. und Citrobacter spp. auf.

Vorkommen. Klebsiella spp., Proteus spp., Enterobacter spp. und Citrobacter spp. finden sich weitverbreitet in der Umwelt, insbesondere im Boden, Wasser und auf pflanzlichen Materialien.

Normbereich/Toleranzbereich. Max. 10^5 KbE/g.

Bedeutung im Darm. Vertreter der o.g. Gattungen gehören zur passageren Flora und besitzen keine belegten positiven Wirkungen in der intestinalen Ökologie. Keimzahlen im Stuhl über 10^5 KbE/g deuten auf eine Störung der Kolonisationsresistenz oder Fehlernährungen (eiweißreich) bzw. Verdauungsinsuffizienzen (gestörte Proteinverdauung) hin. Andererseits können aufgrund der häufigen Besiedlung pflanzlicher Materialien auch bei Personen, die sich rohkostreich ernähren, Vertreter der Gattungen Klebsiella, Enterobacter und Citrobacter als passagerer „Normalbefund" im Stuhl nachgewiesen werden.

Stoffwechselspektrum. Klebsiella spp., Proteus spp., Enterobacter spp. und Citrobacter spp. verwerten insbesondere Proteine. Neben biogenen Aminen (z.B. Cadaverin und Putrescin) entsteht beim Eiweißabbau Ammoniak, das zur Alkalisierung des Darmmilieus beiträgt.

12.3.3.4 Enterokokken

Vorkommen. Enterokokken zählen zur obligaten Flora des Dünn- und Dickdarms.

Normbereich/Toleranzbereich. 10^6–10^7 KbE/g Stuhl.

Bedeutung im Darm. Enterokokken tragen über die Bildung mikrobizider Substanzen wie kurzkettige Fettsäuren, Wasserstoffperoxid und verschiedene Bacteriocine (Enterocine) zur Kolonisationsresistenz bei.

Stoffwechselspektrum. Enterokokken sind überwiegend saccharolytisch aktiv. Als Endprodukt des Kohlenhydratstoffwechsels entstehen kurzkettige Fettsäuren (z.B. Essigsäure, Propionsäure und Milchsäure). Diese säuern das Darmmilieu an, regen die Durchblutung der Darmmukosa und die Darmmotilität an und decken zu 40–50% den Energiebedarf der Dickdarmepithelzellen. Daneben besitzen sie auch eine direkte antagonistische Wirkung auf verschiedene passagere Keime.

12.3.3.5 Andere aerob wachsende Bakterien

Seltener werden im Stuhl auch Vertreter der Gattungen Pseudomonas, Bacillus, Staphylococcus und Streptococcus nachgewiesen.

Vorkommen. Vertreter der o.g. Gattungen besiedeln einerseits weit verbreitet verschiedene Umweltmaterialien (Pseudomonas spp., Bacillus spp.) oder gehören zur Standortflora der Haut und des oberen Respirationstrakts von Mensch und Tier (Staphylococcus spp., Streptococcus spp.).

Normbereich/Toleranzbereich. Max. 10^4 KbE/g Stuhl.

Bedeutung im Darm. Nützliche Wirkungen dieser Keime im intestinalen Ökosystem sind nicht bekannt. Sie gelangen als passagere

Keime via Nahrung oder aus den entsprechenden Körperbereichen in den Darm. Keimzahlen über 10^4 KbE/g Stuhl sind als Hinweis auf eine Störung der Kolonisationsresistenz zu werten. Bestimmte Spezies der Gattungen Pseudomonas, Staphylococcus und Bacillus können auch Durchfallerkrankungen hervorrufen. β-hämolysierende Streptokokken werden v.a. bei proktologischen Problemen (Hämorrhoidal-Komplikationen, Analfissuren, Fisteln) aus dem Stuhl isoliert.

Stoffwechselspektrum. Bei Pseudomonas spp. und Bacillus spp. steht die Verwertung von Eiweißen im Vordergrund. Staphylokokken und Streptokokken treten hinsichtlich ihrer Stoffwechselaktivität meist nicht besonders in Erscheinung.

12.3.3.6 Lactobacillus spp.

Laktobazillen wachsen unter verminderter Sauerstoffspannung, zählen also zu den mikroaerophilen Keimen.

Vorkommen. Laktobazillen gehören zur obligaten Flora des Dünn- und Dickdarms, der Mundhöhle sowie der Vagina.

Normbereich/Toleranzbereich. 10^5–10^7 KbE/g Stuhl.

Bedeutung im Darm. Als Vertreter der obligaten Darmflora tragen die Laktobazillen über die Bildung von kurzkettigen Fettsäuren (insbesondere Milchsäure), Wasserstoffperoxid und verschiedener Bacteriocine zur Abwehr von Fremdkeimen im Rahmen der Kolonisationsresistenz bei.

Stoffwechselspektrum. Laktobazillen sind reine Saccharolyten, die ohne Gasbildung kurzkettige Fettsäuren, insbesondere die namengebende Milchsäure produzieren und damit u.a. eine Ansäuerung des Darmmilieus bewirken.

12.3.3.7 Bifidobacterium spp.

Bifidobakterien sind Anaerobier, d.h. sie wachsen nur unter Ausschluß von Sauerstoff.

Vorkommen. Bifidobakterien zählen zur obligaten Flora des Dünn- und Dickdarms, der Mundhöhle sowie der Vagina.

Normbereich/Toleranzbereich. 10^8–10^{10} KbE/g Stuhl.

Bedeutung im Darm. Bifidobakterien dominieren zeitweise die Darmflora von Stillkindern und bedingen durch ihre Stoffwechselaktivität die typische Ansäuerung des Säuglingsstuhls. Ihre mengenmäßige Präsenz und die Produktion von kurzkettigen Fettsäuren sind ein wichtiger Faktor der Kolonisationsresistenz.

Stoffwechselspektrum. Als reine Saccharolyten produzieren Bifidobakterien ohne Gasentwicklung kurzkettige Fettsäuren, insbesondere Essigsäure sowie in geringerem Maß auch Milchsäure.

12.3.3.8 Bacteroides-Prevotella-Porphyromonas-Gruppe

Der Einfachheit halber werden die Vertreter der drei obligat anaerob wachsenden Gattungen Bacteroides, Prevotella und Porphyromonas in der mikroökologischen Routine häufig unter der alten Gattungsbezeichnung „Bacteroides" subsumiert.

Vorkommen. Bacteroides spp., Prevotella spp. und Porphyromonas spp. sind obligat an Warmblüterorganismen gebunden und zählen zur Standortflora des Dickdarms und des Urogenitaltrakts.

Normbereich/Toleranzbereich. 10^8–10^{10} KbE/g Stuhl.

Bedeutung im Darm. Vertreter der Bacteroides-Prevotella-Porphyromonas-Gruppe stellen einen Hauptbestandteil der obligaten Dickdarmflora und übernehmen damit wichtige Funktionen im Rahmen der Kolonisationsresistenz.

Stoffwechselspektrum. Im Gegensatz zu den aerob wachsenden Bakterien sind Keime der Bacteroides-Prevotella-Porphyromonas-Gruppe relativ wenig stoffwechselaktiv. Neben der Verwertung von Kohlenhydraten setzen sie v.a. Eiweiße um. Einige Vertreter können aus Gallensäuren sogenannte Fecapentaene synthetisieren. Diese haben sich teilweise als mutagen (erbgutverändernd) erwiesen.

12.3.3.9 Clostridium spp.

Clostridien sind obligat anaerob wachsende Keime, die über die Ausbildung von Dauerformen (Sporen) ausgesprochen resistent gegenüber widrigen Umwelteinflüssen sind. Unter den Clostridien befinden sich einige bedeutsame Krankheitserreger. In puncto Darm ist neben Clostridium perfringens, als Erreger von Toxi-Infektionen (unter anderem Verursacher von Lebensmittelvergiftungen), vor allem Clostridium difficile (antibiotika-assoziierte Colitis [AAC]) bedeutsam. Deren Erfassung bedarf jedoch spezieller Nachweisverfahren (s.S. 436). Die weiteren pathogenen Vertreter dieser Gattung, als Krankheitserreger von Intoxikationen (Cl. botulinum), Toxi-Infektionen (Cl. tetani) und Infektionskrankheiten (Cl. chauvoei, Cl. septicum, Cl. novyi), besitzen im Darmkanal des Menschen überwiegend keine klinische Relevanz.

Vorkommen. Der natürliche Standort von Clostridien liegt im Dickdarm von Mensch und Tier sowie in der Umwelt (Boden).

Normbereich/Toleranzbereich.
Max. 10^5 KbE/g Stuhl (Ausnahme: betagte Patienten, s.S. 407).

Bedeutung im Darm. Clostridien zählen zwar zur obligaten Dickdarmflora, besitzen aber keine belegte positive Aktivität in der intestinalen Ökologie.

Stoffwechselspektrum. Proteine und Fette sind die Hauptsubstrate der Clostridien. Dabei entstehen neben Ammoniak, Schwefelwasserstoff und biogenen Aminen auch steroidale Verbindungen, die nachweislich als Kokarzinogene bei der Entstehung von Dickdarm- und Mammakarzinomen fungieren können. Einige Clostridien spp. vermögen zudem den Steroid-Kern der Gallensäuren zu transformieren (NDH-Clostridien = Nuclear-Dehyrogenating-Clostridien). Die entstehenden Metabolite können ebenfalls an der Dickdarmkarzinogenese beteiligt sein.

12.3.3.10 Andere anaerob wachsende Bakterien

Neben den genannten Darmbakterien besiedelt noch eine Fülle von weiteren Gattungen den menschlichen Dickdarm. Keime wie Peptostreptokokken, Veillonellen, Eubakterien und Fusobakterien fallen jedoch weder immunologisch noch hinsichtlich ihrer Stoffwechselaktivität auf. Ihre physiologische Keimzahl sowie die Bedeutung in der intestinalen Ökologie sind noch nicht genau bekannt. Da ihr Nachweis aufwendig und teuer, sowie diagnostisch und therapeutisch nicht verwertbar ist, werden sie in der Routinediagnostik nicht erfaßt.

12.3.3.11 Pilze

Im Stuhl werden vor allem verschiedene Sproßpilze (Hefen), in selteneren Fällen auch Schimmelpilze nachgewiesen.

Vorkommen. Hefen und Schimmelpilze kommen weitverbreitet in der Umwelt vor.

Normbereich/Toleranzbereich.
Max. 10^2 KbE/g.

> **Wichtig:** Im Stuhl gemessene Keimzahlen können nicht die quantitativen Verhältnisse einer eventuell im Dünndarm stattgefundenen Pilzbesiedlung widerspiegeln. Die pathogenetische Bewertung von Pilzbefunden darf sich daher nicht sklavisch an der Keimzahl orientieren, sondern muß anhand der klinischen Symptomatik und dem Zustand der Darmbarriere erfolgen.

Bedeutung im Darm. Pilze zählen, auch wenn sie bei einem gewissen Prozentsatz der gesunden Bevölkerung nachgewiesen werden, nicht zur obligaten Darmflora. Aufgrund ihrer weiten Verbreitung in der Umwelt gelangen sie aber zwangsläufig via Nahrung in den menschlichen Darm, den sie bei Gesunden allerdings nur passieren, ohne sich anzusiedeln. Erst eine Störung der Darmbarrierefunktion ermöglicht zumindest einigen Hefespezies die Ansiedlung und Vermehrung. Schimmelpilze sind in der Regel nur bei schwersten Beeinträchtigungen des Wirtsorganismus (AIDS, schwerer Diabetes) zu einer Ansiedlung im Darm befähigt.

> **Wichtig:** Sproßpilznachweise im Stuhl, insbesondere der Gattung Candida, lassen sich nur im Zusammenhang mit dem Zustand des Wirts adäquat beurteilen. Isolierte Betrachtungen der Keime mißachten deren opportunistische Natur. Pilzbesiedlungen des Darms sind daher immer Sekundärerscheinungen und dementsprechend zunächst symptomatisch als Hinweis auf eine Störung der intestinalen Kolonisationsresistenz zu werten.

Stoffwechselspektrum. Hefen sind fulminante Saccharolyten mit einer die bakterielle bei weitem übersteigenden Stoffwechselaktivität. Neben Kohlendioxid entsteht dabei Ethanol. Als Resultat des Stickstoffstoffwechsels produzieren Hefen zudem auch Fuselöle wie Amyl- und Isoamylalkohol.

Weitere Informationen siehe S. 451 ff. und S. 483 ff.

12.3.4 Beeinflussung der Mikroorganismen

Die verschiedenen Mikroorganismen leben im Darm nicht nebeneinander her, sondern beeinflussen sich auf vielfältigste Weise und werden beeinflußt. Die Haupteinflußfaktoren lassen sich gliedern in solche, die von den Mikroorganismen direkt ausgehen, Faktoren der Darmanhangsorgane, externe Faktoren und die intestinale „Infrastruktur". Diese werden überlagert durch das Psychovegetativum und ergeben in der Summe ein z.B. durch den pH-Wert, den Gehalt an primären und sekundären Gallensäuren, kurzkettigen Fettsäuren, Ballaststoffen und sonstigen Metaboliten bestimmtes Milieu (Abb. 12-5).

Die Wechselwirkungen der Mikroorganismen untereinander sind bisher nur in Ansätzen erforscht und bei der Vielzahl von Einflußmöglichkeiten auch kaum vorherzusagen. Über ihre Stoffwechselaktivität beeinflussen die Mikroorganismen in erheblichem Maße das Darmmilieu und damit sich auch gegenseitig. Dabei kommen einerseits verschiedenste synergistische Mechanismen zum Tragen, wie die für die Ansiedlung von strikt anaeroben Bakterien notwendige Sauerstoffzehrung durch aerob wachsende Keime. Andererseits werden über die Konkurrenz um Nährstoffe sowie die Produktion von hemmenden Stoffwechselprodukten bis hin zur Bildung von Bacteriocinen auch antagonistische Aktivitäten entfaltet. Eine Übersicht zum Stoffwechselspektrum der diagnostisch wichtigen Keime zeigt die Tabelle 12-2. Dabei beziehen sich die Angaben auf die jeweils dominierenden Stoffwechseleigenschaften.

Im Verbund mit den „Wirtseinflüssen", über die Darmanhangsorgane, die Darmstrukturen sowie die externen Faktoren, stellt sich im Dickdarm im Laufe der Individualentwick-

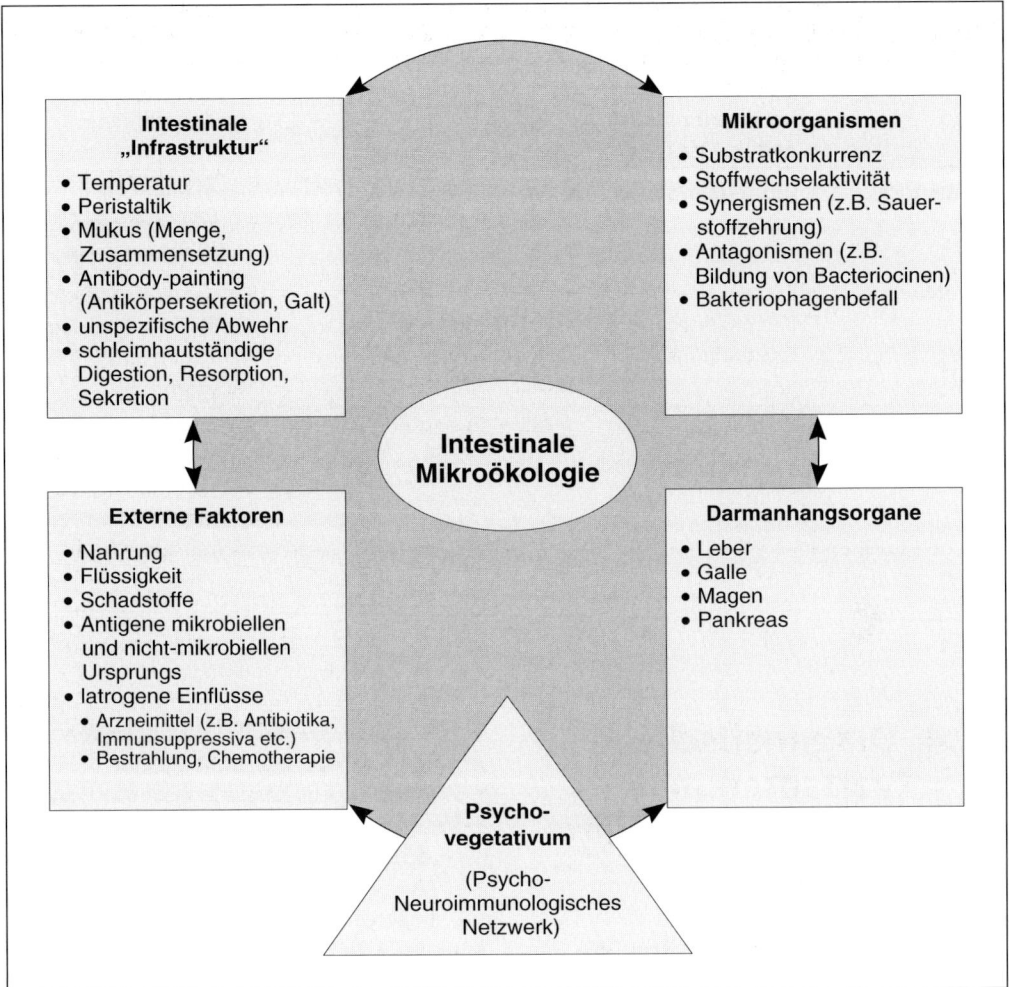

Abb. 12-5 Intestinale Mikroökologie-Einflußfaktoren.

lung ein relativ stabiles Äquilibrium ein. Dieses Gleichgewicht kann jedoch durch organische Störungen im Gastrointestinalbereich, wie Schleimhautentzündungen, exokrine Pankreasinsuffizienz und Gallensäuresekretionsstörungen empfindlich gestört werden. Aber auch externe Einflüsse, insbesondere krasse Fehlernährungen oder iatrogene Eingriffe in Form von antibiotischen Behandlungen oder immunsuppressiven Maßnahmen können zur Alteration der Darmbarriere führen.

Die Folgen: Neben der Ansiedlung und Vermehrung von Fremdkeimen, wie den Pilzen, mit für den Makroorganismus belastenden Stoffwechselaktivitäten, resultiert eine erhöhte Durchlässigkeit für allergen wirksame Bestandteile in den Ingesta.

Tab. 12-2   Dominierende Stoffwechseleigenschaften der routinemäßig erfaßbaren obligaten und passageren Darmkeime sowie deren Auswirkungen auf das Darmmilieu.

Verwertung von	durch folgende intestinale Mikroorganismen bevorzugt möglich		Auswirkungen auf das Darmmilieu
	obligate Vertreter	passagere Vertreter	
Fetten	Clostridium spp.		Entstehung von Steroid-Verbindungen → (Prä-)Kanzerogene
Proteinen	E. coli Bacteroides spp. Clostridium spp.	E.-coli-Varianten sonstige Enterobacteriaceae Pseudomonas spp. Bacillus spp.	Entstehung alkalischer Stoffwechselprodukte → Anstieg des Dickdarm-pH
Kohlenhydraten	Enterococcus spp. Bifidobacterium spp. Lactobacillus spp.	Hefen, insbesondere Candida spp.	Entstehung saurer Stoffwechselprodukte → Absinken des Dickdarm-pH

12.4 Diagnostische Verfahren in der intestinalen Mikroökologie

12.4.1 Indikationen für eine Stuhluntersuchung

Stuhluntersuchungen sind immer dann sinnvoll und hilfreich, wenn eine Beteiligung des Darms an einer Erkrankung vermutet wird. Diese zunächst banal klingende Aussage beschränkt die Indikation allerdings nicht nur auf den Symptomenkomplex „Diarrhö–Obstipation–Meteorismus", also ganz offensichtlich im Darm begründeten Erscheinungen.

Aufgrund der großen immunologischen Präsenz im Gastrointestinaltrakt ist auch bei allergischen Erkrankungen und immunsuppressiven Zuständen die Berücksichtigung der intestinalen Mikroökologie notwendig. Die

sich daraus ergebenden Indikationen sind nachfolgend kurz zusammengefaßt:

- Erkrankungen des allergischen Formenkreises:
  - atopische Rhinitis/Asthma bronchiale
  - Neurodermitis
  - Lebensmittelallergien, sonstige Allergien
- Maldigestion/Malabsorption:
  - exokrine Pankreasinsuffizienz
  - Disaccharidasen-Mangel, insbesondere Laktasemangel
  - ilealer Morbus Crohn etc.
- Immunsuppressive Zustände:
  - Infektanfälligkeit
  - Zustand nach Chemotherapie/Bestrahlung
  - vegetative Dystonien
  - chronisches Müdigkeitssyndrom
  - Verdacht auf Mykosen
  - diverse Hauterkrankungen (Akne, Psoriasis etc.)
- Akute/chronische Enteritiden
- Symptomenkomplex „Diarrhö–Obstipation–Meteorismus"

12.4.2 Probengewinnung und -versand

Eine exakte Laboruntersuchung beginnt nicht erst mit dem Eintreffen der Probe im medizinischen Untersuchungslaboratorium, sondern schon mit der sachgerechten Entnahme und dem Versand der Stuhlprobe.

Hierbei ist folgendes zu beachten:
- Um die Repräsentativität der Untersuchungsergebnisse sicherzustellen, sollte die gewohnte Ernährungsweise beibehalten werden. Arzneimittel, die Pankreasenzyme oder lebende Mikroorganismen, insbesondere Hefen enthalten, sollten – wenn therapeutisch vertretbar – drei Tage vor der Untersuchung abgesetzt werden.
- Der Stuhlabsatz erfolgt am besten zunächst auf einen Pappteller oder mehrere Lagen Toilettenpapier, die in das Toilettenbecken gelegt werden. Bei Tiefspülern am besten mit dem Gesicht zum Spülkasten auf der Toilette Platz nehmen, um den Stuhl auf dem Plateau vor dem Ablauf auffangen zu können.
- Wichtig: Der Stuhl darf nicht in Kontakt mit dem Spülwasser oder Urin kommen. Toilettensteine oder ähnliche Deodoranzien/Desinfektionsmittel vor dem Stuhlabsatz unbedingt aus der Toilette entfernen und einmal nachspülen.
- Mittels des am Deckel des Probenröhrchens befestigten Löffels wird möglichst ein zusammenhängendes Stück der Stuhlsäule in das Probengefäß verbracht. Die immer wieder propagierte Technik, im Stuhl herumzustochern und Proben von verschiedenen Stellen des abgesetzten Stuhles zu entnehmen, um die Nachweisrate von möglicherweise vorhandenen Hefezellen zu erhöhen, ist bisher in ihrer Effektivität nicht belegt worden. Vielmehr wird auf diese Weise Sauerstoff in das Innere der Probe verbracht und damit das Überleben und der Nachweis von strikt anaerob wachsenden Bakterien erheblich erschwert. Nachweislich ist die Verteilung der Mikroflora innerhalb des abgesetzten Stuhls durch den Mischeffekt der Darmperistaltik relativ homogen.
- Drei Viertel des Probenröhrchens müssen befüllt sein, um sicherzustellen, daß im Inneren der Stuhlsäule ein stabiles, der Ausgangslage entsprechendes Milieu erhalten bleibt. Stuhl ist an sich ein sehr gutes Transportmedium. Ein niedriges Redoxpotential (–200 bis –300 mV), die Nährstoffarmut und der ausreichend hohe Wassergehalt lassen auch die meisten Anaerobier einen Postversand ohne weiteres überstehen und sorgen dafür, daß auch nach 2 bis 3 Tagen noch die ursprünglichen Keimzahlen vorhanden sind.
- Auf dem Probenröhrchen unbedingt den Namen des Patienten vermerken und den zugehörigen Untersuchungsauftrag (Probenbegleitschein) ausfüllen.
- Der Versand an das Untersuchungslabor sollte in speziellen, beim Labor anzufordernden Versandbeuteln erfolgen, die mit dem Hinweis „medizinisches Untersuchungsmaterial" gekennzeichnet sind.
- Vermeiden Sie den Versand über das Wochenende oder über Feiertage. Gerade bei hochsommerlichen Temperaturen läßt eine Lagerung über mehrere Tage im Postamt kaum aussagekräftige Befunde erwarten.

12.4.3 Stuhlflorauntersuchung

Für eine diagnostisch und therapeutisch verwertbare Erfassung der Stuhl- bzw. Darmflora reichen die üblicherweise in der mikrobiologischen Diagnostik angewandten qualitativen Nachweisverfahren nicht aus.

Hier sind allenfalls grobe Schätzungen der ursprünglichen Keimzahl möglich. Voraussetzung für eine aussagekräftige Stuhluntersuchung ist daher die **quantitative Erfassung** der Darmkeime. Um dies zu erreichen, wird der Stuhl zunächst in eine **Verdünnungsreihe** überführt. Die einzelnen Verdünnungen werden dann auf verschiedene Selektiv-, Elektiv- und Vollnährböden verbracht. Dabei müssen immer insbesondere die **anaerob** und **mikroaerophil** wachsenden Keimgattungen berücksichtigt werden, da diese den ganz überwiegenden Anteil der menschlichen Darmflora repräsentieren.

Das erfordert spezielle Anzuchtverfahren unter Sauerstoffausschluß bzw. verminderter Sauerstoffspannung. Bei Beachtung einer adäquaten Entnahme- und Versandtechnik können auf diese Weise anaerob wachsende Keime im Rahmen von Stuhlflorauntersuchungen erfaßt werden. Die Anaerobier, die anläßlich routinemäßiger Stuhluntersuchungen nach unserer Erfahrung mit befriedigender Sicherheit und hinreichender Aussagekraft angezüchtet werden können, gehören zu den Gattungen Bifidobacterium, Bacteroides-Prevotella-Porphyromonas-Gruppe und Clostridium.

Alle anderen Anaerobier sind z.T. weitaus empfindlicher, überstehen also auch keinen Posttransport und erfordern weitaus komplexere Anzuchtverfahren. Diese Einschränkung macht erforderlich, daß sich sowohl der medizinische Mikrobiologe als auch der labordiagnostische Hilfestellung anfordernde Therapeut stets vergegenwärtigen müssen, daß selbst ein umfangreiches Untersuchungsprogramm, daß neben Aerobiern und Hefen/Schimmelpilzen auch Anaerobier erfaßt, nicht in der Lage sein kann, die mikrobiologische Realität zu 100% abzubilden!

Aufgrund der langsamen Vermehrung der anaerob wachsenden Bakterien sowie der Pilze ist eine Auswertung der beimpften Nährböden erst nach 3 Tagen Bebrütung bei 37 °C möglich. Die dann erfolgende Keimidentifizierung und -zählung erfordert große mikrobiologische Erfahrung und entsprechend ausgebildetes Personal. Die Grundlage für die Angabe der Keimmenge bildet die Zählung der nach entsprechender Bebrütung auf den Nährmedien entstehenden, makroskopisch sichtbaren Bakterienkolonien. Diese gehen bei ausreichender Verdünnung jeweils auf die exorbitante Vermehrung einer Bakterienzelle zurück. Die Keimzahlen werden daher im Befund in „**koloniebildende Einheiten = KbE**" angegeben und entsprechen der Zahl der lebensfähigen Keime im Stuhl, bezogen auf 1 Gramm.

Um aussagekräftige Befunde garantieren zu können, sind verschiedene qualitätssichernde Maßnahmen im mikrobiologischen Labor notwendig. Neben einer korrekt durchgeführten, kontrollierten Untersuchung und der permanenten Kontrolle der Nährmedien, müssen auch die Ergebnisse der Keimidentifizierungen und -resistenzprüfungen auf Validität geprüft werden. Anhand von Referenzorganismen und der Teilnahme an nationalen und internationalen Ringversuchen gehört regelmäßig das eigene Vorgehen im Labor auf diesen unabhängigen Prüfstand.

12.4.3.1 Reichen mikrobiologische Untersuchungen aus?

Die oben kurz skizzierten Verknüpfungen legen zwingend den Schluß nahe, daß Abweichungen in der physiologischen Zusammensetzung der Intestinalflora in den wenigsten Fällen direkt auf eine Ursache zurückzuführen sind. Auf der anderen Seite kann eine Ursache unterschiedliche Verschiebungen der Darmflora nach sich ziehen. Diese logischen Konsequenzen machen es unvermeidlich, daß dem Therapeuten aus Gründen der medizinischen Seriosität zugemutet werden muß, Befunde mikrobiologischer und sonstiger Stuhlanalysen selbst zu interpretieren.

Daß eine diagnostische Darstellung der komplexen Verhältnisse am Darm aus alleiniger Sicht des Labors kaum möglich ist, möge folgendes Beispiel aus der täglichen Routine verdeutlichen:

Fallbeispiel

Bei der Stuhlflorauntersuchung eines Patienten wurden **Clostridium spp.** mit 6 × 10^7 KbE/g nachgewiesen; Hinweis des Labors: „mäßig vermehrt".

Frage des Therapeuten: „Was soll ich tun?"

Antwort: „Es gibt eine Vielzahl von Möglichkeiten, die zu einer Erhöhung der Clostridienzahl im Darm führen. Bevor ein wie auch immer gearteter therapeutischer Hinweis gegeben werden kann, muß zunächst die Ursache dieser Verschiebung ermittelt werden. Dabei kann der mikroökologisch versierte medizinische Mikrobiologe Hilfestellung leisten. Zunächst muß der Therapeut um die Bedeutung dieser Keimgattung im Biotop Darm und wichtige Stoffwechselmerkmale der Clostridien wissen (s.S. 415)."

Zur Erinnerung: Clostridien sind Anaerobier, die regelmäßig im menschlichen Darm vorkommen und mit keinen ausgewiesen nützlichen Wirkungen belegt sind. Besondere Stoffwechselmerkmale: Clostridien sind fulminante Proteolyten (Eiweißzersetzer) und Clostridien sind zur Lipolyse (Fettspaltung) befähigt. Unter den Clostridien befinden sich einige bedeutsame Krankheitserreger. Als Darminfektionskeim ist neben Clostridium perfringens (unter anderem Verursacher von Lebensmittelvergiftungen) vor allem Clostridium difficile, der Erreger der antibiotikaassoziierten Colitis (AAC) bedeutsam. Deren Erfassung bedarf jedoch spezieller Nachweisverfahren (s. S. 436). Einige intestinale Vertreter der Gattung Clostridium können Gallensäuren dekonjugieren. Die Rolle dekonjugierter Gallensäure in der Präkanzerogenese von Dickdarmtumoren ist mittlerweile gut belegt.

Anwendung der Grundinformation auf den Praxisfall: Da der Intestinaltrakt aus mikrobiologischer Sicht im weitesten Sinne als Bioreaktor mit unterschiedlichsten Stoffzu- und -abflüssen angesehen werden kann, liegt es auf der Hand, daß sich der mikroökologisch versierte Therapeut zunächst die Frage stellen muß: Welche Bedingungen im Darm

liegen vor, damit es zu einer Vermehrung der Clostridien kommen kann? Gibt es anamnestische und/oder klinische Hinweise? Dabei gilt es auch, spezifische, durch Vertreter der Gattung Clostridium ausgelöste Erkrankungen im Intestinaltrakt auszuschließen.

Für den vorliegenden Praxisfall ergibt sich eine Fülle von **Erklärungsmöglichkeiten** (Abb.12-6), die durch weiterführende Untersuchungen abgesichert werden müssen (Abb. 12-7).

• Der Befund ist im weitesten Sinne als **„physiologisch"** zu interpretieren, wenn es sich um einen betagten Patienten ohne gastrointestinale Symptomatik handelt (> 60–65 Jahre). Beim Menschen steigt die Clostridienzahl im Alter an. Über die Gründe kann nur spekuliert werden: möglicherweise läßt sich diese Beobachtung auf im Alter geänderte Ernährungsweisen (Zufuhr ballaststoffarmer und energiereicher Ernährung, insbesondere bei Gebißträgern) und/oder eine verminderte Darmperistaltik (Altersatonie) zurückführen.

• Es liegt eine **exokrine Pankreasinsuffizienz** vor. Dabei werden neben anderen Enzymen Trypsin und Chymotrypsin in nicht ausreichendem Maße sezerniert und damit eine mangelhafte Eiweißspaltung und Resorption von Aminosäuren im Dünndarm induziert. Die Folge: Unverdautes oder mangelhaft aufgeschlossenes Nahrungseiweiß tritt in das Kolon über und stimuliert dort die proteolytische Flora, insbesondere Clostridien, aber auch verschiedene Vertreter der Familie der Enterobacteriaceae (Proteus spp., Klebsiella spp.). Die bakteriell unterhaltene Eiweißfäulnis zeichnet sich durch das Anfluten biogener Amine (u.a. Tyramin, Phenylethylamin, Spermidin, Putrescin und Histamin) im Dickdarm aus und führt zu einer Alkalisierung des Darminhalts (pH-Werte 7,0–8,5). Gleichzeitig ist davon auszugehen, daß insbesondere Histamin seine vom Allergiegeschehen bekannten pharmakologischen Wirkungen auch in gewissem Umfang an der Darmschleimhaut entfaltet. Natürlich muß

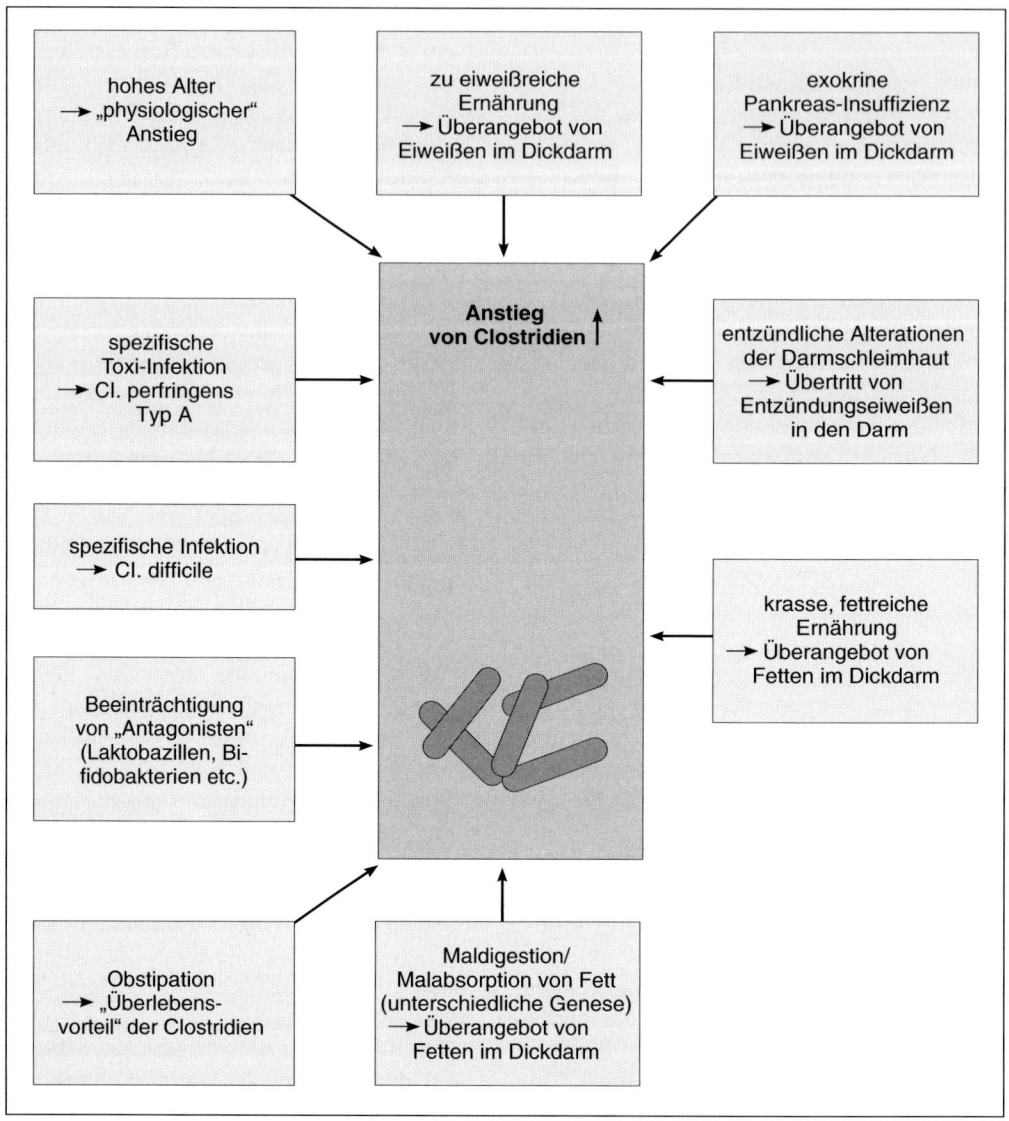

Abb. 12-6 Mögliche Ursachen für einen Anstieg der Clostridien-Zahlen im Dickdarm.

diese zweite diagnostische Möglichkeit abgesichert werden.

Zusätzliche absichernde Laboruntersuchung: Bestimmung des Chymotrypsins oder der pankreatischen Elastase 1 im Stuhl (s. S. 426 f.).

- **Entzündliche Alterationen der Darmschleimhaut,** insbesondere im Dickdarmbereich (z.B. bei chronisch-entzündlichen Colitiden, pseudomembranöser/antibiotikaassoziierter Colitis, Colitiden als Folge bakterieller und parasitärer Infektionen

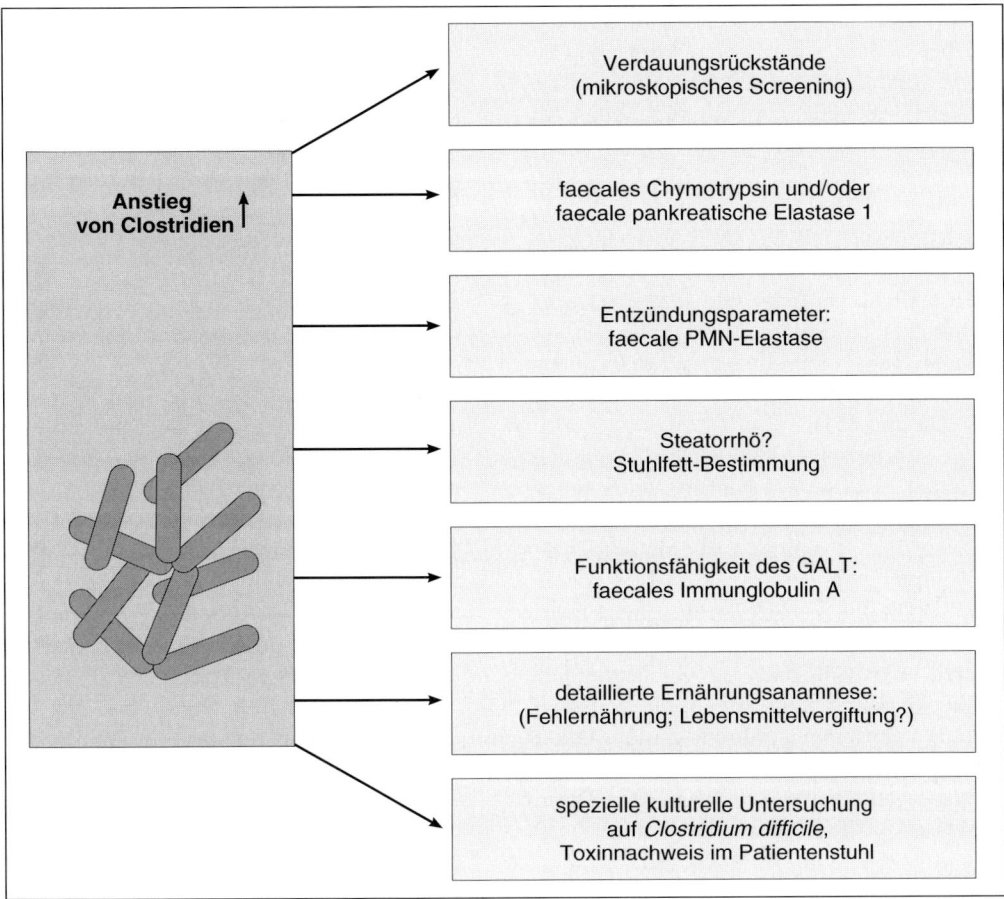

Abb. 12-7 Weiterführende Untersuchungen zur ätiologischen Diagnostik bei einem Anstieg der Clostridien-Zahlen im Dickdarm.

oder akuter allergischer Reaktionen an der Darmschleimhaut) haben zu einer Läsion der Darmschleimhaut geführt, in deren Folge ein erhöhter Durchtritt von Plasmaeiweißen und Detritusmaterialien in das Darmlumen erfolgt. Diese Eiweiße führen zu einer Stimulation der proteolytischen Flora. Die Folge: Anstieg u.a. der Clostridien.

Zusätzliche absichernde Laboruntersuchung: Bestimmung der PMN-Elastase im Stuhl (s. S. 431).

• **Krasse und einseitige Ernährungsweisen** (sehr eiweißreich, sehr fett) können dazu führen, daß die dünndarmständigen Spalt- und Resorptionsmechanismen erschöpft werden, die unverdauten Bestandteile den Mikroorganismen im Kolon zur Verfügung stehen und dort zu einer Stimulation der lipolytischen und proteolytischen Flora, insbesondere der Clostridien führen. Eine diagnostische Abklärung sollte daher immer eine **detaillierte Ernährungsanamnese** beinhalten.

- Störungen der Fettverdauung unterschiedlicher Genese, die unter den klinischen Begriff **Maldigestion/Malabsorption** fallen, können ebenfalls auf dem Wege einer Stimulation der kolonären, lipolytischen Flora zu einer Erhöhung der Clostridien führen. In aller Regel sind diese Krankheitsprozesse mit Durchfall in Form einer Steatorrhö (Fettruhr) verbunden.
Zusätzliche absichernde Laboruntersuchung: Fett-Bestimmung im Stuhl. Bei Verdacht auf entzündliche Veränderungen: Bestimmung der faecalen PMN-Elastase (s. S. 428 und 431).

- Bei **chronisch obstipierten** Patienten kommt es unserer Erfahrung nach relativ häufig zu einem sinnfälligen Anstieg der Clostridien. Vermutlich läßt sich diese Beobachtung auf einen „Überlebensvorteil" dieser Keime zurückführen. Die Clostridien besitzen offensichtlich die Fähigkeit, auch mikrobiologisch schwer verdauliche Eiweißverbindungen für ihren Stoffwechsel zu rekrutieren, während andere Bakterien der autochthonen Flora unter den Bedingungen einer stark verlängerten Darmpassage in ihrer Keimzahl abfallen (z.B. Laktobazillen und Bifidobakterien).

- Ein per Stuhluntersuchung befundeter Anstieg der Clostridien darf niemals isoliert betrachtet werden (s.o.). Häufig stellt ein solcher Teilbefund nur eine Facette einer generell erniedrigten oder gestörten Kolonisationsresistenz dar. Bei **Psoriatikern** und **Neurodermitikern** z.B. finden wir sehr häufig stark erniedrigte Keimzahlen bei Vertretern der saccharolytischen (kohlenhydratspaltenden) Flora, insbesondere Laktobazillen und Bifidobakterien, häufig verkompliziert durch eine offensichtliche Beteiligung von Hefen und anderen Pilzen. Mit dem Absinken der überwiegend kohlenhydratspaltenden Flora wird von den Clostridien der physiologische antagonistische Druck im Rahmen der intestinalen Homöostase genommen. In Folge kann ein nahezu ungehindertes Ansteigen der Keimzahlen erfolgen.

Derartigen Befunden, häufig mit einem alkalischen Stuhl-pH-Wert verbunden, ist bei Neurodermitikern und Psoriatikern mit gestörter Barrierefunktion des Darms eine besondere klinische Relevanz beizumessen.
Die Kolonisationsresistenz/Barrierefunktion des Darms wiederum hängt maßgeblich von der Beschaffenheit des darmassoziierten Immunsystems (GALT) ab.
Zusätzliche absichernde Laboruntersuchung: Bestimmung des faecalen Immunglobulin A (s. S. 432 f.)

- Schlußendlich müßte im vorgestellten Fall auch an spezifische, durch Clostridien verursachte Infektionen bzw. Toxi-Infektionen gedacht werden:

  - **Lebensmittelbedingte Toxi-Infektion oder Intoxikation** mit enterotoxinbildenden Clostridium perfringens Typ-A-Stämmen bzw. Aufnahme des präformierten Enterotoxins. Hierbei kommt es unter bestimmten Bedingungen, häufig z.B. bei dem nicht sachgerechten Vorhalten erwärmter Speisen (in Sonderheit Suppen) zu einem Wechsel zwischen vegetativer und sporulierter Form der Clostridien. Dabei wird ein spezifisches Enterotoxin freigesetzt. In der Regel handelt es sich bei dieser Lebensmittelvergiftung um selbstlimitierende Durchfälle, die 8–20 h nach Aufnahme des kontaminierten Lebensmittels auftreten und ca. 10–24 h anhalten. Eine detaillierte Anamnese sichert in aller Regel die Diagnose.

  - **Antibiotikaassoziierte oder pseudomembranöse Colitis** durch Clostridium difficile. Grundsätzlich können alle Antibiotika und einige Zytostatika die intestinale Ökologie derart schädigen, daß allfällige Cl.-difficile-Zellen sich überschießend vermehren und dabei die Enterotoxine A und B bilden können. Bevorzugt tritt dieses Phänomen nach Gabe von Betalactam-Antibiotika, sehr häufig nach Clindamycin-Applikation, auf. Eine detaillierte Anamnese ist hinweisend für die Diagnose.

Zusätzliche absichernde Laboruntersuchung: Kulturelle Untersuchung auf Clostridium difficile sowie Toxinnachweis im Patientenstuhl (s. S. 436).

Jedem Therapeuten wird aufgrund der vorstehenden Vielzahl an Interpretationsmöglichkeiten des o.a. Stuhlbefundes direkt ersichtlich sein, daß allein auf Basis des Stuhlflorabefundes von seiten des Labormediziners keine Diagnose oder gar konkrete Therapievorschläge erstellt werden können. Hier ist ein patientenbezogener Dialog zwischen Therapeut und Labor unabdingbar.

12.4.4 Ergänzende labordiagnostische Stuhluntersuchungen

Auch der Zustand der Darmanhangsorgane und der Darmschleimhaut beeinflußt also neben vielen anderen Faktoren die Zusammensetzung der Darmflora. Häufig sind daher für die Einordnung von Stuhlflora-Befunden und eine kausale Therapie ergänzende labordiagnostische Untersuchungen notwendig, die Rückschlüsse auf die Verdauungsleistung, mögliche Entzündungen und den Zustand des darmassoziierten Immunsystems zulassen. Einige in diesem Zusammenhang hilfreiche Parameter werden nachfolgend kurz skizziert.

12.4.4.1 Verdauungsparameter

Verdauungsrückstände
Die mikroskopische Untersuchung eines speziell gefärbten Stuhlausstrichs auf unverdaute Nahrungsbestandteile (Muskelfasern, Stärke, Neutralfette, Fettsäuren) erlaubt ein orientierendes schnelles und preisgünstiges Screening hinsichtlich der Verdauungsleistung.

Steckbrief Verdauungsrückstände

Präanalytik
Siehe S. 419.

Normalbereich
Keine oder nur geringe Nachweise von Muskelfasern, Stärke, Neutralfetten und Fettsäuren im Stuhl sind als normal anzusehen.
Vermehrte Nachweise einzelner Bestandteile können erste Hinweise auf Verdauungsstörungen geben.

Beeinflussungen/Verfälschungen von Meßergebnissen
Neben Verdauungsstörungen können auch einseitige Ernährungsweisen sowie die ungleichmäßige Verteilung von unverdauten Nahrungsbestandteilen im Stuhl zum vermehrten Nachweis führen.

Beurteilung
Ein vermehrter Nachweis von Verdauungsrückständen bedarf immer der Abklärung mittels weiterführender chemischer Untersuchungen (Tab. 12-3).

Tab. 12-3 Verdauungsrückstände im Stuhl – Interpretation und weiterführende Untersuchungen.

Mikroskopisch vermehrter Nachweis von			Hinweis auf	Weiterführende Untersuchungen
Muskel-fasern	Stärke	Neutral-fetten Fettsäuren		
X			exokrine Pankreas-insuffizienz	Chymotrypsin/pankreatische Elastase 1
	X		exokrine Pankreas-insuffizienz	Chymotrypsin/pankreatische Elastase 1
		X	exokrine Pankreas-insuffizienz Gallensäuren-sekretionsstörung	Stuhlfett, Chymotrypsin/ pankreatische Elastase 1 Blutuntersuchung (Leberwerte)
		X (Fettsäuren)	Resorptionsstörung im Dünndarm (Entzündung?)	Stuhlfett, PMN-Elastase
	X	X	Störung der Gallensäuren-rückresorption (Entzün-dung im Dünndarm?) Gallensäuren-sekretionsstörung	Stuhlfett PMN-Elastase Blutuntersuchung (Leberwerte)

Chymotrypsin

Chymotrypsin ist ein pankreasspezifisches Enzym zur Proteinverdauung (Protease). Die Bestimmung im Stuhl läßt Rückschlüsse auf die exokrine Pankreasfunktion zu. Gerade bei rezidivierenden Oberbauchbeschwerden, Völlegefühl, Meteorismus, Steatorrhö etc. sollte immer an eine mögliche Pankreasbeteiligung gedacht werden. Die exokrine Pankreasinsuffizienz ist weiter verbreitet als gemeinhin angenommen und wird trotz vergleichsweise einfacher Diagnostik häufig erst nach einer langen Beschwerdeperiode diagnostiziert. Nach neueren Untersuchungen betrug bei 332 Patienten mit einer chronischen Pankreatitis, die sehr häufig mit einer exokrinen Pankreasinsuffizienz einhergeht, die mittlere Zeit zwischen Erstbeschwerden und korrekter Diagnosestellung 62 ± 4 Monate [28].

Steckbrief Chymotrypsin

Präanalytik

Um falsch-normale Ergebnisse zu vermeiden, muß mindestens 3 Tage vor der Probennahme die Einnahme von Enzympräparaten abgesetzt werden.
Ansonsten siehe S. 419.

Normalbereich

> 6 U/g Stuhl: Normbereich
3–6 U/g Stuhl: verdächtiger Bereich (Kontrolluntersuchung notwendig)
< 3 U/g Stuhl: Hinweis auf exokrine Pankreasinsuffizienz

Beeinflussungen/Verfälschungen von Meßergebnissen

Bei leichter bis mäßiger Pankreasinsuffizienz und bei der Einnahme von Enzympräparaten können falsch-normale Werte auftreten.
Bei Durchfall müssen aufgrund des Verdünnungseffektes falsch-pathologische Werte berücksichtigt werden.

Beurteilung

Die Bestimmung des Chymotrypsins im Stuhl ist eine günstige Methode zur Erfassung der Funktionsfähigkeit des exokrinen Pankreas mit relativ geringer Sensitivität bei leichter bis mäßiger Pankreasinsuffizienz. Als wesentlich genaueres Verfahren ist in diesen Fällen die Untersuchung der pankreatischen Elastase 1 aus dem Stuhl zu empfehlen.
Eine ein- bis zweimalige Wiederholung der Untersuchung ist anzuraten.

Pankreatische Elastase 1

Die pankreatische Elastase 1 ist, ähnlich wie das Chymotrypsin, eine pankreasspezifische Protease, deren Bestimmung jedoch eine wesentlich höhere Sensitivität bei der Beurteilung der exokrinen Pankreasfunktion besitzt.

Steckbrief pankreatische Elastase 1

Präanalytik

Im Gegensatz zur Bestimmung des Chymotrypsins wird die Untersuchung nicht durch eine Substitutionstherapie beeinflußt.
Ansonsten siehe S. 419.

Normalbereich

> 200 µg/g Stuhl: Normbereich
100–200 µg/g Stuhl: Hinweis auf leichte bis mäßige exokrine Pankreasinsuffizienz
< 100 µg/g Stuhl: Hinweis auf schwere exokrine Pankreasinsuffizienz

Beeinflussungen/Verfälschungen von Meßergebnissen

Bei Durchfall müssen aufgrund des Verdünnungseffekts falsch-verminderte Werte berücksichtigt werden.

Beurteilung

Die Bestimmung der pankreatischen Elastase 1 stellt mit ihrer hohen Sensitivität das Mittel der Wahl zur Untersuchung auf eine exokrine Pankreasinsuffizienz dar.

Gesamtfett

Nahrungsfette werden normalerweise zu einem großen Teil nach der Emulgierung durch Gallensäuren von der Pankreaslipase gespalten. Die Spaltprodukte (Glycerin, Fett-säuren, Diglyceride, Monoglyceride) und ein Teil der Triglyceride können dann mit Hilfe der Gallensäuren über die Bildung von sog. gemischten Mizellen resorbiert werden.

Steckbrief Gesamtfett

Präanalytik
Siehe S. 419.

Normalbereich

< 4,5 g/100 g Stuhl	Normbereich
≥ 4,5 g/100 g Stuhl	Hinweis auf vermehrte Fettausscheidung (Steatorrhö)

Beeinflussungen/Verfälschungen von Meßergebnissen
Bei Durchfall müssen aufgrund des Verdünnungseffekts falsch-verminderte Werte berücksichtigt werden.

Beurteilung
Eine vermehrte Fettausscheidung im Stuhl kann durch eine Störung der Fettverdauung (exokrine Pankreasinsuffizienz, Gallensäuremangel) oder der Fettresorption (z.B. Entzündung der Dünndarmschleimhaut) bedingt sein. Zur ätiologischen Abklärung sind weiterführende Untersuchungen notwendig (pankreatische Elastase 1 oder Chymotrypsin im Stuhl, Blutleberwerte, Gesamtgallensäuren im Stuhl, Entzündungsmarker [PMN-Elastase, Lysozym] im Stuhl).

Gesamtgallensäuren

Gallensäuren sind essentiell für die Fettspaltung (Emulgierung der Nahrungsfette) sowie die Resorption der Spaltprodukte (Ausbildung gemischter Mizellen). Ein Großteil der ins Darmlumen sezernierten Gallensäuren wird im Ileum resorbiert und steht, nach der Rückführung an die Leber über den enterohepatischen Kreislauf, dem Körper erneut zur Verfügung. Nur ca. 10% der Gallensäuren gelangen in den Dickdarm und werden mit den Faeces ausgeschieden. Die Menge der Gallensäuren im Stuhl wird dabei vor allem durch die Resorptionsrate im Ileum beeinflußt.

Die nicht im Ileum resorbierten Gallensäuren werden im Dickdarm durch die Standortflora dekonjugiert. Unphysiologische Mengen dieser dekonjugierten Gallensäuren führen zu den Erscheinungen der chologenen Diarrhö. Kann die Leber den Gallensäure-Verlust nicht mehr in ausreichendem Maße ausgleichen, kommt es zudem zu Fettverdauungsstörungen mit einer Steatorrhö.

Ein erhöhter Gehalt an Gesamtgallensäuren im Stuhl kann auch als Risikofaktor für die Entwicklung von Kolonkarzinomen gewertet werden. Vermehrt in den Dickdarm übertretende Gallensäuren werden nämlich durch bakterielle Umsetzung derivatisiert (Entstehung von sekundären Gallensäuren). Einige dieser Metaboliten (z.B. die Desoxycholsäure) gelten als Karzinogene bzw. Kokarzinogene, weil sie die Proliferationsrate von Dickdarmepithelzellen stark erhöhen.

> **Wichtig:** Die Behauptung, eine geringe fäkale Ausscheidung von Gallensäuren sei auf eine Gallensäuresekretionsstörung zurückzuführen, entbehrt jeglichen wissenschaftlichen Belegs.

Steckbrief Gesamtgallensäuren

Präanalytik
Siehe S. 419.

Normalbereich
< 1,7 μmol/g Stuhl: Normbereich
1,7–2,5 μmol/g Stuhl: Verdächtiger Bereich (Wiederholungsuntersuchung notwendig)
> 2,5 μmol/g Stuhl: Hinweis auf Gallensäure-Verlustsyndrom

Beeinflussungen/Verfälschungen von Meßergebnissen
Bei Durchfall müssen aufgrund des Verdünnungseffekts falsch-verminderte Ergebnisse berücksichtigt werden.

Beurteilung
Ursachen für eine vermehrte Ausscheidung von Gallensäuren und das Gallensäure-Verlustsyndrom sind:
- Störungen der Gallensäurenrückresorption (z.B. durch Entzündungen im Ileum (Morbus Crohn); Abklärung durch Bestimmung der PMN-Elastase im Stuhl
- Vorzeitige Dekonjugation der Gallensäuren (z.B. bei unphysiologischer bakterieller Dünndarmüberwucherung [SBOG = Small Bowel Overgrowth Syndrome]; Abklärung durch Bestimmung des Milchsäuregehalts im Stuhl, H_2-Atemtest [s.S. 446], Indikan-Nachweis im Urin).

Milchsäure (D- und L-Form)
Milchsäure ist neben anderen kurzkettigen Fettsäuren wie Essigsäure, Propionsäure und Buttersäure ein Produkt des bakteriellen Kohlenhydratstoffwechsels. Ein erhöhter Nachweis aus dem Stuhl ist als Hinweis auf einen vermehrten bakteriellen Abbau von Kohlenhydraten überwiegend im Kolon zu werten.

Steckbrief Milchsäure

Präanalytik
Siehe S. 419.

Normalbereich
< 10 mg/g Stuhl: Normbereich
≥ 10 mg/g Stuhl: Hinweis auf vermehrte intestinale Gärungsvorgänge

Beeinflussungen/Verfälschungen von Meßergebnissen
Bei Durchfall müssen aufgrund des Verdünnungseffekts falsch-verminderte Werte berücksichtigt werden.

Beurteilung
Milchsäure ist normalerweise nicht oder nur in geringen Mengen im Stuhl nachweisbar. Ein erhöhter Milchsäure-Gehalt resultiert aus dem vermehrten bakteriellen Abbau von Kohlenhydraten, verursacht durch:
- bakterielle Dünndarmüberwucherung (SBOG)
- erworbene oder angeborene Kohlenhydratintoleranzen (z.B. Zöliakie, Disaccharidasen-Mangel, chronische Enteritiden) und damit einen vermehrten Übertritt von unverdauten Kohlenhydraten in den Dickdarm.

Zur genauen ätiologischen Abklärung sind weitergehende Untersuchungen, wie der H_2-Atemtest (s.S. 446) oder im Falle der bakteriellen Dünndarmüberwucherung auch der Indikan-Nachweis im Urin notwendig.

Stickstoff

Nach der Vorverdauung von Nahrungsproteinen im Magen durch Pepsin findet die weitere Aufspaltung im Dünndarm mit Hilfe von verschiedenen Pankreasenzymen (Trypsin, Chymotrypsin, Carboxypeptidasen) sowie bürstensaumständigen Peptidasen in resorbierbare Dipeptide und Aminosäuren statt. Bei Störungen der Proteinverdauung oder -resorption resultiert eine vermehrte Stickstoffausscheidung im Stuhl.

Steckbrief Stickstoff

Präanalytik:
Siehe S. 419.

Normalbereich:
< 1 g/100 g Stuhl: Normbereich
≥ 1 g/100 g Stuhl: Hinweis auf Kreatorrhö

Beeinflussungen/Verfälschungen von Meßergebnissen

Bei Durchfall sind aufgrund des Verdünnungseffekts falsch-verminderte Werte zu berücksichtigen. Auch durch die Aktivität proteolytischer Darmbakterien können erhöhte Stickstoffwerte kaschiert werden.

Beurteilung

Als Ursachen für eine vermehrte Stickstoffausscheidung kommen in Frage:
– exokrine Pankreasinsuffizienz
– einheimische Sprue (Zöliakie)
– tropische Sprue
– Morbus Whipple
– Amyloidose
– weitere (chronisch-)entzündliche Darmerkrankungen.

Bei erhöhten Stickstoffwerten im Stuhl sind unter Berücksichtigung der Anamnestik die geschilderten Parameter der Pankreasdiagnostik (pankreatische Elastase 1 [s.S. 427]) und Chymotrypsin (s.S. 426 f.) sowie bei Verdacht auf die genannten resorptiven Störungen die Entnahme einer Dünndarmbiopsie anzuraten.

12.4.4.2 Entzündungsmarker

PMN-Elastase (= Poly-Morpho-Nuclear-Elastase)

Die PMN-Elastase wird von neutrophilen Granulozyten zum Abbau von phagozytiertem Material produziert. Normalerweise ist dieses Enzym nicht oder nur in geringen Mengen im Darminhalt nachweisbar. Erhöhte Werte im Stuhl weisen auf entzündliche Prozesse im Darm hin, ohne allerdings die Ursache oder die Lokalisation zu zeigen.

Steckbrief PMN-Elastase

Präanalytik
Siehe S. 419.

Normalbereich
< 0,06 µg/g Stuhl: Normbereich
≥ 0,06 µg/g Stuhl: Hinweis auf Entzündungsprozesse im Darm mit granulozytärer Beteiligung

Beeinflussungen/Verfälschungen von Meßergebnissen
Bei Durchfall müssen aufgrund des Verdünnungseffekts falsch-verminderte Meßergebnisse berücksichtigt werden.

Beurteilung
Die vermehrte Freisetzung von PMN-Elastase in die Ingesta resultiert aus entzündlichen Prozessen im Darm, z.B.:
– Morbus Crohn/Colitis ulcerosa
– Enterokolitiden
– intestinale Karzinome.

Lysozym

Lysozym stammt aus segmentkernigen neutrophilen Granulozyten und Monozyten und ist als Faktor der unspezifischen humoralen Abwehr vor allem gegen die Zellwand grampositiver Bakterien gerichtet. Wie die PMN-Elastase, ist dieses Enzym normalerweise nicht oder nur in geringen Mengen im Darminhalt nachweisbar.

Steckbrief Lysozym

Präanalytik
Siehe S. 419.

Normalbereich
< 0,6 µg/g Stuhl: Normbereich
≥ 0,6 µg/g Stuhl: Hinweis auf Entzündungsprozesse im Darm mit granulozytärer und monozytärer Beteiligung

Beeinflussungen/Verfälschungen von Meßergebnissen
Bei Durchfall müssen aufgrund des Verdünnungseffekts falsch-verminderte Meßergebnisse berücksichtigt werden.

Beurteilung
Eine vermehrte Freisetzung von Lysozym in die Ingesta ist bei folgenden Prozessen im Darm zu erwarten:
– bakteriell oder viral bedingte Enterokolitiden
– Morbus Crohn/Colitis ulcerosa
– intestinale Karzinome.

12.4.4.3 Immunparameter

Faecales Immunglobulin A
Die Bestimmung des faecalen IgA gibt Auskunft über die Sekretionsleistung sowie den Stimulationsgrad der in der Submukosa des Intestinums gelegenen Plasmazellen und läßt daher Rückschlüsse auf den Zustand des darmassoziierten Immunsystems (Darmbarriere) zu (s.S. 409).

Steckbrief Faecales IgA

Präanalytik
Siehe S. 419.

Normalbereich
> 0,7 mg/g   Normbereich
≤ 0,7 mg/g   Hinweis auf Beeinträchtigung des darmschleimhautassoziierten Immunsystems

Beeinflussungen/Verfälschungen von Meßergebnissen

Bei Durchfall sind aufgrund des Verdünnungseffekts falsch-verminderte Meßergebnisse zu berücksichtigen.

Beurteilung

Verminderte Werte finden sich bei allen Zuständen mit einer Beeinträchtigung des darmassoziierten Immunsystems z.B. im Zusammenhang mit Allergien, Neurodermitis sowie chronischer Infektanfälligkeit. Außerdem erlaubt die Bestimmung des faecalen IgA unter anderem Rückschlüsse auf den Erfolg immunmodulativer Maßnahmen, z.B. im Rahmen der mikrobiologischen Therapie (= orale oder parenterale Verabreichung von Mikroorganismen, deren Bestandteilen oder Stoffwechselprodukten, auch in Kombination, zu therapeutischen Zwecken).

12.4.4.4 Blut (okkult)

Die Testbezeichnung ist eigentlich nicht ganz korrekt, da nicht Blut, sondern **Hämoglobin** im Stuhl nachgewiesen wird. Die Untersuchung dient der Früherkennung kolorektaler Neoplasien.

Steckbrief okkultes Blut

Präanalytik

Um Verfälschungen der Ergebnisse zu vermeiden, ist mindestens 3 Tage vor der Probennahme folgendes zu beachten:
– Verzicht auf rohes/halbrohes Fleisch und Wurstwaren
– keine Acetylsalicylsäure- bzw. Vitamin-C-haltige Präparate
– keine Eisenpräparate
– bei Menstruation sind besondere Reinigungshinweise zu beachten
– keine Testung bei Durchfall

Normalbereich

Normalerweise sollte kein Blut im Stuhl nachzuweisen sein.

Beeinflussungen/Verfälschungen von Meßergebnissen

Falsch-positive Resultate können bei Verzehr von rohem oder halbrohem Fleisch, bei Einnahme von Eisenpräparaten, durch Menstruationsblut, durch Hämorrhoidalblut oder blutende Polypen verursacht werden. Bei sehr geringen Stuhlmengen können auch physiologische Blutverluste zu einem positivem Ergebnis führen. Auch die längere Anwendung von Acetylsalicylsäure kann Blutungen im Gastrointestinaltrakt und damit positive Resultate hervorrufen.

Falsch-negative Ergebnisse sind möglich bei nicht-blutenden Tumoren, bei inhomogener Verteilung des Blutes in der Stuhlprobe sowie bei zu hoch (Hämoglobin wurde bis zum Stuhlabsatz abgebaut) oder am Darmende sitzenden Tumoren (Hämoglobin wurde noch nicht aus Erythrozyten freigesetzt). Die Einnahme von Vitamin-C-haltigen Präparaten kann durch die reduzierenden Eigenschaften ebenfalls eine Hämoglobinausscheidung kaschieren.

Eine ein- bis zweimalige Wiederholung der Untersuchung ist daher empfehlenswert.

Beurteilung
Die Untersuchung auf Hämoglobin im Stuhl ist ein relativ einfacher Screening-Test. Ein positives Ergebnis ist ein Verdachtsmoment für einen Darmtumor und erfordert zur Absicherung eine koloskopische Untersuchung. Negative Resultate schließen kolorektale Neoplasien nicht sicher aus.

12.4.4.5 Bakterielle Enteropathogene

Bei akuten gastrointestinalen Symptomen wie Durchfall und Erbrechen muß natürlich auch immer an eine Beteiligung der klassischen obligaten Enteropathogene gedacht und eine entsprechende Diagnostik, d.h. eine spezielle Stuhluntersuchung auf Enteritiserreger eingeleitet werden.

Der Rahmen dieses Kapitels würde sicherlich gesprengt, wollte man hier alle relevanten Keime berücksichtigen. Deshalb sollen nachfolgend nur einige der wichtigsten Vertreter kurz beschrieben werden. Ansonsten sei auf die reichlich vorhandenen Fachbücher der klinischen Mikrobiologie verwiesen.

Salmonellen
Verbreitung. Weltweit verbreitet werden auch in Deutschland jährlich ca. 150 000 Erkrankungen durch Salmonellen gemeldet. Die tatsächliche Zahl der Salmonellosen liegt nach offiziellen Schätzungen bei mindestens 2 Millionen Erkrankungen pro Jahr.

Infektionsquelle. Die Infektion erfolgt oral, in der Regel über kontaminierte Lebensmittel tierischer Herkunft, insbesondere Geflügel, Eier und Eiprodukte, Fleisch und Fleischerzeugnisse sowie Milchprodukte.

Symptome. Nach einer Inkubationszeit von wenigen Stunden bis Tagen tritt ein akuter Brechdurchfall mit wäßrigem Stuhl und Fieber auf. In der Regel klingen die Symptome nach ein bis zwei Tagen spontan ab.

Diagnostik. Mittel der Wahl ist der kulturelle Nachweis im Stuhl über spezielle Anreicherungsverfahren und Selektivnährböden.

> **Wichtig:** Nach § 3 des Bundesseuchengesetzes unterliegen durch Salmonellen verursachte Durchfallerkrankungen und Todesfälle, aber auch ein entsprechender Krankheitsverdacht, der Meldepflicht.

Shigellen
Verbreitung. Shigellosen treten v.a. in warmen Klimazonen auf. In Deutschland werden Erkrankungen meist nach Urlaubsreisen in oben genannte Gebiete beobachtet.

Infektionsquelle. Der Mensch ist das einzige Erregerreservoir. Neben der Kontaktinfektion sind meist kontaminierte Lebensmittel und Wasser die Ursache für Erkrankungen.

Symptome. Nach einer Inkubationszeit von zwei bis sieben Tagen treten Übelkeit, zunächst wäßriger, später häufig blutig-schleimiger Durchfall und Fieber auf.

Diagnostik. Der Nachweis von Shigellen erfolgt über die kulturelle Untersuchung von Stuhl auf Selektivnährböden nach Anreicherungsverfahren.

> **Wichtig:** Nach § 3 des Bundesseuchengesetzes unterliegen durch Shigellen verursachte Durchfallerkrankungen und Todesfälle, aber auch ein entsprechender Krankheitsverdacht, der Meldepflicht.

Campylobacter jejuni/coli

Verbreitung. Weltweit verbreitet verursachen Campylobacter spp. auch in Deutschland ca. 20 000 gemeldete Erkrankungen pro Jahr. Die Dunkelziffer liegt jedoch erheblich höher. Dieser Umstand ist auf mangelnde Kenntnis bei Therapeuten und häufig nicht ausgereifte Untersuchungstechniken zurückzuführen. In den Niederlanden sind Campylobacter spp. derzeit die häufigsten Erreger von Lebensmittelinfektionen.

Infektionsquelle. Die Infektion erfolgt oral über die Aufnahme kontaminierter Lebensmittel. Dabei stellen v.a. Geflügel ein Erregerreservoir dar. Kontaktinfektionen sind aber ebenfalls möglich.

Symptome. Nach einer Inkubationszeit von 3 bis 5 Tagen sind zunächst Fieber und allgemeine Krankheitssymptome wie Kopfschmerzen und Schwindel zu beobachten. Neben Erbrechen folgen oft explosionsartig beginnende, zunächst wäßrige, später häufig blutig-schleimige Diarrhöen mit kolikartigen Krämpfen. Die Symptomatik dauert meist weniger als eine Woche an.

Gefürchtet sind die immunpathologischen Folgeerkrankungen in Form von Arthritiden und Erythema nodosum.

Diagnostik. Campylobacter jejuni/coli werden über die kulturelle Untersuchung von Stuhl nachgewiesen. Dafür sind spezielle Nährmedien und Untersuchungstechniken sowie eine Bebrütung in CO_2-angereicherter Atmosphäre notwendig.

> **Wichtig:** Nach § 3 des Bundesseuchengesetzes unterliegen durch Campylobacter spp. verursachte Durchfallerkrankungen, aber auch ein entsprechender Krankheitsverdacht, der Meldepflicht.

Yersinia enterocolitica

Verbreitung. Yersinia enterocolitica verursacht weltweit verbreitet Enteritiden.

Infektionsquelle. Die Infektion erfolgt oral. Die Infektionsquelle ist allerdings nicht eindeutig gesichert, häufig sind kontaminierte Lebensmittel tierischer Herkunft verantwortlich zu machen. Insbesondere Schweine sind oft von Yersinien-bedingten Erkrankungen betroffen bzw. latent besiedelt.

Symptome. Nach einer Inkubationszeit von 3 bis 10 Tagen resultieren meist dünnbreiige bis wäßrige Diarrhöen, die in der Regel nach wenigen Tagen bis maximal 2 Wochen spontan sistieren.

Nach 1 bis 3 Wochen können allerdings immunpathologische Folgeerkrankungen auftreten. Mono- und Polyarthritiden, Arthralgien sowie Erythema nodosum und ähnliche Hauterscheinungen sind gefürchtete Spätkomplikationen.

Diagnostik. Der Nachweis von Yersinien erfolgt über die kulturelle Anzüchtung aus dem Stuhl. Dabei macht man sich neben dem Direktnachweis auf speziellen Selektivnährböden in einer sog. Kälteanreicherung die Temperaturtoleranz der Keime zunutze.

> **Wichtig:** Nach § 3 des Bundesseuchengesetzes unterliegen durch Yersinia enterocolitica verursachte Durchfallerkrankungen und Todesfälle, aber auch ein entsprechender Krankheitsverdacht, der Meldepflicht.

Clostridium difficile

Verbreitung. Clostridium difficile ist weltweit verbreitet.

Infektionsquelle. Vor allem im Hospitalbereich kann der Erreger über Schmierinfektionen verbreitet werden.

Symptome. Clostridium difficile findet sich zwar durchaus auch bei einem gewissen Anteil gesunder Menschen im Darm (s.o.). Eine durch längerdauernde antibiotische Behandlungen vorgeschädigte Darmbarriere kann den Clostridien jedoch eine starke Vermehrung und Toxinbildung ermöglichen. Die Folge: Durchfall und in schweren Fällen sogar Kolitis (sog. antibiotikaassoziierte Kolitis = AAC). Clostridium-difficile-bedingte Durchfälle werden aber auch ohne vorausgehende antibiotische Behandlung bei entsprechend vorgeschädigten Patienten beobachtet.

Diagnostik. Beweisend für die Erkrankung ist letztendlich der jedoch nicht immer erfolgreiche Toxinnachweis im Stuhl. Eine gleichzeitig durchgeführte kulturelle Untersuchung auf speziellen Nährmedien erhöht daher bei entsprechendem Vorbericht die Treffsicherheit.

> **Wichtig:** Nach § 3 des Bundesseuchengesetzes unterliegen durch Clostridium difficile verursachte Durchfallerkrankungen und Todesfälle, aber auch ein entsprechender Krankheitsverdacht, der Meldepflicht.

Enterohämorrhagische Escherichia coli (EHEC)

Verbreitung. EHEC sind bislang vor allem in den USA, Kanada, Großbritannien, Japan und Deutschland beschrieben.

Infektionsquelle. Die Infektion erfolgt insbesondere über kontaminierte Lebensmittel tierischer Herkunft (rohes oder halbrohes Fleisch, Rohmilch). Aber auch Übertragungen von Mensch zu Mensch sind möglich.

Symptome. Nach einer Inkubationszeit von 3 bis 9 Tagen können zunächst wäßrige, später unter Umständen blutige Diarrhöen auftreten, die in der Regel spontan nach 6 bis 10 Tagen sistieren. Bei 5–10% der Kinder unter 10 Jahren folgen jedoch teilweise lebensbedrohliche Spätkomplikationen mit schwerer Nierensymptomatik in Form des hämolytisch-urämischen Syndroms (HUS).

Diagnostik. Nach der kulturellen Anzüchtung werden EHEC durch die immunologische Bestimmung von Oberflächenstrukturen bzw. durch den Nachweis von speziellen Toxinen identifiziert.

> **Wichtig:** Nach § 3 des Bundesseuchengesetzes unterliegen durch EHEC verursachte Durchfallerkrankungen und Todesfälle, aber auch ein entsprechender Krankheitsverdacht, der Meldepflicht. In Bayern muß zudem auch jeder EHEC-Ausscheider gemeldet werden (Verordnung über die Meldepflicht für EHEC-Ausscheider vom 21. März 1996).

Helicobacter (H.) pylori

Verbreitung. Weltweit sind schätzungsweise über 50% der Bevölkerung mit H. pylori infiziert, in Entwicklungsländern sogar 70–80%. Dabei ist eine gewisse Altersabhängigkeit zu beobachten. So beherbergen in Deutschland ca. 10% der Schulkinder, aber immerhin 75% der Senioren diesen Keim.

Infektionsquelle. Der Übertragungsweg ist noch nicht vollständig geklärt. Die Infektion erfolgt sicherlich von Mensch zu Mensch, zum einen wahrscheinlich von Mund zu Mund, aber auch eine fäkal-orale Übertragung wird vermutet. Schlechte hygienische Verhältnisse und enges Zusammenleben von Menschen fördern daher die Ausbreitung des Erregers.

Symptome. H. pylori kann unter anderem aufgrund seiner Ureaseaktivität und der daraus resultierenden Alkalisierung seiner direkten Umgebung den widrigen Bedingungen des Magens standhalten und diesen sogar besiedeln. Häufig bleibt die Kolonisation unbemerkt bzw. die unspezifische Symptomatik wird anderen Ursachen zugeschrieben. Die eher seltenen akuten Gastritiden durch H. pylori äußern sich in epigastralen Schmerzen, Übelkeit und schleimigem Erbrechen, Symptome die meist innerhalb von 1 bis 2 Wochen abklingen. Die sich nun anschließende, wesentlich häufigere chronische Oberflächengastritis imponiert klinisch mit Oberbauchbeschwerden und unklaren dyspeptischen Zuständen wie Appetitlosigkeit, Völlegefühl, Übelkeit, schleimigem Erbrechen und morgendlichem Nüchternschmerz, aber auch mit Sodbrennen, Aufstoßen und Blähungen. Bei zusätzlichen Belastungen (einseitige Ernährung, Rauchen etc.), aber auch abhängig von der Konstitution des Patienten und der Aggressivität des Erregers entwickeln sich ca. bei jedem sechsten Infizierten Ulzera im Magen und Duodenum. Etwa 90% der chronischen Gastritiden und die Mehrzahl der Magen- und Duodenal-Ulzera sind mit H. pylori-Infektionen vergesellschaftet. Über das Vorstadium einer chronisch-atrophischen Gastritis kann zudem die Entstehung eines Magen-Adenokarzinoms ausgelöst werden. Auch die relativ seltenen Wucherungen des Lymphgewebes im Magen (gastrisches Lymphom) können aus einer H. pylori-Infektion resultieren. H. pylori wurde daher 1994 von der Internationalen Krebsforschungsagentur der WHO als Karzinogen 1. Klasse, also in die höchste Krebsrisikoklasse eingestuft.

Diagnostik. Zur routinemäßigen Diagnostik einer H. pylori-Infektion werden invasive und nicht-invasive Nachweismethoden unterschieden.

Die invasiven Methoden beruhen auf der endoskopischen Entnahme einer Magenschleimhautbiopsie, in der H. pylori histologisch oder kulturell nachgewiesen werden kann. Eine elegante und zudem schnelle und billige Methode stellt zudem der Nachweis der bakteriellen Urease-Aktivität (s.o.) im Biopsiematerial dar.

Aber auch zwei nicht-invasive Routinemethoden existieren. Zum einen kann der relativ aufwendige ^{13}C-Atemtest herangezogen werden, bei dem nach oraler Gabe von Harnstoff mit radioaktiv markiertem Kohlenstoff letzterer durch H. pylori abgespalten und als ^{13}C-markiertes CO_2 in der Ausatemluft gemessen werden kann. In der routinemäßigen Testung sicherlich praktikabler ist jedoch die serologische Untersuchung. Der Nachweis von spezifischen Antikörpern im Serum stellt derzeit das Mittel der Wahl zur routinemäßigen Diagnose einer H. pylori-Infektion dar (zum Prinzip der serologischen Untersuchung s. S. 483 ff.).

Wichtig: Ein kultureller Nachweis von H. pylori im Stuhl gelingt ausgesprochen selten. Die Stuhluntersuchung stellt daher derzeit keine adäquate Methode zur Diagnose einer H. pylori-Infektion dar.

Steckbrief Helicobacter-pylori-Serologie

Präanalytik
Blutserum; bei 2–8 °C maximal 1 Woche lagerfähig (näheres bezüglich Serologie s. S. 483 ff.).

Normalbereich
Personen ohne eine H.-pylori-Besiedlung sind seronegativ, d.h. im Serum sind keine signifikanten Antikörperspiegel nachzuweisen.

Beeinflussungen/Verfälschungen von Meßergebnissen
Lipämische, hämolytische oder bakteriell kontaminierte Seren können das serologische Ergebnis verfälschen.

Beurteilung
In der Regel werden spezifische Antikörper der Klassen IgG und IgA bestimmt. Die serologischen Ergebnisse werden wie folgt beurteilt:

Nachweis von		Interpretation
IgA	IgG	
–	–	Kein serologischer Hinweis auf einen stattgefundenen Kontakt mit H. pylori. Möglicherweise erfolgte allerdings die Probennahme zu früh im Infektionsverlauf
–	+	Hinweis auf Kontakt mit H. pylori. Möglicherweise asymptomatische Besiedlung (altersabhängig sind durchschnittlich etwa 20–30% der Bevölkerung, bei Senioren sogar 50–60% seropositiv, ohne eine klinische Symptomatik zu zeigen). Allerdings weist erst ein durch eine zweite Untersuchung nachgewiesener Anstieg des IgG-Titers auf eine bestehende Infektion hin
+	+	Hinweis auf bestehende Infektion mit H. pylori
+	–	Hinweis auf bestehende Infektion mit H. pylori bei fehlender IgG-Antwort (bei ca. 5% der Infizierten auftretend)

12.4.4.6 Virale Enteropathogene

Rota- und Adenoviren
Verbreitung. Enteropathogene Viren verursachen weltweit verbreitet akute Gastroenteritiden vor allem bei Säuglingen und Kleinkindern.

Infektionsquelle. Die Ansteckung erfolgt oral über den Kontakt mit fäkalen Verunreinigungen und die Aufnahme kontaminierten Wassers.

Symptome. Nach einer Inkubationszeit von 1 bis 2 Tagen können Erbrechen und wäßriger Durchfall bei Säuglingen und Kleinkindern auftreten. Ältere Kinder und Erwachsene erkranken nur selten mit milder Symptomatik.

Diagnostik. Die Diagnose viraler Gastroenteritiden erfolgt über den serologischen Nachweis von Virus-Antigenen im Stuhl.
Dabei ist zu bedenken, daß auch ca. 50–70% der Kleinkinder symptomlos Viren mit dem

Stuhl ausscheiden. Ein Virusnachweis sollte daher nicht überbewertet werden.

> **Wichtig:** Nach § 3 des Bundesseuchengesetzes unterliegen durch Viren verursachte Durchfallerkrankungen und Todesfälle, aber auch ein entsprechender Krankheitsverdacht, der Meldepflicht.

12.4.4.7 Parasitäre Enteropathogene

Im Gegensatz zur landläufigen Meinung stellen Darmparasitosen nicht nur in den tropischen Ländern ein Problem dar. Parasiten sind auf der ganzen Welt verbreitet. Zwar ist das Vorkommen von obligat pathogenen Parasiten in warmen Ländern aufgrund der günstigeren Bedingungen (mehr Arthropoden als Überträger, weniger einschneidende Klimaänderungen, Armut, mangelnde Hygiene) häufiger, aber sie besitzen durchaus auch in Mittel- und Nordeuropa Bedeutung.

Neben den im Rahmen des Tourismus eingeschleppten Erregern spielen hierbei insbesondere auch Infektionen mit sog. **opportunistischen Parasiten** bei Patienten mit geschwächtem Immunsystem bzw. einer gestörten Darmbarriere eine nicht zu unterschätzende Rolle. Dazu kommen als Risikofaktoren intensiver und unkritischer Kontakt zu Haustieren und mangelnde Hygiene, z.B. auf Spielplätzen oder in Kindergärten.

Die **Diagnostik** intestinaler Parasitosen erfordert große parasitologische Erfahrung bei dem Untersucher, da – meist nach speziellen Anreicherungsverfahren – der Nachweis wie auch die Differenzierung von Parasiten mittels mikroskopischer Untersuchung des Stuhls erfolgen. Aufgrund der hohen Widerstandsfähigkeit der parasitären Dauerformen ist auch nach dem Postversand ein entsprechender Nachweis möglich. Bei bestehendem Verdacht auf eine parasitologische Erkrankung sollten aufgrund der häufig intermittie-

renden Ausscheidung mehrere Stuhlproben untersucht werden.

Bei invasiven Prozessen lassen sich häufig auch spezifische Antikörper im Blut nachweisen.

Da in Deutschland insbesondere Infektionen mit **Darmprotozoen** bedeutsam sind, beschränken sich die folgenden Ausführungen auf einige der wichtigsten Vertreter dieser Gruppe, die in Tabelle 12-4 zusammengefaßt sind. Hinsichtlich der Erkrankungen durch Helminthen und weiterführende Informationen zu klinisch relevanten Protozoen sei auch hier auf die einschlägige Fachliteratur verwiesen.

Entamoeba histolytica

Verbreitung. Weltweit verbreitet verursacht Entamoeba histolytica klinisch manifeste Erkrankungen v.a. in warmen Klimazonen. Im mitteleuropäischen Raum herrrschen bis auf die von Urlaubern importierten Erkrankungen symptomlose Darmbesiedelungen vor.

Infektionsquellen. Über die orale Aufnahme fäkal kontaminierter Lebensmittel und Wasser gelangen die infektiösen Stadien in den Darm.

Symptome. Der überwiegende Anteil der Entamoeba histolytica-Infektionen im mitteleuropäischen Raum verläuft symptomlos. Erst eine Schwächung des Wirtes führt zum Auftreten der typischen blutig-schleimigen („Himbeergelee-artigen") Diarrhöen und abdominalem Druckschmerz. Häufig unterbleiben aber auch Durchfälle, oder Durchfälle und Obstipationen wechseln ab.

In einigen wenigen Fällen können Abszesse in der Leber auftreten.

Entamoeba hartmanni, Entamoeba polecki, Entamoeba coli, Endolimax nana, Jodamoeba bütschlii

Diese Amöbenarten sind relativ häufig auch im mitteleuropäischen Raum nachzuweisen. Bislang sind keine pathogenen Wirkungen dieser im Dickdarmlumen lebenden Proto-

Tab. 12-4   Klinische Relevanz von einzelligen Darmparasiten (Protozoen) (nach [30, 41]).

Klasse	Gattung/Art	Pathogenität
Amöben	Entamoeba histolytica	X
	Entamoeba coli	–
	Entamoeba hartmanni	–
	Entamoeba polecki	–
	Endolimax nana	–
	Jodamoeba bütschlii	–
Flagellaten	Giardia lamblia	X
	Dientamoeba fragilis	?
	Pentatrichomonas hominis	–
	Enteromonas hominis	–
	Retortamonas intestinalis	–
	Chilomastix mesnili	–
Ziliaten	Balantidium coli	X
Sporozoen	Sarcocystis suihominis/bovihominis	X
	Isospora belli	(X)
	Cryptosporidium spp.	(X)
Noch nicht klassifiziert	Blastocystis hominis	?

X   = obligat oder potentiell pathogen
(X) = gelegentlich Relevanz als Erreger opportunistischer Infektionen
–   = nicht pathogen
?   = Pathogenität fraglich

zoen bekannt. Ihr Nachweis ist aber möglicherweise als Hinweis auf eine Störung der Kolonisationsresistenz zu werten.

Giardia lamblia

Verbreitung. Dieser weltweit verbreitete Parasit hat zwar die höchste Prävalenz in den Tropen und Subtropen, spielt aber auch in den westlichen Industriestaaten v.a. bei Kindern eine nicht zu unterschätzende Rolle.

Infektionsquellen. Die Ansteckung erfolgt über die orale Áufnahme fäkal kontaminier-ter Lebensmittel und Wasser. Aber auch eine direkte Übertragung von Mensch zu Mensch ist möglich.

Symptome. Im mitteleuropäischen Raum treten häufig symptomlose Dünndarmbesiedlungen auf. Erst eine starke Vermehrung der Parasiten verursacht Abgeschlagenheit, Übelkeit, Bauchschmerzen, Flatulenz und wechselnde, teils wäßrige, teils schaumige Diarrhöen. Chronische Verlaufsformen zeigen, insbesondere bei Kindern, die Symptome einer Malassimilation.

Dientamoeba fragilis

Dientamoeba fragilis ist ein weltweit verbreiteter Dickdarmparasit, der bei einer Schwächung des Wirtsorganismus in Einzelfällen intermittierende Durchfälle, Meteorismus und Bauchschmerzen hervorrufen kann.

Pentatrichomonas hominis, Enteromonas hominis, Retortamonas intestinalis, Chilomastix mesnili

Diese apathogenen Flagellaten lassen sich weltweit im menschlichen Darm nachweisen. Ihr Nachweis im Stuhl ist möglicherweise symptomatisch als Hinweis auf eine Störung der Kolonisationsresistenz zu werten.

Balantidium coli

Oral über die Aufnahme von kontaminierten Lebensmitteln oder Wasser erfolgende Infektionen mit Balantidium coli verlaufen meist unbemerkt. Erst bei starkem Befall resultieren blutig-schleimige Diarrhöen oder bei chronischem Verlauf über Jahre wechselnde Diarrhöen und Obstipationen.

Sarcocystis suihominis/bovihominis

Meist verlaufen die Infektionen symptomlos. Relativ selten verursachen diese Parasiten nach dem Verzehr von stark infiziertem rohem oder halbrohem Schweine- bzw. Rindfleisch einen nur wenige Stunden andauernden Brechdurchfall.

Isospora belli und Cryptosporidium spp.

Beide Parasiten sind als Erreger schwerer intermittierender Diarrhöen bei AIDS-Patienten in den Blickpunkt des Interesses gerückt. Bei immunkompetenten Menschen verlaufen die Infektionen meist symptomlos.

Blastocystis hominis

Blastocystis hominis wird häufig im Stuhl nachgewiesen, gilt aber allgemein als apathogen. Nur in Einzelfällen wurden Durchfallerscheinungen in Zusammenhang mit diesem Parasiten gebracht. In der Regel ist ein Nachweis im Stuhl allenfalls symptomatisch als Hinweis auf eine Störung der Kolonisationsresistenz zu werten.

12.5 Grundsätze der Interpretation von Stuhlbefunden

Mikrobiologische Stuhluntersuchungen besitzen einen wichtigen Stellenwert bei der Diagnostik und Therapie von Erkrankungen, die entweder im Gastrointestinaltrakt lokalisiert sind und/oder auf diesen einwirken. Sie gestatten auf für den Patienten schonende, nicht-invasive Weise eine Aussage über den Zustand der Barrierefunktion des Darms. Allerdings sind einige Grundsätze bei der Interpretation solcher Befunde zu berücksichtigen:

- Stuhlflora-Befunde dürfen nicht isoliert betrachtet, sondern müssen eingebettet in eine genaue Anamnese, insbesondere der Ernährung, unter Berücksichtigung der klinischen Symptomatik und weiterführender Untersuchungen interpretiert werden.
- Mikrobiologische Stuhluntersuchungen stellen ein wertvolles Werkzeug in der Hand geschulter Diagnostiker und Therapeuten dar. Dazu ist es notwendig, sich ein Grundwissen in der intestinalen Mikroökologie anzueignen und häufig den fallbezogenen Dialog mit spezialisierten medizinischen Mikrobiologen zu suchen.
- Mikrobiologische Stuhluntersuchungen beschreiben eine Momentaufnahme. Der interpretierende Therapeut hat sich die Grundfrage zu stellen: Welche Umstände am „Bioreaktor" Darm haben im aktuellen Fall dazu geführt, daß die vorgefundenen Veränderungen in Menge und Zusammensetzung der Flora auftreten. Dazu muß der Therapeut u.a. über die wichtigsten Stoffwechselfunktionen der einzelnen Keimgat-

tungen informiert sein. Eine sinnfällige Verschiebung einer Keimgattung kann unterschiedlichste Ursachen haben. Auf der anderen Seite kann sich ein Krankheitszustand in unterschiedlichen Veränderungen der Darmflora ausdrücken. Außerdem muß bei der Interpretation von Stuhlflorabefunden die altersabhängige Variabilität der Flora-Zusammensetzung berücksichtigt werden.

- Reine mikrobiologische Stuhlanalytik kommt in vielen Fällen über Verdachtsdiagnosen nicht hinaus. Ergänzende biochemische, immunologische und spezielle mikrobiologische Untersuchungen verifizieren und erhärten Diagnosen. Ohne diese zusätzlichen Parameter stochert der diagnostizierende Therapeut im Trüben.

- Schematisierte und automatisch generierte Diagnosen oder gar komplexe Therapieempfehlungen werden der intestinalen Realität in sehr vielen Fällen nicht gerecht und sind medizinisch fraglich.

Literatur

[1] Aucott, J. N., Ravdin, J. I.: Amebiasis and „nonpathogenic" intestinal protozoan. Infect. Dis. Clin. North Am. 7, 467–485 (1993).

[2] Beckmann, G., Rüffer, A., Sonnenschein, B.: Stuhluntersuchungen: Lesen aus dem Kaffeesatz oder wertvolles diagnostisches Werkzeug? – Einige kritische Anmerkungen zur Sinnhaftigkeit und Aussagekraft. Ärztezeitschr. f. Naturheilverf. 38, 88–100 (1997).

[3] Boersch, G.: Der Gastrointestinaltrakt als Immunorgan: Das darmassoziierte Immunsystem. Klin. Wochenschr. 62, 699–709 (1984).

[4] Brandis, H., Pulverer, G. (Hrsg.): Lehrbuch der Medizinischen Mikrobiologie. Fischer, Stuttgart–New York 1988.

[5] Burchard, G. D.: Klinische Diagnostik bei Malaria und Amöbiasis. Immun. Infekt. 22, 39–41 (1994).

[6] Caspary, W. F. (1994): Erkrankungen des Gastrointestinalsystems. 11.4. Dünndarm, Dickdarm. In: Classen, M., Diehl, V., Kochsiek, K. (Hrsg.): Innere Medizin. 3. Aufl. Urban & Schwarzenberg, München–Wien–Baltimore 1991.

[7] Christensen, M. L.: Human viral gastroenteritis. Clin. Microbiol. Rev. 2, 51–89 (1989).

[8] Classen, M., Siewert, J. R. (Hrsg.): Gastroenterologische Diagnostik. Schattauer, Stuttgart–New York 1993.

[9] Dominguez-Munoz, J. E., Hieronymus, C., Sauerbruch, T., Malfertheimer, P.: Fecal elastase test: evaluation of a new noninvasive pancreatic function test. Am. J. Gastroenterol. 90, 1834–1837 (1995).

[10] Doppl, W. E., Schnell-Kretschmer, H., Sziegoleit, A., Klör, H. U.: Pankreaselastase 1 im Stuhl – ein neuer Parameter zur Funktionsdiagnostik des exokrinen Pankreas. Med. Welt 45, 97–99 (1994).

[11] Drummey, G. D., Benson, J. A., Jones, C. M.: Microscopical examination of the stool for steatorrhoea. New Engl. J. Med. 264, 85–87 (1961).

[12] Engelhardt, A., Lommel, H. (Hrsg.): Malabsorption, Maldigestion. Laboratoriumsdiagnostik von Magen-, Darm- und Pankreaserkrankungen. VCH, Weinheim 1974.

[13] Flanagan, P. A.: Giardia diagnosis, clinical course and epidemiology. A review. Epidem. Infekt. 109, 1–22 (1992).

[14] Flasshoff, H. J., Noack, M.: Bestimmung von Lysozym und PMN-Elastase in den Fäzes als Screening in der Diagnostik entzündlicher Dickdarmerkrankungen. Schwerpunktmed. 10, 26–29 (1987).

[15] Gebbers, J.-O., Laissue, J. A.: Das intestinale Immunsystem. Teil 1: funktionelle Aspekte. Med. Klin. 79, 13–19 (1984).

[16] Gorbach, S. L., Goldin, B. R.: The intestinal microflora and the colon cancer connection. Rev. Infect. Dis. 12, 252–261 (1990).

[17] Hackelsberger, A., Malfertheimer, P.: Klinische Relevanz und Diagnostik der Helicobacter-pylori-Infektion. Diagnose & Labor 45, 85–93 (1995).

[18] Haenel, H., Bendig, J.: Gastrointestinal flora in health and disease. Microecology and Therapy 10, 41–86 (1980).

[19] Hammes, P. H., Gnauck, R., Hawle, H.: Screening nach kolorektalen Neoplasien. Z. Gastroenterol. 27, 611–613 (1989).

[20] Haralambie, E.: Gnotobiotik: mikroökologische Techniken in der Humanmedizin. Perimed-spitta, Erlangen 1992.

[21] Hein, H.: Sekretorisches Immunglobulin A: Aufbau und Bedeutung. Fortschr. Med. 85, 194–200 (1967).

[22] Hentges, D. J. (Hrsg.): Human intestinal microflora in health and disease. Academic press, New York–London 1983.

[23] Hoogkamp-Korstanje, J. A. A., Koning De, J.: Klinik, Diagnostik und Therapie von Yersinia

enterocolitica-Infektionen. Immun. Infekt. 18, 192–197 (1990).

[24] Kist, M.: Isolierung und Identifizierung von Bakterien der Gattungen Campylobacter und Helicobacter. Zbl. Bakt. 276, 124–139 (1991).

[25] Knoke, M., Bernhardt, H.: Mikroökologie des Menschen – Mikroflora bei Gesunden und Kranken. VCH, Weinheim 1986.

[26] Kraehenbuhl, J.-P., Neutra, M. R.: Molecular and cellular basis of immune protection of mucosal surfaces. Physiol. Rev. 72, 853–879 (1992).

[27] Lahn, M., Hadding, U.: Infektionen mit Clostridium difficile. Epidemiologie und Pathophysiologie. Chemoth. J. 2, 89–92 (1993).

[28] Lankisch, P. G., Peiper, M., Löhr-Happe, A., Otto, J., Seidensticker, F., Stöckmann, F.: Delay in diagnosing chronic pancreatitis. Eur. J. Gastroenterol. Hepatol. 5, 713–714 (1993).

[29] Lembcke, B.: Pankreasfunktionstests: Standards der Diagnostik – Standarddiagnostik. In: Zeitz, M., Caspary, W. F., Bockemühl, J., Lux, G. (Hrsg.): Ökosystem Darm V. Springer, Berlin–Heidelberg 1993.

[30] Mehlhorn, H., Eichenlaub, D., Löscher, T., Peters, W.: Diagnostik und Therapie der Parasitosen des Menschen. 2. Aufl. Fischer, Stuttgart–Jena–New York 1995.

[31] Mitsuoka, T.: Intestinal Flora and aging. Nutrition Rev. 50, 438–446 (1992).

[32] Müller, G.: Klinisch-chemische Diagnostik. Fischer, Jena–Stuttgart 1993.

[33] Murray, P. R., Baron, E. J., Pfaller, M. A., Tenover, F. C., Yolken, R. H.: Manual of Clinical Microbiology. 6 th. ed. ASM Press, Washington D.C. 1995.

[34] Nagao, A. T., Mai, F. H., Pereira, A. B., Carneiro-Sampaio, M. M. S.: Measurement of salivary, urinary and fecal secretory IgA levels in children with partial or total IgA deficiency. J. Invest. Allergol. Clin. Immunol. 4, 234–237 (1994).

[35] Namawar, F., Roosendaal, R., Kuipers, E. J., de Groot, P., van der Bijl, M. W., Pena, A. S., de Graaff, J.: Presence of Helicobacter pylori in the oral cavity, oesophagus, stomach and faeces of patients with gastritis. Eur. J. Clin. Microbiol. Infect. Dis. 14, 234–237 (1995).

[36] Oremek, G. M., Schneider, D.: PMN-Elastase: Ein Entzündungsmarker in der Labordiagnostik. mta 10, 273–278 (1995).

[37] Otten, M. H., Gyr, K.: Intestinale Bakterienflora und Kolonkarzinom. Therapeutische Umschau 37, 201–208 (1980).

[38] Pabst, R.: Der Verdauungstrakt als Immunorgan – anatomische und physiologische Grundlagen. Allergologie 7, 246–252 (1984).

[39] Peterson, L. R., Kelly, P. J., Nordbrock, H. A.: Role of culture and toxin detection in laboratory testing for diagnosis of Clostridium difficile-associated diarrhea. Eur. J. Clin. Microbiol. Infect. Dis. 15, 330–336 (1996).

[40] Pichert, A., Assmann, S., Wolgast, E., Müller, M.: Schnelle automatisierte enzymatische Bestimmung der primären und gesamten Gallensäuren in Serum und Stuhl. Lab. med. 16, 137–144 (1992).

[41] Piekarski, G.: Medical parasitology, 3rd ed. Springer, Berlin–Heidelberg–New York 1989.

[42] Price, D. L.: Procedure manual for the diagnosis of intestinal parasites. CRC Press, Boca Raton–Ann Arbor–London–Tokyo 1994.

[43] Rasic, J. L. J., Kurmann, J. A.: Bifidobacteria and their role. Experentia Supplementum 39, Birkhäuser, 1983.

[44] Ruchti, C. H., Gerber, H. A., Hess, M. W., Keller, H. U., Cottier, H.: Zur Barrierefunktion des menschlichen Darms: Mechanismen des Antigeneintritts und der antimikrobiellen Schutzfunktionen. Therapeutische Umschau 37, 161–167 (1980).

[45] Rüffer, A., Beckmann, G., Sonnenschein, B.: EHEC (Enterohämorrhagische E. coli) – Was steckt dahinter? Naturheilpraxis 49, 1786–1793 (1996).

[46] Rüffer, A., Beckmann, G., Balles, J., Sonnenschein, B.: Was ist ein Pilz ohne seinen Wirt? Ärztezeitschr. f. Naturheilverf. 38, 437–444 (1997).

[47] Savage, D. C.: Microbial ecology of the gastrointestinal tract. Ann. Rev. Microbiol. 31, 107–133 (1977).

[48] Schlegel, H. G.: Allgemeine Mikrobiologie, 6. Aufl. Thieme, Stuttgart–New York 1985.

[49] Shearman, D. J. C., Parkin, D. M., McClelland, D. B. L.: The demonstration and function of antibodies in the gastrointestinal tract. Gut 13, 483–499 (1972).

[50] Simon, G. L., Gorbach, S. L.: Intestinal microflora. Med. Clin. North Am. 66, 557–574 (1982).

[51] Simon, G. L., Gorbach, S. L.: Intestinal flora in health and disease. Gastroenterology 86, 174–193 (1984).

[52] Sonnenschein, B.: Zusammensetzung und Bedeutung der Darmflora des Menschen. Erfahrungsheilkunde 33, 313–316 (1984).

[53] Van Der Waaij, D., Berghuis-De Vries, J. M., Lekkerkerk-Van Der Wees, J. E. C.: Colonization resistance of the digestive tract in conventional and antibiotic-treated mice. J. Hygiene (Cambridge) 69, 405–411 (1971).

[54] Wulffen von, H.: Helicobacter pylori – Pathogene Bedeutung. Chemoth. J. 2, 70–74 (1993).

12.6 Dünndarm-funktionstests

FELICITAS REGLIN

12.6.1 Einleitung

Der gesamte Magen-Darm-Trakt ist von einem mehrschichtigen Schleimhautgewebe überzogen. Im Bereich des Dünndarms produzieren die Mukosazellen eine Reihe von Verdauungsenzymen, die neben denjenigen des Magens und des Pankreas am Abbau der hochmolekularen Nahrungsbestandteile in niedermolekulare Spaltprodukte beteiligt sind. Der Dünndarm ist jedoch nicht nur der Ort der meisten Verdauungsvorgänge, er dient auch als Resorptionsfläche für die zerkleinerten Nährstoffe und zugleich als Abwehrbarriere gegenüber Mikroorganismen und schädlichen körperfremden Substanzen. Störungen der Verdauungs-, Resorptions- und Barrierefunktion des Dünndarms treten auf, wenn ein Mangel an mukosalen Verdauungsenzymen vorliegt.

Am häufigsten kommt dabei der sog. **Laktasemangel** vor, der zu einer Milchzucker-unverträglichkeit (Laktose-Intoleranz) führt. Zudem sind Schädigungen der Darmschleimhaut durch eine vorbestehende entzündliche Darmerkrankung oder toxische Einflüsse sowie eine bakterielle Überwucherung des Dünndarms als Ursache für Funktionsbeeinträchtigungen in Betracht zu ziehen. Um solche Störungen des Dünndarms zu diagnostizieren, wendet man in der Praxis verschiedene Funktionstests an. Das Prinzip all dieser Untersuchungen besteht darin, daß der Patient nüchtern einen bestimmten Zucker als Testsubstanz oral aufnimmt. Danach wird eine Analyse der Atemluft, des Urins oder des Blutes vorgenommen und anhand der dort auftauchenden Zucker oder ihrer Verdauungs- bzw. Stoffwechselprodukte auf bestimmte Dünndarmstörungen geschlossen.

12.6.2 Laktose-Intoleranz

> Die Laktose-Intoleranz (Milchzucker-unverträglichkeit), eine der wichtigsten Verdauungsstörungen, wird durch einen Mangel oder eine unzureichende Aktivität des milchzuckerspaltenden Enzyms Laktase hervorgerufen.

Laktase findet sich normalerweise im Bürstensaum der Enterozyten und spaltet den Zweifachzucker Laktose in die beiden Einfachzucker Glukose und Galaktose. Beide Zucker werden dann im Duodenum und Jejunum resorbiert.

Bei einem Laktasemangel ergeben sich zwei Probleme. Zunächst führt der nicht abgebaute Milchzucker zu einem osmotisch bedingten Einstrom von Wasser ins Dünndarmlumen und zu einer **Verflüssigung des Darminhalts.** Darüber hinaus gelangt der Milchzucker im weiteren Verlauf in den Dickdarm, wo er einer Fermentation durch die dort ansässige anaerobe Keimflora unterliegt. Dabei werden größere Mengen an **Gasen** gebildet (Wasserstoff, Methan). Sowohl die Gasbildung als auch das osmotische Ungleichgewicht sind für die bei der Laktose-Intoleranz auftretenden Beschwerden wie v.a. Durchfall, Blähungen, Darmkrämpfe verantwortlich.

Unterschieden wird bei der Laktose-Intoleranz ein primärer und ein sekundärer Laktasemangel. Der **primäre** Laktasemangel kann angeboren sein oder aber im Laufe des Lebens ohne erkennbare Ursache entstehen. Der **sekundäre** Laktasemangel tritt als Folge einer anderen Darmerkrankung (z.B. einheimische Sprue) auf.

Eine Laktose-Intoleranz kann sich nicht nur aufgrund der gastrointestinalen Symptomatik nachteilig auswirken. Vielmehr hat eine langfristige Belastung des Darms mit unverdauter Laktose aus Milch und Milchprodukten möglicherweise auch eine Dysbiose und eine veränderte Darmpermeabilität zur Folge. Hierdurch wird der Boden für so unterschiedliche Erkrankungen, wie z.B. Nahrungsmittelallergien, Autoimmunerkrankungen oder Arthritiden, bereitet. Eine Untersuchung auf die gar nicht so seltene Laktose-Intoleranz, von der immerhin 10–20% der Mitteleuropäer betroffen ist, kann daher zur Klärung vielfältiger Beschwerdebilder von Nutzen sein.

12.6.2.1 Laktose-Toleranztest (Laktosebelastung)

Der Test beruht auf der Tatsache, daß bei der Verdauung von Laktose Glukose freigesetzt wird, so daß es in der Folge zu einem Anstieg der Blutzuckerkonzentration kommt. Liegt ein Laktasemangel vor, so entsteht keine Glukose im Darm, und die Blutzuckerwerte bleiben nach einer Laktosebelastung konstant.

Steckbrief Laktose-Toleranztest

Präanalytik
- 12 h Nahrungskarenz
- Die erste Blutentnahme erfolgt nüchtern
- Anschließend erhält der Patient 50 g Laktose in Wasser oder Tee, die innerhalb weniger Minuten zu trinken sind
- Weitere Blutabnahmen erfolgen in halbstündigen Abständen über einen Zeitraum von 2 h. Jeweils 2 ml NaF-Blut von jeder Probe werden zur Analyse eingesandt.

Normalbereich
Der Blutzucker steigt innerhalb von 2 h um 20 mg/dl über den Nüchternwert. Eine gastrointestinale Symptomatik (Blähungen, Durchfall, Darmkrämpfe) bleibt aus.

Beeinflussungen/Verfälschungen von Meßergebnissen
Falsch-positive Ergebnisse können auftreten, wenn die Magenentleerung verzögert oder die Dünndarmpassage beschleunigt ist. Auch in diesen Fällen zeigt der Blutzucker keine oder nur wenig Reaktion. Um Gewißheit zu erhalten, ob der ausbleibende Glukoseanstieg tatsächlich auf einer Laktose-Intoleranz beruht, wird der Test mit 25 g Glukose und 25 g Galaktose wiederholt. Nimmt bei diesem Kontrollversuch der Blutzuckerspiegel zu, so besteht eine Laktose-Intoleranz.
Bei Patienten mit Diabetes mellitus sind die Ergebnisse des Laktose-Toleranztests nicht verwertbar.

Beurteilung
Der Laktose-Toleranztest ist ein Funktionstest, der dazu dient, eine Laktose-Intoleranz zu erkennen. Bei Laktasemangel bleibt der Blutzuckerspiegel trotz oraler Laktosezufuhr konstant. Der Patient klagt noch während des Tests über dyspeptische Beschwerden.

Konseqenzen bei pathologischen Werten. In diesem Fall muß ein sekundärer Laktasemangel ausgeschlossen werden.

12.6.2.2 Atemgastest nach Laktosegabe

H₂-Laktose-Atemtest

Bei einer Laktose-Intoleranz gelangt die nicht verdaute Laktose in den Dickdarm, wo sie durch die Stoffwechseltätigkeit der Keimflora unter Abgabe von Wasserstoff abgebaut wird. Dieser Wasserstoff diffundiert zu etwa 20% über die Kolonschleimhaut in die Blutbahn und erscheint nach Lungenpassage in der Atemluft. Die Erhöhung des Wasserstoffgehalts in der Ausatemluft nach Laktose-Aufnahme kann daher als Maß für die Menge der nicht verdauten Laktose herangezogen werden.

Die Bestimmung von Wasserstoff in der Ausatemluft kann seit kurzem mit Hilfe des Wasserstoffmonitors Micro H₂ der Fa. DEGO GmbH in der eigenen Praxis vorgenommen werden. Es handelt sich hierbei um ein einfach zu handhabendes, mobiles Kleingerät. Der Patient atmet über ein Mundstück in den Monitor, wo der Wasserstoffgehalt direkt gemessen wird und auf einem Display in der Maßeinheit ppm erscheint.

Steckbrief H₂-Laktose-Atemtest mit dem Wasserstoffmonitor Micro H₂

Präanalytik und Analytik
- 12 h Nahrungskarenz und 6 h Nikotinkarenz
- Die erste Atemprobe wird im Nüchternzustand gemessen
- Danach trinkt der Patient 50 g Laktose in 300 ml Wasser
- In Abständen von 30, 60 und 120 min werden weitere Atemproben genommen

Normalbereich
Der Wasserstoffgehalt der Ausatemluft muß unter 20 ppm liegen.

Beeinflussungen/Verfälschungen von Meßergebnissen
Antibiotika und Abführmittel können die wasserstoffbildende Kolonflora reduzieren. Ihre Gabe vor der Untersuchung kann daher falsch-negative Befunde zur Folge haben.

Rauchen hingegen erhöht die Wasserstoffkonzentration der Atemluft. Um falsch-positive Ergebnisse zu vermeiden, muß daher bis zu 6 h vor und während der Untersuchung auf Zigarettenkonsum verzichtet werden. Ebenso kann eine bakterielle Fehlbesiedelung des Dünndarms mit wasserstoffproduzierenden Keimen die Wasserstoffwerte erhöhen und damit eine Laktose-Intoleranz vortäuschen.

Beurteilung
Der H₂-Laktose-Atemtest ist ein Funktionstest zur Diagnose einer Laktose-Intoleranz. Steigen die H₂-Werte der Atemluft innerhalb des Meßzeitraums auf Werte über 20 ppm, so besteht hinreichender Verdacht auf eine Laktose-Intoleranz.

Konsequenzen bei pathologischen Werten. In diesem Fall muß ein sekundärer Laktasemangel ausgeschlossen werden.

Kombinierte Atemgasanalyse (Wasser-stoff und Methan)

Hierbei handelt es sich um einen erweiterten Test zum Nachweis einer Laktose-Intoleranz, der neben Wasserstoff die zusätzliche Bestimmung von Methan in der Ausatemluft miteinschließt. Da einige Patienten mit Laktose-Intoleranz keine wasserstoffbildenden Bakterien im Kolon aufweisen und lediglich vermehrt Methan produzieren, kann hierdurch die **diagnostische Sicherheit** erhöht werden. Für diese Untersuchung sind Testpackungen verfügbar, die alle zur Testdurchführung benötigten Hilfsmittel enthalten*. Die Atemproben, die im Nüchternzustand sowie 1, 2 und 3 h nach Gabe einer Laktose-Testlösung mit Hilfe eines Atembeutels in speziell dafür vorgesehenen Vakuumgefäßen gesammelt werden, werden im Labor gaschromatographisch analysiert und ausgewertet.

12.6.3 Bakterielle Fehlbesiedelung des Dünndarms

Normalerweise wird der Darminhalt durch die peristaltischen Bewegungen des Dünndarms in Richtung Caecum geschoben. Hierdurch wird gewährleistet, daß die anaeroben Keime des Dickdarms nicht in den Dünndarm aufsteigen und sich dort ansiedeln. Ist dieser Transportmechanismus gestört oder kommt er nicht mehr voll zur Geltung, wie dies bei anatomischen Veränderungen des Dünndarms (Divertikel, Stenosen) oder bei Motilitätsstörungen der Fall ist, so erhalten die Dickdarmkeime die Möglichkeit, sich nach oben hin auszubreiten. Eine Überwucherung des Dünndarms, die als „bacterial overgrowth" bezeichnet wird, führt zu einer vorzeitigen Dekonjugation von Gallensäuren. Diese dekonjugierten Gallensäuren

schädigen die Dünndarmschleimhaut. Zudem sind dekonjugierte Gallensäuren nicht mehr in der Lage, Fett zu emulgieren, so daß die Verdauung und Resorption von Nahrungsfetten und fettlöslicher Vitamine unter diesen Umständen eingeschränkt ist. Darüber hinaus baut die Fehlflora die im Dünndarm reichlich vorhandenen unverdauten Nahrungsbestandteile ab. Kennzeichnend ist dabei v.a. die beschleunigte Fermentierung von Zuckern, bei der größere Gasmengen gebildet werden.

> Sowohl aufgrund der subjektiven Beschwerden als auch der toxischen Schädigung der Darmschleimhaut und der Nährstoffverluste sollte eine bakterielle Überwucherung des Dünndarms rechtzeitig diagnostiziert und therapiert werden.

12.6.3.1 H_2-Glukose-Atemtest

Eine gute und einfache Möglichkeit, Auskunft über den mikrobiellen Status des Dünndarms zu erhalten, bietet der H_2-Atemtest nach Glukosebelastung. Im Falle einer Fehlbesiedelung wird ein großer Teil der oral zugeführten Glukose im Dünndarm nicht resorbiert, sondern von den Bakterien unter Freisetzung von Wasserstoff abgebaut. Da dieser Wasserstoff zu einem gewissen Prozentsatz über die Darmschleimhaut aufgenommen wird und von dort zur Lunge gelangt, lassen sich durch Messung des Wasserstoffs in der Ausatemluft nach Glukose-Aufnahme Rückschlüsse auf ein Overgrowth-Syndrom ziehen. Vorgenommen werden kann diese Untersuchung mit dem Wasserstoffmonitor Micro H_2.

Steckbrief H₂-Glukose-Atemtest mit dem Wasserstoffmonitor Micro H₂

Präanalytik und Analytik
- 12 h Nahrungskarenz und 6 h Nikotinkarenz
- Die erste Atemprobe wird im Nüchternzustand gemessen
- Danach trinkt der Patient 50 g Glukose in 300 ml Wasser
- In Abständen von 30, 60 und 120 min werden weitere Atemproben genommen

Normalbereich
Der Wasserstoffgehalt der Ausatemluft muß unter 20 ppm liegen.

Beeinflussungen/Verfälschungen von Meßergebnissen
Rauchen erhöht die Wasserstoffkonzentration der Atemluft. Auf Zigarettenkonsum muß daher bis zu 6 h vor und während der Untersuchung verzichtet werden.

Beurteilung
Der H₂-Glukose-Atemtest ist ein Funktionstest zur Diagnose einer bakteriellen Fehlbesiedelung des Dünndarms. Steigen die H₂-Werte der Atemluft innerhalb des Meßzeitraums auf Werte über 20 ppm, so besteht hinreichender Krankheitsverdacht.

12.6.3.2 Atemgastest nach Laktulose-Gabe

Bei diesem Darmtest wird der Zweifachzucker Laktulose als Testsubstanz angewendet. Laktulose kann durch die Verdauungsenzyme des menschlichen Organismus nicht gespalten werden. Nur die Bakterien des Dickdarms besitzen die nötige Ausstattung, um diesen Zucker in seine Einzelbestandteile zu zerlegen. Dabei entstehen, wie bei der Laktose, größere Mengen an Wasserstoff und Methan, die resorbiert und abgeatmet werden. Befinden sich Dickdarmbakterien im Dünndarm, so wird die Laktulose bereits dort, also zeitlich früher als normal, abgebaut. Entsprechend frühzeitig werden in diesem Falle die Gase abgeatmet.

Diese Zeitdifferenz macht man sich bei der Diagnose zunutze. Dem Patienten werden hierzu vor und über einen Zeitraum von 2 h nach Einnahme einer Laktulose-Testlösung Atemproben entnommen und auf ihren Wasserstoff- und Methangehalt hin untersucht. Auch für diese Untersuchung sind spezielle Testpackungen verfügbar*.

12.6.4 Resorptionsstörungen

Ist die Dünndarmschleimhaut geschädigt, so wird die Nährstoffresorption beeinträchtigt. Hieraus können je nach Ausmaß der Schädigung leichte bis schwerwiegende Mangelzustände an Vitaminen, Mineralstoffen und Spurenelementen resultieren. Wichtige Ursachen für Resorptionsstörungen sind neben chronisch-entzündlichen Darmerkrankungen und der einheimischen Sprue v.a. toxische Einflüsse durch Pharmaka oder eine Strahlenbehandlung.

---

* Diese Untersuchungen werden vom Institut für Mikroökologie und Biochemie GmbH, Herborn, durchgeführt.

12.6.4.1 Beurteilung der Resorptionsleistung mit Hilfe des D-Xylose-Toleranztests

D-Xylose ist ein Zucker, der über einen aktiven Transportmechanismus in einem konstanten Prozentsatz im Dünndarm resorbiert und in einem ebenfalls konstanten Prozentsatz innerhalb eines bestimmten Zeitraums unverändert über die Nieren ausgeschieden wird. Sowohl die im Blut als auch die im Urin erscheinende Xylose-Menge geben daher Auskunft über die Resorptionskapazität des Dünndarms.

Steckbrief D-Xylose-Toleranztest

Präanalytik (Urintest)
– Achtstündige Nahrungskarenz
– Vor der Untersuchung wird die Harnblase entleert
– Dem nüchternen Patienten werden dann 25 g D-Xylose in 250–300 ml Wasser oder Tee verabreicht
– Innerhalb der nächsten Stunde werden weitere 300 ml Flüssigkeit aufgenommen, um eine ausreichende Diurese sicherzustellen
– Nach der D-Xylose-Gabe wird der Urin 5 h lang gesammelt und mindestens 5 ml davon in einem NaF-Röhrchen zur Analyse verschickt.

Präanalytik (Serumtest)
– Die erste Blutentnahme erfolgt nüchtern
– Danach erhält der Patient 25 g D-Xylose in 300 ml Wasser oder Tee
– Eine weitere Blutabnahme erfolgt 90 min nach D-Xylose-Belastung. 1 ml Serum von beiden Blutproben wird in NaF-Röhrchen eingesandt

Normalbereich
Die Ausscheidung im 5-h-Urin sollte mindestens 4 g D-Xylose betragen. Die Blutwerte liegen nach 90 min normalerweise über 30 mg/dl.

Beeinflussungen/Verfälschungen von Meßergebnissen
Falsch-positive Resultate sind bei Nierenschädigungen, Ascites, kardialen und Eiweißmangelödemen möglich. Auch bei bakterieller Überwucherung des Dünndarms ist eine Verfälschung der Ergebnisse zu erwarten, da hier ein Teil der zugeführten Xylose im Dünndarm bakteriell verstoffwechselt wird und daher nicht mehr resorbiert werden kann.

Beurteilung
Der D-Xylose-Toleranztest ist ein Funktionstest, der zur Erkennung von Resorptionsstörungen des Dünndarms dient. Eine erniedrigte Konzentration von D-Xylose in Urin und Blut nach Belastung deutet auf eine verminderte Resorptionskapazität hin.

Konsequenzen bei pathologischen Werten. Fällt der D-Xylose-Test pathologisch aus, so muß nach den Ursachen der Resorptionsstörung geforscht werden. Als weiterführende Untersuchung ist vor allem die Dünndarmbiopsie indiziert.

In ähnlicher Weise wie mit D-Xylose kann die Resorptionsleistung des Dünndarms mit dem Zuckeralkohol Mannit überprüft werden*. Hier wird nach der Gabe von Mannit die Ausscheidung dieser Substanz im 6-h-Urin gemessen.

12.6.5 Erhöhte intestinale Permeabilität

Die benachbarten Zellen der Darmschleimhaut sind an der luminalen Zellseite über sog. Schlußleisten (tight junctions) miteinander verbunden. Durch diesen Abdichtungsmechanismus wird die Aufnahme immunogener Moleküle in den Körper verhindert. Sind die Schlußleisten defekt, so ist die Barrierefunktion des Dünndarms eingeschränkt. Ursachen für eine erhöhte intestinale Permeabilität sind neben chronischen Verdauungsstörungen Alkoholmißbrauch und Immundefekte.

12.6.5.1 Test zur Bestimmung einer erhöhten intestinalen Permeabilität

Der Zweifachzucker Laktulose ist unverdaulich und damit für den Menschen im Normalfall nicht resorbierbar. Er passiert daher den Dünndarm und gelangt unzersetzt ins Kolon. Erscheint Laktulose im Urin, so ist dies ein Zeichen für eine Resorption dieses Zuckers und damit eine erhöhte Durchlässigkeit der Dünndarmschleimhaut. Um eine erhöhte intestinale Permeabilität nachzuweisen, wird der Urin nach Aufnahme einer Laktulose-Testlösung über 6 Stunden gesammelt und auf seinen Laktulose-Gehalt hin untersucht*.

* Diese Untersuchungen werden vom Institut für Mikroökologie und Biochemie GmbH, Herborn, durchgeführt.

Literatur

[1] Biesalski, H.-K., et al. (Hrsg.): Ernährungsmedizin. Thieme, Stuttgart–New York 1995.

[2] Caspary, W.: Dünndarmkrankheiten. Dt. Ärzteblatt 92, 44, A-2991–98 (1995).

[3] Funktionstests von A–Z. bioscientia Bericht 58, 1994.

[4] Gitter, A., Heilmeyer, L.: Taschenbuch klinischer Funktionsprüfungen. 10. Aufl. Fischer, Stuttgart–New York 1978.

[5] Losse, H., Wetzels, E. (Hrsg.): Rationelle Diagnostik in der inneren Medizin. 3. Aufl. Thieme, Stuttgart–New York 1982.

[6] Reglin, F.: Dünndarmdiagnostik leicht gemacht. PRAXIS-telegramm 6; 3–4, 8f (1996).

[7] Runow, K.-D.: Der Atemgastest. In: Martin, M., et al.: Leitfaden der Mikrobiologischen Therapie. Reglin, Köln 1996.

13

MYKOLOGIE

REINHARD HAUSS

13.1 Einleitung

Der älteste Wissenszweig innerhalb der Mikrobiologie ist die Mykologie. Lange vor den Bakterien wurden die Pilze entdeckt. Den Beginn der Mykologie als Wissenschaft kennzeichnen nur wenige Zeilen, nämlich die Beschreibung der Pilzhyphen des Kopfgrinds durch J. L. SCHÖNLEIN im Jahre 1839. Ohne Kenntnis der Publikation SCHÖNLEINS entdeckte D. GRUBY 1841 noch einmal den Erreger des Favus und zwei Jahre später den Mikrosporiepilz, den er nach seinem verehrten Lehrer MIKROSPORON AUDOUINI nannte. R. VIRCHOW führte den Begriff „Dermatomykosen" in die Humanpathologie ein.

Die Jahrhundertwende und folgende Jahrzehnte wurden vor allem durch die Arbeiten von SABOURAUD geprägt. Es ist das unvergängliche Verdienst von SABOURAUD, in seinem klassischen Werk „Les teignes" im Jahre 1910 ausführliche Beschreibungen aller bis dahin aufgefundenen Arten gegeben zu ha-

ben. SABOURAUD war der erste, der eine Systematik der Dermatophyten aufstellte. Dem Brauch der damaligen Zeit entsprechend, erfolgte die Unterteilung der Pilze in drei Gattungen, nicht nach ihren botanischen Eigenschaften, sondern nur nach ihrer Herkunft aus einem bestimmten Krankheitsbild.

Der tragische Irrtum, an dem die medizinische Mykologie noch heute krankt, besteht in der Annahme, ein bestimmter Pilz und ein bestimmtes Krankheitsbild würden sich in allen Fällen ganz genau entsprechen, mit anderen Worten: Jede Pilzart würde ein ganz spezifisches Krankheitsbild hervorrufen. Infolgedessen könne aus dem Krankheitsbild selbst der spezifische Erreger erkannt werden [13].

Dieses „Gesetz von der Spezifität der Dermatophyten" fand viele Anhänger, nicht zuletzt, weil es einen Schluß auf den Erreger erlaubte, ohne eine mykologische Untersuchung durchzuführen.

Leider beruhte dieses Gesetz auf falschen Voraussetzungen, nämlich auf der Annahme, die Eigenschaften der Pilze seien mit Sicherheit aus den Krankheitserscheinungen zu erkennen. Die Mitwirkung des befallenen Organismus am Krankheitsbild wurde als untergeordnet beurteilt. Die später einsetzende gerechte Würdigung der Tatsachen führte jedoch zu zwei Erkenntnissen:

> Verschiedene Pilze können gleiche Krankheitsbilder hervorrufen, gleiche Pilze können verschiedene Krankheitsbilder hervorrufen.

Diesen Erkenntnissen in vivo entsprechen Beobachtungen in vitro, die zunächst ebenfalls falsch gedeutet wurden. Bei jeder Abweichung vom zuerst beschriebenen Aussehen glaubt man, schon wieder einen neuen Pilz entdeckt zu haben. Dies führte zu einer Unsumme von neuen Namen. Allmählich traten aber Zweifel auf, ob es sich wirklich um verschiedenartige Pilze handelte.

Alle Pilze, die nicht in ein natürliches, auf den sexuellen Fruchtformen beruhendes System eingeordnet werden können, faßt man in ein künstliches System zusammen und nennt diese Pilze alle zusammen Fungi imperfecti, d.h., unvollkommen bekannte oder unvollständig entwickelte Pilze. In diesem System werden die Pilze aufgrund der verschiedenen asexuellen Fruchtformen und weiterer morphologischer, physiologischer und anderer Unterschiede zusammengestellt. Da jedoch ganz verschiedenartige Merkmale ausgebildet werden können, je nach Nährboden, Temperatur, Jahreszeit usw., ist eine Standardisierung und Normung der Methoden notwendig, da sonst ein und derselbe Pilz in ganz verschiede Gattungen und Arten eingeordnet werden kann. In der Tat ist es in der Vergangenheit so gewesen, daß der gleiche Pilz in verschiedene Gattungen und Arten gestellt wurde und deshalb verschiedene Namen erhalten hat (Synonyme). Ferner ist zu bedenken, daß verschiedene Pilze unter bestimmten Bedingungen sehr ähnlich oder gleich aussehen können. So kommt es, daß ganz verschiedene Pilze denselben Namen bekommen haben.

Die Schwierigkeiten, die sich daraus ergeben haben, müssen jedoch überwunden werden. Zu diesem Zweck ist es notwendig, sich auf einheitliche Methoden zu einigen. Ein wesentlicher Schritt auf diesem Weg war es, die spindelförmigen Makrokonidien der Dermatophyten bevorzugt zur Bestimmung zu verwenden. Diese Makrokonidien werden jedoch nur in der Kultur, also in der saprophytären Phase gebildet, nicht in der parasitären.

> Zur exakten Identifizierung gehört unbedingt die Kultur auf einem geeigneten Nährboden.

13.2 Das DHS-System

Die medizinische Pilzdiagnostik erfordert für die Belange von Klinik und Praxis ein einfaches System, um mit möglichst geringem Aufwand an Zeit und Material die für eine gezielte Therapie notwendigen Befunde zu erklären: das DHS-System.

> In der Praxis hat es sich bewährt, die häufiger vorkommenden pathogenen Pilze aus therapeutischen Gründen in drei Gruppen zu teilen: **D** für **Dermatophyten**, **H** für **Hefepilze** und **S** für **Schimmelpilze** und sonstige [30].

13.2.1 Dermatophyten

Nach einer jahrzehntelangen epidemischen Ruhephase sind sie in den dermatologischen Alltag zurückgekehrt, die Erreger zoophiler Dermatomykosen mit ihrer bekannt hohen Kontagiosität und Virulenz als Mitbringsel manch exotischer Urlaubsreise, zunehmend

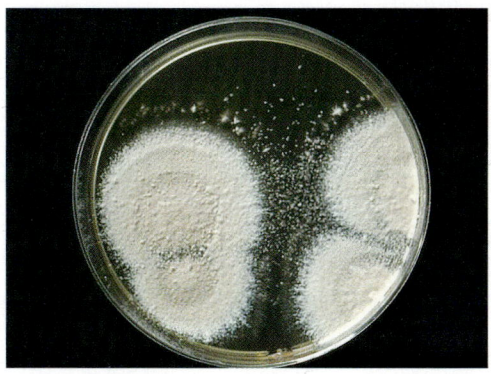

Abb. 13-1 Trichophyton mentagrophytes (Kimmig-Agar).

aber auch infolge inzwischen einheimisch etablierter Infektionsquellen [34]. Die Prävalenz von Dermatomykosen, die zu den häufigsten Infektionen überhaupt zählen, entspricht der von Volkskrankheiten wie dem Diabetes mellitus.

Verantwortlich für den epidemischen Aufschwung sind eine Reihe von Faktoren wie die verbreitete Einnahme von Antibiotika, Therapien mit Immunsuppressiva, die Zunahme von AIDS-Fällen sowie die höheren Überlebensraten von Menschen mit schweren Krankheiten [20].

Dermatomykosen sind Infektionen, die sich an Haut, Nägeln und Haaren manifestieren. Die Übertragung erfolgt hierbei von Mensch zu Mensch, von Tier zu Mensch oder auch indirekt über Gegenstände. In Deutschland sind es drei Erreger, die das aktuelle Epidemiegeschehen beherrschen: Trichophyton rubrum, Trichophyton mentagrophytes (Abb. 13-1) und Microsporum canis.

Das klinische Bild einer Dermatomykose resultiert aus der Zerstörung von Keratin (vor allem in Fingernägeln und Haaren) durch die Pilze, sowie aus der Entzündungsreaktion des Wirtes (Abb. 13-2). Je nach Ausprägung dieser Komponenten, je nach Pilzspezies, Infektionsquelle, Größe des Inokulums, Feuch-

tigkeit oder Vorbehandlung, kann die Symptomatik erheblich variieren [28].

13.2.1.1 Techniken bei der Materialentnahme [13]

Beleuchtete Lupe

Vor Abnahme des Untersuchungsmaterials werden mykoseverdächtige Herde mit einer beleuchteten Lupe inspiziert. Pilzinfizierte, brüchige und verfärbte Nägel, abgebrochene Haare bei Mikrosporie, Scutulae beim Favus, zarte, schuppende Herde bei der Tinea versicolor, umschriebene Rötungen mit feiner Bläschenbildung bei Soor der Glans penis können so besser wahrgenommen werden.

Reinigung pilzverdächtiger Hautareale

Borken, Krusten, mazerierte Haut, grobe Schuppenauflagerungen werden mit einer Pinzette entfernt. Die Herde werden mit 70% Alkohol getränkten Mulltupfern oder Zellstoff (keinesfalls Watte) kräftig abgerieben: „Pilzherdtoilette" [31]. Pilze, die lediglich als Schmutzschmarotzer auf intakter Haut leben („asymptomatic fungous infection", „dormant infection" [2]), werden durch diese einfachen Reinigungsmaßnahmen beseitigt. Oberflächlich saprophytierende oder durch Anflug auf die Haut gelangte Keime verunreinigen sonst die angelegten Kulturen und

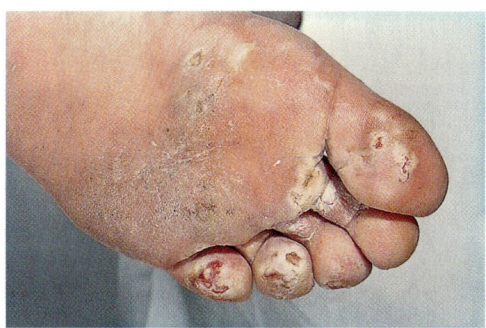

Abb. 13-2 Fußmykose mit deutlichen Entzündungszeichen (Erreger: Trichophyton mentagrophytes).

erschweren später ihre Beurteilung. Langsam wachsende Dermatophyten können sich nämlich der Aufmerksamkeit entziehen, wenn sie durch Schimmelpilze überwuchert oder durch Bakterien am Wachstum gehindert werden. Bei Verdacht auf Favus empfiehlt es sich, den Herd mit einem alkoholgetränkten Tupfer zu touchieren; er nimmt dann eine charakteristische Gelbfärbung an [27].

13.2.1.2 Gewinnung des Untersuchungsmaterials

> Für die Abnahme des Untersuchungsmaterials muß steriles Instrumentarium zur Verfügung stehen.

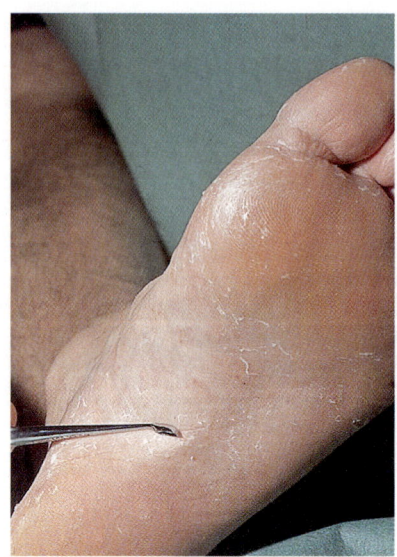

Abb. 13-4 Der Einsatz des scharfen Löffels im Bereich der Fußsohle.

Hautherde und Haare
Da sich oberflächliche Pilzinfektionen auf der Haut meist perinomodisch ausbreiten (Abb. 13-3), werden die Schuppen von den

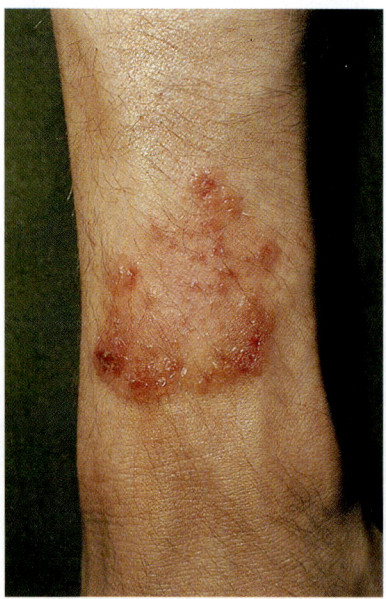

Abb. 13-3 Oberflächliche Tinea corporis (Erreger: Trichophyton rubrum).

„aktiven Randpartien" der Herde mit einem Skalpell abgekratzt (keine „Einmalskalpelle" benutzen, weil sie die Haut leicht verletzen). Wer reichlich Material abnimmt, hat eine größere Chance, den Pilznachweis zu führen. Bei vesikulösen oder pustulösen Effloreszenzen ist die Bläschendecke mit Schere und Pinzette vorsichtig abzutragen und zusammen mit dem Bläscheninhalt zu untersuchen. Bei Infiltraten und granulomatösen Prozessen ist möglichst aus der Tiefe, bei den squamös-hyperkeratotischen Tinea-Formen der Handteller und Fußsohlen aus den Hautfalten, mit dem scharfen Löffel oder einer Impflanzette Material zu entnehmen (Abb. 13-4).

Haarstümpfe sind einzeln und sorgfältig zu epilieren; es sind glanzlose, matte abgebrochene Haare auszusuchen, die sich leicht ausziehen lassen.

Fluoreszierende Haare sind von Pilzen befallen, auch wenn sie bei Tageslicht nicht krankhaft verändert aussehen. Falsch ist es, Haare für die Untersuchung einfach abzuschneiden.

Nägel

Hier ist die richtige Abnahmetechnik besonders wichtig. Zwei Typen der Pilzinfektion des Nagels erfordern verschiedenes Vorgehen zur Untersuchung des Nagelkeratins:

- subungual (distal und proximal)
- oberflächlich („superficial white onychomycosis"; „Leukonychia trichophytica").

Beim subungualen Typ sind alle grob veränderten und oberflächlichen Nagelanteile gründlich mit Schere, Nagelfeile oder Skalpell zu entfernen. Erst dann sind aus der Tiefe des Nagelbetts Späne herauszukratzen.

Beim oberflächlichen Typ sind Nagelspäne von der Oberfläche der Nagelplatte abzuschaben.

Wichtig: Bloßes Abkratzen distaler Nagelpartien bzw. des freien Nagelrandes fördert meist nur abgestorbene Pilzelemente zu Tage. Die Kulturen gehen unter diesen Umständen nicht an. Zwecklos ist es, ein Stückchen Nagel abzuschneiden oder gar den ganzen Nagel zu extrahieren, um damit eine Kultur beimpfen zu wollen.

Diese konventionellen mechanischen Verfahren sind für eine exakte mykologische Diagnostik nicht sicher genug.

Vitale Pilzelemente finden sich bevorzugt an der Übergangszone von krankem zu gesundem Nagelkeratin und sind am besten durch die Nagelfräsung zu erreichen. Mit fein versprühtem Nagelmaterial beimpfte Kulturen ermöglichen ein üppigeres Anwachsen von Pilzkolonien als abgekratzte, grobe Nagelstücke.

Diskrete Nagelveränderungen werden mit einer Fräsung leichter erfaßt. Sinnvoll ist die Anschaffung einer Nagelfräse mit verschieden großen Schleifköpfen. Vor der Fräsung sind Gummihandschuhe, Nasen-Mund-Tuch und Schutzbrille anzulegen und der Schleifkopf aus Sterilitätsgründen abzuflammen. Moderne Fräsapparate befördern Nagelstaub mittels eines Saugmechanismus in auswechselbare Säckchen (Abb. 13-5).

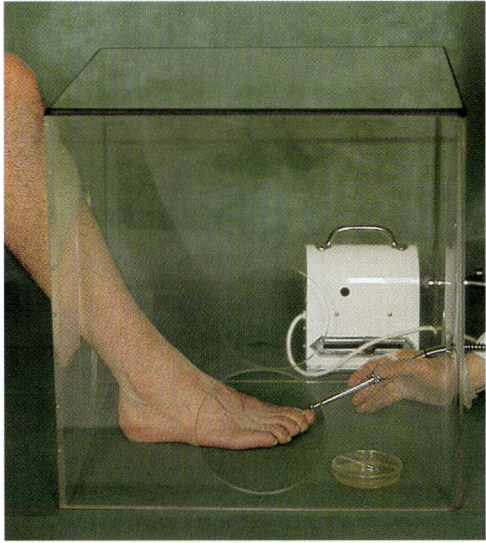

Abb. 13-5 Fräseapparat mit Schutzhaube.

Nagelwall

Bei der Paronychie (Abb. 13-6) entnimmt man mit einem Stieltupfer den gelblichen Sekrettropfen, der bei Druck auf den Nagelwall hervorquillt. Der Watteträger wird dann auf einer Petrischalen-Kultur aufgerollt.

Ist die Nagelplatte krankhaft verändert, müssen zusätzliche Nagelspäne untersucht werden.

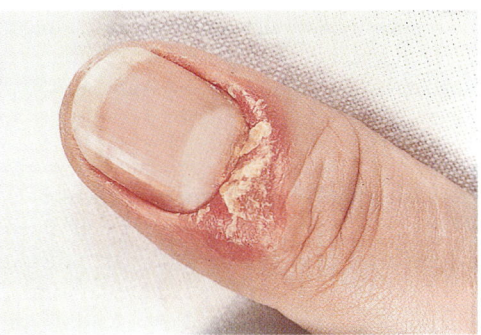

Abb. 13-6 Psoriatische Paronychie (Erreger: Candida parapsilosis).

13.2.1.3 Mikroskopische Untersuchungsmethoden

Am Anfang einer mykologischen Untersuchung, insbesondere bei Dermatophyten, steht der mikroskopische Pilznachweis.

Einfaches Abrißpräparat

Mit dieser Methode kann Malassezia furfur, der Erreger der Tinea versicolor, nachgewiesen werden. Ein Zellophan-Klebestreifen wird auf einen verdächtigen Herd aufgeklebt, rasch wieder abgezogen und auf einen Objektträger aufgebracht. Mikroskopisch zeigen sich bei Pilzinfektionen massenhaft Sporen und Mycelien.

Gefärbtes Abrißpräparat

Ein verdächtiger Pilzherd wird an einer Stelle mit 1% Eosin oder Jodtinktur touchiert. Dann wird ein Abrißpräparat hergestellt.
Oder: Mit einer Pipette werden drei Tropfen Methylenblau auf die Mitte eines Objektträgers aufgebracht. Dann wird der mit den Schüppchen versehene Film aufgeklebt.
Anwendung: Erythrasma; Betrachtung mit Ölimmersion.

Nativpräparat mit physiologischer Kochsalzlösung

Bei Abstrichen von Schleimhäuten, zur Untersuchung von Körperflüssigkeiten und Sedimenten wird das Material mit einigen Tropfen physiologischer Kochsalzlösung vermischt, ein Deckglas aufgelegt und mikroskopiert.

Das ungefärbte Kalilaugenpräparat

Abgekratzte Schüppchen werden auf einem Objektträger mit einem Deckglas bedeckt. Bei Deckgläschen aus Plastikmaterial werden durch die elektrostatischen Kräfte die Schüppchen, nachdem man sie in einer Petrischale gesammelt hat, angezogen und können so bequem auf den Objektträger gelegt werden. An zwei gegenüberliegenden Seiten des Deckglases läßt man mit einer Pipette je einen Tropfen 10- bis 20%ige Kalilauge einwirken und erwärmt das Präparat leicht über der Flamme, ohne daß Hitzebläschen entstehen.

Bei zu starker Erwärmung wird das Untersuchungsmaterial aufgelöst und an den Rand des Deckglases geschwemmt. Die Kalilauge darf keinesfalls kochen, da es sonst zu Kristallbildung kommen kann. Überschüssige Kalilauge wird mit Fließpapier entfernt, um störende Luftbläschen möglichst zu beseitigen. Nun wird bei abgeblendetem Hellfeld betrachtet. Die Grobeinstellung erfolgt zunächst mit schwacher Vergrößerung. Findet sich eine suspekte Stelle – so wird die stärkere Vergrößerung des Mikroskops verwendet. Leichter Druck mit einem Holzspatel auf das Deckglas breitet die Schuppen besser aus, läßt die Pilzfäden deutlicher und zahlreicher hervortreten und erlaubt es, das Präparat rascher durchzumustern.

Die Lauge hellt Sporen und Pilzfilamente auf, sie heben sich so gegen Zellen und Nagellamellen besser ab.

Vorgehen bei Nagelmaterial. Da Nagelkeratin für die Mazeration und Aufhellung längere Zeit in Anspruch nimmt, kann man kompakte Nagelstückchen in einem kleinen Reagenzglas mit Wasser vor dem Mikroskopieren kochen (SCHÖNBORN).

Vorgehen bei Haaren. Mindestens 10 bis 15 der kurz über der Haut abgebrochenen Haarstümpfe zur Untersuchung entnehmen.

Nachteile. Gelegentlich kann der Aufhellungsprozeß bei einfachem Kalilaugenpräparat bis zu 20 min dauern. Wird zu früh mikroskopiert, entstehen leicht falsch-negative Resultate; nach dem Abkühlen macht die Auskristallisation sehr oft die Beurteilung unmöglich.

DMSO-Kalilaugenpräparat (nach ZAIAS und TAPLIN)

Durch Zusatz von Dimethylsulfoxid zur Kalilauge werden Pilzelemente innerhalb von 2–5 min aufgehellt.

Rp. Kal. caust 20,00
DMSO 40,00
Aq. dest. ad 100,00
(I DMSO 40,0
II KOH in rotuli 20,0
Aq. dest. 40,0
[erst I mischen, dann II karbonatfrei waschen und in Anteilen in I lösen])

Vorteil. Zur raschen Orientierung ist diese Methode für die Praxis besonders empfehlenswert. Nach 15 min Einwirkungsdauer ist das Präparat allerdings in der Regel nicht mehr zu beurteilen, weil die Zellstrukturen durch DMSO sehr schnell zerstört werden.

Vorsicht. Hautkontakt mit DMSO vermeiden; unangenehmer Mundgeruch für einige Stunden.

Wichtig. KOH- und DMSO-KOH-Präparate dienen der Untersuchung von Hautschuppen, Nagelspänen, Haaren und Haarstümpfen; für Sekrete ungeeignet.

Das TMOH-Präparat (nach SPIER)

Als vorteilhaft für eine rasche optische Aufhellung von Pilzelementen im Nativpräparat hat sich eine 10%ige wäßrige Lösung von Tetramethylammoniumhydroxyd bewährt (E. Merck, Nr. 8123).

Gefärbte Direktpräparate

Kalilaugen-Präparat mit Parker-Tusche (ENDERLEIN). Pilzelemente werden dunkelblau angefärbt. Ehe die Präparate durchgemustert werden können, müssen sie 8–24 h in eine feuchte Kammer gelegt werden.

Rp. Liq. Kal. caust (10%) 89,5
Parker Superchrome Blue Black 10,5
Glyc. 0,5

Lactophenol-Cotton-Blue(LPCB)-Lösung. Besteht aus:

Rp. Acid carbol. 20,0
Acid lact. 20,0
Glyc. 40,0
Aq. dest. 20,0

Dazu werden 0,05 g–0,5 g Cotton-Blue gefügt (Fa. Chroma-Gesellschaft).

Methylenblau und Grampräparat. Anwendung: Hefemykosen der Vagina.

Beim Nachweis von Hefezellen im Vaginalsekret leisten gefärbte Präparate oft mehr als einfache Direktpräparate. Die Sproßzellen färben sich nach Methylenblau blau und nach Gram dunkelviolett.

Anwendung: Kerion Celsi; tiefe Barttrichophytie; Granuloma trichophyticum.

Im gramgefärbten Eiterausstrich können Sporen oder Hyphen bei Betrachtung mit der Ölimmersion oft besser ausgemacht werden als im ungefärbten Direktpräparat bei schwacher oder mittlerer Vergrößerung.

Giemsa-Glycerin-Präparat (HOFFMANN).

Rp. Sol. Azur-Eosini (Sol Giemsae) 20,0
Glyc. 50,0

Tuschepräparat (nach BURRI). Ein Tropfen Indian Ink oder chinesischer Tusche wird auf einen Objektträger gegeben und das Untersuchungsmaterial mit einer Öse gut verrührt. Dann wird wie bei einem Blutausstrich mit einem Deckglas ausgestrichen und luftgetrocknet. Eine Färbung gelingt auch mit Nigrosin (E. Merck, Nr. 10172).

Anwendung: Verdacht auf Kryptokokkose.

Wichtig: Mit dieser Methode stellt sich die Schleimkapsel von Cryptococcus neoformans optimal dar, die sonst im Hellfeld eines Direktpräparates unsichtbar bleibt. Im Liquorsediment können diese Sproßzellen leicht mit Lymphozyten verwechselt werden;

bei schwach bekapselten Kryptokokken ist die Diagnose meist nur kulturell möglich.

Grenzen der mikroskopischen Beurteilung eines Nativpräparats

Das Nativpräparat zeigt nur einen winzigen und zufälligen Ausschnitt. Vereinzelte Hefezellen oder Pilzsporen werden leicht übersehen oder können mit Luftbläschen, Talgkügelchen, Öltröpfchen (nach Salbenbehandlung) verwechselt werden.

Woll- und Baumwollfäden, Holz-, Pflanzen- und elastische Fasern sind bei einiger Übung von echtem Pilzmycel recht sicher zu unterscheiden. Ungeübte können die Grenzlinien aneinanderliegender Hornschichtzellen oder Nagellamellen für Pilzfäden halten. Berüchtigt sind die sogenannten „Mosaikfungi", Kunstprodukte netzartiger Struktur, wie sie die Schuppen der Handteller und Fußsohlen hervorzaubern können. Beim Spiel mit der Mikrometerschraube sind sie jedoch von echten Pilzfilamenten, die über die Zellgrenzen hinwegziehen, zu unterscheiden. Da Pilzmycel in Nestern in den Schuppen verstreut liegt, müssen die Präparate sorgfältig durchgemustert werden. Charakteristische Mikrostrukturen der sogenannten saprophytären Phase der Pilze – wie Makrokonidien oder Chlamydosporen – sind in Nativpräparaten außerordentlich selten. Allenfalls sind sie hin und wieder einmal im Keratin bei Schimmelpilzinfektionen der Nägel beschrieben worden.

In der parasitischen Phase ist die Morphologie monoton auf die Ausbildung von Sporen und Fäden reduziert. Ob die beobachteten Pilzelemente vital oder bereits abgestorben sind, läßt sich anhand der mikroskopischen Untersuchung nicht entscheiden.

Die Größe der Sporen ist von Bedeutung. Sporen von Trichophyton verrucosum oder mentagrophytes sind deutlich größer als die von Mikrosporon Audoini und canis, die erst mit starkem Trockensystem bei 250- bis 400facher Vergrößerung sichtbar werden. Wiederum sind Sporen in Favushaaren selten, wohl aber sind – wenn auch nicht immer – Luftbläschen zu finden.

Sproßzellen sind von Sporen eines Dermatophyten im Nativpräparat kaum zu unterscheiden. Es ist schwierig, wenn in Nativpräparaten lediglich Sporen aufzufinden sind, deren Pilznatur überhaupt zu erkennen.

Mycelversporung eines Dermatophyten kann aneinanderliegende sprossende Hefezellen vortäuschen. In Urinsedimenten können Sproßzellen mit den etwa gleich großen Erythrozyten verwechselt werden. Zugabe von 10%iger Essigsäure zum Präparat löst die roten Blutkörperchen auf, nicht aber die Hefezellen.

In gefärbten Abstrichpräparaten sehen nekrobiotische Leukozyten manchmal wie Sproßzellen aus.

In Direktpräparaten sind Hefezellen von Bakterien leicht durch ihre Größenunterschiede zu trennen. Erstere sind fünf- bis sechsmal größer.

Echtes septiertes Mycel (als Mycel bezeichnet man ein Pilzgeflecht, dessen fädige Vegetationsorgane, die Hyphen echte Querwände aufweisen) mit Querwänden von Pseudomycel (Pseudomycel besteht aus überlangen, verzweigten Sproßzellen ohne echte Querwände [Pseudohyphen]) in der feuchten Präparation zu unterscheiden, ist schwierig, wenn nicht gar unmöglich, weil die charakteristischen Einschnürungen der Zellwände von Pseudomycelien durch Quellvorgänge verstreichen können.

13.2.2 Hefepilze

Die Bedeutung der Candidosen hat in den letzten Jahrzehnten in vielen Bereichen der Medizin zugenommen [12]. Wie bei den Dermatophyten liegt hierfür die Ursache nicht zuletzt in der Verbesserung der medizinischen Versorgung.

Der breite Einsatz antibakterieller Antibiotika, insbesondere im orogastrointestinalen Trakt, immunsuppressive Behandlungen bei rheumatischen Erkrankungen, anderen Autoimmunkrankheiten oder chronischem Asthma bronchiale, lebenserhaltende Langzeittherapien bei malignen Tumoren ebenso wie die Schwächung der Abwehr durch chronische Krankheiten oder hohes Lebensalter, fördern unter anderem die Entstehung von Candidosen.

Hefepilze (Sproßpilze) sind Einzeller, die sich durch Sprossung vermehren. Klinisch relevant sind besonders die imperfekten Hefen. Im Gegensatz zu echten Hefen (perfekte Hefen), die sowohl eine vegetative als auch generative Entwicklung durchlaufen, ist die Vermehrung der imperfekten Hefen auf ungeschlechtliche Fortpflanzung beschränkt.

> Die klinisch relevanten Hefen werden im wesentlichen durch die Gattungen Cryptococcus, Candida, Trichosporon, Malassezia und Rhodutorula vertreten.

13.2.2.1 Gewinnung des Untersuchungsmaterials

Die Bedingungen im Labor unterliegen bei den anerkannten Speziallaboratorien einer guten Qualitätssicherung. Die mikrobiologischen Methoden und Materialien sind validiert und gewährleisten somit eine gute Reproduzierbarkeit der Ergebnisse. Die Ablauforganisation eines Laborbetriebs ist stets bemüht, das Risiko von Verwechslungen, Fehlansätzen und Fehlbestimmungen zu minimieren. Auf diesem Gebiet können vor allem durch die EDV-gestützten Arbeitsgänge zuverlässige Abwicklungen garantiert werden.

Der große Unsicherheitsbereich des Analysenvorganges, vor allem bei Stuhluntersuchungen, sind und bleiben die Probennahme

und der Versand. Hier kommt der Aufklärung des Behandlers eine besonders wichtige Rolle zu, um die meist relativ kostenintensiven Untersuchungen erfolgreich zu beginnen.

Von den meisten Anbietern werden dazu Informationsschriften zur Probenentnahme herausgegeben. Entsprechend den gesetzlichen Anforderungen werden die Versandgefäße vom diagnostischen Dienstleister gestellt. Dennoch sind oftmals abenteuerliche Anleitungen zu finden, die als besondere Qualitätsmaßnahme vorgestellt werden. Hierzu zählen konservierende Transportmedien und Empfehlungen, Stuhl von zwei bis mehreren Tagen als Querschnittsprobe zu sammeln, um ernährungsbedingte Schwankungen auszugleichen.

Vor allem der letzgenannte Hinweis ist nach den vorliegenden Erfahrungen als sachlich falsch anzusehen, da der Bestimmung von Keimgruppen, die ernährungsbedingten Schwankungen unterliegen, keinerlei diagnostische Relevanz zukommen kann.

> Für die Bestimmung der Darmbiozönose und dem daraus folgenden Schluß auf bestimmte Erkrankungen und die darauf basierende Therapieempfehlung können nur relativ konstante Keimgruppen herangezogen werden.

Die Empfehlung von sogenannten Querschnittsproben über mehrere Tage liest man vor allem im Bereich des Nachweises intestinaler Candida-Spezies, die in sogenannten Nestern vorkommen. Die Pilznester sind jedoch bei der Probenentnahme von untergeordneter Bedeutung. Ein Problem stellen sie bei der Quantifizierung dar, da sich bei der Anzucht unter Umständen aus einer Ansammlung nur eine Kolonie bildet und somit eine zu geringe Anzahl vortäuscht. Dieses Problem läßt sich im Labor mit entsprechenden Zusätzen bei der Homogenisation einfach und zuverlässig lösen.

DIN-gerechte Probennahme [26]. Die Fragen zum Versand und der Verpackung von medizinischem und biologischem Untersuchungsgut sind in verschiedenen Normen eindeutig geregelt. Die DIN 55515 regelt detailliert die Anforderungen, die an das Probengefäß, das Übergefäß und die Außenverpackung zu stellen sind. Hierbei geht es um die Materialeigenschaften und die Sterilität der Probengefäße. Die DIN 58942 regelt die Anforderungen an die Kulturmedien und die Transportsysteme für bakteriologisches Untersuchungsgut. Hieraus ergibt sich, daß eine mikrobiologische Versanddiagnostik aus unterschiedlichen Humanproben sehr zuverlässig sein kann.

> In zahlreichen Versuchsreihen wurden die minimalen Überlebenszeiten relevanter Keimgruppen untersucht. Für die meisten Keime ergeben sich dabei minimale Überlebenszeiten von 72 h (3 Tagen).

Lediglich **Neissereia gonorrhoe** und **Streptococcus pneumoniae** wird mit 24 h angegeben. In dieser Norm werden für spezielle Untersuchungen auch Transportmedien empfohlen. In aller Regel handelt es sich dabei um ein Transportmedium nach AMIES und STUART z.B. für Actinomyces israelii, Bordetella pertussis, Brucella spec., Streptococcus pneumoniae.

Die speziellen Ausführungen zur Qualitätssicherung mit den besonderen Anforderungen an Probennahme und Transport von Untersuchungsgut regelt schließlich die DIN 58959. Hierbei wird insbesondere auf die Bedingungen von Stuhluntersuchungen eingegangen. Festgelegt ist dabei, daß für einfache bakteriologische Untersuchungen eine mindestens erbsgroße Probe in einem dicht schließenden Behälter bei sofortigem Transport ins Labor ausreichend ist. Kontaminationen mit Urin sollten vermieden werden. Bei Stuhlproben zur mykologischen Untersuchung sollte eine mindestens walnußgroße Probenmenge eingesandt werden.

Empfehlung für den Patienten. Vor der Entnahme einer Stuhlprobe sollte sichergestellt werden, daß die Probe nicht durch in der Toilette stehendes Wasser verdünnt wird (Pseudodurchfälle) und keine Reste von Desinfektionsmitteln, die das Ergebnis verfälschen können, vorhanden sind. Im Interesse eines repräsentativen Ergebnisses müssen die Faeces vorher durchgerührt werden und eine Probennahme muß an verschiedenen Stellen (ca. sechs bis acht) erfolgen. Für eine zuverlässige Anaerobierdiagnostik soll das Probengefäß – entsprechend der Norm – zur Hälfte gefüllt werden.

Durch den dichten Verschluß des Sammelgefäßes ist die Probe dann vor Austrocknung geschützt. Lagerungsversuche, die Aufschluß über die Veränderungen geben sollten, haben in Übereinstimmung mit der Norm gezeigt, daß die Meßwerte ca. drei bis vier Tage eine reproduzierbare Konstanz aufweisen.

Für die genaue Quantifizierung (bezogen auf Gramm Stuhl) erweist sich die Verwendung von Transportmedien bei der mykologischen Diagnostik, sowie bei der Erfassung von Leitkeimen der Darmbiozönose als eher hinderlich.

Die beschriebenen Transportmedien sorgen in aller Regel für eine Bevorzugung bzw. Hemmung einzelner Keimgruppen. Daher kommen Transportmedien stets bei Fragestellungen die spezielle Keimgruppen betreffen zum Einsatz.

> Grundsätzlich ist von einer sich über zwei oder mehrere Tage hinziehenden Probennahme abzuraten.

Neben der sich verlängernden Zeitspanne kommen starke Temperaturschwankungen (Kühlschranklagerung) und veränderte Sauerstoffverhältnisse hinzu (Wiederöffnen des Gefäßes bei zweiter Probennahme) und die

Möglichkeit einer mikrobiellen Kontamination des Patienten beim Hantieren mit dem bereits gefüllten Probegefäß ist als unerwünschte Gefahrenquelle zu vermeiden.

Als Beitrag zur Qualitätssicherung ist es anzusehen, wenn der Patient die Probe unmittelbar nach der Probennahme auf den Postweg bringt. Dabei ist zu bedenken, daß der Freitag wegen des Wochenendes ungünstiger Versandtag ist, da eine Aufarbeitung in aller Regel erst am Montag erfolgt.

Der Aussagewert mikrobiologischer Untersuchungen hängt maßgeblich von der korrekten Gewinnung des Untersuchungsmaterials und seiner unverzüglichen Übermittlung an das Labor ab.

Ganz allgemein sollten folgende **Grundsätze** beachtet werden:

- Die Materialgewinnung möglichst vor Beginn antibiotischer/antimykotischer Therapie oder anderer keimschädigender Maßnahmen durchführen.
- Die Beförderung zum Labor sollte raschestmöglich erfolgen (also möglichst kein Material Freitagabend entnehmen und Montagmorgen zur Post bringen, etc.). Bei längerem Transport und bestimmten Materialien sind spezielle Transportmedien und Gefäße zu verwenden. Diese sind kostenlos im Labor zu beziehen.
- Der Probenbegleitschein sollte ausreichende klinische Informationen enthalten (Diagnose, Verdacht, Krankheitsbild, vorangegangene Medikation).

Stuhlentnahme zur mikrobiologischen und parasitologischen Untersuchung [19]

Vor der Stuhlentnahme muß sichergestellt werden, daß der Stuhl nicht mit Urin kontaminiert und nicht durch in der Toilette stehendes Wasser verdünnt wird. Die Toilette muß nach Möglichkeit mit Papier getrocknet werden. Ebenso ist darauf zu achten, daß sich keine Reste von Desinfektionsmitteln im Becken befinden, die das Ergebnis ebenfalls verfälschen würden.

Pilze sind nicht gleichmäßig im Darm verteilt, sondern sitzen in Nestern in den Zottenzwischenräumen oder in Divertikeln des Dickdarmes. Es ist daher ratsam, vor der Probennahme mit dem Entnahmelöffel ca. 25mal im Stuhlmaterial herumzustochern bzw. den Stuhl durchzurühren. Danach die Stuhlprobe nicht von einer, sondern von mindestens acht verschiedenen Stellen entnehmen. Auch für die parasitologische Untersuchung empfiehlt sich dieses Verfahren.

Das Röhrchen nicht zu mehr als drei Viertel füllen, da sonst die Gefahr besteht, daß eventuell in der Probe gärende Hefen das Röhrchen explosionsartig sprengen. Die Folgen sind unerwünscht!

Entnahme von Urin

Zur Urinanalyse werden Mittelstrahlurin, Katheter- oder auch Punktionsurin herangezogen. Bei Frauen darf kein Vaginalsekret an die Harnröhrenöffnung gelangen. Der Bereich um die Harnröhre ist vor der Probennahme gut zu reinigen und zu trocknen. Etwa die Hälfte des Urins weglaufen lassen und ohne Unterbrechung des Harnstrahls etwa 5 ml in einem sterilen Einwegbecher auffangen.

Wichtig ist, daß der Urin in dafür vorgesehene Transportgefäßen (Uristat) verschickt wird. Das hat den Grund, daß selbst keimarm entnommener Urin Bakterien enthält (bei Frauen bis zu 10^5/ml). Diese Bakterien oder auch Pilze vermehren sich während des Transportes explosionsartig. In den Uristat-Röhrchen befindet sich lyophilisierte Borsäure. Diese hält die vorhandenen Keimzahlen konstant.

Urinsedimente sollten im Transystem (längliches Röhrchen mit Transportmedium und Watteträger, im Labor zu beziehen) verschickt werden. Das verhindert ein Eintrocknen der Keime.

Gewinnung von Sputum, Bronchialsekret etc.

Vor der Probennahme muß der Mund mit einem fungiziden Mundwasser (z.B. Salviathymol® aus der Apotheke) gründlich ausgespült werden, die Zähne sollten ebenfalls geputzt werden. Das hat den Grund, daß der Mund oft von Pilzen besiedelt wird. Das Sputum wird durch kurze Hustenstöße hervorgebracht und kommt zwangsläufig mit der Zunge in Berührung. So könnte ein falsch-positives Ergebnis vorgetäuscht werden. Am besten ist das nach dem Aufwachen abgehustete Sputum zu verwenden.

Zur Entnahme von Bronchialsekret empfiehlt sich eine Bronchoskopie. Bevor das sterile Bronchoskop eingeführt wird, muß die Mundhöhle ebenfalls pilzfrei sein. Das Bronchialsekret wird entweder abgesaugt, oder man läßt es nach dem Herausnehmen des Bronchoskops in ein steriles Auffanggefäß tropfen.

Die Proben verschickt man am besten mit einem Transystem (längliches Röhrchen mit Agar und Wattestäbchen), um ein Eintrocknen, bzw. Absterben empfindlicher Keime (z.B. Haemophilus) zu verhindern.

Mundhöhlenabstriche

Ausgeprägte Soorbeläge bei Säuglingen und Kleinkindern sehen sehr typisch aus. Mit sterilen Wattetupfern, sterilen Spateln, sterilen Impfösen o.ä. läßt sich leicht Material entnehmen.

Sind keine Beläge zu sehen, wischen Sie vorher die Mundhöhle aus, insbesondere das hintere Drittel der Zunge und der Rachenpartie. Streifen Sie mit einem sterilen Spatel oder einem nicht biegsamen, sterilen Watteträger die Zunge fest ab. Gleiches gilt für Zahnfleisch, Rachen, Tonsillen und Zahnprothesen.

Vor dem Zungenabstrich darf der Mund natürlich nicht mit einer antimykotischen Lösung behandelt werden, da das Ergebnis sonst falsch-negativ ausfallen könnte.

13.2.2.2 Candida

Diese Gruppe der Hefen besteht aus 155 Spezies. Sie können als Kontaminanten sapro-phytär auftreten oder als pathogene Spezies vor allem bei immunsupprimierten oder geschwächten Patienten sogar bis zum Tode führen [23]. Candida-Spezies haben generell runde bis ovale vegetative Zellen, die sich durch Sprossung vermehren. Unter bestimmten Bedingungen können sich Blastosporen verlängern und Pseudomycel bilden, ebenso kann echtes Mycel vorkommen.

Hefebesiedelung im Orogastro-intestinaltrakt

Die Auswirkungen und Bedeutung einer Besiedelung des Orogastrointestinaltraktes mit fakultativ-pathogenen Sproßpilzen wie Candida albicans werden zur Zeit in der Fachwelt kontrovers diskutiert. Faßt man die unterschiedlichen Meinungen zu fakultativ-pathogenen und anderen opportunistischen Hefen zusammen, schälen sich im wesentlichen zwei Meinungsbilder heraus [15].

Einige Autoren von Laienveröffentlichungen überzeichnen die klinischen, virulenten Möglichkeiten der genannten Keime zum Teil in grotesker Weise. Das Spektrum der durch opportunistische Hefen verursachten Krankheitsbilder wird unkritisch aufgebauscht, wodurch – insbesondere ängstliche Patienten – in Panik geraten. Sie bringen ihre Symptome in Zusammenhang mit einer möglichen Besiedelung und werden zu sogenannten Mykophobikern. Solche unseriösen Aussagen sind grundsätzlich abzulehnen und schaden dem Ansehen der klinischen Mykologie.

Andererseits zählen einige Gastroenterologen Sproßpilze immer noch zum physiologischen Bestandteil der Darmflora, im Sinne von „zum autochthonen Keimspektrum gehörig", mehren sich vor allem aus mykologischer und immunologischer Sicht die Hinweise, daß es sich hier um einen fakultativ-pathogenen Keim mit enormem Potential handelt. Gerade die Tatsache, daß Candida albicans nur im Warmblüterorganismus existieren kann, zeigt, daß er im Laufe der Koevolution verschiedenste Eigenschaften entwickelt haben muß, das menschliche Immunsystem zu umgehen.

Grundsätzlich muß bei der intestinalen Mykoflora zwischen passageren, kommensalen und primär pathogenen Mikroorganismen unterschieden werden.

Die **passagere Mykoflora** wird mit der Nahrung aufgenommen und ohne weiteren Einfluß für den Organismus wieder eliminiert.

> Das bedeutet, daß man beim Nachweis von Hefen im Stuhl nicht grundsätzlich von einer Darmmykose sprechen darf. Eine Darmmykose ist in der Regel mit einem Pilznachweis im Stuhl verbunden, nicht jedoch aber der Pilznachweis im Stuhl mit einer Darmmykose.

Die entscheidende labordiagnostische Aussage muß dahingehend erweitert werden, daß man bei einem positiven Hefenachweis im Stuhl versucht, mit spezifischen labordiagnostischen Untersuchungsmethoden eine passagere Hefebesiedelung auszuschließen.

Die **kommensale Mykoflora** ist ein Bestandteil der intestinalen mikrobiologischen Flora, die Hefen haben sich im Rahmen der Passage vermehrt und bilden Kolonien. Ihr Stellenwert in der Homöostase des Systems ist allerdings noch nicht ausreichend bekannt.

Es handelt sich bei den Besiedlern des Verdauungstraktes meist um Candida-Arten, die bei normaler Immunabwehr für den Wirt keine schädigende Wirkung besitzen. Allerdings ist der **Übergang zur pathologischen,** und damit kommen wir zur dritten möglichen Beziehung zum Wirt, nämlich der infektiösen Mykoflora, fließend.

Wie unterscheiden sich infektiöse und passagere Wirtsbeziehungen?

In dem Moment, wo Hefen infektiös die Schleimhäute besiedeln, wo sie die Schleimhäute schädigen, wo sie invasiv in Schleimhäute einwachsen, bedienen sie sich Virulenzmechanismen, die im wesentlichen – und das ist der heutige Stand der Erkenntnis – auf **vier differenzierbaren Ebenen** ablaufen [3, 5, 6, 18].

- Die Fähigkeit, an Wirtsepithelien zu adhärieren
- Die Fähigkeit der Hefen, morphologisch ihre Struktur zu verändern. Man unterscheidet hier die Hefeform von der Mycelform („phenotype-switching")
- Die Produktion von proteolytischen Enzymen, wie die Phospholipase A2, alkalische und saure Phosphatase, Katalasen, Koagulasen, Keratinasen und insbesondere als wichtigstes bis dato bekanntes Enzym der proteolytischen Virulenz: die **sekretorische Aspartatprotease (sAP)**
- Die Fähigkeit, nachdem die Hefen von Makrophagen aufgenommen worden sind, die Phagozytosepotenz dieser amöboiden, für das Immunsystem so wichtigen Zellen, durch kompetitive Enzymhemmung zu blockieren und sich somit wie in einem trojanischen Pferd versteckend, im Darmschleimhautbereich auch durch andere immunkompetente Systeme nicht erkennbar zu sein.

Interessant sind die biologischen Möglichkeiten, die sich Candida albicans bei der Produktion der sekretorischen Aspartatprotease eröffnet. Es kommt zu einer Zerstörung von verschiedenartigsten Epithelgeweben.

Die Keratinozyten werden angegriffen, ebenso wie das sekretorische IgA und IgM, das biochemisch gespalten wird. Insbesondere die Spaltung des IgA und die Ausschaltung der Makrophagen sind Faktoren, die die immunbiologische Potenz der Darmschleimhaut ganz nachhaltig stören, so daß die Aussage von Rieth, eine virulente Hefebesiedelung im Darm stellt das Kriterium einer Immunschwäche dar, nichts hinzuzufügen ist, und aktuell molekularbiologisch belegt ist [16, 32].

Symptome

Die Symptome einer Hefepilzinfektion richten sich hauptsächlich nach dem befallenen Organsystem.

Die wichtigsten Verdachtssymptome einer **Intestinalmykose** sind:

- wechselnde Stuhlqualität
- Flatulenz

- Zwerchfellhochstand mit konsekutiver Kurzatmigkeit und Herzbeschwerden, Roemheld-Syndrom
- Analekzem, perianaler Juckreiz
- Heißhungerattacken, klinisch nicht erklärbare Hypoglykämien
- Alkoholunverträglichkeit
- chronisch-rezidivierende Vaginalmykosen bzw. Balanitis
- permanenter Zinkmangel, Eisenmangel.

Zusätzliche Hauptkriterien bei **Kindern** sind:
- Blähungskoliken
- Windeldermatitis.

Unspezifische Symptome sind z.B.:
- verschiedene Hauteffloreszenzen (z.B. Pseudoakne, psoriasiforme Erscheinungen, Candidid, seborrhoisches Ekzem, Neurodermitis)
- Haarausfall
- chronische Müdigkeit
- Übergewicht
- Diarrhö und Obstipation
- Fettleber, erhöhte Leberwerte
- Arthritiden und Myalgien
- chronische Entzündungen der ableitenden Harnwege
- Nahrungsmittelunverträglichkeit
- hyperkinetisches Syndrom
- Infektanfälligkeit
- Migräne.

Hefepilzerkrankungen der **Mundhöhle** können folgende Symptome aufweisen: weiße, sich ausdehnende, abwischbare Beläge, Wundheit von Gaumen und Zahnfleisch, Zahnfleischbluten, Jucken und Brennen von Gaumen und Zunge, Prothesendruckstellen, Faulecken (Perlèche), fauliger Geschmack und Mundgeruch, Karies, Parodontose, Gingivitis etc. (Abb. 13-7).

Hefepilzerkrankungen von **Auge, Ohr** und **Nase** können sich zeigen durch:
- Augen: Jucken, Brennen, Tränen, Mangel an Tränenflüssigkeit, allergische Konjunktivitis, trübes Sehen, passagere Sehschwäche, vor allem unter Streß, vorübergehende Refraktionsänderungen, Nachlassen der Sehkraft ohne Grund, plötzliche einseitige Erblindung.

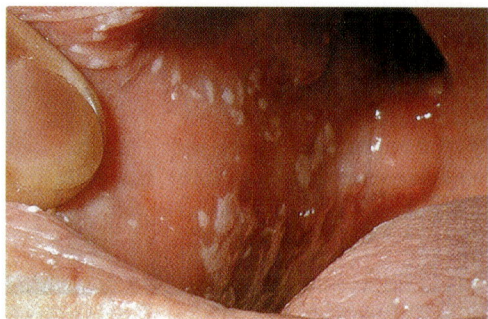

Abb. 13-7 Mundsoor (Erreger: Candida albicans).

- Ohr: juckender Gehörgang, Otitis externa, Tinnitus, Schwindel, Nachlassen des Hörvermögens.

Hefepilzerkrankungen des **urogenitalen Systems** können folgende Symptome haben: prämenstruelles Syndrom (PMS), Dysmenorrhö, Infertilität, Fluor, Pruritus vulvae et vaginae, Reizblase mit Dysurie, Prostatabeschwerden, Prostatitis, Adnexitis, Balanitis, Toxoplasmose, chronischer Herpes genitalis, Endometriose, tiefsitzende Rückenschmerzen (Abb. 13-8).

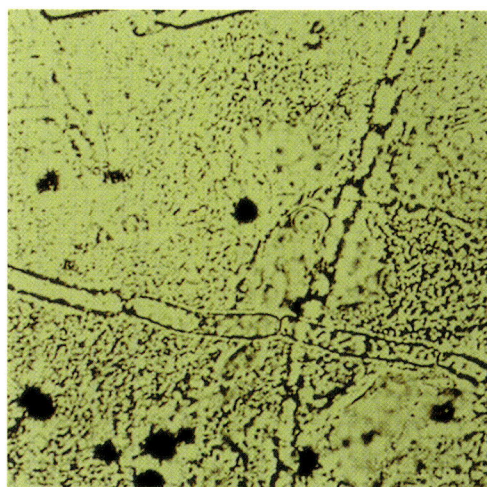

Abb. 13-8 Pseudomycel von Candida albicans im Urinsediment.

Erweiterung der Routinediagnostik bei Hefen

Entscheidend für alle zellvermittelten immunologischen Reaktionen ist die Adhärenz des Mikroorganismus an den entsprechenden Epithelien. Vor allem die Freisetzung von Phospholipasen, die mit der Fähigkeit der Adhärenz und der Pathogenität korrelieren, führt zu Störungen der Membranpermeabilitäten.

Der Kontakt mit dem Candida-Oberflächenantigenen führt zur Zytokinausschüttung am Monozyten. Gleichzeitig können die veränderten Permeabilitäten zu Endotoxintranslokationen führen, so daß die kostimulierenden Faktoren, wie HLA-Typ B7, zur Verfügung stehen und die immunologische Kaskade zu überschießenden Reaktionen führt. In diesem Zusammenhang wird klar, welches verhängnisvolle Wechselspiel z.B. zwischen Umweltschadstoffen, Candida-Kolonisation im Darm und den beobachteten Krankheitssymptomen besteht.

> Schwermetalle erhöhen die Endotoxinausschüttung von Darmbakterien, und ihre bakteriziden Wirkungen können freie Epitope zur Kolonisation von Candida albicans schaffen.

Faßt man die aktuelle molekularbiologische Vielfalt der Hefen zusammen, erscheint es zwingend notwendig, die Routinediagnostik im Bereich der Hefen um die aktuelle **Bestimmung von Virulenzfaktoren** zu erweitern. Hier kann u.a. das Apizym® von BioMerieux eingesetzt werden, ein Testsystem mit dessen Hilfe 20 Enzymaktivitäten, unter anderem auch proteolytische Enzyme bei Keimen und biologischen Geweben nachgewiesen werden können. In Abbildung 13-9 liegt im oberen Teststreifen – mit 1 beziffert – ein Candida-albicans-Stamm vor, der keine proteolytischen Enzyme produziert, erkennbar an den nicht vorhandenen Farbreaktionen im hinteren Teil des Teststreifens. Bei dem Can-

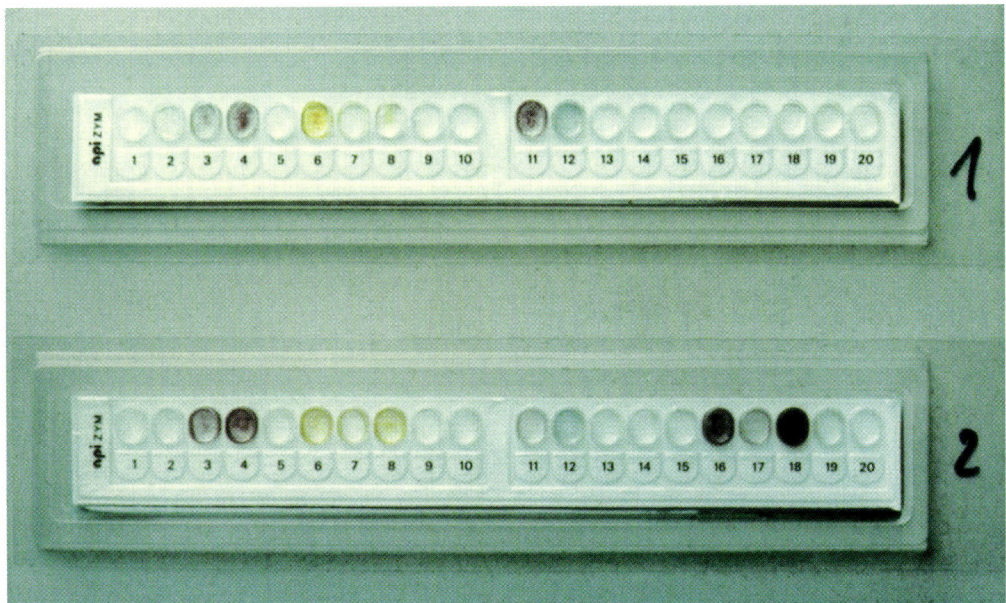

Abb. 13-9 Enzymdiagnostik bei Hefen zur Virulenzüberprüfung.

dida-albicans-Stamm 2 (aus der Vagina isoliert), erkennbar an den dunklen Farbvariationen, insbesondere an Position 16 und 18, ist eine deutliche Enzymaktivität nachzuweisen und läßt einen deutlichen Hinweis für adhäriende infektiöse Potenz zu [14].

Die Erkenntnis, daß Hefepilze offenbar so ausgefeilte Methoden entwickeln können, die körpereigene Abwehr des Wirtsorganismus zu unterlaufen, wird auch in die sogenannte Keimzahldiskussion einfließen müssen. Sie würde unter anderem das Argument entkräften, daß eine gewisse Anzahl pathogener Hefen im Darm oder in der Mundhöhle immunkompetenter Patienten durchaus normal sei. Dann ist zu fordern, daß Hefepilze prinzipiell nicht im Orogastrointestinaltrakt vorhanden sein dürfen, wie es auch RIETH immer wieder unterstrichen hat [24].

> Ein pathogener Keim, den die Abwehr des Wirtes nicht mehr erkennen kann und der in der Lage ist, toxische Metaboliten zu bilden und dessen Population sich wie im Falle von Candida albicans unter günstigen Bedingungen innerhalb weniger Zeit verdoppeln kann, ist auch für augenscheinlich Gesunde eine ständige Gefahrenquelle. Er stellt somit also einen mikrobiologischen Störfall dar, und es bedarf für seine Eradikation einer antimykotischen Therapiestrategie.

Die **Kriterien,** um bei einem positiven Candida-albicans-Nachweis im Stuhl oder Abstrich zu einer möglichen antimykotischen Therapiestrategie zu gelangen, sind:
– klinisches Bild
– Keimqualität
– aktuelle Virulenz
– Keimquantität.

Candida albicans

Bereits im Jahre 1853 wurde die Art von ROBIN als „Oidium albicans" beschrieben, als der Erreger von Soor. Es handelt sich um die häufigste aus klinischem Material isolierte Spezies. Sie wird vor allem aus dem Nasen-Rachen-Raum (Abb. 13-9), aus dem Intestinaltrakt, der Vagina und den Schleimhäuten isoliert.

Bei immunsupprimierten Patienten kann Candida albicans systemische Infektionen verursachen. Weitere Faktoren wie Schwangerschaft, Diabetes, Drogenabhängigkeit, Kortikosteroide, Antibiotika und Zytostatika können eine Besiedelung erleichtern. Weitere Vorkommen sind: Erde, Wasser, Gemüse u.a.

Kulturelle Eigenschaften. Nach 24 h finden sich auf Sabouraud-Agar kleine, glatte, weiße bis cremefarbene Kolonien, die eine Membran haben können. Teilweise können die Kolonien von Mycel umgeben sein. Die optimale Wachstumstemperatur beträgt 25–37 °C.

Auf dem sogenannten RAT-Nährboden bilden sich kleine ovale Sproßpilze mit dünnen Wänden. Es wächst ein Pseudomycel mit vielen Blastosporen. Typisch für C. albicans ist die Bildung von Chlamydosporen auf nährstoffarmen Medien (Abb 13-10).

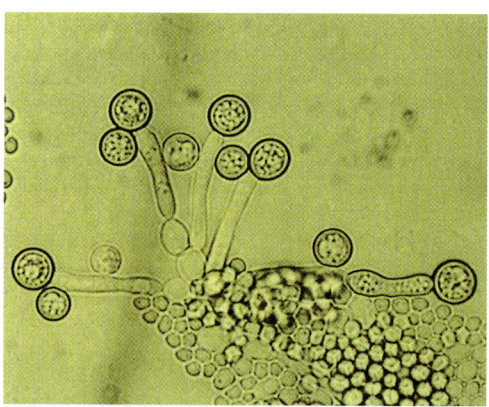

Abb. 13-10 Reisagarkultur mit typischen Chlamydosporen am Pseudomycel und zwischen den runden bis kurz-ovalen Blastosporen.

Candida glabrata (Syn. Torulopsis glabrata)

Ebenso wie Candida albicans ist Candida glabrata ubiquitär verbreitet. Auch er kommt im Nasen-Rachen-Raum sowie im Intestinal- und Urogenitaltrakt des Menschen vor.

Bei Kühen ruft er eine Mastitis hervor und er wird als Kontaminationskeim in Obstsäften gefunden. Als pathogener Keim ist er bekannt von Karzinompatienten, Diabetikern und Langzeittherapierten.

Candida glabrata weist ein anderes Stoffwechselprofil als Candida albicans auf. Diese Tatsache kann man sich bei der Artbestimmung zunutze machen.

Seine Enzymaktivitäten befähigen ihn als potentiell pathogenen Keim. Er findet sich recht häufig als Erreger von Vaginalmykosen.

Kulturelle Eigenschaften. Auf Sabouraud-Agar wächst C. glabrata in Form von cremefarbenen, weichen und glänzenden Kolonien. Auf RAT bildet er kein Pseudomycel. Bei einigen Stämmen können kurze Ketten von Zellen gebildet werden.

Candida famata (Syn. Torulopsis candida)

Die perfekte Form von Candida famata wird Debaromyces hansenii genannt. Er ist ein weit verbreiteter Kontaminant aus der Luft, der Lebensmittel verunreinigen kann. Aus klinischem Material wird er vor allem bei Hautläsionen, Nagelinfekten, bei Darmmykosen und aus Sputum isoliert. Für sein Stoffwechselprofil gelten die vorher genannten Fakten.

Kulturelle Eigenschaften. Auf Sabouraud-Agar bildet der Pilz weiß-graue bis cremefarbene, glatte, matte Kolonien, die mit zunehmendem Alter runzlig werden.

Auch C. famata bildet auf RAT kein Pseudomycel, sondern höchstens kurze Ketten aus runden oder ovalen Zellen.

Die Asci von Debaryomyces hansenii enthalten ein bis zwei runde, rauhe Ascosporen.

Candida humicola (Syn. Cryptococcus humicolus)

Die perfekte Form dieses Keimes ist unbekannt. Candida humicola ist ein Bodenkeim, der aus Pilzen und Wasser isoliert wurde. Seine Enzyme befähigen ihn, fast alle Arten von Kohlenhydraten zu fermentieren. Er kommt auch im menschlichen Organismus vor und wird vor allen Dingen aus Sputum und Hautabstrichen isoliert.

Kulturelle Eigenschaften. Auf Sabouraud-Agar bildet C. humicola beige bis cremefarbene Kolonien, die glatt und glänzend, selten faltig sind.

Auf RAT wird Mycel und Pseudomycel gebildet. Die Blastosporen lassen sich nur schlecht erkennen.

Candida guilliermondii

Die perfekte Form von Candida guilliermondii heißt Pichia guilliermondii. Es handelt sich um einen ubiquitär vorkommenden Luftkeim (Luft, Wasser, Blumen), der auch Lebensmittel kontaminieren kann. Auch er kann außergewöhnlich viele Kohlenstoffquellen verstoffwechseln. Er ist hochpathogen und kann Endokarditis bei Drogenabhängigen, Septikämien nach kardiovaskulären Eingriffen, Meningitis, Nagelmykosen und Hautaffektionen hervorrufen.

Kulturelle Eigenschaften. Auf Sabouraud-Agar wächst Candida guilliermondii in Form von weißen bis cremefarbenen, glatten Kolonien, die nach einigen Tagen matt und faltig werden.

Auf RAT wird ein üppiges Pseudomycel gebildet, das Trauben von Blastosporen enthält. Die Asci von Pichia guilliermondii enthalten ein bis vier hutförmige Ascosporen, die nach der Bildung freigesetzt werden. Ascosporen werden nur in Mischkulturen mit einigen anderen Stämmen gebildet.

Candida guilliermondii läßt sich oft schwer von Candida famata unterscheiden.

Candida krusei

Die perfekte Form von Candida krusei heißt Issatchenkia orientalis. Im Gegensatz zu den beiden vorgenannten Arten kann er weitaus weniger Kohlenstoffquellen verstoffwechseln. Candida krusei wird aus Sputum, Nägeln, Bronchien, Vagina, bei Endokarditis und kindlichen Durchfällen isoliert. In den letzten Jahren steigt seine Bedeutung als Erreger systemischer Mykosen [22]. C. krusei wird aber auch in Kakao, Wein, Konfitüre, Joghurt und Obstsäften gefunden.

Kulturelle Eigenschaften. Candida krusei wächst auf Sabouraud-Agar als weiße bis cremefarbene Kolonie, die mit dem Alter faltig und schrumplig wird. Die Kolonieränder werden unregelmäßig und sind von Pseudomycel umgeben. Die Kulturen können einen säuerlichen Geruch haben.
Auf RAT bildet sich ein Pseudomycel mit feinen langen Zellen, die von kranzförmig angeordneten Blastosporen an den Verbindungspunkten umgeben sind. Die Asci von Issatchenkia orientalis enthalten ein bis zwei runde, glatte oder rauhe Ascosporen.

Candida lambica

Die perfekte Form von Candida lambica wird Pichia fermentans genannt. Diese Spezies ist Candida krusei sehr ähnlich, mit der sie früher auch zusammen klassifiziert wurde. Auch die Stoffwechselprofile beider Arten ähneln sich bis auf wenige Einzelheiten. Auch diese Art wird häufig als Kontaminant von Lebensmitteln gefunden (Bier, Milchprodukte, Obstsäfte, Kartoffeln etc.). Aus klinischem Material wird C. lambica relativ selten isoliert.

Kulturelle Eigenschaften. Die Kolonien ähneln denen von Candida krusei. Auf RAT ist reichlich Pseudomycel aus feinen und langen Zellen vorhanden, das seinerseits wieder kurze Blastosporen trägt. Die Asci von Pichia fermentans sind durchscheinend und enthalten zwei bis vier hutförmige Ascosporen.

Candida lipolytica

Die perfekte Form von Candida lipolytica heißt Saccharomycopsis lipolytica. Diese Spezies wurde aus Weizen, Erde, Fett, gezuckerten Getränken, Tieren und aus humanem Material isoliert (Blutkultur, Hornhaut, Lungengewebe).

Kulturelle Eigenschaften. Auf Sabouraud-Agar bildet diese Art cremefarbene, glatte oder leicht faltige Kolonien.
Auf RAT bildet diese Spezies viel Pseudomycel und Mycel. Die Blastosporen sind als kurze Ketten oder kranzförmig am Mycel angelagert. Freigesetzte Arthrosporen können vorhanden sein. Die Asci von Saccharomycopsis lipolytica enthalten ein bis vier ovale, hutförmige oder halbrunde Ascosporen.

Candida tropicalis

Die perfekte Form dieser Art ist unbekannt. Diese Spezies wurde aus Blut, Urin, Sputum, Vaginalabtrichen, Nagelmykosen, Bronchiallavagen und Sinusflüssigkeit isoliert. Candida tropicalis hat durch ihre im Vergleich zu Candida albicans oft **höhere Virulenz** vor allem bei geschwächten Patienten an klinischer Bedeutung gewonnen (Abb. 13-11). Die hohe Resistenz gegen Medikamente hat schon zu Therapieversagen geführt [1]. Die Art kann auch aus Wasser, Erde, Fisch oder Früchten isoliert werden.

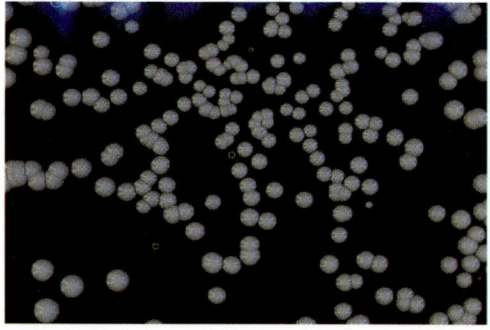

Abb. 13-11 Candida tropicalis, gewonnen durch Abstrich im Analbereich (Kimmig-Agar).

Kulturelle Eigenschaften. Auf Sabouraud-Agar wächst C. tropicalis als weißliche, glatte und cremige oder leicht faltige Kolonie. Der Rand der Kolonie wird oft von Mycel umgeben.

Auf RAT ist reichlich Pseudomycel vorhanden, das baumartig aussieht und einzelne oder kurze Ketten oder Trauben von Blastosporen trägt. Echtes Mycel kann ebenfalls gebildet werden. C. tropicalis kann manchmal ovale Chlamydosporen bilden, die sich aber von denen von C. albicans gebildeten gut unterscheiden lassen.

Candida rugosa

Die perfekte Form dieser Art ist unbekannt. Sie kommt im Intestinaltrakt von Tieren und Menschen vor und kann bei geschwächten Menschen verschiedene Krankheiten hervorrufen. Ferner wurde sie in Sputum gefunden. Außerdem wird sie aus Milchprodukten, Obstsäften und als Umgebungskeim isoliert.

Kulturelle Eigenschaften. Auf Sabouraud-Agar wachsen glatte oder faltige Kolonien, die in der Farbe von schmutzigem Weiß bis Gelbgrau variieren.

Auf RAT wird ein kurzes, stark verzweigtes Pseudomycel ohne Blastosporen gebildet.

Candida parapsilosis (Syn. Candida parakrusei)

Die perfekte Form von Candida parapsilosis ist unbekannt. Diese Hefe ist weit verbreitet und wird häufiger in klinischem Material gefunden. Besonders in Kliniken ist Vorsicht geboten, da sie für eine Endokarditis bei Patienten nach Herzkatheterisierung oder kardiovaskulären Eingriffen verantwortlich sein kann.

Weitere Krankheitsbilder sind Nagel- und Hornhautmykosen. C. parapsilosis kommt ebenfalls im Intestinaltrakt, auf der Haut und bei Hautmykosen vor. Als Umweltkeim ist sie für industrielle Kontaminationen verantwortlich.

Kulturelle Eigenschaften. Auf Sabouraud-Agar wächst C. parapsilosis als weiße bis beige Kolonien, die glatt und glänzend bis leicht faltig sind.

Auf RAT wird reichlich Pseudomycel aus Ketten von langen Zellen, an denen Trauben von Blastosporen hängen, gebildet. Ähnlich wie C. guilliermondii und C. humicola ist C. parapsilosis in der Lage, außergewöhnlich viele Kohlenhydratquellen zu verstoffwechseln.

Candida lusitaniae

Die perfekte Form dieser Art heißt Claviaspora lusitaniae. Es handelt sich um einen gewöhnlichen Umweltkeim, der aus folgenden klinischen Materialien isoliert wurde: Urin, Sputum, Haut und Schleimhäute. Er wurde bei systemischen Mykosen bei immunsupprimierten Patienten gefunden. Außerdem wurde der Keim aus Milch von Kühen mit Mastitis isoliert. Diese Spezies scheint im Zusammenhang mit der Resistenz gegen Amphotericin B eine Rolle zu spielen [21, 25].

Kulturelle Eigenschaften. Auf Sabouraud-Agar sind die Kolonien cremefaben, glatt und glänzend.

Auf RAT wird gut entwickeltes Pseudomycel gebildet, das Ketten von Blastosporen trägt. Die Asci von Clavispora lusitaniae enthalten ein bis vier Ascosporen, die leicht freigesetzt werden.

Candida zeylanoides

Die perfekte Form von Candida zeylanoides ist unbekannt. Diese Spezies wird manchmal aus klinischen Materialien wie Stuhl, Sputum, Zungenabstrichen oder Haut isoliert. Außerdem ist er ein Kontaminant von Getränken, Erde oder Meerwasser.

Kulturelle Eigenschaften. Die Kolonien sind beige bis gelb (auf Sabouraud-Agar). Sie sind glatt oder cremig und flach.

Auf RAT wird ein Pseudomycel gebildet, das aus langen Ketten von leicht gebogenen Zellen besteht. Die Blastosporen sind rund oder länglich, einzeln, in kurzen Ketten oder als Trauben angeordnet.

13.2.2.3 Cryptococcus

Von den in der Gattung Cryptococcus zusammengefaßten Arten ist praktisch nur Cryptococcus neoformans als humanpathogen anerkannt, wenngleich gelegentlich andere Arten als Krankheitserreger bei abwehrgeschwächten Patienten beschrieben wurden (z.B. Cryptococcus laurentii).

Cryptococcus neoformans ist weltweit verbreitet. Er lebt auf Getreide und Pflanzen sowie im Darm von Vögeln (besonders Tauben), von wo aus er mit dem Kot ins Erdreich gelangt. In Kotpartikeln, auch nach deren Austrocknung, bleibt der Erreger lange Zeit infektionstüchtig und überlebensfähig. Bei geeigneter Bodenbeschaffenheit vermag er sich lange im Boden zu halten und sogar zu vermehren. Er kann sich auch in Nahrungsmitteln finden (Milch mastitiskranker Kühe). Infektionen entstehen meist aerogen durch Inhalation von verstäubtem Vogelkot oder anderem infektiösem Staub.

Symptome. Cryptococcus neoformans, der Erreger der Kryptokokkose, siedelt sich primär in der Lunge an, was in der Regel nur zu flüchtigen, uncharakteristischen Symptomen führt. Ein granulomatöses Bild kann dabei einen Tumor vortäuschen. Die Isolierung aus Sputum gelingt selten. Hämatogen und lymphogen werden weitere Organe befallen, vor allem ZNS, Lymphknoten, Nieren und Haut. Der Verlauf dieser Mykose ist schleichend; unbehandelt führt die ZNS-Kryptokokkose (Meningitis) immer zum Tode. Sie kann bis in alle Einzelheiten eine Meningits tuberculosa vortäuschen. Bei AIDS-Patienten tritt diese Krankheit wesentlich häufiger auf. Bei unklaren ZNS- und Lymphknoten-Symptomen ist sie stets in Betracht zu ziehen.

Kulturelle Eigenschaften. Mikroskopisch erscheinen 5–8 μm große Zellen, die von einer dicken Schleimkapsel umgeben sind. Auf Sabouraud-Agar erscheinen nach 48 h Kolonien mit 1–3 mm Durchmesser, die cremefarben oder hellgelb bis braun sein können. Nach einer Woche werden sie trocken und runzlig. Das Wachstum wird auf Selektivnährböden mit Cycloheximid gehemmt.

Auf RAT wird sehr selten Pseudomycel gebildet. Die optimale Wachstumstemperatur beträgt 30–37 °C. Cryptococcus neoformans ist die einzige Spezies innerhalb dieser Gattung, die bei 37 °C wächst.

Ein biochemisches Merkmal ist die rasche Harnstoffspaltung, die auch das Wachstum in Vogelkot ermöglicht. Eine besondere Virulenzeigenschaft stellen die mächtigen Kapseln dar, die der Phagozytose entgegenwirken.

Bei Verdacht auf Kryptokokkus-Mykose sind serologische Untersuchungen hilfreicher als der schwierig zu führende Erregernachweis. Im Frühstadium der Erkrankung können Antikörper gegen Kryptokokken gefunden werden, dann mit Fortschreiten der Erkrankung nur noch Kryptokokkus-Antigen. Zu beachten ist hierbei, daß erhöhte Rheumafaktoren falsch-positive Ergebnisse liefern können. Das ist klinisch abzuklären und parallel mit zu untersuchen.

13.2.2.4 Trichosporon

Diese Gattung gehört zur Familie der Cryptococcaceae und besteht aus verschiedenen Spezies. Sie wurde 1890 das erste Mal beschrieben. In klinischem Material gelten diese Keime bis auf Trichosporon cutaneum, den Erreger der weißen Piedra, als Opportunisten.

Trichosporon cutaneum

Die perfekte Form dieser Art ist unbekannt. Sie wird auch Trichosporon beigelii genannt. Trichosporon cutaneum wurde weltweit isoliert. Dieser Keim ist für die weiße Piedra, eine Erkrankung der Haare oder von Pelzen verantwortlich. Gelbe oder hellgelbe Knötchen von 1–1,5 mm werden an den Haarwurzeln gebildet, das Mycel kann auch die Lederhaut befallen. Die Diagnostik korreliert oft mit dem mikroskopischen Nachweis der typischen Knötchen entlang der Haare. Diese Art kann aber auch die Muskeln, den Respirationstrakt oder das Blut befallen.

Trichosporon cutaneum ist auch bekannt als Saprophyt und Kontaminant von Wasser und von Obst. Trichosporon assimiliert eine große Anzahl von Substraten, was die Anwendung in einigen Kläranlagen erklärt.

Kulturelle Eigenschaften. Auf Sabouraud-Agar bildet diese Spezies ockerfarbene, glatte, flaumige oder faltige Kolonien, matt bis glänzend, die einen glatten Rand haben oder radial gestreift sein können.

Auf RAT wird immer segmentiertes Mycel und Arthrosporen gebildet, manchmal auch Pseudomycel und Blastosporen in Ketten oder Trauben.

Trichosporon capitatum

Die perfekte Form dieser Art ist ebenfalls unbekannt. Sie wird auch Geotrichum capitatum genannt.

Diese Spezies wird als Opportunist manchmal aus dem Verdauungstrakt von Mensch und Tier isoliert. In seltenen Fällen kann sie Endokarditis, Enzephalitis und Septikämien hervorrufen. Weiterhin ist sie als Kontaminationskeim bekannt.

Kulturelle Eigenschaften. Die Kolonieform ähnelt der von Trichosporon cutaneum. Sie können cremig oder flaumig sein und leicht erhaben.

Auf RAT wird segmentiertes Mycel mit vielen Arthrosporen gebildet. Elipsenförmige Blastosporen sind entlang dem Mycel oder an den Enden vorhanden.

13.2.2.5 Rhodutorula

Die Gattung Rhodutorula wurde von HARRISON 1928 zum ersten Mal beschrieben. Sie besteht aus neun Arten, die durch die Bildung eines karotinoiden Pigments gekennzeichnet sind. Dadurch erscheinen die Kolonien gelb oder rot. Die Gattungen Rhodutorula und Cryptococcus sind nahe verwandt. Sie besitzen die gleichen Wachstumseigenschaften und die Zellen haben die gleiche Form und Größe. Wie Cryptococcus sind sie in der Lage, Harnstoff zu hydrolisieren.

Rhodutorula ist ubiquitär in **feuchter Umwelt** verbreitet. Man kann sie vermehrt an häufig befeuchteten Gegenständen wie Vorhängen von Duschkabinen oder etwa an Rändern von Badewannen finden. Mögliche Infektionen können schon unterdrückt werden, wenn die Kontaminationsquellen eliminiert sind.

Die häufigsten am Menschen gefundenen Rhodutorula-Arten sind R. rubra, R. minuta und R. glutinis. Sie wurden beim Menschen bei Lungen- und Niereninfekten, bei Erkrankungen des ZNS, Septikämien oder auch aus dem Gastrointestinaltrakt isoliert. Man fand sie auch in kontaminierten Infusionsflüssigkeiten und Kathetern, wo sie zu schweren Endokarditiden führen können. In tropischen Regionen sind sie oft auf der Haut zu finden.

Kulturelle Eigenschaften. Die Kolonien sind lachsfarben bis rot, glatt oder faltig und cremig bis schleimig.

Auf RAT bilden alle drei genannten Arten kein oder nur ein spärliches Pseudomycel. Die perfekte Form ist lediglich von R. glutinis bekannt und heißt Rhodosporidium toruloides. Die sexuelle Vermehrung dieser Art geschieht über große Teliosporen am Ende des Filaments. Es ist eine Autosporulierung des Stammes.

13.2.2.6 Sporobolomyces

Dieses Taxon besteht aus sieben Arten, u.a. Sporobolomyces salmonicolor und S. roseus. Wie Rhodutorula sind sie pigmentiert, so daß die Kolonien rosa, rot oder orangefarben aussehen. Die vegetative Vermehrung geschieht durch Knospung, durch die Bildung von Pseudomycel oder Mycel und durch die Bildung von nieren- oder sichelförmigen Ballistosporen, die wie Wassertropfen in die Umgebung geschleudert werden können.

Die Arten sind ubiquitär in der Luft und bei Pflanzen, in Milch, Bier und gezuckerten Getränken verbreitet. Gelegentlich werden sie aus klinischem Material und bei Hautverletzungen isoliert.

13.2.2.7 Pichia

Diese Gattung beinhaltet 56 Arten. Eingegangen wird an dieser Stelle nur auf Pichia ohmeri. Dieser Umweltkeim wird sowohl als Kontaminant (Gemüse, Mehl), wie auch aus klinischem Material isoliert (Pleurapunktat bei Endokarditis). Die imperfekte Form dieser Art ist unbekannt.

Auf RAT wird viel baumartiges Pseudomycel gebildet; die Asci enthalten ein bis vier glatte, kugelige oder hutförmige Ascosporen, die sofort nach der Entstehung freigesetzt werden.

13.2.2.8 Geotrichum

Die Gattung Geotrichum ist ein gemischtes Taxon, das aus den folgenden Spezies besteht: Geotrichum candidum, Geotrichum fermentans und Geotrichum penicillatum. Die Gattung wird neuerdings zu den Hefen gerechnet.

Geotrichum candidum ist ein Saprophyt des äußeren Milieus, den man aus dem Erdboden, aus Abfall, Tierexkrementen, Misthaufen, Dünger, verdorbenem Gemüse oder Obst, in Gärung übergegangenen Milchprodukten usw. isolieren kann. Man findet ihn auch als Saprophyten des Menschen, vor allem im Verdauungskanal und nicht selten im Speichel, im Stuhl oder im Expektorat und sogar auf der Haut gesunder Menschen.

Ein durch Krankheit geschwächter Allgemeinzustand, langdauernde Behandlungen mit Antibiotika, Kortikosteroiden oder Im-

munsuppressiva scheinen Faktoren zu sein, die den Übergang zur Pathogenität fördern. Die **Geotrichose** entsteht infolge Überhandnehmens eines Geotrichum. Die Folge können u.a. folgende Erkrankungen sein:

- Kryptentonsillitis
- infantile Enterokolitis
- Bronchopneumonien, die eine Tuberkulose vermuten lassen
- Stomatitis, speziell die schwarze Haarzunge.

Kulturelle Eigenschaften. Die Kolonien sind anfangs glatt und cremig, später werden sie flaumig.

Auf RAT wird ein echtes septiertes Mycel gebildet, das in Arthrosporen zerfällt. Geotrichum vergärt Glukose und Galaktose, hat aber nicht die Fähigkeit zur Proteolyse.

13.2.2.9 Saccharomyces

Der Gattungsname stammt aus dem Jahre 1839 von MEYEN. Zur Gattung gehören sieben Arten, die für ihre Fermentationsleistungen in der Industrie bekannt sind. Saccharomyces cerevisiae wird in Brauereien, Weinkellern und Bäckereien (Bäckerhefe) genutzt. Unter Luftabschluß vergären sie Kohlenhydrate zu Kohlendioxid und Alkohol.

Diese Hefe gehört zur Normalflora des Rachenraumes und des Intestinaltraktes. Untersuchungen der Enzymleistungen haben ergeben, daß bestimmten Stämmen dieser Art eine pathologische Relevanz zugesprochen werden muß.

Saccharomyces cerevisiae kann für Soor, Vulvovaginits und Harnwegsinfektionen (bei Diabetikern) verantwortlich sein. Erkrankungen der Lunge bei europäischen Bierbrauern sind bekannt. Die Zahl der opportunistischen Erkrankungen durch diese Hefe ist im Anstieg.

Kulturelle Eigenschaften. Die vegetativen Zellen können oval rund oder länglich sein, kurze Ketten sind oft vorhanden. Die Teilung geschieht durch multilaterale Knospung. Die Asci enthalten ein bis vier runde oder ovale Ascosporen, die nicht freigesetzt werden können.

Alle Arten dieser Gattung assimilieren Saccharose (daher der Name). Spezielle Fermentationsleistungen kennzeichnen spezielle Biotypen und damit die industrielle Nutzung. Durch bestimmte Belüftungsverfahren und Zuckerzufuhr läßt sich die Ethanolentstehung vermeiden, was bei der Herstellung von z.B. Brot von Bedeutung ist.

13.2.3 Mykotoxine

> Mykotoxine sind Substanzen, die von den verschiedensten Pilzarten (vorwiegend Schimmelpilze, aber auch Hefepilze) in deren Stoffwechsel gebildet werden. Eine Untergruppe der Mykotoxine, die sog. Aflatoxine, die häufig in Nahrungsmitteln nachgewiesen werden können, gehören zu den gefährlichsten Giften der Natur. Sie können Leberkrebs verursachen.

Die inzwischen unübersehbare Vielzahl von Lebensmitteln und anderen Industrieprodukten, die mit Hilfe von Schimmelpilzenzymen hergestellt werden, stehen zunehmend in Verdacht für Gesundheitsstörungen verantwortlich zu sein. Aus diesem Grund hat die WHO eine Expertenkommission unter Leitung von Prof. ANTONIO V. CONSTANTINI gebildet, dessen bisherigen Erkenntnisse beunruhigend sind.

In der Massentierhaltung ist die Bedeutung über die tödliche Gefahr von Mykotoxinen schon lange bekannt. Massensterben von Geflügel, das mit mykotoxinbehaftetem Getreide ernährt wurde, aber auch Gelenkentzündungen bei Pferden durch verschimmeltes Stroh sind keine Seltenheit. Der Erforschung von Auswirkungen auf den Menschen wurde bisher wenig Bedeutung zugemessen.

13.2.3.1 Aufnahmewege für Mykotoxine

In der Regel kommt es über einen **mittelbaren** Weg – nämlich durch belastete Lebensmittel – zur Aufnahme von Mykotoxinen (Milch, Eier, Innereien [Leber], Fleisch). Da die Toxine thermostabil sind, werden sie durch die übliche Erhitzung nicht zerstört.

Insbesondere importierter Mais (Maismehl und Maisgries) sowie Röstkaffee enthalten häufig bedenkliche Konzentrationen an Mykotoxinen, namentlich an **Fumonisin,** das unter Verdacht steht Speiseröhrenkrebs, Lungenödeme und Lungentumoren auszulösen.

Ochratoxin A bildende Schimmelpilze sind in unseren Regionen weit verbreitet. Kontaminiert sind häufig Getreide, Getreideprodukte sowie Futtermittel. Daher ist Ochratoxin A mitunter in Bier und Brot nachweisbar. Über die Futtermittel gelangen die Mykotoxine auch in Lebensmittel tierischer Herkunft. Auch in Muttermilch konnten bereits die Toxine nachgewiesen werden. Die Halbwertszeit von Ochratoxin A liegt bei ca. 30 Tagen (Tab. 13-1).

13.2.3.2 Stoffwechselstörungen durch Mykotoxine

Bemerkenswert erscheint der Verdacht, daß Schimmelpilze in zunehmendem Umfang auch an der Entstehung klassischer Zivilisationskrankheiten des Menschen beteiligt sein könnten. So wird in der Arbeitsgruppe von CONSTANTINI diskutiert, ob die Entstehung von Atherosklerose und Diabetes mellitus, die im Tierversuch durch Zufütterung von Bier- und Bäckerhefe provoziert werden konnte, auch im menschlichen Organismus gefördert oder sogar ausgelöst werden kann. Auf diese Störung könnte der Organismus durch die Erhöhung des Cholesterinspiegels versuchen, Mykotoxine zu neutralisieren. Somit wäre die sog. Hypercholesterinämie ein Versuch des Organismus, schädigende Ein-

Tabelle 13-1 Kritische Nahrungsmittel.			
Kritische Nahrungsmittel	**Verursacherkeime**	**Toxine**	**Erkrankungen**
Getreide und Getreideprodukte Mehl in beschädigten Verpackungen (Weizen, Weizengries, angeschimmeltes Brot), **Mais**	Aspergillus flavus Aspergillus parasiticus	Aflatoxin	Leberkrebs
Erdnüsse und Erdnußprodukte (Nußmus); **Paranüsse** (oft extrem); **Pistazien** (bes. stark in Wurstwaren) Walnüsse und Cashewnüsse relativ gering belastet Milchprodukte in geringen Mengen (durch verschimmelte Futtermittel)	Mutterkorn	Ergotamin	Durchblutungsstörungen; Kopfschmerzen; Schwindel, Erbrechen, Sehstörungen
Kakao	Fusarium	Fumonisin	Kreislaufstörungen Schädigung des Nervensystems; Lebertox.; karzinogen; Atherosklerose
Apfelsaft und Fruchtsaftgetränke	Penicillium expansum	Patulin	Schädigung des Nervensystems, Blutungen in inneren Organen; Hautentzündungen
Gemüse, trocken gelagerte Nahrungsmittel (z.B. Linsen, Bohnen, Kaffee, Mais etc.)	Aspergillus ochraceus Penicillum viridicatum	Ochratoxin	Nieren- und Lebergift, immuntoxisch, erbgutschädigend, kanzerogen
Feuchte Räume, PKW-Innenraum	Aspergillus niger		Allergien, Asthma

flüsse zu eliminieren. Weitere Forschungsergebnisse ergaben, daß durch die von den Hefen gebildete Harnsäure bei ihrem Abbau im Organismus größere Mengen des Stoffwechselzwischenproduktes **Alloxan** anfallen, das Zellen der Bauchspeicheldrüse zerstört.

13.2.3.3 Weitere Auswirkungen von Mykotoxinen

Die verschiedenen Pilzspezies produzieren unterschiedliche Toxine. Bisher wurden ca.

120 solcher Toxine untersucht. Die Auswirkungen können vielfältig und gravierend sein. Toxische Auswirkungen auf folgende Organsysteme sind möglich:
– Leber
– Nieren
– Knochenmark
– Nervensystem.
Darüber hinaus können einige Mykotoxine für kindliche Fehlbildungen sowie für die Entstehung verschiedener Krebsarten verantwortlich sein.

13.2.3.4 Allergien durch Schimmel- und Hefepilze

So, wie eine drastische Zunahme der Pollenallergien zu verzeichnen ist (zwischen 1926 und 1986 eine Steigerung um 1200%), so registrieren wir auch eine akute Zunahme der Schimmelpilzallergien. In der Natur verbreiten sich die Pilze und dessen Sporen saisonal, ähnlich wie die Pollen. Andere leben dauerhaft auf Gräsern oder Getreiden, in feuchten Arealen wie z.B. im Wald (hierdurch kann der typische Waldgeruch entstehen), aber auch in feuchten Wohnungen. Die Vermehrung der Pilze hängt auch vom Klima und dem Wetter ab. So kennen wir Spezies, die sich vorwiegend bei schlechtem, feuchtem Wetter optimal vermehren (z.B. im Herbst bei Nebel und hoher Feuchtigkeit) oder aber bei schönen Wetter besonders gute Lebensbedingungen finden.

Gefahr durch Schimmel in der Wohnung

Ein wesentliches Problem stellt das Schimmelpilzproblem in Wohnungen dar. Durch die zunehmend perfekte **Isolierung** der Wohnräume kommt es zu einem Anstieg der Luftfeuchtigkeit und zu einem mangelnden Luftaustausch, wodurch das Pilzwachstum erheblich begünstigt wird. Besonders intensiv finden wir diese Probleme in der **Heizperiode**. Es gibt Pilzarten, die sich besonders gut im Bereich von Kältebrücken (meist Außenwände) bilden. Andere sind bevorzugt im Bad (schwarze Fugen) zu finden. Schimmelpilzallergiker sollten keine Handtücher im Badezimmer lagern. Durch die ständig oder zumindest häufig erhöhte Luftfeuchtigkeit bilden sich sehr schnell Pilze im Stoff.

Klimaanlagen können ganz extrem zur Verbreitung von Schimmelpilzen beitragen. Die Filteranlagen der Anlagen sind nicht selten schlecht gewartet, und werden so rasch von Pilzen durchwachsen. In einer Frankfurter Klinik sind auf diesem Weg mehrere Menschen auf der Intensivstation ums Leben gekommen. Die abwehrgeschwächten Patienten erlagen Lungeninfektionen, die durch die Pilze hervorgerufen worden sind.

Raumluftfallen. Eine orientierende Untersuchung zur Belastung der Luft mit Schimmelpilzsporen ist die sogenannte Raumluftfalle oder Sporenfalle.

In dem zu untersuchenden Raum sollten mindestens zwei Stunden Türen und Fenster geschlossen gewesen sein, um eine Nährbodenkontamination durch Außenluft zu verhindern.

Dann wird ein geöffneter Nährboden eine Stunde lang dort in der Wohnung aufgestellt, wo man die Hauptbelastung des Pilzbefalls vermutet, nicht jedoch auf der Fensterbank oder zwischen Blumentöpfen. Während der Aufstellzeit der Sporenfalle sollte der Raum nicht betreten werden. Der Deckel der Sporenfalle liegt während dieser Zeit mit der Öffnung nach unten neben dem Nährboden.

Anschließend wird die Sporenfalle geschlossen und – vor Bruch gesichert – ins Labor zur weiteren Bearbeitung geschickt. Auf den Boden gefallen Sporen keimen dann aus und erzeugen typische Pilzkolonien, die dann makroskopisch und mikroskopisch beurteilt werden.

Gefahr aus der Biomülltonne

Seit dem Küchen- und Gartenabfälle in sog. Biomülltonnen gesammelt werden, gibt es eine neue Gefahrenquelle. Innerhalb kurzer Zeit bilden sich in den Sammelbehältern neben vielfältige Bakterienkulturen auch massenweise Schimmelpilzkulturen. Bei jedem Öffnen und Schließen der Tonne wird der Betroffene massiv mit Sporen konfrontiert. Allergische Reaktionen oder Infektionen der Atemwege können die Folge sein.

Gefahr durch die Industrie

Ein weiterer Faktor ist die Lebensmittel-, Pharma- und Kosmetikindustrie. Pilze bilden Enzyme, die zur Herstellung der verschiedensten Produkte gebraucht werden. Schätzungen zu Folge werden bei uns jährlich 1000 Tonnen Schimmelpilzenzyme verarbeitet. Das ist ein enormes allergenes Potential. Auch hier gilt wieder, daß der an sich natürliche Kontakt mit Schimmel so extrem intensiviert wird, daß es zu immunolgischen Reaktionen zu kommen scheint. Die Getränke- und Lebensmittelindustrie verwendet z.B. Schimmelpilzenzyme, um Obst und Gemüse zu „schälen". Ebenfalls dienen diese Enzyme der Verflüssigung verschiedenster Rohstoffe (z.B. wird Stärke zu Sirup umgewandelt). Aber auch alkoholische Getränke, Süßspeisen, Konfitüren, verschiedene Milcherzeugnisse, die meisten Käse und auch Würste werden mittels dieser Pilzenzyme hergestellt. Für viele Betroffene ist die fehlende Kennzeichnung der so hergestellten Produkte äußerst problematisch.

Auch die Pharmaindustrie setzt zunehmend Schimmelpilze und deren Enzyme ein. Viele Enzym- und Vitaminpräparate enthalten diese Substanzen.

Symptome der Pilzallergien

Hefe- und Schimmelpilzallergien können ganz ähnliche Symptome wie der allseits bekannte Heuschnupfen hervorrufen. Durch die Inhalation von Schimmelpilzsporen kann es auch zu massiven bronchialen und alveolären Reaktionen kommen und hier Symptome ähnlich einer Lungenentzündung sowie asthmatische Beschwerden hervorrufen. Darüber hinaus kann natürlich auch das gesamte Spektrum an unklaren Symptomen auftreten, wie wir es aus den anderen allergischen Reaktionen kennen: Müdigkeit, Kopfschmerzen, Depressionen, Übelkeit, Herzrasen, Husten, Schnupfen, Augenbrennen, Unruhe, unklare Bauchsymptome, Ekzeme, Migräne, Juckreiz usw.

13.2.3.5 Schimmelpilzmykosen

Aspergillus fumigatus ist der wichtigste Erreger von Mykosen unter den Schimmelpilzen. Andere Arten derselben Gattung (Aspergillus niger, Aspergillus flavus, Aspergillus nidulans) werden viel seltener angetroffen.

Aspergillen sind opportunistische Erreger von **Lungenmykosen.** Das Angehen einer Aspergillose wird zum Beispiel begünstigt durch eine alte Lungentuberkulose, durch langfristige Kortisontherapie und Alkoholismus. Bei sehr abwehrgeschwächten Patienten kann es auf dem Blutweg zur Streuung kommen; etwa ein Viertel der tiefen Mykosen von aplastischen Leukämiepatiententen sind disseminierte Aspergillosen [4]. Das bevorzugte Ansiedelungsorgan der Lungenaspergillose ist das zentrale Nervensystem.

Aspergillen wie auch andere Schimmelpilze neigen zum Einbruch in Arterien, was Massenblutungen oder Embolien zur Folge hat. Bei invasiver Aspergillose aus infizierten Nasennebenhöhlen kann es zur indirekten Beteiligung des Auges mit Stauungszeichen kommen.

Aspergillen sind anspruchslos, sie wachsen unter aeroben Bedingungen bei bis zu 50 °C auf fast allen festen Nährböden (Abb. 13-12). Die sehr resistenten Konidien des ubiquitären Pilzes werden mit der Luft verschleppt und eingeatmet und stellen somit das infek-

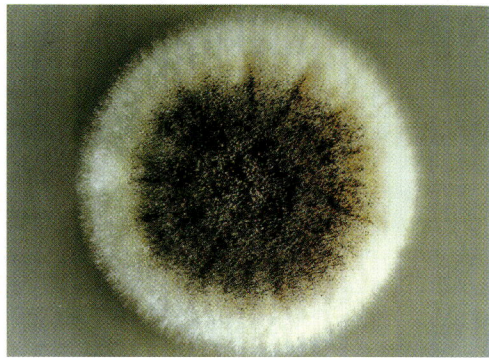

Abb. 13-12 Reinkultur von Aspergillus niger (Kimmig-Agar).

tiöse Agens dar. Bei verstärkter Staubentwicklung werden gehäuft Infektionen beobachtet. Beim Nachweis von Aspergillen aus menschlichem Untersuchungsmaterial kann es sich deshalb auch um eine Verunreinigung handeln.

> Trotzdem ist jedem Aspergillusisolat nachzugehen.

Es gibt in seltenen Fällen auch die gastrointestinale Aspergillose. Sie wird seit etwa 50 Jahren in der Literatur erwähnt. Zahlenmäßig ist sie selten und tritt im Vergleich zur bronchopulmonalen Aspergillose weit an Bedeutung zurück. Nach den Einzelberichten liegen dabei herdförmig nekrotisierende eitrige oder granulierende Entzündungen mit der Neigung zu tiefreichender Ulzeration vor. Es wäre jedoch unangebracht, bei jeder Entwicklung von Aspergillus in Stuhlausstrichen das Vorliegen einer derart schweren Krankheit zu vermuten.

> Auch bei sorgfältiger Laborarbeit ist eine Kontamination des Untersuchungsmaterials mit den ubiquitär vorhandenen Aspergillussporen nicht völlig auszuschließen.

Stuhlproben von Patienten mit Verdauungs- oder Stoffwechselstörungen enthalten in schlecht abgebauten Partikeln oft reichlich Nährstoffe für Schimmelpilze, die sich dann erst im Plattenausstrich zeigen, besonders bei verzögerter Verarbeitung, z.B. nach Einsendung.

Läßt sich dagegen bei einer zweiten oder dritten Wiederholung die gleiche Aspergillusart nachweisen, so gilt in diesem Falle (und nur hier) die Empfehlung von RIETH, eine Darmsanierung mit nicht resorbierbaren Antimykotika durchzuführen. Mittel der Wahl ist Amphotericin B (Ampho-Moronal®), das praktisch nicht resorbiert wird und sich daher ideal zur oralen topischen Therapie bei Pilzbefall des Intestinaltraktes eignet.

Glossar

Adhärenz	heißt die Fähigkeit von Mikroorganismen an Epithelien oder anderen biologischen Geweben anzuheften, und diese gegebenenfalls zu penetrieren
Arthro-sporen	sind Gliedersporen, die gegeneinander durch eine oder mehrere Septen abgegrenzt sind
Askus (pl. Aski)	keulenförmiger Sporenbehälter der Schlauchpilze
Ascosporen	diese geschlechtlichen Sporen entstehen endogen durch freie Zellbildung und können Strukturen wie Schläuche, Kugeln, Spindeln und Zylinder entwickeln
autochthon	an Ort und Stelle bzw. ohne äußere Einwirkung entstanden

Blastosporen	sind Sproßzellen (Knospungssporen) und keine Sporen im Sinne sexueller Vermehrung. Sie dienen der ungeschlechtlichen Vermehrung der Hefen. Fadenförmig aneinanderhängende Blastosporen heißen Pseudofäden, ein Geflecht von Pseudofäden heißt Pseudomycel
Chlamydosporen	dickwandige Dauersporen, mitunter sehr charakteristisch. Sie lassen sich für die Artbestimmung verwerten, z.B. bei Candida albicans
Darmbiozönose	(gesunde) Lebensgemeinschaft im Darm
disseminierte Aspergillosen	verbreitete, ausgebreitete Aspergillosen (bezogen auf den Organismus)
Endotoxintranslokation	pathogene Mikroorganismen produzieren in der Darmmukosa Toxine, die im Sinne einer Diffusion oder einer Persorption durch die Darmwand hindurch in die Blutbahn gelangen. Diesen Vorgang nennt man Translokation
Eradikation	heißt durch Therapiemaßnahmen erreichte Ausrottung von pathogenen Krankheitserregern
fakultativ pathogen	die variable Möglichkeit, Virulenzfaktoren zu bilden und damit pathogen zu sein, bei Nichtbildung von Virulenzfaktoren sind die Keime apathogen
Favus	eine meist auf die behaarte Kopfhaut beschränkte Pilzinfektion, die durch Trichophyton schönleinii hervorgerufen wird. Der Begriff entstammt der lateinischen Sprache und bedeutet Honigwabe, womit ein Eindruck für das Aussehen der charakteristischen Kopfhautbelege gegeben wird. Oft führt die Krankheit zu dauerhafter Kahlköpfigkeit. Im Volksmund ist sie auch unter dem Namen Erbgrind bekannt
generativ	die Fortpflanzung betreffend
Homogenisation	Feinstzerkleinerung
imperfekte Hefen	Hefen, die sich ungeschlechtlich vermehren und keine Sexualsporen bilden
Inokulum	kleine Menge einer Suspension von Mikroorganismen, hier im Sinne von Menge an infektiösen Pilzsporen

Leukonychia trichophytica	bei einer Nagelmykose auftretende Symptomatik, gekennzeichnet durch weißliche bis gelbe Verfärbung des seitlichen Nagelfalzes
Makrokonidien	mehrzellige Sproßzellen
Mikrosporie	Mykose der behaarten Kopfhaut durch verschiedene Arten aus der Gattung Mikrosporum. Auf dem Kopf entstehen große rundliche Befallsherde, die wie mit Asche bestäubt aussehen. Die Haare brechen im Herdbereich einige Millimeter über der Haut ab. Die Erreger sind sehr infektiös. Primäre Infektionsquellen sind in erster Linie Hunde und Katzen
Mycel	Geflecht aus Pilzfäden. Das vegetative Mycel dient zur Ernährung, das fruktifizierende Mycel der Vermehrung
Mycelform	Fadenform der Pilze
parasitische Phase	Lebensabschnitt eines Keims, in dem er als Parasit gegenüber dem Wirt auftritt
perinomodisch	vom Zentrum nach außen sich verbreitend unter Abheilung des Zentrums
Permeabilität	Durchlässigkeit, z.B. durch die Darmwand
Prävalenz	Bevorzugung, z.B. eines Epithelgewebes oder eines anderen Biotops
Piedra (weiße)	eine Pilzinfektion der Haarschäfte mit Ausbildung harter knotiger Auflagerungen. Weiße Piedra wird durch einen Hefepilz, schwarze Piedra durch einen Schimmelpilz hervorgerufen. Weiße Piedra kommt in den subtropischen und gemäßigten Zonen vor, in Europa ist sie selten. Der Erreger der weißen Piedra ist der Hefepilz Trichosporon cutaneum
Pseudomycel	Pilzgeflecht aus Pseudofäden

pustulös	Hauteffloreszenzen, bei denen es zu einer Ausbildung von Pusteln kommt, d.h. mit Eiter gefüllte Hohlräume. Sie können unmittelbar entstehen, so als primäre Pusteln bei der Psoriasis pustulosa. Häufig entwickeln sich Pusteln aus Bläschen und Blasen sekundär durch Eintrübung des primär serösen Inhaltes (Eiterbläschen, Eiterblase, z.B. bei Impetigo). Diese Pusteln enthalten dann Eitererreger
Saprophyten	Lebewesen, die abgestorbene Organe und Substanzen als Nahrung verwerten, z.B. Pilze. Saprophytisch und pathogen sind keine Gegensätze. Auch Saprophyten können Krankheiten verursachen
Scutulum (Pl. scutulae)	Schildchen
squamöshyperkeratotisch	ein Begriff aus der Effloreszenzenlehre der Dermatologie beschreibt Schuppen, die durch festsitzende Hornmassen gebildet werden
Sprossung	ein Teil der Zellwand der Mutterzelle löst sich lokal auf. Danach wächst ein Teil des Zellinhaltes heraus und bildet eine Tochterzelle. Dies ist die typische Wuchsform für Hefen, die sich aber auch bei anderen Pilzen findet
subungual	unter einem Nagel (Zehen oder Finger)
Taxon	systematische Kategorie, z.B. Art, Gattung, Familie etc.
Tinea versicolor	oberflächliche, nicht entzündliche Pilzerkrankung durch den Hefepilz Malassezia furfur. Die Erkrankung ist in subtropischen und tropischen Klimazonen bei Behinderung der Abdunstung der Haut durch Kunstfaserwäsche und bei mangelhafter Hygiene häufig. Besonders häufig ist die Dermatose anzutreffen in talgdrüsenreichen Arealen wie Brust und Rückenmitte. Die Herde zeigen meist eine kleieförmige Schuppung
validiert	treffsicher
vegetativ	Wachstum betreffend
vesikulös	reich an Bläschen

zoophile Dermatosen sind Hauterkrankungen, die natürlicherweise zwischen Wirbeltieren und Menschen übertragen werden (vgl. Zoonose), wie Brucellose, Enteritis-Salmonellose, Milzbrand, Q-Fieber, Tollwut etc.

Literatur

[1] Ahearn, D. G., Lawrence, J. B.: Disseminated Candidiasis caused by a sucrose-negative variant of Candida tropicalis. J. clin. Microbiol. 2, 187–190 (1984).

[2] Baer, R. L., Rosenthal, St. A., Litt, J. Z., Rogachefsky, H.: Newer Studies on the epidemiology of fungous infections on the feet. Amer. J. publ. Hlth 45, 784 (1955).

[3] Borg von Zepelin, M., Rüchel, R.: Die Protease als wichtiger Virulenzfaktor von Candida albicans. Akt. Dermatol. 20, 366–369 (1994).

[4] Brasch, J., Kietzmann, H.: Allergene Pilzsporen in der Luft – Epidemiologie und klinische Bedeutung. GIT-Suppl. 6, 50–52 (1987).

[5] Calderone, R. A.: Host-parasite relationship in candidosis. Mycoses 32 (Suppl. 2), 12–17 (1989).

[6] Calderone, R. A., Diamond, R., Senet, J.-M., Warmington, J., Filler, S., Edwards, J. E.: Host cell-fungal cell interactions. J. med. vet. Mycol. 32 (Suppl. 1), 151–168 (1994).

[7] Costantini, A.V.: Hyperlipidämie und Arteriosklerose durch Pilze und ihre Gifte. pilzdialog 1, 13–14 (1994).

[8] Costantini, A.V., Wieland, H., Qvick, L. I.: Arteriosclerosis: II. The antifungal-antimycotic activity of agents effective in the treatment of hyperlipidemia and arteriosclerosis. Mycotoxins in Human Health Newsletter 1, Nr. 7, 1–16 (1994).

[9] Dittrich, O.: Allergie durch Pilze: Praktische Hinweise zur Schimmelpilzdiagnostik unter Berücksichtigung allergischer Erkrankungen. hautnah, 43–46 (1990).

[10] Gedek, B. R.: Gesundheitsgefährdung des Menschen durch Mykotoxine. Mycoses 37 (Suppl. 1), 43–49 (1994).

[11] Gemeinhardt, H.: Zum Vorkommen von Aspergillus fumigatus im Luftstaub und in Komposterde von Gewächshaushallen. hautnah-mykologie 4, 144–146 (1992).

[12] Hauss, H., Hauss, R.: Hefen im Darm – die heimliche Gefahr. hautnah-pädiatrie 6, 550–551 (1994).

[13] Hauss, H., Heber, W.: Mykologische Techniken in der ärztlichen Praxis. Schwarzeck, München 1983.

[14] Hauss, R.: Hefen im Verdauungstrakt – ein mikrobiologischer Störfall? Naturheilpraxis 6, 859–864 (1996).

[15] Hauss, R.: Routinediagnostik von Candida albicans: Sichern Sie Ihre Therapieempfehlung. Privatärztl. Praxis 1, Heft 4, 183–184 (1996).

[16] Hube, B., Turver, C. J., Odds, F. C., Eiffert, H., Boulnois, G. J., Köchel, H., Rüchel, R.: Identifizierung, Klonierung und Charakterisierung des Gens der sekretorischen Aspartat-Protease von Candida albicans. Mycoses 34 (Suppl.), 59–61 (1991).

[17] Krempl-Lamprecht, L.: Pilzsporen als Allergene. GIT-Suppl. 3 (5), 39–40 (1983).

[18] Krempl-Lamprecht, L., Quadripur, S.-A.: Adhärenz, ein wichtiger Pathogenitätsfaktor. pilzdialog 2, 23–24 (1989).

[19] Listemann, H.: Abnahme und Präparation von medizinischem Untersuchungsmaterial und die Durchführung von Pilzkulturen. Dermatologie 4 (11), 41–48 (1990).

[20] Meinhof, W.: Isolierung und Identifizierung von Dermatophyten. Zbl. Bakt. 273, 229–245 (1990).

[21] Merz, W. G.: Candida lusitaniae: Frequency of recovery, colonization, infection and Amphotericin B resistance. J. clin. Microbiol. 20, 1194–1195 (1984).

[22] Merz, W. G., Karp, J. E., Schron, D., Daral, R.: Increased fungiaemia caused by Candida krusei. J. clin. Microbiol. 24, 581–584 (1985).

[23] Müller, J.: Hefepilze (Blastomyzeten). In: Burkhardt, F. (Hrsg.): Mikrobiologische Diagnostik. Thieme, Stuttgart–New York 1992.

[24] Nolting, S., Hauss, R., Guzek, B.: Mykosen des Verdauungstraktes. medi, Hamburg 1994.

[25] Penzler, M. I., Krawczick, P., Lebar, W. D.: Candida lusitaniae septicaemia. Clin. Microbiol. Newsletter 7, 86 (1985).

[26] Peters, U., Zimmermann, K., Hauss, R.: Untersuchungsergebnisse einer Stuhldiagnostik – nicht zufällig zuverlässig. Privatärztl. Praxis 01, Heft 4, 185–186 (1996).

[27] Proppe, A.: Perinomodisches Phänomen des Abweidens. Derm. Wschr. 120, 305 (1949).

[28] Quadripur, S.-A.: Haut-, Haar- und Nagelinfektionen durch ungewöhnliche Pilze. pilzdialog 3, 50 (1996).

[29] Rapp, D.: Häufige Allergene: Schimmelpilze und Hefen. J. Umweltmed. 1, 12–13 (1996).

[30] Rieth, H.: D-H-S-Diagnostik. Fortschr. Med. 85, 594–595 (1967).

[31] Rieth, H., Meisel, C. W.: Mykosen-Klinik, Diagnostik und Therapie. Teil 2: Mykosen durch Dermatophyten. haut VI, 2600–2605 (1995).

[32] Rüchel, R., Quadripur, S. A.: Candidamykosen: Mechanismen der Pathogenität. In: Macher, E., Kolde, G., Bröcker, E. B. (Hrsg.): Infektion und Haut: Jahrbuch der Dermatologie. Biermann, Zülpich 1993.

[33] Schulze Everding, A., Ostermann, A., Fegeler, W.: Die allergische bronchopulmonale Aspergillose. pilzdialog 4, 65–66 (1989).

[34] Tietz, H. J., Schönian, G.: Wandel des dermatomykologischen Erregerspektrums. 1994.

14.1 Einleitung

Die nachfolgende Abhandlung befaßt sich schwerpunktmäßig mit serologischen Ergebnissen bei Mykosen des Orogastrointestinaltrakts.

Als Serologie wird nach THIELE die Lehre von den physiologischen und pathologischen Immuneigenschaften des Blutserums bzw. deren Bestimmung mit spezifischen Antigen-Antikörper-Reaktionen in vitro definiert [76].

Derartige Bestimmungen gehören heutzutage in verschiedensten Wissenschaftsbereichen z.B. der Immunpathologie, Epidemiologie, Humangenetik, forensischen Medizin, Mikrobiologie etc. zu den grundlegenden Untersuchungsverfahren dieser wie anderer Fachsparten. Auch in der praktischen Medizin haben sich serologische Verfahren als unverzichtbare Instrumente zur Diagnostik wie auch zur Therapiekontrolle erwiesen. Als eines der markantesten Beispiele gilt die weithin bekannte Hepatitisdiagnostik. Im Sinne einer Qualitätssicherung durch objektive Meßverfahren sowie einer entsprechenden Dokumentation bedarf es in modern ausgerichteten Praxen auch des Einsatzes serologischer Verfahren in der mykologischen Diagnostik.

Traditionell orientiert sich die mykologische Diagnostik dahingehend, bei mykotischen

Erkrankungen primär den **Keimnachweis** mit einer entsprechenden Spezieszuordnung zu erreichen. Des weiteren interessieren verschiedene **Keimeigenschaften,** also Wachstumsbedingungen (Temperaturoptimum), Pathogenitätsfaktoren (Stoffwechselaktivitäten: Enzymsekretion, Mykotoxinproduktion etc.) sowie die **Antigenität** (Immunogenität) und hier insbesondere deren Auswirkungen auf das Immunsystem.

Bedauerlicherweise zeigt die mykologische Stuhldiagnostik Unzuverlässigkeiten: Falschnegative Resultate wurden im Rahmen der 3. Stuttgarter Mykosetage 1996 mit ca. 30% veranschlagt. Intestinale Mykosen können somit vorliegen, obwohl stuhlkulturelle Explorationen auf Anhieb nicht fündig geworden sind! Zudem sind Pilz-Keimzahlen als Maß der Besiedelungsintensität im Intestinaltrakt mehr als fragwürdige Informationen über die wahren Verhältnisse einer Auseinandersetzung des Wirts mit obligaten bzw. – und dieses gilt als derzeitige sich etablierende Lehrmeinung – fakultativ-pathogenen also bei entsprechenden Milieubedingungen krankheitserregenden Keimen im Sinne vor allem vornehmlich agierender Candida-Spezies (Abb. 14-1).

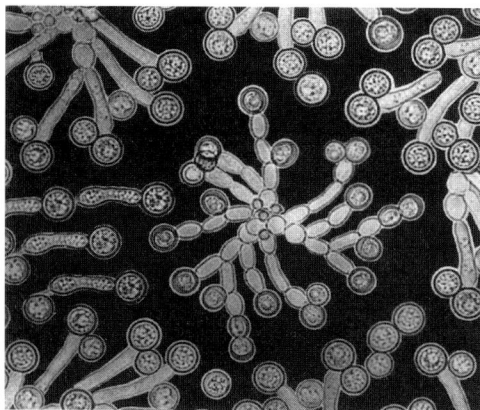

Abb. 14-1   Candida albicans. Sproßzellen, Pseudohyphen und Pseudomycelien.

Hier schließt jetzt eine praxisverfügbare Pilz-Serologie diagnostische Lücken, wenn es darum geht, real zu erfahren, ob sich der betroffene Wirt im Zustand eines „Immunstresses" durch Candidapilze befindet, da – mit Ausnahme erheblicher immungeschwächter Patienten – **pathologische Antikörpertiter** eine Auseinandersetzung mit Pilzen dokumentieren. Nach NOLTING sind „die Candida-Serologie und die kulturelle Diagnostik hefebedingter Mykosen eine Einheit – ein positiver Befund in der Serologie zieht die Suche nach dem Infektionsort nach sich" [57].

14.1.1 Pilzbesiedelung im Darm

Der Mensch steht mit seiner mikrobiologischen Umwelt in jeder Sekunde seines Lebens in Kontakt. Hierbei ist zwischen Keimen, die in Form einer „Flora" auf der Haut und auf den Schleimhäuten im Sinne eines symbiontischen Schutzwalls immunologisch protektiv wirken können und solchen, die obligat oder nur unter bestimmten Bedingungen zu Krankheitserscheinungen führen können, zu unterscheiden.

Die Frage, inwieweit Hefepilze zur menschlichen Flora gehören, wird nach wie vor kontrovers diskutiert. Zunehmend werden jedoch offensichtlich Anhänger der These RIETHS, Hefepilze hätten im menschlichen Intestinaltrakt keinerlei biologischen Auftrag, sie seien deswegen unphysiologische Parasiten, in den Hintergrund gedrängt. Letztlich jedoch gerät der Meinungsstreit in die Gefahr, Grundfragen der Infektiologie und damit wesentliche Probleme und Fragen der Wechselbeziehung zwischen Keim und Wirt zu übersehen.

Ob Candida-Spezies harmlosen, symbiontischen „Mitessern" (= Kommensalen) oder obligaten Fremdkeimen (Parasiten) zuzuordnen sind, ist in bezug zur Frage, ob eine bestimmte Person aktuell in Form einer intestinalen Mykose erkrankt ist oder nicht, aus

praktisch-medizinischer Sicht als eher untergeordnet zu betrachten.

Von grundlegender Bedeutung ist nämlich
die Frage, welche **Milieubedingungen** einerseits und welche momentanen **Erregereigen-
schaften** andererseits dazu verhelfen bzw.
verholfen haben, daß ein mikrobiologischer
Fremdling in ein Wirtssystem hat eindringen
und sich dort vermehren können. Candidapilze können im Intestinaltrakt zweifelsohne
Schleimhautmykosen auslösen. Diesbezüglich gibt es in der mykologischen wie auch
gastroenterologischen Fachwelt keinerlei
Meinungsgefechte. Eindrucksvolle patho-
histologische Befunde belegen mukosale
Masseninvasionen durch Pilzmycelien.

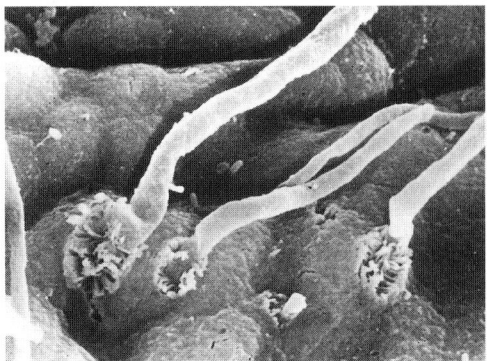

Abb. 14-2 Candida tropicalis im Sputum (Nativpräparat, 320 : 1).

Entscheidend ist die Frage, welcher Patient, welches klinische Bild, welche zumeist polysymptomatologische Krankheitssituation (= Situationen mit einer
Vielzahl parallel auftretender Befindensstörungen) mit einer kausal pathogno-
monischen Pilzeinwirkung in Korrelation steht. Mit anderen Worten: Welche
der vielen vorgebrachten Krankheitssymptome sind ursächlich pilzbedingt
bzw. pilzmitbedingt.

14.1.1.1 Wie gelangen Pilze in den Darm?

In jedem Fall gelangen Pilze via Mundhöhle,
Ösophagus und Magen in den Darm (Abb.
14-2). Das Säurebad des Magens wird unbe-
schadet überstanden, mehr noch, Candidapilze können unter bestimmten Bedingungen
auf der Basis einer Schädigung der epithelialen Schranke im Magen kolonisieren, adhärieren (= haften) und schließlich in das mukosale Gewebe (Schleimhautgewebe) eindringen. Dort – wie im Verlauf des gesamten
Orogastrointestinaltrakts – kommen sie unter
diesen Bedingungen grundsätzlich mit dem
Immunsystem intensivst in Kontakt. Sowohl

unspezifische wie spezifische Immunreaktionen sind die Folge, ein grandioses
„Feuerwerk" kaskadenartig ablaufender biochemischer Reaktionen findet vor Ort statt.

Pilzbesiedelungen im gastrischen Bereich
sind jedoch selten, zudem ist die Angriffs-
fläche aus mikrobiologischer Sicht im Vergleich zum Darm verschwindend klein. Entscheidend für die Elevation serologisch erfaß-
barer Antikörpertiter ist in erster Linie eine
pilzbedingte Immunprovokation im **Darmlumen**.

Pilze gelangen regelmäßig in den Darm.
Entscheidend ist die Frage, ob und unter
welchen Bedingungen sie krankma-
chende Wirkungen entfalten können.
Eine Problembetrachtung und Problem-
lösung kann nur aus ganzheitsmedizini-
scher Konzeption zu wirklichen Erfolgen führen.

Es darf mit Sicherheit angenommen werden,
daß jeder Mensch mehr oder weniger regelmäßig mit Candidaspezies aus der Umwelt
in Kontakt kommt und diese aufnimmt. Im
Orogastrointestinaltrakt bietet sich den verschiedensten Pilzspezies „normalerweise"
bei intakter Immunabwehr (und dies beinhaltet die Intaktheit der symbiontischen

Mikroflora des Darms) keinerlei Möglichkeit einer Gesundheitsbeeinträchtigung des Wirts. Weltweit besteht unter den Experten Einigkeit darin, daß nur eine **defekte immunologische Kompetenz** Pilzen – wie übrigens auch anderen Mikroorganismen – die Möglichkeit bietet, eine „ökologische Nische" zu finden.

Bezüglich der **Wechselwirkung** zwischen Wirt und Mikroorganismus lassen sich zwei elementar unterschiedliche Situationen skizzieren:

- Eine nicht epithelial adhärierende (haftende), „intra-luminäre" [56] Pilzflora könnte z.B. durch Pilzstoffwechselprodukte im Falle einer gestörten epithelialen Schranke Negativauswirkungen auf den Wirt haben. Aber auch Beeinträchtigungen des „antiseptischen Schleimfilms" sind denkbar, indem etwa ins Darmlumen sezernierte IgA-Immunglobuline proteolytisch zerlegt werden.
- Haben sich Pilze auf epithelialen Oberflächen „festgesetzt" (adhäriert) bzw. sind Sproßzellen oder Mycelien (Pilzhyphengeflechte) in die Tiefe des Schleimhautgewebes „eingewandert" (invadiert), besteht ein mehr oder weniger inniger physischer Kontakt zwischen Keim und Wirt. Hierdurch kommt es nach heutigen immunologischen Vorstellungen zu einer Fülle immunologischer Abwehrreaktionen.

Ist die Voraussetzung für einen **Pilz-Overgrowth** gegeben, kann der Wirt auf mehrerlei Weise geschädigt werden:

- durch Enzyme, mit denen Pilze z.B. Epithelbarrieren lädieren oder Desmosomen lösen, also den epithelialen Verbund lockern,
- durch Antigene, mit denen sie das Abwehrsystem modulieren bzw. „stressen" oder gar „erschöpfen",
- durch Mykotoxine, deren Folgewirkungen noch unbefriedigend erforscht sind (im Fall der Candidapilze ist die mykotoxikologische Szene ein quasi unbeschriebenes Blatt),

- durch Nutzung der zentralen immunologischen Schaltzellen als Ammenzellen: Makrophagen können offensichtlich von Candidaspezies besiedelt werden; damit werden diese Zellen immunologisch „lahmgelegt",
- durch Nahrungsdiebstahl, indem Pilze dem Wirt u.a. wertvolle Spurenelemente (z.B. Eisen), Mineralstoffe oder Vitamine entziehen. Aber auch hier fehlen derzeitig handfeste Unterlagen, die diese Möglichkeit einer nachteiligen Wirkung mit harten Daten belegt.

In Abbildung 14-3 sind der **Ablauf** und die unterschiedlichen **Folgen** einer Pilzbesiedelung im Darm dargestellt:

1 Candidapilze gelangen durch Kontamination in den Darm. Dabei können sie diesen – und dieses dürfte der Regelfall sein – innerhalb des Darminhalts/innerhalb der Kotsäule wieder verlassen.

2 Kurzfristige Kontakte mit der Schleimhaut bzw. deren Schutzschicht sind jederzeit denkbar, ohne daß es zu klinisch relevanten biomolekularen Interaktionen kommt.

3a Pilze gelangen in die Zottenzwischenräume und bilden dort „Nester" [46]. Solange eine physiologische Darmflora wie auch ein intaktes Immunsystem eine Pilzadhäsion bzw. Pilzinvasion unterbinden, kommt diesem Aufenthaltsort im wesentlichen die Bedeutung einer Station mit möglicher Keimvermehrung zu.

3b Durch Einwirkungen wie etwa der Darmmotilität, der Mucus-Sekretion und der Passage des Darminhalts, insbesondere im Fall von reichlich Ballaststoffen in der Nahrung werden Pilzelemente „weggespült" „abgewischt" bzw. „mitgerissen", soweit sie keine feste Bindung (Adhäsion) mit den Epithelzellen des Darms eingegangen sind.

4a Problematisch sind Pilzverstecke in Form von Divertikeln, da sich Mikroorganismen in diesen kleinen Kammern geschützt verbergen können. Auf diese Wei-

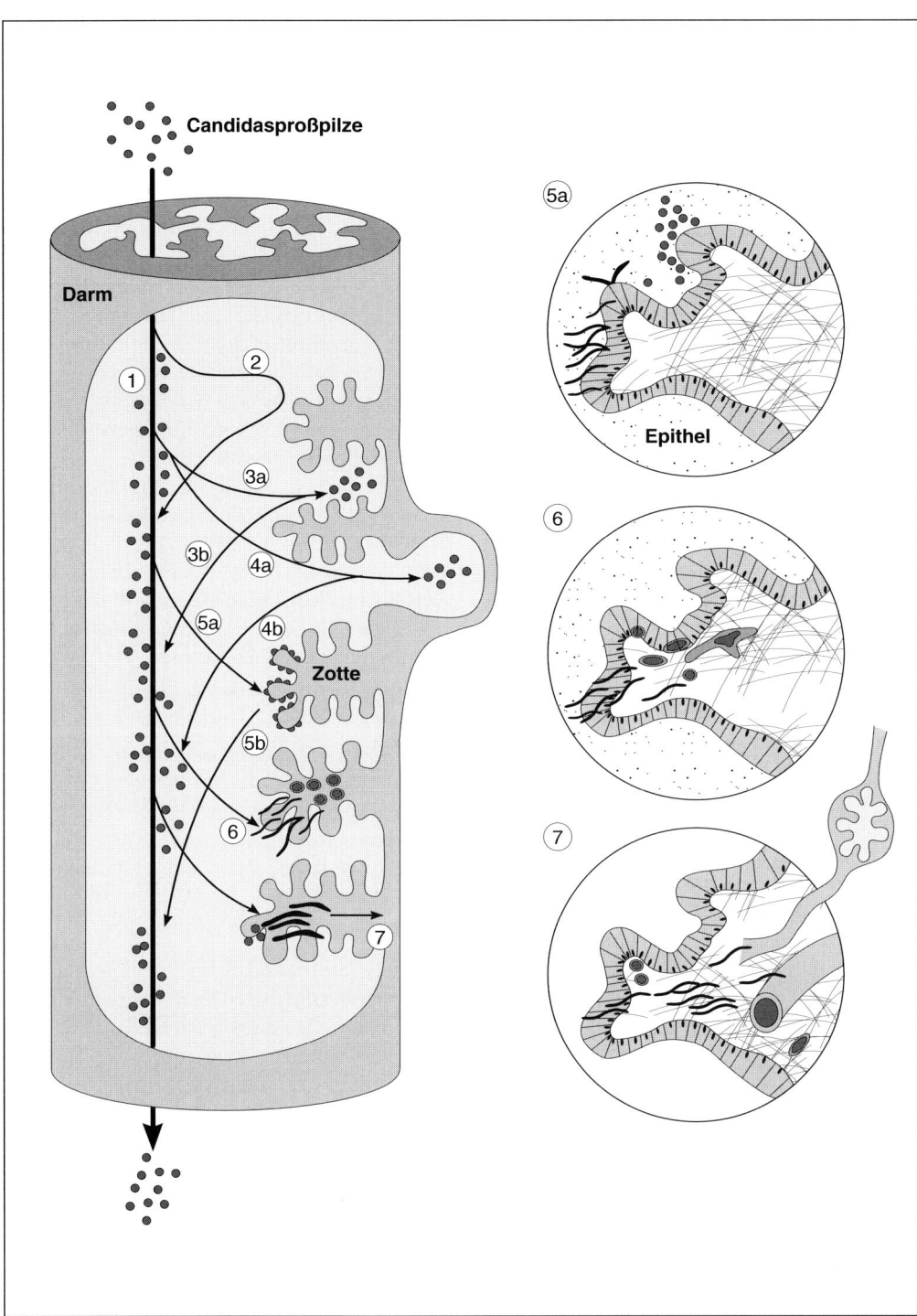

Abb. 14-3 Ablauf und mögliche Folgen einer Pilzbesiedelung im Darm (Erklärung s. Text).

se können sie z.B. bei Problempatienten als Dauerreservoir von erheblicher Bedeutung sein (keine oder unzureichende Erreichbarkeit durch Oberflächendesinfektion z.B. Nystatin. Rezidivursache nach „Nystatin-Kur"?).

4b Jederzeit können Sproßzellen, Hyphen oder Mycelien aus divertikulösen Verstecken in das Darmlumen gelangen und ausgeschieden werden bzw. Vorgänge wie in 5 oder 6 beschrieben einleiten.

5a Pilzzellen adhärieren an den Oberflächen der Enterozyten. Adhärenz ist eine Grundvoraussetzung für Mikroorganismen, epitheliale Barrieren zu durchdringen.

5b Pilzzellen lösen sich nach kurzem flüchtigem Kontakt mit Epithelien ohne nennenswerte Negativwirkungen auf das Wirtsgewebe ausgelöst zu haben; sie werden mit dem Stuhl ausgeschieden (s. 1, 3b, 4b).

6 Pilze haben das Epithel durchdrungen und kommen intra- wie subepithelial, insbesondere aber in der Lamina propria in unmittelbaren Kontakt mit Immunzellen. Diese Konfrontation zwischen „Fremd" und „Eigen" führt u.a. zur Produktion von Antikörpern, die, serologisch meßbar, erfaßt werden können.

7 Pilze haben die Immunbarriere der Mukosa durchbrochen und können entweder über Lymphbahnen oder durch Einbruch in Blutleiter ins Gesamtsystem gelangen. In dieser Phase können Pilz-Antigene im Blut serologisch erfaßbar werden.

14.2 Bedeutung der Immunologie für die Serologie

Insgesamt gesehen ist der Wissensstand im Fall immunologischer Auseinandersetzungen mit Pilzen noch ungenügend [29]. Die Forschung im Bereich der Grundfragen immunologischer Reaktionen gegen Mikroorganismen kann auch im Zeitalter modernster Forschungstechnologien immer nur Teileinblicke in ein gigantisches Netzwerk biologischer, biochemischer wie biophysikalischer Zusammenhänge bieten.

Dennoch reichen solche Orientierungspunkte aus, um sie im Rahmen der Mykoseproblematik bei diagnostischen Fragestellungen mit praxisrelevanter Treffsicherheit einsetzen zu können. Aus serologischer Sicht betrifft dies die Auseinandersetzung des Immunsystems mit Pilzen bzw. deren molekularen Bausteinen, die im Falle einer Provokation der spezifischen lymphozytären Immunreaktivität allgemein bekannt als **Antigene** bezeichnet werden. Neben der Initiierung spezifischer Immunreaktionen sind zweifellos zahllose sog. unspezifische Reaktionen in das Gesamtkonzert der Abwehrvorgänge involviert. Die für das Verständnis dieses Beitrags notwendigen Fakten der Immunreaktivität des humoralen Schenkels werden im folgenden im einzelnen erläutert.

> Candida albicans und einige andere Hefepilzarten sind fakultativ pathogene Darmsymbionten. Im Falle einer pathologischen Immunprovokation durch Pilze im Darm ist diese heute serologisch objektivierbar.

Die Gesamthaftigkeit immunbiologischer Auseinandersetzungen darf bei der unüberschaubaren Datenlage verschiedenster medizinischer Subdisziplinen auf keinen Fall verlorengehen, da eine „Reagenzglasmedizin" schnell an den Belangen der Praxis vorbeisteuert. Aus diesem Grunde sind in bezug zur Thematik zwar Detailkenntnisse, zumindest der intestinalen Immunologie, unabdingbar, andererseits ist jedoch die integrative Einbindung serologisch-immunologischer Testergebnisse in die Gesamtsituation der betroffenen Person unverzichtbar. Hierbei geht es um eine fachgerechte Wertung anamnestischer

Anhaltspunkte bzw. aktueller Krankheitssymptome im Zusammenhang mit unterschiedlichsten Konstellationen der verschiedenen Antikörpertiter gegen Candida- oder andere Pilzantigene. Kurzum, eine gekonnte Beurteilung serologischer Parameter verzichtet nicht auf eine Fülle weiterer Parameter, die dazu beitragen, diese Bedeutung der jeweils aktuellen Resultate des Immunglobulinstatus zu untermauern bzw. in ihrer Wertigkeit zu relativieren.

14.2.1 Homöostasedefizienz-syndrom (HDS)

Seit geraumer Zeit stehen vor allem in Kreisen ganzheitlich orientierter Heilkundler Begriffe wie „Homöostase" und „Milieu" im Blickpunkt eines neuen Interesses. Dabei handelt es sich jedoch allenfalls um eine längst notwendige Wiederbelebung alter Erkenntnisse BERNARDS aus dem letzten Jahrhundert. Auf diesen Erkenntnissen aufbauend stellte DUMRESE seine Konzeption eines Homöostasedefizienzsyndroms (HDS) vor [15].

> Homöostase wird als gleichbleibender Zustand definiert. Hierbei geht es um eine Zustandsdefinition des Milieu interne, um die Aufrechterhaltung bestimmter Grundbedingungen des Gesamtsystems bzw. abgrenzbarer Bereiche dieses Systems [17].

> Störungen des inneren Milieus, Störungen der Körperhomöostase im Sinne, u.a. auch einer Störung der körpereigenen Immunabwehr, sind Grundvoraussetzungen für die Manifestation einer Candidose.

In Abbildung 14-4 sind die Zusammenhänge zwischen Störfaktoren, Störsyndrom und den darauf fußenden Möglichkeiten eines patho-logischen mikrobiologischen Zugriffs auf das Gesamtsystem Körper illustriert. Daraus wird ersichtlich, daß – wie bereits zuvor erwähnt – auch Candidapilze als potentielle, exogene Störfaktoren (Ursachenfeld unten) neben anderen Noxen in den Körper gelangen können, dort jedoch nach derzeitig überwiegender Auffassung lediglich als harmlose Saprophyten die Schleimhäute besiedeln.

Im Fall einer gestörten Homöostase jedoch, also z.B. einer Verschiebung des Gleichgewichts verschiedener Mikroben der Darmflora, können Pilze eine ökologische Nische finden und nutzen. Mehr noch: Im Zustand nunmehr obligat-pathogener Mitbewohner der Schleimhautareale können Candidaspezies eine bereits bestehende immunologische Defizienz sogar immunmodulierend akzentuieren. Ein Circulus vitiosus entsteht: Auf der Basis eines Homöostasedefizienz-Geschehens kommt es zur Candidose (Schleimhautmykose), diese wiederum unterhält bzw. forciert die Ausprägung des Homöostasegrades. Homöostasestörungen führen schrittweise zunächst zu funktionellen Dysbalancen, schließlich zu organisch manifesten Krankheiten. Im Rahmen einer Candidose (als Sekundärerkrankung) kommt es candidaassoziiert zu einer mehr oder weniger ausgeprägten Skala von Befindensstörungen (s. „Krankheitssymptomatik" in Abb. 14-4). Diese sind jedoch – je nach Individuum – erstens sehr verschiedenartig und zweitens kausal nicht spezifisch mit Candida in Verbindung zu bringen (s. S. 463).

> Es gibt – abgesehen von Soorbelägen – keine **spezifischen** klinischen „Candida-symptome".

Candidaspezies können allenfalls dysstatische Befindensstörungen (Krankheitssymptome) mitbedingen bzw. akzentuieren. Eine derartige Erkenntnis wirft die Frage auf, wann serologische Teste zum Nachweis bzw. Ausschluß einer Candidose sinnvoll sind (Einzelheiten s. unten).

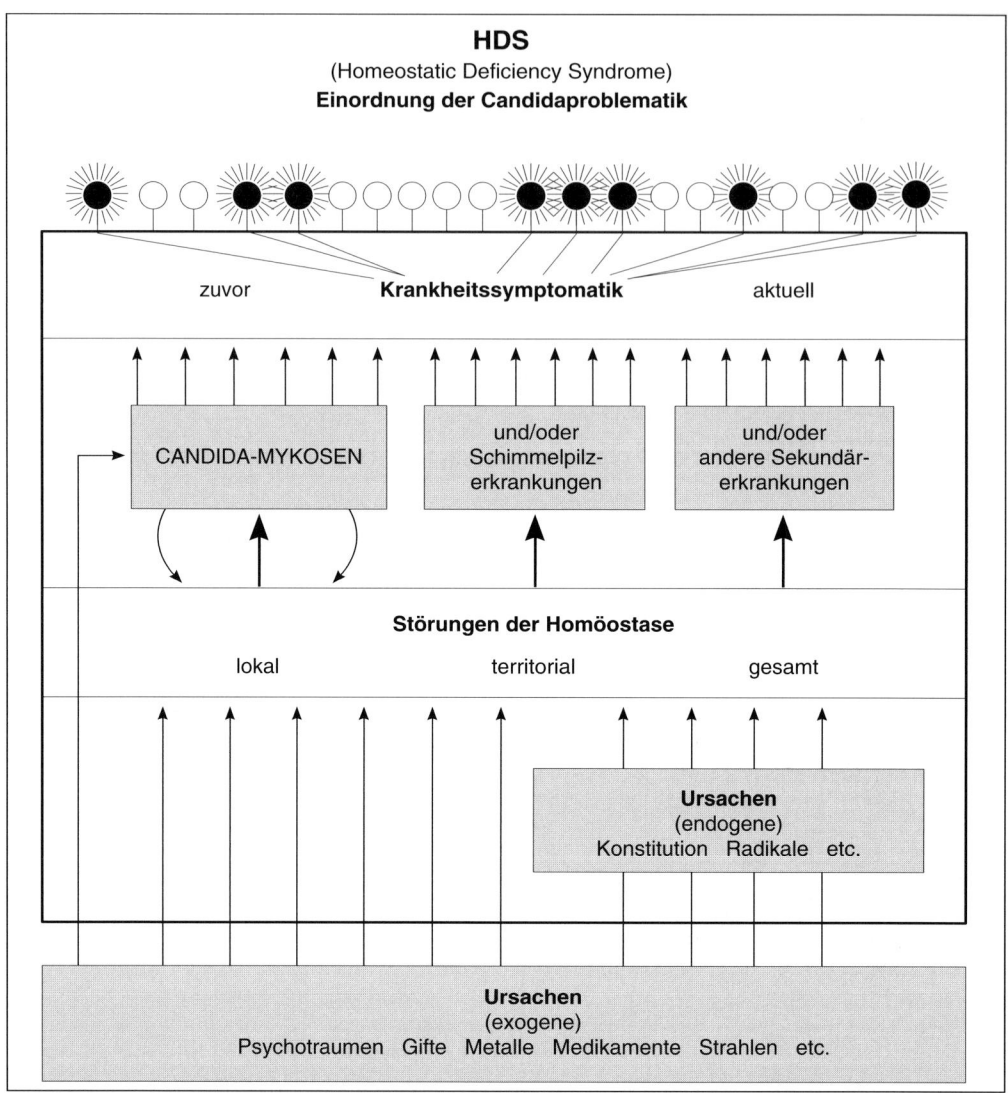

Abb. 14-4 Chronisches Homöostasedefizienzsyndrom. Exogene Störfaktoren werden nur bis zu einem gewissen Ausmaß vom Körper kompensiert. In Abhängigkeit von den endogenen Ursachen kommt es dann zu lokalen (z.B. Magen, Darm, Herz) oder zunehmend ganzheitlichen Störungen (z.B. Immunabwehr). Die Folgewirkungen sind z.B. Pilzerkrankungen und/oder andere Sekundärerkrankungen.

14.2.2 Immunreaktionen

Ein wirkungsvoller Schleimhautschutzfilm (SCH) verhindert unter physiologischen Bedingungen eine Invasion pathogener Mikroorganismen.

In Abbildung 14-5 ist dieser Wirkmechanismus dargestellt, dessen **Ablauf** im folgenden erläutert wird:
• Der Schutzfilm (SCH) besteht im wesentlichen aus Mucinen, Mikroorganismen der ortsständigen Flora (FL) sowie aus unspezifischen (z.B. Lysozymen) und spezifi-

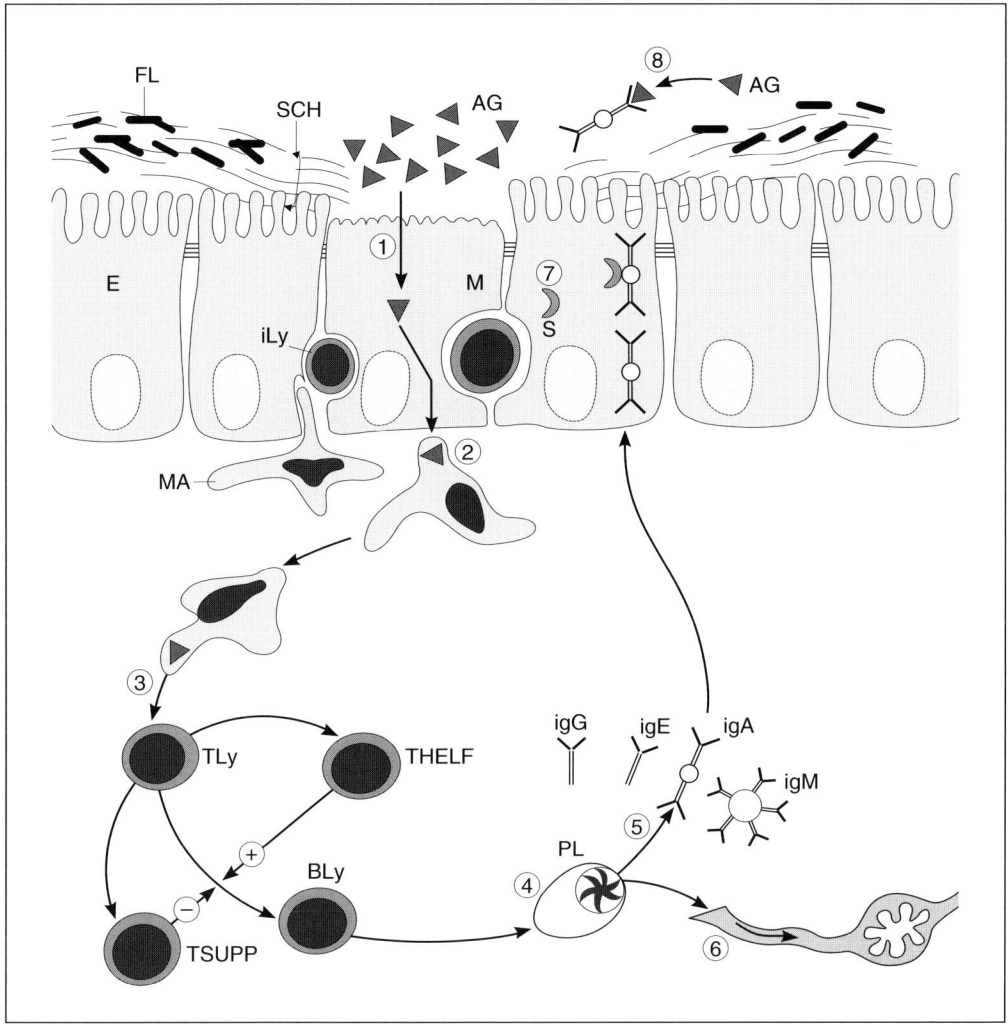

Abb. 14-5 Immunreaktionen in der Mukosa.
FL: Darmflora; SCH: Schleimschutzschicht der Mukosa; AG: Antigene (hier z.B. Candida-Antigene); M: M-Zelle der Mukosa; ILY: intraepitheliale Lymphozyten; MA: Makrophagen in der Lamina propria der Schleimhaut; TLY: T-Lymphozyten im inaktivierten Stadium; TH: T-Helfer-Lymphozyten; TS: T-Suppressor-Lymphozyten; Bly: B-Lymphozyten; PL: Plasmazellen IgA, IgE, IgG, IgM: synthetisierte Immunglobulinklassen; S: sekretorische Komponente.

schen Abwehrstoffen in Form von Antikörpern – hier in erster Linie sIgA-Molekülen. Ist diese Barriere gestört, können Mikroorganismen bzw. deren Antigene (AG) in das Innere des Körpers einbrechen **(1)**.
• M-Zellen (M), bei denen im Vergleich zu den Enterozyten der Darmschleimhaut

lediglich eine „Mikrofaltung" der Zelloberfläche auffällt (microfolded cells/area), sind aus diesem Grunde wie auch aufgrund vermutlich antigenpräsentierender Eigenschaften für eine Auseinandersetzung mit Fremdstoffen in besonderem Maße spezialisiert. M-Zell-Areale sind somit Orte des

„antigenischen Deichbruchs": Antigene (AG, Dreiecke in der Abbildung) werden zudem von Makrophagen (MA) aufgenommen **(2)**, intrazellulär „prozessiert" (antigen processing) und als geeignete Informationen an T-Lymphozyten (T-LY) weitergegeben.

- Antigenpräsentationen **(3)** durch Makrophagen oder verwandte Zelltypen (z.B. interdigitierende Zellen, dentritische Zellen) induzieren ein komplexes „T-Zell-Konzert" interaktiver, zellkommunikativer Wechselwirkungen.

In jedem Fall führen T-Helfer-Zell- wie auch T-Suppressorzell-Aktionen bei einer intakten und optimal selbstkontrollierten Immunantwort zu einer adäquaten Verteidigungsleistung, indem B-Lymphozyten (B-LY) mit einer beeindruckenden Stoffwechsel- und damit phänotypischen Veränderung reagieren: Sie erscheinen nunmehr als Plasmazellen (PL) **(4)**, die je nach Bedarf aber auch konstitutioneller Veranlagung des Wirts unterschiedliche Immunglobulinklassen (IgA, IgE, IgG und IgM) in unterschiedlicher Menge und Qualität synthetisieren **(5)**.

Synthetisierte Immunglobuline werden in den extrazellulären Raum sezerniert. Das Schicksal dieser Antikörper ist mannigfaltig: ein Teil verbleibt ungenutzt in der extrazellulären Matrix, ein weiterer Teil gelangt über die submukös offenen Trichter afferenter Lymphbahnen in die Zirkulation **(6)**. Hier sind sie durch serologische Testverfahren meßbar.

- IgE- und IgG-Globuline diffundieren zudem passiv durch Interepithelialspalten ins Darmlumen. Von entscheidender Bedeutung ist jedoch die aktive Durchschleusung der sIgA-Moleküle durch die Enterozyten der Mukosa. Innerhalb dieser Enterozyten, die in der Lage sind, Antikörper endozytotisch aufzunehmen, werden sIgA-Antikörper mit einem Sekretstück gekoppelt **(7)** und in Folge ins Darmlumen abgegeben. IgM-Moleküle unterliegen übrigens einem völlig identischen transmukosalen Transportmechanismus.

- Im gesamten Körper dienen Immunglobuline der A-Klasse neben „Abfangjägern" der ersten Tage (IgM) physiologischerweise als wirkungsvoller Schleimhautschutz gegenüber verschiedensten Antigenen. So werden etwa Pilze bzw. deren Antigene gebunden **(8)**, neutralisiert und als Immunkomplexe über die Faeces ausgeschieden. Defekte des „IgA-Schutzfilms" (antiseptic painting) haben mehr oder weniger einschneidende negative Folgen für die Immunabwehr.

14.3 Antigene

Antigene sind Substanzen, die von immunkompetenten Zellen erkannt, von diesen gebunden bzw. internalisiert werden und die in der Lage sind, die Produktion von Antikörpern mit nachfolgender spezifischer Antigen-Antikörper-Reaktion und/oder zytotoxischer Reaktion hervorzurufen. Zu unterscheiden sind **Zellmembranantigene** und **zytoplasmatische Antigene** (= Antigene des Zellinnenraums). Beide werden in der vom Autor verwendeten ELISA-Diagnostik erfaßt.

Serologisch-diagnostische Beobachtungen befassen sich zum einen mit dem Nachweis von Pilzantigenen in der Strombahn, zum anderen mit Fragen der Immunglobulinsynthese inklusive deren Dynamik. Daraus ergeben sich wertvolle Rückschlüsse auf den individuell aktuellen Stand wie auch den Verlauf der Immunreaktivität gegenüber definierten belebten und/oder unbelebten immunologisch erfaßbaren Störfaktoren des betroffenen Patienten.

Bei Candida- oder Aspergilluspilzen handelt es sich im Fall antigenischer Substrate um kompliziert gebaute Makromoleküle der Zellmembranen (Abb. 14-6) bzw. um zytoplasmatische Antigene (= Immunogene aus dem Zellinneren der Pilze). Diagnostische Bemühungen auf der Basis von Blutkulturen sind problematisch, da sie häufig gar nicht und wenn, dann nur nach langer Bebrütungszeit positiv anzeigen [40, 51].

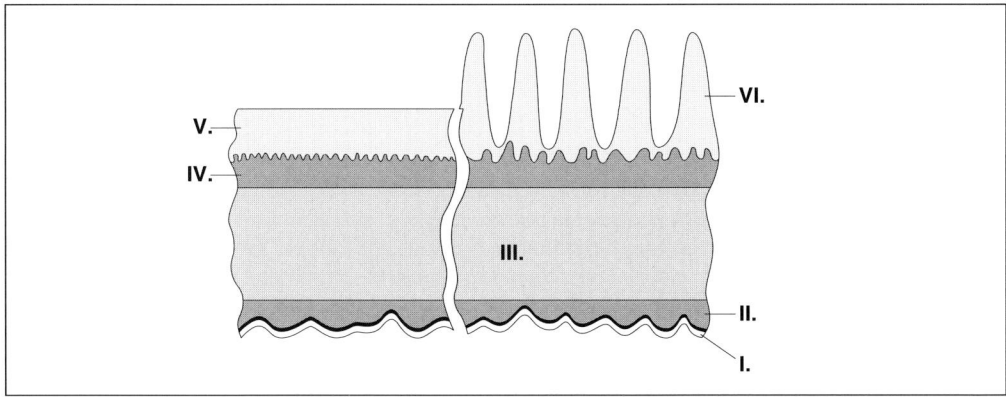

Abb. 14-6 Zellwandaufbau, Zellwandantigene von Sproßpilzen.
I. Doppeltgeschichtete Zytoplasmamembran im Elektronenmikroskop.
II. Zone mit Mannan-Protein-Komplexen, Glukonsäure, Heteropolysacchariden.
III. Fibrilläre Struktur „Gerüstpolysaccharide", chitinartige Substanzen, Zellulose. IV. schmale Schicht mit feinen oder plumpen Fortsätzen. Mannane, Polysaccharide, Proteine, Enzyme, Lipoide. V. Kapselsubstanz aus stark sauren Polysacchariden. VI. perifungale Substanzen („asteroid body"), reichlich Proteine, vorwiegend neutrale Polysaccharide (nach [29]).

In der Regel werden im Bereich der Praxismedizin weit weniger Pilzantigene als vor allem pathologische Antikörpertiter erfaßt. Es betrifft dieses IgA-, IgG-, und IgM-Globuline sowie – falls aufgrund des klinischen Bildes eine entsprechende Bestimmung sinnvoll ist – IgE-Immunglobuline.

14.3.1 Antigennachweis

Zwischen Positivbefunden bei der Antigenbestimmung und Positivbefunden im Bereich der Antikörperdiagnostik gibt es einen gravierenden Unterschied: Antigennachweise folgen dem „Alles-Oder-Nichts-Gesetz", entweder sind sie momentan erfaßbar oder nicht [22, 81]. Antigenbestimmungen können somit niemals eine Dynamik zeigen.

> Positivbefunde sagen präzise nicht mehr aus, als daß sich zum **Zeitpunkt der Blutentnahme** Pilzantigene in der Zirkulation befanden. Negativbefunde haben keinerlei Aussagewert [81].

Hingegen ist das Kriterium der Titerdynamik ein nahezu unverzichtbares Instrument bei der Begutachtung der pilzserologischen Antikörperdiagnostik.

14.3.1.1 Bedeutung eines Antigennachweises in der Praxismedizin

Nachdem sogar bei Candidaämien im klinischen Rahmen Antigene nur inkonstant nachweisbar sind [10, 39, 44, 50, 66, 78] darf nach derzeitigen Erfahrungen davon ausgegangen werden, daß bei den im Felde der Praxis gestellten Indikationen zur Durchführung pilzserologischer Meßverfahren, um so seltener positive Antigenbefunde anfallen. Dies war in einem Zeitraum von 2 Jahren bei 1000 Proben in einem Stuttgarter Speziallabor sechsmal der Fall. Unverzügliche Kontaktaufnahme mit den einweisenden Therapeuten – und dieses vor allem auch wegen paralleler Erhöhungen der Antikörpertiter gegen Candida – ergaben jedoch in allen Fällen ungewöhnlich massive Krankheitssituationen, die bisher mit üblichen Routineverfahren einer gründlichen allgemeinärztlich-internistischen Diagnostik kausal nicht hatten geklärt werden können.

> Die Interpretation positiver Antigenbefunde muß generell diverse Kriterien berücksichtigen: Anamnese, Vorbefunde, aktuelle klinische Situation, Antikörperstatus der Immunglobuline gegen Pilzantigene etc. Mikrobiologische Zusatzdaten sind obligatorisch, jedoch liegt nicht in jedem Fall eines Antigennachweises ein positiver Keimnachweis vor.

Andererseits bedeutet die Verifizierung (= gesicherter Nachweis) vor allem hoher Keimzahlen im Stuhl eine im Verbund mit einer entsprechenden Klinik und entsprechend erhöhten Antikörpern aktuell ablaufende Pilzinvasion via intestinaler Schleimhäute.

14.3.2 Antigentests

Bei der Antigenbestimmung wurden Fortschritte erreicht. In einer Übersichtsarbeit beschreiben MÜLLENSIEFEN und RINGELMANN

Sensitivitäten bei den einzelnen Antigentests von 19–100% sowie Spezifitäten von 51–99% [51].

Eine Übersicht über verschiedene Antigentests findet sich bei RÜCHEL, der sich vor allem mit dem Cand-Tec-Test befaßt [68]. Der Wert dieses Tests wird in erster Linie in der Möglichkeit der diagnostischen Erfassung tiefer systemischer Mykosen gesehen, die jedoch im ambulanten Praxisbereich äußerst selten vorkommen [11, 68].

Serologisch werden in der Klinik wie auch in der Praxis Pilzantigene und/oder Antikörper gegen Pilze im Serum erfaßt. Die Art der Antikörperkonstellation, die Titerhöhe und Titerdynamik geben wertvolle diagnostische Hilfen bei der infektiologischen Begutachtung einer Candidose.

Zahllose Antigentests wurden im Laufe der Zeit vorgeschlagen, fünf haben sich schlußendlich kommerziell etabliert; einer der populärsten Tests ist der **Cand-Tec-Test**. Für diagnostische Zwecke sind nach WERLE et al. vor allem Antigene entscheidend, die auch in Seren nachgewiesen werden können bzw. bei den meisten infizierten Personen in der Tat eine Antikörperantwort hervorrufen [82].

Steckbrief Antigene

Präanalytik
– Blutentnahme, Zentrifugation
– Pipettierung von 0,5 ml Serum
– Abfüllen in Spezialröhrchen, Versand

Normalbereich
Im ELISA-Test negativ. Grenzwert im CLAT nach FEGELER 1:2 [22]

Beeinflussungen/Verfälschungen von Meßergebnissen
Falsch-negative Werte durch Verpassen des geeigneten Moments einer Antigenaussaat in der Strombahn. Falsch-negative Werte auch dann, wenn Pilzantigene bereits Teil eines Immunkomplexes sind.
Bei entsprechenden Krankheitsfällen sind eventuell mehrfache Blutentnahmen nötig, um einen „Treffer" zu landen.

Beurteilung
Pathologisches Ergebnis: ELISA: AG positiv. CLAT: >1:2. Entweder Zeichen einer harmlosen „Pilzpassage" (=Fungämie) oder Ausdruck einer Pilzsepsis. Interpretation der Resultate sind mit der Klinik bzw. dem Antikörperstatus zu korrelieren. Steigen z.B. CLAT und CHAT (= Candida-Hämagglutinationstest) parallel an, deutet dies auf eine sich manifestierende Infektion hin. Laut NOLTING ein prognostisch ungünstiges Zeichen [57].

Achtung: Ein negativer CLAT schließt eine Infektion nicht aus, ein positiver CLAT bedarf der Abklärung [57].

Bei unklaren Antigenbefunden sind umgehende Kontrollen sinnvoll. Da positive Antigenbefunde als Frühwarnsignale einer Pilzinvasion ins Körperinnere Bedeutung besitzen können, ist im Zweifelsfall eine umgehende Kontrolle anzuraten. Lag zum Zeitpunkt der ersten Blutprobe keine Erhöhung der Antikörpertiter vor, ist im Rahmen einer erneuten Fahndung nach Antigenen in jedem Fall eine erneute gleichzeitige **Mitbestimmung der IgM-Immunglobuline** sinnvoll, da diese Antikörperfraktion Antigenüberschwemmungen des Systems immunologisch schnell reaktiv begleiten können (s. S. 503 ff.).
Schlußendlich sei darauf hingewiesen, daß bei Candida zwischen den Serotypen A, B und C zu unterscheiden ist. Nach DROUHET und BORDERON kommt der Serotyp B in Europa nur in 5% vor [14]. Ein Serotyp C spielt im praktischen medizinischen Alltag keine Rolle [80].

14.4 Antikörper

Antikörper (Synonyma: Immunglobuline, „spezifische Abwehrstoffe", Glykoproteine) sind aufgrund einer Auseinandersetzung des Immunsystems mit belebten wie unbelebten Antigenen durch Plasmazellen (Abb. 14-7) synthetisierte Eiweißkörper, die in der Lage sind, diese Antigene zu binden (Immunkomplexentstehung).
Die in Abbildung 14-4 diskutierten Zusammenhänge homöostatischer Regelvorgänge betreffen u.a. immunbiologische Bereiche. Immunleistungen sind innigst mit endokrinologischen, zentralnervösen Steuervorgängen gekoppelt. Abwehrzellen sind in der Peripherie mit Nervenfasern „verkabelt".
Die immunologische Reaktivität eines Patienten ist Ausdruck der homöostatischen bzw. dysstatischen Gesamtsituation. Diese Reaktivität bezogen auf die Sekretion und Folgewirkungen der Antikörper kann anerg,

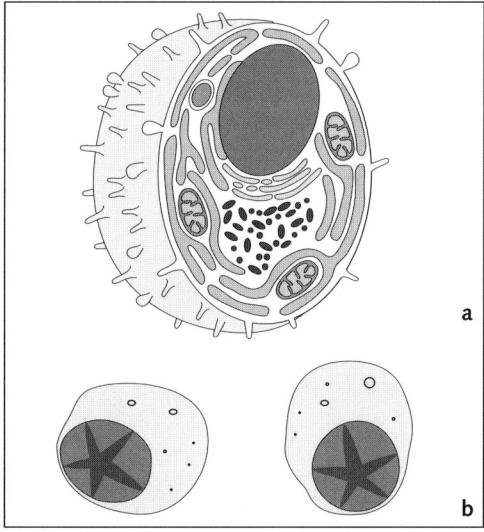

Abb. 14-7 a) Schematische Darstellung einer halbierten Plasmazelle mit deutlichem „Radspeichenkern".
b) Plasmazellen, wie sie lichtoptisch im Mikroskop erscheinen (nach [42]).

hypoerg, normerg oder hypererg ausfallen – ja sogar im Extremfall in Form eines anaphylaktischen Schocks verlaufen, da die Bereitstellung von Antikörpern auf den gesamtregulativen Nebenwegen einer unüberschaubaren Fülle von quervernetzten, zellkommunikativen Reaktionen bedarf, die gelegentlich pathologisch überschießend mit erheblichen Nebenwirkungen verbunden sein können.

> Serologisch-pathologische Titerbewegungen sind immer Ausdruck einer übersteigerten Antikörperproduktion.

Und dies zu Recht: Wird ein Immunsystem durch eine Antigenüberflutung gefordert, muß es physiologischerweise zu einer adäquaten Antikörperproduktion in der Lage sein, wenn es sich dabei um Antigene handelt, für deren Elimination der humorale Schenkel voll oder zumindest mitverantwortlich ist.

Grundvoraussetzung einer spezifischen Antikörperproduktion ist in jedem Fall die Möglichkeit des Immunsystems, Antigene erkennen zu können. Zur Erhaltung der Körperhomöostase werden im Falle einer Auseinandersetzung mit pathogenen Pilzen im Darm offensichtlich reichlich Antikörper gebraucht, da es je nach Lage (Primär-/Sekundärreaktion) zu massiven Titererhöhungen in allen Fraktionen kommen kann. IgG-Syntheseraten spielen dabei offensichtlich eine Spitzenreiterrolle.

DAVID BAUMAN et al. von der University of Oklahoma untersuchten 1991 Titerkonstellationen bei polysymptomatologisch erkrankten Patienten (= Patienten mit vielen parallel auftretenden Krankheitssymptomen) und stellten dabei eindeutige Korrelationen zwischen Erhöhungen der Candidatiter und dem Beschwerdebild fest. Sie betonen jedoch, daß die Studie keinerlei Rückschlüsse auf die Pathogenese dieser Beschwerden zuläßt.

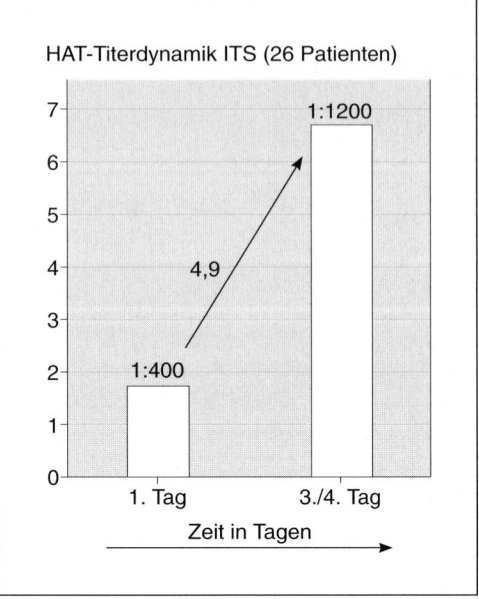

Abb. 14-8 HAT-Titerentwicklung bei 26 Intensivtherapiepatienten (4,9facher Titeranstieg in 8,4 Tagen; durchschnittliche Signifikanz bei n = 86: 3,0 Stufen; nach [77]).

In der **Praxis** stehen in der Regel Patienten mit chronischen Mykoseerkrankungen bzw. Rezidiven zur Diagnostik an. Weiterhin ist – wie bereits erwähnt – die Verfolgung der Titerverläufe ("Titerdynamik") von hohem informativem Wert, da Antikörperprofile nützlich sein können zur Beurteilung:
• der Immunreaktivität des Patienten
• des Krankheitsverlaufs
• der therapeutischen Effizienz resp. Compliance des betroffenen Patienten sowie
• prognostische Rückschlüsse oder Hinweise auf Rezidive zuzulassen.

Chronische und rezidivierende Mykosen können durch längeren und stetigen Antigenreiz zu deutlichen Titerausschlägen führen. Mit anderen Worten: Liegen solche Titer vor, muß nach entsprechenden Mykosen gefahndet werden.

14.4.1 Antikörperbestimmung

14.4.1.1 Zielsetzung

Entsprechend bereits oben ausgeführter Kenntnisse über immunologische Auseinandersetzungen mit Pilzantigenen, wird durch die meßtechnische Erfassung der Antikörpertiter gegen Pilze in Ergänzung zur mikrobiologischen Untersuchung heute eine wesentliche Optimierung der mykologisch-infektologischen Diagnostik erreicht. So besitzt z.B. die Serodiagnostik im Hochrisikobereich den Stellenwert einer oft lebensrettenden Frühanzeige vitaler Gefährdungen mykoseexponierter, immuninkompetenter Patienten. NEUMEISTER et al. untersuchten 497 Blutspender an der Universität Tübingen: Antigene konnten in keiner der Proben nachgewiesen werden. IgM- und IgG-Profile wiesen jedoch darauf hin, daß sich 41 der 497 Probanden kürzlich oder länger zurückliegend mit Candida auseinandergesetzt hatten.

Im Praxisbereich können so vor allem chronisch erkrankte Personen, bei denen fast regelmäßig eine Fülle ergebnislos verlaufender zeit- und kostenintensiver diagnostischer Routine- wie Spezialverfahren zur Anwendung kamen, häufig einer eindeutigen Diagnose zugeführt werden. Nämlich der Diagnose einer aktuellen mykologisch-immunologischen Streßsituation (Candidose, Aspergillose) auf dem Boden bisher oft nicht erkannter Krankheitsursachen.

Nach WEGMANN leistet die Pilzserologie „wertvolle Dienste, gerade bei der außerordentlich schwierigen Unterscheidung zwischen **Kontamination** und **Infektion** der Hefepilze" [81].

> Positve pathologische Serobefunde sind somit als Marker für Störsituationen im Sinne des HDS (s.S. 489 f.) zu werten, bei denen oft nicht einmal generelle Suchparameter einer üblichen allgemeinärztlich-internistischen Untersuchung (z.B.

> BSG, Leukozytenzahl) auffällige Befunde gezeigt haben.

14.4.1.2 Resultate

Die Ergebnisse einer serologischen Untersuchung sind von der Immunreaktivität des Patienten abhängig. So zeigen Säuglinge und Kleinkinder niedrigere Cut-off-Werte (= festgelegte Obergrenzen der Normalwerte). Gleiches gilt für alle erheblich immunkompromittierten Patienten. Auch Personen mit offensichtlichen humoralen Defektimmunopathien zeigen zwangsläufig eine veränderte Immunreaktivität im Bereich der Antikörpersynthese, was sich in der Serodiagnostik nachteilig auswirken kann. Werden Titersprünge im CHAT (Candida-Hämagglutinationstest) von 1:10 auf 1:40 beobachtet, kann dies zweierlei bedeuten: entweder die Folge einer sich manifestierenden Mykose, andererseits die Folge einer wiederkehrenden Immunkompetenz des Patienten nach einer immunsuppressiven Therapie. Allein dieses Beispiel zeigt, daß Serobefunde immer im Zusammenhang mit der **Gesamtsituation des Patienten** zu interpretieren sind. In der Abb. 14-8 (S. 496) kommt beispielsweise die Titerbewegung Hämagglutinationstest (HAT) bezüglich Candida (CHAT) zum Ausdruck.

14.4.1.3 ELISA (enzyme linked immunosorbent assay)

> Als Top-Standard einer qualitativen wie quantitativen Antikörperdiagnostik hat sich mittlerweile der kommerzielle ELISA-Test etabliert. Er ist für die Praxisdiagnostik mykotischer Infektionen unverzichtbar geworden.

Seit etwa Mitte der 80er Jahre wurden von diversen Autoren Enzymimmunassays beschrieben [1, 37].

In diesem Testverfahren werden – soweit es sich um die Diagnostik von Antikörpern gegen Candida und Aspergillen handelt – sowohl Zellwandantigene wie auch zytoplasmatische Antigene eingesetzt.

Mit dem Candida-ELISA sind die Möglichkeiten einer differenzierten Candida-Serologie in der alltäglichen Routine beträchtlich erweitert worden. Als besonderer Vorteil gilt die Möglichkeit der unmittelbaren Verfolgbarkeit der Titerbewegungen der einzelnen Globulinfraktionen. Damit entfällt z.B. die beim CHAT offensichtliche Möglichkeit einer durch IgG-Antikörper-Anstiege maskierten Rückläufigkeit der IgM-Titer bzw. Interpretationsschwierigkeiten bei stagnierenden CHAT-Titern.

In der Hand eines erfahrenen Therapeuten sind der Candida- wie auch der Aspergillus-ELISA-Test, mit denen qualitative wie quantitative Kriterien mit klinischen Daten und Zusatzbefunden sachgerecht interpretiert werden, ein unverzichtbares Instrument einer modernen mykologischen wie auch mykologisch-immunologischen Diagnostik geworden. Dabei hat sich eine enge Kooperation zwischen Praxis und Labor als letztlich unverzichtbar erwiesen, da praktisch tätige Therapeutinnen und Therapeuten bei der heutigen Datenflut unmöglich alle Feinheiten der in der Fachliteratur dargebotenen serologisch-diagnostischen Aspekte mitverfolgen können.

> Interpretationen der mit ELISA-Verfahren gemessenen Antikörpertiter sind – mit wenigen Ausnahmen – ohne eine detaillierte Berücksichtigung der klinischen Angaben und der Resultate anderer Laboruntersuchungen insuffizient.

Dies gilt für andere Verfahren der Serologie meistenteils in gleicher Weise. Auf eine „Rundum-Information" seitens des blutprobeneinsendenden Therapeuten muß größter Wert gelegt werden. Nur so gelingt es, beispielsweise deutlich erhöhte IgG-Titer entweder einer persistierenden (systemischen?) Antigenbelastung oder einem Memory-Titer nach durchgemachter Infektion zuzuordnen. An dieser Stelle sei ergänzend erwähnt, daß auch seitens der Laboratorien unmißverständlich deklariert werden muß, mit welcher Methodik gearbeitet wird, damit Vergleiche möglich werden: „In der Candida-Serologie wird es notwendig sein, den Test beim Namen zu nenen, um zu wissen, von welchen Antikörpern man spricht" [23].

Mit der ELISA-Diagnostik lassen sich verschiedene Antikörperspiegel gegen Pilze verfolgen. So erhält der Therapeut Hinweise auf die Aktualität, Floridität sowie auf den Verlauf immunologischer Auseinandersetzungen mit Pilzen.

Steckbrief Antikörper

Präanalytik

- Blutentnahme, Zentrifugation
- Pipettierung von 0,5 ml Serum
- Abfüllen in Spezialröhrchen, Versand
- Nüchternblut nicht unbedingt erforderlich
- Im Falle der speziellen Diagnostik der gegen Pilzantigene gerichteten Antikörpertiter mittels qualitativer wie quatitativer Analytik im ELISA-Verfahren genügt der Versand von 0,5 ml Serum im Spezialversandröhrchen (vom Labor anzufordern)
- Zwecks Interpretationshilfe sind weitreichende Angaben zum Fall unverzichtbar. Derzeitig ist die Bestimmung von Candida- und Schimmelpilzantikörperbestimmungen praxisnutzbar etabliert

Normalbereich

Je nach Antikörperfraktion unterschiedlich (s.u.). Auffallend hoch ist bereits im physiologischen Bereich die Synthese der IgG-Antikörper.

Beeinflussungen/Verfälschungen von Meßergebnissen

Siehe unter der Darstellung der einzelnen Parameter der Antikörperserologie.

Beurteilung

Antikörpertests sind Bestandteil einer modernen immunologischen Diagnostik der Infektiologie und insofern unverzichtbar. Dieses gilt auch für Pilzinfektionen, da Stuhlproben im Falle intestinaler Mykosen nur einen mit einer nicht unwesentlichen Fehlerquote behafteten Teilbereich der Infektdiagnostik darstellen. Es gibt keine alle Vorteile bietende Methode, so daß zur optimalen Überwachung von Risikopatienten parallel mehrere eingesetzt werden [23, 51].

14.4.2 IgA-Antikörper

Kurzdefinition. Spezifische Globuline des humoralen Immunsystems. Syntheseort: im wesentlichen mukosal postierte B-Lymphozyten (aktivierter Zustand: „Plasmazellen"). Synthese in Form sog. Dimere. Halbwertszeit 6 Tage. Aktiver Transport durch die Epithelzellen der Darmmukosa. Dort Kopplung an ein „Sekretstück". Schützt sIgA im Darm vor proteolytischen Angriffen. 70% des Gesamt-IgA im Dünndarm = sIgA =„sekretorisches" IgA (Abb. 14-9). IgA-Funktionen mannigfaltig.

Im Laufe der Evolution sind vor allem auch im Kontaktflächenbereich mit der Umwelt Schutzvorrichtungen in Sinne der spezifischen Immunität entstanden. Hierbei stehen IgA-Moleküle in ihrer Bedeutung an erster Stelle. Diese molekulare Schutzvorrichtung betrifft sämtliche mukosalen Regionen des Körpers.

Erstaunlicherweise sind sehr unterschiedliche Lokalitäten immunkommunikativ miteinander verbunden: Informationen über Antigenkonfrontationen werden via zirkulierender Lymphozyten an andere Schleimhautbereiche weitergegeben, so daß auch in darm-

fernen Arealen in Form eines „Begleitschutzes" Antikörper gegen jene Antigene gebildet werden, mit denen sich das Immunsystem im Darm auseinandersetzt.

Im Fall immunologischer Auseinandersetzungen mit Candidaspezies im Darm, wird dieser Sachverhalt in der täglichen Praxis bestätigt: IgA-Antikörpertiter scheinen in besonderer Weise mit immunreaktiven mukosalen Ereignissen zu korrelieren: Pathologisch erhöhte IgA-Titer treten so gut wie regelmäßig bei Patienten auf, deren Immunsystem

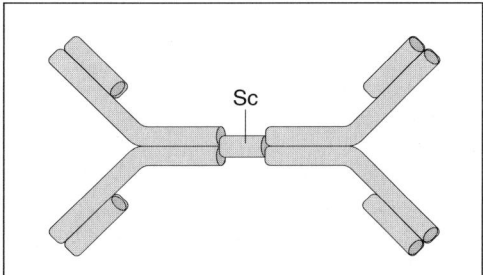

Abb. 14-9 sIgA-Dimer. Die beiden Monomere sind über die sekretorische Komponente an den Carboxylenden miteinander verknüpft (nach [41]).

sich bereits geraume Zeit mit Candidaspezies im Darmtrakt auseinandersetzt. Sowohl IgA- wie auch – und dies ist bemerkenswert häufig der Fall – IgG-Titer-Erhöhungen folgen der IgM-Erstauseinandersetzung, dies allerdings individuell in unterschiedlich markanter Ausprägung. Nach aktueller Auffassung darf davon ausgegangen werden, daß bedarfsnotwendig „hochgefahrene" Syntheseraten der sIgA-Moleküle zu einem Serumüberhang führen, der einen korrespondierenden Parameter hinsichtlich akuter wie chronischer Darmschleimhautmykosen darstellt. Hier im Serum allerdings dominiert das IgA-Monomer: 15–20% des Gesamtimmunglobulinpools besteht im Serum aus IgA-Molekülen, mehr als 80% davon stellen IgA-Monomere dar [41].

Steckbrief IgA-Antikörper

Präanalytik
- Blutentnahme, Zentrifugation
- Pipettierung von 0,5 ml Serum
- Abfüllen in Spezialröhrchen, Versand
- Nüchternblut nicht notwendig

Normalbereich
Je nach Antigenpräparation der Testkits. Labor Dr. Bayer, Stuttgart: 60 U/l.

Beeinflussungen/Verfälschungen von Meßergebnissen
Keine bekannt, bis auf Fehlbestimmung im Labor (äußerst selten).

Beurteilung
> 60 U/l: pathologischer Befund. Jeder Mensch hat physiologischerweise IgA-Antikörperspiegel zwischen 1 und 60 U/l, da offensichtlich ein „stilles Immuntraining" durch saprophytäre Candidaspezies stattfindet.
Nicht alle Candidaspezies werden erfaßt (s.o.). Titererhöhungen weisen auf pathologisch aktive Immunauseinandersetzungen im Schleimhautbereich hin. Titer bei optimaler, ganzheitlicher Therapie innerhalb von Wochen oder Monaten rückläufig.

14.4.3 sIgA-Antikörper

sIgA-Antikörper werden über Bindungen an Cysteinreste des Mukus zum festen Bestandteil des „unstirred layer" der Schleimhaut (engl. to stir = bewegen; unstirred = unbeweglich; layer = Belag, Schicht). sIgA-Antikörper tragen durch komplexe immunbiologische Funktionen unter physiologischen Bedingungen entscheidend zum „antiseptic paint" (= antiseptischer „Anstrich") bei. Das **Funktionsprofil** dieser Immunglobuline wurde von AUER zusammengestellt [3]:
- Agglutinationsfähigkeit (> IgG)
- Neutralisation von Antigenen, Toxinen und Viren
- Verhinderung der Zelladhärenz und damit Kolonisation und Penetration von Mikroorganismen
- Verhinderung der Antigenpinozytose

- Vermutlich Bakterizide in Verbindung mit Lysozym und Komplement
- IgA-vermittelte ADCC (möglicherweise durch Makrophagen und K-Zellen)
- Keine Aktivierung des klassischen und alternativen Komplementaktivierungsweges, damit indirekte Hemmung der Komplementaktivierung (durch Kompetition mit IgG um Antigen)
- Unspezifische Supprimierung der Chemotaxis polymorphkerniger Leukozyten
- Interferenz mit IgG-vermittelter Phagozytose durch polymorphkernige Leukozyten und Monozyten.

Diese weitreichenden Funktionen erklären die im Rahmen längeranhaltender Candidaprovokationen im Schleimhautbereich prompt reagierenden Titererhöhungen, die bei einigen Patienten über viele Monate persistieren (Ursache? z.B. Antigenpersistenz?).

> IgA-Antikörper sind erstklassige Schutzglobuline der Schleimhäute. Sie verhindern vor allem die Keimkolonisation und Keimadhärenz im Schleimhautbereich. IgA-Mangel erhöht die Gefahr der Pilzinvasion.

Erhöhte IgA-Titer sind Ausdruck immunologischer Abwehrvorgänge im Schleimhautbereich. Sie sind deshalb für die Beurteilung der Schleimhautmykosen von hohem Aussagewert.

> Kommt es aufgrund lokaler Dysbiose im Darm zu einem Pilz-Overgrowth, wird das sIgA-Kontingent möglicherweise erheblich reduziert. Damit fehlt ein wirkungsvoller „Abfangjäger" zur Beseitigung von Nahrungsantigenen. Dieses Denkmodell versucht zu erklären, weshalb es im Rahmen von Candidosen des Intestinums zu einer auffallend hohen Korrelation mit allergologischen Phänomenen kommen kann.

14.4.4 IgG-Antikörper

Kurzdefinition. Spezifisches Globulin des humoralen Immunsystems. Syntheseort: Plasmazellen überall im Organismus. Synthese als Monomer („Y"). Hauptglobulin im Serum (75%). Systemisches Schutzglobulin, aber auch für den Schleimhautschutz tauglich. Einziges menschliches Globulin, das die Plazenta passieren kann. Halbwertszeit 18–23 Tage [69].
Unterteilung in vier Subklassen. Makrophagen und Killerzellen können IgG am Fc-Rezeptor binden (wichtig für die Phagozytose).

IgG-Antikörper sind mit ca. 75% des gesamten Globulinpools der Blutflüssigkeit in diesem Kompartiment als „Hauptschutzglobuline" physiologischerweise regelmäßig in der Zirkulation vorhanden. Wie IgE-Eiweißkörper zeigen sie die typische Antikörperstruktur des H2L2-Grundtetramers, gemeinhin als „Y"-Figur bekannt (Abb. 14-10).

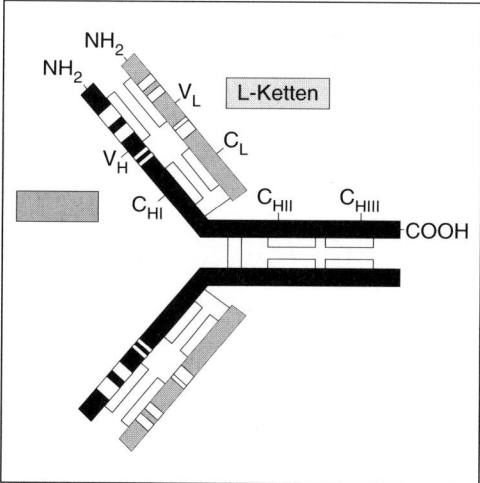

Abb. 14-10 Allgemein bekannte „Y"-Figur des IgG-Immunglobulin.

> IgG-Antikörper gelten vornehmlich als systemische Schutzglobuline, sie werden nach einer Primärreaktion sozusagen als „Dauerbrenner" je nach Infektart über zum Teil sehr lange Zeiträume, oft sogar lebenslang synthetisiert.

Dies, weil entweder ein regelmäßiger Antigenkontakt zu einer entsprechenden Dauersynthese führt oder weil sich der Körper „vorsichtshalber" auf der Ebene eines immunologischen Memory mit einem Dauerschutztiter gegen einen eventuellen Antigen-Neukontakt schützt (vgl. Prinzip der aktiven Impfung).

IgG-Antikörper kommen auch auf Schleimhäuten zum Einsatz: wie IgE-Antikörper können IgG-Moleküle durch Schleimhautspalten diffundieren [3]. Sie tragen also neben den vorrangig für den Schleimhautschutz verantwortlichen sIgA-Antikörpern gleichermaßen zum Schutz der inneren Körperoberflächen bei.

> Im Falle einer Zweitinfektion können IgG-Immunglobulinanstiege sogar erst Wochen später im Serum meßbar erfaßt werden [65].

Mäßig erhöhte IgG-Titer bei fehlenden IgM-Erhöhungen interpretiert PIES als Ausdruck einer länger zurückliegenden Infektion. Die Autorin weist darauf hin, daß sog. „Seronarben" über Jahrzehnte persistieren können. Derartige Titerverläufe sind z.B. als „Lues-Seronarbe" schon sehr früh bekannt geworden. Es ist denkbar, daß auch gegen Pilze (lebenslange?) Schutztiter aufrechterhalten werden.

14.4.4.1 Bedeutung pathologisch erhöhter IgG-Monotiter

Da IgG-Antikörper keine stabilisierenden Sekretstücke besitzen, unterliegen sie zumindest bei Oberflächenmykosen weit eher der zerstörenden Wirkung proteolytischer Enzyme mikrobiologischer Aggressoren, als es bei IgA-Antikörpern der Fall ist. Dieses könnte die bisweilen besonders hohen Titer der IgG-Antikörper im Rahmen mukosaler Candidosen erklären, bei denen bekanntlich enzymologische Aktivitäten der Pilzspezies zur Skala der Pathogenitätsfaktoren gehören: Eine massive intraluminäre Globulinzerstörung verlangt dem Immunsystem eine hohe Nachproduktionsrate ab. Diese läßt sich im Rahmen immunologischer Auseinandersetzungen mit Pilzspezies serologisch eindrucksvoll dokumentieren.

Steckbrief IgG-Antikörper

Präanalytik
– Blutentnahme, Zentrifugation
– Pipettierung von 0,5 ml Serum
– Abfüllen in Spezialröhrchen, Versand
– Nüchternblut nicht notwendig

Normalbereich
Je nach Verwendung des Testkits unterschiedlich. Labor Dr. Bayer, Stuttgart: 500 U/l.

Beeinflussungen/Verfälschungen von Meßergebnissen
Keine bekannt.

Beurteilung
Je nach klinischer Situation und Titerverhalten der Begleitglobuline (IgA, IgM) erhöht im Rahmen florider Mykosen oder als Ausdruck einer Seronarbe (immunologisches Memory als Dauerschutz nach Infektion).

14.4.5 IgM-Antikörper – Immunglobuline der Infekt-Frühphase

Kurzdefinition. Spezifische Globuline der Frühphase bei der Auseinandersetzung mit Antigenen. Pentamer (fünfarmig), 10 Antigenbindungsstellen (Abb. 14-11). Synthese durch Plasmazellen im Gesamtorganismus. Wie IgA-Moleküle: aktiver Transport durch Epithelzellen mittels Koppelung an ein Sekretstück. In diesem Fall: sIgM-Moleküle. Relativ gut gegen Zerstörwirkung durch proteolytische Enzyme geschützt. Halbwertszeit ca. 5 Tage.

> IgM-Antikörper werden von Plasmazellen in den verschiedensten Schleimhautarealen, aber auch in anderen Regionen des Körpers synthetisiert, sie dienen der Immunabwehr auf humoraler Ebene während der ersten Tage einer Infektion.

IgM-Moleküle werden in völlig identischer Weise wie sIgA-Antikörper durch den Einsatz aktiver Transportmechanismen (Kopplung an ein Sekretstück) durch die Oberflächenepithelien geschleust [3]. Insofern muß hier korrekterweise ebenfalls von einem sekretorischen Immunglobulin M (sIgM) gesprochen werden.
Es handelt sich um fünfarmige Pentamere, also um erheblich große, aus fünf Einzelantikörpern bestehende Makromoleküle, die durch eine Verknüpfungskette verkoppelt sind.
IgM-Moleküle sind in der Frühphase eines antigenischen Einbruchs ins System aufgrund von insgesamt 10 Antigenbindungsstellen

hervorragend **antigen-neutralisierend** wirksam, andererseits ist die Größe der entstehenden Immunkomplexe nicht unproblematisch: IgM-Antikörper werden vor allem bei Überempfindlichkeitsreaktionen vom Typ II (zytolytische bzw. zytotoxische Reaktionen) wie auch bei Arthusreaktionen (Typ III) zu Antikörpern mit Negativauswirkungen [7].
Vermutlich wird wegen dieser biologischen Problematik in der einschlägigen Fachliteratur zu erklären versucht, weshalb IgM-Antikörper durch eine Umschaltung auf IgG-Globuline nur kurzfristig (Halbwertzeit 10 Tage [42]) zum Einsatz kommen. Dieses betrifft aber offensichtlich keineswegs regelmäßig auch Candidainfektionen. Patientinnen mit rezidivierender Candida-Vulvovaginitis zeigten langzeitpersistierende IgM-Ak-Spiegel bei überraschenderweise fehlenden IgG-Titererhöhungen [47].

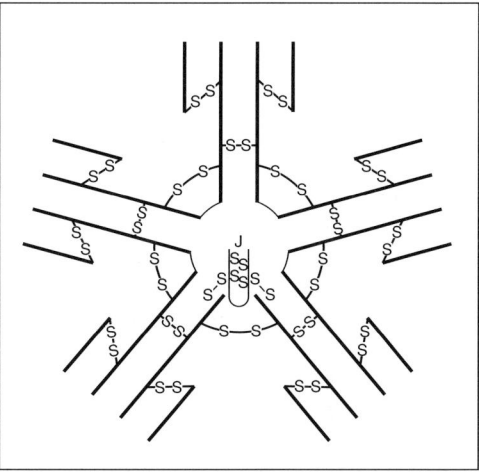

Abb. 14-11 IgM-Antikörper-Modell mit Disulfidbrücken und J-Kette.

> Auch in der Praxissituation ist das Verhalten der IgM-Titer von hohem diagnostischen Wert: Frühstadien der Infektion oder Rezidive können sehr viel schneller und treffsicherer erfaßt werden.

14.4.5.1 IgM-Antikörper – wichtige Parameter der Hochrisikoszene

IgM-Antikörper gelten vor allem in der klinischen Hochrisikoszene als besonders geeignete serologische Marker, wenn es darum geht, eine sich etablierende systemische Mykose möglichst frühzeitig zu erfassen bzw. ausschließen zu müssen. TIETZ und TAUSCH fanden bei 91 HAT-positiven intensivmedizinisch behandelten Patienten bei 71 Probanden im ELISA für Primärreaktionen typische IGM-AK-Titeranstiege [77]. Überraschend häufig seien zugleich auch IgG-Anstiege beobachtet worden. Dies spricht für ein latentes immunologisches „Bodybuilding" bereits im Vorfeld der Klinikeinweisung. Candida glabrata scheint bei den weiblichen Patienten der genannten Gruppe – und hier vor allem bei jenen, die eine Vulvovaginitis entwickelten – überwiegend „reinklassige IgM-Verläufe" zu induzieren.

14.4.5.2 IgM-Befunde im serologischen Alltag der Praxis

Auch im Praxisalltag besteht die Bedeutung der Verfolgung von IgM-Titerbewegungen darin, Akutphasen erfassen zu können. Es betrifft zum einen Situationen einer Primärinfektion, bei denen IgM-Anstiege die Regel sind. Diese werden allerdings äußerst selten in dieser Phase in der Praxis diagnostisch erfaßt. Zum anderen können Rezidivsituationen durch IgM-Titererhöhungen recht zuverlässig verifiziert werden. Pathologische IgM-Monobefunde (= alleinige Erhöhung der IgM-Titer) sind im Praxisalltag selten zu finden. Weit häufiger kommen Kombinationsbefunde (s.u.) zur Beobachtung und hier in erster Linie pathologischer „Dreiertiter" im Sinne einer gleichzeitigen Erhöhung der IgM-, IgA- und der IgG-Globuline.

Steckbrief IgM-Antikörper

Präanalytik
– Blutentnahme. Nüchternblut nicht notwendig
– Zentrifugation
– 0,5 ml Serum in Versandröhrchen (vom Labor anfordern)

Normalbereich
Je nach Labormethode bzw. verwendetem Testkit unterschiedlich. Labor Dr. Bayer, Stuttgart (ELISA): bis 50 U/l.

Beeinflussungen/Verfälschungen von Meßergebnissen
Keine bekannt.

Beurteilung
Pathologisch erhöhte Werte zeigen Frischinfektion oder Rezidive an. Insbesondere im Hochrisikobereich kostbare diagnostische Hilfe bei Verwendung entsprechend sensitiver Untersuchungsverfahren (s. CHAT, S. 498).

14.4.6 Titerkombinationen in der Candida-Serologie

Pathologische Kombinationsbefunde sind von hoher diagnostischer Wertigkeit [6]. Erst das Gesamtgefüge der einzelnen „Titerstände" vervollkommnet das diagnostische Bild. Tietz und Tausch fanden in einem selektierten Patientengut auf Intensivstationen bei 91 HAT-reaktiven Patienten im ELISA bei 28 Probanden IgM/IgG, bei 4 IgM/IgA, bei 2 IgG/IgA und bei 8 IgG/IgM/IgA-Titerkombinationen [77].

Die geringe Zahl pathologischer Dreifachtiter könnte für klinische Akutsituationen typisch sein, im Praxisfeld trifft der Diagnostiker weit häufiger auf chronische Verläufe, bei denen sich auf eine ohnehin bereits vorhandene

IgA/IgG-Kombination im Schub in der Phase einer erneuten Exazerbation IgM-Titererhöhungen aufpfropfen. Insgesamt gesehen ist der Praktiker auf eine **kompetente Interpretationshilfe** (Beispiel Abb. 14-12) seitens des Labors zumindest in der Erstphase einer Nutzung serologischer Informationen angewiesen. Langjährige Erfahrung dient einer Versachlichung der kontrovers diskutierten intestinalen Pilzproblematik.

14.4.6.1 Beispiel einer Befundinterpretation Candida-Serologie (Abb. 14-12)

Die uns freundlicherweise mitgegebenen Patientendaten korrelieren mit dem serologischen Befund.

LABORATORIUM FÜR SPEKTRALANALYTISCHE UND BIOLOGISCHE UNTERSUCHUNGEN DR. BAYER GMBH

Bopserwaldstr. 26 · D-70184 Stuttgart · Telefon 0711/16418-0 · Telefax 0711/16418-18

```
Anal.Nr.   :                           Datum    :
Patient    :                           Geb.Datum :
Geschlecht: männlich
Diagnose   : Bekannter Candida-Befall im Stuhl.
             Pat. kann nicht zunehmen, fühlt sich schwach.
             Susp. Colitis ohne Ulcera. Klagt über Schwindel
             und Kopfschmerzen.
```

CANDIDA–ALBICANS–SERODIAGNOSTIK

	ERGEBNIS	Normalbereich	normal		erhöht	
				leicht	mittel	stark
Antigen	NEGATIV	NEGATIV				
IGA-Antikörper	133 U/l	bis 60 U/L				
IGG-Antikörper	8320 U/l	bis 500 U/L				
IGM-Antikörper	108 U/l	bis 50 U/l				

Abb. 14-12 Befundausdruck Speziallabor Candida-Serologie. Geprüft wurden das Vorkommen von Pilzantigenen im Serum sowie die Antikörperfraktionen IgA/IgG/IgM (sie können wahlweise durch die Mitbestimmung der IgE-Globuline ergänzt werden). Neben den Normalbefunden (Spalte I) sind in der linken Spalte (II) die aktuellen Werte des Patienten eingedruckt (deutlich pathologische Ergebnisse in alle Immunglobulinfraktionen). In der Balkengrafik werden sowohl die Normalwerte (schwarze Rubrik) wie auch das pathologische Resultat (>) optisch dargestellt: die IgG-Werte haben wegen exorbitanter Erhöhung die Skala überschritten (»).

Zum Zeitpunkt Ihrer Blutentnahme konnten keine zirkulierenden Pilze/Pilzantigene im Serum nachgewiesen werden. Dies ist in der Praxis auch nicht allzu häufig der Fall.

Im Bereich der Immunglobulinfraktionen fällt eine pathologische Dreierkonstellation auf. Ein massiv erhöhter IgM-Titer (133 U/l statt 60 U/l) signalisiert – im Zusammenhang mit der Anamnese – am ehesten ein Mykoserezidiv.

Zu einem floriden Infekt passen vor allem die akuten anderweitig nicht erklärbaren Durchfälle. Der pathologische IgA-Wert (108 U/l statt 50 U/l) unterstützt Ihre Annahme einer sich in der Schleimhaut manifestierten Pilzinfektion. Hierzu passen die hohen Keimzahlen in der mikrobiologischen Stuhlanalyse. Der IgG-Titer deutet auf eine bereits länger bestehende intestinale Pilzproblematik hin, in deren Rahmen es nun zu einer akuten Krankheitssituation gekommen ist.

14.5 Serodiagnostik der Schimmelpilze

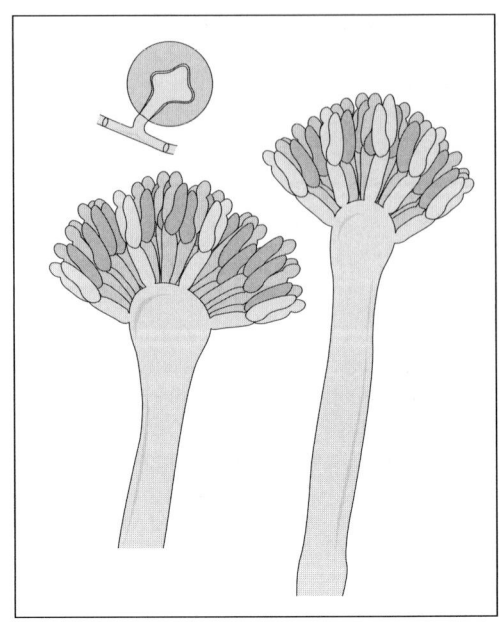

Abb. 14-13 Typischer Aspergillusphänotyp mit Conidiophoren und Conidien.

Schimmelpilzprobleme im Intestinum scheinen in letzter Zeit zuzunehmen (Aspergillus fumigatus, Aspergillus niger; Abb. 14-13). Dies hängt nach HAUSS u.a. mit der zunehmenden Kontamination verschimmelter Nahrungsmittel zusammen (z.B. Transport- und Lagerungszeiten von Importware), wobei gesundheitliche Folgeprobleme z.B. auf der Ebene pseudoallergischer Reaktionen vermutet werden [33] (s. auch S. 475).

Die neuerdings kommerziell zugängliche qualitative wie quantitative ELISA-Aspergillusserologie bietet – obwohl hinsichtlich serologischer Resultate in erster Linie Daten durch Studien in Richtung der Schimmelpilzproblematik im Bereich der Atemwege vorliegen – auch Indikationen zur Abklärung intestinaler pathogener Schimmelpilzmitbeteiligungen.

Zweifellos gibt es intestinale Aspergillosen [46]. Nach ersten Ergebnissen lassen sich bisweilen markante Titererhöhungen objektivieren. Da die Schimmelpilztoxikologie bisher in wesentlich umfassenderem Maße beforscht worden ist, sind Befindensstörungen durch z.B. Aflatoxine etc. als (neue?) vom In-

testinum ausgehende ätiopathogenetische Faktoren denkbar. Erfolge entsprechender therapeutischer Konzepte – sie liegen vor allem im Bereich präventivmedizinischer Maßnahmen – scheinen diese These zu bestätigen. Kommen im Rahmen der Stuhldiagnostik nach Ausschluß offensichtlich nutritiver und damit ausschaltbarer Kontamination Aspergillen in mehreren Proben zum Nachweis, gilt nach KREMPL-LAMPRECHT (1995) die auf RIETH zurückgehende Empfehlung im Sinne einer entsprechenden Darmsanierung. In jedem Fall eindeutig erhöhter Aspergillustiter im Blut sind jedoch differentialdiagnostisch Schimmelpilzprovokationen aus dem Areal der Atemwege abzugrenzen. Diesbezüglich liegen eindeutige Studien vor, die entsprechende Erhöhungen der Antikörpertiter sowohl bei lokalisierten (Aspergillome) wie invasiven Aspergillosen dokumentieren [12, 31, 43].

Schimmelpilze können auch im Magen-Darm-Trakt Probleme aufgeben. Hier gilt gleichermaßen: sind die Milieubedingungen günstig (z.B. gestörte Darmflora), können harmlose Saprophyten immunologische Provokationen und damit Befindensstörungen initiieren.

14.5.1 Aspergillustiter auch bei gesunden Personen

Im Rückblick auf einjährige Erfahrungen im Bereich der ELISA-Schimmelpilz-Diagnostik läßt sich im Widerspruch zu Wegmann [81] eindeutig feststellen, daß unter Einsatz der qualitativ-quantitativen ELISA-Diagnostik gesunde Probanden in jedem Falle Antikörpertiter gegen Schimmelpilze zeigen. Diese Tatsache paßt zur generellen und regelmäßigen Auseinandersetzung des Immunsystems mit ubiquitär vorkommenden Schimmelpilzen bzw. auch in „unbedenklichen" Nahrungsmitteln.

Aus diesem Grund mußten für Gesunde Cut-off-Werte festgelegt werden, die für IgA-Globuline bei 30 U/l, bei Immunglobulinen der Klasse G mit 1000 U/l und im Fall der IgM-Globuline mit 20 U/l festgelegt wurden. Über diese Schwellenwerte eindeutig hinaus erhöhte Antikörpertiter lassen sich in Klinik und Praxis zur diagnostischen Mitbeurteilung möglicher Schimmelpilzmykosen auch des Intestinaltrakts nutzen.

14.5.2 Falsch-positive Befunde bei der Aspergillus-Diagnostik durch Candida

Die Antigengemeinschaften zwischen Candida- und Aspergillus-Polysacchariden ist ausgesprochen gering, so daß es nicht zu falsch-positiven Befunden bei der Schimmelpilzdiagnostik kommen kann. Hingegen bestehen zwischen Aspergillus fumigatus und Mykobakterien sowie Lungenparenchym (!) Antigengemeinschaften. Die entsprechenden Antigenbestandteile sind jedoch bisher nicht identifiziert [81].

Glossar

ADCC	eine Immunabwehrreaktion, bei der zelltoxische (zellzerstörende) Wirkungen in jedem Fall auf Antikörper angewiesen sind
Aknität	akute Krankheitsphase
Antigenität	Antigenwirkung auf das Immunsystem im engeren Sinn: sämtliche Stoffe oder belebte Reize auf das Immunsystem, die eine Antikörperantwort und/oder zytotoxische Effekte (= Zelltötungsmechanismen) auslösen
Antigenpinocytose	Antigenaufnahme in die Zelle (durch sog. Freßzellen)
Candidaämie	Candidapilze in der Blutbahn
Desmosomen	Verbindungselemente zwischen Zellen, die diese oft recht intensiv miteinander verkoppeln
endozytisch	von Endozyten = Zellen des Darmepithels; endozytisch = durch Endozyten bewirkt

Floridität	Krankheitsphase, die voll im Gang ist („aufgeblüht"; lat. flora: die Pflanze, Blüte)
Immunogenität	Grad der Wirkung auf das Immunsystem, der zur Immunität führt = Intensität, mit der Immunreaktionen ausgelöst werden
Kompetition	Wettbewerb um einen Reaktionspartner
Komplementaktivierung	Vorgang, bei dem ein Kaskadensystem (ein in Stufen ablaufendes System) unspezifischer Abwehrstoffe (Komplementkomponenten) aktiviert werden
Memory-Titer	Antikörperspiegel, der nach früherem Antigenkontakt, aufgrund des immunologischen Gedächtnisses, zum Schutz aufrechterhalten wird
Mucine	Schleimstoffe
M-Zellen	Zellen, die hinsichtlich der Antigenaufnahme im Darm spezifische Eigenschaften besitzen („Sortierfunktion")
Pilzmyzelien	Geflecht aus Pilz, „Schläuchen" (Pilzhyphen)
Pilzovergrowth	durch Wachstumsmöglichkeiten sich ausbreitende und dadurch andere Keime verdrängende Pilze
Saprophyten	„Dreck"-/Aasfresser. Dadurch Recycling wichtiger Nährstoffe in der Natur

Literatur

[1] Ansorg, R., Kraus, C.: Enzymimmunoassay zum Nachweis von IgG- und IgM-Antikörpern gegen somatische Antigene von Candida albicans. Lab. med. 8, 396–399 (1984).

[2] Ashman, R. B., et al.: Antigens and immune response in Candida albicans infection. Immunol. Cell Biol. 68, 1–13 (1990).

[3] Auer, I. O.: Immunologie des Gastro-Intestinaltraktes. In: Gemsa, D., Kalend, J. R., Resch, K.: Immunologie. 3. Aufl. Thieme, Stuttgart–New York 1991.

[4] Baumann, D. S., Haglund, H. E.: Correlation between Certain Polysystem Chronic Complaints and an Enzyme Immunoassay with Antigens of Candida Albicans. J. Adv. Med. Volume 4, 1, 5–19 (1991).

[5] Bayer, W.: ELISA – Weiterentwicklung von HAT und IFT. In: Kongressbericht 2. Stuttgarter Candida-Symposium, 4–5 (1995).

[6] Bayer, W., Dumrese, J., Ehrhardt-Schmelzer, S.: Candida-Problematik – Was leistet die moderne Serologie? EHK 11, 762–768 (1995).

[7] Benjamini, E., Leskowitz, S.: Immunologie – ein Kurzlehrbuch. Schwer, Stuttgart 1988.

[8] Bougnoux, M. E., et al.: Comparison of antibody, antigen and metabolite assays for hospitalized patients with disseminated or peripheral candidiasis. J. Clin. Microbiol. 28, 905–909 (1990).

[9] Brandzaeg, P., Sollid, L. M., Thrane, P. S., et al.: Lymphoepithelial interactons in the mucosal immunesystem. GUT 29, 1116–1130 (1988).

[10] Burnie, J. P., Williams, J. D.: Evaluation of the Ramco Latex agglutination test in the early

diagnosis of systemic candidiasis. Eur. J. Microbiol. 4, 98–101 (1985).

[11] Cabezudo, I., et al.: Value of the CAND-TEC Candida antigen assay in the diagnosis and therapy of systemic candidiasis in high-risk-patients. Eur. J. Clin Microbiol. Infect. Dis. 8, 770–777 (1989).

[12] Campbell, J. M., Clayton, Y. M.: Americ. Rev. resp. Dis. 89, 186–196 (1964).

[13] Domer, J. E., Garner, R. E.: Immunomodulation in response to Candida. Immunol. Ser. 47, 293–317 (1989).

[14] Drouhet, E., Borderon, J. C.: zitiert nach Gmeinhardt. Vortrag XII. Int. Mikrobiol. Kongreß München 1978, Abstracts.

[15] Dumrese, J.: Pilzinfektionen – ätiologischer Hintergrund. (als Kommentierung im Rahmen der Moderation) 2. Stuttgarter Mykosetage (1995).

[16] Dumrese, J.: Candidaproblematik in der Praxis: Was leistet eine moderne Serologie. Therm. Med. 12, 1–2, 26–34 (1996).

[17] Dumrese, J., Haefeli, B.: Pleomorphismus. Haug, Heidelberg 1996.

[18] Ehrgardt-Schmelzer, S., Dumrese, J.: Epidemiologie der Candida-Endomykosen. EFK 44, 277–282 (1995).

[19] Engist, U.: Zur Epidemie der Candidamykosen aus serologischer Sicht. Immunreport 3, Heft 1, 5 (1995).

[20] Esterly, N. B.: Serum antibody titers to Candida albicans utilizing an immunofluorescent technic. Amer. J. Clin. Path. 50, 291–296 (1968).

[21] Faux, I. A., et al.: A comparison of specific IgG antibody levels to the cell wall mannan of candida albicans in normal individuals and in patients with primary antibody deficiency. J. Immunol. Methods 153, 167–172 (1992).

[22] Fegeler, W.: Basisdiagnostik in der Candida-Serologie. Einsatzbereich und Interpretation. pilzdialog, 11–12 (1989).

[23] Fegeler, W.: Möglichkeiten einer differenzierten Candida-Serologie. Evaluation eines Candida-ELISA-Tests. pilzdialog 4, 61–62 (1992).

[24] Fegeler, W.: Aspekte zur Diagnostik und Frühdiagnostik von Organ- und Systemmykosen. In: Heizmann, W. R. (Hrsg.): Systemische Pilzinfektionen. Wiss. Verglagsgesellschaft, Stuttgart 1993.

[25] Fegeler, W., et al.: Diagnostisches Vorgehen bei Verdacht auf Endomykosen. Editiones Roche, Basel 1990.

[26] Fujita, S. I., Hashimoto, T.: Detection of serum candia antigens by enzyme-linked immunosorbent assay and a latex agglutination test with anti-candida albicans and anti-candida krusei antibodies. J. Clin. Micrbiol. 30, 3132–3137 (1992).

[27] Fung, J. C., et al.: Caqndida detection system (CAND-TEC) to differentiate between candida albicans colonization and disease. J. Clin. Microbiol. 24, 542–547 (1986).

[28] Gentry, L. O., et al.: Latex-Agglutination Test for detection of Candida antigen in patients with disseminated disease. Eur. J. Clin. Microbiol. 2, 122–128 (1983).

[29] Gmeinhardt, H., et. al.: Endomykosen. Fischer, Stuttgart 1989.

[30] Greenfield, R. A., et al.: Quantitation of antibody to Candida mannan by enzyme-linked immunosorbent assay. J. Lab. Clin. Med. 101, 758–778 (1983).

[31] Grünwald, R., et al.: Zeitschr. Erkrankungen Atm. org. 154, 218–228 (1980).

[32] Haun, U., Rüchel, R., Spies, A.: A series of serological tests for the detection of antigens and specific antibodies in deep-seated candidosis: experimental aspects. Mykosen 30, 472–482 (1987).

[33] Hauss, R.: Einführung in die Kongreßthematik. Therapietage Eckernförde (1996).

[34] Hearn, V. M.: Antigenicity of Aspergillus species. J. Med. Vet. Mycol. 30, 11–25 (1992).

[35] Herent, P., et al: Retrospective evaluation of two latex agglutination tests for detection of circulating antigens during invasive candidosis. L. Clin. Microbiol. 30, 2158–2164 (1992).

[36] Ishiguro, A., et al.: Identification of candida albicans antigens reactive with immunoglobuline E antibody of human sera. Infect. Immun. 60, 1550–1557 (1992).

[37] Jones, J. M.: Laboratory Diagnosis of Invasive Candidiasis. Clin. Microbiol. Rev. Vol. 3,1, 32–45 (1990).

[38] Kappe, R.: Coexistence of free antigens, free antibodies and immune complexes in sera from patients with suspected deep-seated candidosis. Mycosis 32, 24–32 (1989).

[39] Kappe, R., Müller, J.: Rapid clearance of Candida albicans mannan antigens by liver and spleen in contrast to prolonged circulation of Cryptococcus neoformans antigens. J. Clin. Microbiol. 29, 1665–1669 (1991).

[40] Kay, J. H., et al.: Surgial treatment of candida endocarditis. J. Amer. med. Ass. 203, 621–626 (1968).

[41] Klein, J.: Immunology. The Science of Self-Nonself Discrimination. Wiley-Interscience, New York 1982.

[42] Klein, J.: Immunologie. VCH, Weinheim 1991.

[43] Koester, H., et al.: Dermatol. Mschr. 161 261–274 (1968) zitiert nach Gmeinhardt 235.

[44] Kohno, S., Mitsutake, K., Maesaki, S., et al: An evaluation of serodiagnostic tests in patients with candiddaemia: beta-glucan, mannan, Candida antigen by Cand tech and D-arabinitol. Microbiol. Immunol. 37, 207–212 (1993).

[45] Kostiala, A. A. I., Kostiala, I.: Enzyme-Linked Immunosorbent Assey (ELISA) for IgM, IgG and IgA Class Antibodies against Candida albicans Antigens: Development and Comparison with other Methods. Sabourandia 19, 123–134 (1981).

[46] Krempl-Lamprecht, L.: Fragen und Antworten. pilzdialog 3/4, 4 (1995).

[47] Kunzelmann, H. J., Roßner, D., Czaika, V., Hopp, M., Schmalreck, A., Sterry, W.: Voraussetzungen für eine effektive Therapiechronisch rezidivierender Vaginalmykosen. Mycoses Suppl. 1/39, 65–72 (1996).

[48] Malberg, K.: Hämagglutination. In: Friemel, H.: Immunologische Arbeitsmethoden. Fischer, Stuttgart 1989.

[49] Matthews, R. C., Burnie, J. P., Tabaqchali, S.: Isolation of Immunodominant Antigens from Sera of Patients with Systemic Candidiasis and Characterization of Serological Response to Candida albicans. J. Clin. Microbiol. Vol. 25, 2, 230–237 (1987).

[50] Matthews, R. C., Burnie, J. P., Tabaqchali, S.: Diagnosis of systemic Candidiasis by an Enzyme-Linked Dot Immunobinding Assey for a Circulating Immunodominant 47-Kilodalton Antigen. J. Clin. Microbiol. Vol. 26, 3, 459–463 (1988).

[51] Müllensiefen, M., Ringelmann, R.: Labordiagnostik systemischer Candidosen. Lab. med. 15, 410–413 (1991).

[52] Müller, H.-L.: Die Serologie der Candidainfektion. Klin. Wschr. 50, 809 (1972).

[53] Müller, H.-L.: Serologische Differenzierung zwischen Schleimhaut und System-Candidosen. Zbl. Bakt. Hyg. I.Abtlg. Orig. A 227, 289 (1974).

[54] Müller, H.-L.: Antikörpernachweis bei Sproßpilzen. Hautarzt 29, 27 (1978).

[55] Müller, J., et al.: Erregerdiagnostik einheimischer tieflokalisierter Mykosen. Dosier Hoffmann La Roche, Basel 1990.

[56] Müller, J.: Mykologische Darmflora. Mitteilungen als Diskussionsbeitrag. Tagung der Deutschsprachigen Mykologischen Gesellschaft in Dresden 1995.

[57] Nolting, S. et al: Mykosen des Verdauungstraktes. Medi, Hamburg 1994.

[58] Oblack, D., et al.: Comparative evaluation of the Candida agglutination test, precipitin test and germ tube dispersion test in the diagnosis of candidiasis. J. Clin. Microbiol. 3, 175–179 (1976).

[59] Odds, F. C.: Candida and Candidosis: Serodiagnosis. Baillière Tindall, London 1988.

[60] Palmer, D. F., Kaufmann, L., Kaplan, W., Cavallaro, J. J.: Serodiagnosis of Mycotic Disease. Charles C. Thomas Publ., Springfield 1977.

[61] Petersohn, A., Petersohn, Chr.: Candia-workshop. Referat 4. Stuttgarter Mykosetage 1996.

[62] Regoli, A. C.: Diagnosis of invasive candidiasis ba a dot immunbinding assay for candida antigen detection. J. Clin. Microbiol. 31, 518–523 (1993).

[63] Rependigny, L.: Serological Techniques for Diagnosis of Fungal Infections. Eur. J. Clin. Microbiol. Infect. Vol. 4, 4, 362–375 (1989).

[64] Phillips, D. I. M., Matthew, N.: Measuremnent of antobodies to Candida albicans as a screening test for humoral immunodeficiency. J. Immunol. Methods 105, 127–131 (1987).

[65] Pies, C.: Der Stellenwert der Candida-Serologie in der Mykose-Diagnostik. Sonderheft Zeitschrift f. Umweltmedizin (1996).

[66] Price, M. F., Gentry, L. O.: Incidences and significance of Candida antigen in low risk and high-risk patient population. Eur. J. Microbiol. 5, 16–419 (1986).

[67] Rüchel, R.: Diagnosis of invasive mycosis in several immunosuppressed patients. Ann. Haemat. 67, 1–11 (1993).

[68] Rüchel, R.: Antigennachweis bei Mykosen: Methoden und Interpretationen. In: Heinzmann, W. R. (Hrsg.): Systemische Pilzinfektionen. Wiss. Verlagsgesellschaft, Stuttgart 1993.

[69] Schimpl, A.: Antikörper und Antikörpersynthese. In: Gemsa, D., Kalden, J. R., Resch, K. (Hrsg.): Immunologie. Thieme, Stuttgart 1991.

[70] Schmidt, J., Naumann, G.: Mikrobiologische Früh- und Schnelldiagnostik. VEB Fischer, Jena 1983 (zitiert nach Gmeinhardt 108).

[71] Seeliger, H. P. R.: Immunologisch-serologische Nachweisverfahren bei Pilzerkrankungen. Handbuch für Haut- und Geschlechtskrankheiten, Band IV/4. Springer, Berlin–Göttingen 1963.

[72] Seeliger, H. P. R.: Möglichkeiten und Grenzen der serologischen Diagnostik generalisierter Mykosen. In: Mykosen. 5. Norddeutsche Therapiegespräche Braunlage. Nov. 1974. Thieme, Stuttgart 1975.

[73] Seeliger, H. P. R., Sühler, H.: Serologie der Aspergillose. Zbl. Bakt. Hyg. I Abt. Orig. A 229, 525 (1974).

[74] Stockbine, N. A., et al: Identification and molecular weight characterization of antigens from Candida albicans that are recognized

by human ser. Infect. Immun. 43, 715–721 (1984).

[75] Stortz, H.: Immunfluoreszenz. In: Friemel, H. (Hrsg.): Immunologische Arbeitsmethoden. Fischer, Stuttgart 1984.

[76] Thiele, G.: Handlexikon der Medizin. Urban & Schwarzenberg, München–Wien-Baltimore 1991.

[77] Tietz, H.-J., Tausch, I.: Differenzierte Candidaserologie auf dem Prüfstand. pilzdialog 4, 55–56 (1993).

[78] Tokunaga, S., et al.: Candida antigen detection by latex agglutination test in candiduria patients. Urol. Int. 49, 163–166 (1992).

[79] Walsh, T. J.: Detection of Circulating Candida Enolase by Immunoassay in Patients with Cancer and Invasive Candidiasis. New Engl. J. Med. Vol. 324, 15, 1026–1031 (1991).

[80] Warnock, D. W.: J. Hospit. Infect. 5, 244–252 (1984).

[81] Wegmann, T.: Medizinische Mykologie – ein praktischer Leitfaden. Editiones Roche, Basel 1994.

[82] Werle, E., et al.: Nachweis von Anti-Candida-Antikörpern der Klassen IgM, IgG und IgA mittels Enzymimmunoassay in sequentiellen Proben hospitalisierter Patienten. Mycosis 37, Suppl. I, 71–78 (1994).

[83] Zöller, L., et al.: Enzyme immunoassays invasive Candida infections: reactivity of somatic antigens of Candida albicans. J. Clin. Microbiol. 29, 1860–1967 (1991).

AUSWAHL DER UNTERSUCHUNGS-PARAMETER NACH KRANKHEITEN UND SYMPTOMEN

MICHAEL MARTIN

15.1 Notfallprogramm

[2, 3]

Bei vielen dringlichen Fragestellungen und mehr oder weniger akuten Krankheitsbildern ist eine Labordiagnostik unabdingbar. Es sei an dieser Stelle allerdings darauf verwiesen, daß der Behandelnde sich jeder Zeit seiner Verantwortung bewußt sein muß und somit kritisch die Entscheidung zu treffen hat, ob der Patient unmittelbar einer klinischen oder fachärztlichen Behandlung überführt werden muß. In der Praxis ist eine Notfallabordiagnostik nur dann zu rechtfertigen, wenn garantiert ist, daß das Untersuchungsmaterial **unmittelbar** in das Labor kommt. Die gewählten Parameter sollen über **wesentliche Fragestellungen** Auskunft geben, so daß Parameter, die z.B. in der Präventivmedizin sinnvoll sind, überflüssig sind.

> Die Empfehlungen für die Auswahl der Parameter sind nur grobe Orientierungshilfen und müssen in Abhängigkeit des Patientenalters und -geschlechts sowie der anamnestischen Angaben und der körperlichen Untersuchung variiert und ergänzt werden.

Abdominalschmerz, akuter	Urinstatus, großes Blutbild, Blutzucker, α-Amylase im Serum und Urin, Blutsenkung, Transaminasen, Kalzium, Harnstoff, Kreatinin, Bilirubin, CK-Serie
Allergien, akute (Quincke-Ödem, Histaminose, Urtikaria)	großes Blutbild (wichtig: eosinophile und basophile Granulozyten), IgE, Histamin
Bewußtseinsstörungen, kurzdauernde	Blutsenkung, großes Blutbild, Urinstatus, Blutzucker, Kreatinin im Serum
Brustschmerzen	Blutsenkung, großes Blutbild, Urinstatus, CK, GOT, falls das Ereignis über 4 Tage zurückliegt α-HBDH

Diarrhö, akute	Urinstatus, großes Blutbild, Blutzucker, Kreatinin im Serum, Elektrolyte (Kalium, Kalzium, Natrium, Chlorid)
Dyspnoe	Blutsenkung, großes Blutbild, Urinstatus, Blutzucker, Kreatinin
Erbrechen	wie Diarrhö, zusätzlich Azeton im Urin
Fieber, längerdauerndes	Blutsenkung, großes Blutbild, CRP, Urinstatus, Transaminasen, Elektrolyte, Serumeiweiß und Elektrophorese, Blutkultur
Gelenkschmerzen	Blutsenkung, großes Blutbild, Serumeiweiß und -elektrophorese, Kreatinin und Harnsäure im Serum, Urinstatus, Antistreptolysin-Titer, Rheumafaktor
Krämpfe, Verkrampfungen	Blutsenkung, Blutbild, Urinstatus, Blutzucker, Magnesium, Kalium, Kalzium
Kollaps	Blutsenkung, großes Blutbild, Urinstatus, Blutzucker, Kreatinin, Quick-Test
Nackensteifigkeit	Blutsenkung, Blutbild, Urinstatus, Blutzucker, Borrelien- und FSME-Antikörper, Antikörper gegen Enteroviren, Masernvirus, Serumeiweiß und Elektrophorese
Rückenschmerzen, unklare	Blutsenkung, Blutbild, Urinstatus, Blutzucker, Transaminasen, Serumeiweiß und Elektrophorese, Kreatinin
Schwindel	Blutsenkung, Blutbild, Urinstatus, Blutzucker
Tachykardie, Herzrhythmusstörungen	großes Blutbild, Magnesium, Kalium, Kalzium
Zyanose	Blutsenkung, großes Blutbild inkl. Thrombozyten u. Retikulozyten, Urinstatus, Blutzucker, Kreatinin

15.2 Häufige Krankheitsbilder und Symptomenkomplexe in der Naturheilpraxis

Die folgende Tabelle führt einige typische Beschwerdbilder bzw. Erkrankungen auf, die häufig in der Naturheilpraxis auftreten. Die Untersuchungsparameter sind als Anregungen und Hinweise zu verstehen – der Therapeut muß bei jedem Patienten individuell entscheiden.

Als **Basisdiagnostik** gilt das große Blutbild inkl. Differentialblutbild. Ebenso hat es sich in der heutigen Zeit bewährt, mittels der AAS (**A**tom **A**bsorptions-**S**pektrometrie) die Elemente K, Mg, Ca, Fe, Cu und Zn sowie das Vitamin B_6 zu bestimmen. Überproportional häufig finden wir bei diesen Elementen nur marginale Spiegel oder gar Unterversorgungen.

Symptom/ Krankheitsbild	Fragestellung	Sinnvolle Basisdiagnostik	Sinnvolle Erweiterung der Labordiagnostik bei entsprechenden anamnestischen Hinweisen
Abgeschlagenheit (Müdigkeit, Antriebsschwäche, Erschöpfung)	• organische Ursachen • psychosomatische Hintergründe • Mikronährstoffdefizite • gravierende Dysbiosen • Hypoglykämie-Syndrom • lantente Virusinfektionen • maskierte Allergien • toxikologische Umweltreaktionen	• großes BB inkl. Diff.BB, BSG, Urinstatus, Transaminasen, Eiweißelektrophorese, Kreatinin, Immunglobuline inkl. IgE • AAS VB: Mg, Ca, K, Fe, Cu, Zn, Se • Vit. B_6	• differenzierte mikrobiologische und mykologische Stuhlanalyse • Schwermetall-Mobilisationstest • Pestizid- und/oder Holzschutzmittel-Screening • Glukosetoleranztest • Hormonstatus • LTT • RAST-Test
Abdominalschmerzen und -spasmen, chronisches sowie Druckgefühl im Oberbauch	• Pankreaserkrankungen • Cholezystopathien • Hepatopathien • Mg, K-Ca-Defizit • Hypoglykämie • Dysbiose • intest. Candidose • maskierte Nahrungsmittelallergien • Laktose-Intoleranz • Ulzera • Tumoren • Nierenerkrankungen • Herzerkrankungen • Psyche • Intoxikationen	• großes BB inkl. Diff.BB, BSG, α-Amylase, alkal. Phosphatase, GGT, γ-GT, GPT, Lipase, Kreatinin, Harnstoff, E.-phorese, Cholesterin, Immunglobuline inkl. IgE • AAS VB: Mg, Ca, K, Fe, Cu, Zn, Se • Vit. B_6 • differenzierte mikrobiologische und mykologische Stuhlanalyse inkl. Verdauungsrückstände und Stuhlchemie	• Umweltmed. Atemgastest • CK, CK-MB, LDH • Allergietestverfahren (IgE, IgG, LTT) • umweltmed. Tests (z.B. Schwermetalltest → bes. Blei, Holzschutzmittel-Screening) Gliadin-Antikörper
Abwehrschwäche	• Mikronährstoffdefizite • eingeschränkte Funktion des MALT • intes. Dysbiose oder Candidose • Immunolog. Schwächen	• großes BB inkl. Diff.BB, BSG, E.-phorese, CRP, BZ • Immunglobuline inkl. IgE • AAS VB: Mg, Ca, K, Fe, Cu, Zn, Se • Vit. B_6 und Vit. C	• LyTy • Schwermetall-Screening • Pestizid- und Holzschutzmittel-Screening • LTT

Symptom/ Krankheits-bild	Fragestellung	Sinnvolle Basis-diagnostik	Sinnvolle Erweiterung der Labordiagnostik bei entsprechenden anamnestischen Hinweisen
	• chron. Intoxikationen • Kohlenhydratstoff-wechselstörung	• differenzierte mikrobiologische und mykologische Stuhlanalyse inkl. sIgA	
Adipositas	• Fettstoffwechsel-störung • hormonelle Störung • Psyche (Eßverhalten) • Kohlenhydratstoff-wechselstörung	• großes BB inkl. Diff.BB, Cholesterin, HDL- u. LDL-Chol., Neutralfette, BZ, Harnsäure • Apolipoproteine • Hormonstatus (Hypophyse, Schilddrüse) • AAS VB: Mg, Ca, K, Fe, Cu, Zn, Se • Vit. B_6	
Alkoholabusus	• Leberschaden • Pankreasentzündung • Stoffwechsel-störungen • Mangel-erscheinungen • Dysbiosen	• Leber-Transaminasen, Cholesterin, Neutralfette, HDL- u. LDL-Chol., α-Amylase, Lipase, alkal. Phosphatase, LDH, LAP • AAS VB: Mg, Ca, K, Fe, Cu, Zn, Se • Vit. B_6 und Vit. C • differenzierte mikrobiologische und mykologische Stuhlanalyse inkl. sIgA	• Folsäure • BSG • Urinstatus
Allergien	• Allergietyp: akut, verzögert; Pseudo-allergie • maskierte Allergie • Schadstoffexposition	• großes BB inkl. Diff.BB • Gesamt-IgE • RAST-Test • IgG-4-Test • LTT • differenzierte mikrobiologische und mykologische Stuhlanalyse inkl. sIgA, PMN-Elastase, Lysozym	• AAS VB: Mg, Ca, K, Fe, Cu, Zn, Se • Vit. B_6 und Vit. C • Histamin im Blut • Schadstoff-Screening je nach Verdacht • Wohnraum und evtl. Arbeitsplatz-/Schul-begehung
Amalgam-Quecksilber-Zinn-Intoxikation, Verdacht auf		• AAS VB: Mg, Ca, K, Fe, Cu, Zn, Se, • DMPS-Mobilisationstest • LTT	• differenzierte mikrobiologische und mykologische Stuhlanalyse inkl. sIgA

Symptom/ Krankheits- bild	Fragestellung	Sinnvolle Basis- diagnostik	Sinnvolle Erweiterung der Labordiagnostik bei entsprechenden ana- mnestischen Hinweisen
Akne	• Mikronährstoff- defizite • Dysbiose • intest. Candidose • hormonelle Störung • Schadstoffexposition	• großes BB inkl. Diff.BB • AAS VB: Mg, Ca, K, Fe, Cu, Zn, Se • Vit. B_6 und Vit. C • differenzierte mikro- biologische und myko- logische Stuhlanalyse inkl. sIgA	• Allergiediagnostik • Schadstoff-Screening (insbes. Formaldehyd, PCP)
Anämie	• Anämietyp • Schwermetall- belastung • Chemikalien- intoxikation	• großes BB inkl. Diff.BB • Bilirubin, Ferritin, Transferrin, Eisenbin- dungskapazität • BSG • Urin-Status • AAS VB: Mg, Ca, K, Fe, Cu, Zn, Se • Vit. B_6, Folsäure und Vit. C	• Price-Jones-Kurve • Coeruloplasmin • Haptoglobin • Kälteagglutinine • Schwermetall-Screening/ DMPS-Mobi-Test: Kupfer, Quecksilber, Arsen, Blei, Aluminium • Holzschutzmittel- Screening • Pestizid-Screening
Angina (s. Tonsillitis, akute)			
Appetit- losigkeit	• Mikronährstoff- defizite • Dysbiose • Parasitose • mangelhafte Magensekretion • organische Ursachen (Leber/Galle, Pankreas) • maskierte Allergien • Psyche	• großes BB inkl. Diff.BB • AAS VB: Mg, Ca, K, Fe, Cu, Zn, Se • Vit. B_6 und Vit. C • differenzierte mikro- biologische und myko- logische Stuhlanalyse inkl. Parasiten, Verdau- ungsrückstände und Stuhlchemie	• Lipase, Amylase, Trans- aminasen • Urinstatus • BSG • Magensekretion über- prüfen
Arterio- sklerose	• Risikofaktoren • Stoffwechsel- situation	• großes BB • Ges.-Cholesterin, HDL- LDL-Chol., Triglyceride • Apolipoproteine • Lipidelektrophorese • Homocystein • Kreatinin • BZ	• oraler GTT

Symptom/ Krankheits-bild	Fragestellung	Sinnvolle Basis-diagnostik	Sinnvolle Erweiterung der Labordiagnostik bei entsprechenden anamnestischen Hinweisen
Arthritis	• Arthritis-Typ (urica, rheumatica, post-infectiosa) • akute/chron. Intoxikation	• großes BB inkl. Diff.BB • Rheumafaktoren • Harnsäure, Kreatinin, Harnstoff • Urinstatus und -kultur • BSG, CRP, ASL • GOT, alkal. Phosphatase • Immunglobuline • Kupfer, Zink • AK-Bestimmung: antinukleäre AK, Bindegewebe-AK, Kollagen-AK, RNA-AK	• AAS VB: Mg, Ca, K, Fe, Zn, Se • Vit. C • differenzierte mikrobiologische und mykologische Stuhlanalyse inkl. sIgA • HCB im Blut (Hexachlorbenzol = bei akuter Vergiftung) • Kaugummi-Test bezügl. Silber (Dentalwerkstoff) • Silber im Urin/Blut/Serum
Asthma bronchiale	• Allergien/Pseudo-allergien • Schadstoffbelastung (bes. Formaldehyd, Isocyanate, Quecksilber) • Schimmelpilz-exposition • Schimmelpilz-allergien • Dysbiose • Psyche	• großes BB inkl. Diff.BB • Allgergiediagnostik (IgE, RAST, IgG, LTT) • differenzierte mikrobiologische und mykologische Stuhlanalyse inkl. sIgA • AAS VB: Mg, Ca, K, Fe, Cu, Zn, Se • Vit. B_6 und Vit. C	• Schadstoff-Screening (inkl. Schwermetalle) • Wohnraum-/Arbeitsplatz-/Schulbegehung
Augenringe, dunkle	• Mikronährstoff-defizite • Anämie • Parasitose • Dysbiose • Allergien • Schadstoffexposition • Erschöpfungs-syndrom	• großes BB inkl. Diff.BB • AAS VB: Mg, Ca, K, Fe, Cu, Zn, Se • Vit. B_6 und Vit. C • differenzierte mikrobiologische und mykologische Stuhlanalyse inkl. Parasiten, Verdauungsrückstände und Stuhlchemie	• Allergiediagnostik (IgE, RAST, IgG, LTT) • Schadstoff-Screening (inkl. Schwermetalle) • Wohnraum-/Arbeitsplatz-/Schulbegehung
Augenbrennen	• Allergien • Dysbiose • Schadstoffbelastung (z.B. Formaldehyd,	• großes BB inkl. Diff.BB • AAS VB: Mg, Ca, K, Fe, Cu, Zn, Se • Vit. B_6 und Vit. C • Allergietest	• Schadstoff-Screening (inkl. Schwermetalle) • Wohnraum-/Arbeitsplatz-/Schulbegehung

Symptom/ Krankheits- bild	Fragestellung	Sinnvolle Basis- diagnostik	Sinnvolle Erweiterung der Labordiagnostik bei entsprechenden ana- mnestischen Hinweisen
	Ozon, PCP, Pyre- throide, Schwefel- dioxid, Isocyanate)	• differenzierte mikro- biologische und myko- logische Stuhlanalyse inkl. sIgA	• Luftprobe (z.B. Form- aldehyd) • Staubprobe (z.B. PCP, Pyrethroide) • Ameisensäure im Urin (Formaldehyd)
Ausschei- dungs- probleme, renal	• Niereninsuffizienz/ -entzündung • geringe Flüssigkeits- zufuhr • Fieber • übermäßiges Schwitzen • Eiweißdefizite	• großes BB inkl. Diff.BB • BSG • Harnstoff, Harnsäure, Kreatinin, Gesamt- Eiweiß- u. Serumelek- trophorese, Albumin, Chloride, γ-GT, α-Amylase • AAS: Kalium, Kalzium, Natrium, Magnesium • Urinstatus	• SDS-Elektrophorese im Urin • ASL • Immunglobuline im Urin
Bauch- schmerzen, chronische	• organische Verände- rungen (Entzündun- gen, Tumoren) • Darmschleimhaut- entzündung • Appendizitis • intest. Dysbiosen/ Candidosen, Parasitosen • Insuffizienz d. Ver- dauungsorgane • Magenschleimhaut- veränderungen (z.B. Entzündungen, Helicobacter- Infektion) • Nahrungsmittel- allergien • Unverträglichkeiten	• großes BB inkl. Diff.BB • BSG • großes BB inkl. Diff.BB • BZ • AAS VB: Mg, Ca, K, Fe, Cu, Zn, Se • Vit. B_6 • α-Amylase, Lipase, Bi- lirubin, Transaminasen, Harnstoff, Kreatinin, Harnsäure • differenzierte mikro- biologische und myko- logische Stuhlanalyse inkl. Parasiten, Verdau- ungsrückstände, Stuhl- chemie und okkultes Blut	• Helicobacter-AK im Serum • Umweltmed. Atemgas- test • Gliadin-IgG-Antikörper • Allergietests (RAST, IgG- Test, intradermaler Provokations- und Neu- tralisationstest) • Kaugummi-Test bei Amalgamträgern • Giftanamnese: Wohn- raumbegehung, Screen- ings (Pestizide, Holz- schutzmittel, Schwer- metalle) • Tumor-Diagnostik (CEA, CA 19-9, 72-4, AFP, TPA, HCG, LyTy)
Benommen- heit, ständige	• latente Intoxikation • Hypoglykämie • grav. intest. Candi- dose/Dysbiose	• großes BB inkl. Diff.BB • BSG • großes BB inkl. Diff.BB • BZ-Tagesprofil	• GTT • Allergietests (RAST, IgG- Test, intradermaler Provokations- und Neu- tralisationstest, LTT)

Symptom/ Krankheits- bild	Fragestellung	Sinnvolle Basis- diagnostik	Sinnvolle Erweiterung der Labordiagnostik bei entsprechenden ana- mnestischen Hinweisen
	• Mikronährstoff- defizite	• AAS VB: Mg, Ca, K, Fe, Cu, Zn, Se • Vit. B_6 • α-Amylase, Lipase, Bilirubin, Transamina- sen, Harnstoff, Kreati- nin, Harnsäure • differenzierte mikro- biologische und myko- logische Stuhlanalyse inkl. Verdauungs- rückstände u. Stuhl- chemie	• Kaugummi-Test bei Amalgamträgern • Giftanamnese: Wohn- raumbegehung, Screenings (Pestizide, Holzschutzmittel, Schwermetalle)
Blähungen, chronisch	• Enzymmangel bei Pankreasinsuffizienz • Intest. Dysbiose/ Candidose • Nahrungsmittel- unverträglichkeiten • Nahrungsmittel- allergien	• großes BB inkl. Diff.BB • BSG • α-Amylase, Lipase, Bilirubin, γ-GT, LDH • Kalzium • differenzierte mikro- biologische und mykologische Stuhl- analyse inkl. Parasiten, Verdauungsrück- stände u. Stuhl- chemie • Umweltmed. Atemgas- test • Allergiediagnostik (IgE, RAST, IgG, LTT)	
Bronchitis	• entzündlich/infek- tiös • allergisch • toxisch	• großes BB inkl. Diff.BB • BSG • Allergiediagnostik (IgE, RAST, IgG, LTT) • IgA, IgM, IgG • differenzierte mikro- biologische und myko- logische Stuhlanalyse inkl. sIgA • Abstrich Nasen/ Rachenraum • Sputumdiagnostik	• Pilz-Serologie (Candida, Aspergillen) • LyTy • AAS VB: Mg, Ca, K, Fe, Cu, Zn, Se

Symptom/ Krankheitsbild	Fragestellung	Sinnvolle Basisdiagnostik	Sinnvolle Erweiterung der Labordiagnostik bei entsprechenden anamnestischen Hinweisen
Bauchspeicheldrüse, Verdacht auf Entzündung		• großes BB inkl. Diff.BB • BSG • α-Amylase, Lipase im Serum + Urin, Trypsin im Serum • BZ • differenzierte mikrobiologische und mykologische Stuhlanalyse inkl. Verdauungsrückstände u. Stuhlchemie	• Tumormarker: CA 19-9, CEA, CA 125
Bauchspeicheldrüse, Verdacht auf Insuffizienz		• großes BB inkl. Diff.BB • BSG • BZ • α-Amylase, Lipase im Serum • differenzierte mikrobiologische und mykologische Stuhlanalyse inkl. Verdauungsrückstände u. Stuhlchemie	• OGTT
Candidose	• Ausschluß einer Candidaüberwucherung der Schleimhäute (Nase, Darm, Ösophagus) • Candidainfektion • Schweregrad einer Infektion	• großes BB inkl. Diff.BB • BSG • differenzierte mikrobiologische und mykologische Stuhlanalyse inkl. sIgA • Candida-Serologie • Abstrich	• RAST-Test • IgA, IgG, IgM, IgE im Serum • AAS VB: Mg, Ca, K, Fe, Cu, Zn, Se
Cholestase	• Stauung (Tumor, Steine) • intrahepatischer Prozeß • Leberentzündung • Arzneimittel-Intoxikation	• großes BB inkl. Diff.BB • BSG • Bilirubin, γ-GT, GOT, GPT, alkal. Phosphatase, LAP, Serum-Elektrophorese • Urinstatus • Gallensäuren im Stuhl	• Tumormarker: AFP, CEA, CA 19-9, TPA

Symptom/ Krankheits-bild	Fragestellung	Sinnvolle Basis-diagnostik	Sinnvolle Erweiterung der Labordiagnostik bei entsprechenden ana-mnestischen Hinweisen
Darm-entzündungen	• Autoimmun-erkrankungen • Infektion • durch Dysbiosen • chron. Hg-Intoxika-tion	• großes BB inkl. Diff.BB • BSG • Serum-Elektrophorese • differenzierte mikro-biologische und myko-logische Stuhlanalyse inkl. sIgA, Lysozym, PMN-Elastase, eosino-phile Granulozyten und okkultes Blut, Ver-dauungsrückstände, Gallensäuren • AK gegen Kolon-Epithel und Retikulum • Allergie-Diagnostik (IgE, RAST, IgG)	• AAS VB: Mg, Ca, K, Fe, Cu, Zn, Se • Kaugummi-Test bezüg-lich Quecksilber/Palla-dium • DMPS-Mobi-Test Quecksilber • Palladium im Urin
Diarrhöe, chronische	• Nahrungsmittel-allergien/Pseudo-allergien • Nahrungsmittel-unverträglichkeiten • Dysbiose/Candidose • Infektion/Parazytose	• großes BB inkl. Diff.BB • BSG • differenzierte mikro-biologische und myko-logische Stuhlanalyse inkl. Parasiten, sIgA, Lysozym, PMN-Elasta-se, Verdauungsrück-stände, Gallensäuren • Umwelt.med. Atem-gastest • Allergietest (IgE, RAST, IgG, LTT) • Gliadin-AK	• AAS VB: Mg, Ca, K, Fe, Cu, Zn, Se
Depressionen	• Mikronährstoff-defizite • maskierte Allergien • chron. Intoxikatio-nen • Hepatopathie • Slow-Virusinfektion	• großes BB inkl. Diff.BB • AAS VB: Mg, Ca, K, Fe, Cu, Zn, Se • Vit. B_1, B_6 • Allergie-Test (IgE, RAST, IgG, LTT) • Transaminasen • IgG, IgM	• LyTy • Kaugummi-Test bezügl. Quecksilber, Zinn, Palladium, Silber (Dentalwerkstoffe) • DMPS-Mobilisationstest (s.o.) • PCP im Blut oder Meta-boliten im Urin • Raumbegehung/Luft-probe (Formaldehyd)

Symptom/ Krankheits- bild	Fragestellung	Sinnvolle Basis- diagnostik	Sinnvolle Erweiterung der Labordiagnostik bei entsprechenden ana- mnestischen Hinweisen
Diabetes mellitus	• manifester Diabetes • weitere Risiko- faktoren • Mikronährstoff- defizite	• großes BB inkl. Diff.BB • Urinstatus • BZ-Tagesprofil • HbA_{1c} • OGTT • C-Peptid • Fruktosamin • Insulin • Insulin-AK • SDS-Urin-Eiweiß- elektrophorese • AAS VB: Mg, Ca, K, Fe, Cu, Zn, Se • Mangan • Vit. B_1, B_6	• Cholesterin, HDL-, LDL- Cholesterin, Triglyceride • Harnsäure, Kreatinin, Harnstoff • Transaminasen • Homocystein • T3, T4, TSH
Entzündungen, rezidivierende	• Immunschwäche • Stoffwechsel- störungen • Mikronährstoff- defizite • Erregertyp • intest. Dysbiose/ Candidose • chronische Intoxikation	• großes BB inkl. Diff.BB • Abstrich (wenn mög- lich) • Urinstatus • BSG • CRP • Coeruloplasmin • Serumelektrophorese • IgA, IgG, IgM • BZ-Tagesprofil • AAS VB: Mg, Ca, K, Fe, Cu, Zn, Se • Vit. B_6, C • differenzierte mikrobio- logische und mykologi- sche Stuhlanalyse inkl. sIgA, Elastase, Lysozym	• LyTy • Kaugummi-Test Queck- silber • DMPS-Mobi-Test Quecksilber, Zinn • OGTT • Allergietest (IgE, RAST, IgG)
Eisenmangel		• großes BB inkl. Diff.BB u. Thrombozyten • AAS VB: Mg, Ca, K, Fe, Cu, Zn, Se • Vit. B_6, C • Eisenbindungskapazität gesamt • Ferritin • Transferrin	

Symptom/ Krankheits- bild	Fragestellung	Sinnvolle Basis- diagnostik	Sinnvolle Erweiterung der Labordiagnostik bei entsprechenden ana- mnestischen Hinweisen
Fieber, leich- tes, ständig wiederkehrend	• latente Virus- Infektion • Herdinfektion • Erregertyp • Immunschwächen • Mikronährstoff- defizite • intest. Candidose/ Dysbiose	• großes BB inkl. Diff.BB und Thrombozyten • BSG • CRP • ASL • Urinstatus • Abstrich (wenn mög- lich) • Serumelektrophorese • IgA, IgG, IgM • AAS VB: Mg, Ca, K, Fe, Cu, Zn, Se • differenzierte mikro- biologische und mykologische Stuhl- analyse inkl. Parasiten, Lysozym, Elastase und sIgA • Infektionsserologie: Chlamydien, Zyto- megalie, Epstein-Barr, Mononukleose, Candida, Herpesviren usw. entsprechend klinischer Sympto- matik	• LyTy • Transaminasen • Blutkulturen • Malignomausschluß
Gallenwege, Störungen im Bereich der	• Stauungen	• großes BB inkl. Diff.BB • BSG • Urinstatus • Coeruloplasmin • Serumelektrophorese • alkal. Phosphatase, γ-GT, SGPT, SGOT, Bilirubin	• Tumormarker: CA 72-4, TPA
Gastritis	• Infektion • Hyperazid	• großes BB inkl. Diff.BB • BSG • Gastrin • Helicobacter-IgG- und IgM-AK (+ Atemgas- test)	• Gastrin-Zell-AK • Intrinsic-Faktor AK • Vitamin B_{12} • Folsäure • Eisen • Ferritin • Transferrin

Symptom/ Krankheitsbild	Fragestellung	Sinnvolle Basisdiagnostik	Sinnvolle Erweiterung der Labordiagnostik bei entsprechenden anamnestischen Hinweisen
Gelenkschmerzen	• entzündlich • chron. Intoxikation	• großes BB inkl. Diff.BB • BSG • Rheumafaktoren • AST • Harnsäure • CRP • IgG, IgM	• LyTy • HLA-Typ B 27 • DMPS-Mobilisationstest Quecksilber/Zinn • PCB, PCP im Blut bzw. Metaboliten im Urin • AAS VB: Mg, Ca, K, Fe, Cu, Zn, Se • AK-Bestimmung: Antinukleäre AK, Bindegewebe-AK, Kollagen-AK, RNA-AK
Gicht		• großes BB • BSG • CRP • Rheumafaktor • Urinstatus • Harnsäure, Kreatinin, Harnstoff • AAS VB: Mg, Ca, K, Fe, Cu, Zn, Se	
Heißhungerattacken	• Hypoglykämie • intest. Candidose	• großes BB • BZ-Tagesprofil • OGTT • differenzierte mikrobiologische und mykologische Stuhlanalyse inkl. Parasiten, Verdauungsrückstände • AAS VB: Mg, Ca, K, Fe, Cu, Zn, Se • Vitamin B_6	• Insulin • C-Peptid • Candida-Serologie
Hyperaktivität	• Mikronährstoffdefizite • maskierte Allergien/ Pseudoallergien/ Nahrungsunverträglichkeiten • latente Intoxikationen	• großes BB inkl. Diff.BB • AAS VB: Mg, Ca, K, Fe, Cu, Zn, Se • Vitamin B_1, B_2, B_6, B_{12}, Folsäure • Allergie-Test (IgE, RAST, IgG) • Haarmineralienanalyse Schwermetalle	• Kaugummi-Test Quecksilber, Zinn, Palladium • DMPS-Mobi-Test Blei, Quecksilber, Zinn • Palladium im Urin • PCP, Pyrethroide im Blut/Urin • Formaldehyd (Raumluftprobe)

Symptom/ Krankheits-bild	Fragestellung	Sinnvolle Basis-diagnostik	Sinnvolle Erweiterung der Labordiagnostik bei entsprechenden anamnestischen Hinweisen
Juckreiz, anal	• alkal. Stuhl • Mykose/Parasitose • Vitamindefizite	• großes BB inkl. Diff.BB • differenzierte mikrobiologische und mykologische Stuhlanalyse inkl. pH-Wert, Parasiten und sIgA • Vitamin A, B_6, • AAS VB: Zn	
Juckreiz, generalisiert	• Allergien (auch gegen Medikamente) • Diabetes mellitus • Lebererkrankungen • chron. Nierenerkrankungen • Hyperthyreose • Hypovitaminosen	siehe dort	
Kinder, chronisch Infektkranke und sinnvolle Vorsorge	• Immunleistung • latente Allergien • Mikronährstoffdefizite • Umweltbelastungen	• großes BB inkl. Diff.BB • BSG • IgA, IgG, IgM, IgE • differenzierte mikrobiologische und mykologische Stuhlanalyse inkl. Parasiten und sIgA • AAS VB: Mg, Ca, K, Fe, Cu, Zn, Se • Vit. B_6	• PCP, PCB, Benzol im Blut • Pestizid- od. Holzschutzmittel-Screening • Kaugummi-Test Quecksilber, Zinn
Kloßgefühl	s. Schilddrüse		
Knochenerkrankungen	s. Osteoporose		
Konzentrationsstörungen	s. Hyperaktivität		
Kopfschmerzen/Migräne	• Mikronährstoffdefizite • maskierte Allergien • chron. Intoxikation • Polyglobulie	• großes BB inkl. Diff.BB • AAS VB: Mg, Ca, K, Fe, Cu, Zn, Se • Vit. B_6 • Allergie-Test (IgE, RAST, IgG, LTT)	• Wohnraum-/Arbeitsplatz-/Schulraumbegehung (z.B. Formaldehyd) • Luft/Staubproben • Holzschutzmittel-Screening • Pestizid-Screening • Kaugummi-Test Zinn, Quecksilber, Palladium, Silber (Dentalwerkstoffe) • DMPS-Mobi-Test Quecksilber, Zinn, Blei

Symptom/ Krankheits- bild	Fragestellung	Sinnvolle Basis- diagnostik	Sinnvolle Erweiterung der Labordiagnostik bei entsprechenden ana- mnestischen Hinweisen
Leber- erkrankungen	• Funktionsstörung • Lokalisation der Störung • Stadium d. Störung (akut, chronisch) • Cholestase • Infektionen • Tumoren • Degeneration • toxische Belastung (auch intestinal!)	• großes BB inkl. Diff.BB und Thrombo- zyten • BSG • BZ • SGOT, SGPT, γ-GT, GLDH, Bilirubin, alkal. Phosphatase, Leucin- Arylamidase (LAP), Cholinesterase • Serumelektrophorese • Urinstatus • differenzierte mikro- biologische und mykologische Stuhl- analyse inkl. Parasiten, Verdauungsrück- stände, Stuhlchemie und sIgA • Cholesterin	• Gerinnungsstatus • LyTy • Hepatitis-Serologie • AAS VB: Mg, Ca, K, Fe, Cu, Zn, Se • Folsäure • Coeruloplasmin • OGTT • Antikörper-Bestimmung: Herpes, Lues, Varizellen, Mononukleose, Zyto- megalie, Leptospirose, Echinococcus • Holzschutzmittel-/Pesti- zid-Screening
Muskel- schmerzen	• Mikronährstoff- defizite • chron. Infektionen • chron. Intoxika- tionen • maskierte Allergien	• großes BB inkl. Diff.BB • AAS VB: Mg, Ca, K, Fe, Cu, Zn, Se • Vit. B_1 • BSG • CRP • IgG, IgM, IgA • AK-Bestimmung (Coxsackie- viren, Trichinen) • CK • Auto-AK gegen Skelettmuskulatur	• Pentachlorphenol im Blut • Serumanalyse und Haar- mineralienanalyse bezügl. Aluminium • Allergietests (IgE, RAST, IgG, LTT)
Muskel- krämpfe	• Mikronährstoff- defizite • akute/chron. Intoxi- kationen	• großes BB inkl. Diff.BB • AAS VB: Mg, Ca, K, Fe, Cu, Zn, Se • Vit. B_1	• Hexachlorbenzol im Blut • DMPS-Mobilisation bezügl. Quecksilber und Arsen
Müdigkeits- syndrom	• s. unter Schlafbe- dürfnis, vermehrtes		

Symptom/ Krankheitsbild	Fragestellung	Sinnvolle Basisdiagnostik	Sinnvolle Erweiterung der Labordiagnostik bei entsprechenden anamnestischen Hinweisen
Nahrungsmittelunverträglichkeit oder -allergie	• Nahrungsmittelallergie/Pseudoallergie • Laktose-Intoleranz • Hypoglykämie • grav. intest. Candidose/Dysbiose • Schwermetallbelastung (Dentalwerkstoffe)	• großes BB inkl. Diff.BB u. Thrombozyten • BZ • BSG • Allergie-Test (IgE, RAST, IgG) • AAS VB: Mg, Ca, K, Fe, Cu, Zn, Se • differenzierte mikrobiologische und mykologische Stuhlanalyse inkl. Parasiten, Verdauungsrückstände, Stuhlchemie und sIgA • α-Amylase, Lipase • γ-GT, SGOT, SGPT, Bilirubin	• OGTT • LyTy • Umweltmed. Atemgastest • Kaugummi-Test Palladium, Zinn, Quecksilber
Nervosität	• Mikronährstoffdefizite • toxische Belastung • maskierte Allergien • Hypoglykämie • intest. Candidose	• großes BB inkl. Diff.BB • BZ-Tagesprofil • AAS VB: Mg, Ca, K, Fe, Cu, Zn, Se • Vit. B_6 • Allergietest (IgE, RAST, IgG) • differenzierte mikrobiologische und mykologische Stuhlanalyse inkl. sIgA	• OGTT • Schwermetall-Screening • Kaugummi-Test bezügl. Palladium, Quecksilber, Zinn • Wohnraumbegehung (bzw. Schulräume, Arbeitsplatz) • Luft-/Staubproben (Formaldehyd)
Neurodermitis	• Allergien • Mikronährstoffdefizite • intest. Dysbiose/Candidose • toxische Belastung • Herdbelastung • Schimmelpilzbelastung (Schimmelpilzbefall i.d. Wohnung, Schimmelpilzallergien)	• großes BB inkl. Diff.BB (inkl. Thrombozyten) • BZ • BSG • AST • CRP • AAS VB: Mg, Ca, K, Fe, Cu, Zn, Se • Vit. A, B_6, C, Folsäure, Biotin • Allergietest (IgE, RAST, IgG, LTT) • IgA, IgG, IgM • differenzierte mikrobiologische und mykologische Stuhlanalyse inkl. Parasiten, Verdauungsrückstände, Stuhlchemie und sIgA	• LyTy • Schwermetall-Screening • Kaugummi-Test bezügl. Palladium, Quecksilber, Zinn • Wohnraumbegehung (bzw. Schulräume, Arbeitsplatz) • Luft-/Staubproben • Sporenfallen i.d. Wohnung • Pestizid-Screening • Holzschutzmittel-Screening

Symptom/ Krankheits- bild	Fragestellung	Sinnvolle Basis- diagnostik	Sinnvolle Erweiterung der Labordiagnostik bei entsprechenden ana- mnestischen Hinweisen
Nieren- erkrankungen/ Nieren- funktion	• Organfunktion (Insuffizienz, Nieren- schaden) • Infektion • Stauung (Steine)	• großes BB inkl. Diff.BB (inkl. Thrombozyten) • BSG • Urinstatus inkl. Mikro- biologie • Harnstoff, Kreatinin, Harnsäure • Serum-E.-phorese • SDS-Urin-Eiweiß- elektrophorese • AST • CRP • AAS VB: Mg, Ca, K, Fe, Cu, Zn, Se • Vit. B_6	• Auto-AK gegen glome- ruläre Basalmembran • Kreatinin-Clearance • Elektrolyte im Urin • Lipidstatus
Nikotinabusus	• antioxidativer Status • Präkanzerose • Durchblutungs- störungen/Gefäß- zustand • weitere Risiko- faktoren	• großes BB inkl. Diff.BB (inkl. Thrombozyten) • AAS VB: Mg, Ca, K, Fe, Cu, Zn, Se • Vit. A, beta-Carotin, B_6, C • Malondialdehyd • Homocystein • Cholesterin, HDL-, LDL-Cholesterin, Triglyceride • Transaminasen • Harnstoff, Kreatinin, Harnsäure • BZ	• DMPS-Mobilisations- Test Kadmium • LyTy • CEA, TPA
Obstipation, chronisch	• Balaststoffmangel • Dysbiose • Kaliumdefizit • Insuffizienz d. Ver- dauungsorgane	• großes BB inkl. Diff.BB • AAS VB: Mg, Ca, K, Fe, Cu, Zn, Se • Vit. B_6 • differenzierte mikro- biologische und mykologische Stuhl- analyse inkl. Parasiten, Verdauungsrück- stände und Stuhl- chemie	

Symptom/ Krankheits- bild	Fragestellung	Sinnvolle Basis- diagnostik	Sinnvolle Erweiterung der Labordiagnostik bei entsprechenden ana- mnestischen Hinweisen

Osteoporose		• großes BB inkl. Diff.BB
		• BSG
		• alkal. Phosphatase
		• alkal. Skelettphospha-
		  tase (Ostase)
		• AAS VB: Mg, Ca, K,
		  Fe, Cu, Zn, Se
		• Vit. B_6
		• Hormonstatus
		• Osteocalcin
		• Transaminasen
			• Serum-Elektrophorese
			• Ca/Phosphor-Quotient
			• Fluorid
			• T3, T4, TSH
			• Kreatinin
			• Kortisol
			• saure Phosphatase
			• Lipidstatus

Parasiten- infektion		• großes BB inkl. Diff.BB
		  → auf Eosinophile
		  Granulozyten achten
		• BSG
		• Stuhlanalyse auf
		  Parasiten
		• Abklatschtest
		  Analbereich
		• ELISA-Antigen-
		  nachweis auf
		  Giardia lamblia,
		  Entamoeba histolytica,
		  Cryptosporidium-
		  Species	

Paresen, plötzliche (bei ausgeschlosse- ner Apoplexie)	• zerebrale Durch-
	  blutungsstörungen
	  (Polyzythämie)
	• Infektionen (Neuro-
	  borreliose, FSME)
	• Intoxikation
	• Kaliumstörungen
		• großes BB inkl. Diff.BB
		  und Thrombozyten
		• Gerinnungsstatus
		• Borrelien- und FSME-
		  AK im Serum
			• Liquordiagnostik
			  (z.B. Borrelien- und
			  FSME-AK)
			• Schwermetall-Screening
			  (insbes. Arsen, Blei u.
			  Quecksilber)
			• Bestimmung z.B.
			  von Benzol, DDT,
			  Thallium

Pestizid- intoxikation, Verdacht auf	• bes. Exposition
	  (z.B. i.d. Landwirt-
	  schaft)
	• unklare Krankheits-
	  erscheinungen (z.B.
	  Nervenstörungen,
	  Immunstörungen)
		• großes BB inkl. Diff.BB
		• BSG
		• IgA, IgG, IgM, IgE
		• Pestizid-Sreening
			• LyTy

Symptom/ Krankheits- bild	Fragestellung	Sinnvolle Basis- diagnostik	Sinnvolle Erweiterung der Labordiagnostik bei entsprechenden ana- mnestischen Hinweisen
Polyneuro- pathie	• Diabetes mellitus • chron. Intoxikation • Mikronährstoff- defizite	• großes BB inkl. Diff.BB • BSG • BZ-Tagesprofil • HbA_{1c} • AAS VB: Mg, Ca, K, Fe, Cu, Zn, Se • Vit. B_1, B_6, B_{12} • Schwermetall-Screen- ing (insbes. Arsen, Blei u. Quecksilber) • Bestimmung z.B. von Benzol, DDT, Thallium	• OGTT • LyTy
Prämenstruel- les Syndrom/ Dysmenorrhö	• hormonelle Störun- gen • Mikronährstoff- defizite	• großes BB inkl. Diff.BB • AAS VB: Mg, Ca, K, Fe, Cu, Zn, Se • Vit. B_6 • Cholesterin, Triglyceri- de, alkal. Phosphatase, SGOT, SGPT, γ-GT, Harnsäure • Hormonstatus: LH, FSH, Östradiol, Proge- steron, TSH, T3, T4	
Polyarthritis	s. unter Arthritis		
Quincke- Ödem	• Auslöser (Allergie oder Pseudoallergie)	• großes BB inkl. Diff.BB • Allergietest (IgE, RAST, IgG-Test, Hauttest)	
Rheuma	s. unter Arthritis		
Rücken- schmerzen (Wirbel- metastasen u. Osteoporose ausge- schlossen)	• rheumatisch/ent- zündlich • rheumatisch degenerativ • Nierenaffektionen • muskulär • toxische Belastung	• großes BB inkl. Diff.BB • BSG • CRP • AST • Urinstatus • alkal. Phosphatase, Kreatinin, Harnstoff, Transaminasen, BZ • Rheumafaktor • HLA Typ B 27 (M. Bechterew)	• LyTy • DMPS-Mobi-Test be- züglich Quecksilber • Silber im Blut/Urin/Spei- chel (Dentalwerkstoffe)

Symptom/ Krankheits- bild	Fragestellung	Sinnvolle Basis- diagnostik	Sinnvolle Erweiterung der Labordiagnostik bei entsprechenden ana- mnestischen Hinweisen
Schlaf- bedürfnis, vermehrtes	• Anämie • Mikronährstoff- defizite • maskierte Allergien • chron. Intoxikation (exogen oder endo- gen) • gravierende Dysbiose • Slow-Virus-Infektion • Anpassungs-Er- schöpfungssyndrom • hormonelle Störungen • Hypoglykämie	• großes BB inkl. Diff.BB • BSG • BZ-Tagesprofil • IgG, IgM, IgE • Allergietest (IgE, RAST, IgG-Test, LTT) • AAS VB: Mg, Ca, K, Fe, Cu, Zn, Se, • Vit. B_6, B_{12}, C • differenzierte mikro- biologische und myko- logische Stuhlanalyse • Cholesterin, Trigylceri- de, HDL-, LDL-Chol., Harnsäure, Harnstoff, Kreatinin, Transamina- sen, Eiweißelektropho- rese • Hormonstatus (auch Kortisol)	• OGTT • LyTy • Schwermetall-Screening • Holzschutzmittel- Screening • Pestizid-Screening • Virus-AK (z.B. Influenza, Mononukleose, Herpes, Zytomegalie, Epstein- Barr, Coxsackie)
Schlaf- störungen	• Mikronährstoff- defizite • toxische Belastung • hormonelle Störungen	• großes BB inkl. Diff.BB • AAS VB: Mg, Ca, K, Fe, Cu, Zn, Se • Vit. B_6 • T3 (FT3), T4 (FT4), TSH • LH, FSH, Östradiol • Cholesterin, Triglyceri- de, alkal. Phosphatase, SGOT, SGPT, γ-GT, Harnsäure	• Kaugummi-Test (Palla- dium, Zinn, Quecksilber) • DMPS-Mobilisationstest Blei, Quecksilber • Luftprobe Formaldehyd • Phenol im Urin/Serum • Pestizid-Screening • Xylol-Metaboliten im Urin (Methylhippur- säure)
Schleimhaut- affektionen, chronische	• Immunologische Schwächen • Mikronährstoff- defizite • Pilzinfektionen • Allergien • Schadstoffexposition (inhalativ)	• großes BB inkl. Diff.BB • BSG • IgG, IgA, IgM • Allergie-Test (IgE, RAST, IgG) • Abstrich (Pilze + Bakte- rien) • differenzierte mikro- biologische und myko- logische Stuhlanalyse inkl. sIgA	• Wohnraumbegehung • Luftproben (z.B. Form- aldehyd) • Ameisensäure im Urin (Formaldehyd) • LyTy

Symptom/ Krankheitsbild	Fragestellung	Sinnvolle Basisdiagnostik	Sinnvolle Erweiterung der Labordiagnostik bei entsprechenden anamnestischen Hinweisen
Schilddrüsenstörungen	• Hyper- oder Hypothyreose • Autoimmunprozeß (z.B. Thyreoiditis Hashimoto) • Umweltbelastungen • Mikronährstoffdefizite	• großes BB inkl. Diff.BB • BSG • T3, T4 sowie FT3 und FT4, TSH, TBG • Thyreoglobulin, mikrosomale AK, Schilddrüsen-AK • AAS VB: Mg, Ca, K, Fe, Cu, Zn, Se • Vit. B_6 • Jod (im Urin)	• Holzschutzmittel-Screening • Pestizid-Screening
Schimmelpilzbelastungen/ -allergien	• pilzinduziertes Asthma bronchiale • chron. Rhinitis durch Pilzinfektion der Nasenschleimhäute (z.B. durch Candida alb.) • Wohnraumbelastung (Inhalation) • intest. Schimmelpilzbelastung	• großes BB inkl. Diff.BB • BSG • Pilz-Serologie (AK-Bestimmung) • Allegergietest (IgE, RAST, IgG, intradermaler Provokations- und Neutralisationstest) • differenzierte Stuhlanalyse inkl. Hefe- und Schimmelpilz-Differenzierung	• Wohnraumbegehung • Sporenfallen
Schwermetall-Intoxikation, Verdacht auf	• berufliche Exposition • Umweltbelastung • problematische Dentalwerkstoffe	• großes BB inkl. Diff.BB • AAS VB: Mg, Ca, K, Fe, Cu, Zn, Se • Vit. B_6 • Kaugummi-Test: Quecksilber, Zinn, Palladium, Silber • DMPS-Mobilisationstest (eventuell Multielement-Analyse) • Schwermetalle im Urin • Haarmineralienanalyse	• LyTy

Symptom/ Krankheits- bild	Fragestellung	Sinnvolle Basis- diagnostik	Sinnvolle Erweiterung der Labordiagnostik bei entsprechenden ana- mnestischen Hinweisen
Schwindel	• Anämie • Entzündungen im HNO-Bereich • Mikronährstoff- defizite • Hypoglykämie- Syndrom • maskierte Allergien/ Pseudoallergien • Nahrungsmittel- unverträglich- keiten • latente Intoxikation • gravierende intest. Dsybiose/ Candidose • Durchblutungs- störungen	• großes BB inkl. Diff.BB • BSG • BZ • Cholesterin, HDL- LDL-Chol., Triglyceri- de, GGT, GPT, GOT, Harnstoff, Kreatinin • AAS VB: Mg, Ca, K, Fe, Cu, Zn, Se • Vit. B_6, Vit. C • IgA, IgG, IgM • Allergie-Tests (IgE, RAST, IgG)	• Homocystein • OGTT • DMPS-Mobilisationstest (Hg, Z, Pb, Cu) • Holzschutzmittel- Screening • Pestizid-Screening • Wohnraumbegehung
Stimmungs- schwankungen	• Mikronährstoff- defizite • maskierte Allergien • hormonelle Störungen • chron. Intoxikation	• großes BB inkl. Diff.BB • AAS VB: Mg, Ca, K, Fe, Cu, Zn, Se • Vit. B_1, B_6 • Allergie-Tests (IgE, RAST, IgG) • BSG • IgG, IgM • Hormonstatus	• LyTy • DMPS-Mobi-Test Quecksilber/Zinn • Kaugummi-Test Queck- silber, Zinn, Palladium
Streßsyndrom	• Risikofaktoren	• großes BB inkl. Diff.BB • BSG • BZ • Cholesterin, HDL-, LDL-Chol., Triglyceride, GGT, GPT, GOT • AAS VB: Mg, Ca, K, Fe, Cu, Zn, Se • Vit. B_6, Vit. C • IgA, IgG, IgM, IgE	• LyTy • Homocystein
Stoffwechsel, allgemein	• Beurteilung der Stoffwechsel- funktionen	• großes BB inkl. Diff.BB • BSG • BZ	• T3, T4, TSH • IgA, IgG, IgM, IgE • Homocystein

Symptom/ Krankheits- bild	Fragestellung	Sinnvolle Basis- diagnostik	Sinnvolle Erweiterung der Labordiagnostik bei entsprechenden ana- mnestischen Hinweisen
	• Risikofaktoren	• alkal. Phosphatase, Bili- rubin gesamt, Chole- sterin, HDL-LDL-Chol., Triglyceride, Gesamt- eiweiß, GGT, GPT, GOT, Harnsäure, Harn- stoff, Kreatinin, LDH, Phosphat • AAS VB: Mg, Ca, K, Fe, Cu, Zn, Se • Vit. B_6	
Tachykardie	• kardiale Störungen • Schilddrüsen- störungen • Mikronährstoff- defizite • Allergien/Pseudo- allergien • Hypoglykämie • Intoxikation	• großes BB inkl. Diff.BB und Thrombozyten • BSG • AAS VB: Mg, Ca, K • TSH, T3/T4 bzw. FT3/FT4 • BZ-Tagesprofil	• CK, GOT • OGTT • Thyreoglobulin, mikro- somale AK, Schild- drüsen-AK • Allergie-Tests: IgE, RAST, IgG. Histamin im Serum • Benzol-Bestimmung im Serum
Thrombose- diagnostik	• Thrombopathie	• großes BB inkl. Diff.BB und Thrombozyten • BSG • Gerinnungsstatus: Blutungs- u. Gerin- nungszeit, Quick, PTT, Fibrinogen	• bei Fieber: Blutkultur
Tonsillitis, akute	• Erreger-Art (Strepto- kokken, Staphylo- kokken, Pneumo- kokken, Haemophi- lus influenzae) • Komplikationen (Sepsis, Myokarditis, Glomerulonephritis, Infektarthritis) • Immunlage	• großes BB inkl. Diff.BB und Thrombozyten • BSG • ASL • Abstrich • AK-Titer • CPK, SGOT, LDH (kardiale Komplika- tionen) • Urinstatus, Kreatinin, Harnstoff (renale Komplikationen) • Serum-Eiweiß-E.-pho- rese	• Vitamin C • AAS VB: Zn, Cu, Fe, Se

Symptom/ Krankheits-bild	Fragestellung	Sinnvolle Basis-diagnostik	Sinnvolle Erweiterung der Labordiagnostik bei entsprechenden anamnestischen Hinweisen
Umwelt-belastung	• prädisponierter Lebensraum/ Lebensumstände • antioxidativer Status • Immunlage	• großes BB inkl. Diff.BB • BZ • BSG • AAS VB: Mg, Ca, K, Fe, Cu, Zn, Se, Pb, Hg • Vit. A, B_6, C, Folsäure • Malondialdehyd • Kreatinin, Harnstoff, Transaminasen, CK, Cholinesterase • differenzierte mikrobiologische und mykologische Stuhlanalyse inkl. sIgA • FT3, FT4, TSH • Serumelektrophorese • LyTy	• DMPS-Mobilisationstest (Hg, Z, Pb, Cu) • Palladium im Urin • Holzschutzmittel-Screening • Pestizid-Screening • Wohnraumbegehung (auch Messung elektr. Felder [Elektrosmog]) • Leberentgiftungstest
Vegetative Störungen	• Mikronährstoff-defizite • maskierte Allergien • latente Intoxikationen • Hypoglykämie • grav. intest. Candidose	• großes BB inkl. Diff.BB • BZ-Tagesprofil • AAS VB: Mg, Ca, K, Fe, Cu, Zn, Se • Vit. B_6 • differenzierte mikrobiologische und mykologische Stuhlanalyse	• Allergietests (RAST, IgG-Test, intradermaler Provokations- und Neutralisationstest) • OGTT • Kaugummi-Test bei Amalgamträgern • Giftanamnese: Wohnraumbegehung, Screenings (Pestizide, Holzschutzmittel, Schwermetalle)
Verdauung, gestörte	• funktionelle Störungen • Organinsuffizienz • Stoffwechsel-störungen • Dysbiose/Candidose • Nahrungsmittel-unverträglichkeiten oder -allergien • Ernährungsfehler • latente Intoxikationen	• großes BB inkl. Diff.BB • BZ • AAS VB: Mg, Ca, K, Fe, Cu, Zn, Se • Vit. B_6 • α-Amylase, Lipase, Bilirubin, Transaminasen, Harnstoff, Kreatinin, Harnsäure • differenzierte mikrobiologische und mykologische Stuhlanalyse inkl. Parasiten, Verdauungsrückstände, Stuhlchemie und okkultes Blut	• Helicobacter-AK im Serum • umweltmed. Atemgastest • Gliadin-IgG-Antikörper • Allergietests (RAST, IgG-Test, intradermaler Provokations- und Neutralisationstest) • Kaugummi-Test bei Amalgamträgern • Giftanamnese: Wohnraumbegehung, Screenings (Pestizide, Holzschutzmittel, Schwermetalle) • Tumor-Diagnostik (CEA, CA 19-9, 72-4, AFP, TPA, HCG, LyTy)

Symptom/ Krankheits- bild	Fragestellung	Sinnvolle Basis- diagnostik	Sinnvolle Erweiterung der Labordiagnostik bei entsprechenden ana- mnestischen Hinweisen
Vergiftung, Verdacht auf chronische, unspezifische Diagnostik	• unklare Beschwerde- bilder wie Nerven- störungen, Benom- menheit, ausge- prägte Schwäche- zustände, Schwindel	• großes BB inkl. Diff.BB • BZ • AAS VB: Mg, Ca, K, Fe, Cu, Zn, Se, Pb, Hg • Kreatinin, Harnstoff, Transaminasen, CK, Cholinesterase	• DMPS-Mobilisationstest (Hg, Z, Pb, Cu) • Holzschutzmittel- Screening • Pestizid-Screening • Wohnraumbegehung • Candida-Diagnostik im Stuhl (innerer Alkoholis- mus)
Verhaltens- störungen	• Mikronährstoff- defizite • maskierte (zerebrale) Allergien • Pseudoallergien • Chemikalienüber- empfindlichkeit • Intoxikation (z.B. chron. Schwer- metallintoxikation) • Hypoglykämie • gravierende Ernährungsfehler • grav. intest. Candi- dose	• großes BB inkl. Diff.BB • BSG • BZ-Tagesprofil und HbA$_{1c}$ • AAS VB: Mg, Ca, K, Fe, Cu, Zn, Se • Vit. B$_6$ • DMPS-Mobilisationstest (Hg, Pb) • Haarmineralienanalyse (Schwermetalle) • Allergietest: RAST, IgG- Test, Provokations- und Neutralisationstest) • differenzierte mikro- biologische und mykolo- gische Stuhlanalyse	• OGTT • Wohnraumbegehung (Schadstoffbelastung) • Ernährungstagebuch
Wund- heilungs- störungen	• Diabetes • Mikronährstoff- defizite (insbes. Zinkmangel) • Wundinfektion • Immunstörung	• großes BB inkl. Diff.BB • BSG • BZ-Tagesprofil und HbA$_{1c}$ • AAS VB: Mg, Ca, K, Fe, Cu, Zn, Se • Vit. A, β-Carotin, B$_6$ und C	• OGTT • Abstrich • LyTy • IgA, IgG, IgM und IgE im Serum
Zeckenbiß	• Infektion (Borreliose oder FSME)	• großes BB inkl. Diff.BB • BSG • Serum IgA, IgG, IgM • Borrelien-Antikörper im Serum (IgG u. IgM) • FSME-Antikörper im Serum (IgG u. IgM)	• Liquoranalyse AK gegen FSME oder Borrelien → immer bei unklaren Symptomen, auch bei negativen Serum-AK! • LyTy

Symptom/ Krankheits- bild	Fragestellung	Sinnvolle Basis- diagnostik	Sinnvolle Erweiterung der Labordiagnostik bei entsprechenden ana- mnestischen Hinweisen
Zinn- intoxikation, Verdacht auf	• z.B. bei großen und multiplen Amalgam- füllungen • bei Gebrauch von Zinngeschirr	• großes BB inkl. Diff.BB • AAS VB: Mg, Ca, K, Fe, Cu, Zn, Se • DMPS-Mobilisation → Zinn im Urin • Kaugummi-Test → Zinn im Speichel (bei Amalgamen)	• Kupfer, Quecksilber und Silber nach Mobilisation im Urin • Quecksilber und even- tuell Palladium im Speichel (Kaugummi- Test)
Zuckerabusus	• Prä-Diabetes melli- tus • Hypoglykämien • Dysbiosen/Candi- dosen	• großes BB inkl. Diff.BB • BZ-Tagesprofil • AAS VB: Mg, Ca, K, Fe, Cu, Zn, Se • Vit. B_1 und B_6 • Lipase, α-Amylase im Serum • Cholesterin, Triglyceride, HDL- u. LDL-Cholesterin	• OGTT • differenzierte mikro- biologische und myko- logische Stuhlanalyse Stuhlchemie

Abkürzungen/Erklärungen:

AK =	Antikörper
ASL/AST =	Antistreptolysin
AAS =	Atom-Absorptions-Spektrometrie
BB =	Blutbild
BSG =	Blutkörperchensenkungsgeschwindigkeit
BZ =	Blutzucker
Ca =	Kalzium
Cu =	Kupfer
CRP =	C-reaktives Protein
E.-phorese =	Serum-Eiweiß-Elektrophorese
Fe =	Eisen
FSME =	Frühsommer-Meningo-Enzephalitis
Holzschutzmittel- Screening:	umfaßt die wesentlichen Holzschutzmittel und wird von versch. Fachlabors als Profil angeboten, z.B. Chlorthalonil, Cypermethrin, DDT/DDE, Dichlorfluanid, α-, β-Endosulfan, Furmecyclox (Xyligen B), γ-HCH (Lindan), PCP, Permethrin, Tolyfluanid. Die Kosten liegen bei ca. DM 350,–
Hormonstatus:	Östradiol, Progesteron, Testosteron, FSH, LH
K =	Kalium
LTT =	Lymphozytentransformationstest
LyTy =	Lymphozytendifferenzierung
Mg =	Magnesium
OGTT =	Glukose-Toleranztest
Pestizid- Screening:	umfaßt die wesentlichen Pestizide und wird von versch. Fachlabors als Profil angeboten, z.B. α-, β-, γ-HCH, PCP, Pentachlornitrobenzol, Hexachlorbenzol, Penta- chloranilin, Pentachlorbenzol, Heptachlor, cis-, trans-Heptachlorepoxid, o.p-/p.p.-DDT – DDE, Dichlorfluanid, Tolyfluanid, Permethrin, Cypermethrin, Deltamethrin, Cyfluthrin, ldrin, Dieldrin, Endrin, α-β-Endosulfan, Chlorthalonil, p.p.-Methoxychlor, Ethyl-Parathion (E 605), TBTO (Bis-tributylzinnoxid). Die Kosten liegen bei ca. DM 400,–
sIgA =	Sekretorisches IgA (z.B. im Stuhl)
Se =	Selen
Stuhlchemie =	Entzündungsmarker (PNM-Elastase, Lysozym), Milchsäure (D- und L-Form), Stickstoff, Gesamtgallensäuren, Gesamtfett (je nach Beschwerdebild Auswahl der einzelnen Para- meter)
VB =	Vollblut
Zn =	Zink
Z =	Zinn

Literatur

[1] Beyer, A., Eis, D.: Praktische Umweltmedizin. Springer, Heidelberg 1995.

[2] Einer, G., Zawata, B.: Präanalytikfibel. Barth, Leipzig 1991.

[3] Gernand, K., Skoblo, R.: Symptom, Labor, Diagnose. Ullstein Mosby, Berlin 1993.

[4] Greiling, H., Gressner, A.: Lehrbuch der Klinischen Chemie und Pathobiochemie. Schattauer, Stuttgart 1995.

[5] Heesen, H.: Laborbefunde in der Differentialdiagnostik innerer Krankheiten. Thieme, Stuttgart 1982.

[6] Krapf, F. E.: Labor-Daten-Buch. Urban & Schwarzenberg, München–Wien–Baltimore 1995.

[7] Martin, M.: Leitfaden der Mikrobiologischen Therapie. Reglin, Köln 1996.

[8] Martin, M.: Umweltmedizin für Heilpraktiker. Aescura im Verlag Urban & Schwarzenberg, München–Wien 1996.

[9] Marx, H.: Differentialdiagnostische Leitprogramme in der Inneren Medizin. Springer, Heidelberg 1980.

[10] Neuburger, N.: Kompendium Umweltmedizin. Medi, Hamburg 1996.

[11] Streit, B.: Lexikon Ökotoxikologie. VCH, Weinheim 1992.

ALTERNATIVE LABORDIAGNOSTIK

Michael Martin

16.1 Einleitung

Wer täglich mit Symptomen und Krankheiten konfrontiert wird, muß sich bei jedem Patienten auf ein neues „Suchen" nach Antworten begeben. Vorausgesetzt sein Tun ist nicht mechanisch-gleichgültig, ist es bei einem hohen Prozentsatz der Patienten notwendig, bestimmte Untersuchungsparameter heranzuziehen.

Nicht selten müssen wir uns mit einer stufenweisen Diagnostik Schritt für Schritt an die individuelle Problematik unserer Patienten herantasten. Wer kennt da nicht das Gefühl, vielleicht etwas Bedeutsames übersehen zu haben, oder vielleicht doch besser noch weitere Untersuchungsparameter heranzuziehen. Und dabei sind immer wieder die Kosten im Auge zu behalten, mithin ist ein uferlos ausgedehntes Screening kaum möglich und sinnvoll. Entscheidungen müssen getroffen werden und das setzt Erfahrung und Können voraus. Die Erfahrung und auch die Intuition, die uns ermöglicht, die richtigen Entscheidungen zur richtigen Zeit zu treffen, erwächst letztlich aus einer fundierten Ausbildung und Berufserfahrung. Wie verlockend doch da die Vorstellung ist, sich all dieser Mühen und Probleme zu entledigen und Diagnostikverfahren zu nutzen, die anscheinend sämtliche Fragestellungen erschöpfend beantworten können und darüber hinaus gleich auch noch die passenden Therapievorschläge liefern. Bedauerlicherweise entsteht bei einigen Anbietern der alternativen Diagnostikverfahren immer wieder der Eindruck, daß so etwas seriös möglich ist.

Alle nur erdenklichen Belastungen, Krankheiten, genetischen Schwächen, maskierte Infektionen, Kanzerosen und Präkanzerosen, Stoffwechselschwächen und -schäden – es gibt dem Anschein nach fast nichts, was nicht erschöpfend beantwortet werden könnte. All diesen Verfahren gemeinsam ist allerdings, daß jegliche Möglichkeit einer Überprüfung der Ergebnisse oder der Laborverfahren ausgeschlossen ist. Wer hier nach Qualitätssicherungsstandards fragt, wird enttäuscht. Es gibt keine Ringversuche, keine Studien, keine Belege und keine Überprüfbarkeit für die Richtigkeit des Verfahrens oder der Richtigkeit der Meßergebnisse. Gerätefehler, Meßfehler, Qualitätsstreuungen in den genutzten Materialien, all diese Phänomene scheint es bei alternativen Diagnostikverfahren nicht zu geben. Letztlich zeigt dann auch die Erfahrung, daß Proben von ein und demselben Patienten, an verschiedene alternative Labors geschickt, eine bunte Vielfalt der unterschiedlichsten Diagnosen zutage bringt.

> So möchte ich an dieser Stelle mit allem Nachdruck davor warnen, alternative Untersuchungsverfahren **anstelle** einer seriösen und anerkannten Diagnostik zu benutzen.

Auch wenn ein großer Teil der Patienten in der Naturheilpraxis zuvor oder parallel bei einem Facharzt in Behandlung ist, bedeutet das nicht, daß alle diagnostisch sinnvollen und wünschenswerten Untersuchungen durchgeführt wurden. Die mittlerweile pervertierte Kassenmedizin verhindert zunehmend sinnvolle und wichtige, der heutigen Problematik angepaßte Untersuchungen.

Tatsächlich finden wir tagtäglich in den von uns angeforderten Untersuchungsprofilen umfangreiche Ansätze und Hinweise für die richtige Diagnose und die richtige Therapie. Nachfolgend eine unvollständige Kurzdarstellung einiger alternativer Verfahren.

16.2 Aschoff-Test

Das Aschoff-Verfahren geht zurück auf seinen gleichnamigen Begründer. Bereits vor ca. 40 Jahren übermittelte Aschoff sein Verfahren mit der Aussage, daß im Blut Schwingungen elektrisch meßbar sind, die Aussagen über sämtliche Erkrankungen, Belastungen und Krankheitstendenzen zulassen. Dies sei damit zu begründen, daß das Blut mit allen Geweben und Zellsystemen in Berührung kommt und somit eine vollständige Information über alle Geschehnisse im Organismus beherbergt. Diese Informationen können durch das Aschoff-Verfahren abgerufen werden, indem empirisch ermittelte homöopathische Organsubstanzen (sog. Eich-Organnosoden), die ein korrektes Schwingungsmuster aufweisen, mit dem Schwingungsmuster des Patientenblutes verglichen werden. Schwingungsabweichungen werden anhand unterschiedlicher Potenzreihen ermittelt. Faszinierend erscheint dabei die Tatsache, daß mit nur einem Tropfen Blut alle erdenklichen Störungen abgefragt werden können. Ein Institut, welches den Aschoff-Test anbietet, informiert die Interessenten wie folgt:

- Belastungen (dentale, genetische, maligne und benigne, geobiologische, radioaktive, bakterielle, viruelle etc., sowie durch Pilze, frühere Impfungen, Umwelttoxine, Kinderkrankheiten), die in der Anamnese nicht erfaßt worden sind, können therapeutisch erkannt und berücksichtigt werden!
- Bereits belastete Organe, die aber noch beschwerdefrei sind, sind ebenfalls diagnostisch zu integrieren!
- Selbst Organe, bei denen der Prozeß erst beginnt, sind erfaßbar, da sich ein veränderter Metabolismus bereits in seinem veränderten Schwingungsmuster „verrät", bevor sich die morphologische Struktur verändert.
- Es ergibt sich dadurch somit die Chance einer präventiven Therapie!
- Damit sind die Möglichkeiten jedoch noch nicht erschöpft. Wir können in einem Therapieplan ins Auge gefaßte Arzneimittel bereits vor ihrer Anwendung auf ihre Resonanzsprache und die benötigte Potenzierung testen.

Eine Aussage über den Erkrankungs- bzw. Belastungsgrad wird dadurch erwartet, daß unterschiedliche Potenzen unterschiedliche Aktivierungsgrade anzeigen. So sollen tiefe Potenzen Degenerationsphasen anzeigen, die ein bereits manifest erkranktes Organ erwarten lassen. Mittlere Potenzen zeigen akute Geschehen an. Je höher nun die Potenzen gefunden werden, um so weniger akut ist ein Prozeß. So deutet eine $D\,10-D\,15$ auf einen gesunden Organismus hin. Interessant ist der Hinweis der Anbieter, „daß dieser Test zwar eine klare qualitative Aussage erlaubt, jedoch über den Umfang und die Intensität des zellulären Geschehens und von Organ-/Gewebeschäden keine Hinweise liefert." Ein vollständiger Test kostet ca. 420,– DM. Üblicherweise wird ein entsprechender Therapieplan mitgeliefert, der in aller Regel eine unglaubliche

Vielzahl der verschiedensten Homöopathika empfiehlt.

16.3 Holistische Blut-diagnose

Die holistische Blutdiagnose geht von der Philosophie aus, daß „in jedem Teil das Ganze wiedergefunden werden kann". So soll aus einem speziell angefärbten Blutaus-strich bei 1250facher mikroskopischer Ver-größerung eine bildhafte Information von der körperlichen Gesamtsituation des Menschen zu entnehmen sein.

Spezifische Formgebungen auf dem Objekt-träger lassen gleichsam in einer Art Bilder-sprache alle Erkrankungen erkennen, weil sie sich z.B. in Form krankhaft dargestellter Organe zeigen. Dabei sollen die üblicher-weise als Artefakte dargestellten Staub- und Partikelbeimengungen in Wirklichkeit ein-deutige Bestandteile des Blutes sein, die entsprechend „gelesen" werden können. Be-sonders betont wird die Möglichkeit, Fehl- und Mangelzustände des Patienten erken-nen zu können. Die holistische Blutunter-suchung wird von wohlgesinnten Autoren als „vollkommen" bezeichnet. Die holistische Blutdiagnose entspricht nach Aussage der Betreiber einem „energetischen Informa-tionsgehalt" des Blutes. Voraussetzung für die korrekte Durchführung einer Unter-suchung ist ein Blutausstrich, der entgegen der üblichen Vorgehensweise aus mehreren Bluttropfen angefertigt wird. Es wird be-schrieben, daß einige Tropfen Blut aus einer **linken** Fingerbeere entnommen werden müs-sen.

Dem Betrachter des Ausstrichs zeigt sich bei der holistischen Blutdiagnose eine nach „in-neren Gesetzmäßigkeiten" organisierte Ab-bildung, die bei jedem Menschen die gleichen Charakteristika aufweist. So ist z.B. eine anatomische Gliederung in linken und rech-ten Kopf-, Schulter-Nacken-Bereich, Lunge – Bronchien, Unterleib, Leiste, Beine usw.

prinzipiell zu finden. In den entsprechen-den Segmenten lassen sich dann laut Aus-sage der Betreiber im Sinne der sog. „Aura-skopie" z.B. Augen mit Tränendrüsen, die Bauchspeicheldrüse, ein bei einer Operation eingearbeiteter Klipp zur Festigung der Naht-stellen usw. identifizieren. Die Information über den Dickdarm ist beispielsweise in der Art zu finden, daß sich Gebilde in Ringdar-stellung zeigen, wie sie „vom Senkrecht-schnitt des histologischen Präparates des Dickdarms bekannt ist". Besonders hervor-zuheben wäre noch das Phänomen, daß sich Erkrankungen und deren Fernwirkungen ab-lesen lassen. So wird beschrieben, daß z.B. ein Auge, das sich in der Abbildung der Bauchspeicheldrüse befindet, bedeutet, daß der Patient an Augenschmerzen leidet, weil seine Bauchspeicheldrüse nicht korrekt ar-beitet.

Grenzen der holistischen Blutdiagnose sollen z.B. dadurch entstehen, daß kurz vor dem Tod eine deutlich verminderte Aussagefähig-keit des Blutes zu finden sei. Selbst schwerste Erkrankungen wie z.B. Tumoren ließen sich nicht mehr erkennen, weil die Information des Blutes langsam verlöscht. Auch die feh-lende Aussage wird in einem solchen Fall als Aussage gedeutet. Veränderungen im Ge-hirn sollen dem Verfahren nicht zugänglich sein.

16.4 Heinz-Spagyrik

Die sog. Spagyrik findet ihre Wurzeln in der Alchymie des Mittelalters. Ärzte wie HIPPO-KRATES und PARACELSUS bedienten sich der Spagyrik und lehrten das der Homöopathie nicht unähnliche Prinzip. Ein wesentliches Merkmal der Spagyrik ist die **Kristallisations-fähigkeit** der verwendeten Substrate. Die durch einen Kristallisationsprozeß entste-henden Bilder sollen diagnostische und the-rapeutische Erkenntnisse zulassen.

Für die Heinz-spagyrische Diagnostik wird vorzugsweise Blut genutzt. Das durch eine spezifische Aufbereitung des Blutes entstehende **Kristallisat** stellt für den Untersucher das lesbar gemachte Informationsprofil des Patienten dar. Man spricht von eindeutigen und reproduzierbaren Formen, den sog. **Texturen.** Diese Texturen werden als wiedererkennbare Muster beschrieben, die Organen und Krankheiten zugeordnet werden. Dabei soll die Kristallisationsform und -dichte in einem direkten Zusammenhang zum energetischen Potential des Gewebes stehen, was sensible und spezifische Aussagen für diagnostische Schlüsse bezüglich Körper und Psyche ermöglichen soll. Die Möglichkeit einer psychologischen Auswertung soll dadurch gewährleistet sein, daß vielen organischen Krankheiten psychische Probleme zugrunde liegen. Organe und Gewebe werden hinsichtlich einer Funktionsstörung, eventueller Degenerationen oder maligner Entartungen beurteilt. Auch bei dem Heinz-spagyrischen Verfahren wird die Möglichkeit einer Therapie angeboten. Eine nach spagyrischen Verfahren aufbereitete Heilpflanze wird entsprechend dem „Ähnlichkeitsprinzip" mit dem Kristallisat des Patientenblutes verglichen und ausgewählt. Darüber hinaus soll es möglich sein, Bluttexturen mit denen der verschiedensten Nahrungsmittel zu vergleichen.

Hieraus soll sich eine persönliche Diät ableiten lassen.

Das Therapie/Diagnosemodell der Spagyrik geht davon aus, daß

* die Texturen des Kristallisats praktisch verlustfrei alle relevanten Informationssequenzen des Blutes enthalten,
* daß in den Texturen der Kristallisate eine lesbare Form der Blutinformation gefunden wurde, die exakt reproduzierbar ist,
* daß diese Informationssequenzen dem Körper in Form eines **Homodotes** wieder zurückgegeben werden können und von ihm direkt angenommen und in einem Soll-/Ist-Vergleich verarbeitet werden. Dies soll zu Regression, Gesundung, Genesung oder zumindest zu einer Besserung führen,
* und daß der Prozeß der Informationsübertragung standardisiert und reproduzierbar ist [2].

Anbieter des Verfahrens weisen auf eine „sehr gute Reproduzierbarkeit innerhalb praktisch sinnvoller Grenzen" hin, was als Indiz dafür gewertet werden könne, daß sich die Heinz-Spagyrik von den vielen anderen alternativen Medizinverfahren unterscheidet und mithin exakte naturwissenschaftliche Kriterien erfüllt.

Sachregister